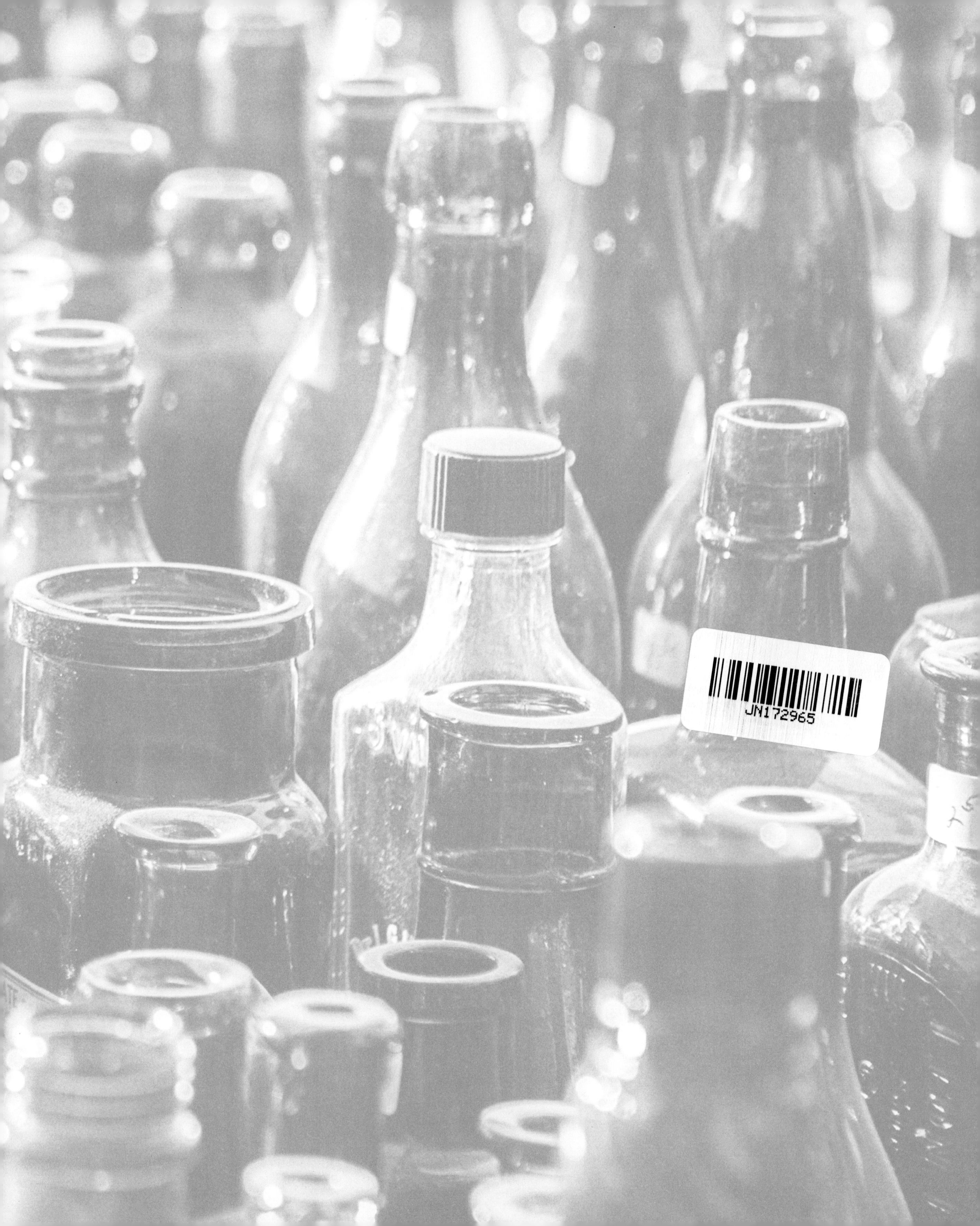

医学の歴史大図鑑

MEDICINE THE DEFINITIVE ILLUSTRATED HISTORY

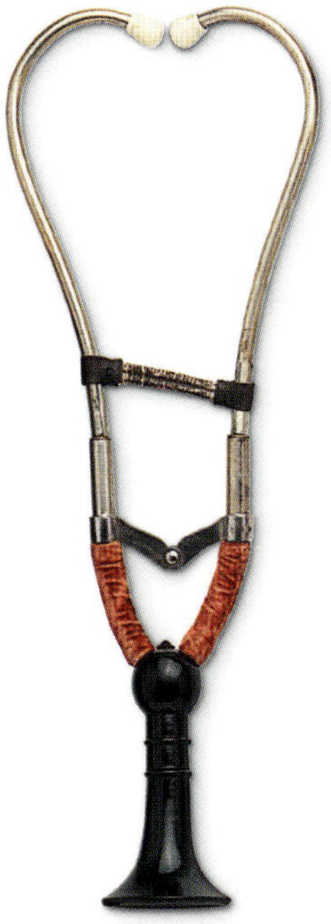

河出書房新社

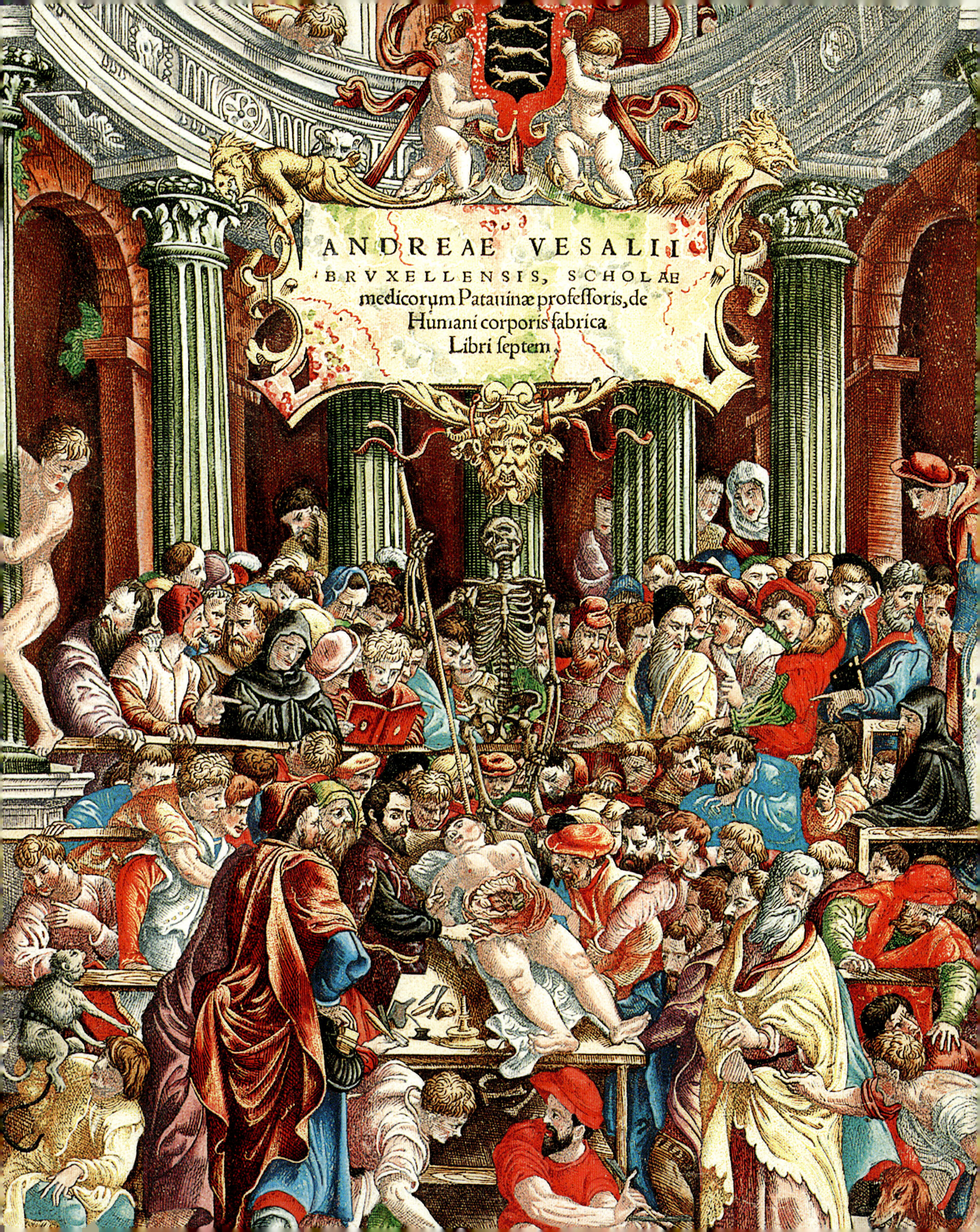
ANDREAE VESALII
BRVXELLENSIS, SCHOLAE
medicorum Patauinæ professoris, de
Humani corporis fabrica
Libri septem.

医学の歴史大図鑑

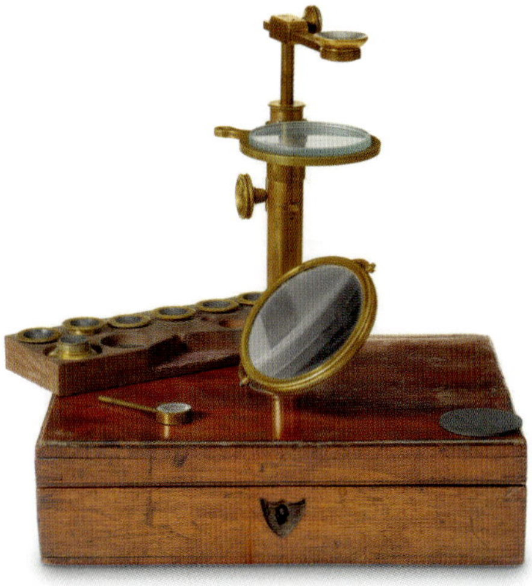

MEDICINE

THE DEFINITIVE ILLUSTRATED HISTORY

スティーヴ・パーカー［監修］
Steve Parker

酒井シヅ［日本語版監修］
Shizu Sakai

河出書房新社

DK

Penguin Random House

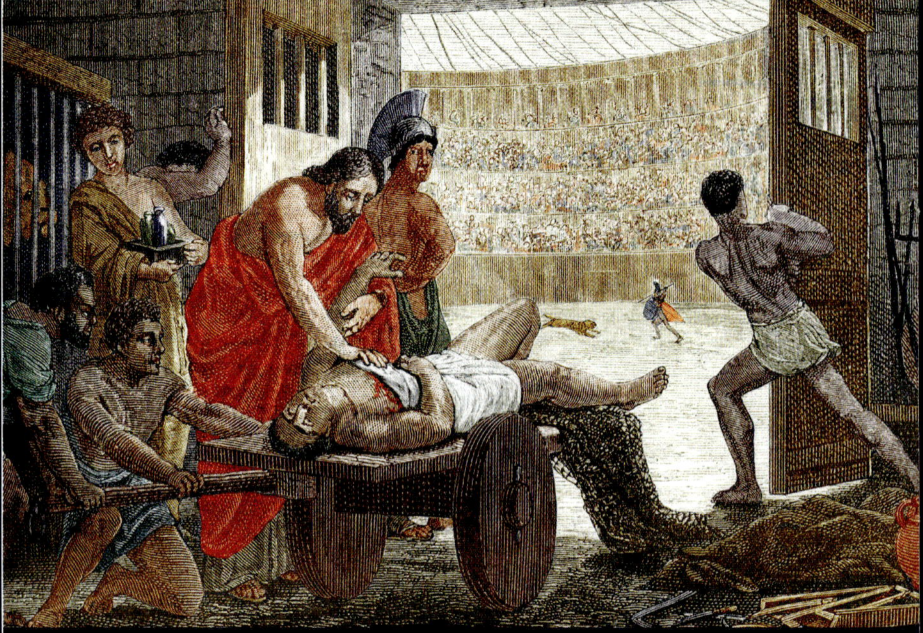

剣闘士の治療

目次

1

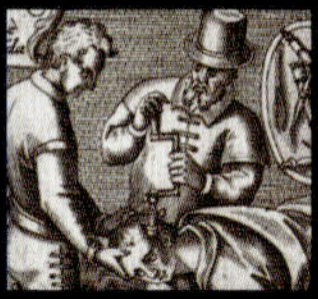

古代の知恵 700年まで

古代エジプトの手術用器具

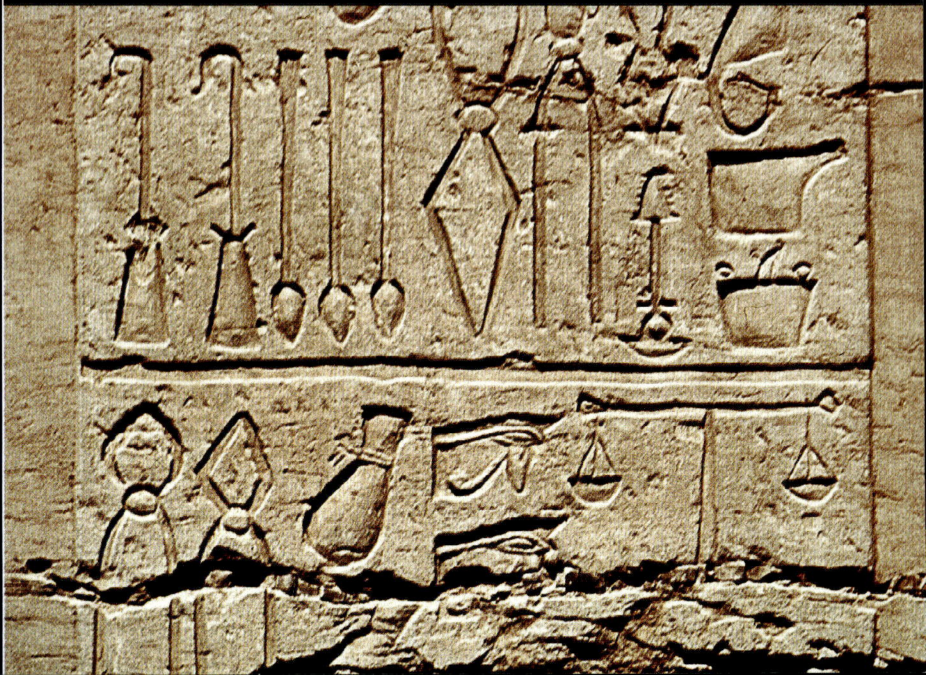

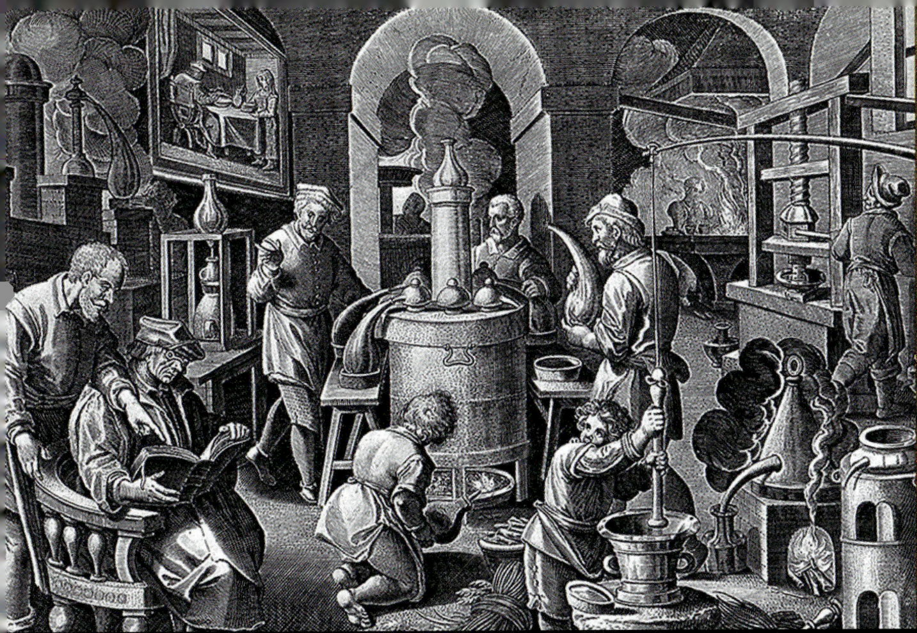

スピリッツの蒸留

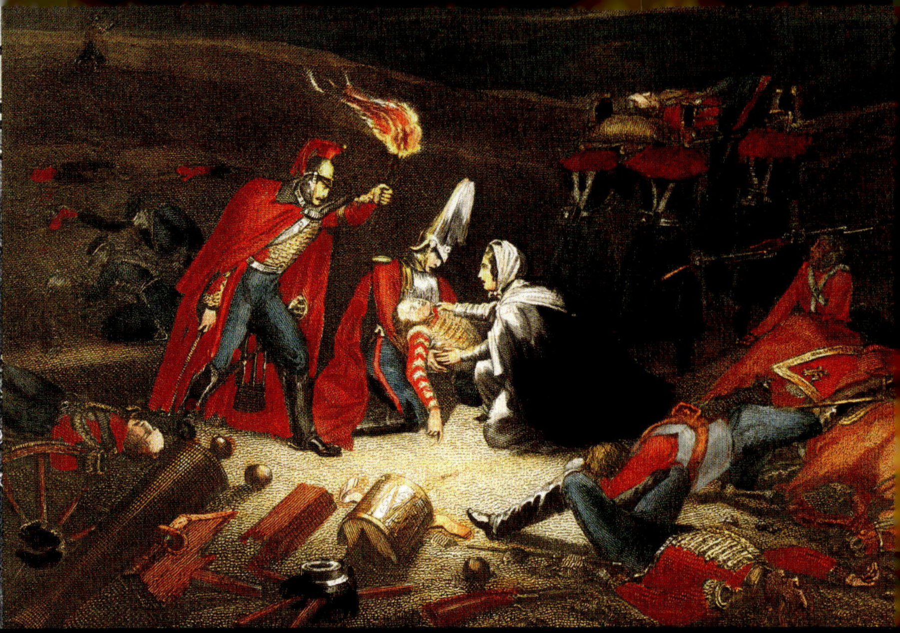

戦場で負傷兵の手当て

2

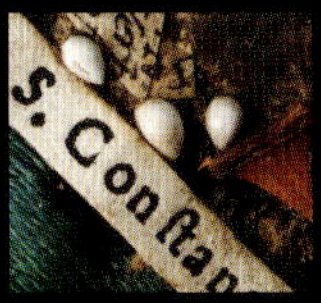

医学の再興とルネサンス 700〜1800年

3

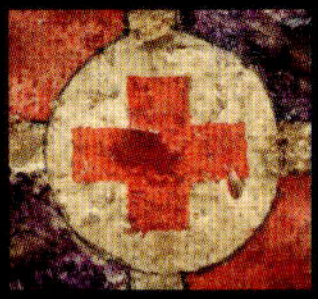

科学が主導する時代 1800〜1900年

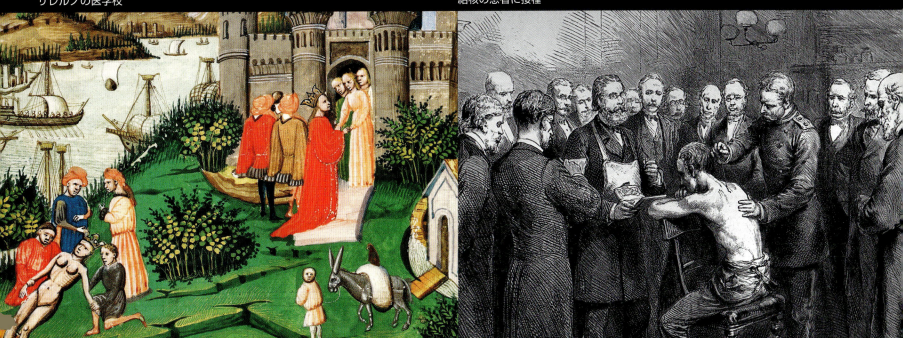

サレルノの医学校

結核の患者に接種

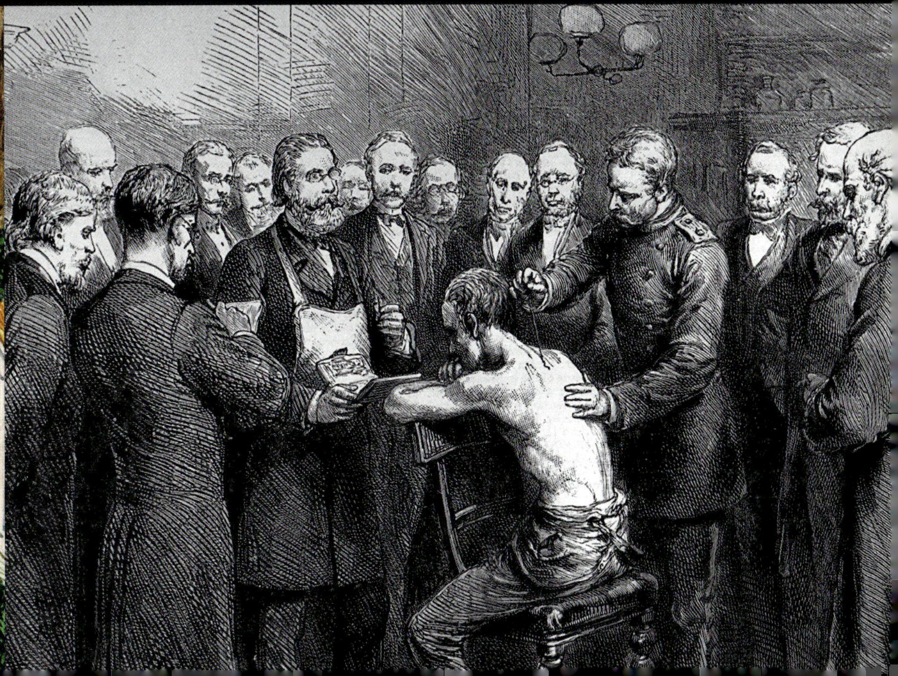

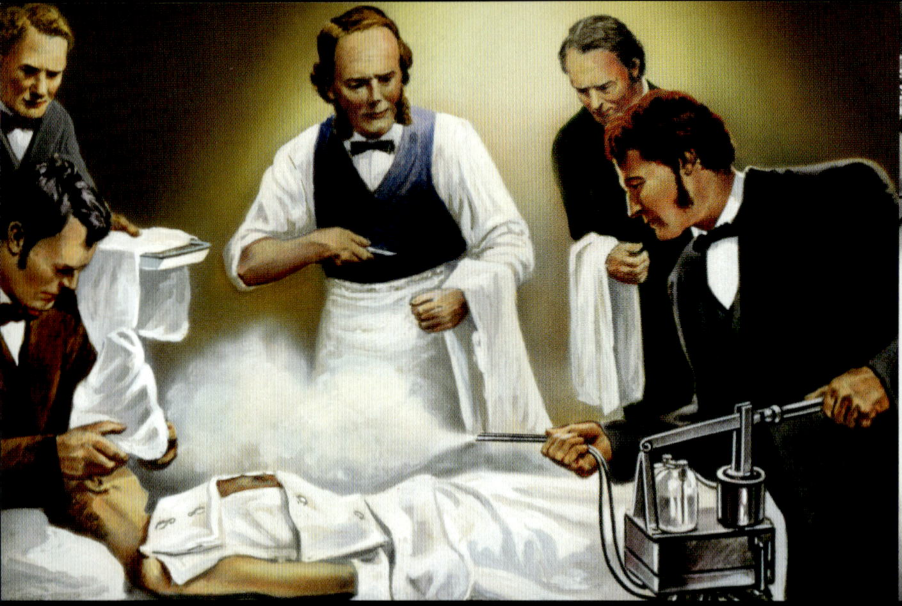
ジョゼフ・リスターのフェノール（石炭酸）スプレー消毒

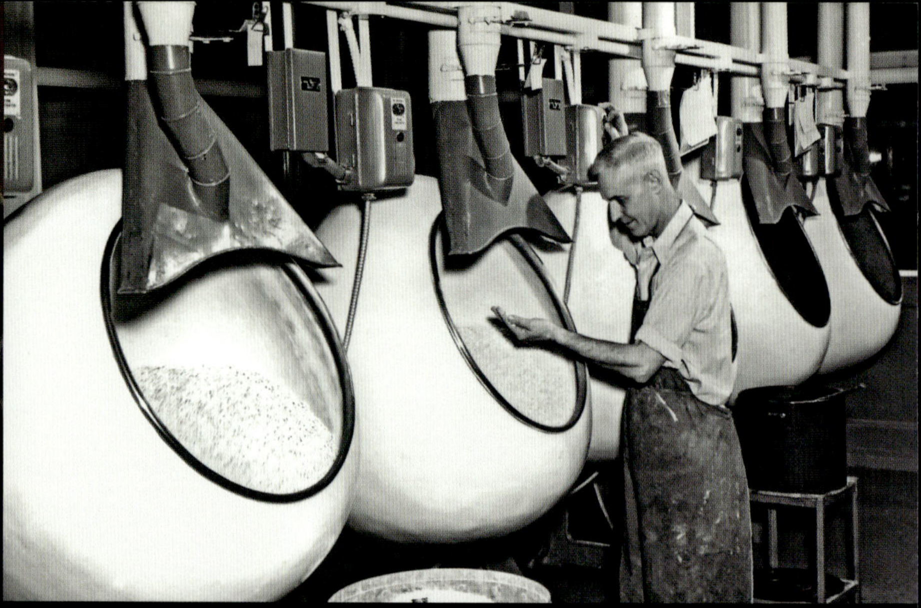
錠剤の大量生産

4 専門化の時代 1900〜1960年

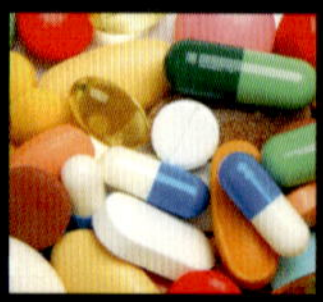

メスメルの宴会でトランス状態になるゲストたち

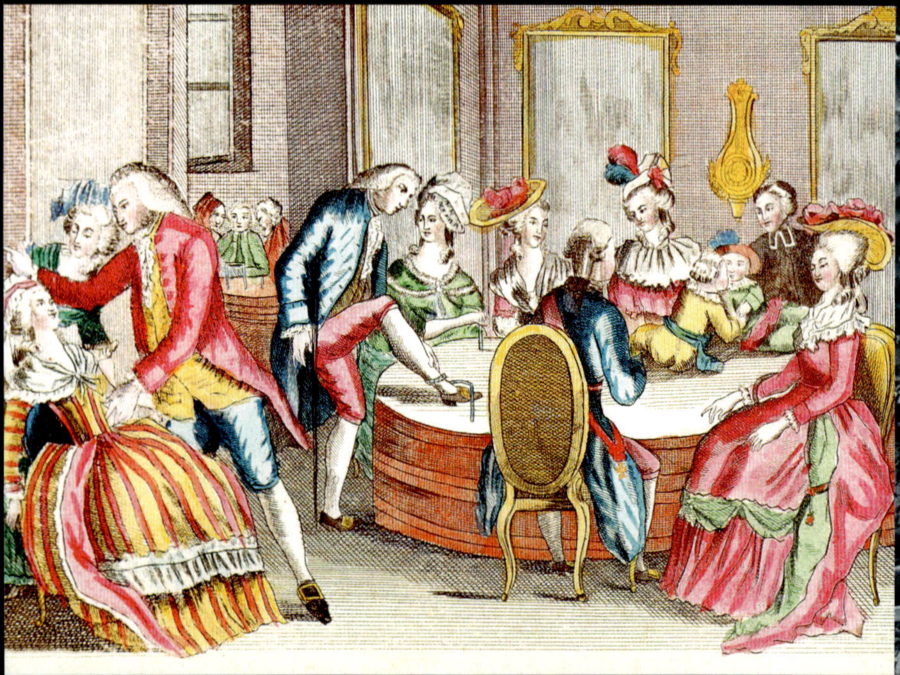

ガス攻撃後の応急処置

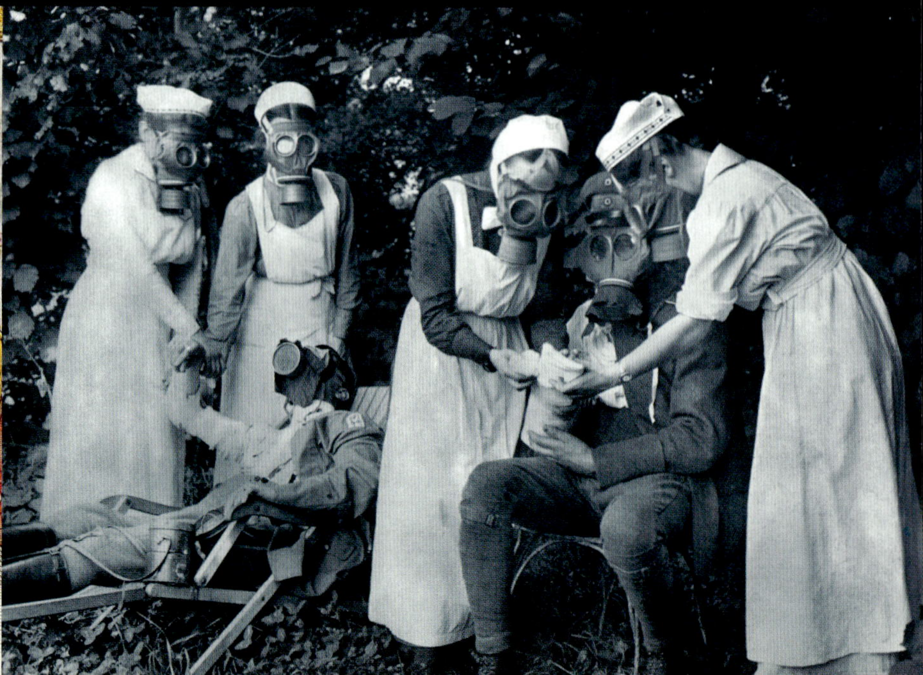

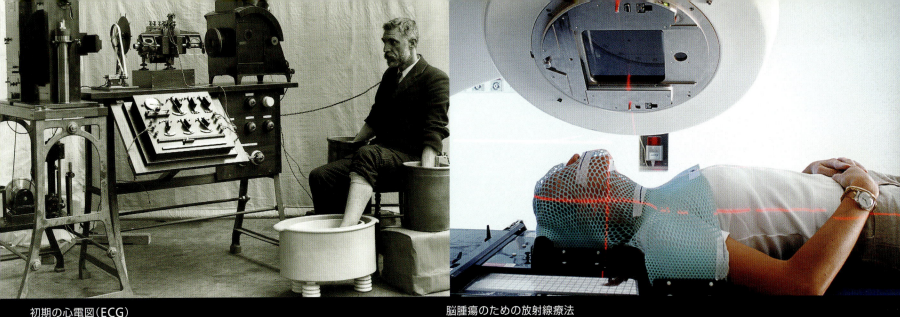

初期の心電図(ECG)

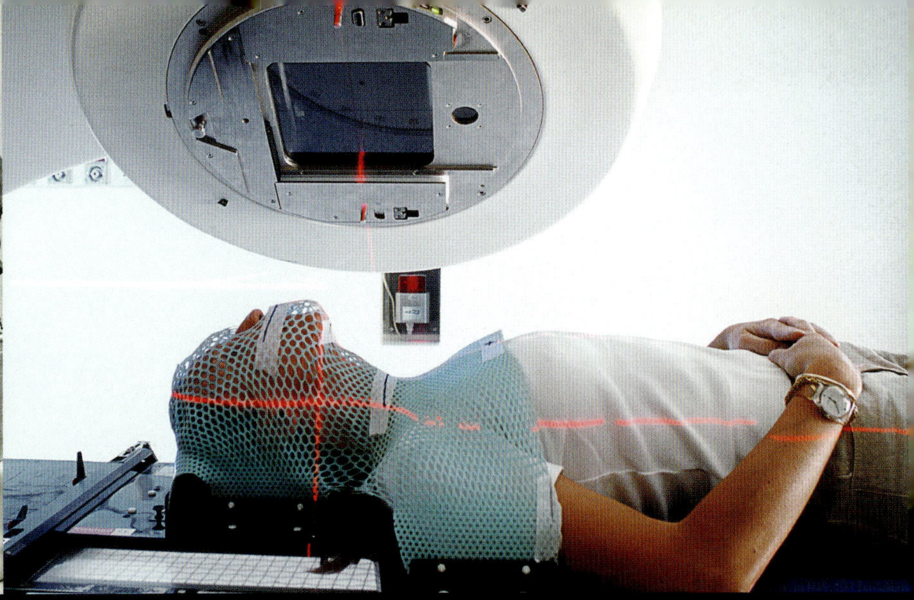

脳腫瘍のための放射線療法

5

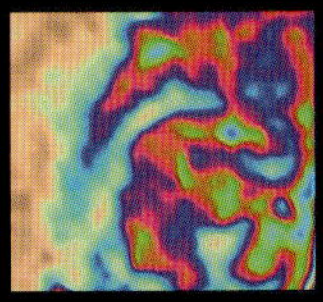

過去から未来への期待 1960年〜現在

ナノボット(ナノスケールのロボット)

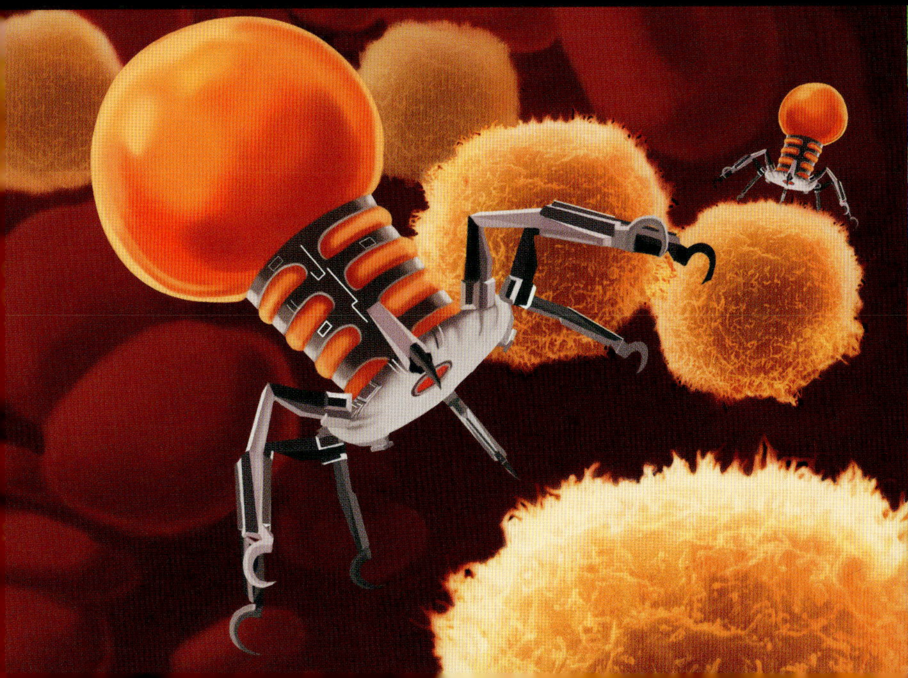

DNA シークエンシング

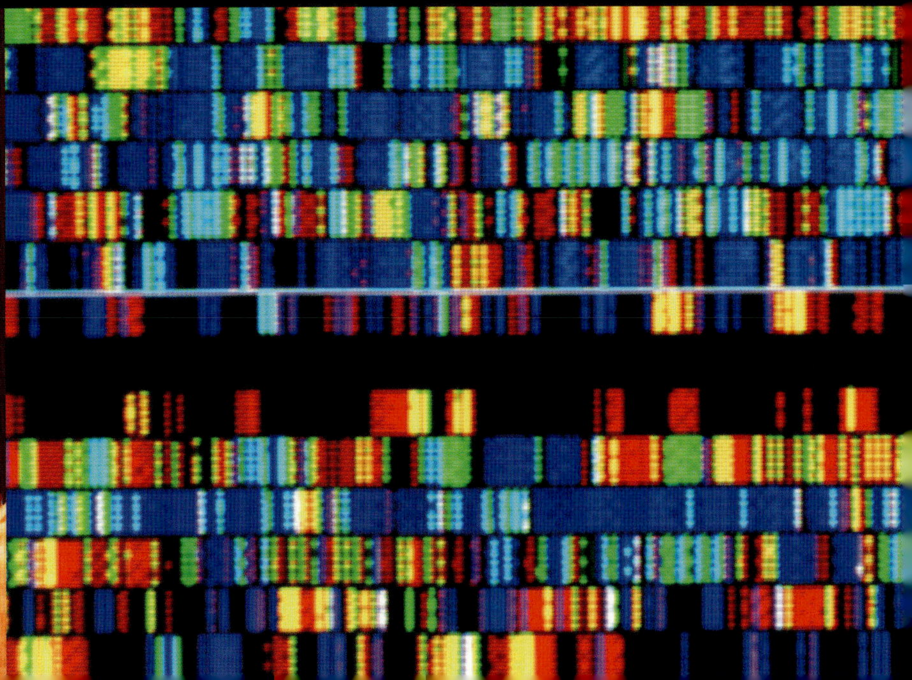

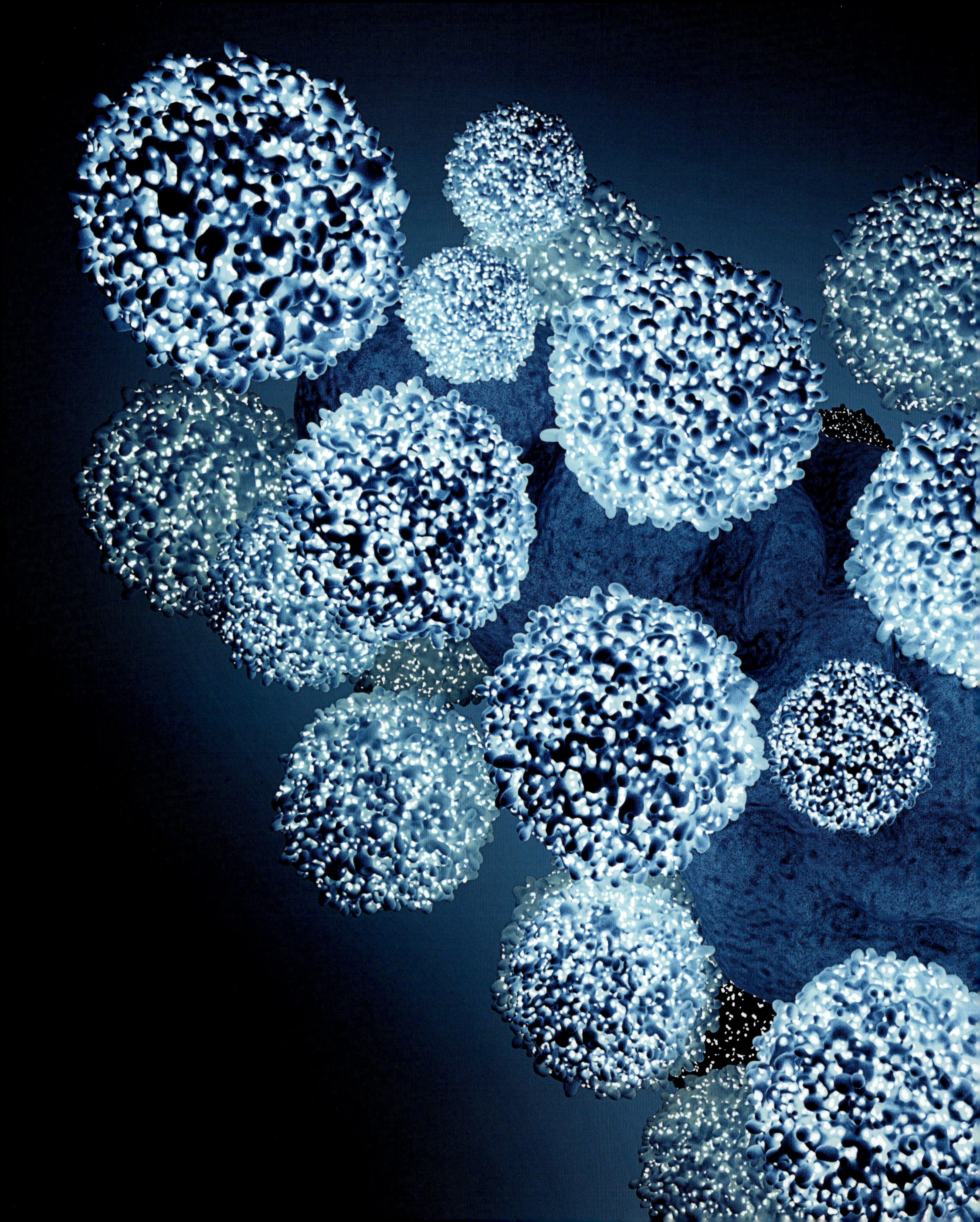

序文

医学史上最も偉大な人物の1人、古代ギリシアのヒポクラテスは「賢人は健康が人間にとって最高の恵みであると知っているだろう」とし、医者には「ときに癒し、しばしば苦痛を和らげ、常に慰めよ……そして2つのことを習慣にせよ。助けること、あるいは少なくとも害をなさないこと」と教えた。2300年以上前の言葉だが、今日でも真実をあらわす名言といえる。健康に恵まれることは最も貴重なことであり、現代社会で医療は非常に高い地位を得ている。多くの国がその富の1割以上を病気の予防と治療、関連する健康サービスに費やしている。

医学の起源がいつかははっきりしないが、偉大な古代文明には必ず癒しの専門家がいて、世界各地でこの分野の知識と学識が開拓されてきたことはよく知られている。さまざまな伝統療法が生まれ、効果があったものもあるが、多くはまじないや呪文、精霊や悪霊その他の超自然の存在に結びついていた。近代医学に向けての進歩は16世紀頃から、とくにヨーロッパで加速する。ルネサンスによって組織的な観察と記録、実験、分析、そして合理的な、証拠に基づいたアプローチが生まれ、医学は医術から科学へと進化した。

19世紀と20世紀は多くの重大な進歩が見られた世紀である――ワクチン接種、消毒、麻酔、細菌の発見とそれと闘うための抗生物質、食生活の改善、公衆と個人の衛生、放射線の無数の利用法、人体の画像処理、移植とインプラント、がん治療の進歩など。普通の患者が経験することは、古代に比べてはかり知れないほど変化した。しかし世界にはまだまだ大きな不平等と、解決しなければならない難題がある。たとえばマラリア、HIV/エイズ、その他の伝染病の流行、呼吸器や循環器系統の慢性病、浄水の供給、正しい栄養摂取、すべての人に行き渡る予防接種などである。

21世紀にも遺伝子や幹細胞を利用するなど重要な新しい治療法が現れ、また個々の人間に合わせた「オーダーメイド医療」の可能性が見えてきた。

以下の章では、これらを始めとして数多くのトピックをカバーしている。医学の歴史は広大なテーマだが、本書は医学がこれまでに成し遂げた中でも大きな歩みの数々と、これからの世代にとって健康と病気のバランスがどのように改善されていくのかにスポットを当てたものである。

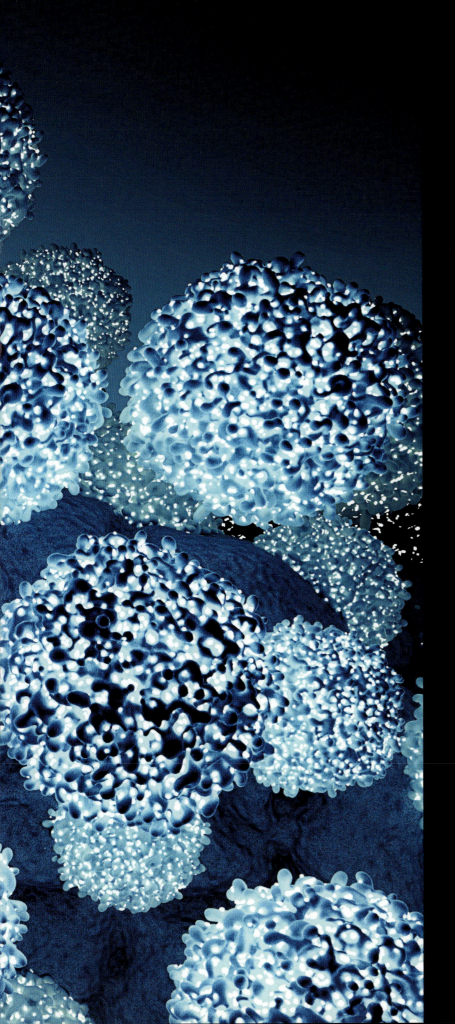

◁ 常に新しい何かが

1980年代のHIV/エイズの出現は、新しい病気が生まれ続けるという厳しい警告だった。写真は大量のHIV（ヒト免疫不全ウィルス）粒子（小さな明るい点）がヒトの白血球に感染、免疫の防御能力を抑え込んでいる様子。

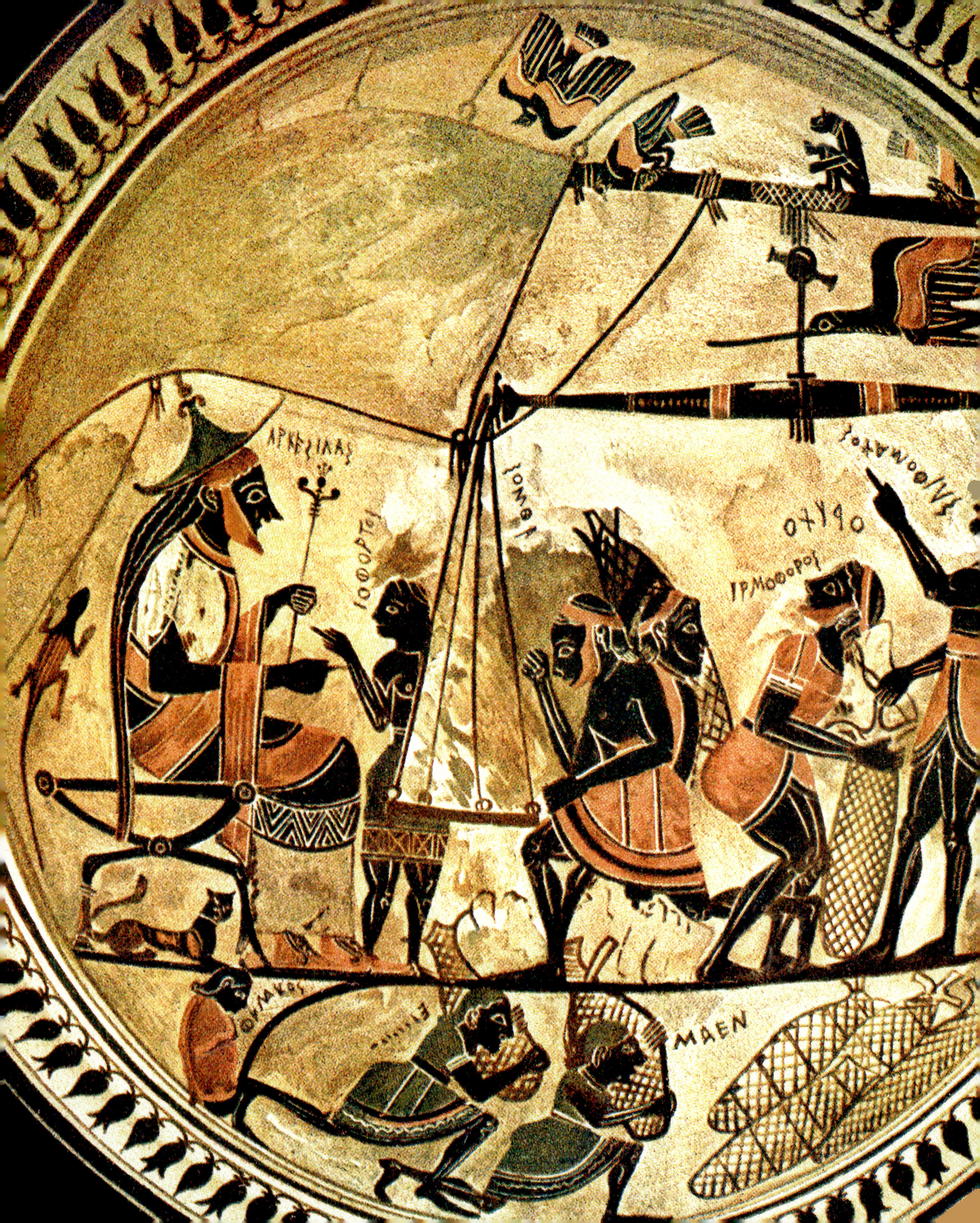

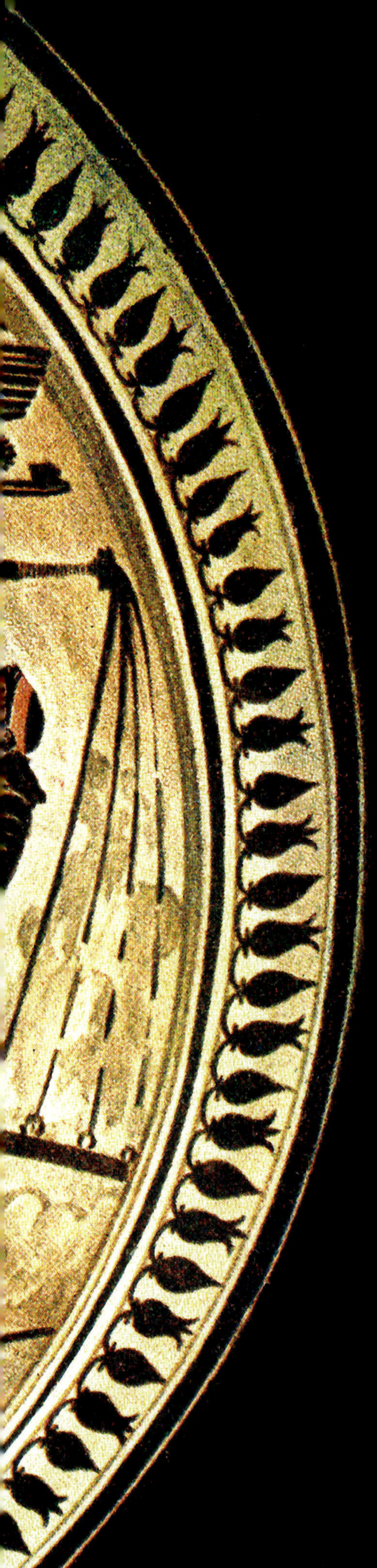

1
古代の知恵
700年まで

《 薬草シルフィウムを計量するアルケシラオス王

古代の知恵

700年まで

先史時代

4万9000年前
ネアンデルタール人が薬草を使用した可能性がその歯の化石から明らかになった。

7000年前
現在のフランス、ビュティエ=ブランクールで男が入念な腕の切断手術を受けて成功する。

2万年前
病気治療のために、頭蓋骨に穴を開ける穿頭術と呼ばれる方法が用いられた。

5300年前
ヨーロッパ・アルプス山中で発見されたアイスマン（エッツィ）の腸には寄生虫がおり、さらに骨と関節も痛めていた。

1万年前
シャーマニズムの伝統がいくつかの大陸で出現する。

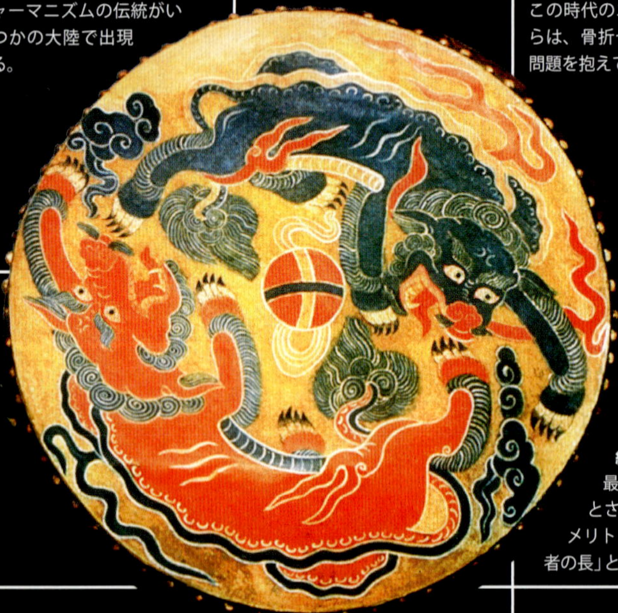

^ モンゴルのシャーマンが使う装飾された太鼓

7000年前
パキスタンのメヘルガルで、生きている患者の歯に穴が開けられる。膿瘍の痛みを取り除くためと考えられる。

紀元前3000年

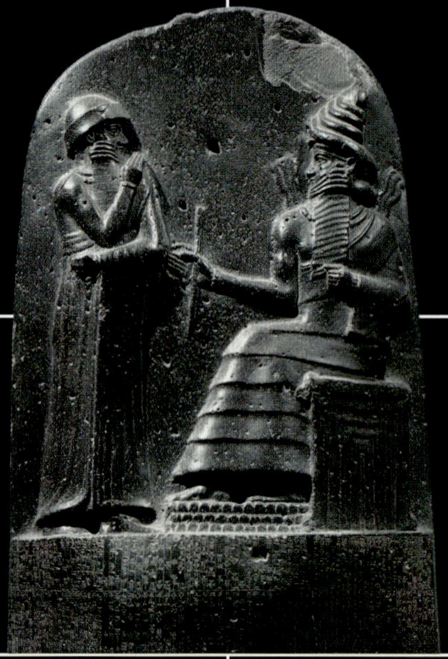

^ ハンムラビ法典が刻まれた石碑

紀元前3000年
この時代のエジプトのミイラからは、骨折や結核など健康上の問題を抱えていたことがわかる。

紀元前2200年
古代エジプトで知識の創造と保管の場であるペルアンク、すなわち「生命の家」がつくられる。

紀元前2700年
最古の女性医師の1人とされる古代エジプトのメリト・プタハの墓に、「医者の長」と刻まれる。

紀元前1755年
バビロニアの支配者ハンムラビの法典で、医療に関するいくつかの布告がなされる。たとえば、医者は自らの行為の成否に責任を負う、など。

紀元前2650〜2600年
古代エジプトでイムホテプが高位の神官医師となり、たちまち神格化される。

紀元前1550年
ヤナギの樹皮の医学的使用法が古代エジプトの『エーベルス・パピルス』に記される。この樹皮からはアスピリンが抽出される。

紀元前1500年

紀元前1500年
エジプトのパピルスに糖尿病のことが初めて記される。

紀元前500年
四体液説の概念が古代ギリシアで形成されはじめ、以後2000年間、多くの医学体系の中核を占めることになる。

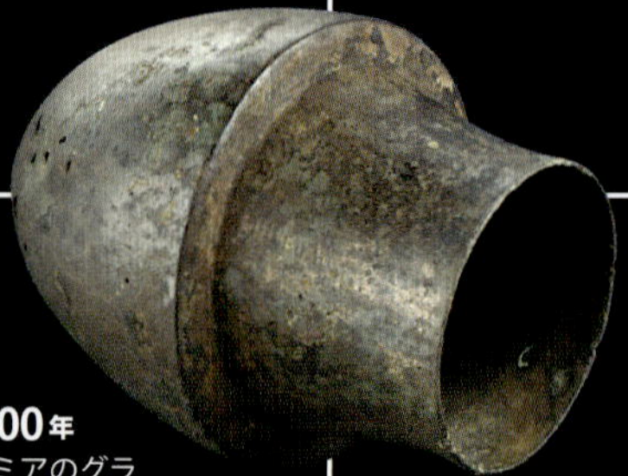

^ 体液の不均衡を治すために用いる吸角法の容器

紀元前1400年
メソポタミアのグラ賛歌では「私は医者、癒すことができる。私はあらゆる薬草を持ち歩き、病気を追い払う。私は人間に治癒をもたらす」と歌われる。

紀元前1050年
メソポタミアの画期的な診断手引書『サキク』をボルシッパの医者、エサギル・キン・アプリが完成させる。

紀元前500年
インドでアーユルヴェーダ医学書『スシュルタ・サムヒター』の初期の版が編纂される。

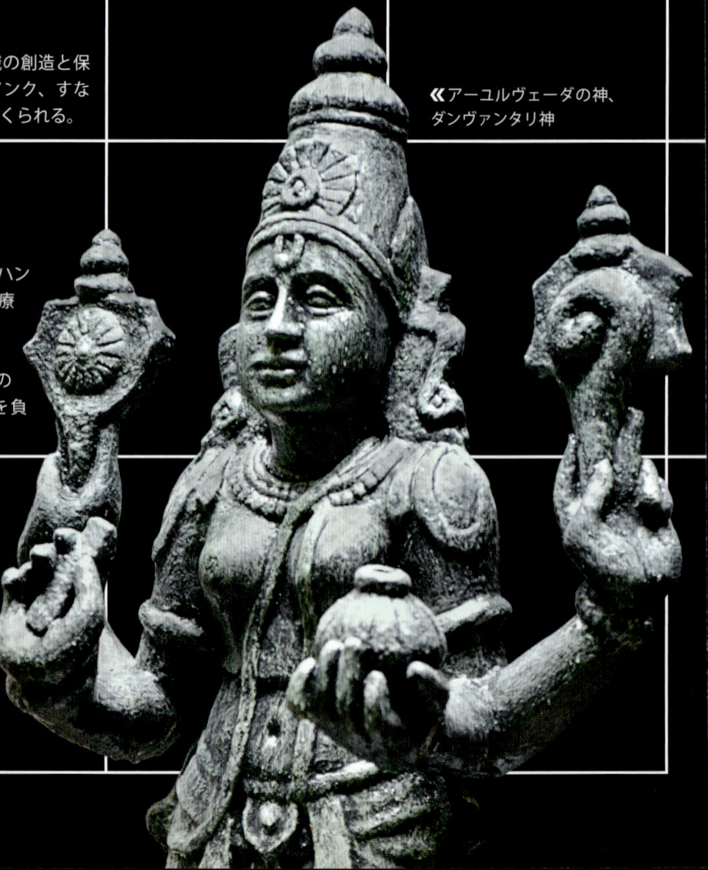

« アーユルヴェーダの神、ダンヴァンタリ神

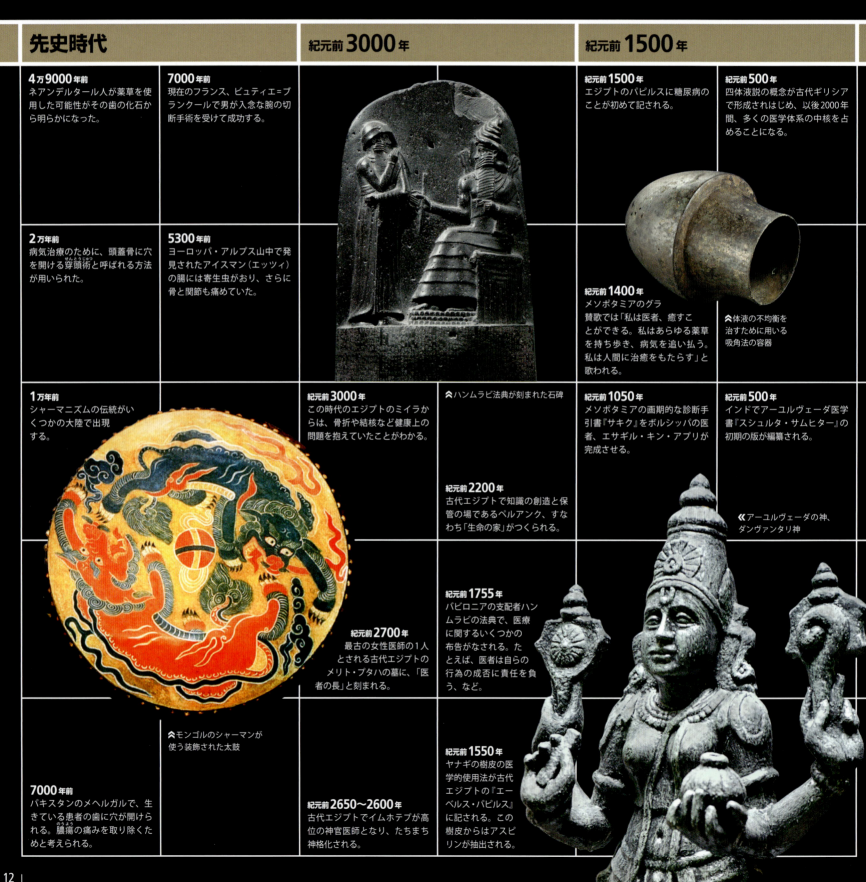

生存本能は根強いものだ。我々と近縁にあるチンパンジーとゴリラは、薬草と泥を使って自ら病気を治そうとする。初期の人類もおそらく同じようなことをしていたのだろう。文明の発展に伴い交易、戦い、治療などの分野を専門とする人びとが現れ、そこで医学も誕生した。メソポタミア、エジプト、中国、インドの偉大な古代文化はそれぞれの医学体系を発達させた。しかしその大半は、神々や悪魔、霊の世界と密接に結びついたものだった。およそ2500年前、古代ギリシアで、そしてその後ローマで独自の医学が発展し、人間の体により焦点が当てられるようになった。しかしこの進歩は、ヨーロッパの「暗黒時代」となる5世紀に入ると止まってしまう。

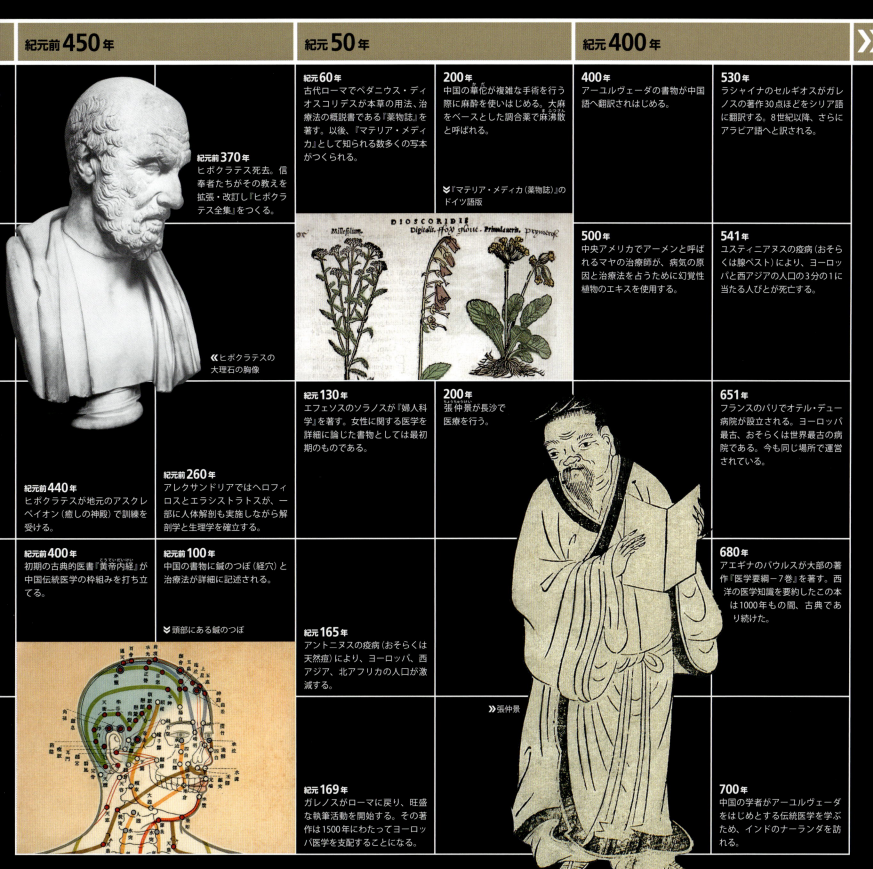

紀元前450年

«ヒポクラテスの大理石の胸像

紀元前440年
ヒポクラテスが地元のアスクレペイオン（癒しの神殿）で訓練を受ける。

紀元前400年
初期の古典的医書『黄帝内経』が中国伝統医学の枠組みを打ち立てる。

紀元前370年
ヒポクラテス死去。信奉者たちがその教えを拡張・改訂し『ヒポクラテス全集』をつくる。

紀元前260年
アレクサンドリアではヘロフィロスとエラシストラトスが、一部に人体解剖も実施しながら解剖学と生理学を確立する。

紀元前100年
中国の書物に鍼のつぼ（経穴）と治療法が詳細に記述される。

»頭部にある鍼のつぼ

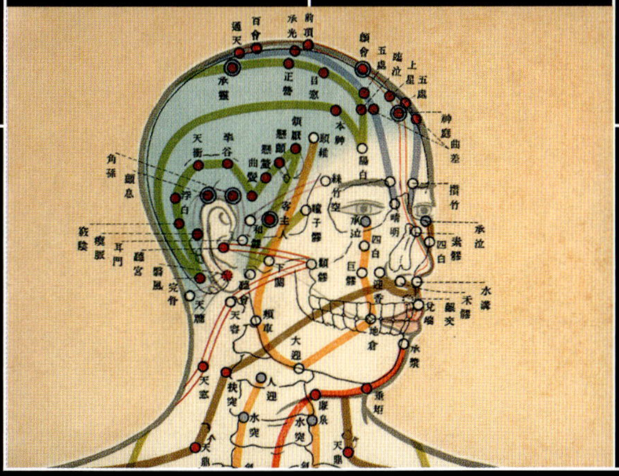

紀元50年

紀元60年
古代ローマでペダニウス・ディオスコリデスが本草の用法、治療法の概説書である『薬物誌』を著す。以後、『マテリア・メディカ』として知られる数多くの写本がつくられる。

»『マテリア・メディカ（薬物誌）』のドイツ語版

紀元130年
エフェソスのソラノスが『婦人科学』を著す。女性に関する医学を詳細に論じた書物としては最初期のものである。

紀元165年
アントニヌスの疫病（おそらくは天然痘）により、ヨーロッパ、西アジア、北アフリカの人口が激減する。

紀元169年
ガレノスがローマに戻り、旺盛な執筆活動を開始する。その著作は1500年にわたってヨーロッパ医学を支配することになる。

200年
中国の華佗が複雑な手術を行う際に麻酔を使いはじめる。大麻をベースとした調合薬で麻沸散と呼ばれる。

200年
張仲景が長沙で医療を行う。

»張仲景

紀元400年

400年
アーユルヴェーダの書物が中国語へ翻訳されはじめる。

500年
中央アメリカでアーメンと呼ばれるマヤの治療師が、病気の原因と治療法を占うために幻覚性植物のエキスを使用する。

530年
ラシャイナのセルギオスがガレノスの著作30点ほどをシリア語に翻訳する。8世紀以降、さらにアラビア語へと訳される。

541年
ユスティニアヌスの疫病（おそらくは腺ペスト）により、ヨーロッパと西アジアの人口の3分の1に当たる人びとが死亡する。

651年
フランスのパリでオテル・デュー病院が設立される。ヨーロッパ最古、おそらくは世界最古の病院である。今も同じ場所で運営されている。

680年
アエギナのパウルスが大部の著作『医学要綱－7巻』を著す。西洋の医学知識を要約したこの本は1000年もの間、古典であり続けた。

700年
中国の学者がアーユルヴェーダをはじめとする伝統医学を学ぶため、インドのナーランダを訪れる。

治療師と薬草医

ネアンデルタール人の歯の化石は、医学の歴史がおよそ5万年前にまでさかのぼる可能性を示している。一方、現代の人類学によれば、健康という観念は多くの文化において信念体系の中に組み込まれているという。それは精霊や恐るべき悪魔、失われた魂、魔術、呪術など、目に見えない世界と結びついている。

スペイン北部にある遺跡エル・シドロン洞窟からは、我々に最も近い人類種で、絶滅したネアンデルタール人（ホモ・ネアンデルタレンシス）の骨や歯の化石が数多く発見されている。ネアンデルタール人の歯垢、つまり硬化した食べかすの層からは、セイヨウノコギリソウ（アキレア・ミレフォリウム）やカモミール（アンテミス・アルベンシス）などの植物の微化石が見つかっている。こうした薬草は栄養価がなく苦くてまずいが、伝統的な医学ではよく用いられるものである。セイヨウノコギリソウは強壮剤や収れん剤（止血など）に、またカモミールは弛緩剤になり抗炎症作用がある。歯の化石は4万9000年前のもので、おそらくは薬を使っていたことを示す最古の証拠だろう。

新たな証拠は毎年発見されており、先史時代の医学はかつて考えられていたよりも進んでいたことが明らかになっている。骨折した手足は粘土を塗りつけることで整骨していた。粘土が乾いてギプスになるのである。傷口には薬草の湿布を貼り、動物の皮の包帯で固定していた。植物の樹液でやけどを治したり、植物を噛むことで薬効成分を摂取したりした。たとえば消化器系の問題のためにランの球根を噛んだり、ヤナギの樹皮（アスピリンの自然原料⇨p.170〜171）を噛むことで熱や痛みを鎮めたりしたのである。

歯に穴を開ける治療も7000年以上前に行われていた。おそらく膿瘍の痛みを取り除こうとしたのだろう。弓錐を使って頭蓋骨に穴を開けることも行われた。穿頭術と呼ばれる手術である（⇨p.16〜17）。

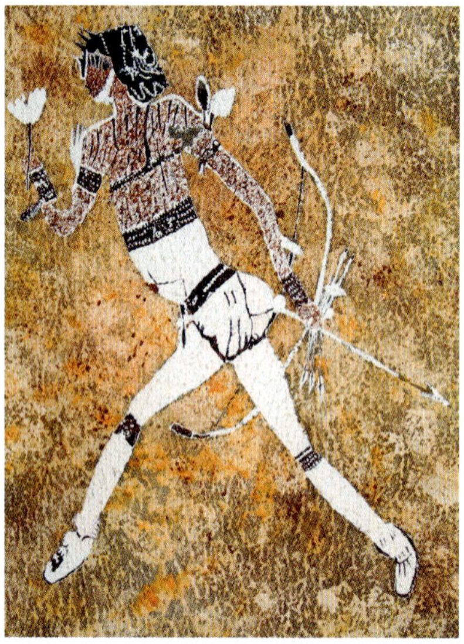

◁ **ホワイトレディ**
ナミビアのブランドバーグ山の洞窟壁画「ホワイトレディ」は2000年以上前のものと推定される。もともと女性を描いたものと考えられていたが、アフリカのシャーマンか呪医が、脚に白い鉱物を塗って儀式の踊りを踊っている姿をあらわしているのだろう。

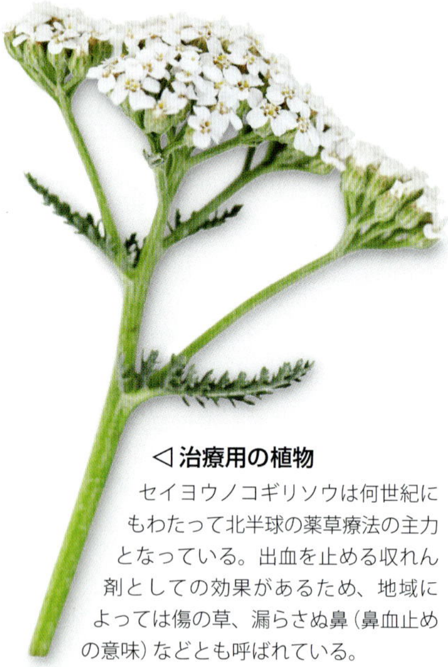

◁ **治療用の植物**
セイヨウノコギリソウは何世紀にもわたって北半球の薬草療法の主力となっている。出血を止める収れん剤としての効果があるため、地域によっては傷の草、漏らさぬ鼻（鼻血止めの意味）などとも呼ばれている。

太古の治療師たち

先史時代の洞窟壁画や岩絵で、ある特定の衣服と装飾品を身に着けている人びとは、共同体の中で治療師やセラピストとしての特別な役割を果たしていたと考えられる。こうした治療の役割は今でもアメリカ大陸、アフリカ、アジア、オーストラリアの先住民文化の中に見られるものである。彼らの病気への対処法はすべて霊的、超自然的、宗教的な信仰に基づいている。病気の原因はしばしば悪霊や悪魔にあるとされ、治療法としてはささげ物や呪文、生け贄、悪魔払いなどが行われるが、実用的な方法も併せて用いられる。たとえば薬草や鉱物、動物の骨や血からつくられた軟膏などである。

超自然的な力を使い、精霊の世界と交信できる人間は、シャーマン、呪医、占い師、治療師などと呼ばれる。彼らあるいは彼女らは、儀式の中で歌い、手を叩き、踊り、太鼓を打ち、芳香植物を燃やす。そして薬を使ってトランス的な状態になり、精霊と交信するのである。現代

25%　現代の植物由来の薬のうちもともと伝統的に用いられていたものの割合。

オーストリアのミイラ　紀元前約3300年

アイスマン（エッツィ）*Ötzi the Iceman*

1991年、ヨーロッパ・アルプスのエッツタールでミイラ化し、冷凍されて自然に保存された5300歳の男性が発見された。エッツィと名付けられ、先史時代の健康と治療に関する多くの手がかりを与えてくれた。エッツィが死んだのは45歳のときだった。ナイフ、斧、弓矢、樹皮製の入れ物、そして先史時代の素朴な医療用具と思われる一式が一緒に見つかっている。彼の持ち物の中にはカンバタケ（ピプトポルス・ベトゥリヌス）も含まれていた。このキノコは下剤と抗生物質の性質を持っている。詳細な医学的調査によれば、大腸には寄生虫である鞭虫の卵があることがわかった。X線とCTスキャンで骨格を調べたところ、骨と関節を痛めていたことも明らかになった。興味深いことに、このような痛みのある箇所の皮膚には50以上もの刺青が彫られていた。これらの刺青は鍼のつぼとされる箇所とも一致しているが、おそらくは痛みを和らげるための治療用の印だったのだろう。

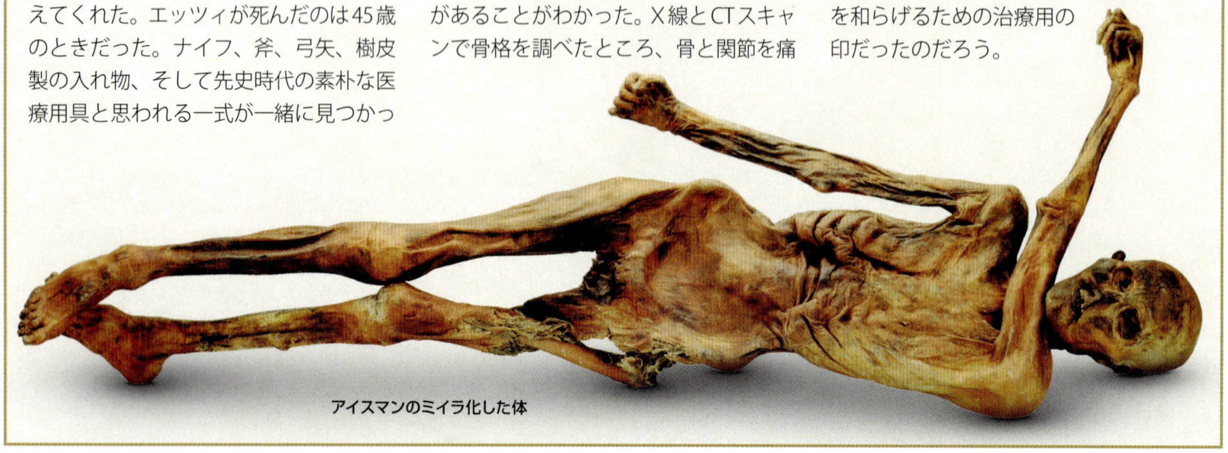

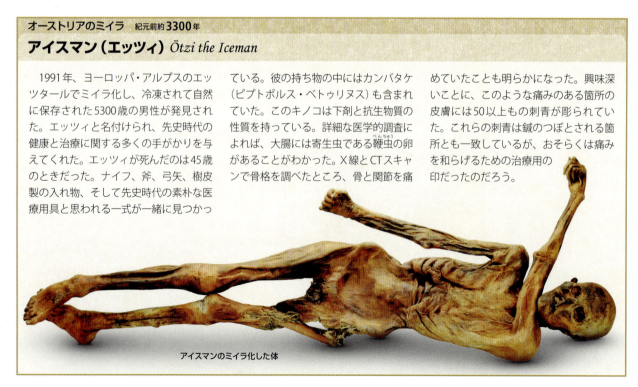

アイスマンのミイラ化した体

の分析によれば、こうした儀式で用いられる薬草には、精神活性作用や精神変化作用、幻覚作用のある化学物質が含まれているという。シャーマニズムの実践（⇨p.18〜19）はとりわけアフリカとアメリカ大陸に見られる。ネイティヴ・アメリカンの部族集団は、皆それぞれ特有の信仰と医療行為を持っている。しかし互いに共通する面も大きい。その1つが、健康とは肉体、精神、魂のバランスである、という考え方だ。これら3領域のバランスを、シャーマンの仲介によって回復することが治療には含まれる。たとえば自らの思考と感情について反省しつつ、薬草療法を受け、精霊に祈り、供え物をささげるのである。多くの場合、シャーマンは経験豊かな指導者のもとで修行し、お守りや象徴、まじないを使った儀式のやり方を伝授してもらう。占いでは、骨や羽根、水晶などの自然物をばらまき、病気の原因と治療法を突き止める。コロンブス以前の中央アメリカに存在したマヤ文明の治療師たちは、アーメンという名で知られる。彼らは多くの時間を費やして、患者の個人的生活、習慣、悩みについて話し合った。現代なら心理療法やカウンセリングとでも呼ばれるやり方だろう。

「すべての**薬草**に感謝をささげます。私たちの病気を治す**薬を与えてくださった**のですから。」

ネイティヴ・アメリカンのイロコイ族がささげる伝統的な祈り

薬となる植物

薬草は今でも多くの文化において薬用目的で用いられている。西アフリカと中央アフリカではイボガという低木の根の皮が用いられる。少量では興奮剤に、大量摂取すれば幻覚剤になる。南アフリカではブッコという薬草の精油が珍重され、消化や尿に問題があるときの伝統的な薬としてよく用いられる。北アメリカでは聖なるパイプによってタバコを吸うことが祈りと治療の儀式の中核をなしており、シャーマンは数多くの種類の薬草療法を使いこなす。歴史的に見ると、アステカ族もまた多様な薬草の薬箱を持ち、病気は神々と精霊によってもたらされると信じていた。彼らにとって最も重要な薬の1つはプルケ、もしくはオクトリというもので、これは多肉植物のリュウゼツランの樹液を発酵させてつくったアルコール飲料である。一方南アメリカでは、トコンという薬草が吐剤として用いられた。またコカノキの葉を興奮剤として噛んでいた（今や世界中で濫用されるドラッグ、コカインの源流）。

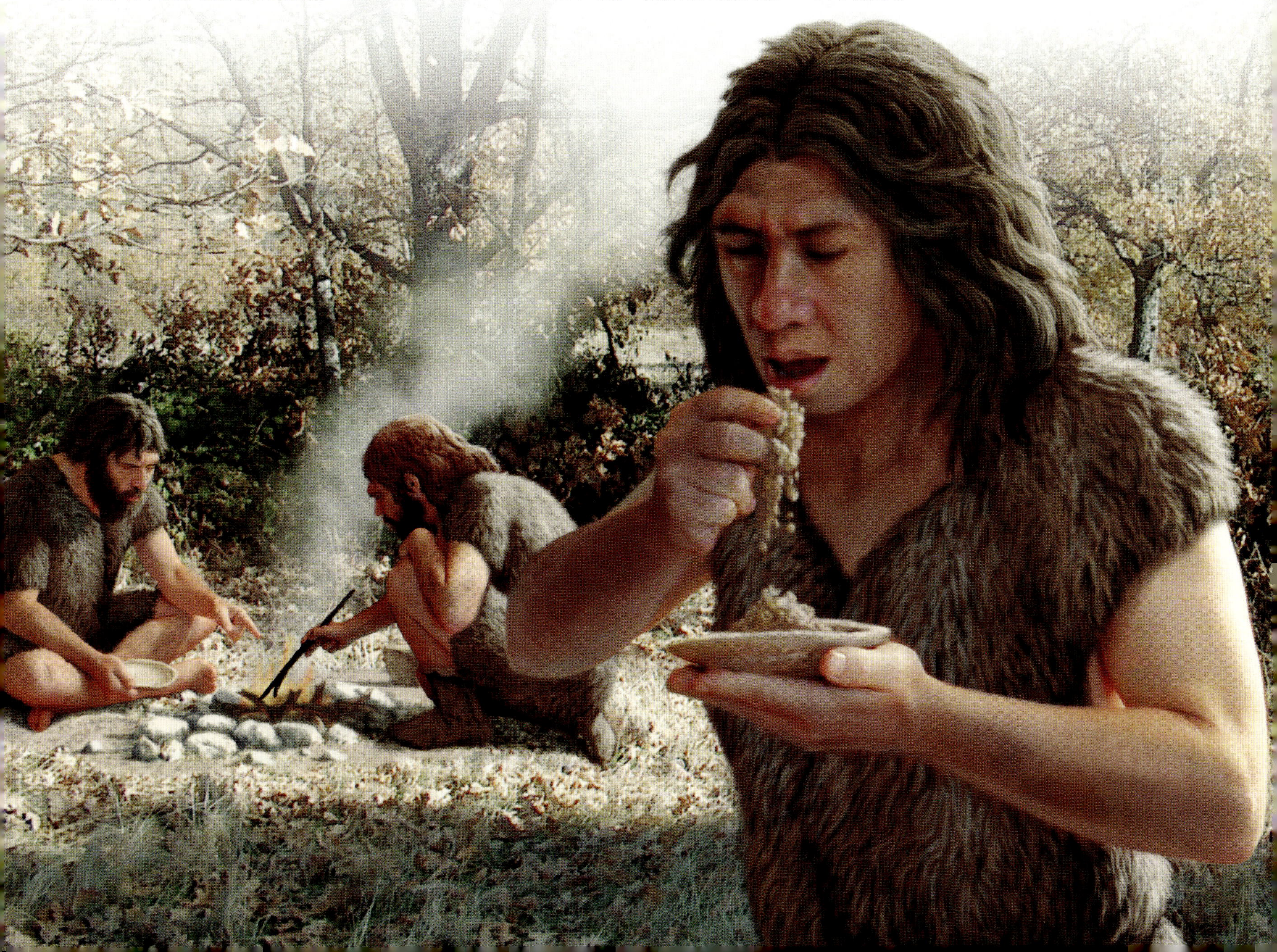

▽ 最古の薬草療法
調査の結果、エル・シドロンのネアンデルタール人は苦味成分を感知する遺伝子を持っていたことが明らかになっている。このことはセイヨウノコギリソウやカモミールなどの植物が、味覚ではなく治療目的で摂取されていたことを意味する。

外科手術の先駆け

人類最初の外科手術についてはいまだ明らかになっていない。だが、石器時代のへらと刃物は、肉を切るのに十分な鋭さを持っていた。おそらくは腫瘍を取るために用いられていたのだろう。最初期の侵襲手術（体を切り開いたり、一部を切除したりすること）として確かな証拠が残っているのは穿頭術で、脳に達するまで頭蓋骨を削り、くり抜く手術である。

穿頭術は、通例、前頭部か頭頂部の頭蓋に穴を開ける。古代の人びとがこのようなことを行った背景には、宗教的、儀礼的、あるいは治療上の目的があったのかもしれない。新石器時代の骨格に関するある大規模な調査によれば（調査対象の中には7000年以上前にさかのぼるものもあった）、およそ10個の頭蓋骨につき1個には十分な開頭、もしくは開頭しようとした跡が見られた。こうした最初期の例では、頭蓋骨の穴はぎざぎざで、切り口が大雑把である。石の刃物とへらで、あるいはのみのような器具をハンマーストーンで打って穴を開けたからだろう。穴の形から、大型のネコ科動物やその他の捕食動物の歯も使われていたことがわかる。骨を円形に削り取り、切り離した部分を取り去ったケースもあった。形見として保管したのかもしれない。

世界的現象

古代のエジプト、ギリシア、ローマ、西アジア、中国の外科医は、しばしば穿頭術に精通しており、それを主題とした論文も書いた。インドのカシミールで発見された4000年前の頭蓋骨には多数の穴が開いており、穿頭術が行われていたことを示している。中国の2000年前の記録には、外科医の華佗が頭痛に苦しむ10代の少帝弁に対し、「頭蓋骨を開ける」治療を提案するさまが記されている。もっとも、申し出は却下されたのだが。

17世紀までには、ほとんどすべての大陸で穿頭術が行われた形跡がある。ポリネシアやメラネシアといった太平洋諸島のような遠隔地でも確認されている。コロンブス到達以前のアメリカ大陸では、アラスカから南アメリカの南端に至る広い範囲で穿頭術が実践されていた。インカ族は、銅やフリントでできたトゥミと呼ばれる儀礼用のナイフを用い、シャープ（#）の形になるように直線の切れ目を4本入れ、骨を四角に切り抜いた。アステカ族は、黒曜石という光沢のある岩石でできた刃を好んで用いた。

脳への到達

通例、穿頭術を行う際は、まず皮膚

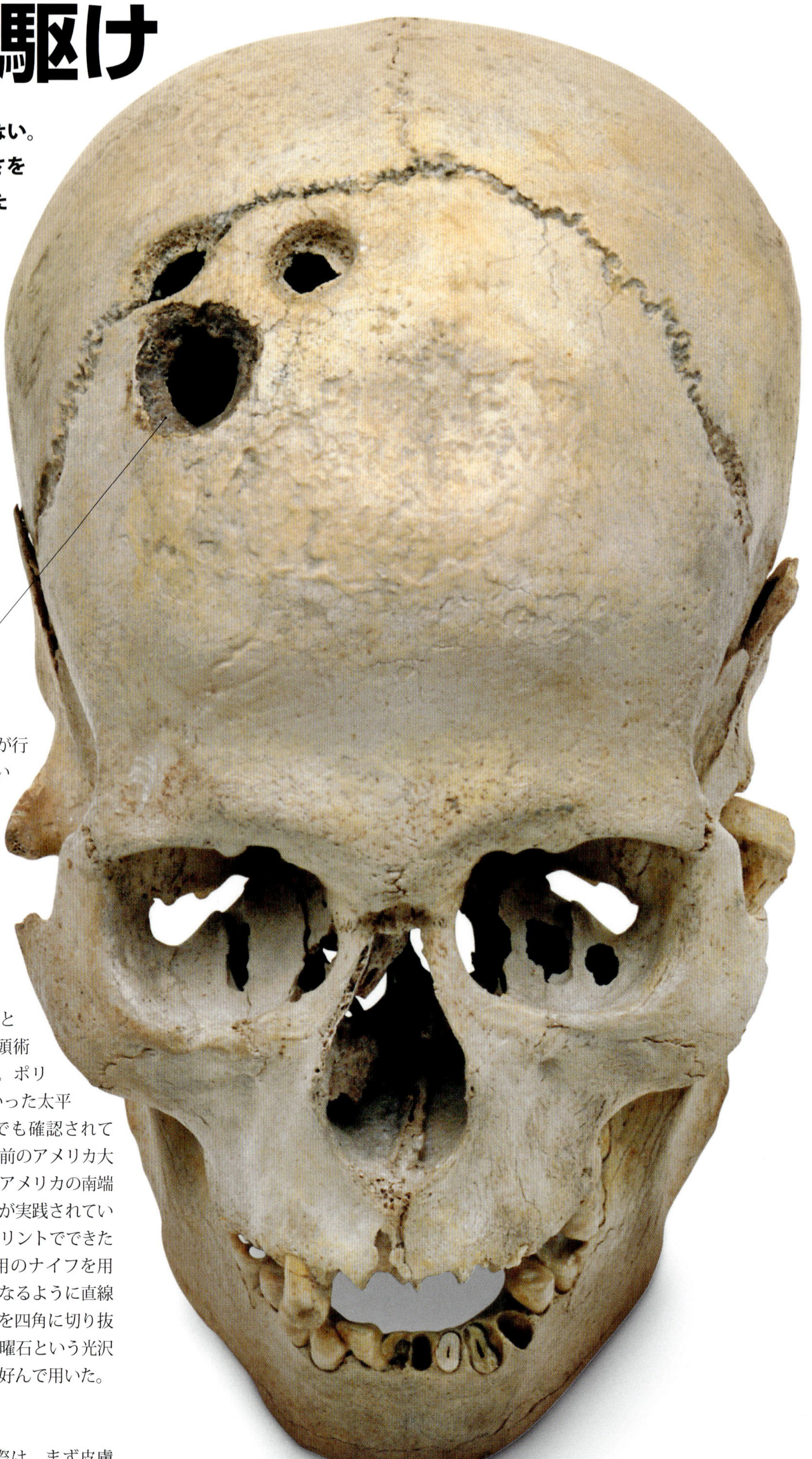

▷ 多数の穴
多数の穴が開けられたこの頭蓋骨は約4000年前のもので、（現在のイスラエルにある）エリコから出土した。さまざまな大きさのきれいな円形の穴が開けられていることから、複数のドリルが使われたことがわかる。

成長した骨は回復の証拠

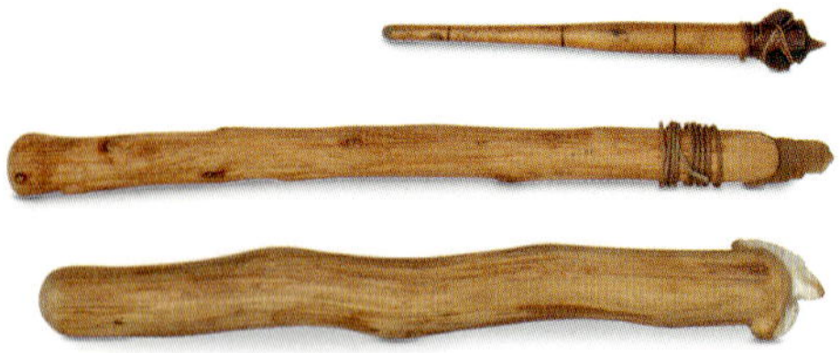

△ 石器時代の穿頭術のドリル
これら新石器時代のドリルのレプリカのうち、上の2つは先端にフリントが付けられている。下の白いのはサメの歯である。おそらく両手のひらを使って柄を回転させたのだろう。

とその下の組織を切り、ゆるめ、折り返し、頭蓋骨を露出させる。皮膚と組織は後で元の位置に戻せるようにする。次に頭蓋骨に穴を開け、脳の被膜をあらわにする。ときには皮質、つまり脳の灰色の表層まで露出させることもあった。記録によれば、手術の間、患者はアルコールで泥酔状態にさせられるか、薬草や菌類

52 **18世紀中頃、フランスの外科医ジャン＝ジャック・ブースタールが、2カ月間で1人の患者に穿頭術を行った回数。**

の鎮静剤、天然の鎮痛剤が投与されることもあった。しかし多くの場合、麻酔はかけられなかった。施術後の骨に成長の跡が見られることから、感染症の危険性が高いにもかかわらず、多くの患者が手術後も生き延びたことがわかる。

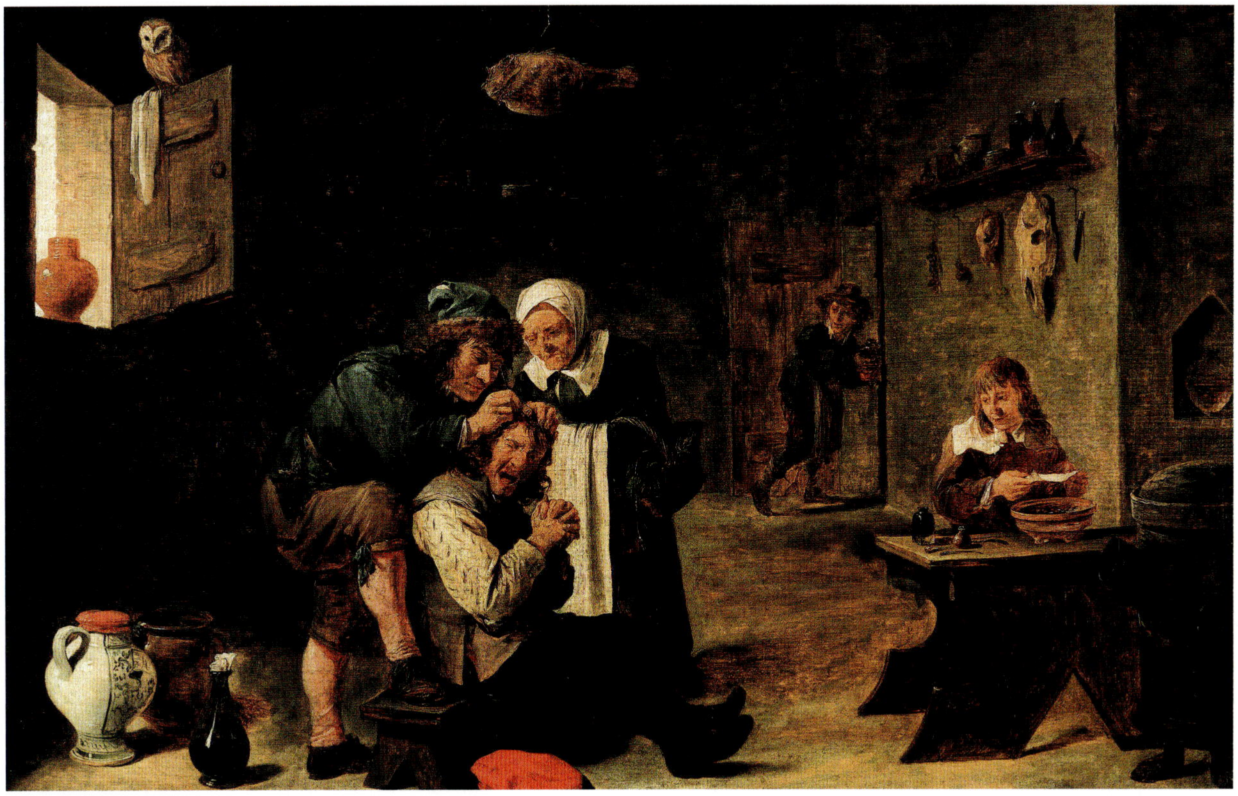

△ 痛い手術
17世紀の絵画「男の頭への外科手術」の中で、フランドルの芸術家ダフィット・テニールス（子）が描いたのは、細いナイフで穿頭術を行っている理髪外科医と女性のアシスタントである。

「武器によって骨が陥没した場合、さらに挫傷と打撲傷を伴っていた場合は穿頭術が必要である。」

ヒポクラテス、『頭部の損傷について』より、紀元前4世紀

商売道具

中世までヨーロッパで用いられたのは、ドリルのように回転する仕組みの冠状のこぎりであった。金属や石でできた尖った棒に、弓の弦が何周か巻かれており、弓を何度も前後に動かすことで棒が回転する仕組みである。1570年代後半には金属歯車と木でできたドリルが使われるようになった。さまざまな堅い穂先やぎざぎざを回転させることで丸い、きれいな縁の穴が開けられるようになった。しかし、このドリルは片手で持ちながら、もう一方の手で回さなければならない。したがって位置を安定させるのが難しかった。回転の装置を固定するため、頭部に取り付けられる特別なフレームが考案された。1600年代にはさらなる進化が見られた。たとえばハンドルやぜんまい仕掛けの付いたものや、車軸を中心として小さな円形ののこぎりが回転するもの、のこぎり状の歯が付いたホールカッターなどがつくられ、骨をきれいな円盤状に切り取ることができるようになった。それ以外にも、密接した小さな穴を円形に並べて開け、穴の間の骨を削ることで、中心部分を切り取るという方法もあった。

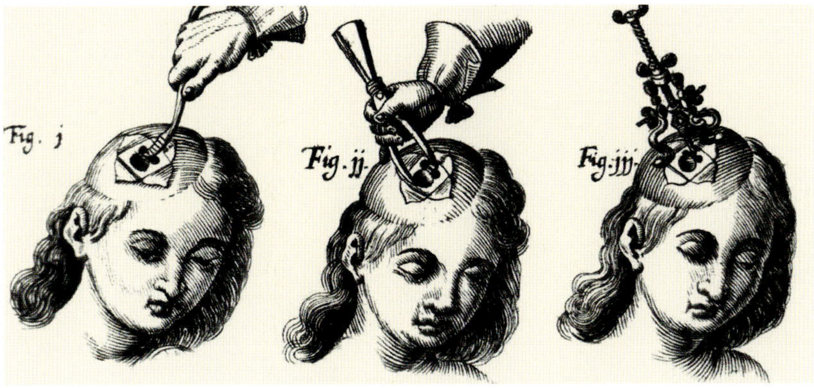

抜本的な解決策

この手術は危険で痛みを伴うものだったが、外因が見当たらない症状、たとえば重い頭痛、偏頭痛、てんかん発作、脳炎（脳組織の炎症）、脳腫瘍、脳出血などを治すために行われたのだろう。穿頭術は、事故や戦闘で負った深い傷や、砕かれ、陥没し、ばらばらになった頭蓋骨を治療するためにも行われた。16世紀フランスの従軍理髪外科医であったアンブロワーズ・パレ（⇨p.78〜79）は、穿頭術の技法についていくつか説明しており、独自の器具の設計もした。

古代南アメリカの文化では、死者を、おそらくは権力のあった首長を蘇らせようとして穿頭術が行われたようである。復活のための新たな生命力を頭部に注入するためである。

◁ 穿頭術の器具
この17世紀の絵では3種類の異なる穿頭術の器具が用いられている。そのうちの1つは、回転装置を4つの支柱が付いたフレームで患者の頭部に固定している。

穿頭術は、中世ヨーロッパ文化では精神状態の治療法としても用いられた。パラノイア、うつ病、双極性障害といった症状は、悪魔の憑依（ひょうい）によって引き起こされると信じられていたからである。悪魔払いをする人びとは、頭蓋骨に開けた穴から悪魔を外に追い出せると考えたのだった。切り取られた骨のかけらはお守りや魔よけにもなった。悪魔から身を守るため、骨の持ち主がそれを身に着けた。

18世紀以降、西洋医学の中では穿頭術は消滅していった。てんかんや偏頭痛など症状ごとの専門的な治療法が発展するにつれ、とくに新たな医薬品が発達することで、外科治療としての穿頭術は衰退していった。しかし、穿頭術と同様の手術は近代の外科医学にもある。さまざまな症状により脳をあらわにする必要があるときには、精密機械と動力ドリルが用いられている。

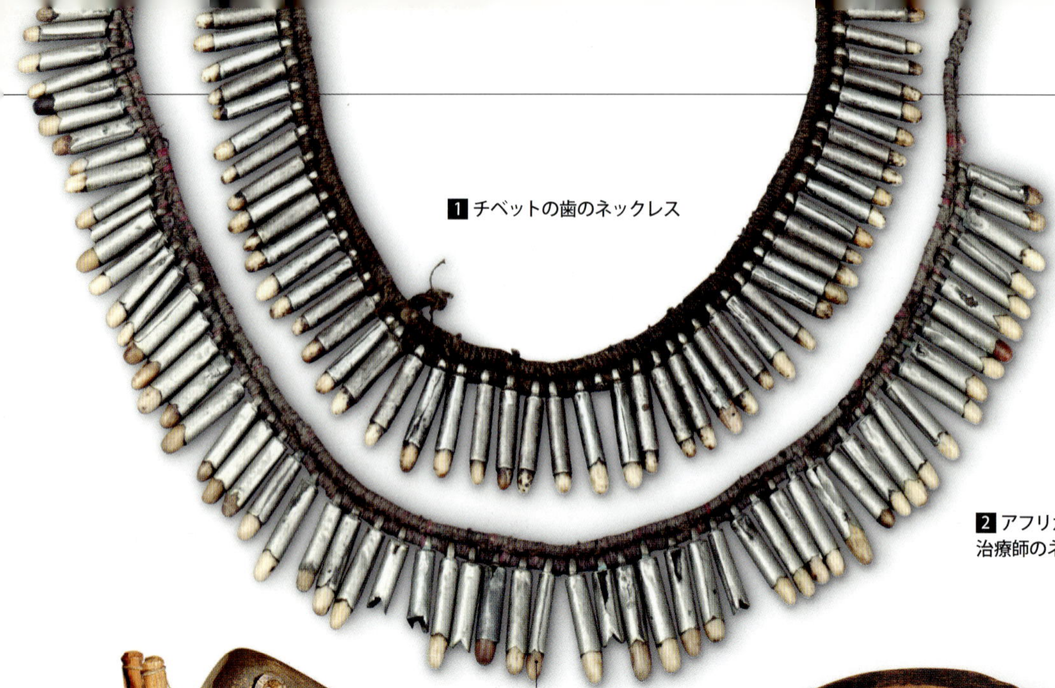

1 チベットの歯のネックレス

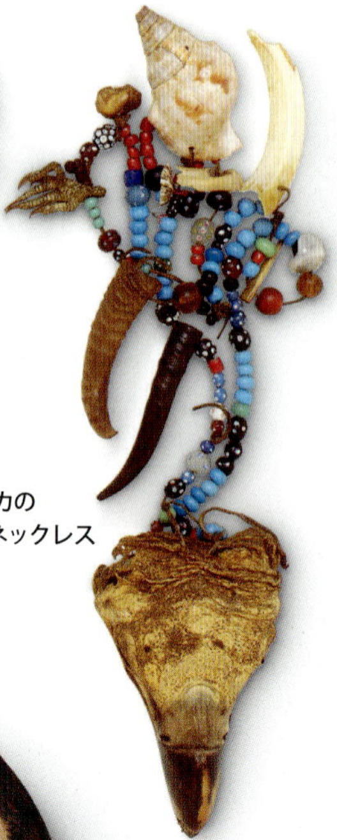

2 アフリカの治療師のネックレス

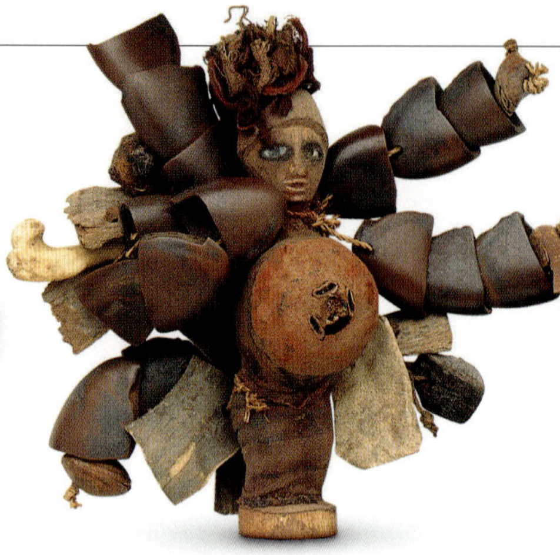

3 コンゴのまじない人形

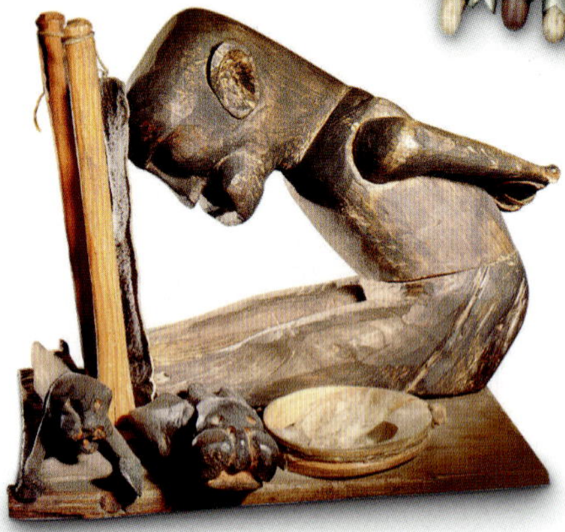

4 イヌイットの降霊術の彫刻

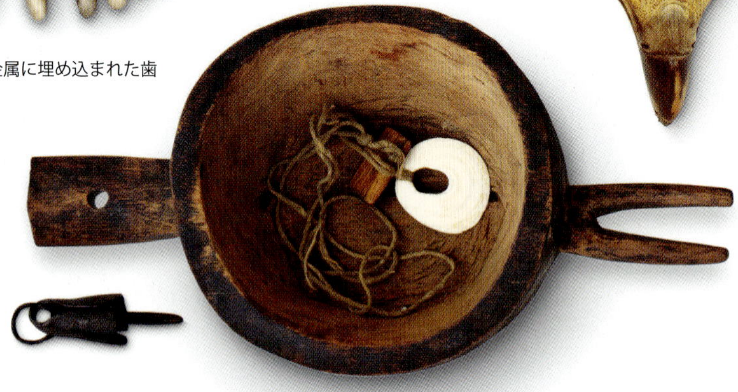

5 タンザニアの占い用の鉢

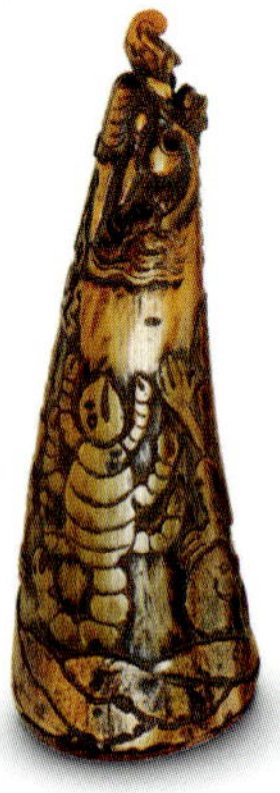

6 チベットのサイの角製の容器

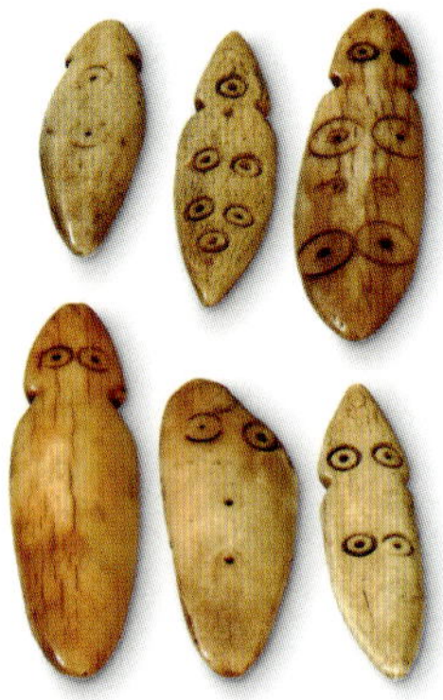

7 ザンビアの占い用の骨

シャーマニズム

シャーマンとは人びとを助け、治療するため、目に見えない精霊や魂の領域と交信する人間のことである。そのような伝統は世界中ほとんどすべての場所に見ることができる（⇨p.14〜15）。シャーマンは自らの力を用い、操るために、魔除けのお守りや仮面などさまざまな道具を使う。

1 チベットの歯のネックレス　数多くの小さな歯でできたこのネックレスは、悪霊から身を守るといわれている。**2 アフリカの治療師のネックレス**　このネックレスに付いている飾りは歯、貝殻、爪、種、鳥の頭蓋骨などである。**3 コンゴのまじない人形**　木、木の実、革、骨、布でできたンテヴァの小像。病気を防ぐために用いられる。**4 イヌイットの降霊術の彫刻**　この彫刻はトランス状態のシャーマンをかたどっている。そばにいるのは2人の空想上の助け手である。**5 タンザニアの占い用の鉢**　石、骨、歯などのアイテムをこの鉢に入れてかき混ぜる。それらの止まった位置が投げかけられた質問に対する答えを示していると考えられた。**6 チベットのサイの角製の容器**　サイの角に薬用効果があるという伝説は、誤りと証明されたあとも根強く残っている。**7 ザンビアの占い用の骨**　シャーマンはこのような魚の形に彫刻された骨を敷物や鉢に投げ、その位置から意味を読み取った。**8 スリランカの悪魔払いの仮面**　恐ろしいマハーコーラをかたどったこの仮面は、悪魔を怖がらせ、体から追い出すために用いられた。**9 ネイティヴ・アメリカンの仮面**　イロコイ族のシャーマンは、折れた鼻の仮面をかぶった。これは伝説の治療師、ハドイをあらわしている。**10 ネイティヴ・アメリカンの扇**　平原インディアンはワシを最も聖なる鳥と見なした。ワシの羽根でできた扇で患者をあおぐことにより、癒しの力を送ろうとしたのである。**11 チベットの頭飾り**　頭飾りの上部にある火の付いた頭蓋骨は、災いを脅して追い払うためのものだという。**12 マレーシアのシャーマンの上着**　この服はセンザンコウの革でできている。センザンコウを原料とするものは伝統医学でよく用いられる。**13 ネイティヴ・アメリカンのソウルキャッチャー**　このようなお守りによって、病人のさまよい出た魂を取り戻せると信じられていた。**14 モンゴルの装飾太鼓**　神々や精霊を呼び寄せるための執拗なリズムを鳴らすために用いられた。**15 トリンギット族のミヤコドリのガラガラ**　北アメリカ北西の沿岸部に住むトリンギット族のシャーマンは、ガラガラを鳥の形に彫刻していた。この例ではミヤコドリである。

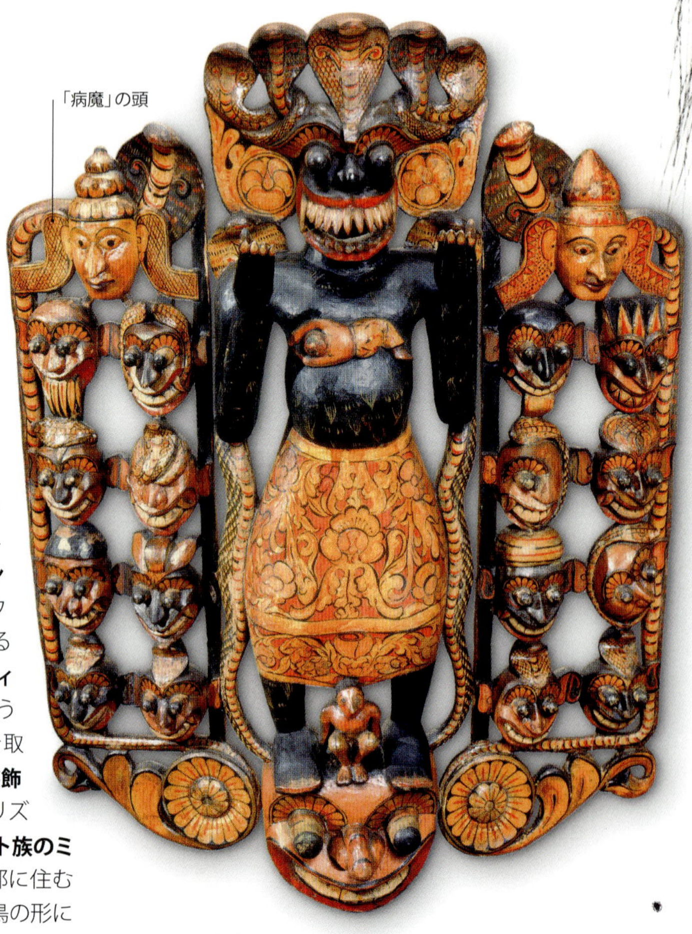

8 スリランカの悪魔払いの仮面

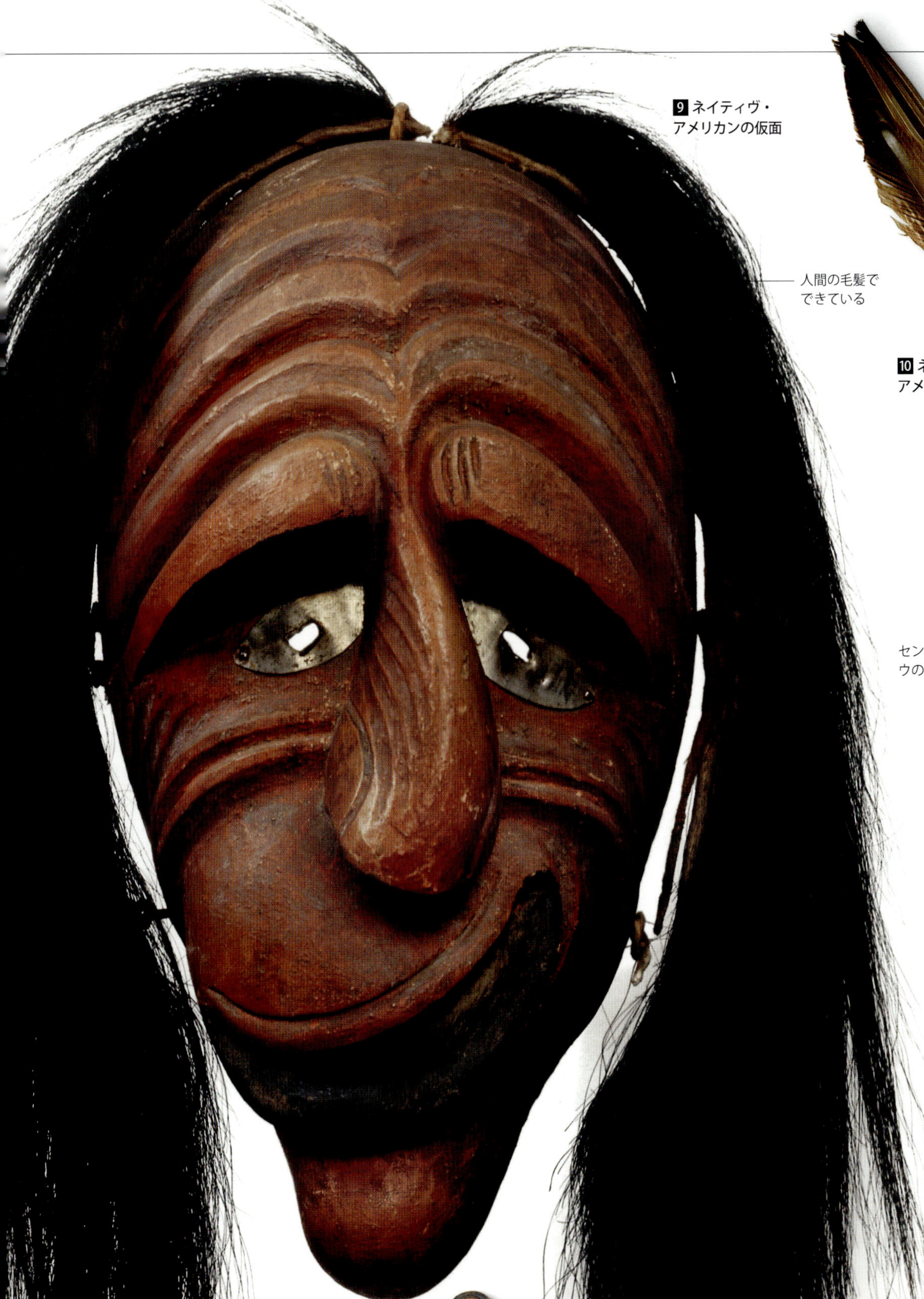
人間の毛髪で
できている

9 ネイティヴ・
アメリカンの仮面

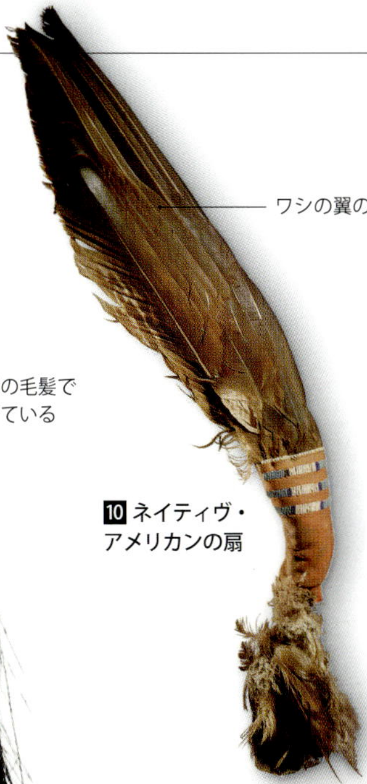
ワシの翼の羽根

10 ネイティヴ・
アメリカンの扇

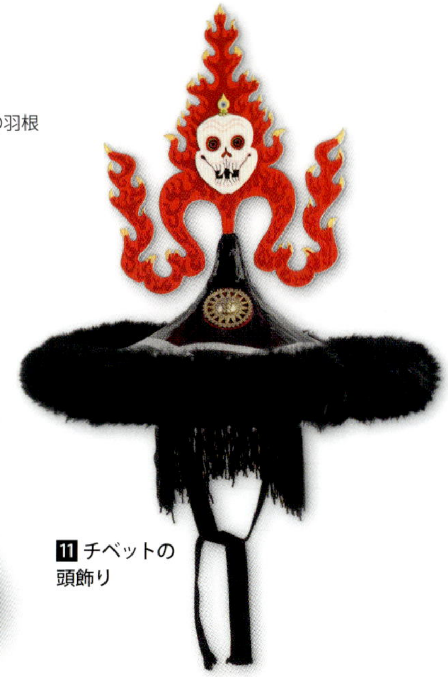

11 チベットの
頭飾り

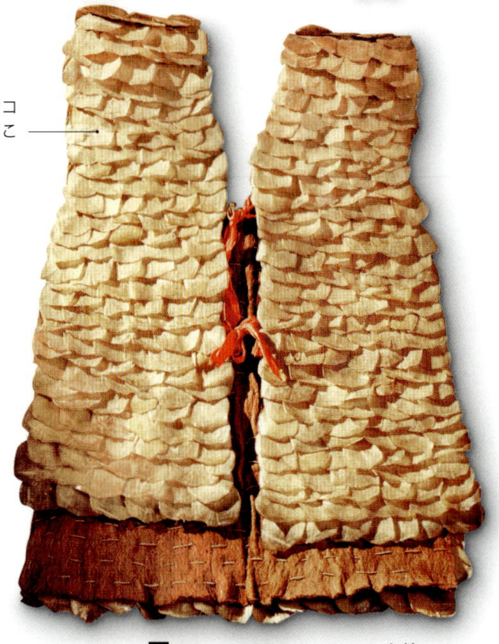

12 マレーシアのシャーマンの上着

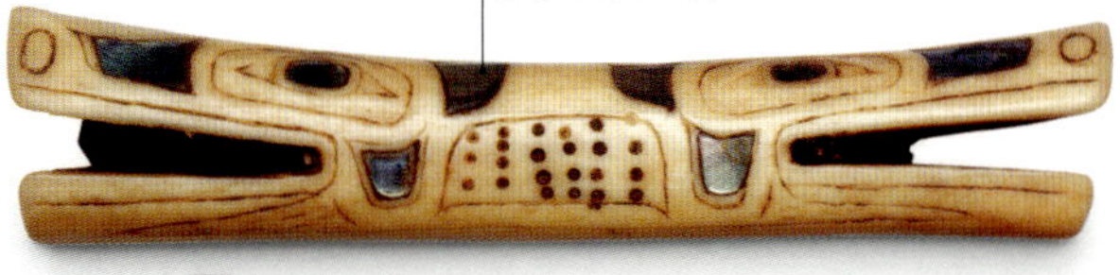

13 ネイティヴ・アメリカンのソウルキャッチャー

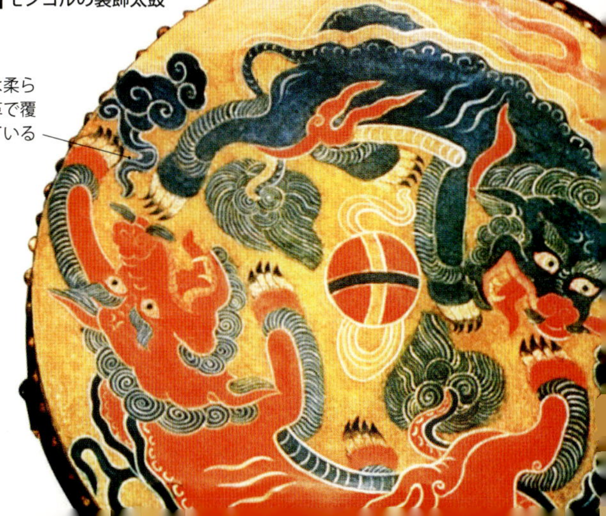
鼓面は柔ら
かい革で覆
われている

14 モンゴルの装飾太鼓

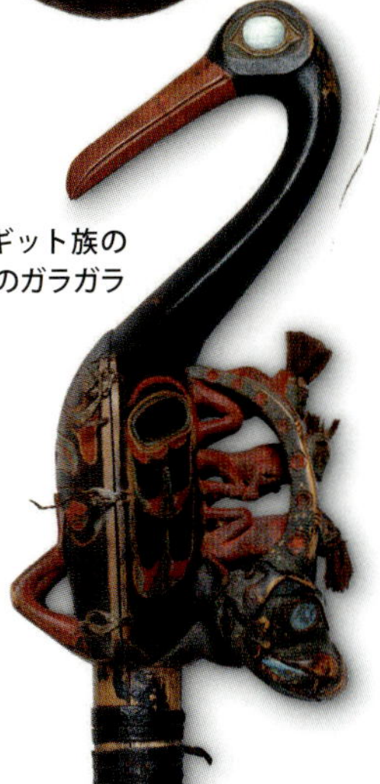

15 トリンギット族の
ミヤコドリのガラガラ

古代エジプトの医学

古代エジプト人にとって、医学と治療は宗教的祭祀と切り離せないものだった。当時の医者たちは人間の病気についての手引書を書き、ある程度の外科的知識を共有していた。だが、彼らの治療法はしばしば魔術、呪文、神々への祈りをおもな内容としていたのである。

エジプト医学の中で最も有名な人物はイムホテプだった。有力な神官医師団の指導者として、イムホテプは紀元前2630年頃まで活動していた。古王国と呼ばれる時代の初期にあたる時期である。イムホテプの出自ははっきりしないが、高貴な生まれというよりは普通の市民だったのだろう。しかし、彼の名声は急速に高まり、存命中からすでに神として扱われるようになっていた。人びとは彼をセクメト（治癒の女神）とプタハ（世界の創造神）の息子と信じたのである。

たちまち神格化されたために、イムホテプの人生と功績に関する記録は事実と神話が混在している。彼は実際の治療師として患者に薬草や薬を投与していたかもしれない。しかし、むしろイムホテプの率いていた医師団の成功が、彼自身に帰せられたという可能性の方が高い。彼はファラオのもとで宰相を務め、ピラミッドの建築家、太陽神ラーに仕える高級神官でもあった。約2300年前にエジプト文明が消滅した後もイムホテプは崇拝されつづけ、古代ギリシアでは治療の神であるアスクレピオスと結びつけられるようになった（⇨p.32〜33）。

体の水路

イムホテプの影響を受け、エジプトの神官医師たちは病気の理論を発展させるために尽力した。彼らはナイル川と作物畑の間に掘られた灌漑水路と比較しながら、体の中には46本もの水路の体系があり、その大半は心臓に源があると考えた。解剖学についてはあいまいな知識しか持っていなかったせいで、動脈、静脈、腸、そしておそらくは腱と神経をも体の水路と見なしたかもしれない。このような水路の「流れ」が健康にとって重要だとし、体の水路は邪悪な精霊によってせき止められることがあり、それが病気を引き起こす、と考えた。こうした導管の詰まりを除くための治療法としては、さまざまな下剤、便秘薬、嘔吐剤が用いられ、根本的原因を取り除くために、関係のある神へ祈りと供物がささげられた。この水路理論は医学の重要なターニングポイントだった。形而上学的な基礎に基づいてはいるものの、病気を体の作用と結びつける初めての試みの1つだった。その結果、治療法が発展し、単に精霊をなだめようとするのではなく、体に焦点を絞るようになったのである。

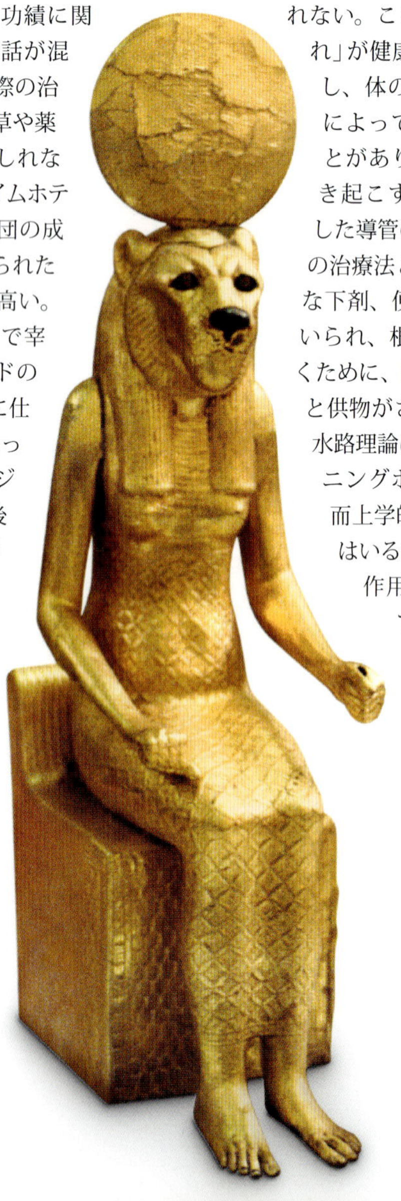

▷ライオンの頭を持つ女神
セクメト（「力強き者」）は医学と治療を司る古代エジプトの女神である。戦争の女神、太陽神でもある。セクメトは通例、ライオンの頭、太陽の円盤、コブラの冠とともに描かれる。

医学的パピルス

古代エジプト医学に関する多くの知識は、保管されていたパピルス文書によって明らかになった。その中で最も重要なものはカフン・パピルス（紀元前1800年頃と最も古く、婦人科医学のパピルスとしても知られる）や、エドウィン・スミス、エーベルス、ハースト、エルマン、ロンドン、ブルクシュ、チェスター・ビーティー・パピルスである。たいていこのようなパピルスには、それを入手、あるいは資金援助や翻訳をした人物、または保管されている場所にちなんだ名前が付けられている。いずれのパピルスも作者である医者を特定することができない。多くは古い版を書き直し、改訂したもののようである。この中で最も長いのはエーベルス・パピルス（紀元前1550年頃）である。悪霊に対抗するための呪術的な歌や呪文が何百もあげられているが、鉱物と薬

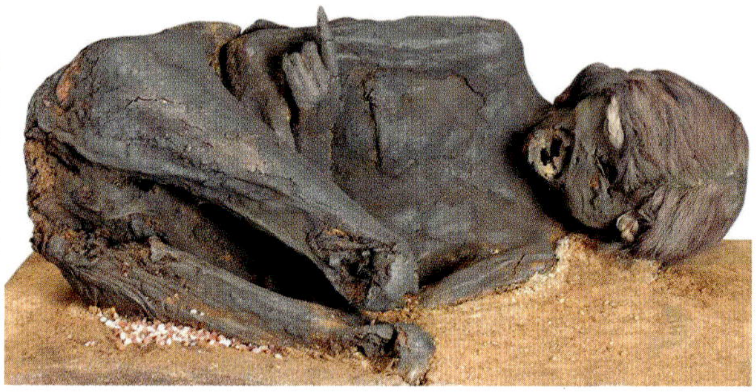

▷ミイラの病理学
ミイラの研究によれば、古代エジプトの平均寿命は40歳であったという。おもな死因は感染症、寄生虫病、細菌性疾患、そしてアテローム性動脈硬化症による心不全などだった。

> 「ミョウバンとともに包帯を巻き、その後はハチミツ（を使って）治るまで毎日治療しなさい。」

脱臼した肋骨の治療法、エドウィン・スミス・パピルスより、紀元前1600年頃

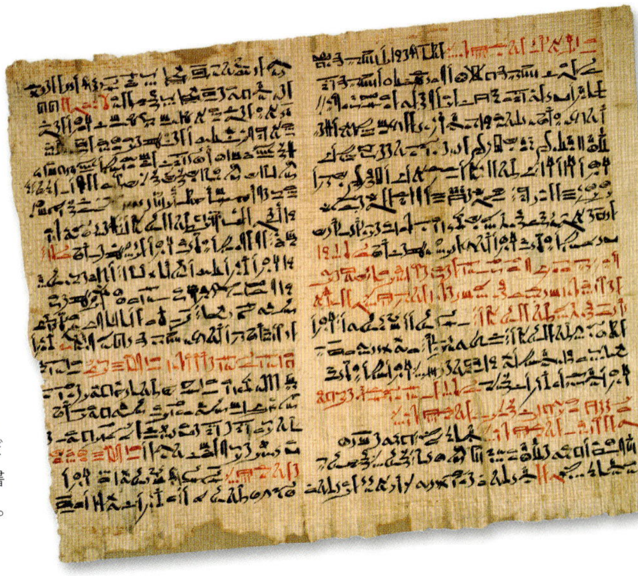

▷エドウィン・スミス・パピルス
世界最古の外科医療文書であるエドウィン・スミス・パピルスは、紀元前17世紀頃にエジプトの神官文字で書かれている。この資料は4000年以上前にさかのぼるさらに古い一連の文書に由来する可能性がある。

草を使った療法も見られる。多種多様な病気に関する記述もある。たとえば寄生虫病、腸疾患、潰瘍、排尿障害、婦人病、皮膚発疹、眼や耳の病気などである。

より秩序立った方法

紀元前1600年頃に書かれたエドウィン・スミス・パピルスは、かなり体系的かつ説明的で、近代の医学書により近いものになっている。このパピルスは総計で48個もの典型的な「病歴」を扱っている。これらの症例はたいてい頭部から始まり、体に移っていく。その論の進め方は論理的である。それぞれにタイトルと、診察、診断結果、予後（予測）、治療に関する注釈が付けられている。たとえば、「頬の裂け目に関する指示。頬が裂けた男を診察し、裂け目の外側にある

「**体のすみずみ**に行き渡った**管の先端で（心臓は）**声をあげている。」

「心臓と管について」、エーベルス・パピルスより、紀元前1550年

腫れ物が大きく赤くなっていた場合、彼には次のように言うべきである。頬が裂けている。治療できる病気である。まず新鮮な肉で包帯をしなさい。腫れが引くまで続けること。その後は獣脂、ハチミツ、当て物で、治るまで毎日治療を続けなさい」。生肉は出血を止め、ハチミツは感染症を抑制すると信じられていたのである。

エドウィン・スミス・パピルスはおそらく教育用の文書だったのだろう。扱っているのはおもにけが、一般的な外傷、接骨であり、わずかに外科手術もある。ここからわかるのは、戦場で傷ついた兵士をおもな対象とする医者がこのパピルスを使っていただろうということだ。現代では患者を診察して診断を下すことは医療行為の中心となっているが、古代エジプトでは目新しい方法だった。それよりも悪霊が病気の原因とされ、ささげ物や歌で治療を行うことのほうが多かった。エドウィン・スミス・パピルスは当時としては珍しく、魔術ではなく実用的アドバイスに焦点を合わせていたのである。

外科手術

古代エジプトでも外科手術が行われていたことを示す証拠がある。しかしその手術は体の外側に対してのみ行われたものだった。体を切り開いたりする本当の侵襲手術は行われなかったようである。例外は死後のミイラ化のための手術だった（⇨p.22〜23）。穿頭術（せんとうじゅつ）（頭蓋骨に穴を開けたり削ること）も例外の1つである。穿頭術はおそらく頭蓋骨の外傷、偏頭痛、てんかん、精神疾患を治療するため、また悪霊を追い出すために行われたのだろう。

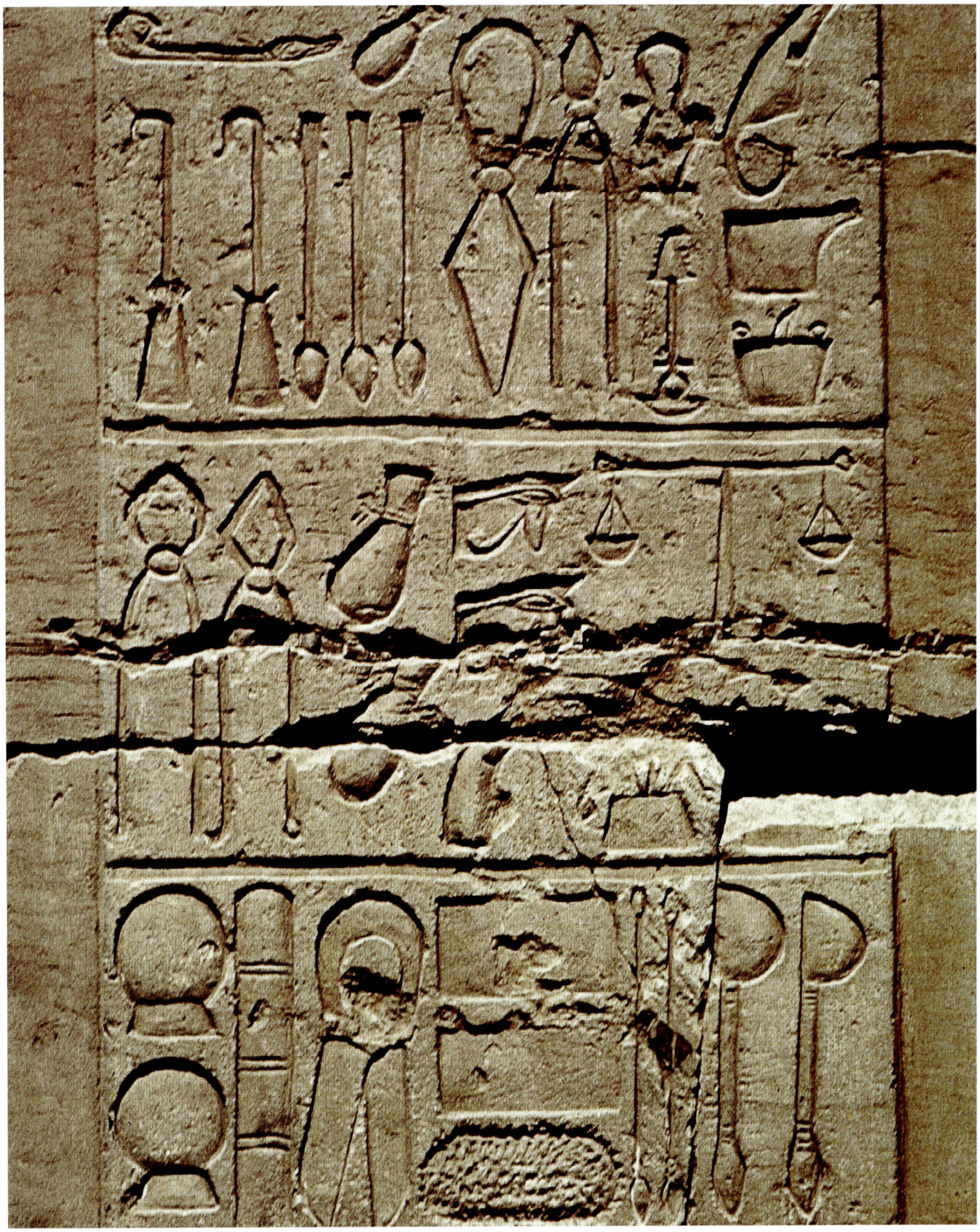

▷ 古代の手術用器具
紀元前100年頃に彫られたこのレリーフは、エジプトのコム・オンボ神殿に残されたもので、多種多様な医療用・手術用器具が描かれている。たとえば鉗子、メス、のこぎりなどである。この神殿は古代では療養所として使われていた。

ミイラの秘密

近年、エジプトのミイラ研究では、その最古の遺体保存方法を分析するためにいくつかの最先端テクノロジーが用いられている。たとえば医用画像である。古代エジプトの最高権力者でさえも悩まされていた骨折から腸の寄生虫、腎結核に至るまでの健康上の問題がスキャンによって詳しく明らかになってきた。

エジプト最古のミイラはおよそ5000年前につくられたものである。遺体の保存加工では、ナトリウム塩に加えてヒ素や水銀などを含む物質（遺体を乾燥させ腐敗を防ぐためのもの）、芳香油、そして樹脂が併せ用いられた。さらに遺体はリネンの包帯でくるまれる。こうしてミイラ化された遺体では、硬・軟両組織の解剖学的詳細が保存される。

現在のX線やCTスキャンなどのテクノロジーにより、古代エジプト人を悩ませていた医学的問題のいくつかを、遺体を損傷せずに調べることが可能になった。ミイラからはサナダムシ、回虫、そして象皮病（手足や陰嚢などに極度の肥大をもたらす病気）を引き起こす寄生虫などが検出されている。虫歯や鼻炎、マラリア、結核もまたまん延していたようである。アテローム性動脈硬化（脂肪性沈着物の増加による動脈の狭窄と硬化）は贅沢な食事に起因する現代病と思われていたが、ミイラからも数多く発見され、こうした考えは疑問視されるようになった。この病気は古代エジプトでは長期にわたる感染症や寄生虫とともに、貴族の遺伝的要因によって引き起こされたのかもしれない。

「ミイラに**悪性腫瘍**が見られないのは、**発がん因子**が**近代**の**産業化**によってもたらされたことを示している。」

マイケル・ジマーマン教授、マンチェスター大学、2012年

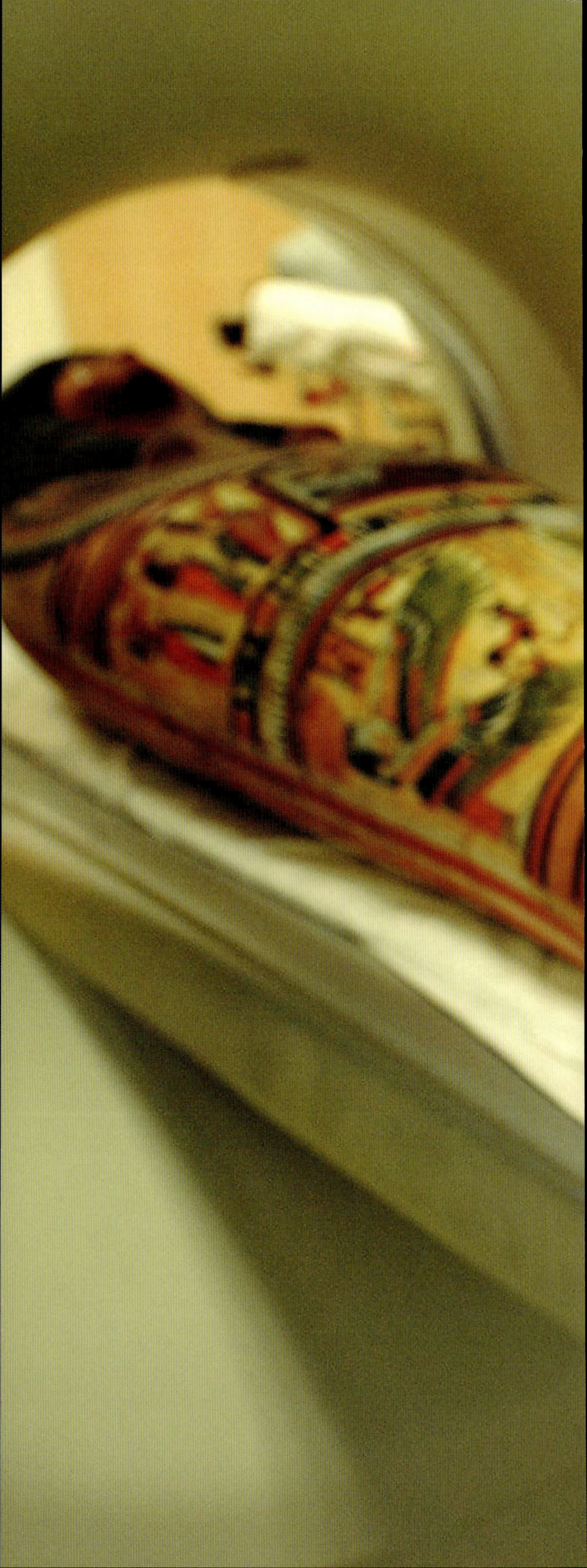

▷ エジプトのミイラのCTスキャン
2007年、ロンドンのユニヴァーシティ・カレッジ病院で、エジプトの神官ネスペレヌブのミイラ化した遺体と棺が2800年の時を経てスキャンされた。1500回ものスキャンによりネスペレヌブの年齢、ライフスタイル、健康状態の詳細、そしてミイラ化された過程が明らかになった。

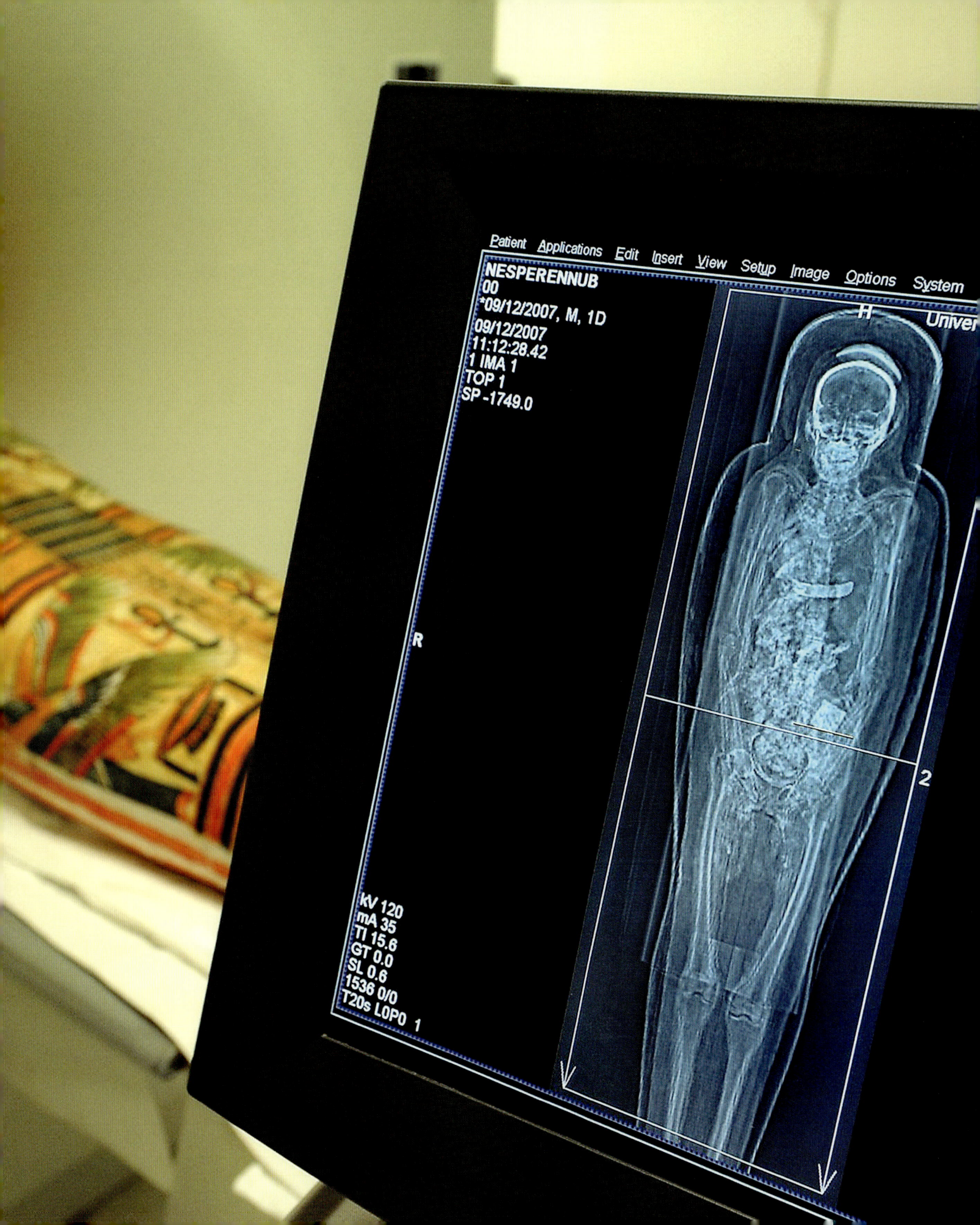
Patient Applications Edit Insert View Setup Image Options System
NESPERENNUB
00
*09/12/2007, M, 1D
09/12/2007
11:12:28.42
1 IMA 1
TOP 1
SP -1749.0
H
R
2
kV 120
mA 35
TI 15.6
GT 0.0
SL 0.6
1536 0/0
T20s L0P0 1

古代メソポタミアの医学

古代メソポタミア（大まかな版図の中心地は現代のイラクの辺り）で行われていた医療行為には、魔法や呪術、占いといった要素も含まれているが、その一方で医者たちは診断のための幅広い知識を持ち、多種多様な薬物治療が可能で、基本的な外科手術を手がけていた。また医療の実践にあたっては、明確に定められた公式の規範に則っていた。

医学について書かれたメソポタミア最古の文書は、およそ紀元前2400年頃に作成されたという粘土板の形で残されている。そこには薬の処方箋が記されているが、どのような病気の治療を意図していたものかは明らかにされていない。また、それよりもずっと大部の医療診断に関する粘土板の選集が、紀元前7世紀の中頃にアッシリアを統治した、アッシュールバニパル王の図書館で発見された。この資料は古代メソポタミアにおける医療行為の様子をより明確に伝えるものだった。メソポタミア人は、特定の神もしくは悪魔が人を病気にかからせると信じていた。たとえば、性病を患った人があれば、女性の悪霊である「リリスの手」に打たれたと言われる。医者が患者を前にしてまず行わなければならないのは、患者から病気の原因となった悪霊を追い出すことだった。それに対し、症状に応じた治療は二次的な務めであると考えられていた。医者には3種類あり、まず宗教的儀式を行い患者を清めるための呪文を唱えたマシュマシュ、すなわち悪魔払いの祈禱師（エクソシスト）、次いでおもに肝臓占い（羊の肝臓を用いて判断する）により病気の今後の進行を予言したバルー、すなわち占い師、そして3番目に比較的通常の診断と療法に基づく治療を行ったアッシュウ、すなわち医者がいた。

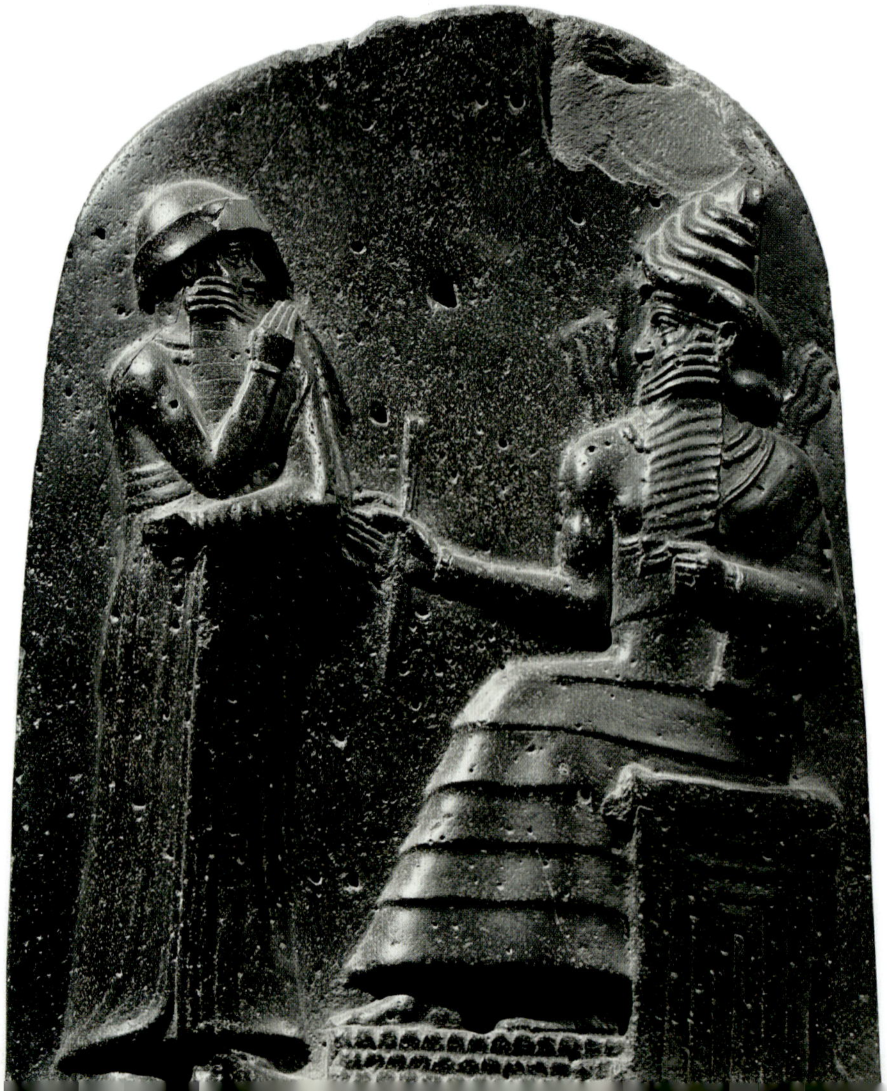

◁ **ハンムラビの石碑**
紀元前18世紀のバビロン王ハンムラビが、太陽神シャマシュから法典を受け取る様子が刻まれている。法典は280以上の条文からなっており、そのうち十数条で医療従事者に関する規定が述べられている。

調薬

メソポタミアの医者は約250種類にも及ぶ薬草、約120種類のミネラルのほか約200種類ものさまざまな材料を調薬に用いた。そうした成分の一部、マンドラゴラ、ヒヨス、亜麻の種子、ミルラ（没薬）、ベラドンナなどは後世の医者にも使用された。その一方で、すりつぶしたヤモリ、カラスの血などの風変わりな材料はほどなくして使われなくなった。薬は具体的な病気に応じて処方された。たとえば、魚油とスギのエキスはてんかんの治療に有効だと考えられた。

メソポタミアの医者は、感染を防ぐためにゴマ油またはハチミツとアルコールを染み込ませた湿布を包帯で固定するなど、傷の治療に熟練していた。彼らは病気の外見に現れる症状について幅広い知識を持っており、てんかんや結核といった病気の様相について正確に記述することができた。また彼らはある種の病気が伝染によって広まることを認識しており、熱病の流行を防ぐために一種の隔離のような対策を実施していた。

メソポタミアの医者は外科手術も行うことができた。およそ紀元前2000年頃の、白内障の手術のための青銅製の針一式が発見されており、また肺から膿を排出させるために患者の胸部を切開した外科医のカルテが残っている。しかし、メソポタミアでは人体の解剖は行われていなかったため、彼らの解剖学の知識は限られていた。

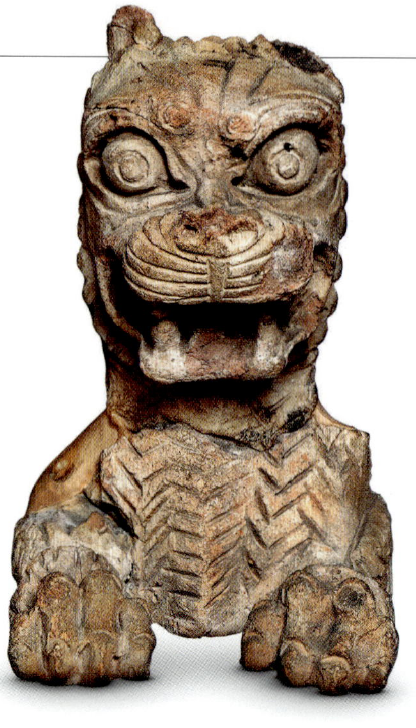

△ **グラの象徴**
女神グラは、「治癒の女神」とも呼ばれ、医療に関わる力を持つ神々の中でも最も重要な存在であった。グラを象徴するものはイヌであり、イシン、ニップール、ウンマ、そしてバビロンなどメソポタミアの複数の都市にあるグラを信仰する神殿で、イヌをかたどった小像が祀られている。

10シェケル　上流階級の患者に対して（メスを用いて）手術を成功させた場合に、バビロニアの医者に支払われる報酬の額。平均的な商人が受け取る年間の報酬を上回る金額だった。

厳格な法

メソポタミアの医療従事者は厳格な法の規定に従うものとされており、紀元前1750年前後に成立したハンムラビ法典には医者に関する複数の条項が含まれている。その報酬も一律に定められていた。たとえば骨折の治療には銀貨で5シェケルが支払われた（ただし、患者が平民の場合は3シェケルに減額され、さらに奴隷である場合は2シェケルしか支払われなかった）。その一方で、医者の不始末への処罰は厳格なもので、医者の責任で患者が死亡した場合、腕切りの刑に処せられると定められていた。

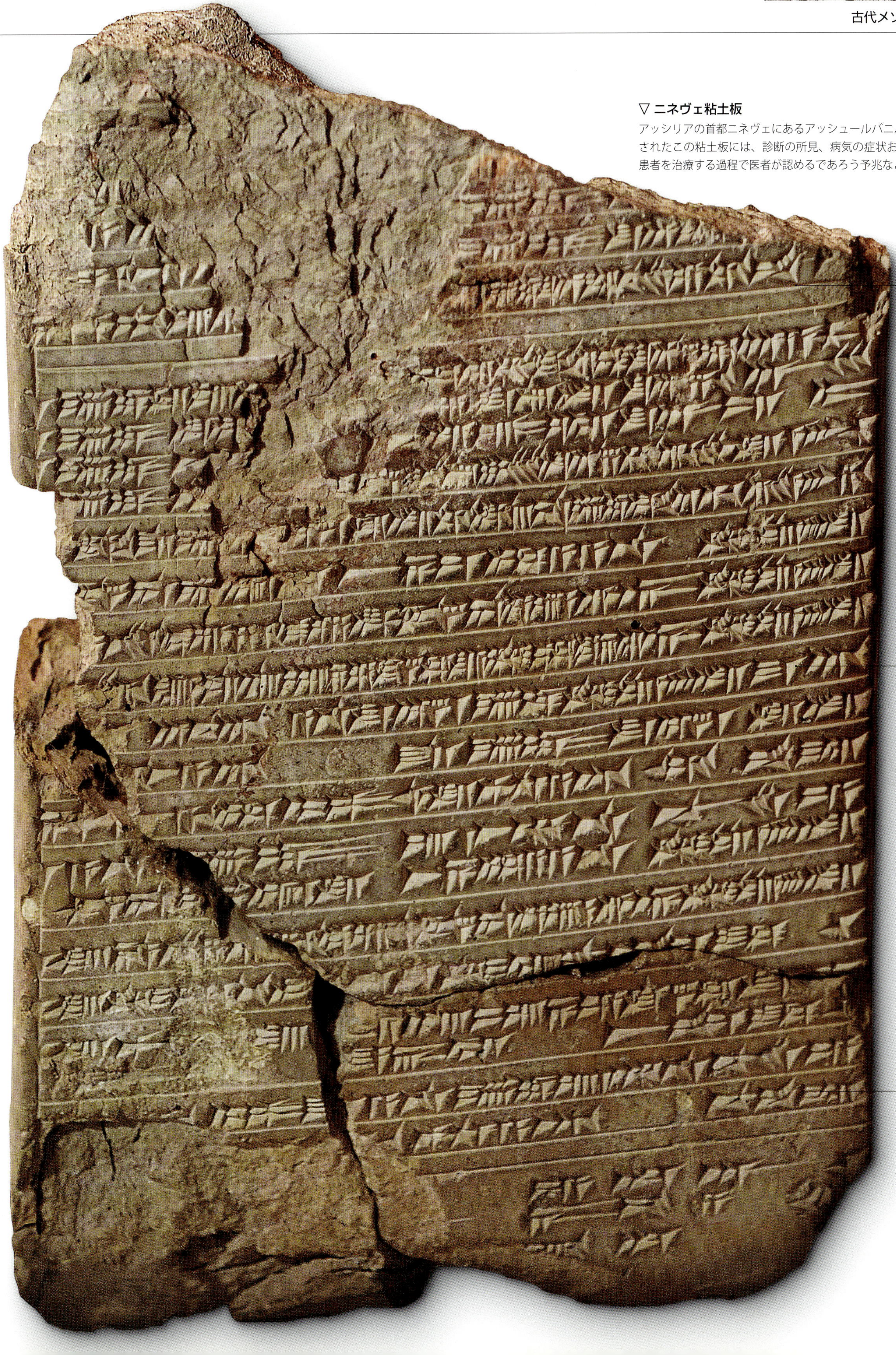

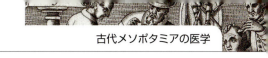

▽ **ニネヴェ粘土板**
アッシリアの首都ニネヴェにあるアッシュールバニパルの図書館から発見されたこの粘土板には、診断の所見、病気の症状およびその進行に加え、患者を治療する過程で医者が認めるであろう予兆などが記されている。

古代中国の医学

2000年前に書かれた『黄帝内経』（太古の皇帝、黄帝による最古の医学書とされる）は、古代の中国医学に関する知識の主要な源泉となっている。この書は長年にわたり改変を重ねてきたが、依然として、今日も実践されている伝統的な処方や治療の根幹であり続けている。

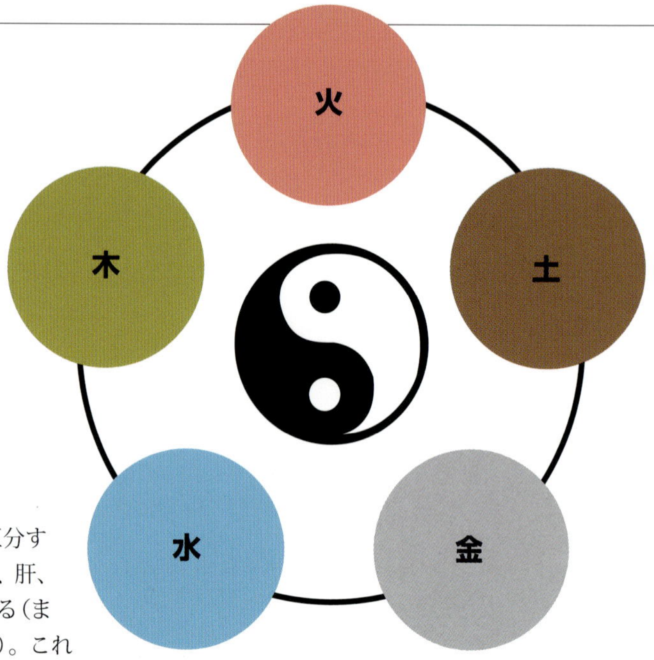

△ 陰陽と5種の相
伝統的な中国医学によると、健康には陰陽、臓腑（五臓六腑）、および5種の元素すなわち「相」と呼ばれる概念が取り入れられている。五行思想の5種の相は、これらの元素が固定したものではなく、むしろエネルギー状態と同様に、絶えず変化していくものだという考え方を反映している。

古代から伝わる中国の医学書、『黄帝内経』はなかば神話的な皇帝である黄帝と、専門家との間の医学に関する質疑応答の形式をとっている。黄帝が質問すると、帝に仕える学者がこれに答える。こうした質疑応答を繰り返して、当時の中国の医学的知識と医療行為について百科全書的な内容を持つ書ができあがった（理論的な「素問」と実践的な「霊枢」の2部からなる）。この書では、陰陽、臓腑（五臓六腑）、五行、そして経絡（⇨p.28～29）として知られる通り道を循環する「生のエネルギー」、すなわち「気」という基本的な中国の伝統的概念を説明している。また、脈をとる、舌の具合を見る、排泄物を調べるなどの診断の進め方に加え、薬草とミネラルの調合、マッサージ、規定食による養生、入浴、瞑想、さまざまな形の体の鍛錬や儀式化された動作にいたるまで、幅広い療法が述べられている。陰陽の概念は数千年にわたり中国の哲学、文化、および医学に浸透してきた。陰陽は宇宙に内在する二元性をあらわしているが、それらは対立すると同時に補完しあうものだ。陰は暗い、湿っぽい、冷たい、消極的、女性的という性質であらわされるのに対し、陽は明るい、乾いている、熱い、積極的、男性的なものとされ、互いにもう一方のものがなければ存在しえない関係にある。

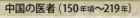

▽ 気功
最も古くからあると同時に、最も応用のきく療法の1つ、気功はくつろぎ、瞑想、体の構え、調子の整った動作、深呼吸の技法というものを重視する。

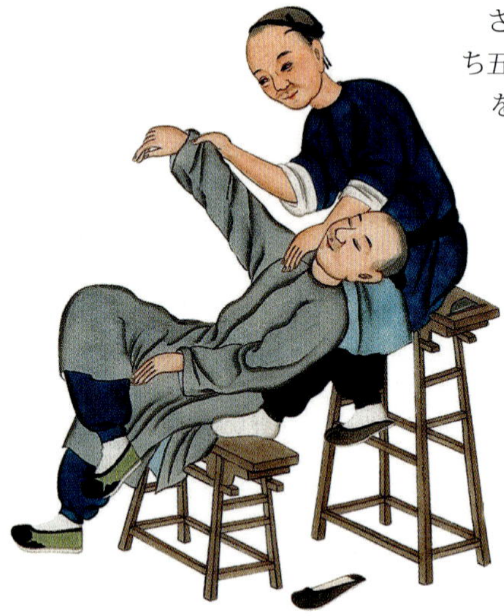

臓腑（五臓六腑）は人間の内臓を陰か陽かのいずれかに区分する考え方だ。肺、心、肝、脾、腎は五臓とされる（また陰の臓器とされる）。これに対し胃、腸、胆嚢、膀胱などは六腑に数えられる（また陽の臓器とされる）。

さらに、木・火・土・金・水、すなわち五行と呼ばれるエネルギーの5種の相を示す概念がある。『黄帝内経』には次のように記されている。「5種の基本要素たるエネルギーは……森羅万象のあらゆるものに関わっている。そのあり方は同様に人間にも当てはまる」。五行説には5種の元素が相互に作用しあう循環も説かれている。すなわち、生（相手を生み出す関係）、剋（相手を打ち負かす）、乗（一方が過剰になる）、侮（剋に反する関係）といった関係が説かれている。

陰陽、臓腑、相（元素）とその循環がお互いに作用しあって気（エネルギー）の流れに影響するものとなる。気のバランスが乱れた時に病気が起こるのであり、医療はその調和とバランスを回復することを目的とする。

偉大な医者たち

古代中国の著名な医者としては、張仲景があげられる（⇨左、囲み）。また、中国の医学史において外科手術がそれほど目立つ扱いを受けていないなか、数少ない著名な外科医の1人として後漢（25～220年）に活躍した華佗は、鍼術（⇨p.28～29）やその他の形の治療法も実践していた。彼は「麻沸散」として伝えられる一種の麻酔薬を発明したことで知られ、その成分は果実酒、大麻、アヘン、その他数種類の比較的毒性のある薬草を調合したものと考えられるが、それをとくに腸に対する開腹手術に使ったとされる。

時代が下って6世紀頃、孫思邈は数千にも及ぶ医薬に関する知識を集大成した書を編纂した。また錬金術も行い、さらに今で言う婦人科や小児科の重要性と医の倫理の大切さを力説した。『千金要方』（自らの知識と臨床経験を集大成した医学書）で、医者による慎重な医療への取り組み、完璧な倫理性、そして品格ある態度の重要性を強調している。孫思邈の教訓は中国全体に広まったが、その教えは中国版のヒポクラテスの誓い（⇨p.36～37）と見なすことができる。

中国の医者（150年頃～219年）

張仲景 *Zhang Zhongjing*

古代中国の漢王朝における医学の第一人者、張仲景（張機）はのちに湖南省長沙市となる地に住んでいたと考えられる。彼は健全な食餌療法と運動、患者の綿密な診察、症状に応じた適切な治療、投薬法、治療結果の記録というやり方を提唱したが、当時としてはいずれも異例のものだった。主要な著作として『傷寒雑病論』（熱病、かぜなどさまざまな病気に関する論文）がある。

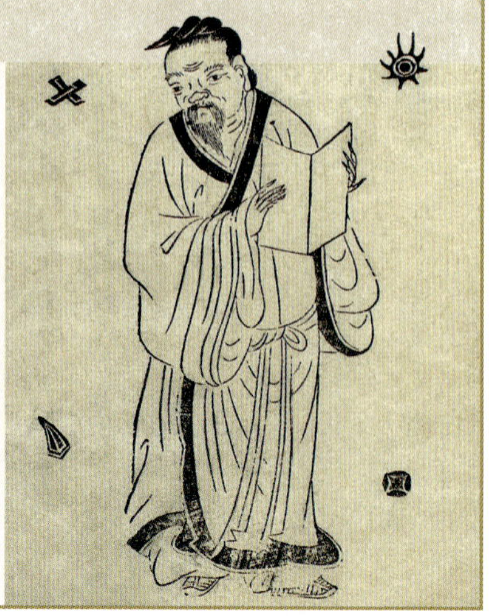

「正しい気が滞りなく流れるのであれば……どうして病が起こることがあろうか？」

『黄帝内経』の前半に当たる『素問』より、紀元前2～1世紀

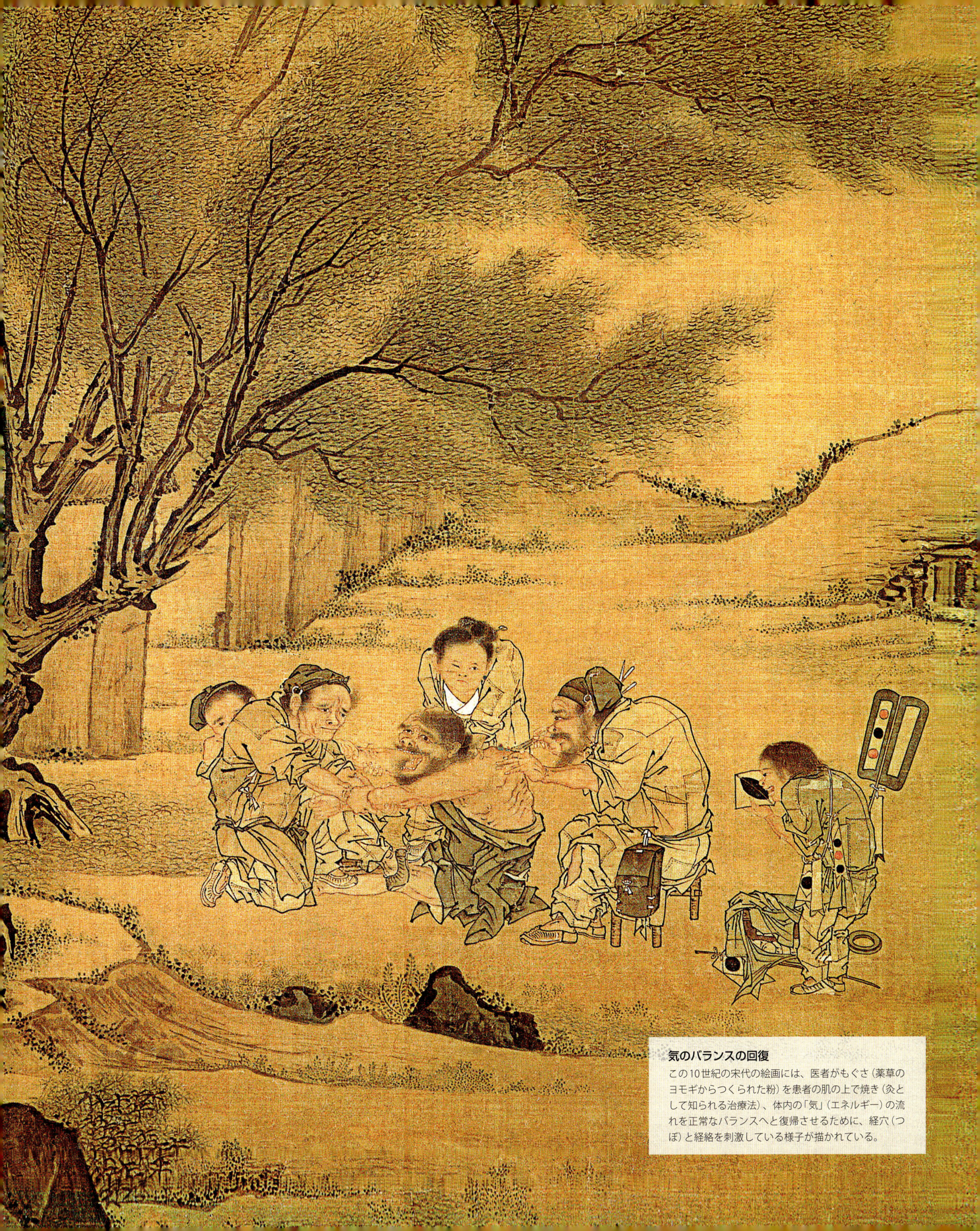

気のバランスの回復

この10世紀の宋代の絵画には、医者がもぐさ（薬草のヨモギからつくられた粉）を患者の肌の上で焼き（灸として知られる治療法）、体内の「気」（エネルギー）の流れを正常なバランスへと復帰させるために、経穴（つぼ）と経絡を刺激している様子が描かれている。

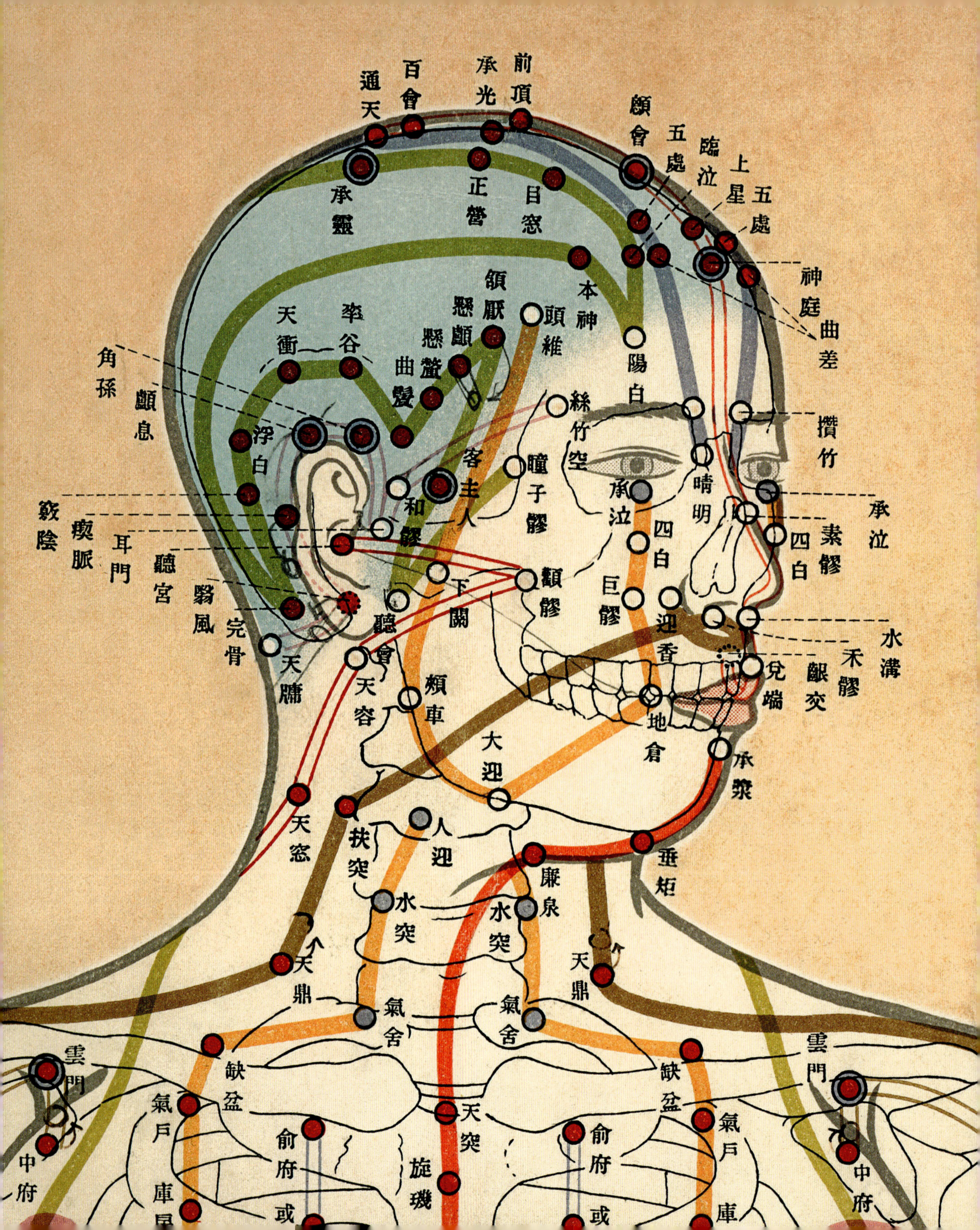

通天
百會
承光
前頂
顖會
五處
臨泣
上星
五處
承靈
正營
目窓
神庭
曲差
本神
頷厭
懸顱
懸釐
曲鬢
頭維
天衝
率谷
角孫
顱息
浮白
陽白
絲竹空
攢竹
客主人
瞳子髎
晴明
承泣
和髎
竅陰
瘈脈
耳門
聽宮
翳風
完骨
天牖
四白
巨髎
顴髎
下關
素髎
承泣
四白
水溝
禾髎
齦交
兌端
迎香
地倉
聽會
天容
頰車
大迎
承漿
天窓
扶突
人迎
廉泉
垂矩
水突
水突
天鼎
天鼎
氣舍
氣舍
缺盆
缺盆
雲門
雲門
氣戸
氣戸
中府
中府
兪府
兪府
天突
旋璣

鍼術

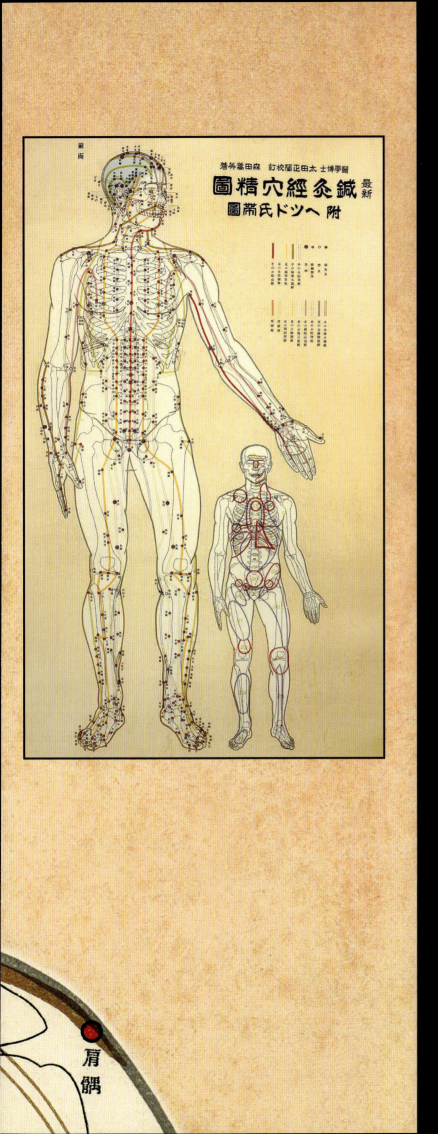

針治療とも呼ばれる鍼術（しんじゅつ）は、4000年もの歴史を持つとされる伝統的な中国の医療技術だ。肌にもぐさ（ヨモギを原料とする）と呼ばれる薬草をのせて焼く灸（きゅう）（⇨p.26～27）と並んで、鍼は理論的な基盤を持つ体系的な治療法の1つである。

苦痛の緩和、体調不良の軽減、癒し、さらには一連の疾病の治癒にまで及ぶ方法としての鍼術の起源は4000年も前にさかのぼると考えられる。『黄帝内経（こうていだいけい）』（太古の皇帝、黄帝による最古の医学書とされる）は、2100年前から伝わる中国の医学の大要を述べた書で、その後編にあたる『霊枢』（『鍼経（しんきょう）』の別名とされる実践的な書）には鍼術の技法と効用が説かれている。鍼術はさまざまな形態で東アジアにおいて広く用いられ、ある種の苦痛や体調不良が治癒する効果を持つと考えられている。現代の西洋医学的なアプローチによってもその効用が示されている。

伝統的な中国の理念によると、健康は生命力、体内におけるエネルギーの流れ、すなわち生命の循環によって支えられている。「気」として知られるこの活力は、経絡（けいらく）と呼ばれる体内の通り道に沿って循環している。この「気」に乱れが生じた時、人には苦痛や疾病といった問題が起こる。鍼術は、人体における経穴（けいけつ）と呼ばれる特定の部位の皮膚およびその下の組織にごく細い針を通すことで、「気」の流れとバランスを正常な状態に戻すことを目的とする。こうしたいわゆるつぼは、障害の起こっている部分から離れた場所に存在することもある。たとえば、腰の痛みの経穴が手に見出されることがある。診断により適切な経穴を見きわめて、実際に針を用いるには相当の技能と熟練が必要だ。また指で押す（指圧）、熱を加える、強い光線を当てるなどして、経穴を刺激する手法もある。

「針ともぐさは……麻痺した体を治す。」

扁鵲（へんじゃく）、中国古代の医者、発作で意識を失った人について言及したと考えられる、紀元前310年

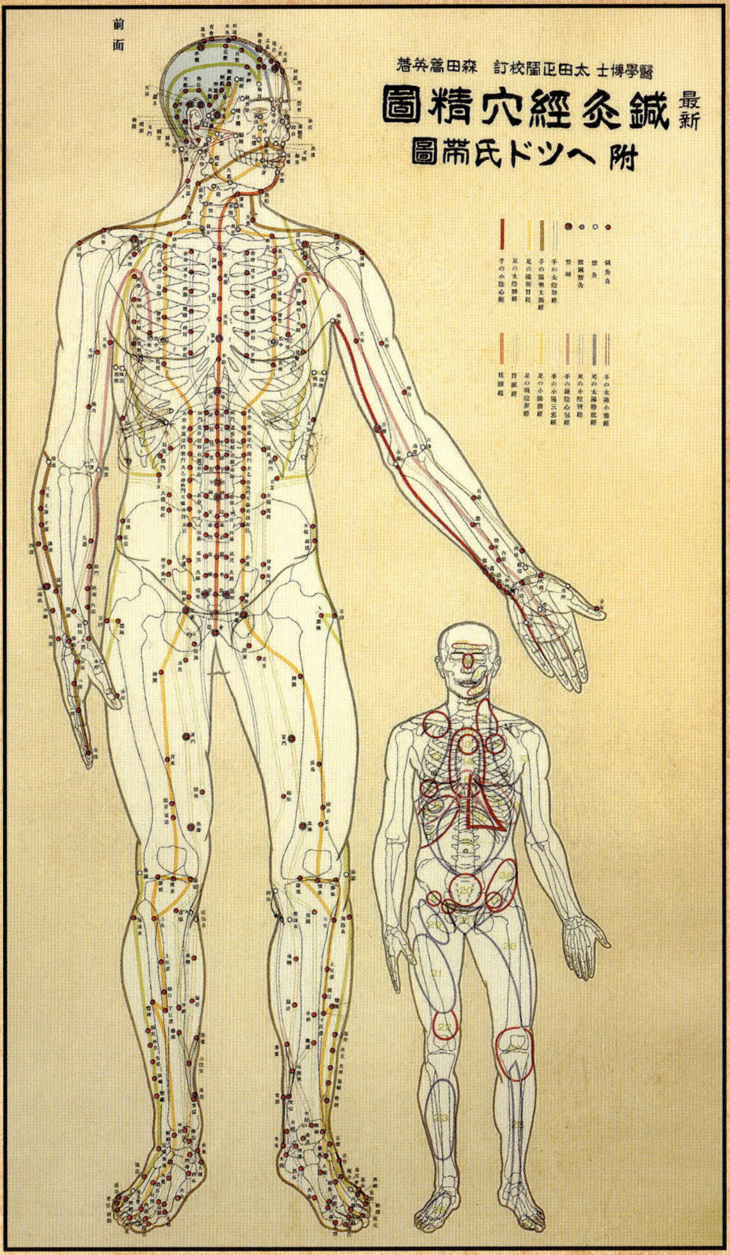

◁ 人体の経穴
この図解版は1000年頃の『黄帝内経』新校訂版からの複製で、1970年に作製されたもの。人体の経絡と経穴を示している。基となる図解版は、2100年前に書かれた同名の中国最古の著名な医学書。

アーユルヴェーダ

健康、幸福、癒し、そして医学の伝統的な体系であるアーユルヴェーダ（「生命の知識」を意味する）は、インドをはじめ南アジア地域で2000年以上も主流の地位を占めてきた。その起源は、古代ギリシアのヒポクラテスが医療の分野を開拓しはじめたのとほぼ同じ時代にあたる。

アーユルヴェーダの根本教義を構成する2つの書として、『スシュルタ・サムヒター』と『チャラカ・サムヒター』がある。しかしながら、これらの古代の医学書は長年にわたり、どちらも編集、加筆、改変が行われていて原典の内容を正確に知ることはできない。『スシュルタ・サムヒター』は、紀元前6世紀にインド、ヴァラナシで活躍したと考えられるインドの高名な医者スシュルタにちなんだ書名であり、サムヒターとは概説、集録、編集といった意味である。『スシュルタ・サムヒター』ではシャーリャ・チキッツァーという、アーユルヴェーダ流の外科処置が述べられており、抜歯、嚢胞ドレナージ（排液）、白内障の手術、ヘルニアの治療、整骨、痔疾の焼灼というような処置のための複雑な技法を幅広く含む情報が記載されている。また1000を超える症例、および数百もの薬草による治療を記載している。

もう一方の医学書『チャラカ・サムヒター』は約2300年の歴史があり、宮廷の侍医であったと伝えられるチャラカの著作とされている。スシュルタの場合と同様、チャラカの生涯の歴史的詳細は不明だ。

『チャラカ・サムヒター』は110を超える章を8巻に分けた構成となっており、暗唱しやすいように韻文で書かれている。この医学書もヒポクラテスの教え（⇨p.36〜37）と同じように、医者向けに患者の診察と診断の方法を指南し、また推奨する治療について述べている。薬草とミネラルに基づく薬剤に加え、ほとんどの療法で強調されているのがライフスタイル、衛生、運動、そして食養生である。

このほかにアーユルヴェーダの主要な知識に貢献する医学書として、『アシュタンガ・フリダヤ』、『アシュタンガ・サングラハ』および『バウアー写本』という、3つの書がある。『アシュタンガ・フリダヤ』と『アシュタンガ・サングラハ』は西暦5世紀頃に、インドの医者であり、宗教的療法も行ったヴァグバータにより書かれた。『アシュタンガ・フリダヤ』は8巻に分かれており、外科一般、内科、婦人科、小児科に相当する診療科目に加え、精神と霊魂の問題および性に関する医学を取り扱った章を設けている。『バウアー写本』（1890年に発見したイギリスのハミルトン・バウアー大尉の名が冠せられている）も、『アシュタンガ・フリダヤ』、『アシュタンガ・サングラハ』と近い時期に編纂されたものと見られる。『バウアー写本』には薬草の調合法のほか、『スシュルタ・サムヒター』および『チャラカ・サムヒター』が現在の形となる以前の、より古い時代のものを編纂したと考えられる内容をはじめ、一連の幅広い医学資料が含まれている。

43 編　**『バウアー写本』1323編の韻文のうち、ニンニクの起源と医学的な効能に触れている編数。アーユルヴェーダ医学におけるその重要性を物語っている。**

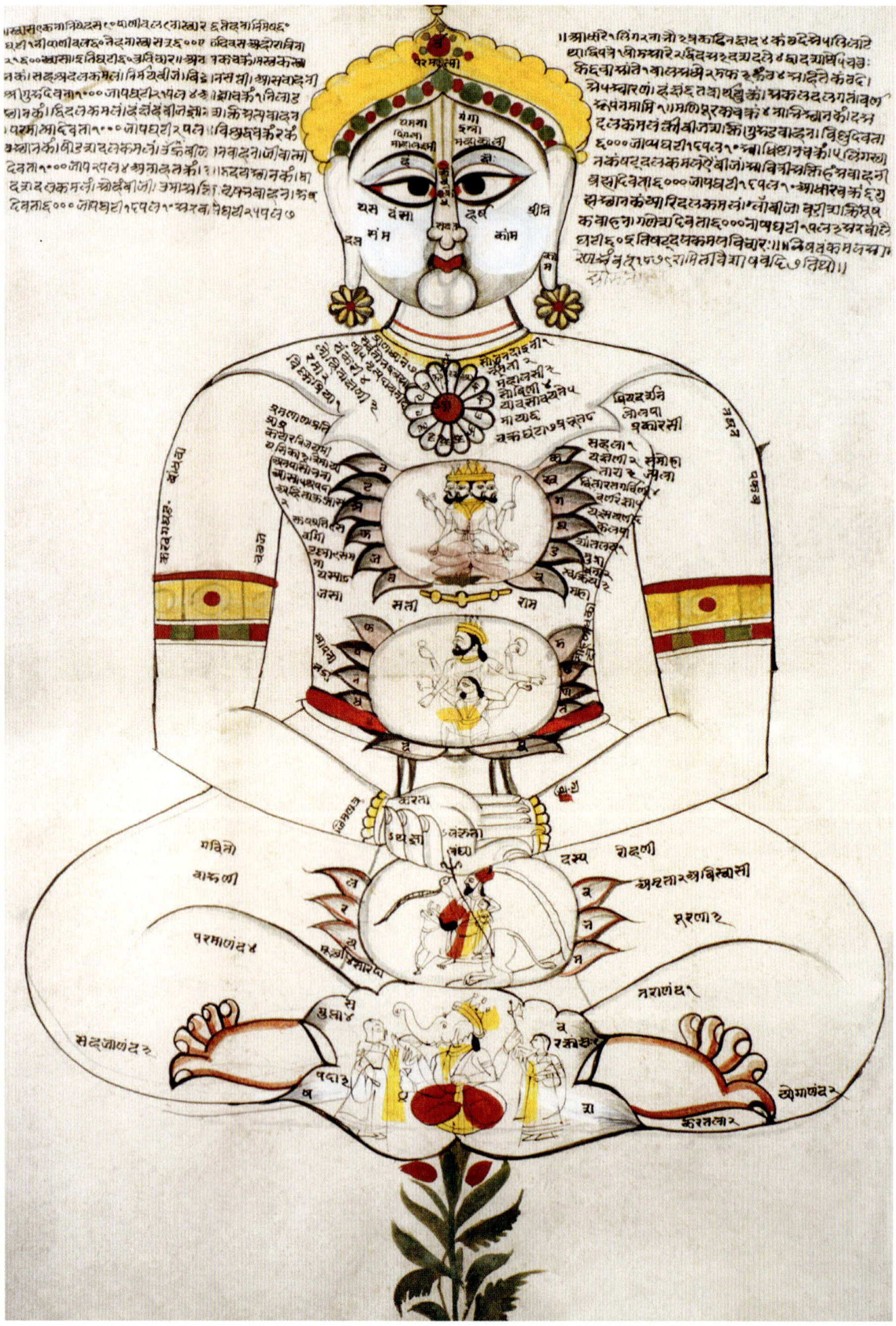

◁ **人体のチャクラ**
7つのチャクラは、精霊の領域に属していて、エネルギーの渦巻く中枢であり、人体の中心軸に沿って存在するという。それらの渦がバランスを崩すと、ドーシャをはじめ体のほかの組織が乱れ、病を招くことになる。

アーユルヴェーダにおける基本元素

さまざまな地域で何世紀にもわたり、多様な形態でアーユルヴェーダは発展してきたが、そのほとんどの体系は五大元素という概念に基づいている。五大元素とは、「水」（ジャラまたはアープ）、「火」（テジャスまたはアグニ）、「地」（プリティヴィーまたはブーミ）、「風」（パヴァーナまたはヴァーユ）、そして「空」（アーカーシャ、虚空）をいうが、この概念は古代ヨーロッパの医学（⇨p.34〜35）ではぐくまれた四大元素および四体液説の考えに似たところがある。これらの元素の比率はそれぞれの人において時とともに変化し、3種の「ドーシャ」（ヨーロッパでいう体液に相当する）の構成要素となっている。3種のドーシャとは「ヴァータ」（風）、「ピッタ」（胆汁）、

薬草治療

アーユルヴェーダ医学は、正しい衛生、運動、健康的な食事によって疾病を予防すること、および自然の薬草とミネラルを用いた医薬による治療の重要性を強調する。治療に使われるおもな薬草の1つにラスーンもしくはラスナ、つまりニンニク(学名アリウム・サティヴム)があり、一般的な刺激性の薬草と考えられている。ニンニクの各部はかぜや咳、消化不良、また炎症、発疹、咬み傷、刺し傷などの肌のトラブルなど、幅広い症状に用いることができる。トゥルシーまたはトゥラシ、すなわちホーリーバジル(学名オシムム・サンクトゥム)は体を温める効能で重宝され、またかぜ、咳、インフルエンザのようなカパ(粘液)・ドーシャの過剰が引き起こす症状を緩和し、さらに腸内のガス発生や消化不良を軽減する働きがある。

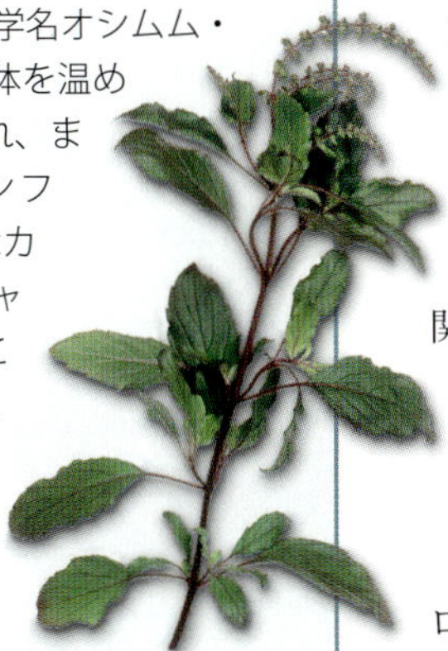

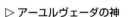

「カパ」(粘液)を指す。健康と幸福は、ドーシャのバランスがよく保たれている場合にもたらされる。バランスが崩れると、しばしば過剰となったドーシャに関連づけられる不快感および病気を招くことになる。たとえば、ヴァータが過剰になると消化不良、腹部の張り、さしこみといった体調不良を引き起こしやすくなる。カパが多すぎると、肺病、咳、呼吸困難といった粘液に関連する問題に見舞われる場合がある。体内においてドーシャは、「スロータス」(経路、通路の意)と呼ばれる通り道および出入り口をめぐっているが、これは鍼術(⇨p.28～29)においてエネルギーが循環する通路とされる経絡に似た考え方といえる。ほとんどのアーユルヴェーダの文献では、エネルギー、栄養および老廃物とともに、知識と知恵を運ぶ16のスロータスがあるとしている。そうしたスロータスのうち、3つは外部の世界とつながっている。それは「プラー」(息)の通り道であるプラーナ・ヴァーハ、固体および液体の食物を運ぶアンナ・ヴァーハ、水を運ぶウダーカ・ヴァーハの3つである。これらとは別に3つのスロータスが、新陳代謝の結果生じた老廃物の排出を監視・制御する役割を果たす。すなわち、固体の排泄に関わるプーリシャ・ヴァーハ、尿に関わるムートラ・ヴァーハ、汗に関わるスヴェーダ・ヴァーハである。マーノ・ヴァーハと呼ばれるスロータスは精神にかかわるもので、思想、観念、感覚および感情の通り道とされる。さらに月経に関わるスロータス(アルターヴァ・ヴァーハ)と、乳分泌に関わるスロータス(スタンニヤ・ヴァーハ)がある。また、アーユルヴェーダにおける「ダートゥ」、すなわち体を構成する7種の基本要素という概念に対応して7つのスロータスが関連づけられている。具体的には、血(ラクタ)、乳糜(ラサ)、筋肉(マーンサ)、骨(アスティ)、骨髄(マッジャー、脳・神経も含む)、脂肪(メーダス)、そして生殖器官(シュックラ)の7つがダートゥとされる。たとえば、マーンサ・ヴァーハ・スロータスは、マーンサ(筋肉)・ダートゥのために栄養分を届け、老廃物を運び出す。

2000種類もの、薬草とミネラルを基にした薬剤が『チャラカ・サムヒター』に記載されている。

またアーユルヴェーダならではの概念としてアグニ、あるいは「消化の火」というものがある。これは体の新陳代謝、すなわち食物を効率的に消化する能力、また学習で得た知識、人生体験、記憶を消化し、吸収する能力、さらに体表の穴から、また精神から老廃物を排出するための準備と燃焼を行う能力のことをいう。3種のドーシャ、および「エネルギーの中枢」ともいうべき7つの「チャクラ」などが、アグニに影響すると考えられる。ここでいうチャクラとは、回転する渦のようなものと考えられ、肉体の一部ではなく、精霊などの超自然的な、もしくは「霊妙な」領域に属するものとされる。インド亜大陸で多様な形のアーユルヴェーダが浸透している一方で、アーユルヴェーダに基づく医療や健康法が、とくに従来の療法の代替となる、またはそれを補完する手法に関心のある人びとの間で、世界的な広がりを見せている。

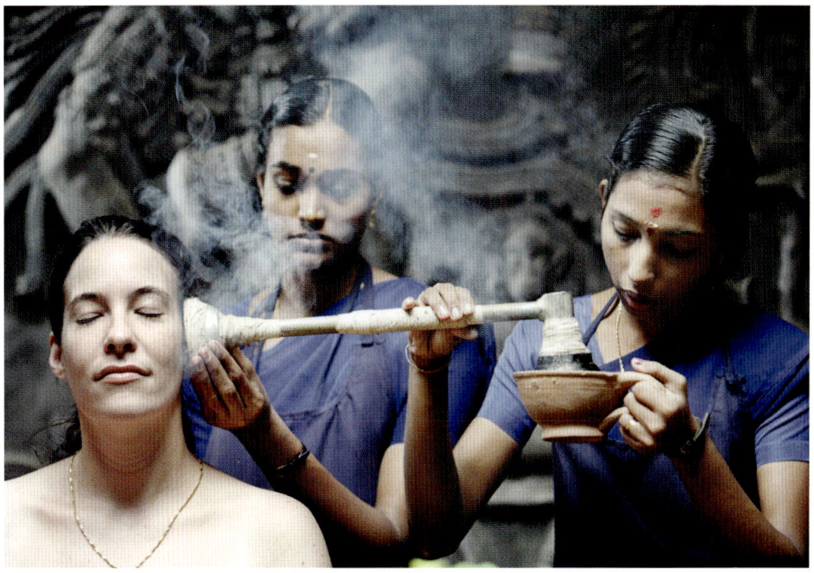

▷ **薬による治療**
アーユルヴェーダに基づく投薬治療を施す上で、耳は昔から体内への通り道とされており、蒸気、ろう、オイルを用いた治療やマッサージなどが施される。

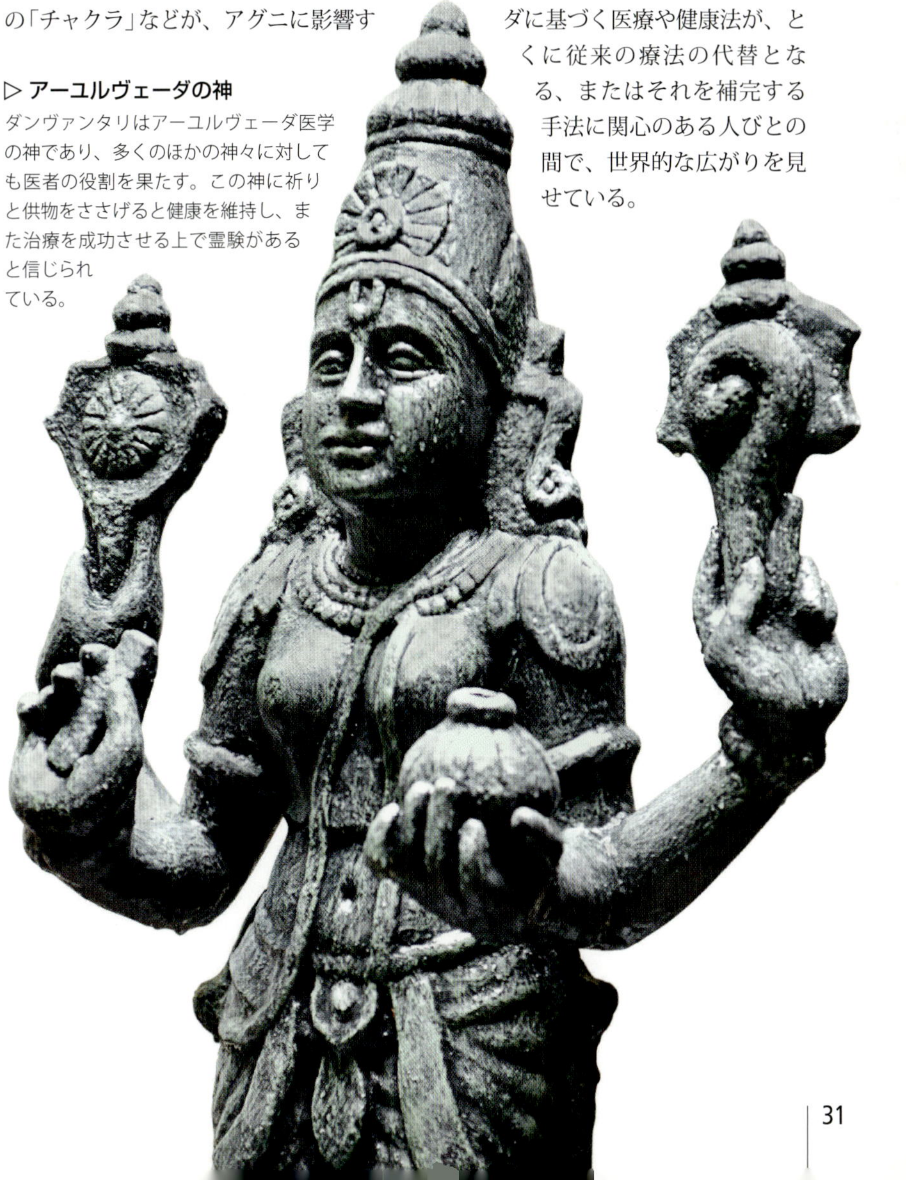

▷ **アーユルヴェーダの神**
ダンヴァンタリはアーユルヴェーダ医学の神であり、多くのほかの神々に対しても医者の役割を果たす。この神に祈りと供物をささげると健康を維持し、また治療を成功させる上で霊験があると信じられている。

「**治療法を探るより**も病が起こらぬよう**予防する**ほうが大事だ。」

チャラカ、インドの医学者、『チャラカ・サムヒター』より、紀元1世紀頃

初期のギリシア医学は、古代エジプト人（⇨p.20〜21）とその霊魂の世界および超自然的な力への信仰に大いに影響されており、またそれをよりどころにしていた。病気は、おそらく罪と不品行に怒った神からの罰、あるいは「贈り物」と考えられていた。治療には神官が参加して祈禱し、供物をささげ、悪魔払いを行って呪いを解くという手順が欠かせなかった。ギリシアの治癒と医学の守護神はアスクレピオスであり、この神を祀るために建てられた神殿はアスクレペイオンと呼ばれた。病人は神殿でアスクレピオスに祈り、供物をささげた。彼のシンボルは「アスクレピオスの杖」と呼ばれるヘビが巻きついた杖で、現在でも医学や医療活動を象徴するものとして用いられている。このシンボルの由来はよくわかっていないが、杖とヘビ、そしてアスクレピオスの出自をたどって、エジプトの建築家で医者でもあったイムホテプがその起源だとする歴史家もいる。イムホテプは神格化されてエジプトの医神として崇拝されていた。

神話から実質的な医学へ

ギリシアの医学が進歩するにつれ、取り組みの重点に変化が見られるようになった。しだいに病気は神々の怒りというよりは自然の現象、もしくは現実の肉体が生みだすものという見方が強くなり、症状、診断および治療は、超自然的な存在や霊魂よりも人間そのものに即したものとなっていった。ここからより科学的なアプローチが始まり、それによって医者は患者を観察し、実証的な記録をとり、治療の成果を評価した。

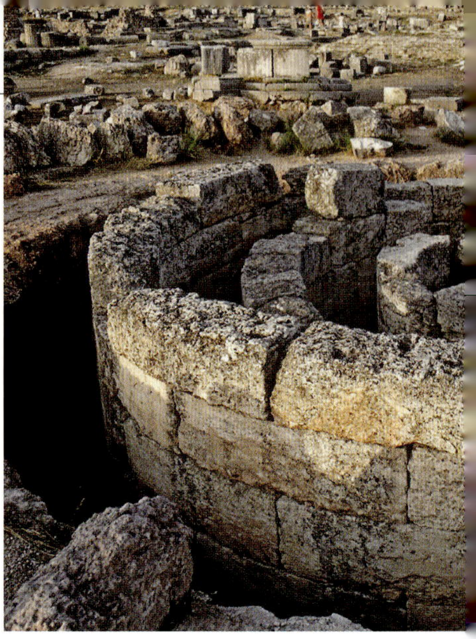

古代ギリシアの医学

古代ギリシアの医学で、そしておそらく医学の歴史全体で最も重要な人物はヒポクラテスだろう（⇨p.36〜37）。しかし、ほかにも大勢の医者や治療者がいて、彼らの貢献もあって、今日なおよく知られているギリシアの医療への取り組みや治療の進め方、倫理観が確立されたのである。

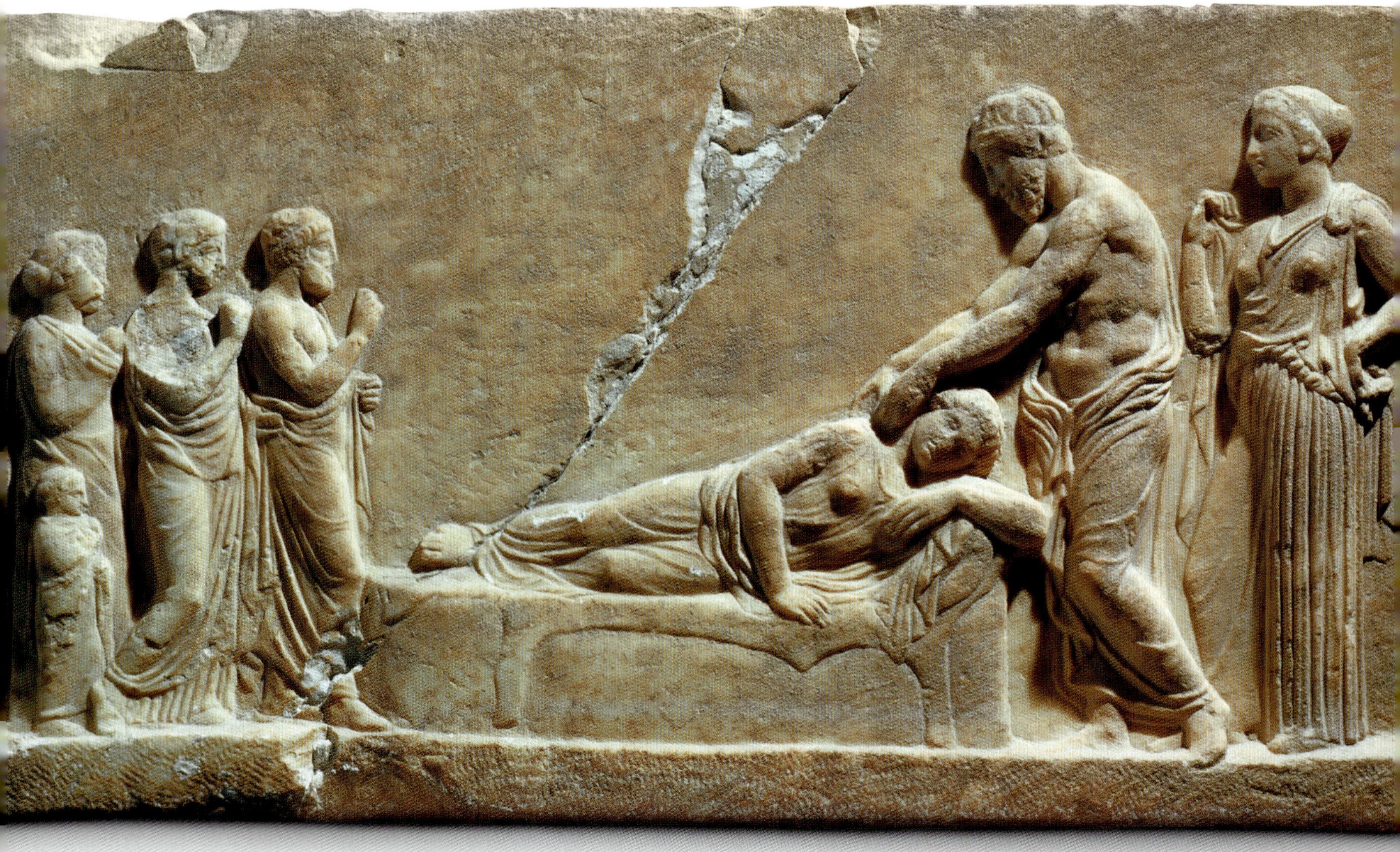

▽ 医学の神
アスクレピオスが女性患者の手当てをしている場面が彫られている。身分が高い女性ほど医療を受ける機会に恵まれていた。

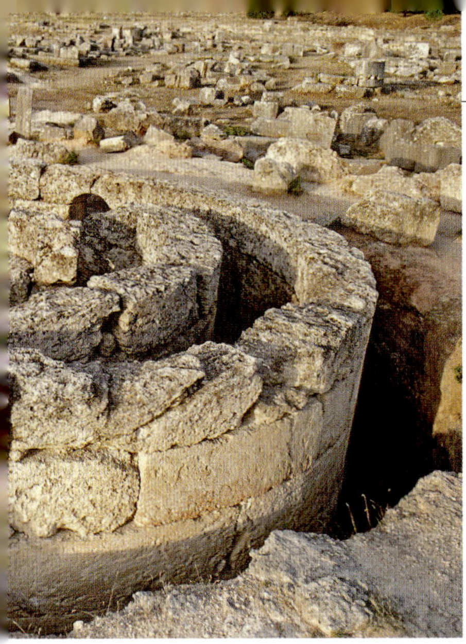

△ **アスクレピオスの聖域**
古代ギリシアの医学の神のために建立された神殿は、避難と安息、祈禱、治癒の場であった。エピダウロスはアスクレピオスの出生地と伝えられ、ここのアスクレペイオンは最も有名である。紀元前4世紀に建てられ、現在ではユネスコの世界遺産に指定されている。

ソクラテス、プラトン、アリストテレスといった哲学者や思想家が、ギリシア医学の発展に大いに貢献した。ソクラテス以前にも、エンペドクレスが四つのリゾーマタ（根）、すなわち空気・火・水・土という四大元素の概念を構築していた。こうした考え方がギリシア医学に取り入れられて、血液、黄胆汁、黒胆汁、粘液という四体液説につながった（⇨p.34～35）。体液のバランスが崩れると病気を招くと言いだしたのはギリシアの思想家たちである。四体液の概念は古典期（紀元前480～323年）のギリシアで形づくられ、ヒポクラテスの知識と仕事の集大成とされる『ヒポクラテス全集』でも言及されている。ただ、この全集はヒポクラテス学派などの医学者たちが編纂し、増補していった可能性のほうが高い。

40~50歳　古代ギリシアの人びとの平均寿命。

学説の発展

ヒポクラテスの時代から1世紀後、カルケドン出身のギリシア人医学者、ヘロフィロスがエジプトのアレクサンドリアで活躍していた。彼は人体を解剖して研究したという意味で、最初の実際の解剖学者と見なされることが多い。その著作はのちにガレノス（⇨p.40～41）などの古代ローマの医学者たちに取りあげられた。

ヘロフィロスは、脳、神経、眼、動脈と静脈、消化器官などについて初めて正確に記述した。また、知覚に基づく理性的な思考や知性は、心臓ではなく脳の働きによるものという考えを示し、当時論議を呼んだ。

ヘロフィロスはケオス島出身のギリシア人の医者、エラシストラトスと研究を共にした。エラシストラトスは最初の生理学者とされることが多く、体のメカニズム、つまり生理機能を研究し、脳、心臓、血管を調べた。彼はヘロフィロスと同様に、心臓は思考や感情の中心ではなく、バルブの役割を果たす弁の付いたポンプのようなものと考えた。エラシストラトスは空気が肺を通じて体内に取り込まれ、心臓に送られて不可思議な「精気」、つまり「プネウマ」に変換され、動脈により全身に運ばれるという考えを示した。静脈は血液を心臓から体内の各器官へ運ぶものとされた。こうした循環に関する初期の考え方は、のちにガレノスが発展させ、1628年にようやくウィリアム・ハーヴィー（⇨p.82～83）が循環系に関する正確な学説を発表するまで信じられていた。

ギリシア文明が衰退し、ローマ帝国が勢力を増していくのにしたがい、多くのギリシア人の医者が新たな統治者のもとへと移っていった。とくに名を知られた医者に、ビテュニア出身のアスクレピアデスがいる。ヒポクラテスの四体液説や合理的な観察に基づく実証的な方法といった有力なギリシアの古典的医学理論について、批判的な思想を表明したことでも知られている。アスクレピアデスは、微小な原子、もしくは小体のようなものが体組織の微細な孔を出入りしているという新たな学説を唱えた。彼の考えでは、孔が微細すぎるか原子の数が多すぎるかして、この原子の流れが乱れると、健康の悪化につながるという。彼の療法は、運動、マッサージ、入浴、食事に主眼が置かれ、薬草の服用はあまり重視されなかった。本人は自信を持っていたが、アスクレピアデスの学説はあまり影響力がなく、ローマの医者たちは、古代ギリシア医学の主流となっていた思想を受け継いでいった（⇨p.38～39）。

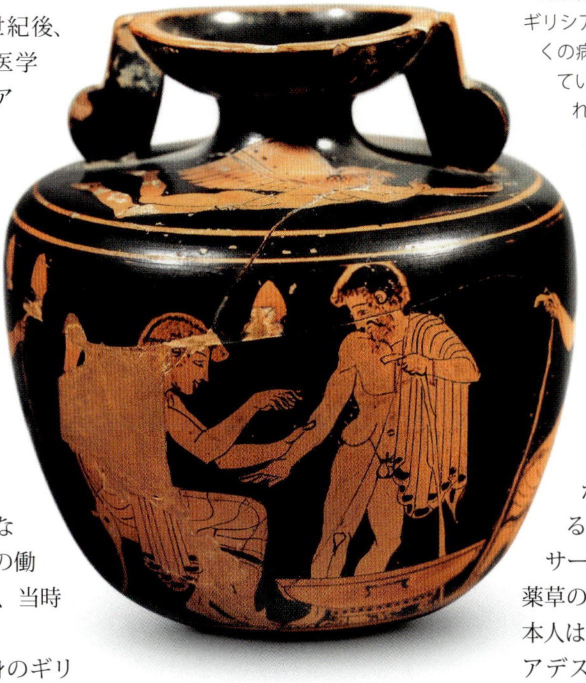

◁ **日常的な治療**
ギリシアの医者たちは瀉血（しゃけつ）あるいは放血を、多くの病気に対する治療法としてさかんに行っていた。この療法は四体液のバランスが崩れると病気が引き起こされるという考え方に基づいていた。血液が多くなりすぎてほかの体液を圧倒するようだと、体外に放出しなければならないとされた。

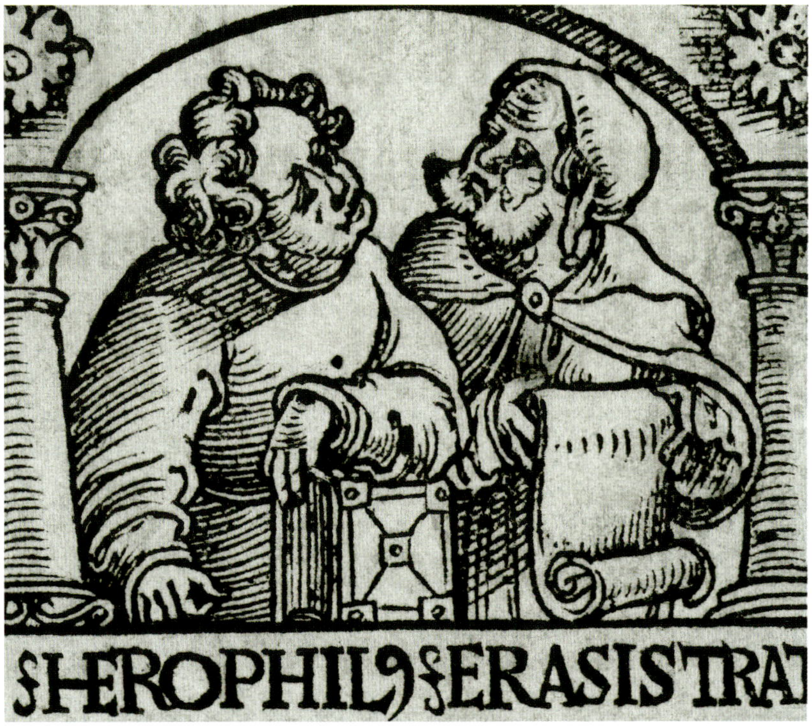

▽ **ヘロフィロスとエラシストラトス**
この2人の傑出した医者たちは、紀元前3世紀にエジプトのアレクサンドリアで同僚として医療に従事していた。当時としては異例なことだが、アレクサンドリアは規制が緩く、人間の遺体を解剖することが可能だった。これにより史上最も早い時期に属する、実際的な解剖の記録が残されることになった。

「**健康が不在**のときは、知恵が姿を現すことはなく、**富は役に立たず、理性は無力なもの**となる。」
ヘロフィロス、ギリシアの医者、紀元前3世紀

四体液説

古代ギリシアで最初に説かれた四体液説という概念は、人体の4種類の体液、すなわち血液、黄胆汁、黒胆汁、粘液のバランスという考え方に基づいている。この理論はヨーロッパの医学の主流として2000年以上も幅を利かせてきたが、18世紀頃から疑問視されるようになり、主役の座から退くことになった。

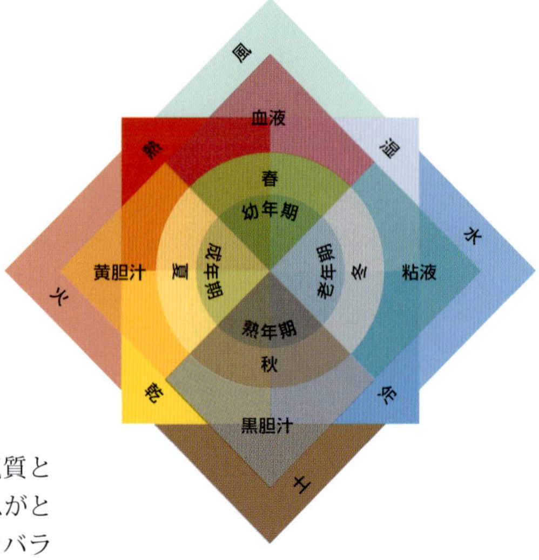

△ **4の組み合わせ**
この図式は人体の体液とほかの4であらわされる体系とのつながりを示すもの。たとえば、血液は熱・湿、春、幼年時代と関連づけられる。

体と気質に大きな影響をおよぼすとされる四体液の理論は、人間の幸福と病気を洞察する上で非常に理にかなった、幅広く適用できる完成度の高い考え方であると思われていた。この概念は、たとえば四大元素《風（空気）・火・水・土（地）》、物質の4つの性質《熱・冷・湿・乾》、四季《春・夏・秋・冬》といったギリシアの科学的世界観における、4つの要素を基盤とするほかの考え方ともうまく調和するものだった。ヒポクラテス（⇨p.36〜37）と弟子たちの著作で、人生の4つの段階は四季に結びつけられ、また4種類の気質、つまり性格の類型は体液に基づいて形成されるものとされた。古代ローマの医者ガレノス（⇨p.40〜41）はこの学説を発展させて体系化し、さらに2種類の変動要因、熱・冷、乾・湿を加え、主要な4つの臓器をそれぞれ1つの体液と関連づけた。

> **0.7** リットル　**1685年にイギリス国王チャールズ2世が病に倒れた時に、4日間にわたり瀉血された血液の量。王はまもなく崩御した。**

ガレノスによると、理想的な気質と健康はそれら4種の体液のバランスがとれることでもたらされる。適切なバランスのあり方は個人によって違いがあり、そこから人びとの活力、健康、性格、病気にかかりやすいかどうかという度合いに違いが現れてくるという。

性格と健康

血液は心臓と関連づけられ、血液の過剰は多血質の気質、すなわち社交的、楽観的、精力的、のんきといった性質をもたらす。血液はさらに風（空気）、熱・湿、そして春の季節と関連づけられた。黄胆汁は肝臓に関連づけられ、この胆汁質の性格を持つ人は意思が強く、決断力と独立心が旺盛だが激しやすい性格とされた。黄胆汁は火、熱・乾、および夏の季節という類型に属するものとされた。黒胆汁は脾臓に関連づけられ、その過剰は穏やか、引っ込み思案、用心深い、理屈っぽいという憂鬱質の傾向をもたらす。この体液は土（地）、乾・冷、および秋に関連づけられた。粘液は脳に関連づけられていて、粘液質の人は物静かで、受動的であり、なかなか感情的にならない。粘液は、水、冷・湿、冬という類型に属するものとされた。

1つの体液が優勢になりすぎると、病気を引き起こしがちになると考えられた。たとえば、粘液の過剰は痰、鼻水、膿などを排出するために、寒気、震え、咳、くしゃみなどを症状とする病が引き起こされると考えられた。体液のバランスが崩れると気質にも影響が現れる。たとえば、血液が過剰になると、任務を放棄したり、物忘れや遅刻がひどくなるなどし、また黄胆汁が過剰になると、独断専行に走りがちになり、取り乱したり、抑うつ状態に陥ったりしがちとされた。黒胆汁があり余ると心配や不安に取りつかれ、引っ込み思案になりがちと考えられた。過剰な粘液からは、怠惰、不注意、変化への気後れといった兆候が現れるとされた。

体液のバランスが乱れる原因は数多く、大気中の腐敗した蒸気、汚染された食物や水などから、気分が害されることや、嫉妬のような感情の氾濫にいたるまで幅広く考えられた。

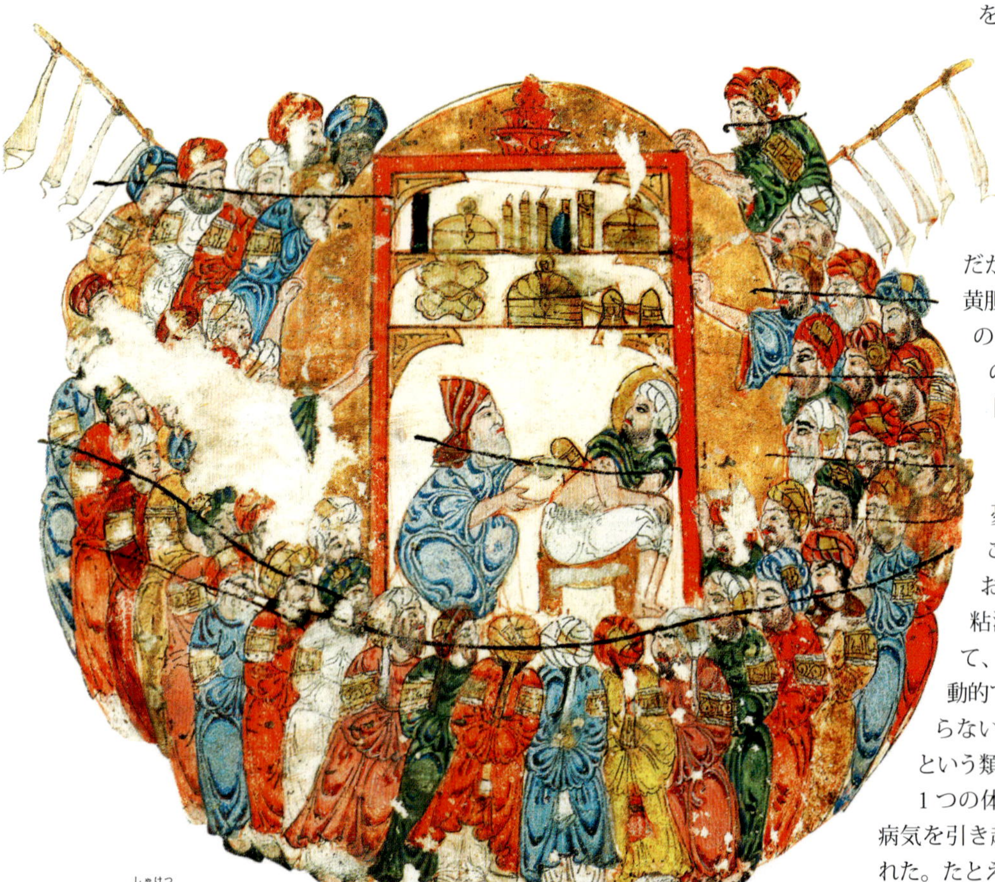

△ **公開の瀉血**
アラブの詩人・文学者、アル・ハリーリーの著作『マカーマート』の挿絵には、13世紀頃のイラクで瀉血療法を受けている患者を衆人が見物する様子が描かれている。

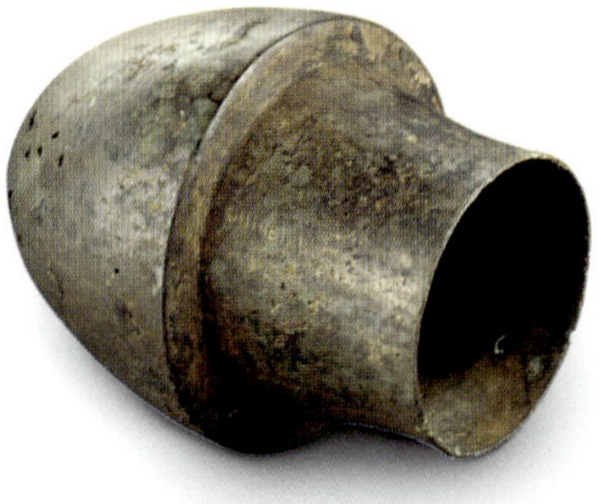

△ **吸角法に用いられた吸角子**
イタリアのポンペイで発見された西暦79年頃の吸角子（吸い玉カップ）で、体液のバランスを回復するために用いられた。内部の空気が暖められた吸角子を、皮膚にはりつけることで、発生した吸引力を利用して黄胆汁を体表に引き寄せた。

四体液説の広がりと衰退

四体液説という原理はギリシア・ローマで発展し、イスラームの医学（⇨p.48〜51）にも浸透し、中世の医療関係者にも広く取り入れられ、インドのアーユルヴェーダ医学（⇨p.30〜31）でも同様の学説が主張されている。ルネサンス期の医者たちは、新たに翻訳されたガレノスの著作を通じて四体液説の教えに関心を寄せた。

体液のバランスが乱れた場合に対処する正しい治療法について、大量の論文が書かれた。たとえば、数多くの病気の要因とされた血液の過剰を救済するために、瀉血という処置が有効と考えられた。吸角法（吸い玉療法）は黄胆汁を抑制するのに役立つと思われ、また催吐薬や下剤は黄胆汁または黒胆汁を排出すると信じられていた。バランスが取れるよう特定の体液を抑制したり回復させたりするために、常軌を逸した食餌療法や薬草が処方された。

「体液は**人体の組織を構成するもの**であり、その病苦と健康のもととなる。」

ポリュボス（ヒポクラテスの弟子）、『人間の本性について *DE NATURA HOMINIS*』より、紀元前400年頃

17世紀においてもまだ四体液説は広くヨーロッパの医療で実践されており、とくに瀉血はしばしば極端な事態を招いた。18世紀後半になって秩序立った科学的な研究が盛んになり、人間の生理機能に関する新たな理解が開かれたために、四体液説の教義は根底から崩れて医学界から一掃されることになった。

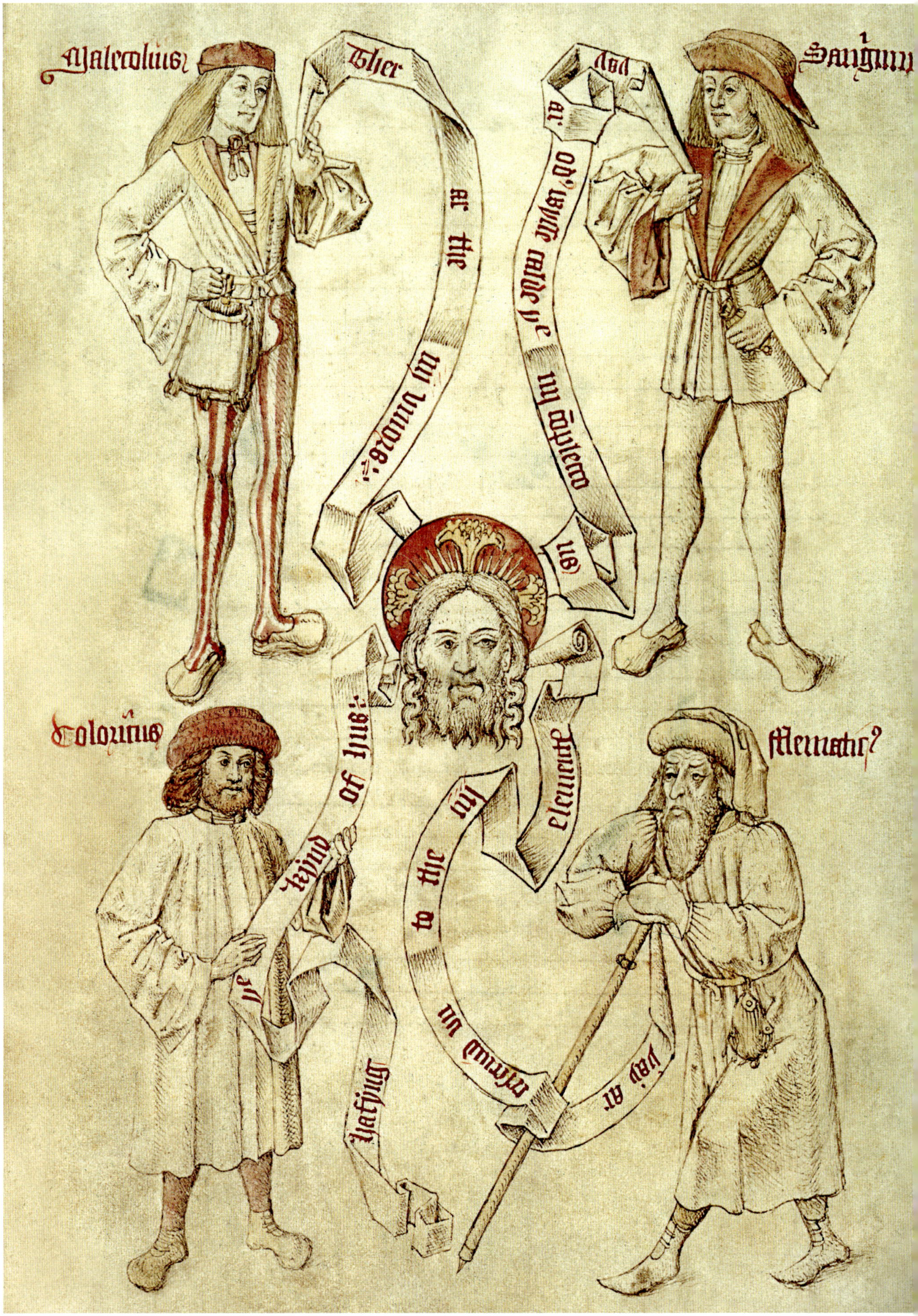

▷ 4種類の気質
15世紀の写本、『ヨークの理髪外科医ギルド手引書』の1760年代の復刻版。憂鬱質（黒胆質）、多血質、粘液質、胆汁質という4種類の気質が描かれており、それぞれの着衣、顔の表情、姿勢の描写が各気質を表現している。

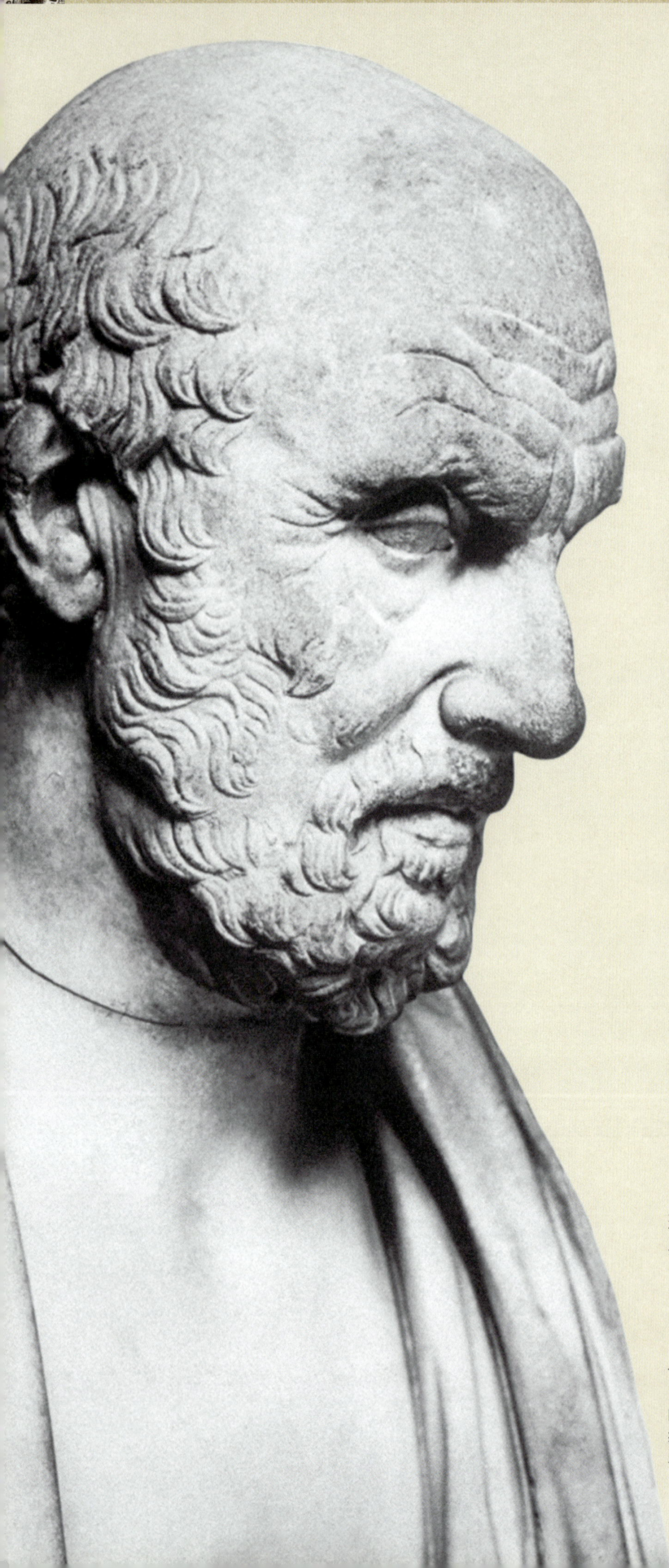

ギリシアの哲学者（紀元前460〜370年）

ヒポクラテス

「病気は神々の仕業ではない……原因を突き止めれば**治療法も見つかる。**」

ヒポクラテス、ギリシアの哲学者

治療の歴史上最も重要な人物の1人、ヒポクラテスによって医学は科学的基礎に基づく尊敬すべき職業になった。ヒポクラテスはギリシア医学を学び、それまでの医学から超自然的要素を取り除いた。そして観察と正確な症例の履歴を記録する大切さを訴えたのである。症例を比較することで、初めて病気を体系的に識別することができるようになった。また医者にとっての規範も定めており、それは今でも評価され尊重されている。

ヒポクラテスは紀元前460年頃、ギリシアのコス島に生まれた。父は医者でヒポクラテスは父から医学を学んだ。各地を巡歴したといわれており、おそらくリビアやエジプトなど遠方にも足をのばしている。だが、彼自身についてはほとんど知られていない。60編ほどの文書を収録した『ヒポクラテス全集』のうち、いくつかがヒポクラテス自身の著作とされる。この全集の存在により、ギリシア医学はエジプト（⇨p.20〜21）やメソポタミア（⇨p.24〜25）の医学とは異なる独自のものになった。しかし、ヒポクラテスの著作とされるものすべてを実際に彼が書いたという確証はない。

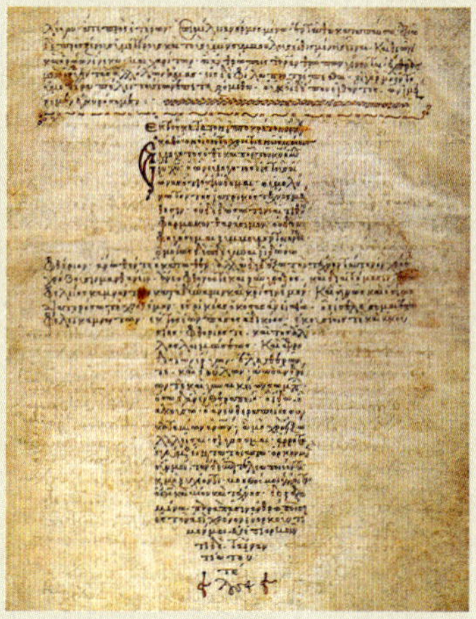

△ヒポクラテスの誓い
いかなる医者も通常は職業行為基準であるヒポクラテスの誓いに則っている。それは倫理原則に従うことを医者に要求する。上は中世のギリシア語版である。

倫理綱領

医学校はシチリア島や南イタリア（⇨p.54〜55）、北アフリカのキュレネでも発展したが、最も有名になったのはヒポクラテスがコス島に設立した学校である。彼はそこで最も偉大な教師と見なされるようになった。

この名門校に入学すると、新入生はまず上級生や同級生の前で誓いを立てなければならない。現在では「ヒポクラテスの誓い」と呼ばれるものである。この誓いはその倫理綱領によって、専門知識と礼儀作法に関する高い基準を設けた。それにより医学を一般の人びとに尊敬される職業として確立したのである。この誓いは医者を「治療師」から区別し、その行為を定義した。誓いの中には秘密を守り、患者を「害する」ことを禁じる規定も含

◁医学の近代化
この大理石の胸像は、ヒポクラテスを近代医学の父としてたたえたものである。彼は病気と治療に関する宗教的な考えを退け、患者の観察を医学知識の基礎とした。

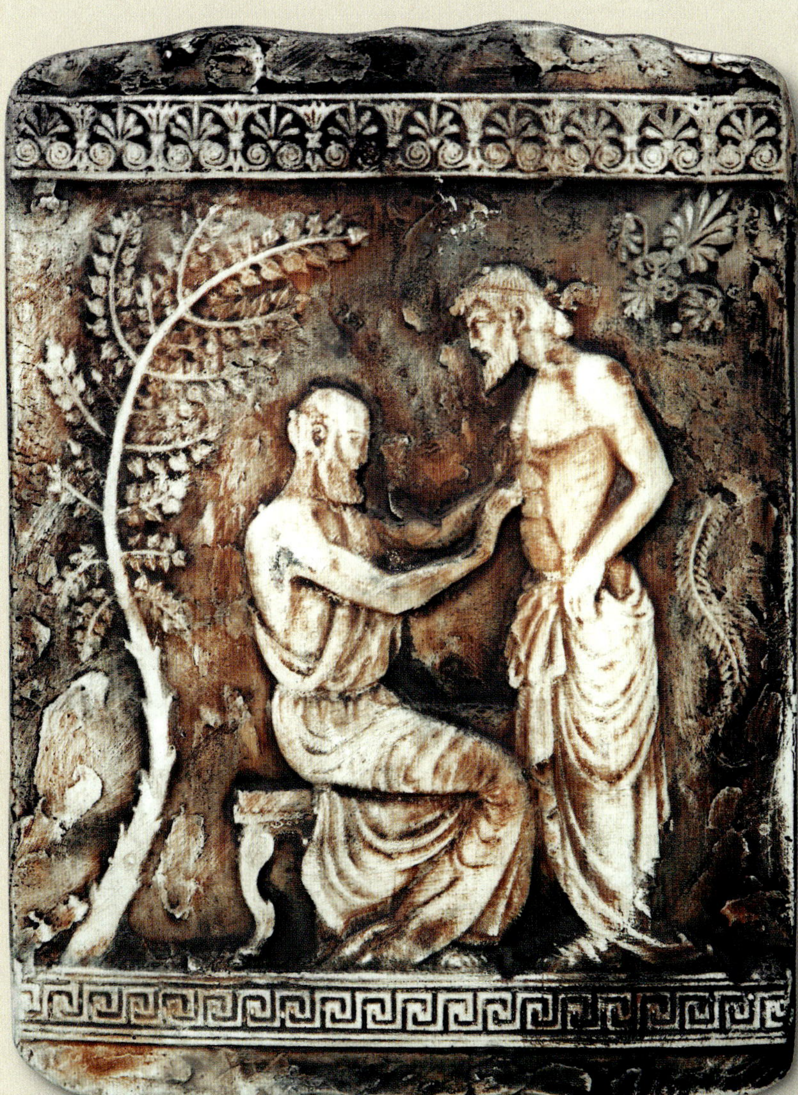

◁**大理石に刻まれた診察の様子**
紀元前4世紀か5世紀のこの光景は、ギリシアの医者が患者を診察する様子を伝えている。医者は何より患者に重点を置いており、手を使って呼吸と肺の機能を調べている。

まれていた。ヒポクラテスは医者が「良い外見」と栄養の行き届いた状態を保つことを求めた。自分自身の世話すらできないような医者は、患者に信頼されないからである。誓いによれば医者は冷静沈着、かつ誠実で思いやりがなければならないとされる。ヒポクラテス派の医者は午前中に患者のもとを訪れ、まず昨晩の様子をたずねる。その後体をくまなく診察し、患者の汗と尿を診るのである。

近代医学の父

ヒポクラテスの時代には、解剖学と生理学の知識は限られていた。死者への敬意ゆえに、ギリシアでは解剖が許されなかったのである。しかし、生きている者のために、ヒポクラテス医学は全集の中で次の3点を強調している。症状の綿密な観察、アイデアを受け入れること、病気の原因を説明しようとする意志、である。全集には多くの症例研究が収められており、たとえば結核、流行性耳下腺炎（おたふくかぜ）、マラリアなどの記述がある。その中でヒポクラテスは病気をさまざまなカテゴリーに分類した。伝染性、風土性、慢性、急性などで、これらの用語は現在も用いられている。ヒポクラテスには外科医としての才能もあり、整形外科の研究に関心を持っていた。ヒポクラテスの論文である『骨折について』と『関節について』に見出される原則は、今でも適切なものと考えられている。

時代に先駆けて

ヒポクラテスは体の中には基本的な四体液があるとした。黒胆汁、粘液、黄胆汁、そして血液である（⇨p.34〜35）。この体液説は人間の状態を理解し、病気を説明するための理論的根拠を提供した。彼はこうした体液の不均衡により、諸々の気分や病気が生ずると考えたのである。病気は自然発生するもので、超自然的な力や神々によって引き起こされるものではない。最初にそう考えた医者は、おそらくヒポクラテスだったろう。

ヒポクラテスは体に内在する病気への抵抗力を強め、築き上げることを非常に重視していた。その処方は食事や体操、運動、マッサージ、水治療法、海水浴だった。また、衛生と清潔さ、休息と安静の重要性への理解を発展させた。

ヒポクラテスは非常に敬われていたので、亡くなった後も墓石に住みついた蜂から採れるハチミツに特別な癒しの効能があると信じられたほどだった。ヒポクラテスは医者というものを、全力で患者に奉仕する職業に変えた。彼の画期的な功績は、時を経ても変わることなく、医者にとってインスピレーションの源であり続けている。

「私は自分の能力を使い、全力を尽して病人を助ける……私はいかなる人に対しても、その能力によって**傷つけたり、不正を行うことはしない。**」

「ヒポクラテスの誓い」より

年　譜　Hippocrates

- **紀元前460年**　ギリシアのコス島の裕福な家庭に生まれる。ヒポクラテスは9年間の初等教育と2年間の中等教育を受け、読み書きや詩、音楽を学んだ。
- **紀元前430〜427年**　アテネで3年間にわたりペストと戦う手助けをする。火をつけて空気を乾燥させ、飲料水を沸騰させておくことを提案。
- **紀元前431〜404年**　ペロポネソス戦争での負傷者の治療を手伝う。頭蓋骨などの手術に秀でており、骨折と脱臼を治すのも得意だった。

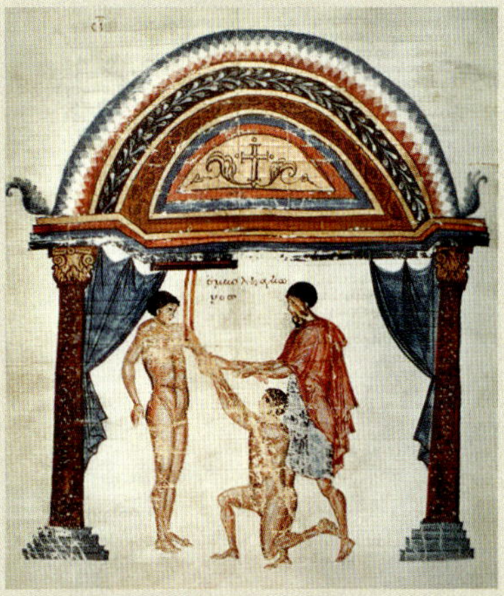

11世紀に出版されたヒポクラテスの論文『骨折について』と『関節について』

- **紀元前420〜370年**　教科書、講義録、論文を含むおよそ60編の著作がこの時期に書かれる。それらはのちにアレクサンドリア図書館でまとめられる。ヒポクラテスと他の著者によって書かれたものを、ヒポクラテス医学を中心として統合したのである。ヒポクラテスが論文『骨折について』と『関節について』を書いたのもこの時期である。ヒポクラテスは四体液の概念を提起し、体液の不均衡が病気を引き起こすとした。
- **紀元前400年**　ギリシアのコス島に医学校を設立する。やがて息子のテッサロスとドラコンに医学の実践を教える。医学校からは多くの卓越した学者と生徒が輩出され、彼らはヒポクラテスの著作に自らの経験と文章を書き加えていく。
- **紀元前370年**　ギリシアのラリサで死去。享年はおよそ90歳。
- **紀元2世紀**　ギリシアの哲学者、エフェソスのソラノスが初めてヒポクラテスの伝記を書く。ヒポクラテスの私生活に関する情報の主要な典拠となった。

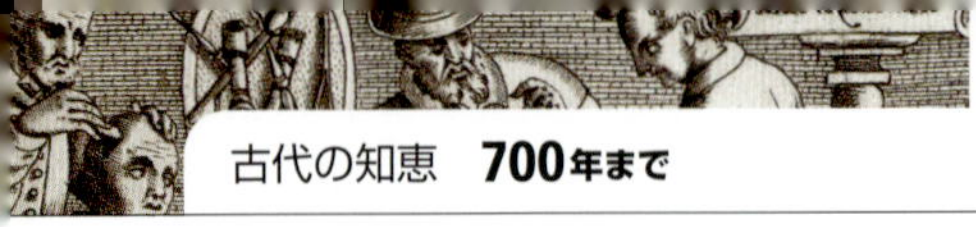

古代ローマの医学

古代ローマ文明は医学への貢献でもよく知られている。おおむねヒポクラテス的な、またギリシア的な伝統を土台としながら、古代ローマの内科・外科の医者、薬剤師は多くの面で進歩を遂げ、医学の理論と実践に関する膨大な記録を残した。

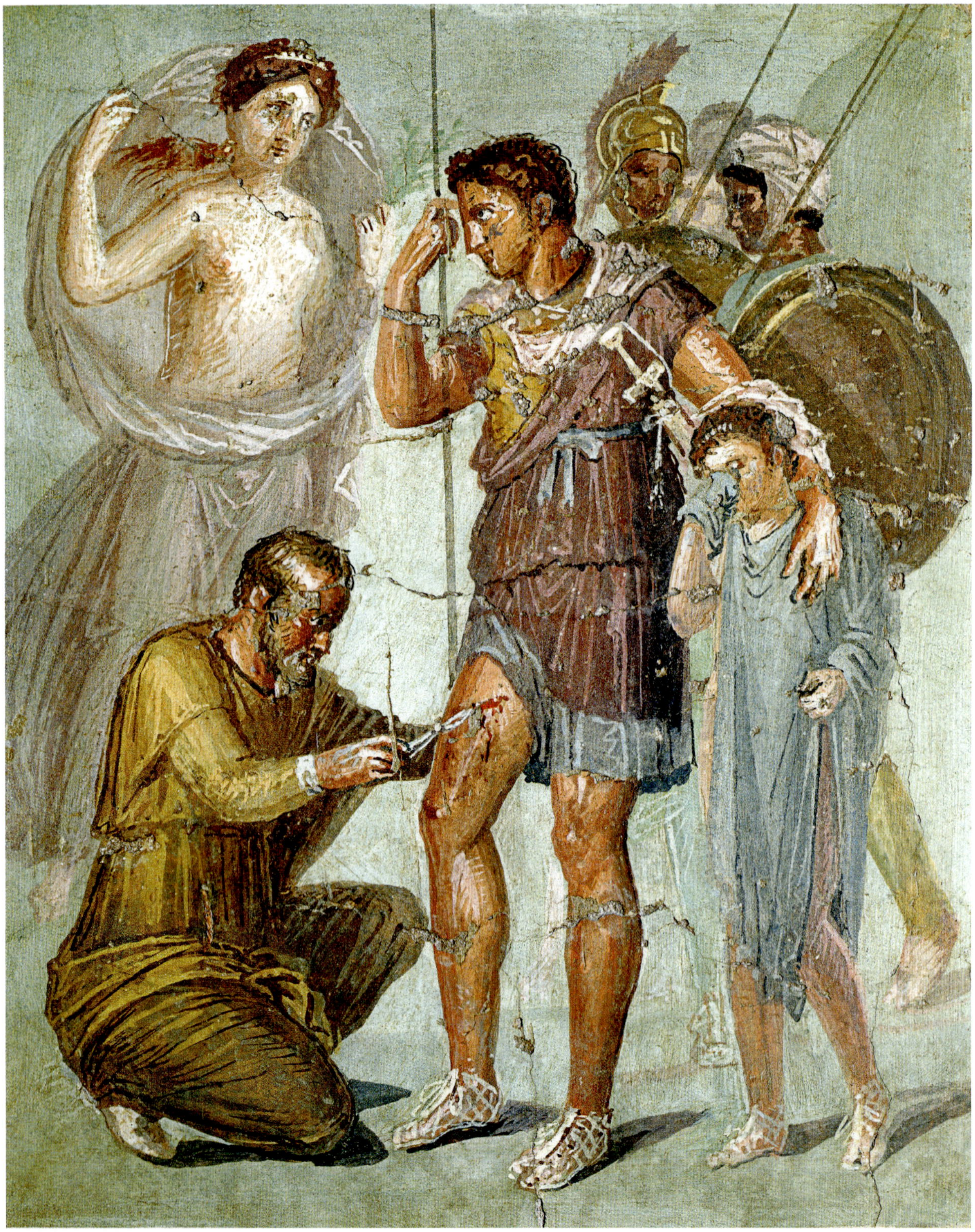

古代ローマ文明は約2500年前に覇権国家の道を歩みはじめた。都市国家ローマはしだいに勢力を強め、最初は共和政の形をとり、のちに帝政に移行しながら、西暦410年に侵略されるまでイタリア半島だけでなく、さらに広い地域へと支配を拡大しつづけた。古代ローマの文献、絵画、彫像、手術器具、薬瓶、義歯、その他数知れぬほどの遺物が後世に残されている。それらからは「永遠の都ローマ」および統治下の広大な領土における衛生、疾病と治療がどのような様子であったかをつぶさに知ることができる。

ローマ人は自分たちの住む市街地では、清潔な飲料水を確保し、下水のような公衆衛生設備を歴史上最も早く整備した。ローマ人はまた、入浴をはじめ一般的な衛生手段が重要であるという認識を広めた。運動と食事もまた、人びとの健康な生活の重要な要素とされ、医者は病気の兆候を見てとると、食事の内容および習慣を変えてみるようたびたび忠告した。たとえば、脂ののった肉類や異国の香辛料を減らして、もっと健康によい地元のパンや果実をとるように勧めた。

500万人　**165年から185年にかけて、ローマ帝国でまん延したアントニヌスの疫病（天然痘と考えられている）による死亡者数。**

神々の介入

ローマ人は自分たちの倫理観と医学理論に、信仰上の畏敬や徳性に欠ける者

◁ 神話の医学
ローマおよびギリシア神話の英雄、アイネアースが治癒の神ラピックスの手当てを受けている場面。ローマ人は多くの医学に関わる神を祀っていて、医者による治療の効果があらわれるには、まずこれらの神々に祈りと供物をささげなければならないと考えていた。

▽ 薬草
このドイツ語版のディオスコリデスの著書『薬物誌』は、原書が著されてからほぼ1500年を経た1543年に出版された。セイヨウノコギリソウ、ジギタリス、サクラソウなどの薬草が挿絵入りで紹介され、その調合法および適応症についての解説が書かれている。

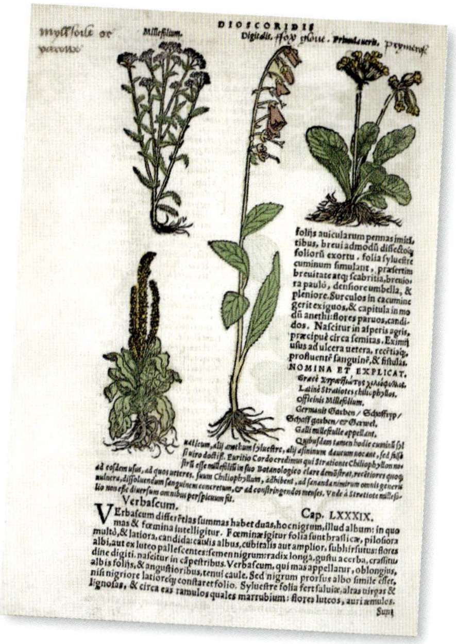

「人は医者なしでも生きていける、しかしもちろん薬なしでは生きていけない。」
プリニウス、『博物誌 *NATURALIS HISTORIA*』より、紀元1世紀

に病が見舞うことを神々が望むという考えを取り入れた。とはいっても、こうした神々の介入は、古代エジプトやギリシアで考えられたほどの重みは持たなかった。医学に関わる神々の中では、ギリシア神話からそのまま受け継がれたアスクレピオスが主神となった。ローマ人はさらに治癒の神ウェーヨウィス、マラリアなどの熱病から人びとを守る女神フェブリス、公衆衛生の神エンドヴェリクス、心臓をはじめ内臓を守護する女神カルナ、女性と多産の女神ボナ・デアなどを医学に関わる神々の列に加えた。こうした神々に対する供物や祈願が、多くの治療の一環として行われていた。

医学思想の学派

古代ローマでは、学派という形で知られる医学へのさまざまなアプローチがあった。方法学派は病気の特定を優先し、その後に治療を行うべきと主張したが、個々の患者の違いについてはあまり注意を払わなかった。ギリシアからローマへと移住したエフェソス出身のソラノス（98～140年頃に活躍）は、方法学派の中でも最も高名な医学者の1人だった。彼には多数の著作があり、その1つ『婦人科学』は助産科学、乳児の保護、妊娠中絶などを扱っている。そのほかに、『急性および慢性病の病理と治療法』、『骨折の症候について』、『包帯について』などの著作がある。

経験学派は、経験こそが重要な要素であり医薬・療法は熟知され、実験や治験を経たものであるべきと主張した。教条学派は、ヒポクラテスの伝統と四体液説（⇨p.34～35）などの概念を重視し、それらにできるだけ忠実であるべきとした。この学派は古代ローマで最も著名な医者、ガレノス（クラウディウス・ガレヌス、⇨p.40～41）が発展させたものであり、ガレノスは体液のバランスが崩れることで病気が引き起こされると考えた。体液のバランスを正して健康を回復するには、薬草、ミネラルその他の幅広い療法と並行して食事と運動の習慣を変えることが必要と説いた。瀉血（しゃけつ）、吸角法、焼灼（しょうしゃく）などの治療法が、多くの重大ではない疾患に対して一般的に実施されていた。

武勲の上に築かれた文明であったために戦場にせよ、闘技場にせよ、外科処置が医療の主要な分野となった。外科医は戦場で受けた傷や日常生活でのけがなど、多くの種類の創傷を治療することができた。医者たちは、多数の外科用ナイフ、多様なサイズと形のメス、さまざまなデザインの歯をそろえた外科用のこぎり、穿孔（せんこう）（トレパニング）および腫瘍の切除などの処置に用いられたロータリー式のドリル、食い込んだ武器などの異物を引き抜くフック、手術で傷口を開いておくためのレトラクター、尿道や膀胱に挿入して結石や障害の原因を除去するためのカテーテル・チューブ、さまざまな喉頭鏡および膣鏡といった幅広い外科用の器具を取りそろえていた。また、目、鼻、歯、腕、手、足の各部に対応する数多くの人工装具があり、その材質も木、鉄、銀、金などさまざまだった。手術は迅速だったが慎重に進められ、患者は痛みを緩和するためにアルコールやアヘン、薬草を投与され、創傷には熱いオイル、薬草の湿布、酢などを使った手当てが行われた。

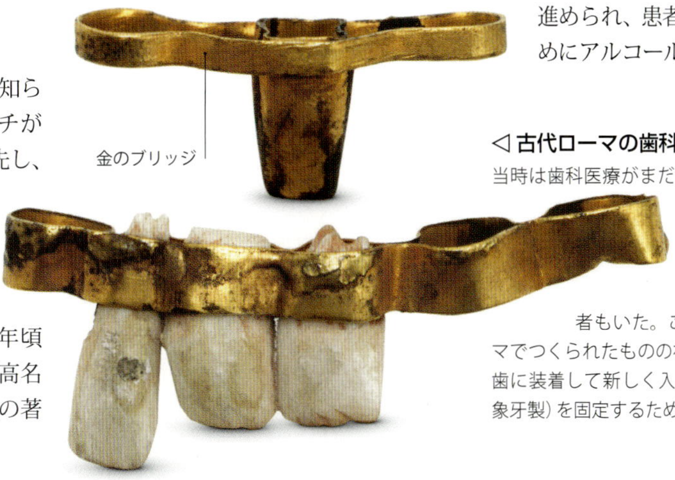

◁ 古代ローマの歯科医療
当時は歯科医療がまだ1つの職業として確立されていなかったが、古代ローマの外科医の中には口腔や歯の治療をとくに手がける者もいた。これらのブリッジはローマでつくられたものの複製品だが、元からある歯に装着して新しく入れる歯（本物の歯または象牙製）を固定するためのものである。

ギリシアの植物学者、薬理学者（40～90年）

ペダニウス・ディオスコリデス *Pedanius Dioscorides*

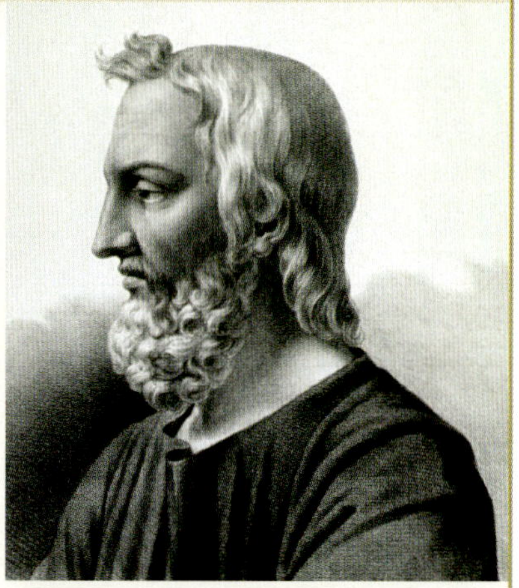

ギリシア生まれの医者にして草本学者、薬剤師でもあるペダニウス・ディオスコリデスは、全5巻の草本に関する解説書である『薬物誌（マテリア・メディカ） *De Materia Medica*』（⇨左の図）でよく知られている。ディオスコリデスはローマ軍に従軍し、皇帝ネロの軍に所属する医者として遠征に随行した。こうした移動の間に彼は、非常に多くの薬草およびミネラルの薬効に関する特性を研究する機会を得た。

『薬物誌』は植物、動物、オイル、ワイン、ミネラルなど600以上の項目にわたり、その特徴と効用について詳細に記した5巻の本草書である。ディオスコリデスはこの著作で「医薬の調合、特性および試験」を網羅することを意図した。古代ローマにおける画期的な著作として、『薬物誌』はその後の歴史において長らく重要な文献として高く評価され続け、絶えず増補・改訂が行われた。たとえば、ファーマコピーア（薬局方（やっきょくほう））という用語などは、昔から言い伝えられる自然の薬草であろうと、最新のコンピューター合成による化学療法薬であろうと、特定の種類の物質に関して集積された情報のデータベースを意味する言葉として一般的な医学用語に加えられている。

初期の病院

ローマ帝国の後期になると、行政の手で医療制度が整備され、初期の医療専門病院が設立された。こうした病院で診療を受けられるのは、おおむね官吏や商人など身分の高い市民、上・中階級の兵士、またときには便宜を受けられる立場の奴隷などだった。軍隊には、医者と看護にあたる奴隷からなる医療チームが従軍していた。彼らは戦場で臨時の野戦病院を建てたり、砦の中に医務室を設けたりした。地方では（要人に仕える一部の医者は別として）医者という役割は比較的低い身分のものとされていた。ある種の公的な研修や免許制度が導入されてはいたが、医者という公式の資格はまだなく、人びとが医療行為を行うのにほとんど制限はなかった。

300万人　アウグストゥス帝の率いた軍の兵員数。
2000人　アウグストゥス帝の軍に随行した医者の人数。

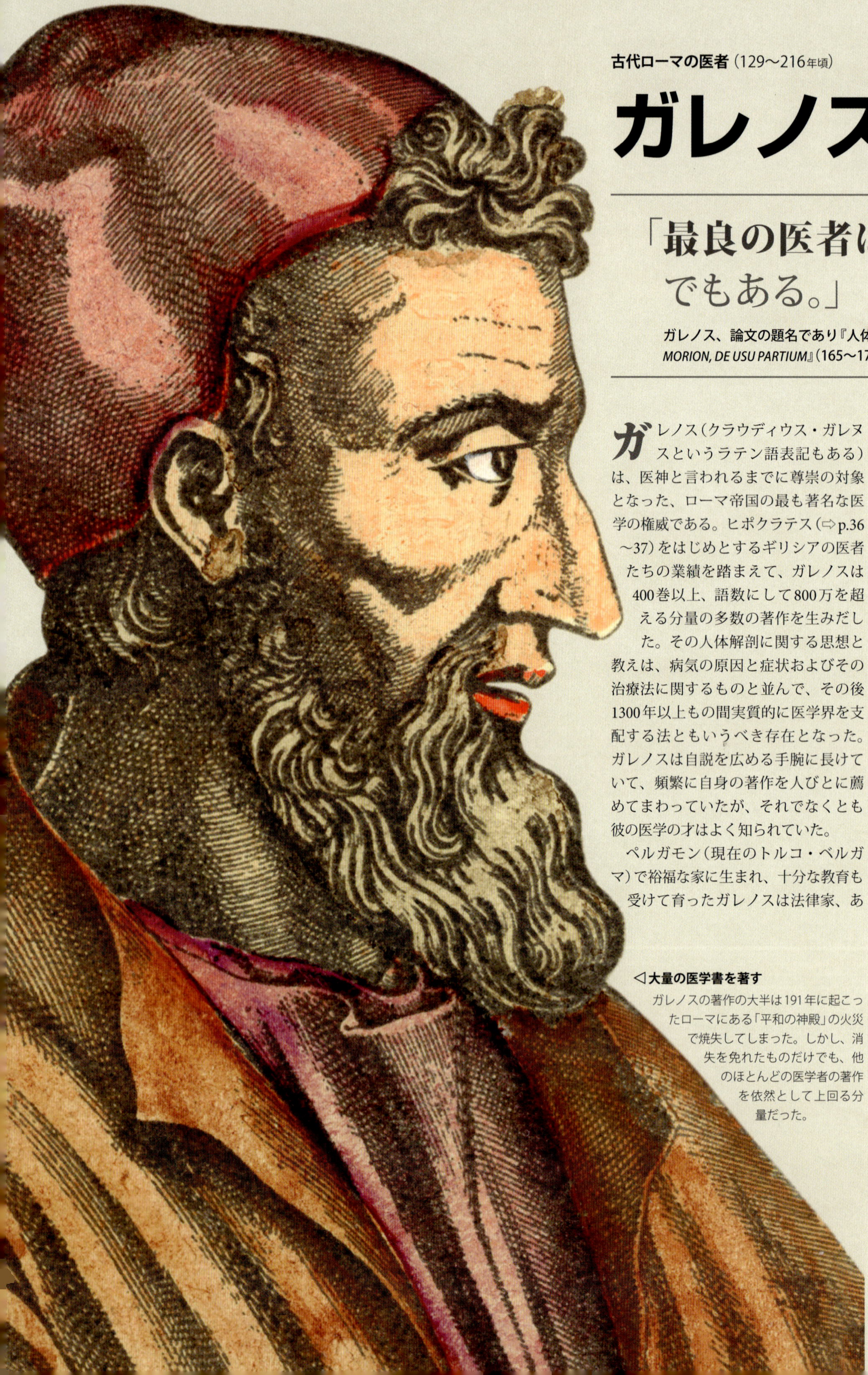

古代ローマの医者（129〜216年頃）

ガレノス

「最良の医者はまた哲学者でもある。」

ガレノス、論文の題名であり『人体の諸部分の有用性 *PERI CHREIAS MORION, DE USU PARTIUM*』（165〜175年）でも引用されている言葉

ガレノス（クラウディウス・ガレヌスというラテン語表記もある）は、医神と言われるまでに尊崇の対象となった、ローマ帝国の最も著名な医学の権威である。ヒポクラテス（⇨p.36〜37）をはじめとするギリシアの医者たちの業績を踏まえて、ガレノスは400巻以上、語数にして800万を超える分量の多数の著作を生みだした。その人体解剖に関する思想と教えは、病気の原因と症状およびその治療法に関するものと並んで、その後1300年以上もの間実質的に医学界を支配する法ともいうべき存在となった。ガレノスは自説を広める手腕に長けていて、頻繁に自身の著作を人びとに薦めてまわっていたが、それでなくとも彼の医学の才はよく知られていた。

ペルガモン（現在のトルコ・ベルガマ）で裕福な家に生まれ、十分な教育も受けて育ったガレノスは法律家、あるいは政府の官吏としてのキャリアが約束されているかに思われた。しかし、彼の父の夢にギリシア神話の医学の神、アスクレピオスが現れて息子が医道に進むことを求めたことから運命が変わった。父の死後、19歳になっていたガレノスはスミルナ（現在のトルコ、イズミル）に赴き、そこで医者のペロプスおよび哲学者のアルビヌスのもとで学んだ。その後ギリシアのコリント、さらにはエジプトのアレクサンドリアに向かい、名高い図書館で知識を吸収した。若き日のガレノスはヒポクラテスの医学とプラトン哲学に関心をいだき、のちに『ヒポクラテスとプラトンの学説』という著書で彼らの著作について考察している。

◁大量の医学書を著す
ガレノスの著作の大半は191年に起こったローマにある「平和の神殿」の火災で焼失してしまった。しかし、消失を免れたものだけでも、他のほとんどの医学者の著作を依然として上回る分量だった。

はなばなしい活躍

ガレノスは157年頃にペルガモンに帰り、剣闘士の施設に勤務する外科医として医業における最初の職務に就き、闘技などで剣闘士が負った多様な傷について記録を残していた。ペルガモンでは彼の治療により患者の死亡率が劇的に低下し、その実績により評判と名声が広まりはじめた。ガレノスは、さらなる成功を求めて162年にローマに移った。そこでは支配階級の顧客にその優れた医術、最新の学識、信用を認められることになった。ローマの哲学者エウデムスを治療した後で、執政官のフラウィウス・ボエトゥスに紹介された。ボエトゥスはガレノスに本を執筆し、公開の講義や解剖を行うことを勧めた。しかしまもなく、彼の主張によると同業者のねたみのために彼らと対立するようになっ

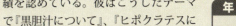

たので、活動を控えめにしようとした。結局ガレノスはペルガモンに戻った。

ガレノスは169年に皇帝マルクス・アウレリウスに呼び出されて再びローマに赴き、それから彼の生涯において医学者として最も実り多い時期を迎えることになった。多数の著作を生みだし、引き続き講義と哲学的思索の日々を送り、その間に5代にわたる皇帝の侍医として宮廷に仕え、皇帝の遠征や外遊の際に随行もしている。

医学的な発見と貢献

ガレノスの医学における主要な関心は解剖学にあり、あらゆる医学の基盤になるものと考えていた。しかし当時のローマでは法により人体を故意に切り開くことが禁止されていて、彼の研究には制約があった。それでも、剣闘士の負傷を診察した経験に基づいて、バーバリーザル（マカック属のサルの一種）をはじめ多数の動物を使った実験と解剖を行った。ガレノスの発見は多岐にわたり的確なもので、たとえば多数の筋肉および腱の実際の部位と範囲を突き止め、また動物の生体の尿管を縛ると腎臓が尿でいっぱいになることを示して、腎臓が排尿で果たす役割を明らかにした。しかしガレノスは自信を持ちすぎて、しばしば知識に基づく推測、あるいは動物から得られたヒントによる推測を事実と見なしてしまうことがあった。たとえば、脳とその各部分の機能に関する研究の結果、松果体が血管の機能を支える役割を果たしていると主張し、その考えはルネサンス期を通じて医学界に受け入れられていた。ガレノスはまたギリシアの体液説を発展させ、4つの要素からなる体系へと組織化した（⇨p.34〜35）。これについてガレノスは、自身の医学の大部分についてと同様に、ヒポクラテスの功績を認めている。彼はこうしたテーマで『黒胆汁について』、『ヒポクラテスによる元素について』など、多数の論文を執筆した。

ガレノスの文体は冗長で言葉数が多く、とりとめのないところがあり、主観的な発言も見受けられる。彼の医学もまた、かなり特異な信念が織り込まれたものだ。ガレノス特有の哲学は廃れるか、ほかの考え方に取って代わられたが、非常に長い年月にわたり、推測や誤解もすべて含めて、ガレノスの医学的な教義は多くの人びとにとって否定しがたいものとなっていた。

ようやく16世紀に入ってアンドレアス・ヴェサリウス（⇨p.72〜75）、ウィリアム・ハーヴィー（⇨p.82〜83）らが異議を唱えるに至り、ガレノス医学の教義はくつがえされるようになったが、それでも1800年代においてさえ、一部の西洋の医学者がガレノスの著作をよりどころとしていた。

> 「**診断を下す**には、**観察と論証**がなければならない。」
>
> ガレノスのモットー

▽ **剣闘士の治療**
この図版は19世紀に出版された『図解賢者の生涯 *Vies des Savants Illustres*』からのもの。ペルガモンで剣闘士の傷の手当てをしているガレノスの姿が描かれている。この経験から医者として人体の解剖学的構造を研究したガレノスは、肉体を「魂の乗り物」と考えた。

年譜　Galenus

- **129年頃**　現在のトルコのベルガマにあたる、古代ローマの属州の中心都市ペルガモンの裕福な家に生まれる。
- **148年**　ガレノスの父、アエリウス・ニコンが死去。ガレノスには十分な資産が遺され、医学修業のためヨーロッパと北アフリカを遊学することができた。
- **157年**　ペルガモンに戻り、闘技施設の医者の職に就き、剣闘士たちの負傷を治療して実績をあげる。剣闘士の死亡者数が減るにつれて、ガレノスの名声が高まり、ローマにまで伝えられて長老の医師会からローマに赴任するよう勧められる。
- **162年頃**　医者としてローマに赴くが、ほかの医者や彼らの学説に対する態度のために複数の相手と対立する。たびたびローマを離れるようになり、しばらくの間ペルガモンに帰る。

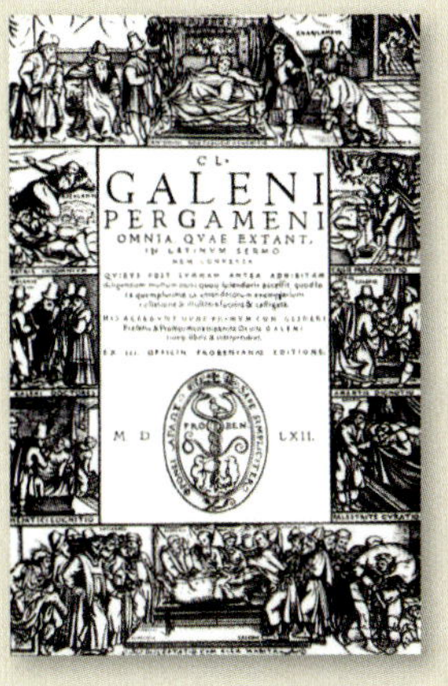

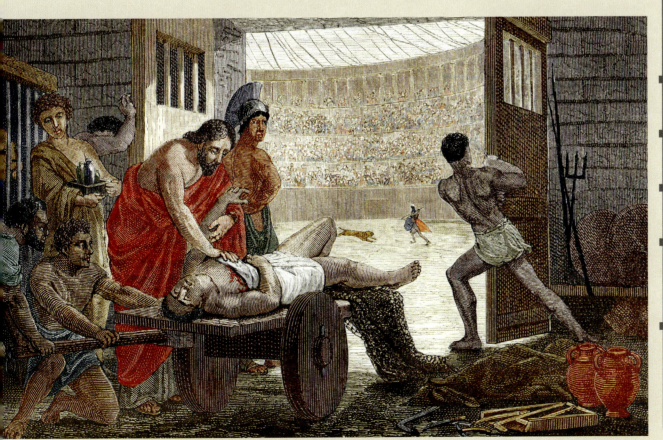

スイスのバーゼルで出版されたガレノスの著作（1561年版）

- **166年頃**　アントニヌスの疫病（天然痘または麻疹と推定されている）がヨーロッパ全土にまん延する。ガレノスはこの疫病に対する薬物の効果と可能な治療について、多数の著述を行っている。これに似た流行病が198年にも発生する。
- **169年**　皇帝マルクス・アウレリウスによってローマに呼び戻され、皇帝の侍医としてアウレリウス帝の死去する180年まで仕える。
- **170年**　アウレリウス帝の後継ぎとなる息子のコンモドゥスの侍医としてもその死去する192年まで仕える。
- **191年**　ローマの「平和の神殿」で火災が発生し、著作の多くが焼失する。ガレノスは自著が多数失われたことに衝撃を受ける。
- **193年**　新たに即位したセプティミウス・セウェルス帝の侍医となる。ガレノス自身は表舞台から遠ざかりつつあったが、その著作は広く読み継がれ、非常に大きな影響力を持つ医学書となる。
- **216年頃**　ローマで死去。しかし、ペルガモンあるいはシチリアで、もっと早く200年前後に死去したとする説を唱える歴史家もいる。

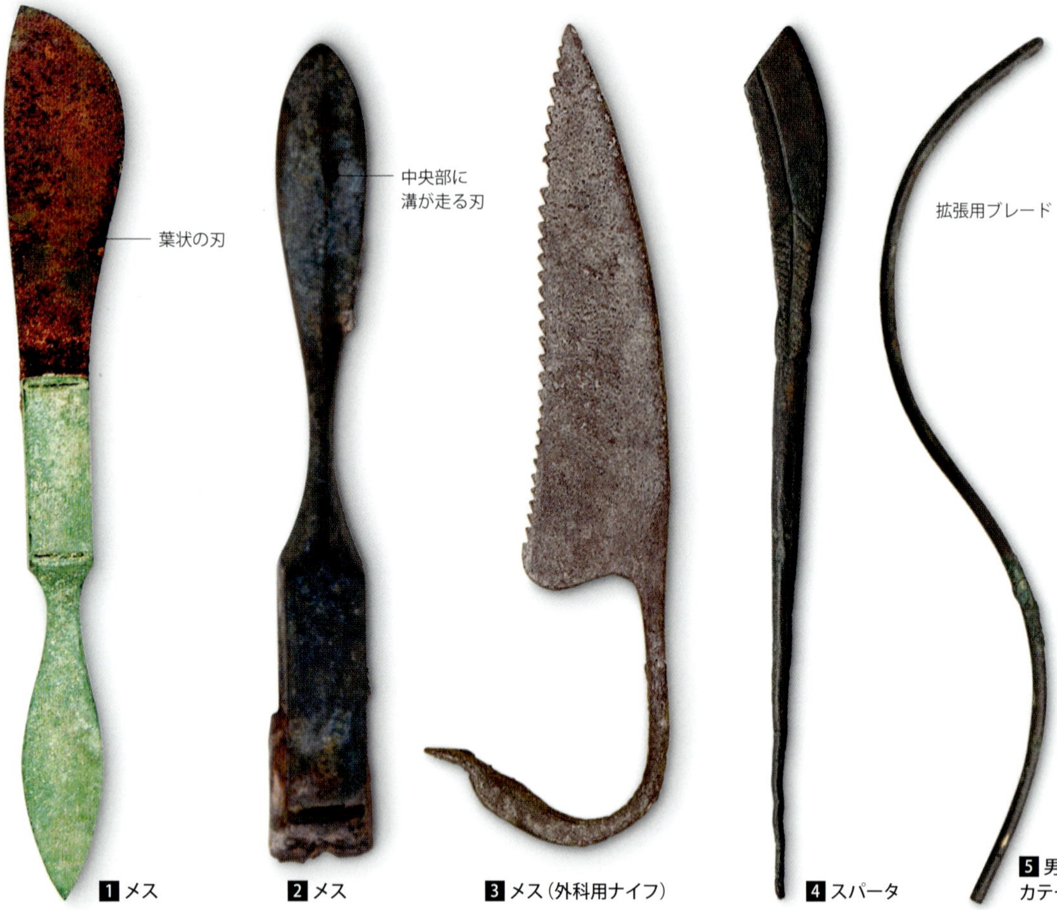

1 メス　**2** メス　**3** メス（外科用ナイフ）　**4** スパータ　**5** 男性用のカテーテル

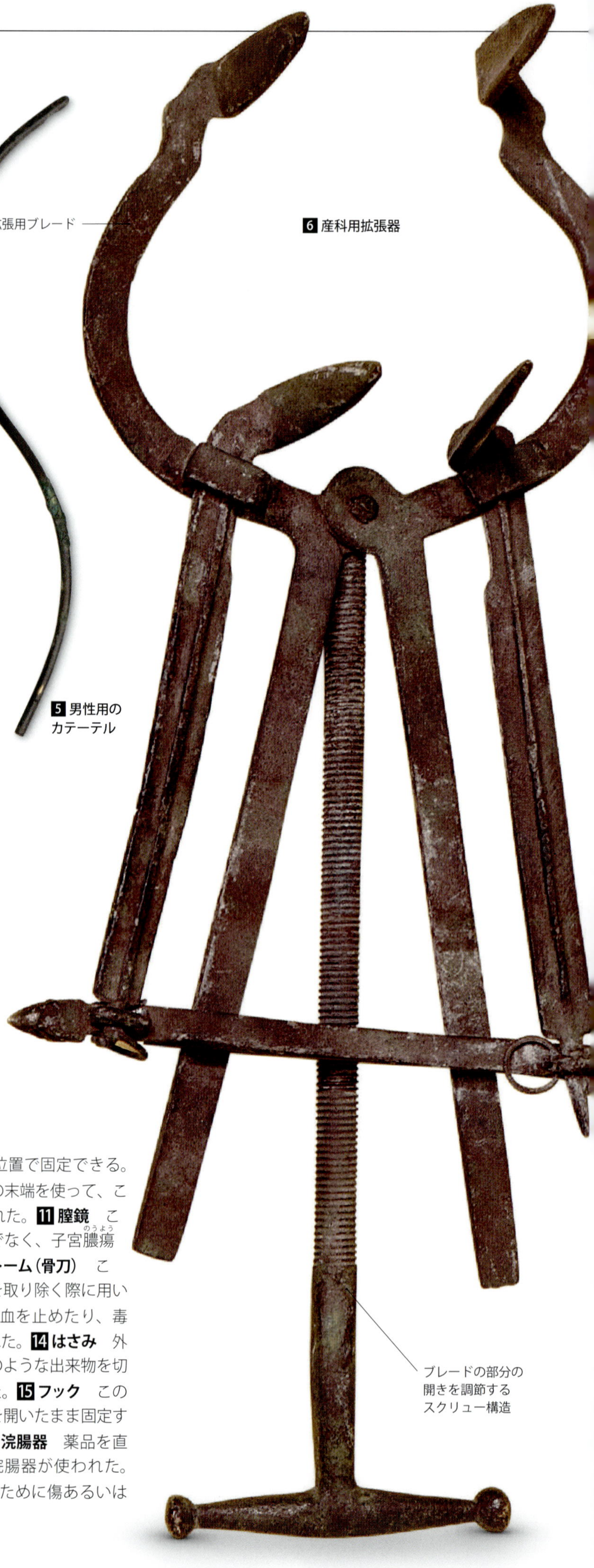
ブレードの部分の
開きを調節する
スクリュー構造

6 産科用拡張器

古代ローマの手術用器具

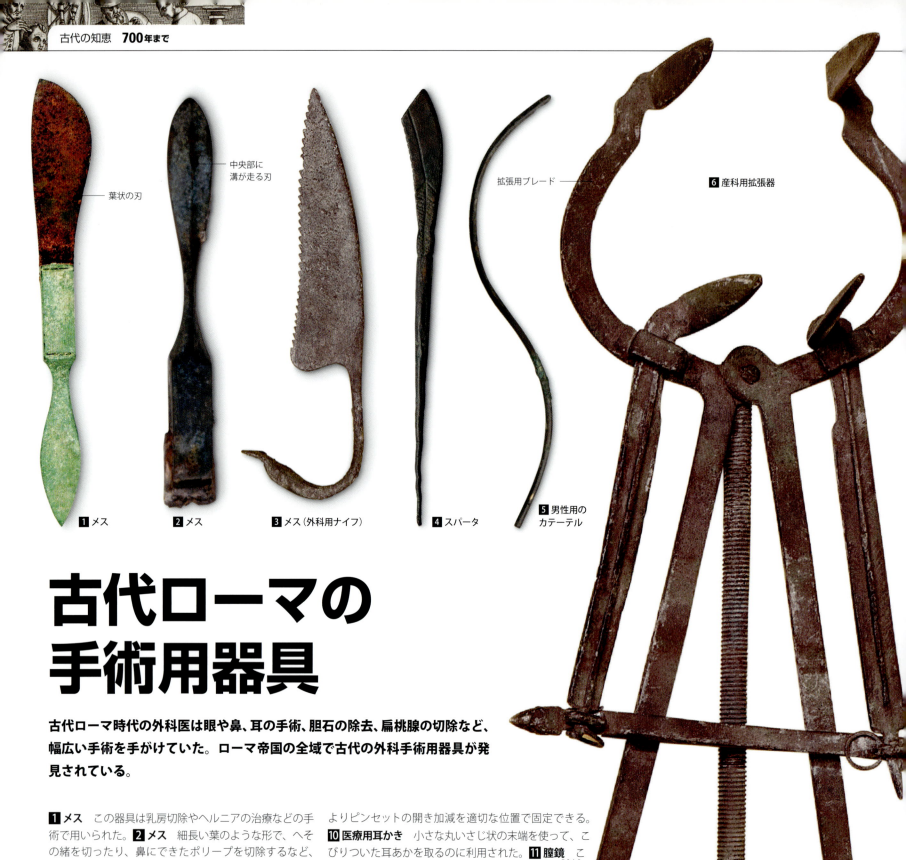

古代ローマ時代の外科医は眼や鼻、耳の手術、胆石の除去、扁桃腺の切除など、幅広い手術を手がけていた。ローマ帝国の全域で古代の外科手術用器具が発見されている。

1 メス　この器具は乳房切除やヘルニアの治療などの手術で用いられた。**2 メス**　細長い葉のような形で、へその緒を切ったり、鼻にできたポリープを切除するなど、かなり融通のきく器具だった。**3 メス（外科用ナイフ）**　この一般的な器具は、手術の際に患部を切開したり骨を切断するのに用いられた。**4 スパータ**　鋭く尖った先端を薬剤の調合に用い、また薄いへら状の末端を軟膏の塗布などに用いた。**5 男性用のカテーテル**　この青銅製のチューブは尿道に挿入することで導尿するために使われた。**6 産科用拡張器**　この器具は一種の膣鏡として用いられ、婦人科の診察を容易にした。**7 骨整復用レバー**　この器具は骨を削ったり、骨折の治療の際に骨を正しい位置に戻すために用いられた。**8 骨折治療用の鉗子**　細かい骨片、とくに頭蓋骨の骨折で生じたものを取り除くのに用いられた。**9 手術用鉗子**　スライド式のリングによりピンセットの開き加減を適切な位置で固定できる。**10 医療用耳かき**　小さな丸いさじ状の末端を使って、こびりついた耳あかを取るのに利用された。**11 膣鏡**　この3弁の拡張器は婦人科の診察だけでなく、子宮膿瘍の治療にも用いられた。**12 オステオトーム（骨刀）**　この器具は骨を削ったり、硬質の皮膜を取り除く際に用いられた。**13 大腿止血帯**　手術中の出血を止めたり、毒液の拡散を食い止めるために用いられた。**14 はさみ**　外科医は体組織を切り分けたり、いぼのような出来物を切除するのにこうしたはさみを使用した。**15 フック**　このフックの鋭い先端は手術中切開箇所を開いたまま固定するのに用いられたと考えられる。**16 浣腸器**　薬品を直腸または膣に注入するのに大型の浣腸器が使われた。**17 焼灼器**　出血を止め、感染を防ぐために傷あるいは血管に熱した焼きごてを当てた。

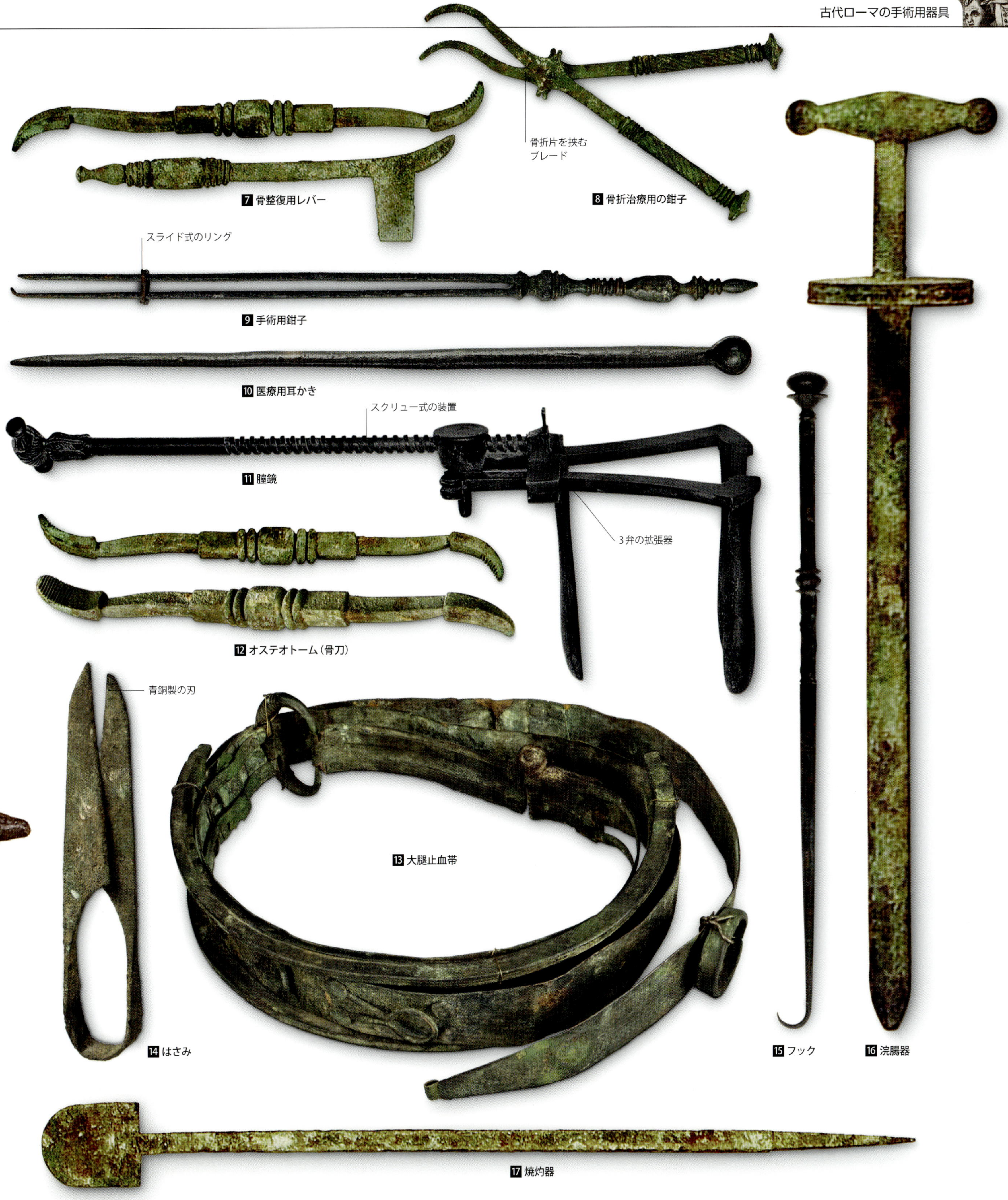
骨折片を挟む
ブレード
7 骨整復用レバー
8 骨折治療用の鉗子
スライド式のリング
9 手術用鉗子
10 医療用耳かき
スクリュー式の装置
11 膣鏡
3弁の拡張器
12 オステオトーム（骨刀）
青銅製の刃
13 大腿止血帯
14 はさみ
15 フック
16 浣腸器
17 焼灼器

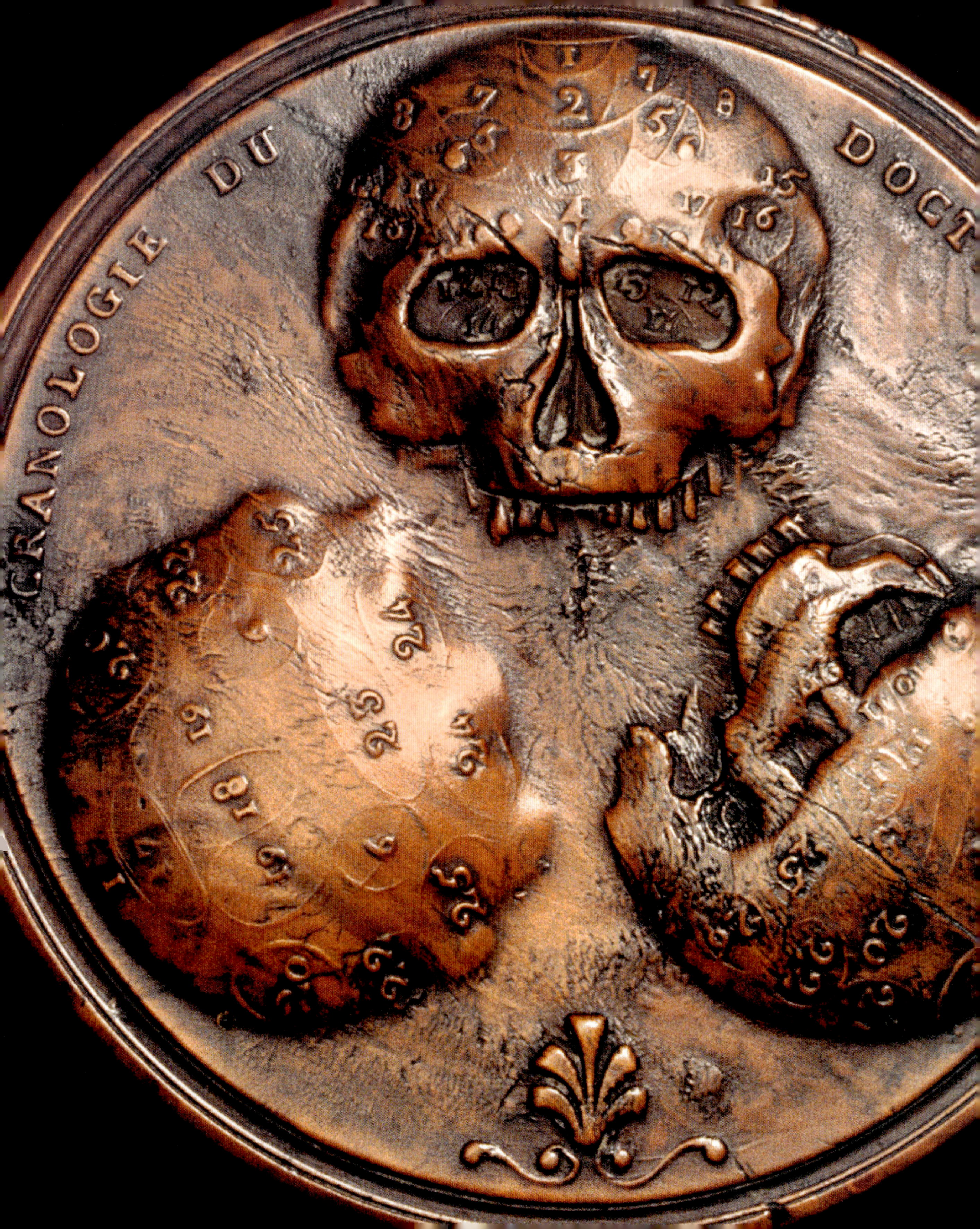
CRANOLOGIE DU DOCT

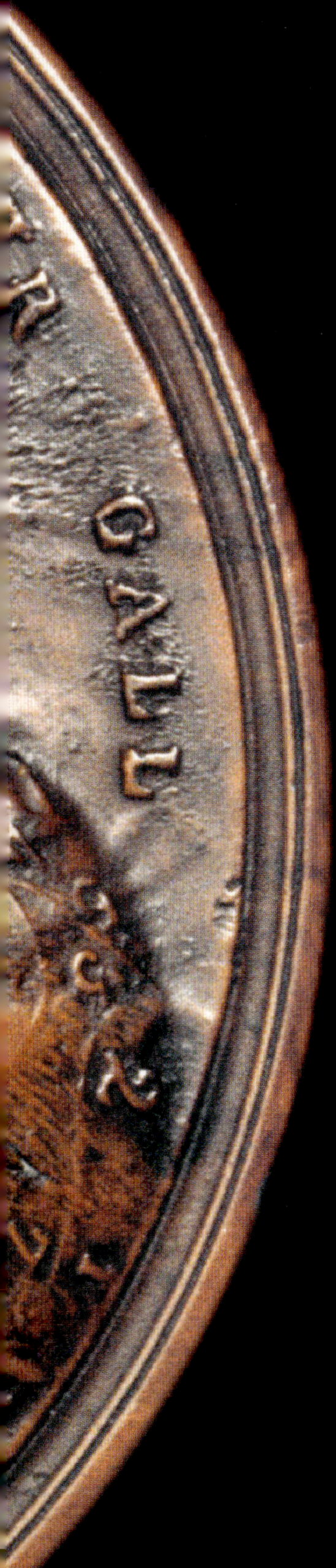

2
医学の再興とルネサンス
700～1800年

« 骨相学がモチーフの嗅ぎタバコ入れ

医学の再興とルネサンス

700〜1800年

700年

750年
マーダヴァ（またはマーダヴァカラ）が病理学と病気の診断について79章からなる『病因論』、別名『マーダヴァ・ニダーナ』を編纂。

800年
ガレノスの数々の著書がアラビア語に翻訳される。

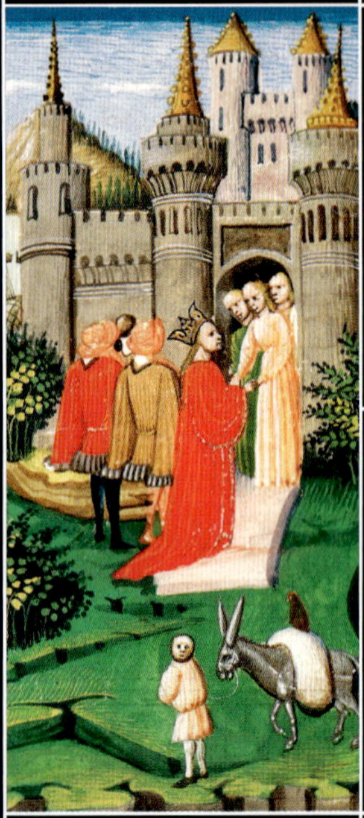

︽サレルノ医学校

820年
サレルノにベネディクト会の病院が設立される。ここからのちに医学校が生まれた。

855年
昝殷が中国で初めて産婦人科に特化した文献『經效産寶』（試験済みの産科処方）を完成させる。

1000年
アブー・アル=カースィム・アッ=ザフラウィーが医学書の古典となる大著『解剖の書』を著す。

1025年
イブン・スィーナー（アヴィセンナ）の『医学典範』が完成。

1077年
コンスタンティヌス・アフリカヌスがヨーロッパ初の医学教育機関であるサレルノ医学校で教える。

︾13世紀の眼科の文献『眼に関する論文 *Treatise on the Eye*』の中の図版

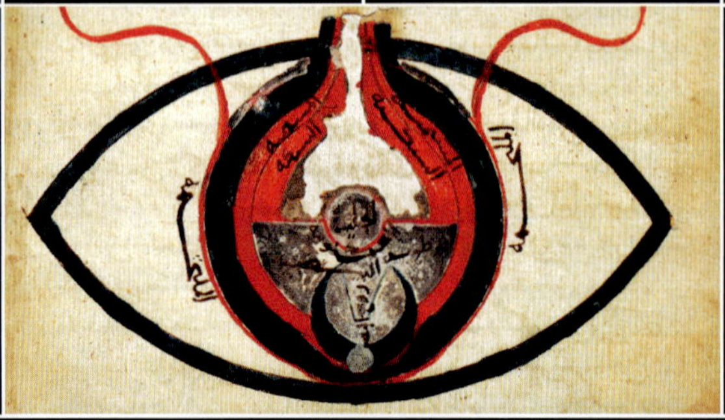

1100年

1123年
聖バーソロミュー病院がイギリス初の真の意味での病院となる。

1144年
チェスターのロバートによる翻訳『錬金術の構成の書 *Liber de compositione alchemiae*』は、ヨーロッパ最初の錬金術専門書の1つ。

1150年代
ヒルデガルト・フォン・ビンゲンが『単純な医学書 *Liber Simplicis Medicinae*』（のちに『自然学 Physica』と呼ばれる）を著す。

︾ヒルデガルドがベネディクト修道院に到着した姿をあらわす祭壇彫刻

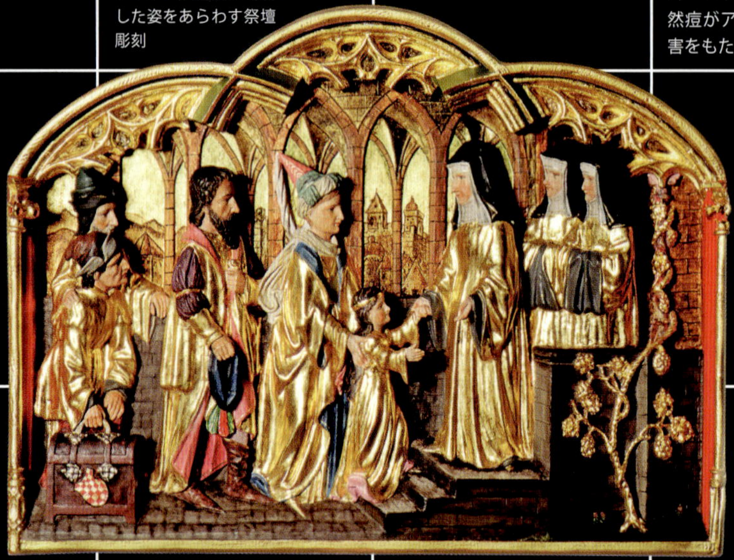

1200年代
眼疾患、たとえば眼瞼の挫傷や感染症などは日常的に治療されていた。

1242年
イブン・アル=ナフィースが肺循環系の血液の流れについて、心臓の右側から肺を通り、心臓の左側に戻る、と記述。

1247年
宋慈が法医学の記録を集めた『洗冤集録』を著す。検死など法医学の初期の古典。

1316年
モンディーノ・デ・ルッツィが『解剖学』を著す。

1347年
黒死病がヨーロッパに達し、最悪の大流行の1つとなる。

1363年
ギ・ド・ショーリアックが『大外科書』を完成させ、その後3世紀にわたってヨーロッパの解剖学・医学・そして手術の規範の書となった。

1400年

1494〜1495年
ヨーロッパで初の梅毒が報告される。おそらくアメリカ大陸からもたらされたもの。

1518年
イギリスで内科医協会が勅許を受ける。

1520年代
ヨーロッパから持ち込まれた天然痘がアメリカ大陸に大きな被害をもたらす。

1529年
さまざまな科学の分野と錬金術を含む神秘学で名声・悪名ともに高かったフィリップス・アウレオールス・テオフラストゥス・ボンバストゥス・フォン・ホーエンハイムが、「パラケルスス」という自称を用いはじめる。

1530年
歯科をテーマにした最初の文献『歯科に関する冊子 *Artzney Buchlein*』がドイツで出版される。

︾初期の複合顕微鏡

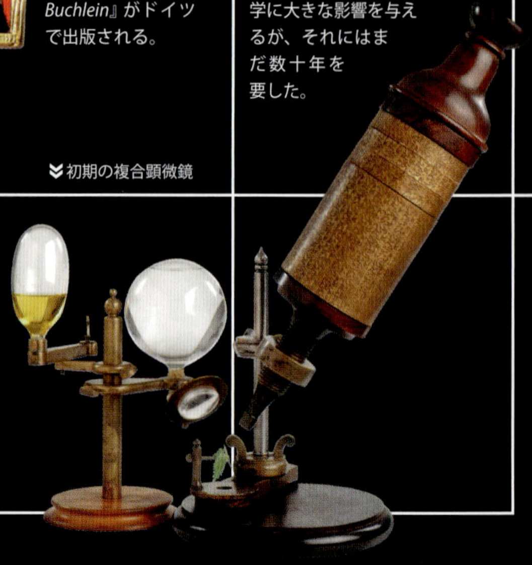

1537年
トリノ包囲戦中、アンブロワーズ・パレが傷を癒す軟膏の古い処方を試し、戦場における医学の新時代を開いた。

1543年
アンドレアス・ヴェサリウスが『人体構造論』（ファブリカ）により解剖学に革命をもたらす。

1546年
ジローラモ・フラカストロが、狂犬病のような流行性疾患は、「胞子」のようなものが伝染することで広がるとするコンタギオン説（接触伝染説）を唱えた。

1563年
ガルシア・デ・オルタが『インドの薬草・薬物、医薬品について *Colóquios dos simples e drogas da India*』を著す。熱帯医学の分野における初期の研究。

1590年
複合顕微鏡が発明され、まったく新しい微小生物の世界への扉が開かれる。のちに医学に大きな影響を与えるが、それにはまだ数十年を要した。

8世紀頃から芸術や建築、科学そして医学の発達の中心となったのは、拡大するイスラームの世界だった。アル＝ラーズィーやイブン・スィーナーをはじめとする、いわゆる「黄金時代」の偉大な医者たちは古代の知識を開拓・発展させ、病院を建て、ヒポクラテスの人間的な医療を復活させた。ヨーロッパも13世紀から芸術、科学、医学のルネサンスを経験する。なかでも重要な進歩は、ヴェサリウスの解剖学、ハーヴィーの循環系の説明、顕微鏡の医学への応用、新しいスタイルの医学校と医師の組織、そしてジェンナーの画期的な予防接種の開発などである。

1600年

1628年
ウィリアム・ハーヴィーが『心臓の運動について』を出版する。短いながら、循環系の働きを説明している点で記念碑的な報告。

1665年
ロバート・フックが『顕微鏡図譜』を出版。顕微鏡分析の草分け的な研究成果は、科学書初のベストセラーの1つとなる。

1676年
トーマス・シデナムが『医学観察』を出版、ヨーロッパでその後2世紀にわたって多大な影響力を持つ文献となった。

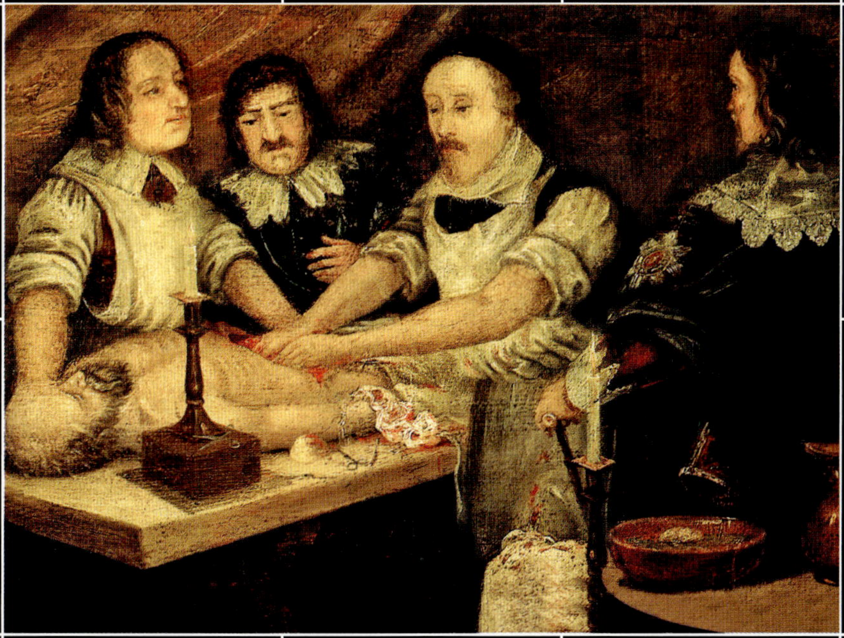

検死を行うハーヴィー

1630年代
マラリアの予防と治療のために、キナの樹皮（キニーネの原料）が新世界からヨーロッパに持ち込まれる。

1673年
ロンドン王立協会は、顕微鏡観察に革新をもたらしたアントニ・ファン・レーウェンフックによる報告の出版を開始した。

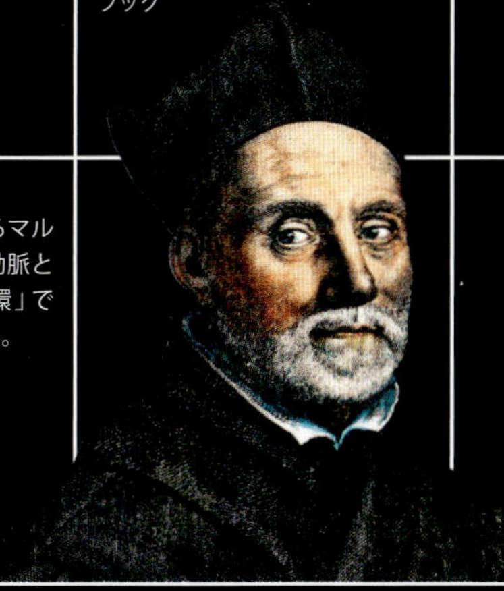

アントニ・ファン・レーウェンフック

1694年
張璐の医学に関する記事集『張氏医通』に、天然痘を種痘で予防することについての記述がある。

1661年
微小解剖学の創始者であるマルチェロ・マルピーギが、動脈と血管をつなぐ「失われた環」であった毛細血管を発見する。

1700年

1701年
ヨーロッパでジャコモ・ピラリニが、アジアで行われていた天然痘の予防接種である種痘について書き、実施もした。

1790年
ザムエル・ハーネマンが「似たものが似たものを癒す」という考えに基づく治療法を考案、のちにホメオパシーとして知られるようになる。

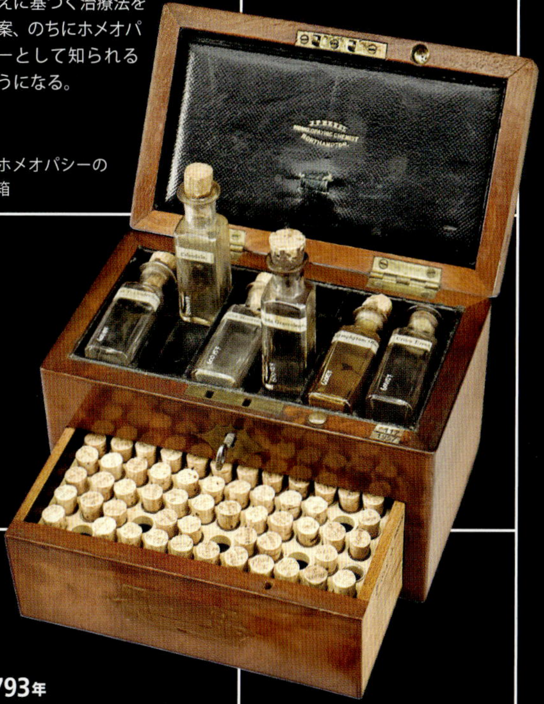

ホメオパシーの薬箱

1723年
ピエール・フォシャールが『歯科外科医 *Le Chirurgien Dentiste*』を書いて、近代的歯科医療の基礎を築く。

1747年
ジェームズ・リンドが壊血病の予防法を発見、初期の系統立てた臨床試験の結果だった。

1748年
ジャック・ダヴィエルが白内障を除去する画期的な新手法を開発、治療に大きな進歩をもたらす。

1774年
プルシアンブルーが顕微鏡試料に色をつける最初の染色剤として、組織学分野の進歩に貢献した。

1793年
ジャン＝バティスト・ピュサンとその妻マルグリットが、フィリップ・ピネルと共に精神疾患患者の看護と治療の改善に取り組む。

1775年
パーシヴァル・ポットが煙突掃除人に陰嚢がんがよく見られることを明らかにする。発がん物質を示唆する最初の報告の1つであり、職業病医学への歴史的な一歩ともなった。

1796年
エドワード・ジェンナーが8歳の少年に牛痘からとった種を接種、予防接種理論を確立する。

1796年
フランツ・ヨーゼフ・ガルが骨相学について最初の主要な文献を著す。骨相学は20～30年ほど盛んに実施されたが、やがて衰退した。

1799年
ハンフリー・デーヴィーが亜酸化窒素に麻酔薬の作用があることを発見、これで手術中の痛みを緩和できないだろうかと考える。

骨相学の原理を説明するための頭部モデルのコレクション

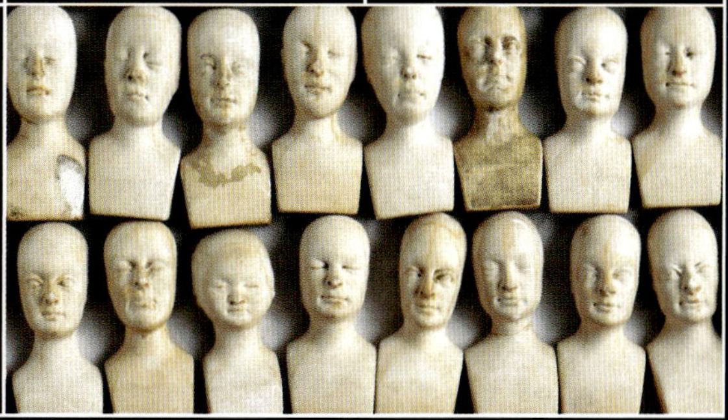

1785年
ウィリアム・ウィザリングが、浮腫の治療に使われたキツネノテブクロの有効成分であるジギタリスの研究を発表。

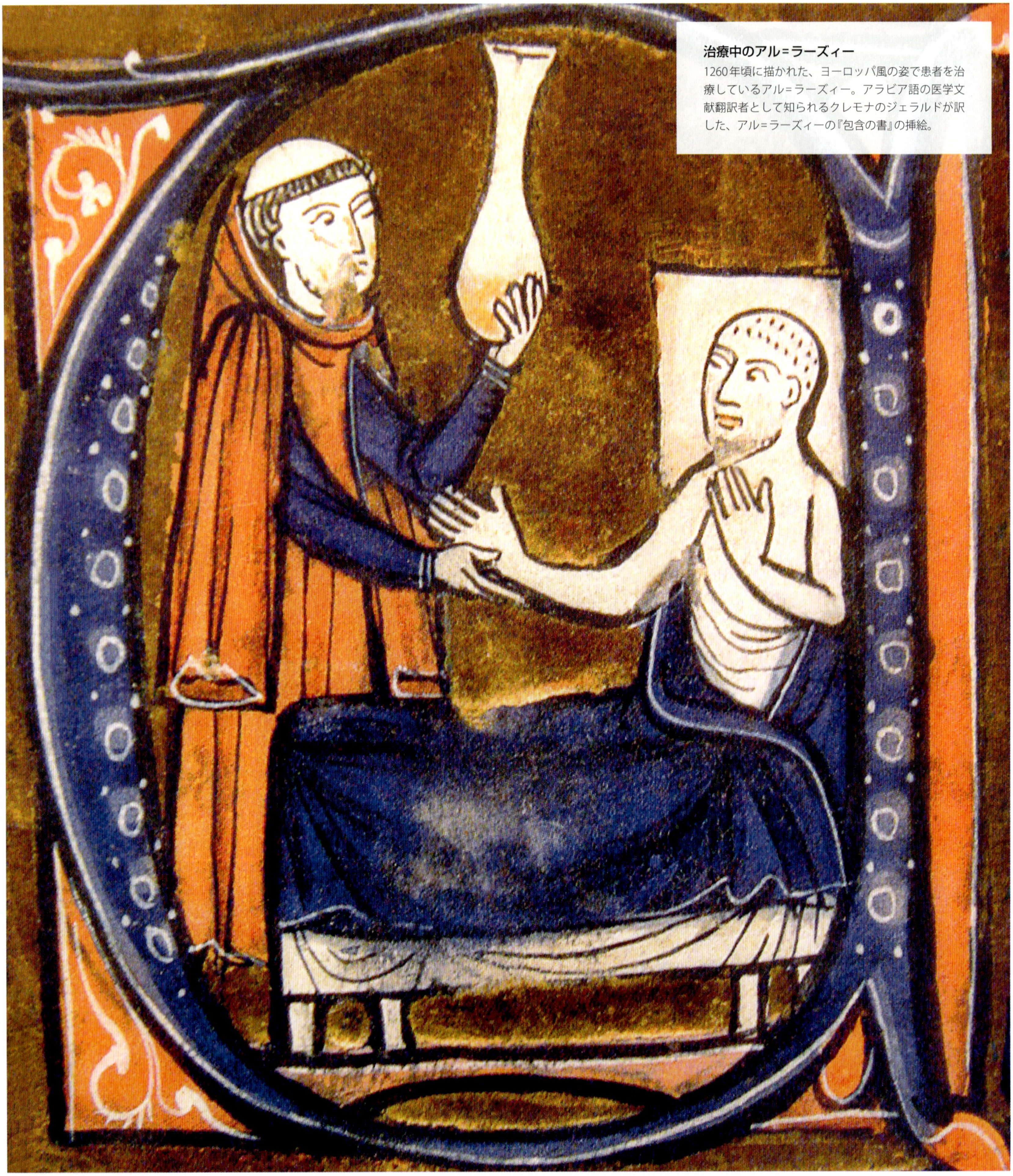

治療中のアル=ラーズィー
1260年頃に描かれた、ヨーロッパ風の姿で患者を治療しているアル=ラーズィー。アラビア語の医学文献翻訳者として知られるクレモナのジェラルドが訳した、アル=ラーズィーの『包含の書』の挿絵。

イスラーム医学の黄金時代

ヨーロッパが「暗黒時代」に入る一方で、中東と西アジアは文化と科学、とくに医学の分野で繁栄を見た。古代世界の知識の上に培われたこの進歩は、結局ルネサンス期に再びヨーロッパへ戻っていくことになる。

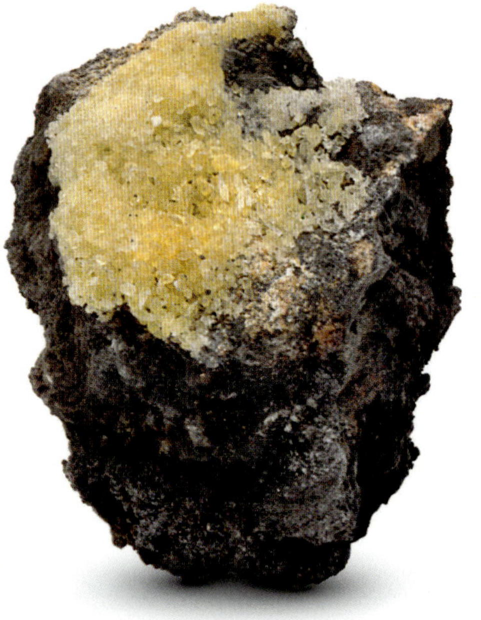

△ **薬物**
高度に熟練したイスラームの薬剤師は薬草やほかの薬物、たとえば天然に存在する結晶や鉱物などを使って、さまざまな医薬品を調合した。この写真で黒い石の上に見える塩化アンモニウムの結晶は錬金術にも使われた。

最後の皇帝ロムルス・アウグストゥルスが退位した476年が西ローマ帝国の終焉とみなされている。帝国崩壊後のヨーロッパは「暗黒時代」と呼ばれる社会的な激変と混乱の時代に突入し、芸術や医学を含めた科学にはかばかしい進歩はなかった。

これに対して中東や西アジアのムスリム（イスラム教徒）諸国では、8世紀頃からイスラームの「黄金時代」を経験する。バグダッド（当時のアッバース朝の首都、現在はイラクの首都）を中心として広がった学術と知的探究は、大らかな雰囲気の中で花開いた。数学や天文学、文学、哲学、錬金術、そして諸科学を統一された真理の一部と見なす学問への統合的なアプローチの一端として、とくに医学の分野には目覚ましい革新が見られた。

健康管理の義務

イスラームの教えでは健康管理の義務を重視する。個人が自己管理として食事や運動、衛生、知的・感情的問題に注意することと、病人や貧しい人を助けることの両方をこの義務は含む。医療はすべての人が受けられるべきであり、病気の予防と手当て、治療の研究がなされるべきとされた。このような姿勢は医者の技能を上げたばかりでなく、医療の提供と組織化についても大きな進歩をもたらした。

9世紀以後、バグダッドやそのほかの都市で、慈善家や富裕な支配者によって先駆けとなる病院や医学校が創設された。すべての人に開かれたこうした施設では病棟が整えられ、入院患者と外来患者のための治療、手厚い看護が提供され、多くの場合は遠隔地への出張診療も行われていた。最も重要なのは、医学の教育と研究のための拠点になったことである。

総合的な医学教育のシステムが確立され、そこで医者はまず基本の科学として解剖学や生理学、錬金術などを学ぶ。その後病院で臨床の訓練を受け体の診察、患者の記録を取ること、治療の管理などを教えられた。

古代の知識を受け継ぐ

このような医学の教育と実践の発展を支える基礎となったのは、古代世界から吸収した知識である。ムスリムの医者たちは過去の学者の業績を貪欲に翻訳し、学び、取り入れた。とりわけギリシアの医者ヒポクラテス（⇨p.36～37）やローマのガレノス（⇨p.40～41）、さらに伝統的な中国やインドの知恵からも学んだ（⇨p.26～27、p.30～31）。

このような知識の統合過程で重要な役割を果たした学者の1人に、医者のアル=ラーズィー（ラテン語でラーゼスとしても知られる）がいる。865年頃にレイ（現イランのテヘラン）に生まれ、レイやバグダッドの病院で医長を務めた。古代の医術を研究して得た理論と実践を自らの臨床での観察と組み合わせ、50冊以上の主要な著作と数百にのぼる短い論評を残している。最も名高い百科事典的な大著の2冊、『アル=マンスールに捧ぐ医学書 *Kitab al-Mansouri fi al-Tibb*』と『包含の書 *Kitab al-Hawi fi al-Tibb*』は、925年にアル=ラーズィーが亡くなってから何世紀もの間、西アジアで、またラテン語の翻訳を通してヨーロッパで用いられた。

アル=ラーズィーはその著作で、医者と患者の関係の大切さを強調している。これはヒポクラテスによる考え方を復活させたもので、患者はみな平等であり、等しく注意を払うにふさわしいこと、また医者は治療で患者に害を与えることがないように、と説いている。また診断を下すにあたって患者への問診が大切であること、過去の経験に照らして治療を修正すること、そして独断と習慣に陥らず、臨床的観察に価値を置くことを重視した。このような観察からアル=ラーズィーは、病気の性質や予防医学（慢性の病をただ治すだけでなく、その原因を探る必要があること）の重要性、そして食事と衛生が健康に役立つという説を唱えた。たとえば天然痘（⇨p.100～101）と麻疹（ましん）（はし

アラブ人の学者・医者（1213～1288年）

イブン・アル=ナフィース *Ibn al-Nafis*

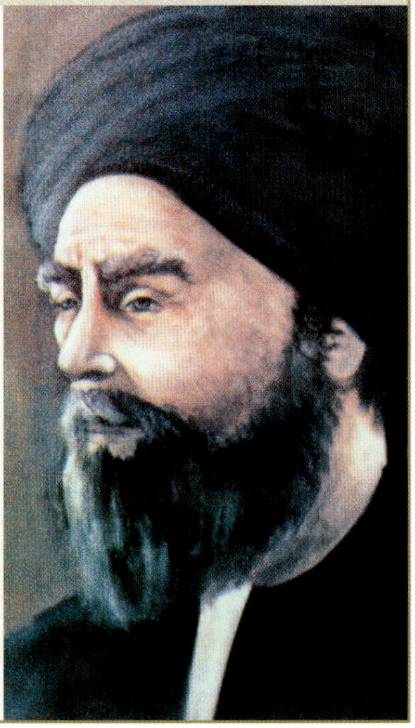

ムスリムの医学者であり博学者であったイブン・アル=ナフィースは、ダマスカス（現在のシリア）のヌール病院の医学校で学び、その後エジプトのカイロに移った。

多くの著書があり、一般医学から眼科、外科に関するものだけでなく、医学と法律・宗教・哲学との関わりについても多数の著作を残した。ただ、その行動には物議を醸したものもあった。解剖学の研究のために、当時は禁止されていた死体の解剖を行ったのである。彼は人体の循環系の解明に迫っていた。史上初めて肺循環系の血液の流れについて、「心臓の右側から肺を通り心臓の左側に戻る」と記述している（⇨p.82～83）。

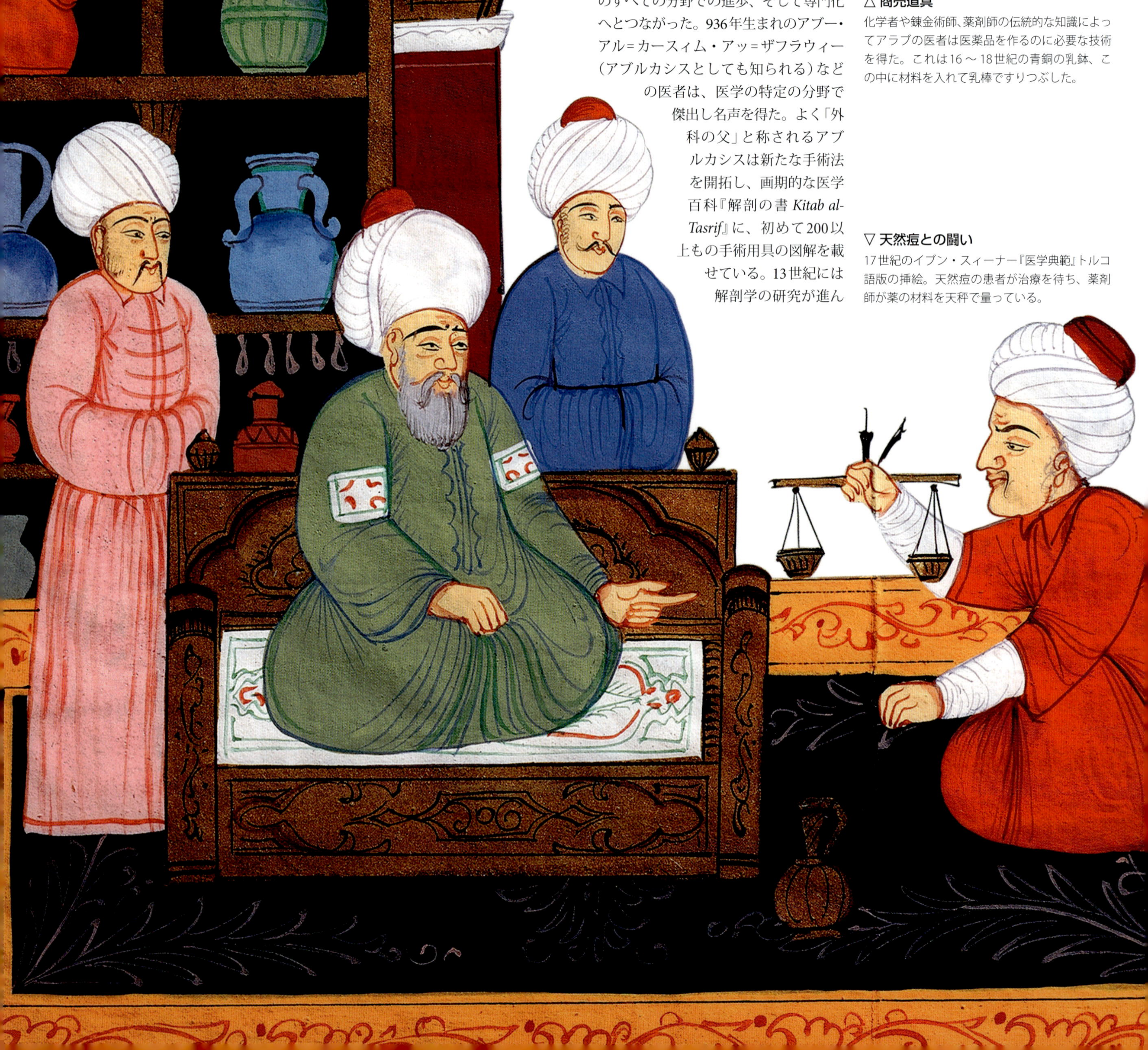

»か）の症状を記録した結果、血液がちょうどガス入りの発酵飲料のように泡立って皮膚に浸透し、それが水ぶくれと痛みを起こすのだという理論を提唱した。

発見の時代

医学的知識は細心の記録管理と臨床観察を重視することで向上し、それが医学のすべての分野での進歩、そして専門化へとつながった。936年生まれのアブー・アル＝カースィム・アッ＝ザフラウィー（アブルカシスとしても知られる）などの医者は、医学の特定の分野で傑出し名声を得た。よく「外科の父」と称されるアブルカシスは新たな手術法を開拓し、画期的な医学百科『解剖の書 *Kitab al-Tasrif*』に、初めて200以上もの手術用具の図解を載せている。13世紀には解剖学の研究が進ん

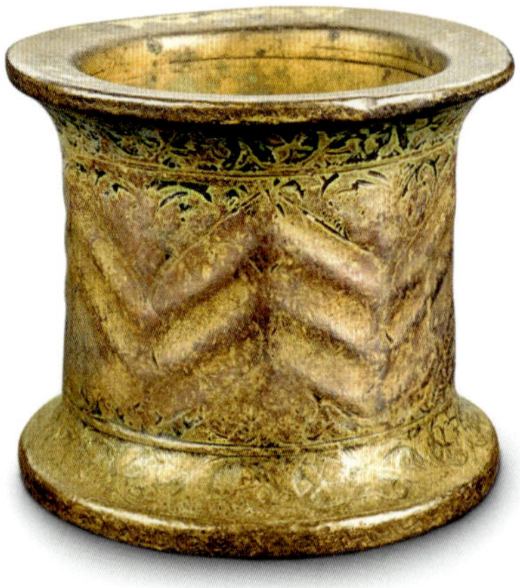

△ 商売道具

化学者や錬金術師、薬剤師の伝統的な知識によってアラブの医者は医薬品を作るのに必要な技術を得た。これは16～18世紀の青銅の乳鉢、この中に材料を入れて乳棒ですりつぶした。

▽ 天然痘との闘い

17世紀のイブン・スィーナー『医学典範』トルコ語版の挿絵。天然痘の患者が治療を待ち、薬剤師が薬の材料を天秤で量っている。

だことで、医者イブン・アル=ナフィース（⇨p.49、囲み）が人体の循環系を理解していることを示した。

新たな薬や試験法が取り入れられ、また溶解や蒸留などの方法も開発されて薬理学の発達を促進する。この時期、多くの優れた医者が薬草に関して古代の書籍を翻訳したり執筆したりしているが、とくに13世紀初頭のアンダルシアの植物学者イブン・アル=バイタールの著した革新的な百科事典は、その後数世紀にわたって本草学の権威ある教科書となった。『薬と栄養全書 *Al-Kitab 'l-jami' fi 'l-aghdiya wa-'l adwiyah al-mufradah*』は、数百の植物薬と生薬をアルファベット順に整理、多くはイブン・アル=バイタール自身が発見したものである。

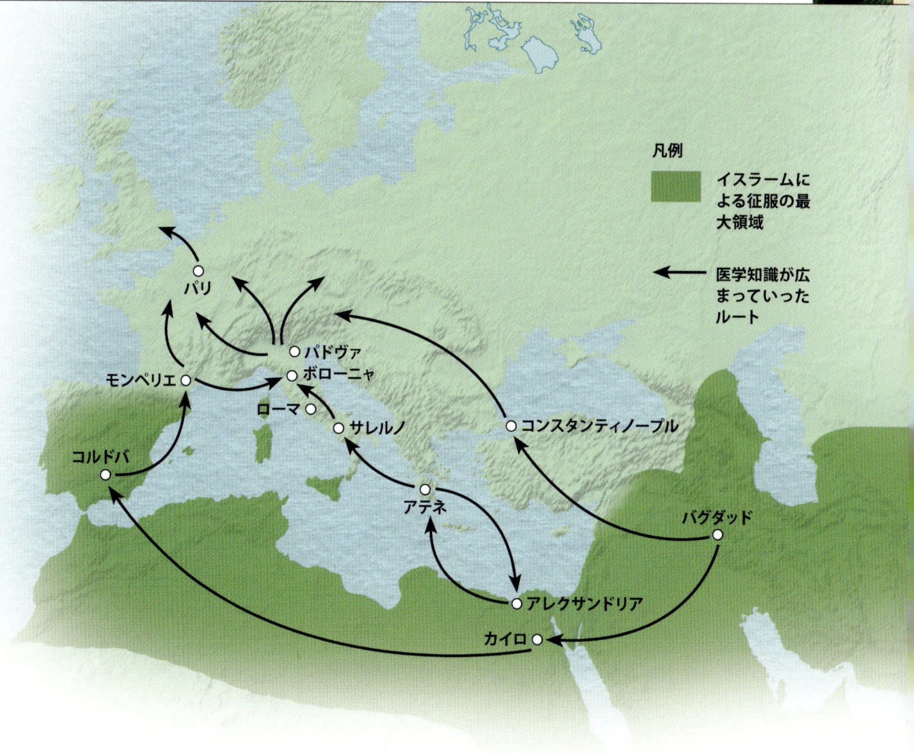

凡例
イスラームによる征服の最大領域
医学知識が広まっていったルート
パリ
パドヴァ
ボローニャ
モンペリエ
ローマ
サレルノ
コンスタンティノープル
コルドバ
アテネ
バグダッド
アレクサンドリア
カイロ

▷ 医学知識の帰還
イスラーム医学の黄金時代には、中東と西アジアからの医者たちが古代ギリシア・ローマの医学知識をさらに発展させた。12世紀からは彼らの著書がラテン語に翻訳されてイタリアやスペイン、フランスの新しい医学校で用いられるようになった。

『医学典範』

イスラームの黄金時代には医学的実践と研究、理論、文献が爆発的に増えた。当時の人にとってもその後の医者たちにとっても、その重要性をよくあらわしているのが、哲学者であり医者であったイブン・スィーナーの偉業である。彼はのちにヨーロッパでアヴィセンナとして知られるようになる。980年に古都ブハラ（現在のウズベキスタンにあるイスラーム文化の一大中心地）の近くに生まれたイブン・スィーナーは10代で医学を学び、18歳でサーマーン朝の宮廷医に採用された。そのため古代の文献を豊富に収める王宮の図書館に出入りできるようになり、彼の勉学とのちの著作の原動力となった。

イブン・スィーナーは数学から論理学、天文学、心理学、地質学までと幅広い題材について書いたが、最も有名なのは、現存する240もの哲学と医学に関する研究である。一番重要なのは『治癒の書 *Kitab al-Shifa*』と1025年に出版された『医学典範 *Al-Qanun fi al-Tibb*』である。『医学典範』（⇨p.52〜53）はギリシアやローマの知識、アーユルヴェーダ、ペルシアやアラビアの文献、それに自分自身の問診や観察を包括しており、ラテン語や中国語をはじめ多くの言語に翻訳されて、その後の数世紀にわたって医学の標準的教科書となった。

イブン・スィーナーの著作に多大な影響を受けて、総合的な医学システムの開発が進められた。観察と系統だった実験、そして演繹法が医療行為の土台となった。彼は薬の効能を試験するいくつもの方法を発見し、健康に環境要素（清浄な空気や水など）が重要であることを立証、感染性の病気が接触により伝染する性質を持つことを突き止めた。

こうした原理や、このダイナミックな時代になされた医学の大いなる進歩は、12世紀半ばからは西へと伝わりはじめた。イスラームの医者による文献はラテン語に翻訳されて写本で（のちには印刷で）広まり、ヨーロッパ各地で研究され、やがて15世紀のルネサンス期に西ヨーロッパで医学が開花するのを助けることとなった。

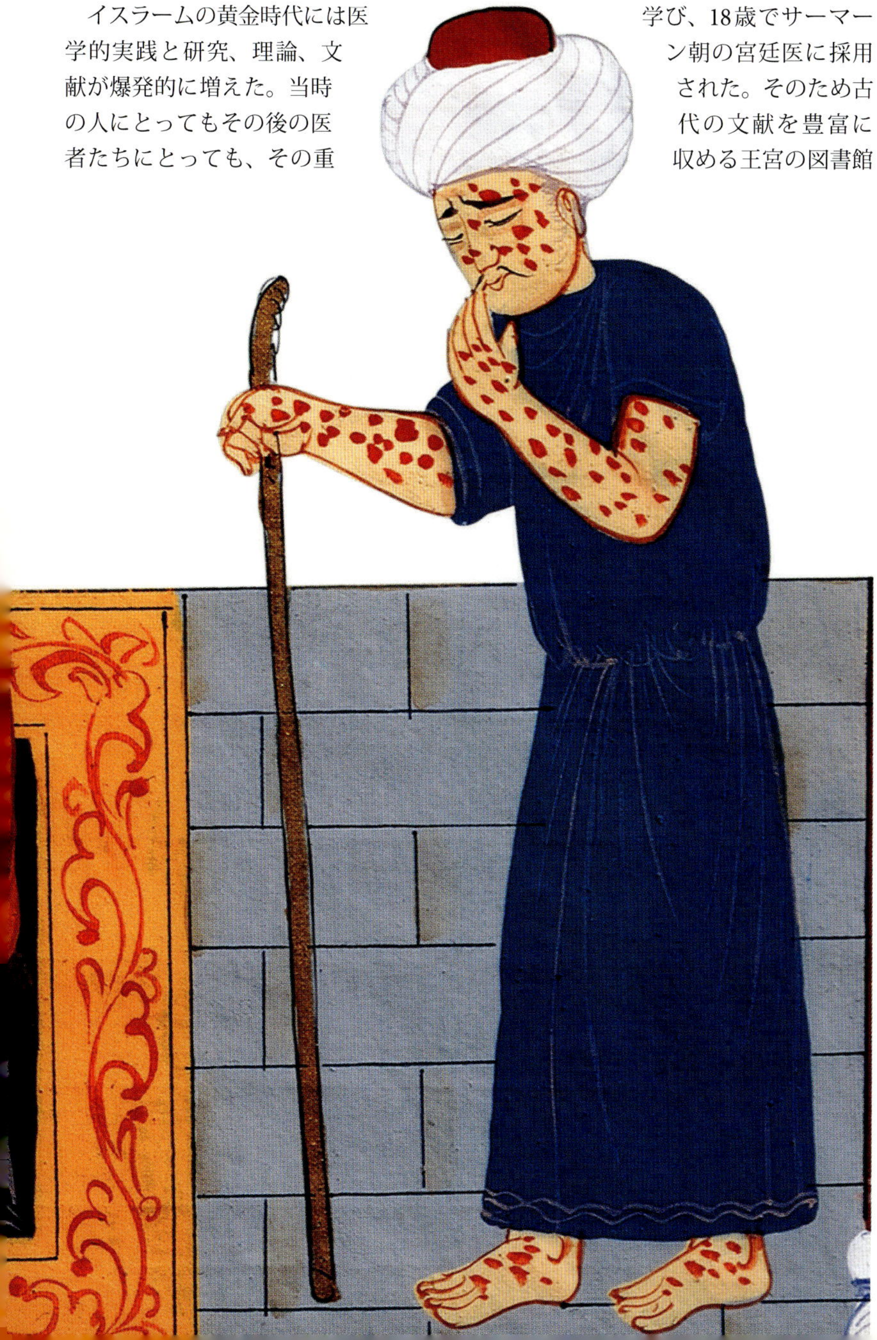

「**落ち着きがない、悪心、不安は麻疹**の場合に起こり……**背中の痛みは天然痘**の場合により顕著である。」

アル=ラーズィー、『天然痘と麻疹の書 *KITAB AL-JUDARI WAL HASABAH*』より

イブン・スィーナーの『医学典範』

イブン・スィーナーの名著『医学典範』はアラブ世界のみならず、西ヨーロッパの医学教育にも多大な影響をもたらした。信頼のおける百科事典としてヨーロッパでは12世紀から17世紀までの500年以上、医学の標準的教科書の地位を保ち、イブン・スィーナーは医者の中の王とたたえられた。

アラビア語の医学文献では最も名高い著者の1人で、のちにアヴィセンナと呼ばれるイブン・スィーナーは、980年にペルシアで生まれる。早熟な天才少年は10歳でクルアーン（コーラン）をすべて暗唱できた。16歳で医学を学びはじめ、18歳で医者としての活動を開始する。仕事熱心な一方、飲酒や放蕩でも知られ、波瀾万丈の人生を送った。

イブン・スィーナーの典範は5巻100万語に及ぶ大著で、その当時知られていた内科・外科の知識を集成、ヒポクラテス（⇨p.36～37）やガレノス（⇨p.40～41）、ギリシアの哲学者アリストテレスの教えも含んでいた。第1巻は、健康と病気の起源、人体の解剖学的構造と機能の面を取り上げる。第2巻には700以上もの医薬品の情報が記載されている。第3巻では体の特定部分の疾病の診断と治療法について、4巻では体全体に関わる病気に焦点を当てている。最終巻では医薬品の調合法について述べている。1100年代にラテン語に翻訳された結果、典範は中世において医学への取り組み方の主流となった。

「それゆえ医学においては、病気と健康の原因を知るべきである。」

イブン・スィーナー、医学について語る、1020年頃

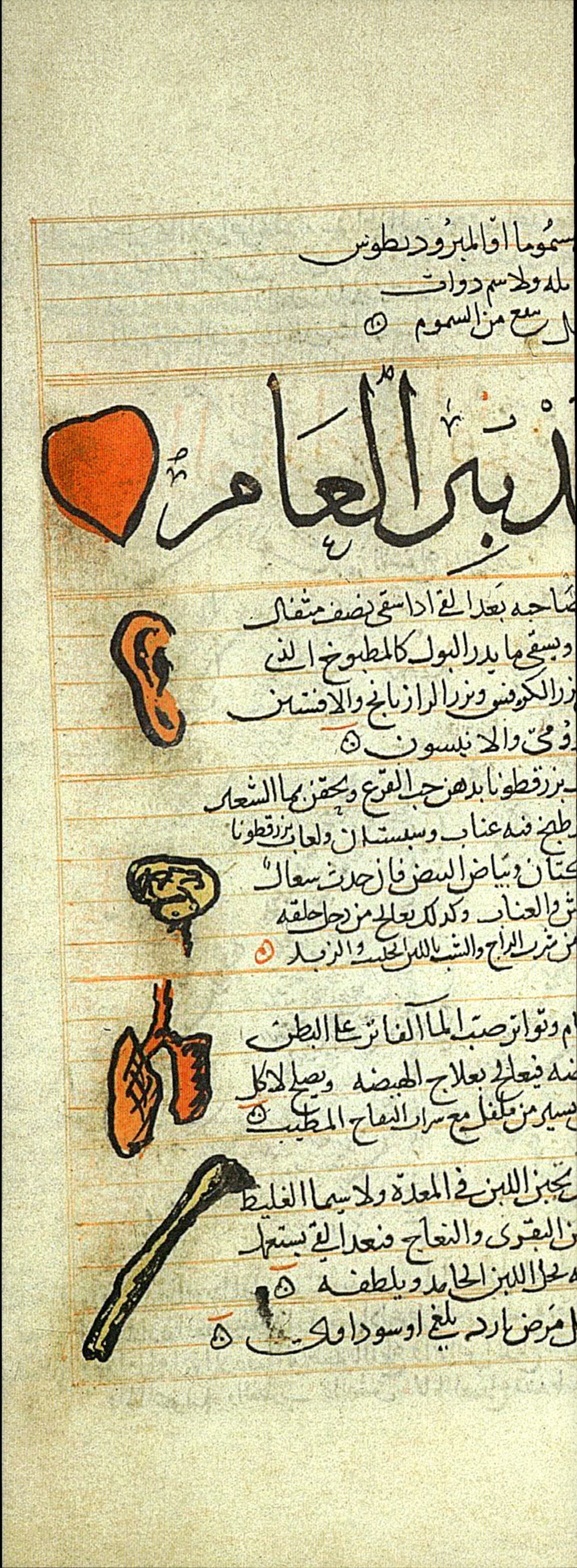

▷『医学典範』
典範の14世紀の版より、心臓、耳、脳など人体各部の図版。当時、人体の解剖はめったに行われなかったため、イブン・スィーナーはおそらくガレノスやほかの古代の医者から解剖学的知識を仕入れたのだろう。

المحموم فان فعل ذلك اخرج الطعام
اوترياق الفاروق فان من شربه لم يستضر
السموم ولا لذعها ولا نهشها

الادوية القتالة واصنافها

السبب	العلامة	الاستفراغ	الشرب	النبيذ السمك الوجوه	الامزجة	الاسنان	الازمان	البلدان
مصادرة وشديدة الطرق	دوار وسعال واسترخا وبياض اللسان	بالقي بالعسل الحاد والسبت والملح	ما يغلي فيه ابيسون وبزر الكرفس	ما قد اغلي فيه بزر الرازيانج والانيسون	صعبها	سابعها	سابعها	سابعها
مرارة بسة وحدة	حرقة في المعدة ووجع يدرج في البطن	بالقي بالماء الحار والسلح	مرق الدجاج السمين بدهن اللوز	ما السعير بدهن اللوز	صعبها	سابعها	كلها	اسبها
اعضا السهك لعدة شديدة وتسيح ورح الانتشار	نحو الادهن وغيره وكرب ودوار	بالقي بالماء الحار السكنجبين وملح	شراب التفاح الطيب	ما يغلي فيه كموب	صعبها	سابعها	اسبها	كلها
الاكثار منه وغلظه وكثرته	نوم وبرد وانتصاب	بالقي بما حار وعسل	رب الحصرم والكزبرة	دائع الحصرم مع السكر	الرطبة	السوداء والصبيان	البارد	الرطبة

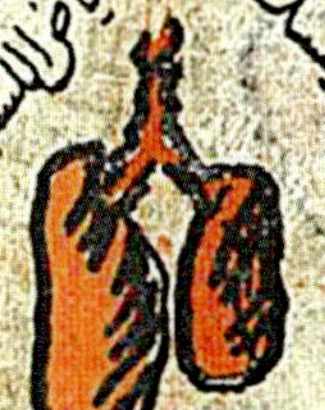

 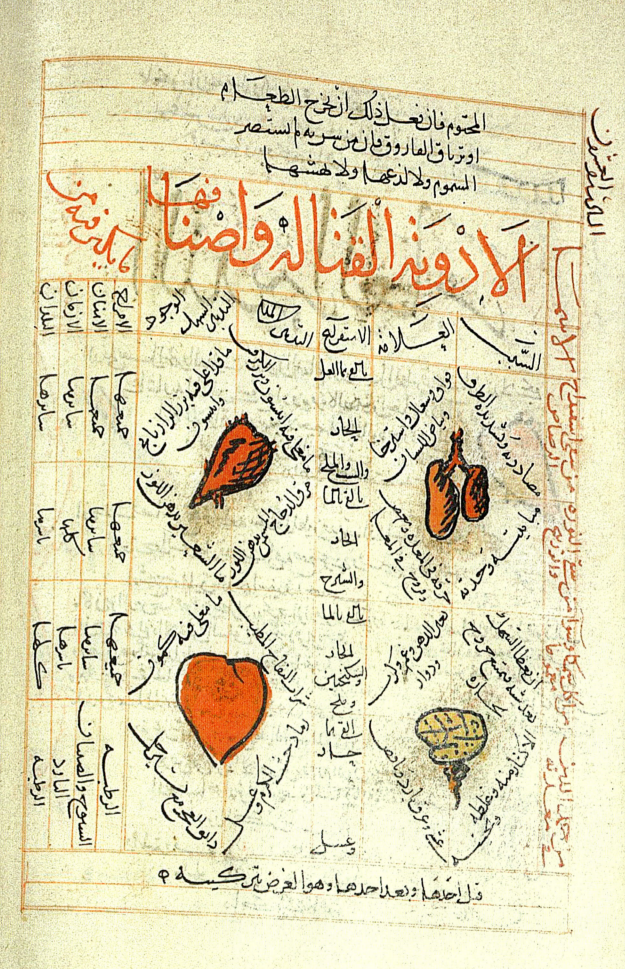

قل احدها وبعد احدها وهو الغرض تركيبه

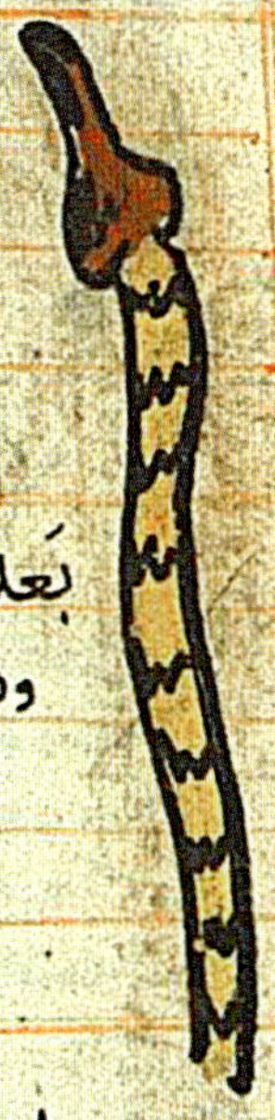

بالقي
بالادو
وهو
قدف
حب النـ
فيه
بعدا الى يس
ودهن البنـ
ولعاب
شراب
عنار
بعدا الفي دخـ
وان عرضت عنـ
السك المغموم
كثيرا ما يعرض
من الالبان
العسل والفـ
ثم انه ينفع من

كحوف كحوف كحوف الساذج والخوف

最初の医学校

いろいろな医術の訓練法が、早くも紀元前23世紀頃から世界の各所で見られるようになるが、最初の正式な医学教育の施設はサレルノ医学校 *Scuola Medica Salernitana* である。イタリア南部のサレルノで9世紀に創立された。

古代エジプトの文献によると、紀元前2200年頃に医学の学校がつくられ、知識を書き起こして保存する場所としてペルアンク、つまり「生命の家」と呼ばれていた。長老の医者たちが学生を教え、書記と協力して情報を記録し、医療に関する書物の写本が行われた。

エジプト医学にも論理と証拠に基づくものはあるが、その考え方の多くは宗教と魔術を土台としていた。ギリシアやアラブ世界の学生たちがエジプトの医学校で学び、帰国して知識を自国の医療に組み入れた。

基礎をつくる

ギリシアでもアラブでも、「生命の家」で確立された医者の訓練法に基づきながら、医学を宗教や迷信ではなく、科学の原則に則った新たなレベルまで引き上げた。こうして科学に基礎をおいたアプローチは、数百年後、革新的な最初の医学校がイタリアのサレルノに設立されると格段に高度なものとなった。

修道院の診療所があった場所に設立されたサレルノ医学校は、その教育においても、重要なアラビア語文献の翻訳を含む医学書の制作においても、その後4世紀にわたって他に並ぶもののない存在だった。とくに図書館は名高く、ヨーロッパ有数の学問の中心であった近隣のモンテ・カッシーノにあるベネディクト会修道院から提供された多くの珍しい医学文献がその棚を埋めていた。サレルノ図書館の蔵書は世界で最も広範な医学知識の集積であり、その中にはアラブ世界の薬学と医学の権威であるアル=ラーズィーとイブン・スィーナー(⇨p.48〜53)の著書のラテン語訳も含まれていた。

学校の初期の支援者として有名なのがサレルノの大司教アルファヌス1世である。有能な医者でもあり、数カ国語

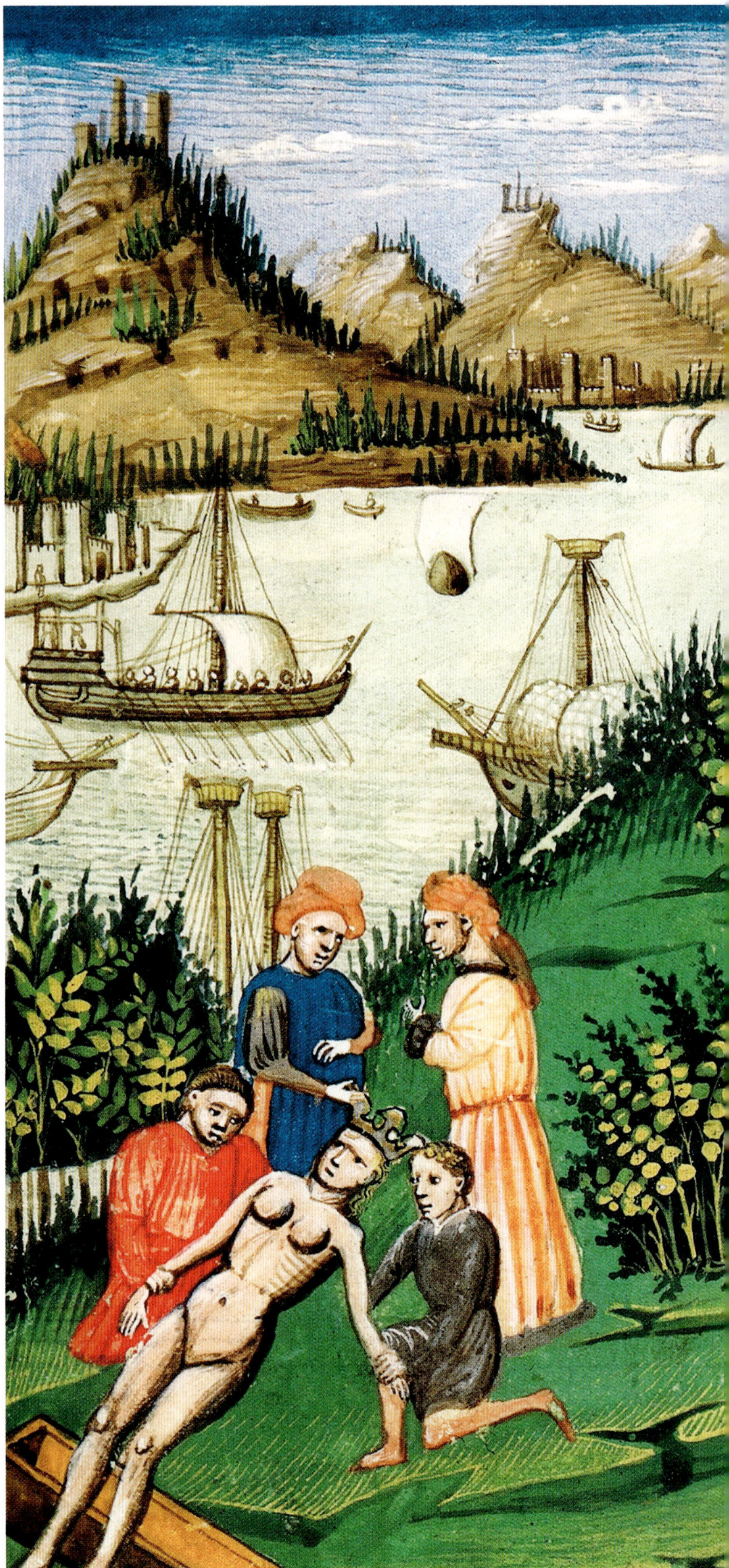

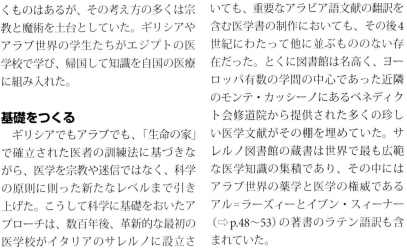

▷ サレルノ医学校
900年代初頭には、サレルノ医学校の名声はヨーロッパ中に広まっていた。1099年にはノルマンディー公ロベール2世が治療のためにここを訪れている。

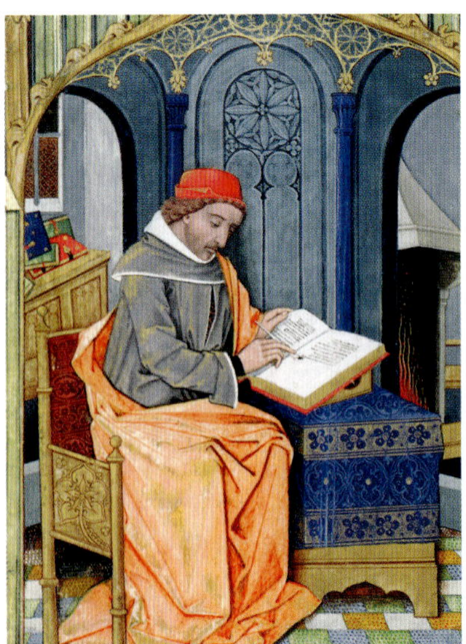

◁ マッテーオ・プラテアーリオ
1470年頃、サレルノ医学校の医者マッテーオ・プラテアーリオによって書かれた『薬草の書 *De Simplici Medicina*』には270もの薬が詳しく解説されている。

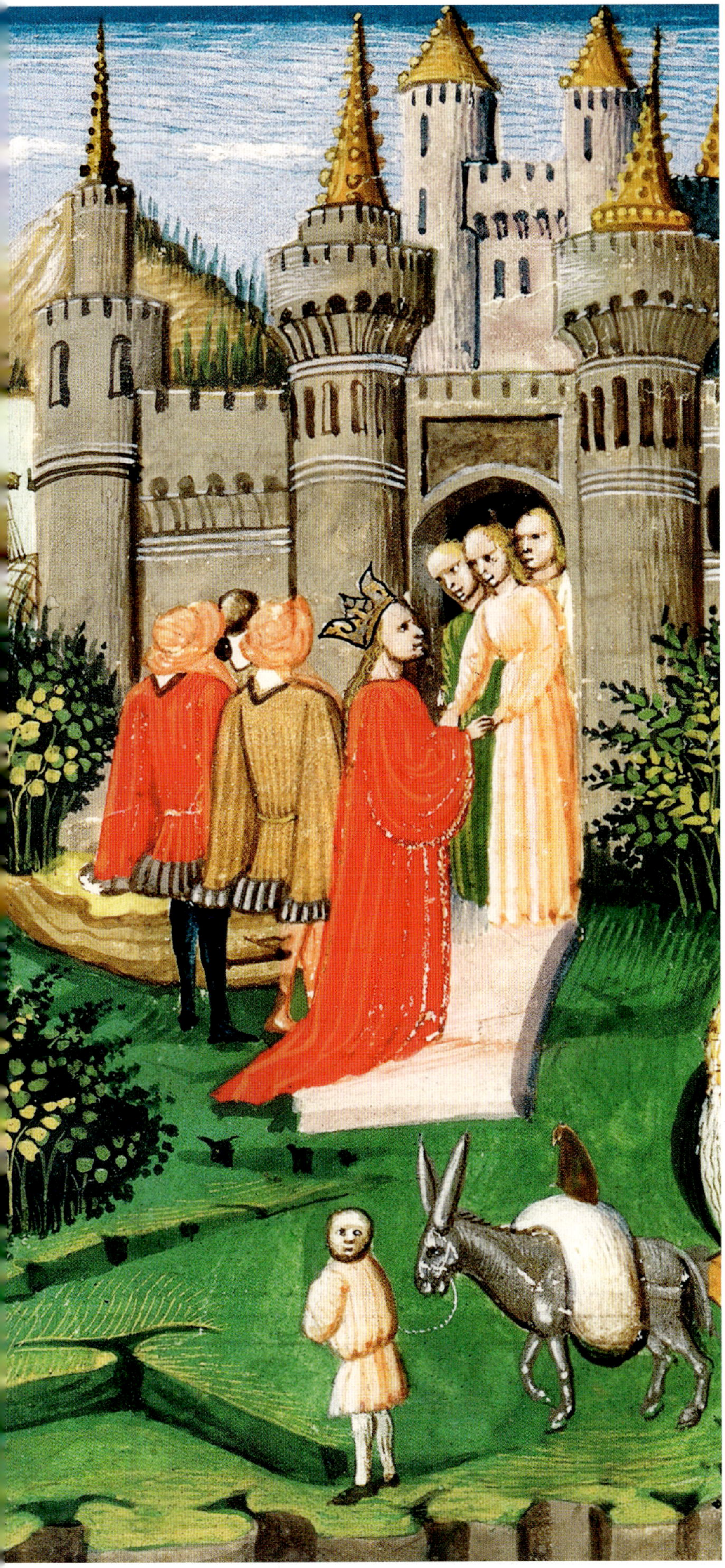

を流暢に話した大司教は多くの医学書を翻訳し、さらにサレルノ医学校の設立資金を得るために尽力した。医学校の成功にはコンスタンティヌス・アフリカヌスも貢献している。彼は北アフリカからサレルノに留学していた医者だったが、その後この地にとどまり教えるようになった。アフリカヌスはイスラーム医学の知識を広め、主要なアラビア語の文献を翻訳した。これらはヨーロッパの医学生の必読書となった。

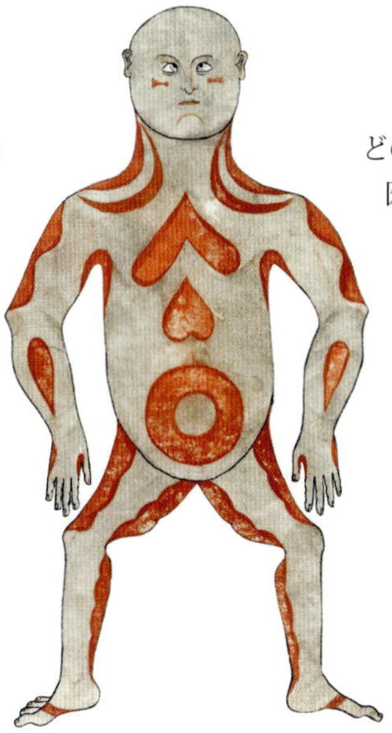

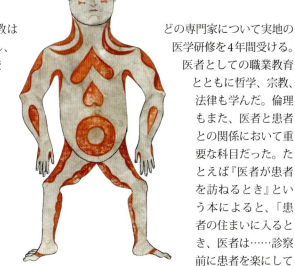

△ **筋肉を示す人体図**
1292年にイギリスで出版された『人体論 *Treatise on the Human Body*』は、当時理解されていた生理学の多くの解釈を説明している。人体の動脈や骨のほか、こうした筋肉の略図も含まれていた。

多彩なカリキュラム

サレルノ医学校は医学への多様なアプローチのるつぼであり、外国からも多くの学生をひきつけていた。その教育法は、ギリシアとローマの理論と実践をアラブとユダヤの伝統に融合させたもので、当時最も総合的なカリキュラムであった。よく構成されたコースは水準が高く、要求される成績をクリアしなければ次のレベルに進めないという厳格な方針だった。

通常、学生は3年間の勉学ののちに医者（内科医を指す）や外科医、薬草医などの専門家について実地の医学研修を4年間受ける。医者としての職業教育とともに哲学、宗教、法律も学んだ。倫理もまた、医者と患者との関係において重要な科目だった。たとえば『医者が患者を訪ねるとき』という本によると、「患者の住まいに入るとき、医者は……診察前に患者を楽にして安心させる。脈はていねいに注意深くとらねばならない」とある。

当時としては異例なことに、女性が学生としても教師としても受け入れられている。教師で最も有名な女性はトロトゥーラ・デ・ルッジェーロで、婦人科についての著書を何冊か著している。女性は適切な訓練を受けたのち一般診療のほかに婦人科や産科、助産術や産前産後の管理の資格を与えられた。教育の範囲や女性の受け入れ、また生みだした本の数などでサレルノ医学校は将来の医科大学の基準をつくったのである。

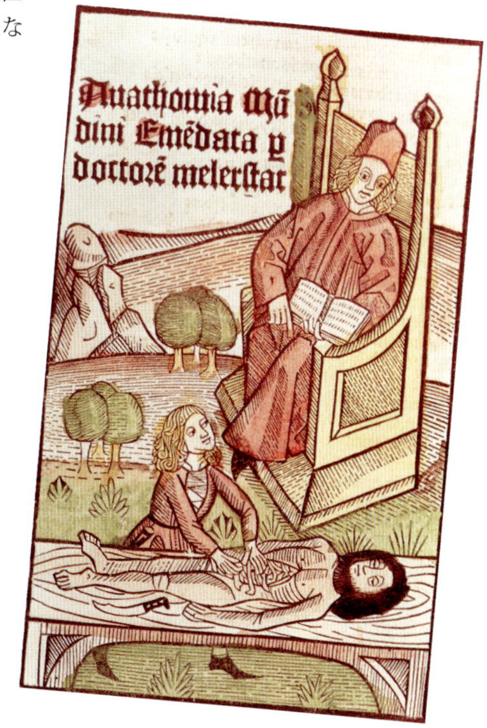

▷ **解剖学講義**
1493年の木版画で、サレルノ医学校で日常的に行われていた実践的な解剖学の指導の様子を描いている。当初は動物に限られたが、1250年に同校で人体解剖が取り入れられた。

中世の医学

ヨーロッパの中世初期（5～10世紀）は、医学と科学の進歩がほとんど停止状態にあった。しかし12世紀になると、古代の医学文献が翻訳されて新しい考えもよく知られるようになったため、より多くの知識が広がるようになる。

西ローマ帝国が476年頃ついに消滅すると、秩序ある衛生管理や教育、医療、組織的な農業もまた衰退した。ゲルマン人のゴート族、ヴァイキング、サクソン族、それにフン族がヨーロッパ大陸を大移動するにつれ、西ヨーロッパは小さな領地に細分化され、ローマによる統治に代わってそれぞれ独立した封建的な地方支配となる。この時期の医療は主として宗教的な信条と民間伝承、迷信に基づいていた。ギリシア・ローマの学者の進歩的な考え方も、医学や科学に関する偉大なアラビア語の文献も、ほぼ忘れ去られていた。

1~2回 **中世の医学校で1年間に行われた解剖の回数。**

ローマ帝国支配下のヨーロッパはギリシア人医師の流入、ローマ軍の医療部隊、良好な衛生管理、薬草に関する情報などで多くの恩恵を受けていた。しかし新しい体制下では情報の行き来がほとんどなく、宗教施設を別にすれば既存の医学知識を保存する方法も限られていた。学問を促し、書物を制作した数少ない場所の1つが修道院で、中世中期から後期になって医学への関心が復活するまで、知識を守る役目を担った。実際、ヨーロッパをまとめる役割を果たした要素の1つがカトリック教会であり、ローマ帝国崩壊後にできた権力の空白に教会は支配的な地位を築いた。

宗教の支配

人間の体や病気、治療法など医療に関する理論と実践については、教会によって指示されるようになった。検死も解剖も禁止され、医学の知識や理解を深めることは困難となる。教会は、病気は人の犯した罪への罰であって、それを癒すのは、まず霊的なとりなしと祈りであると解釈し、病人には聖人に祈ることを勧めた。

ただ敬虔なキリスト教徒の中にも、ベネディクト会のように病をもっと実際的なレベルで治療するのがキリスト教徒の義務であると考える者もいた。自然の薬や治療（とくに薬草）は人間を助けるために神が与えたものであり、ゆえに元来神聖であるとして認められていた。修道士や修道女は薬草を育てて自分たちで使ったり、地域住民の病を治療するための薬にした。修道院の図書館に歴史的な文献が保存されていたのも、修道士たちがある程度の医療知識と自然療法の手引きを得るのに役立った。

中世にはヨーロッパ中で多くの病院が修道会によって建てられたが、ほとんどはホスピスや救貧院として機能し、困っている人に一般的な医療と住むところ、精神的な教えを施す場であった。

ベネディクト会女子大修道院長（1098～1179年）

ヒルデガルト・フォン・ビンゲン *Hildegard von Bingen*

幼い頃から宗教的な幻視を体験していたというビンゲンのヒルデガルトを、両親はドイツ、ディジボーデンベルクのベネディクト会修道院に入れた。彼女はのちにその女子大修道院長を務めた。ヒルデガルトは旺盛な執筆活動と多方面の才能で知られている。生前も死後においても神秘家、預言者、科学者、作曲家、作家としての評価を得ており、自然の薬と病気の治療に関して2冊の不朽の大作を残している。

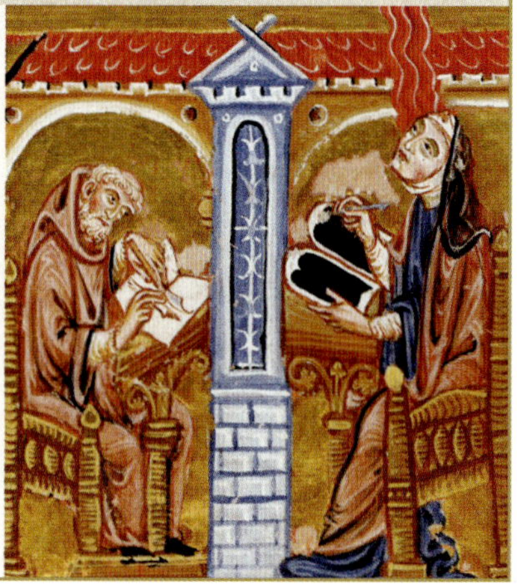

542 **フランスに最初の病院が建設された年。**

30 **14世紀末にイタリアのフィレンツェにあった病院の数。**

医療の必要を満たす

子ども時代を生き延びること、女性が無事に出産すること、これらは中世を通じて医学に課せられた難題だった。病気などで人口が減少するなか、妊娠と出産はとくに重要なものと見なされてはいたが、妊婦が得られるケアは限られ、質もさまざまだった。貴族の女性は、出産に関するギリシアやローマの文献に精通している医者の世話を受

»

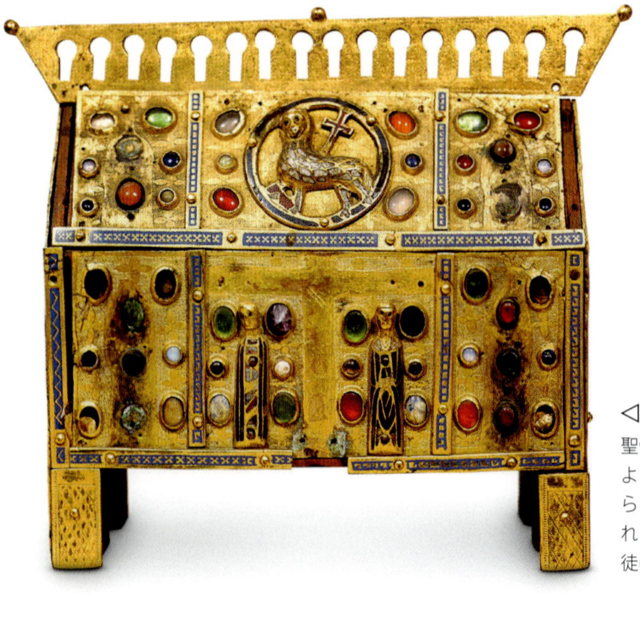

◁ 聖骨箱
聖骨箱とは、この13世紀フランスの例のように聖人の骨など遺骸の一部と考えられたものを収めたもの。聖遺物に触れることで病から守られるとキリスト教徒は信じていた。

▷ 出産
聖母マリアのカンティガ集はスペインで13世紀に書かれた挿絵と楽譜つきの詩集。ある詩にはユダヤ人女性が出産時に聖母マリアに祈り、健康な子どもを産んでキリスト教に改宗したとうたわれている。

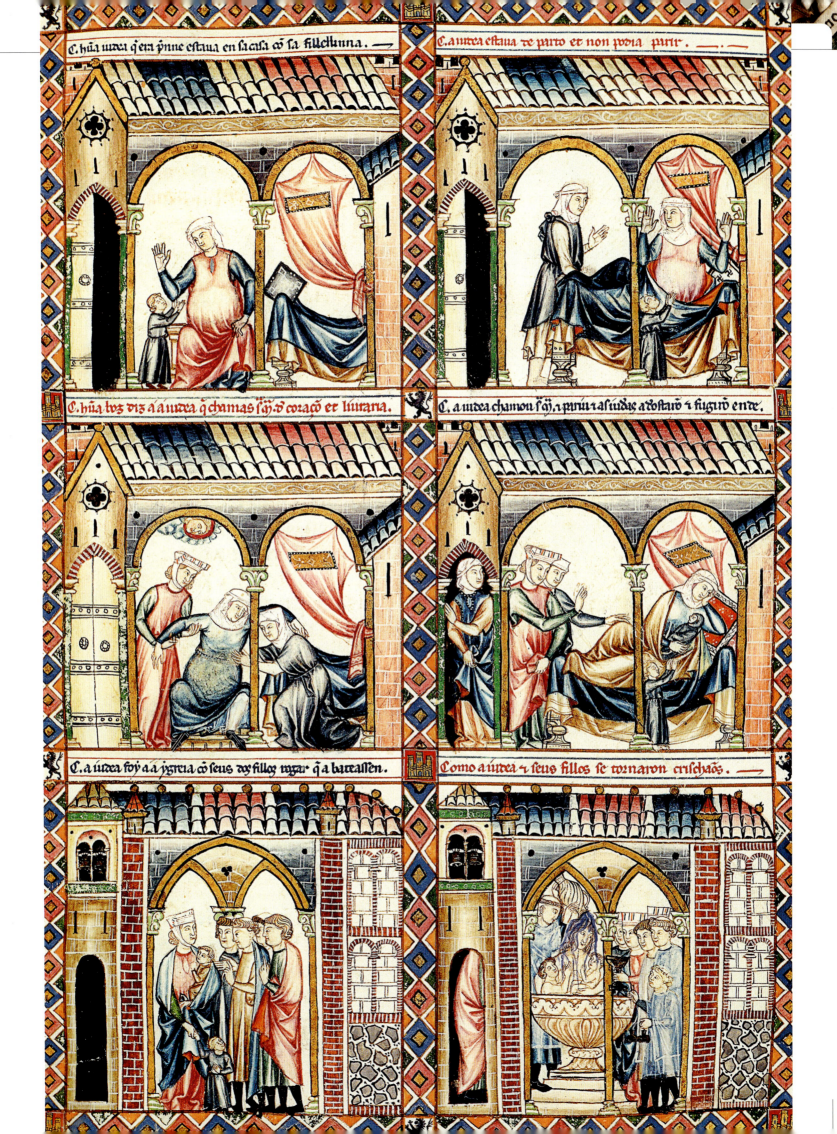
C. hũa iudea q̃ era ꝑnne estaua en sa casa cõ sa fillelunna.
C. a iudea estaua de parto et non podia parir.
C. hũa uoz diz a a iudea q̃ chamas s̃cã m̃ de coraçõ et liurarïa.
C. a iudea chamou s̃cã m̃. i pariu i as iudias a dostarõ i fugirõ ende.
C. a iudea foy a a ygreia cõ seus dos fillos rogar q̃ a bateassen.
Como a iudea i seus fillos se tornaron crischaõs.

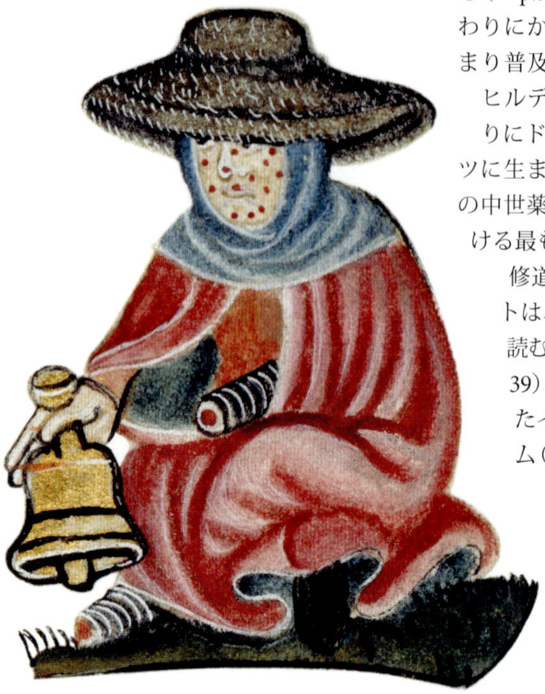

△ ベルを持ったハンセン病患者
中世初期の医者はハンセン病を「黒胆汁」の過剰と診断し、定期的に瀉血することと、浄化作用があると信じられた金を入れた飲み物を飲むよう処方した。ハンセン病は感染しやすいという誤った理解から、患者は外出時に警告のためのベルを鳴らすことを強いられた。

》けたが、彼らの知識は理論上のもので女性医療の経験によるものではなかった。それ以外の女性たちは地元の産婆の手を借りて出産した。こうした産婆たちはおそらく見習いとして働きながら技を身につけたと思われ、科学的な訓練はほとんど受けていなかったが(⇨p.140〜141)、この伝統的な医術が、医者に診てもらえない一般民衆の頼みの綱である場合が多かった。薬草療法が中心で、一般的には代々民間療法を受け継いだ女性たちによって薬が調合された。また患者が薬屋を訪ね、薬草や香辛料、ワインを用いた各種の薬をつくってもらうこともできた。

300 12世紀、ヒルデガルト・フォン・ビンゲンの文書にリストアップされた薬効のある植物の数。

知識の習得

女性の健康について、また植物由来の薬について権威ある著者として認められているのがヒルデガルト・フォン・ビンゲン(ビンゲンのヒルデガルト)である(⇨p.56、囲み)。中世の半ばから終わりにかけて医学知識に再び注目が集まり普及したが、それを象徴するのがヒルデガルトだった。11世紀の終わりにドイツのラインラント=プファルツに生まれたヒルデガルトは、12世紀の中世薬理学と植物の有益な特性における最も重要な権威の1人となる。

修道院で暮らしていたヒルデガルトは、古代の医学論文の初期翻訳を読むことができ(⇨p.32〜33、38〜39)、また12世紀に関心が高まったイスラーム医学文献の翻訳ブーム(⇨p.48〜51)にも恩恵を受けた。彼女は自らも病気と治療についての本を書きはじめたが、すべては自然界の聖なる創造主として、神を不動の最高位に置いた枠組みの中に注意深く納められていた。

ヒルデガルトの出版物のいくつかは中世の医者と薬剤師の必読書となった。たとえば『病因と治療 *Causae et Curae*』は、人間の病気とその治療について記した300近い章立ての大著である。さらにすばらしい業績が7巻に及ぶ『自然学 *Physica*』だろう。植物や動物エキスからつくられる医薬品を詳細に解説している。どちらの著書も百科事典的にきれいに整理され、たいへん使いやすい構成になっている。

ヒルデガルトの考えは、薬草と植物性の飲み薬を特定の症状の予防と治療の両方に使うというものだった。こうした薬の多くは現代医学でも薬としての特性が認められている。たとえば脳と神経系の機能を促進するためにヒルデガルトはクリを勧めているが、今日の栄養学者は、クリが脳と神経系の発達に欠かせない葉酸塩を多く含むことを知っている。ハチミツ酒にパセリを入れた飲み薬が心臓に効くとヒルデガルトは述べているが、パセリは葉酸と精油が豊富で、今日でもとくに心臓によいハーブとして支持されている。

四体液説

中世の多くの医学書の著者や医者の例にもれず、ヒルデガルトも古代ギリシアのヒポクラテスが広めた四体液説(⇨p.34〜35)を信じていた。4つの体液とは血液、黄胆汁、黒胆汁、粘液で、これらが肉体の健康と感情に直接影響すると考えられていた。すべての病は体液のいずれかの過剰、あるいは不足から来るものだとされた。たとえば月経は中世

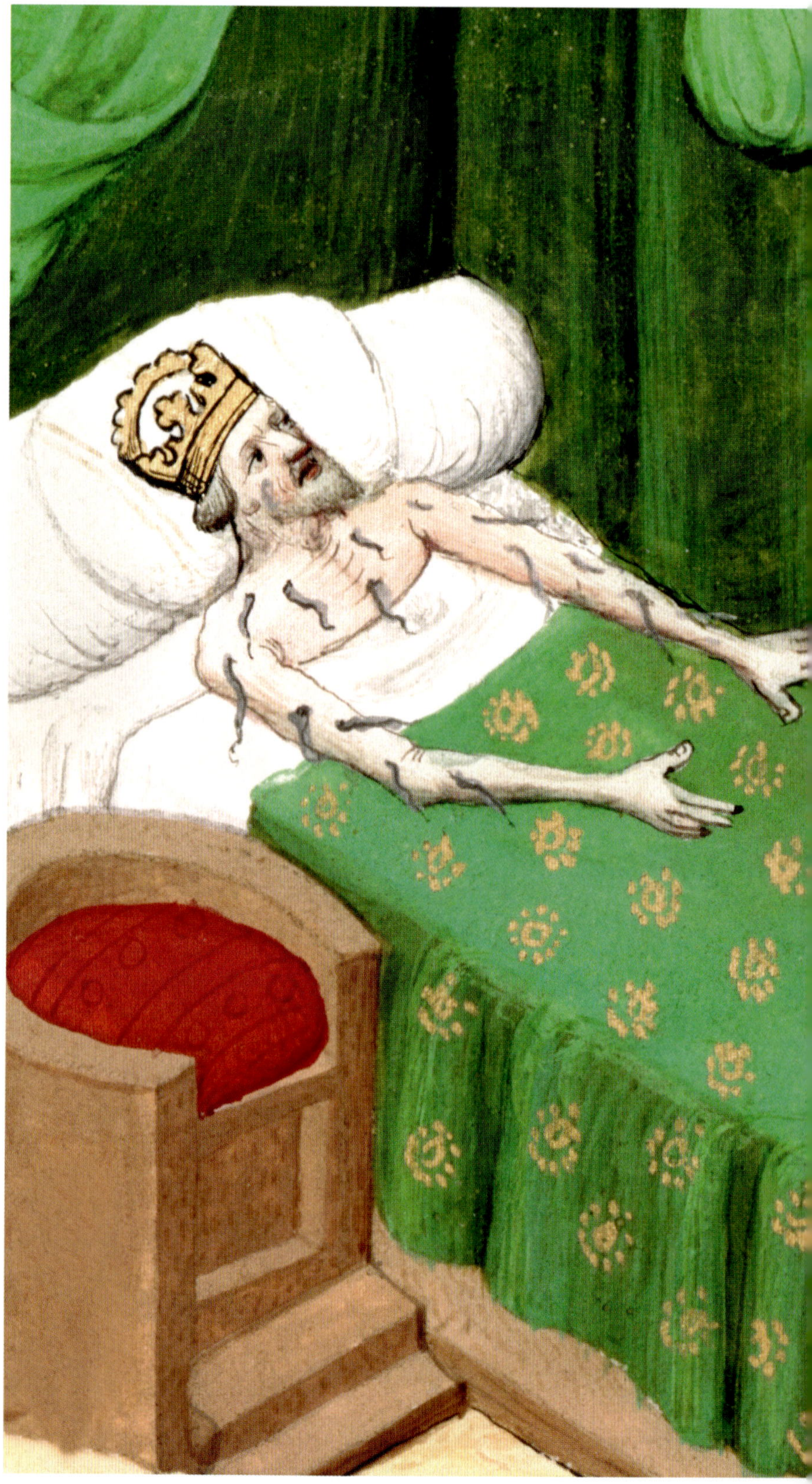

▷ ヒル
古代ギリシア時代に初めて書かれた指針に従って、中世の医者は患者の皮膚の上にヒルを置いて悪いと思われる血を吸い出させた。ヒルは現代医療でも、再建手術の際にうっ血を排出するために使用されることがある。

の学者や医者に非常に注目された。血液を毎月排出することが体液のバランスを取るために欠かせないと信じられていたのだ。この考え方に従い、閉経後の女性は大きな危険にさらされていると思われた。もう「過剰」な血液を除去できないためである。

瀉血

中世医学の主要な医療処置の1つに、過剰な体液を減らす方法として瀉血（しゃけつ）や浣腸、嘔吐の誘導などがあった。瀉血はなかでも過激な治療法で、天然痘やてんかん、痛風などいろいろなタイプの疾患に処方された。瀉血にはおもに2つの方法があった。ヒル療法と静脈の切開である。ヒル療法（より穏やかな方法）は生きたヒルを皮膚の上に置いて患者の血を吸わせるもの。もう一方は静脈を刃物あるいは尖った木の棒で切開し、流れ出す血を器に受けるというものである。

1140年　シチリア王ルッジェーロ2世が、免許のない者が医療行為を行うことを禁じた年。このような規制としては最初のもの。

医者がいない場合は、修道士や神父が代わりに瀉血を行う資格を与えられていた。ところが1163年、教会が聖職者による瀉血を禁ずる布告を出すと、床屋がこれに目をつけ、商売拡大のチャンスとした。床屋は髪を切ってひげを剃るだけでなく、医者としての仕事も始めたのだ。瀉血療法、抜歯、腫れ物の切開、さらには切断手術まで行った。理髪外科医（⇨p.76〜77）は自分の店（血に染まったタオルを外に干しているのが目印）で働いたばかりではなく、田舎をめぐり歩いて外科医の仕事をし、戦場では簡易の手術台もこしらえた。薬草またはアルコールからつくられた麻酔薬が使われたが、なかにはあまりに強力で、手術を始める前に患者を殺しかねないものもあった。

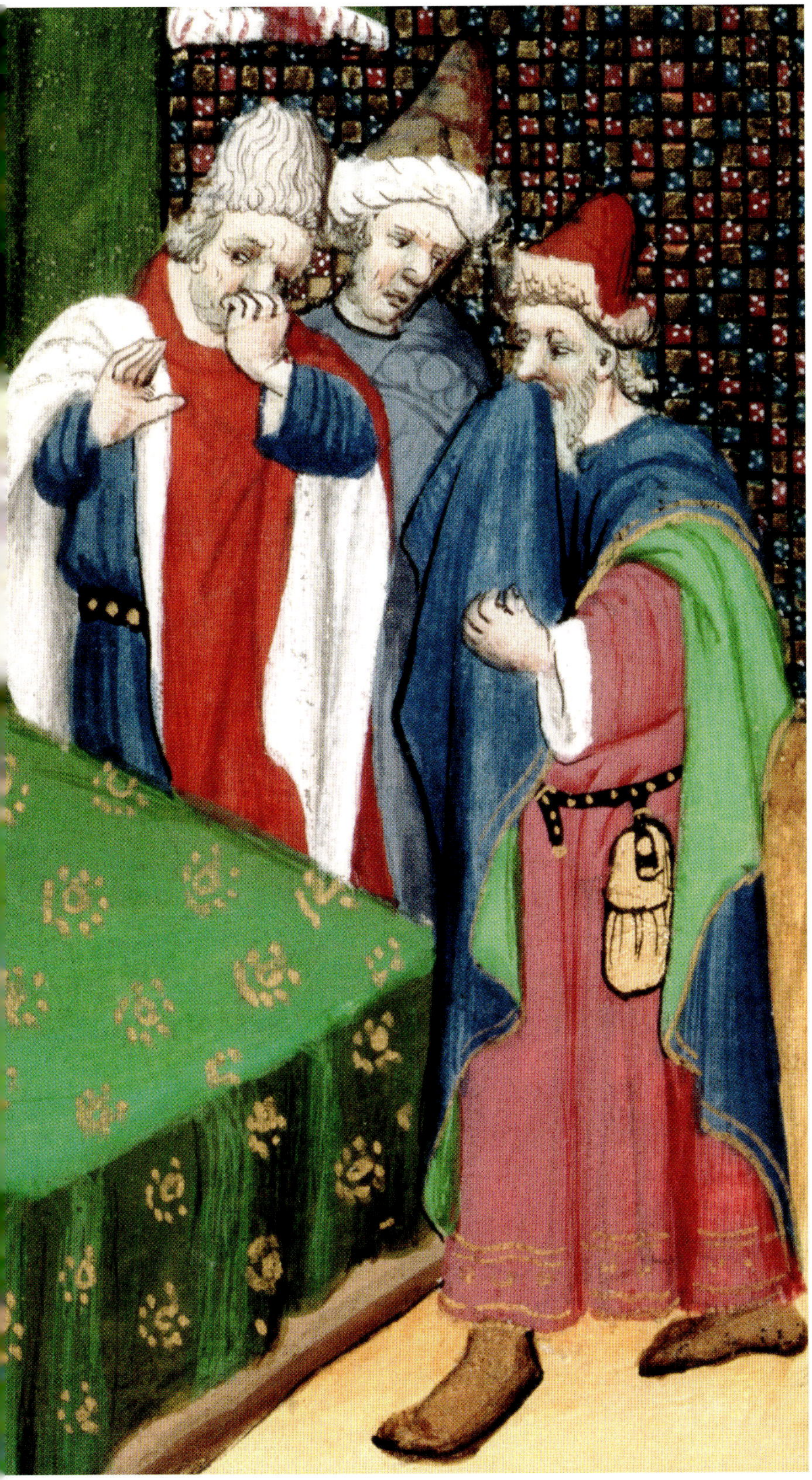

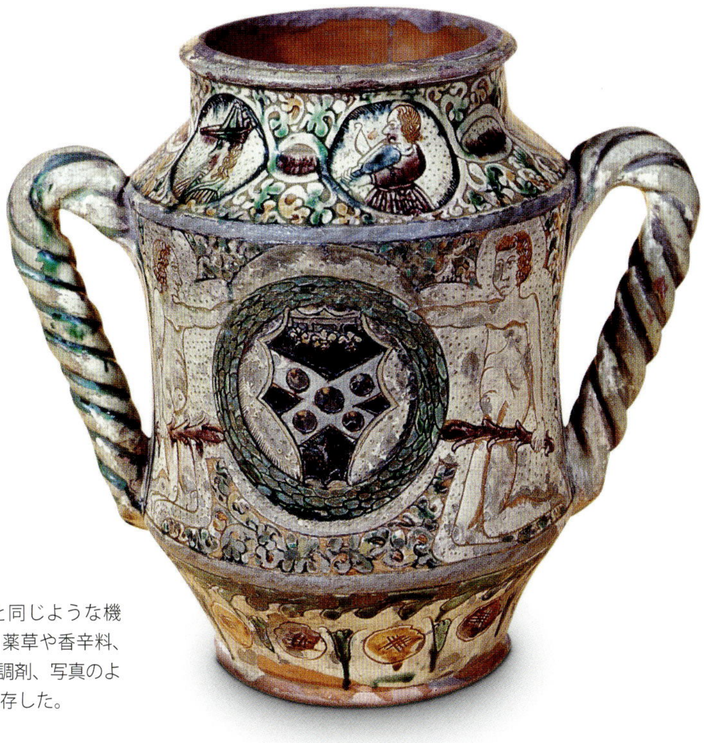

▷ **薬屋の壺**
薬屋は現代の薬局と同じような機能を果たしていた。薬草や香辛料、ワインなどから薬を調剤、写真のような磁器製の壺に保存した。

「日々、**新しい器具や新しい治療法が、**賢くて有能な医者たちによって**考案**されている。」

ルッカのテオドリック（ルッカのウーゴの息子）、外科医、13世紀

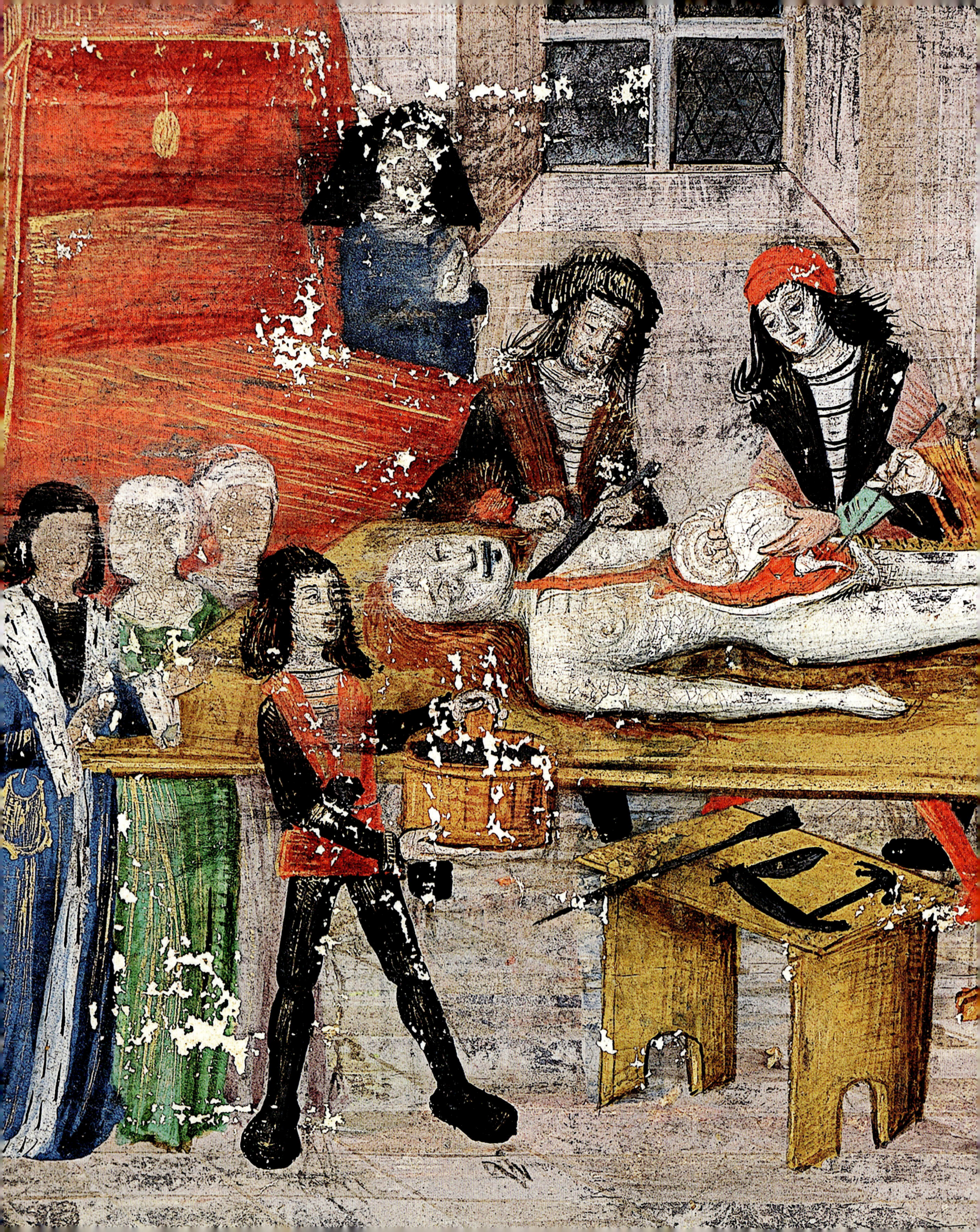

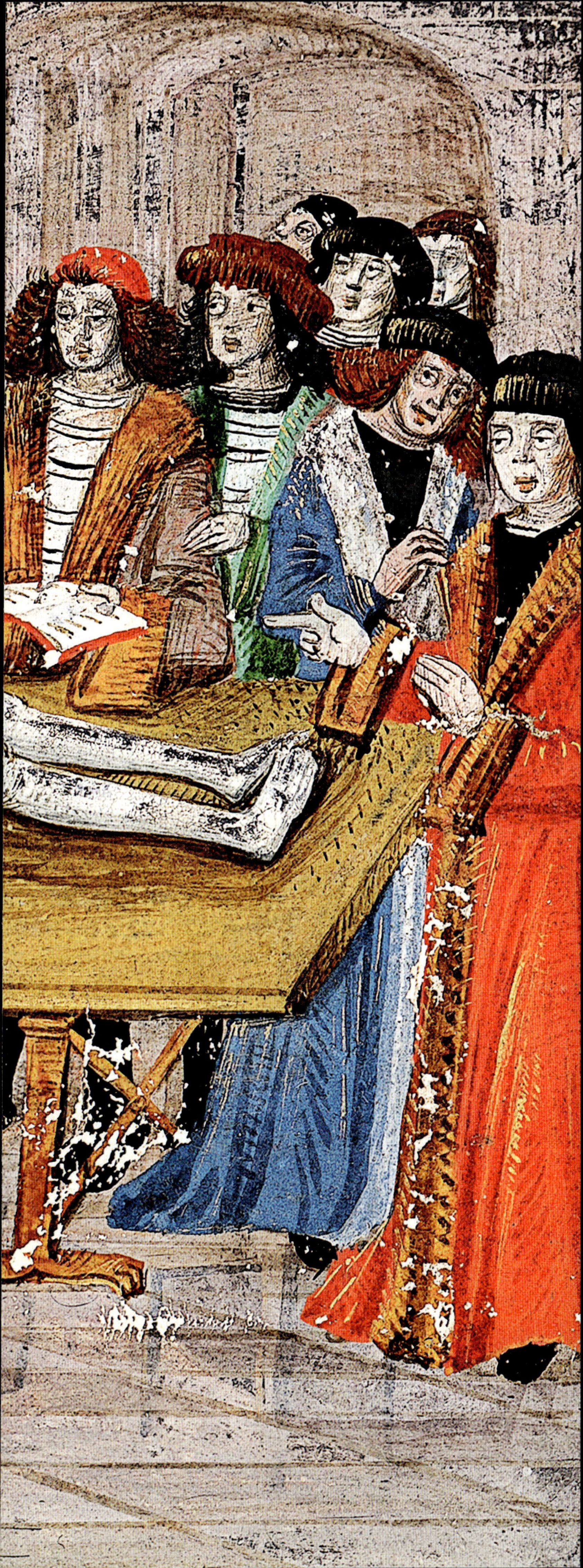

解剖学の復活

近代解剖学は一般的には、フランドルの解剖学者アンドレアス・ヴェサリウスの1543年の著書『人体構造論 *De Humani Corporis Fabrica*』に始まったとされる（⇨p.72〜75）。しかし、ヴェサリウスとその時代の医者たちは、ヨーロッパの各医学校で知識を深めていった初期の解剖学者たちから多くの恩恵を受けている。

中世初期の終わりにかけて、ヨーロッパでは古代ギリシア・ローマ医学の復活を見た。イスラーム世界の医療知識も西に流れ込んできた。解剖学や解剖、剖検に関する興味が新たになったのには、教育目的なら人間を解剖してよいという新しい法律の後押しもあったからである。傑出した医者であったイタリア人のモンディーノ・デ・ルッツィは、1315年頃に学生のための公開解剖を再導入し、1316年には『解剖学 *Anathomia Corporis Humani*』（別名アナトミア・ムンディニ *Anathomia Mundini*）を著した。モンディーノの弟子のニコラ・ベルトゥッチョはその仕事を引き継ぎ、人体が病気や食事、毒物によってどう影響を受けるかについて研究した。

続いてベルトゥッチョの学生の中で最も有名なフランスの医者ギ・ド・ショーリアック（⇨p.69、囲み）は『大外科書 *Chirurgia Magna*』を書いたが、その後3世紀にわたってヨーロッパの医学と外科の標準的教科書となった。その中でショーリアックはすべての外科医に対して解剖学を学ぶべきであると説き、この分野の進歩を担った先人、たとえばヒポクラテス（⇨p.36〜37）やガレノス（⇨p.40〜41）、イスラーム医学のアル=ラーズィーやイブン・スィーナー（⇨p.49〜53）といった医者たちの仕事を評価した。アンドレアス・ヴェサリウス（⇨p.75、囲み）が解剖学を次のレベルに引き上げるのは、その後2世紀ほどしてからのことである。

> 「解剖学を知らぬ外科医は、材木を彫刻する盲人のようなものだ。」
>
> ギ・ド・ショーリアック、『大外科書』より、1363年

◁ **解剖学教室**
ギ・ド・ショーリアックの図版つき『大外科書』にある挿画。外科医が本を参照しながら人体の部位を確認している。助手（中央）が実際の解剖を行うのを、集まった学生たちが観察している。

薬屋

病気の人に薬を処方し調剤する職業としての薬屋は、遅くとも紀元前2500年には存在していた。自身も医者の技術を持つ薬屋たちは、店に備えた薬草を使って薬を調合した。

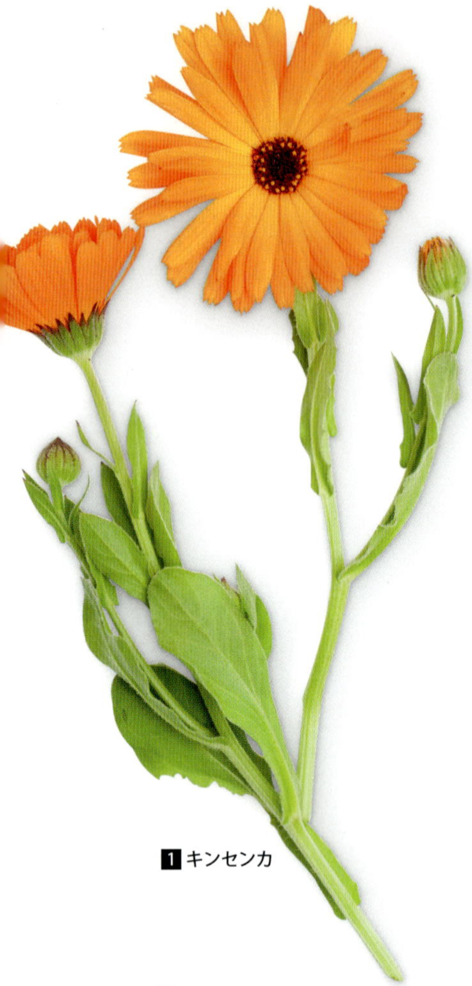

1 キンセンカ

1 キンセンカ　別名カレンデュラ、傷や腫れ物の治療に使われ、煎じて熱さましに使う。**2 クマツヅラ（ヴァーヴェイン）**　黄疸と痛風の治療、産後の女性に母乳の出を良くするために用いる。**3 セイヨウオトギリ（セント・ジョーンズ・ワート）**　強い抗炎症作用があり、傷の軟膏として、また腰痛の治療に効果がある。**4 チャイナ・ローズ**　熱帯植物であり、動脈や月経障害の治療に使われる。**5 サフラン**　この香辛料はすり潰してペースト状にし、鎮静剤や発汗をうながす発汗剤として使うことができる。**6 クローブ**　花の蕾を乾燥させたものがかつては、ときにより現在でも、歯科の麻酔薬や消毒剤として利用される。　**7 ホップ**　ホップの花は鎮静剤に使われ、不眠症や不安症、腹痛に有効。**8 乳鉢と乳棒**　薬の材料をすり潰して粉末にするのに使われた。これは象牙製で1500～1700年のもの。　**9 アヘン**　この容器に収められたテーベ・アヘンの名前は、原産地であった古代エジプトの都市テーベに由来している。少量で使用するとアヘンは精神安定薬、鎮静剤、また咳を治療する去痰薬となる。

10 錠剤コーティング器　これは1860年頃のイギリス製。錠剤を銀、ときには金でコーティングするために使われた。錠剤を中に入れて回転させると膜で覆われる仕組みになっている。**11 ガランガル**　ショウガの一種で、疝痛や腹部膨満、呼吸器系障害の治療薬として使用される。**12 ニンニク**　消毒剤や腹の虫下しとして使われたニンニクは、ハンセン病や天然痘の治療薬としても利用された。**13 ショウガ**　根ショウガは悪心や嘔吐、消化不良の緩和に役立つ。**14 セイヨウトウキ（アンゼリカ）**　利尿薬（尿の生成を促進）によく使用され、リウマチや関節炎の治療にも使われる。**15 ミント**　消化不良や疝痛、腹部膨満を緩和するのに用いられる生のミントで、みじん切りにして料理に入れたり、ハーブティーにする。**16 ローズマリー**　記憶力を高め、悪い夢を遠ざけるといわれるハーブで、頭痛の軽減にも使用される。**17 アロエヴェラの葉**　内服すると便秘薬となる。皮膚に塗ると発疹やかゆみを鎮める。**18 薬保存壺**　この1500年代のイタリア製の広口容器は、薬の保存のために薬屋で用いられていた。

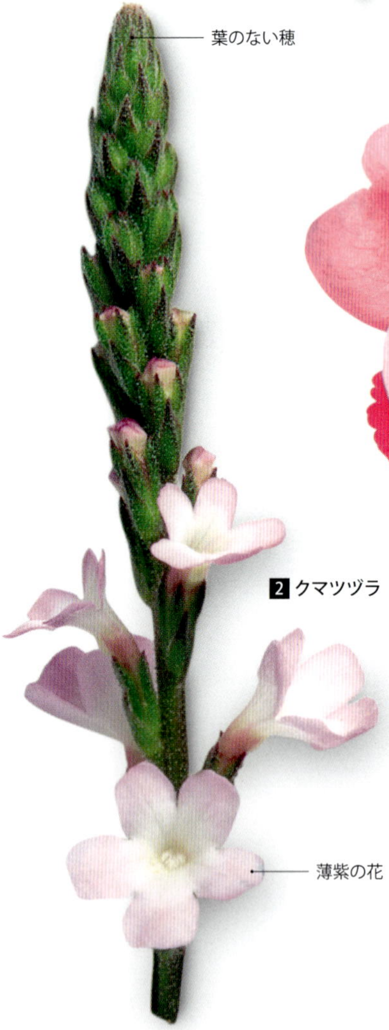

2 クマツヅラ

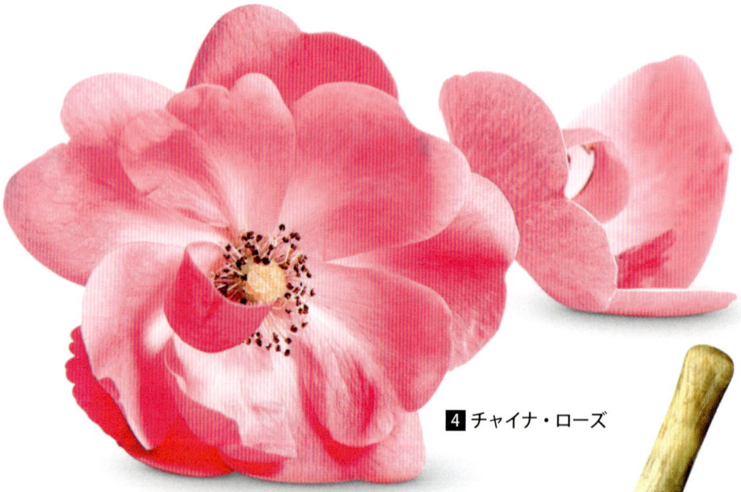

4 チャイナ・ローズ

3 セイヨウオトギリ

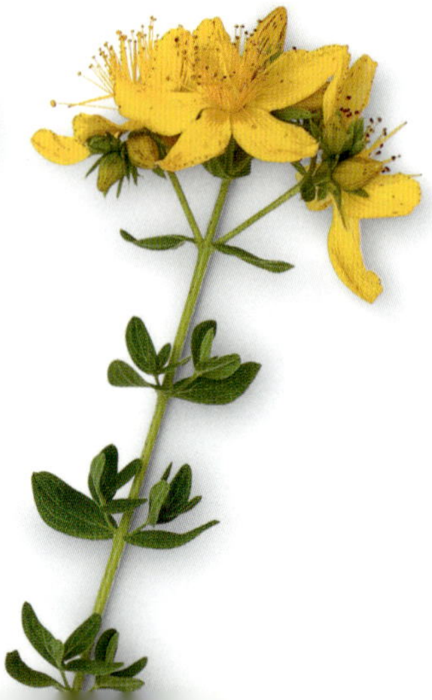

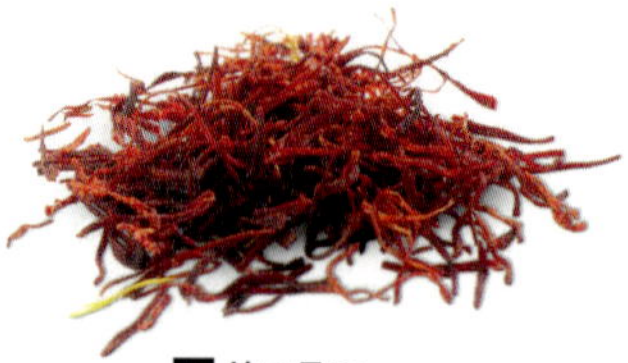

5 サフラン

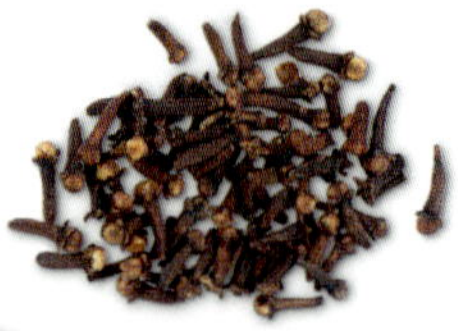

6 クローブ

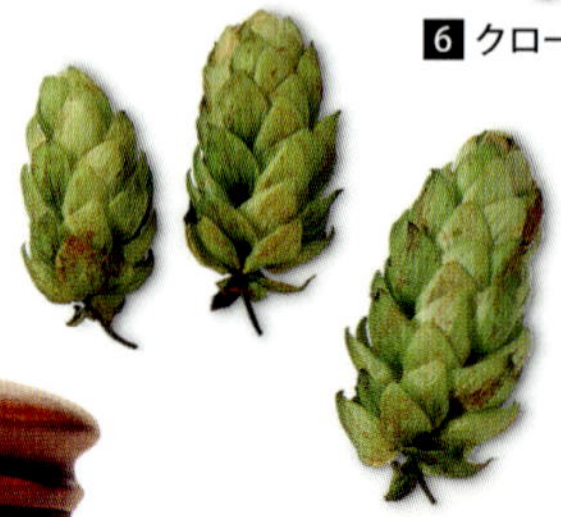

7 ホップ

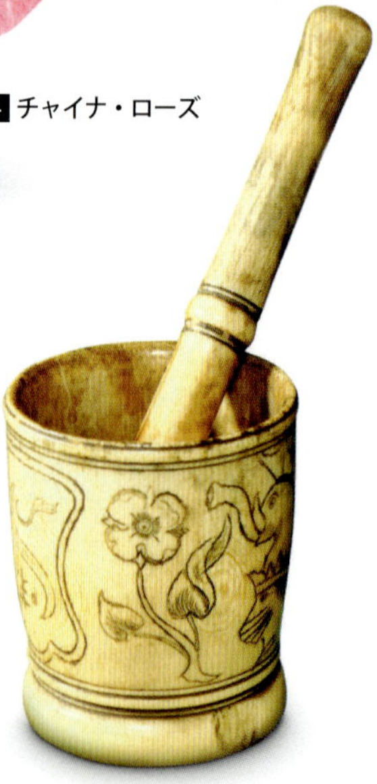

8 乳鉢と乳棒

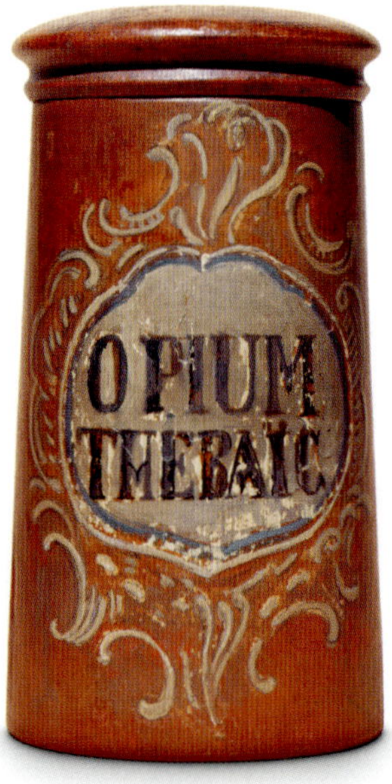

9 アヘン

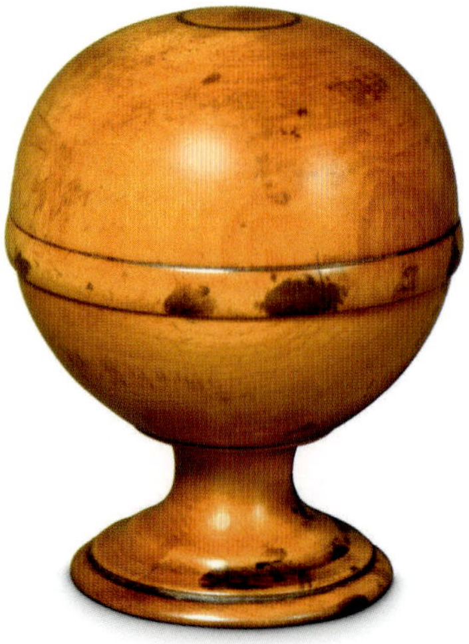

10 錠剤コーティング器

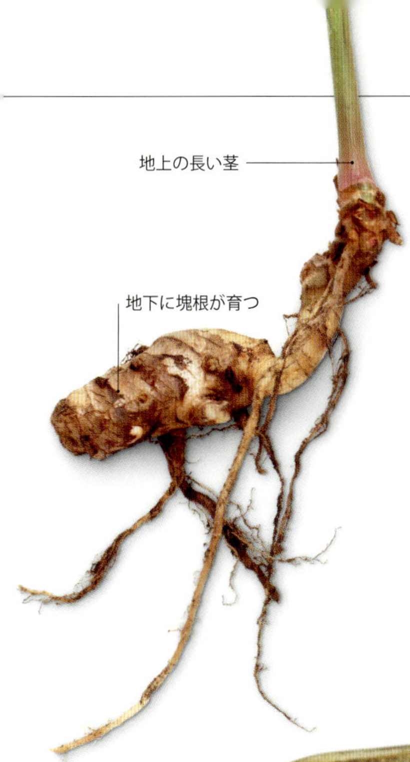

11 ガランガル

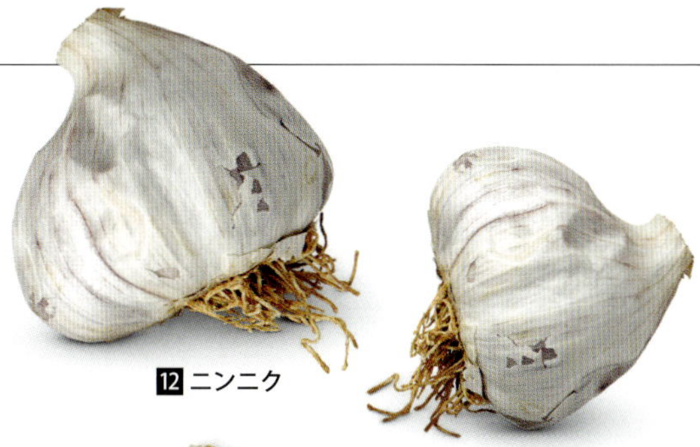
12 ニンニク

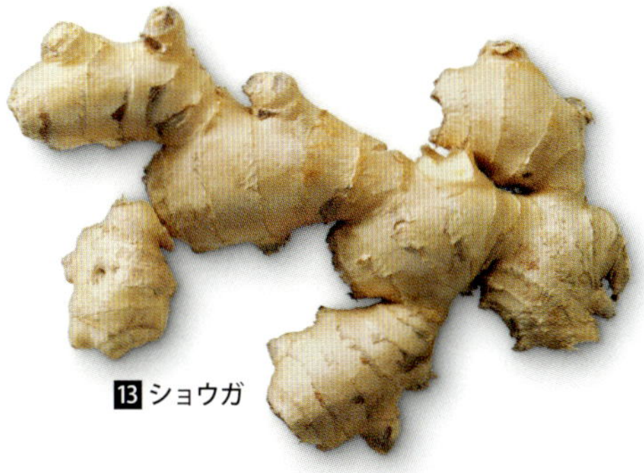
13 ショウガ

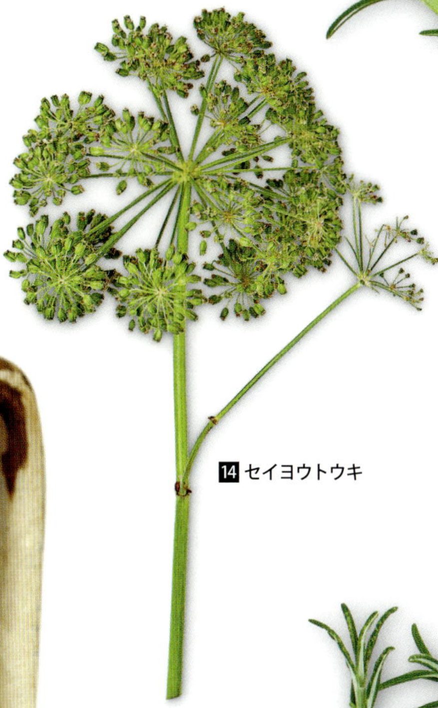
14 セイヨウトウキ

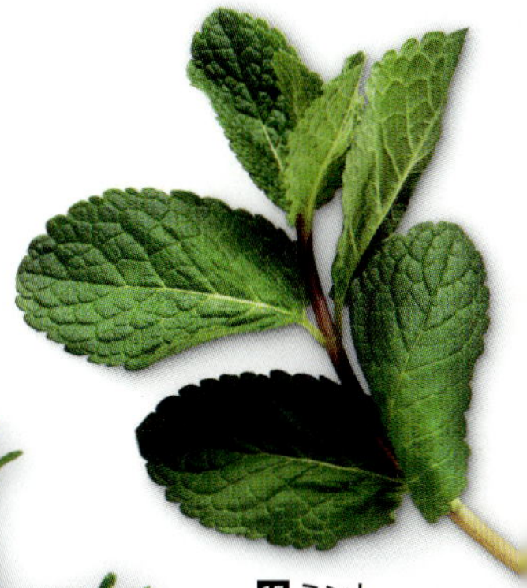
15 ミント

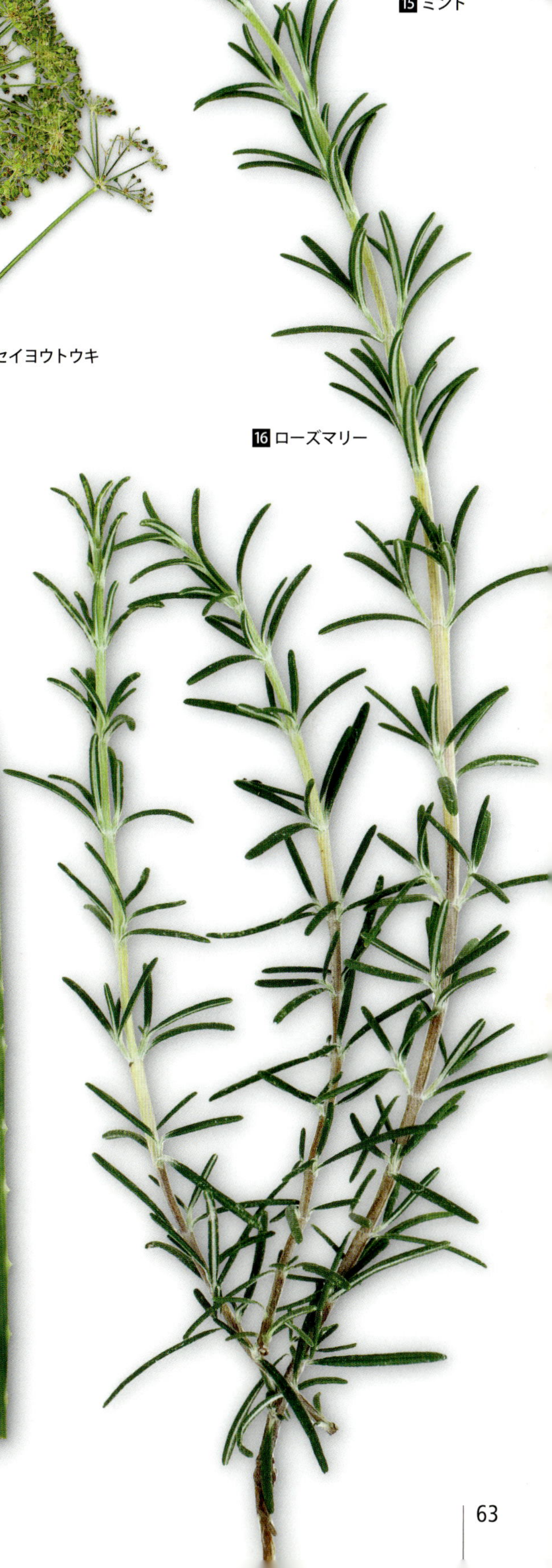
16 ローズマリー

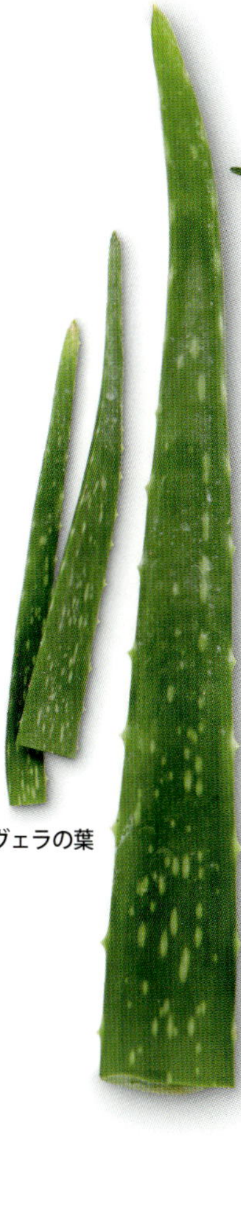
17 アロエヴェラの葉

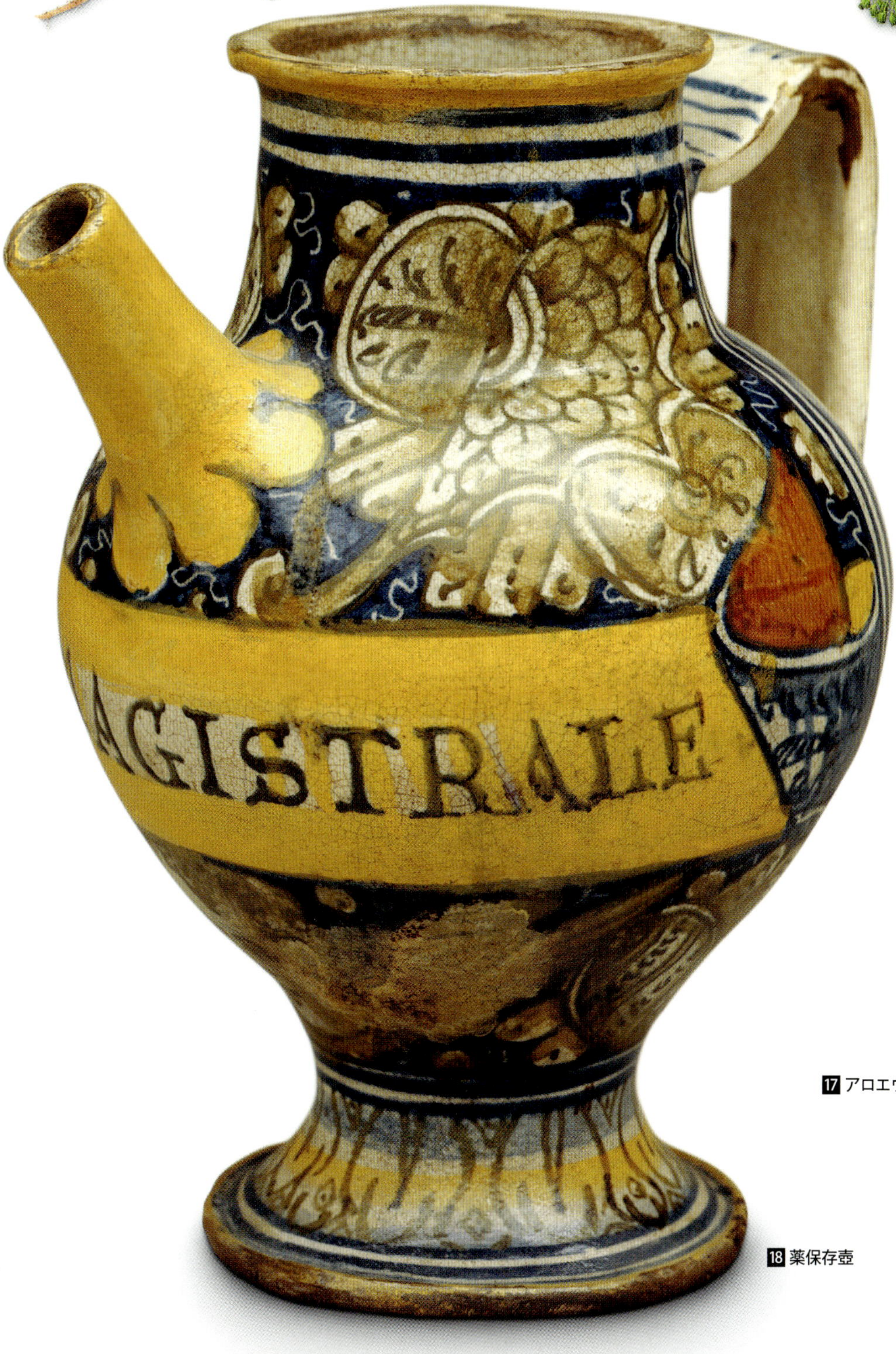

18 薬保存壺

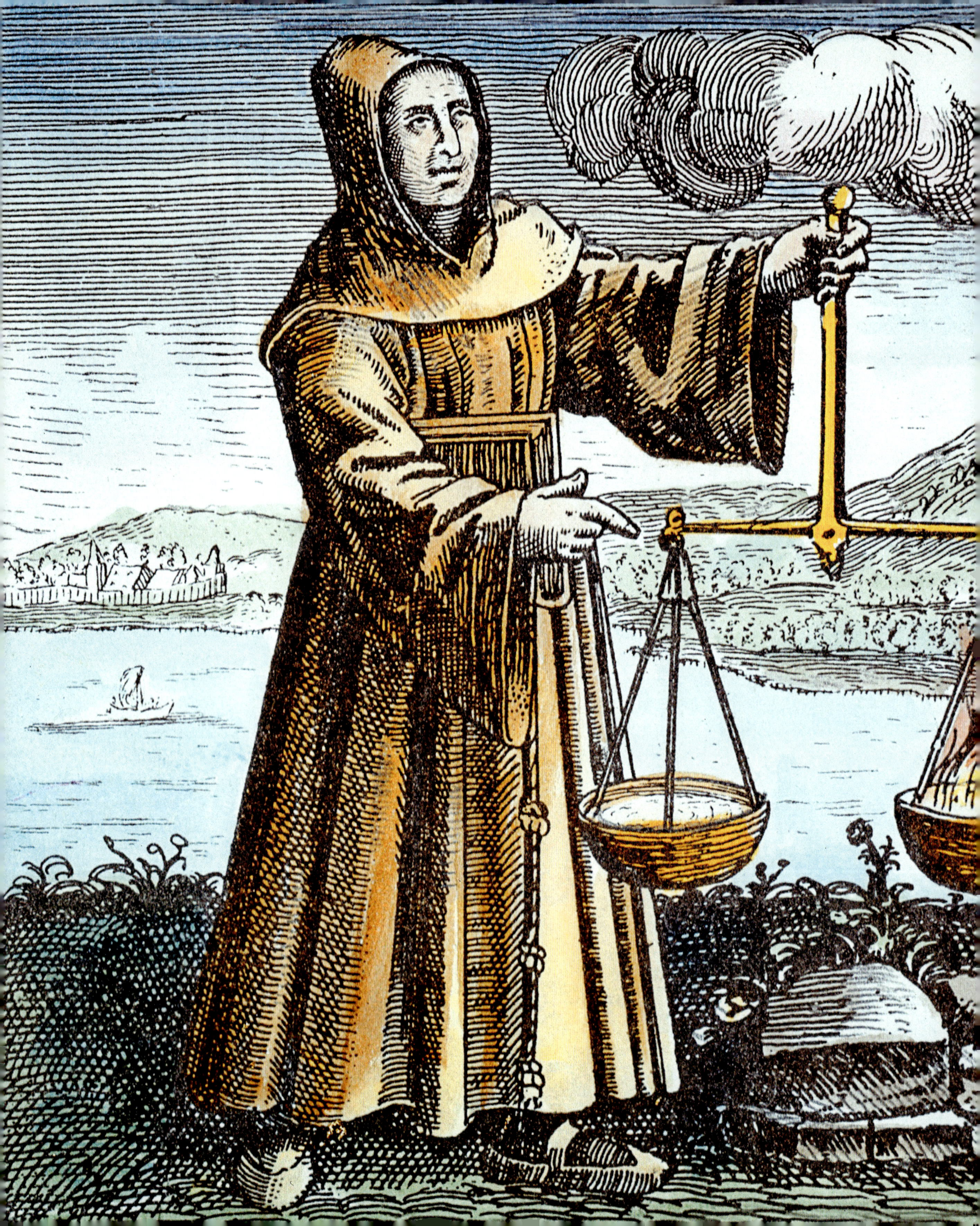

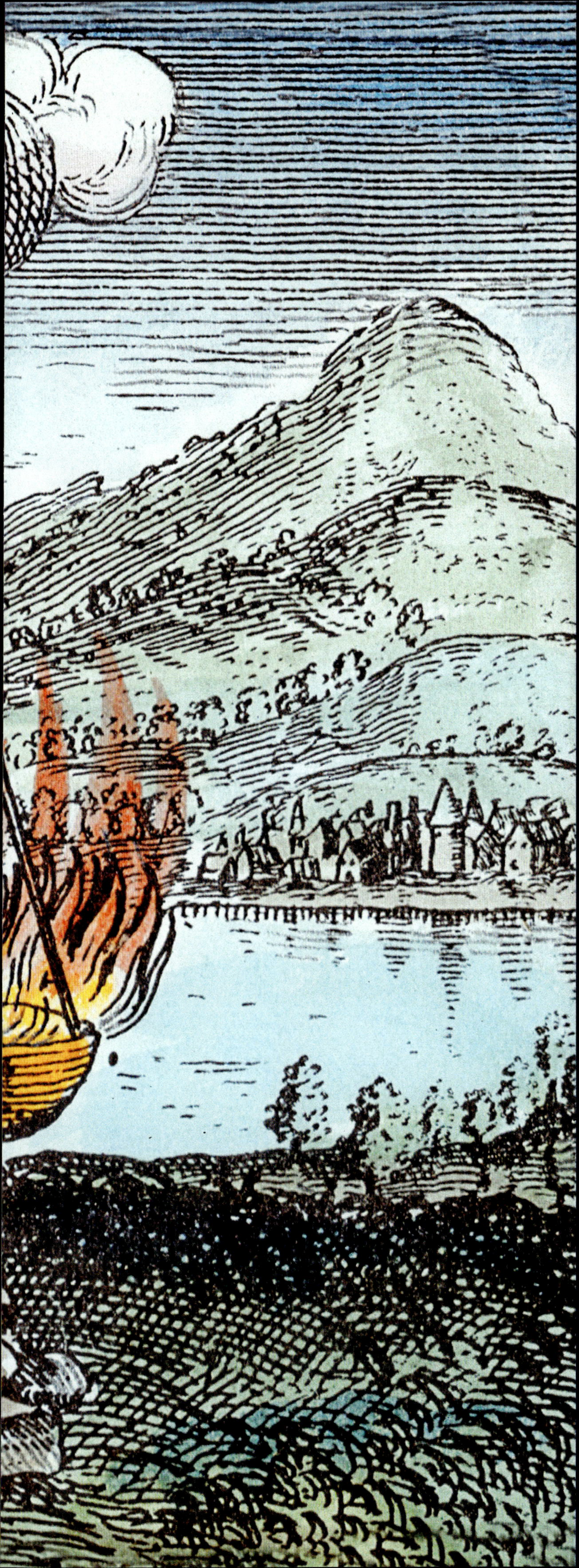

錬金術

科学と魔術が奇妙に混ざり合った錬金術には、ありきたりの金属を金に変えることからすべての病を治すということまで、さまざまな崇高な目的があった。錬金術はアジアやアフリカでは4000年前から見られ、12世紀から18世紀にかけてヨーロッパで黄金時代を迎える。

エジプトやインド、中国のような古代文明には錬金術の長い伝統がある。初期の錬金術師の目指したものはさまざまだが、根底には常にものごとを良くするために変える、あるいは変質させる、という考え方がある。物理的には普通の物質を貴重な物質に変化させる、霊的には闇に光をもたらす、医学的には病人を健康にすることだったが、理想はこの3つすべてを目指すことだった。

錬金術師にはこれを秘教とする傾向があった。少数の実行者が特権として知識を独占、それにより一般の人を幻惑することができるというものだ。とはいえ、錬金術は多くの現実的な技術の発達も助けた。たとえば植物や動物、鉱物から成分を抽出したり、要素を混ぜ、沸騰させ、濃縮し、純化するなど、今日でも使われている手法である。

錬金術はイスラーム医学の「黄金時代」(⇨p.48〜51)に発達し、徐々に西へと伝わった。イギリス人であるチェスターのロバートは1144年にペルシアの博学者ジャービル・イブン・ハイヤーン(ゲーベルなどの名でも呼ばれる)の『金属貴化秘宝大全 *Kitab al-Kimya*』を翻訳し、ヨーロッパ中に錬金術の実践を広めた。錬金術師たちの医学方面での野心の1つは、すべての病を癒す万能薬と、不老の秘薬を見つけることだった。スイス人の医者パラケルススは高名な錬金術師であり、その自由な精神と長い流浪、矛盾した発言、しかし実際的な才能で、錬金術の伝統を象徴する存在だった。しかし1700年代までには、科学的方法が厳密に適用されるようになり、若手化学者が現れ、錬金術はオカルト的な地位に後退していった。

「錬金術師は医者か、でなければ石けん製造業者だ。」

コルネリウス・アグリッパ、ドイツの博学者、『学問の不確実さと空しさについて *DE INCERTITUDINE ET VANITATE SCIENTIARUM ET ARTIUM*』より、1530年

◁ 不老薬を求めて
13世紀、イギリスの修道士で哲学者・錬金術師のロジャー・ベーコンは不老薬を探す実験を行った。彼の評価はその後数世紀にわたって高まり、触発されて多くの人が医薬的な錬金術を目指すことになる。

黒死病

1347年、ヨーロッパは壊滅的な疫病に見舞われた。続く5年間で、患者の皮膚が黒い斑点で覆われるこの伝染病は、ヨーロッパ大陸の人口のほぼ60%を死へと追いやり、社会経済に多大な混乱を招いた。

恐ろしい疫病がヨーロッパを襲ったのはこれが初めてではない。アテネの大疫病はギリシアの歴史学者トゥキュディデスにより紀元前430年に記録されており、また東ローマ帝国を荒廃させたユスティニアヌスの疫病は紀元542年のことだった。どちらも多数の死者を出し、黒死病と同じ病原菌が原因と考えられている。ただし、このような過去の疫病の流行は、地理的に見れば狭い地域でのことだった。

繰り返される惨禍

当時の人が黒死病と呼んだこの致命的な疫病の大流行は、1330年代に小アジアに始まったと思われ、1347年にはクリミア半島に達し、そこから海上貿易のルートに沿って急速に西へと広がった。ヴェネツィアを含むイタリアの都市がその年の秋に襲われ、1348年の夏までにはフランスやスペイン、ポルトガル、イギリスが感染、翌年にはドイツやスカンディナヴィアが犠牲となった。黒死病の媒介生物、つまり伝染の仲介をするものは感染したクマネズミ（イエネズミ）に付いたノミだった。ゴミや人の排泄物が常に身近にあり、家畜も一緒に暮らすという不衛生な環境は、中世都市によく見られた。こうした状況下で、クマネズミは盛んに繁殖していた。感染したクマネズミの血を吸ったノミが人間に付くことで病気は広がった。最初の兆候は鼠蹊部や腋の下、頸部リンパ節の腫れで、横痃として知られるこの腫れから、黒死病は腺ペストとも呼ばれている。次に黒い斑点が皮膚に現れ、短期間で死に至る。

黒死病はヨーロッパ中に恐慌を引き起こした。治療法はなかった。あまり効果はなかったものの試みられた治療法（⇨p.68～69）には、消化しにくい食べ物を避ける、バラやシナモン、クローブの香水（エッセンシャルオイル）で空気を浄化することなどがあった（ペストは

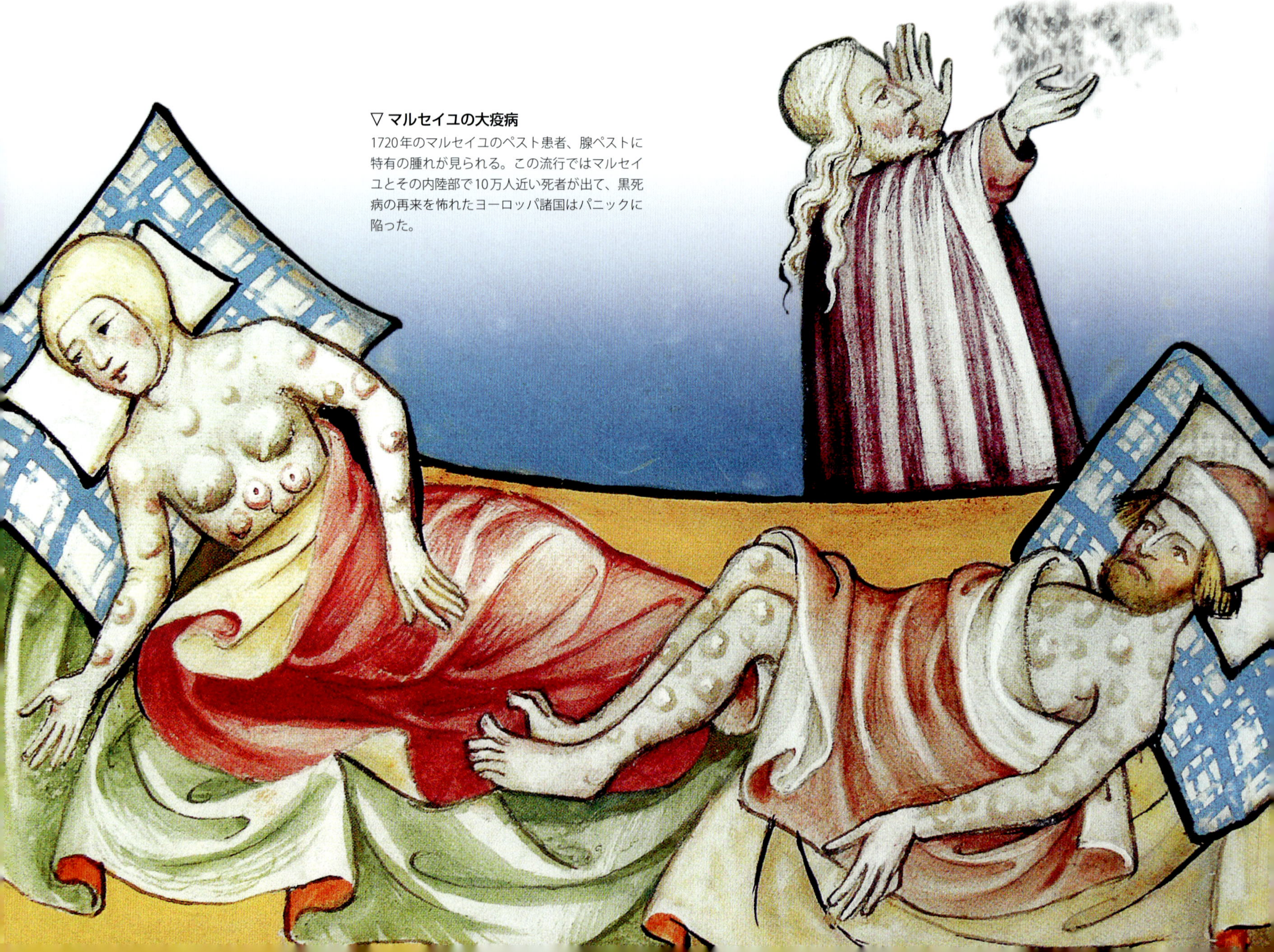

▽ **マルセイユの大疫病**

1720年のマルセイユのペスト患者、腺ペストに特有の腫れが見られる。この流行ではマルセイユとその内陸部で10万人近い死者が出て、黒死病の再来を怖れたヨーロッパ諸国はパニックに陥った。

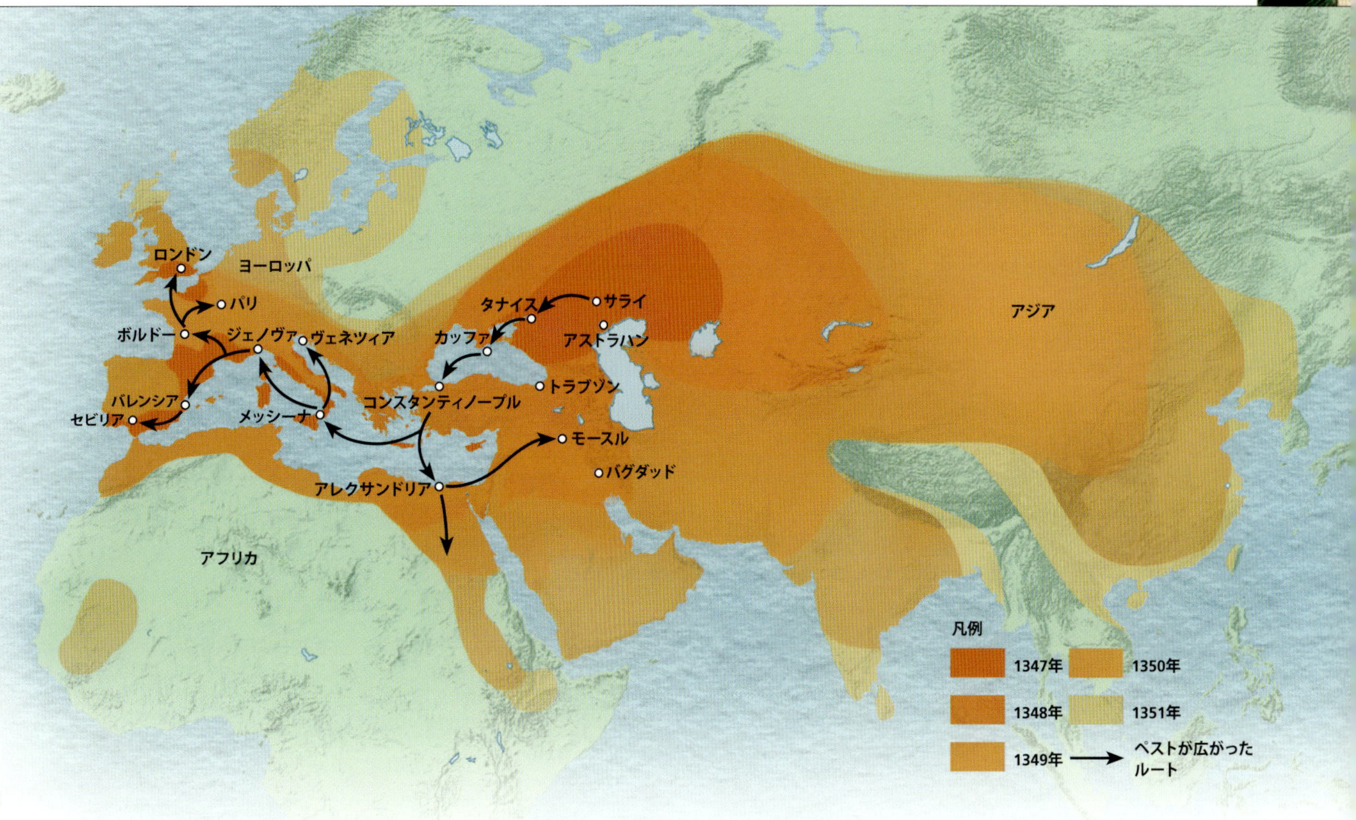

▷ ペストの感染
黒死病は1347年にクリミアのカッファ（今日のフェオドシヤ）港からヨーロッパに到達し、そこから船によって地中海のすみずみまで広がったと考えられている。1351年までには北スカンディナヴィアとロシアにまで達した。これを免れたのはポーランドなどごくわずかの地域だけだった。

「瘴気」と呼ばれる悪い空気によって広まるという説があった）。医者は万能薬を処方しようとした。たとえばテリアカ・アンドロマキというのは、70もの材料を使った薬草の調合薬である。いずれも効かず、流行を免れたのはかなり人里離れた村の住民たちだけだった。5000万人近い死者を出して最初の疫病は鎮火した。しかし再び1360～1363年、1374年、そして1400年に波状に再来し、以前の感染で免疫を獲得していない新しい世代が犠牲となった。

社会経済的な影響

腺ペストが与えた社会的、経済的な打撃は破壊的だった。最初の大流行の恐怖のさなか、ドイツでは何千人ものユダヤ人が虐殺された。彼らが井戸に毒を入れて疫病を発生させたと、罪をなすりつけられたのだ。ヨーロッパは人口が減って労働力が足りなくなり、遊んでいる土地が出て、小作農民たちはより高い報酬を要求できることになった。賃金は、同じ水準に抑えようとする払う側の努力もむなしく、容赦なく値上がりした。これはとくにイギリスで顕著だった。

周期的に繰り返される腺ペストの流行は、3世紀にわたってヨーロッパの生活の一部ともなった。イギリス最後の大流行は1665年のロンドンで、6万8000人の死者を出した。1720年、腺ペストに感染した船が港に入ったことでフランスのマルセイユで感染がまん延したが、ヨーロッパの都市としてはここが最後となった。それ以外の地域では、この病は風土病として残った。新たな流行は1894年に中国の広東に始まり、翌年インドに飛び火、そこで100万人以上の犠牲者を出した。

23日　人間のコミュニティの中でネズミがペストに感染してから、最初の1人がこの病気で亡くなるまでの平均日数。

治療法を求めて

1894年、ペストの原因となる桿菌が2人の細菌学者、日本の北里柴三郎とフランスのアレクサンドル・エルサンにより発見され、やがてペスト菌はエルシニア・ペスティスと呼ばれるようになった。ペストに対するワクチンをつくろうとする初期の試みは失敗に終わったが、ネズミに付いたノミが媒介生物であることは1898年に突き止められ、続いてネズミの個体数をコントロールすることによってまん延を抑えることに成功した。1896年にはエルサンが抗血清をつくってケースの半分ほどで効果を出し、1940年代に抗生物質のストレプトマイシンが導入されたことで、治癒率は約95%まで上がった。

黒死病はもう多くの生命を奪うほどの猛威をふるうことはなくなったが、まったく根絶されたわけではない。1910年、研究者たちは野生のげっ歯類、たとえばマーモット（中央アジア）やプレーリードッグ（北アメリカ）が保有宿主となり、このような動物が人間と接触すれば、周期的な流行を起こすということに気づいた。2013年にはキルギスタンの少年がペストに感染したマーモットを食べて死亡しており、アメリカ合衆国でも2015年にペスト感染が15件発生、うち4人が死亡している。

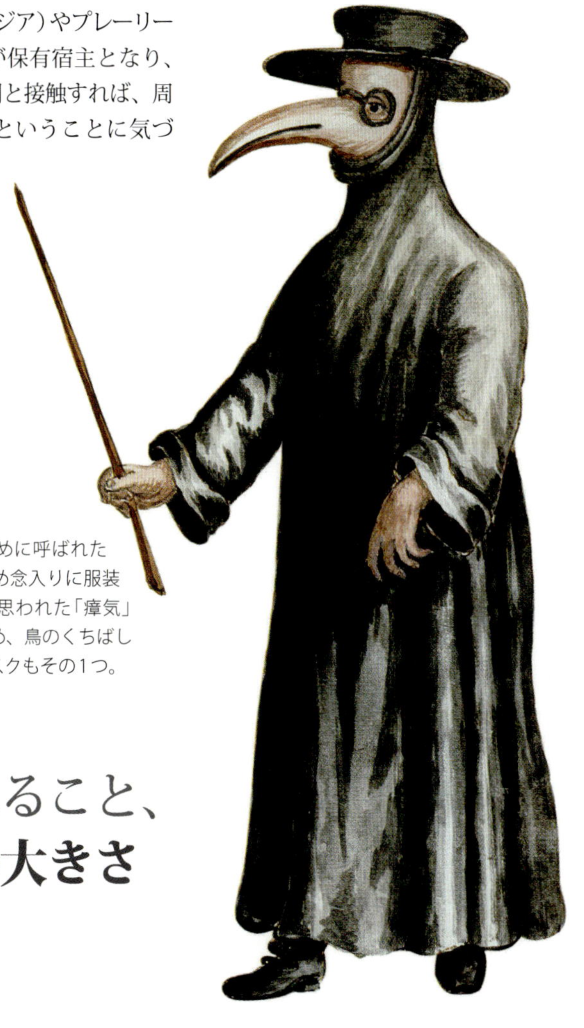

▷ ペスト医者
ペスト患者を治療するために呼ばれた医者は、感染を避けるため念入りに服装を整えた。疫病の原因と思われた「瘴気」にさらされるのを防ぐため、鳥のくちばしのようなものを付けたマスクもその1つ。

「**最初の症状は**……鼠蹊部や腋窩に**腫れ**が見られること、これは**卵形のもの**もあれば、**普通のリンゴほどの大きさのもの**もある。」

ジョヴァンニ・ボッカッチョ、イタリアの作家、『デカメロン』より、1350年

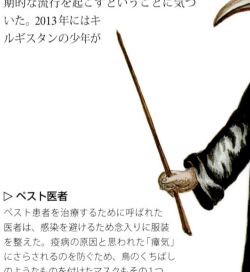

疫病の予防

疫病は目新しい病気ではないが、14世紀の黒死病の到来は人類史上最悪のパンデミックの1つとなった。医学はその治療に関しては無力だったが、時を経るにしたがい、このような病気が広がるのを防ぐための組織的な対応が考えだされた。

中世において「疫病」という用語はどんな流行病にも使われた。これらの疫病の中には今日、マラリア、腸チフス、コレラ、麻疹、梅毒、天然痘として知られる病気も含まれている。しかし、黒死病（⇨p.66～67）は疫病の中でも最悪で、その重篤さ、人間生活を壊滅させる力においては類を見ないものだった。悲惨な大流行は激しい恐怖とパニックはもちろんのこと、さまざまな反応を引き起こした。

祈るか逃げるか

この病気がなぜ起こり、なぜ感染するかもわからず、ただ逃げることを選ぶ人もいた。しかしイスラームの信仰では逃げるという選択肢はなかった。疫病は神の行為と考えられ、したがって耐えるしかなかった。多くのキリスト教徒は、神が人類の罪を罰しているのだと思い、ゆ

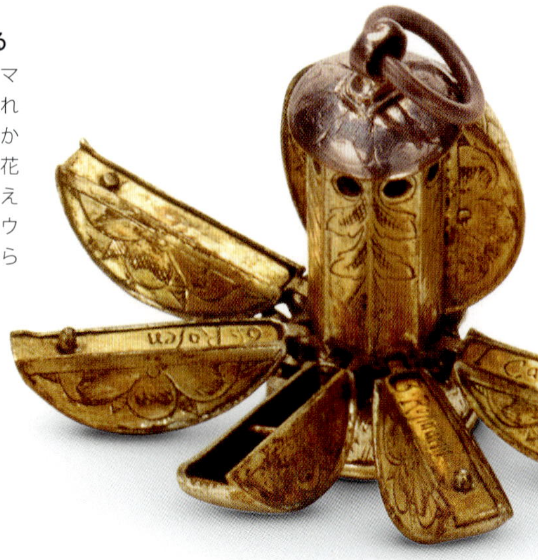

▷ **香りを拡散する**
この球状の八面ポマンダーは、空気をきれいにし、ペスト感染から身を守るとされた花や薬草、香料、たとえばナツメグやジャコウを携帯するのに用いられた。

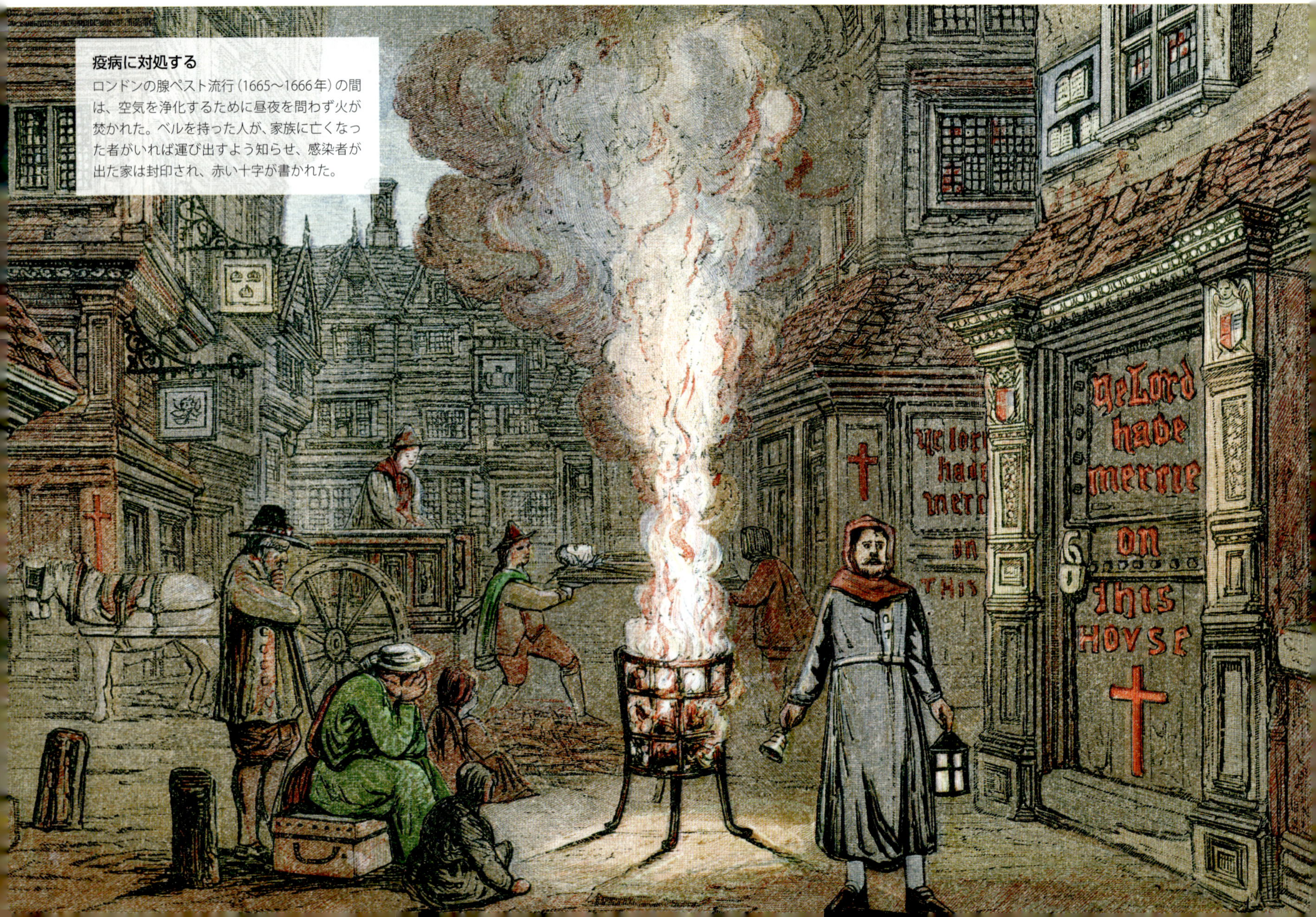

疫病に対処する
ロンドンの腺ペスト流行（1665～1666年）の間は、空気を浄化するために昼夜を問わず火が焚かれた。ベルを持った人が、家族に亡くなった者がいれば運び出すよう知らせ、感染者が出た家は封印され、赤い十字が書かれた。

えに祈ることと罪を悔いることでしか疫病は終わらないとした。この結果、鞭打ち苦行の人気が上昇、何千人もの悔悟者たちが町や田舎を旅しながら三叉鞭で自らの体を打ち、自分たちの苦しみを憐れんで疫病を止めてくれるようにと神に祈った。

年月が経つと、神がそのような罰で人間を苦しめるとは思えなくなってきた。黒死病のような疫病や、「聖アントニウスの火」と呼ばれる麦角中毒症（麦角菌により起こる壊疽性の病気。聖アントニウスに祈れば治ると信じられた）や舞踏病（踊り狂うような症状を見せる病）が大量に発生したことは悪魔の仕業で、悪魔は人間の手下、たとえば異端者やユダヤ人、魔女を使うのだと思われるようになった。怖れと怒りが外へと噴出し、何千もの罪のない人びとが罪を負わされ殺害された。

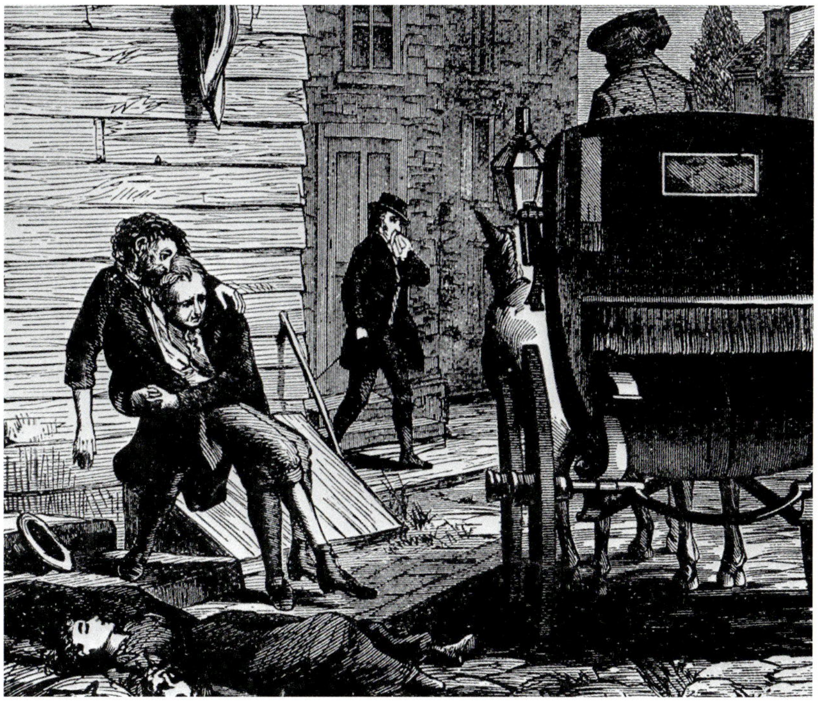

◁ **黄熱病**
1793年に黄熱病がアメリカ合衆国のフィラデルフィアで猛威をふるい、4万5000の住民のうち5000人の命を奪った。死者や瀕死の病人を拾いあげるために止まる荷馬車以外、人通りは絶えた。

予防の試み

官吏や国の指導者、また多くの個人が、病の拡散を防ぐために行動を起こした。大気に病気を引き起こす有毒な蒸気である「瘴気」（⇨p.120〜121）が満ちており、火を焚けば取り除けると考えた人もいた。人びとはまた、汚染された空気を浄化しようと甘い香りのポマンダー（香り玉）を持ち歩くようになった。

「この災いに襲われた男も女も心底**恐れおののき、兄弟が兄弟を見捨て、**父母が子どもの面倒をみることを拒むほどだった。」

ジョヴァンニ・ボッカッチョ、イタリアの作家、フィレンツェにペストが再流行した時のことについて、1348年

地域によっては当局が患者を隔離する対策をとった。ヴェネツィアとミラノでは、感染を疑われる者は誰であろうと市内に入ることを拒絶した。1348年には、感染地の港からヴェネツィアに着いた船は上陸まで40日間、錨を下ろして待機することを要求された。この手続きに付けられた「検疫*quarantine*」という名称は、イタリア語の*quaranta giorni*つまり40日間という意味の言葉から生まれたのである。検疫は徐々に、疫病の流行に対処するための方法として一般に認められるようになった。1374年、ミラノ公は疫病に冒された者は全員、市の城壁の外の野や森へと運び、治るか死ぬまでそこにいるようにせよ、という政令を立案した。

疫病患者のための最初の常設病院は1423年、ヴェネツィア共和国の市街部から離れた小島サンタ・マリア・ディ・ナザレに開かれた。この取り組みは病気のまん延を食い止める方法としてヨーロッパの他の地域にも拡大した。役人はまた、燻蒸や感染者の服や寝具を焼くなどの消毒法も用いた。伝染病の性質そのものはまだわかっていなかったが、こうした方法は、病気が人を介して広がると信じられていたことを示し、疫病はアッラーが起こしていると信じたムスリムの考えと対立した。黒死病の拡散がなぜ防げなかったかは、何世紀も経ってから、腺ペストを運んでいたのがノミであることが発見されて初めて説明がついた（⇨p.67）。

続く数世紀の間、患者を隔離するシステムは大幅に改善した。1600年代の初めのパリでは、旅人は健康診断をしなければ市内に入ることはできないという法律が成立した。1650年までにはこの姿勢はアメリカまで伝わり、新世界を目指した何千人もの旅人は、ボストン港で止められて検診を受けるか、さもなければ100ドルの重い罰金を払うことになった。1665〜1666年、ロンドンに腺ペストの流行が再発したときには、すべてのロンドン行きの船はテムズ川の河口で40日間、ときには80日間停泊させられた。発病したロンドン市民は家にとどまることを強いられ、家はしばしば板張りで封印された。可能な者は田舎へと避難した。

18世紀に別の疫病である黄熱病が侵入すると、フランスやスペイン、イタリアなど地中海沿岸の港の為政者は厳しい検疫ルールを導入せざるを得なくなった。アメリカでの最初の大規模な黄熱病の流行は、1793年7月にフィラデルフィアを襲うが、貿易を制限したくない政治家たちは検疫をしぶった。その後20〜30年にわたりこの病気がまん延し続け、ついにアメリカ連邦議会が連邦検疫法を可決したのは1878年のことである。

フランスの医者（1300〜1368年）

ギ・ド・ショーリアック *Guy de Chauliac*

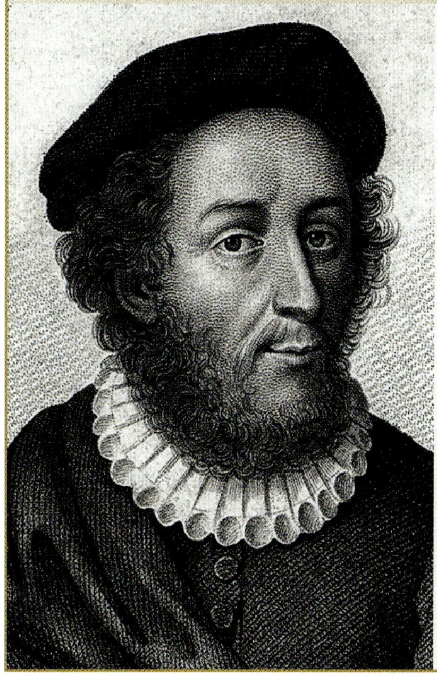

フランス、オーヴェルニュに生まれた医者・外科医のギ・ド・ショーリアック（⇨p.61）は、ヨーロッパ最古の大学であるボローニャ大学で学んだ。1342年には教皇クレメンス6世の侍医に任命される。黒死病が1348年フランスを襲ったときにも、彼は教皇に仕えていた。アヴィニョンの枢機卿の3分の1が亡くなるなか、教皇は生き延びた。ショーリアック自身も感染したが、回復してその体験を記録、またほかの医者たちとは違って逃げずにとどまり、病人の治療にあたった。1363年の著書『大外科書』の中にその経験を、図を用いて克明に記している。この本はその後200年間以上、最も影響力のある外科の教科書となった。

錬金術と化学、そして医学

何世紀にもわたって人びとは物質の性質、精製の方法、混ぜるとどのように反応するかを調べてきた。この科学の分野はやがて化学となるが、その神秘的な先駆者である錬金術師（⇨p.64〜65）は、12世紀から18世紀にかけてのヨーロッパ医学に大きな影響を与えた。

古代ギリシアでは紀元前380年にはすでに物理的物質の構造、もしくは物質について解明しようという試みが始まっていた。ギリシアの哲学者デモクリトスは、すべての物質はそれ以上分解できない、原子といわれる目に見えない成分でできていると考えた。同じ頃にインドの哲学者カナーダも似たような考えにいたった。しかしどちらの理論も物理的な証拠に基づいたものではなかった。

大きな前進をみたのは8世紀で、ペルシアの博学者ジャービル・イブン・ハイヤーンが、ごく基本的な実験器具と結晶化や蒸留などの手法を使って物質の性質を調べた。その研究を通してハイヤーンは、初期化学の物質の分類を考案した。加熱すると蒸発するスピリッツ（精）と、鉄や鉛を含む金属、そして石などの粉末に砕くことのできる非金属である。この分け方は現代の物理化学の分類法と驚くほど近い。ハイヤーンのテキストは，今日の化学や医薬品開発の実験室でよく使う方法を記載している。数百もの調合剤をつくり出し、医者の立場を活かして患者に試すことができたが、系列立てて記録したり結果を分析することはしなかった。

当時人気があったのは錬金術で、神秘学と哲学、宗教、疑似科学の混じった、物の成分と様態の変化を説明しようとするアプローチである。その第一の目的は、ありふれた物質を金や銀に変える、あるいは不老不死の霊薬をつくることなどだった。しかし、多くの錬金術師が秘密主義でしばしば不可解な研究を行い、またその材料や方法を堅く隠したため、一般の人や資金源であったパトロンに懐疑的な目で見られるようになった。

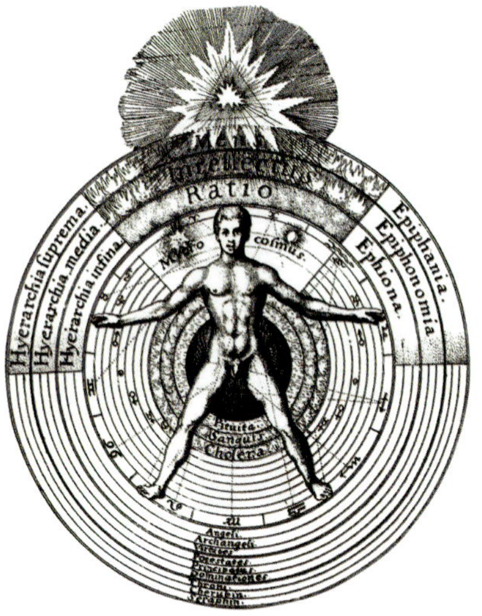

◁ **宇宙を動かす**
1617年に出版された『両宇宙誌』で、医者のロバート・フラッドは宇宙の働きについて、物質的、天上的、霊的な次元に分ける考えを示している。

錬金術の貢献

とはいえ、中世の錬金術は医学の分野に大いに貢献した。なかでも最も影響力があったのは16世紀のスイス人の医者、フィリップス・アウレオールス・テオフラストゥス・ボンバストゥス・フォン・ホーエンハイム、別名パラケルススである。錬金術の霊的な側面やさまざまな民間伝承から離れきらない面もあったが、パラケルススは医療にとって価値ある化学の要素をいくつも紹介している。彼は医者に、自然を研究せよ、体の働きを知るために実験をせよと提唱した。

金属は重要な元素であると信じ、ある種の鉱物が特定の病気に関係するとした。たとえば、甲状腺腫はある鉱物が飲料水の中に混じっていることで引き起こされることを発見した。「多くの人が錬金術を、金銀をつくるためのものだという。私にとってそれは目的ではない。医学にどのような美徳と力があるかを考えることだけが目的だ」と言った。その信念の1つに、人を病気にするものが人を癒しもする、というものがある。これは現代のワクチンが前提としている考えである。16、17世紀にはしだいに錬金術の焦点は超自然から遠ざかり、理にかなったものとなり、錬金術師は魔術師よりはまじめな科学にたずさわる者と見られるようになってきた。パ

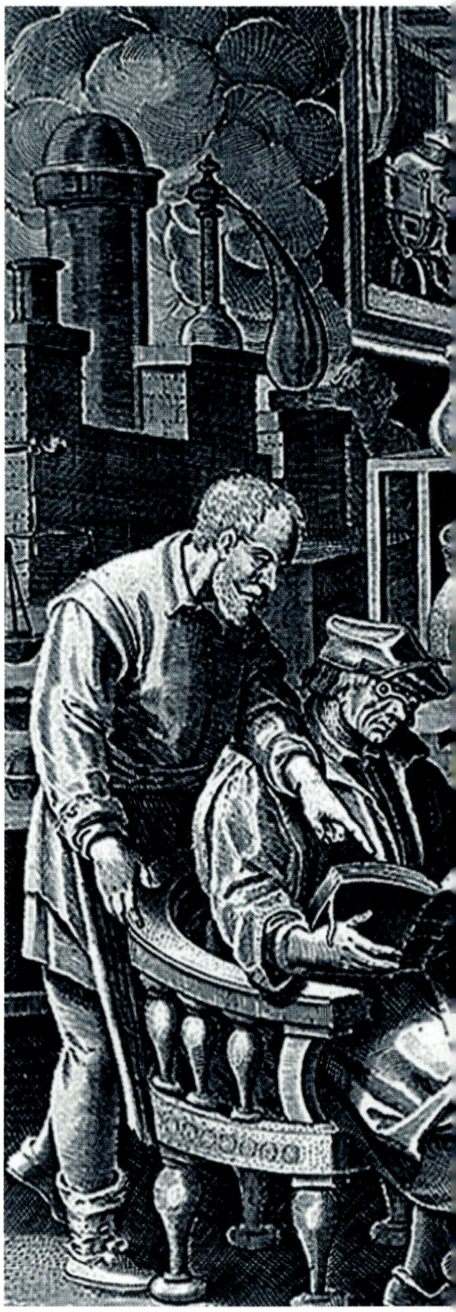

△ **スピリッツの蒸留**
マニエリスムの画家ヨハンネス・ストラダヌスによる銅版画、1500年代終わりから1600年代初期の蒸留装置を描いている。医療錬金術師は蒸留法を使って、薬として使用するために鉱物や薬草エキスを精製した。

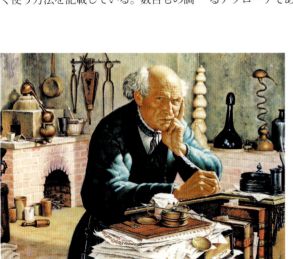

◁ **仕事中**
医者のフィリップス・アウレオールス・テオフラストゥス・ボンバストゥス・フォン・ホーエンハイムは、古代ローマの学者ケルススの名を取って、パラケルススと自称した。ケルススは重要な初期の医学書『医学論 *De Medicina*』を書いた人物。

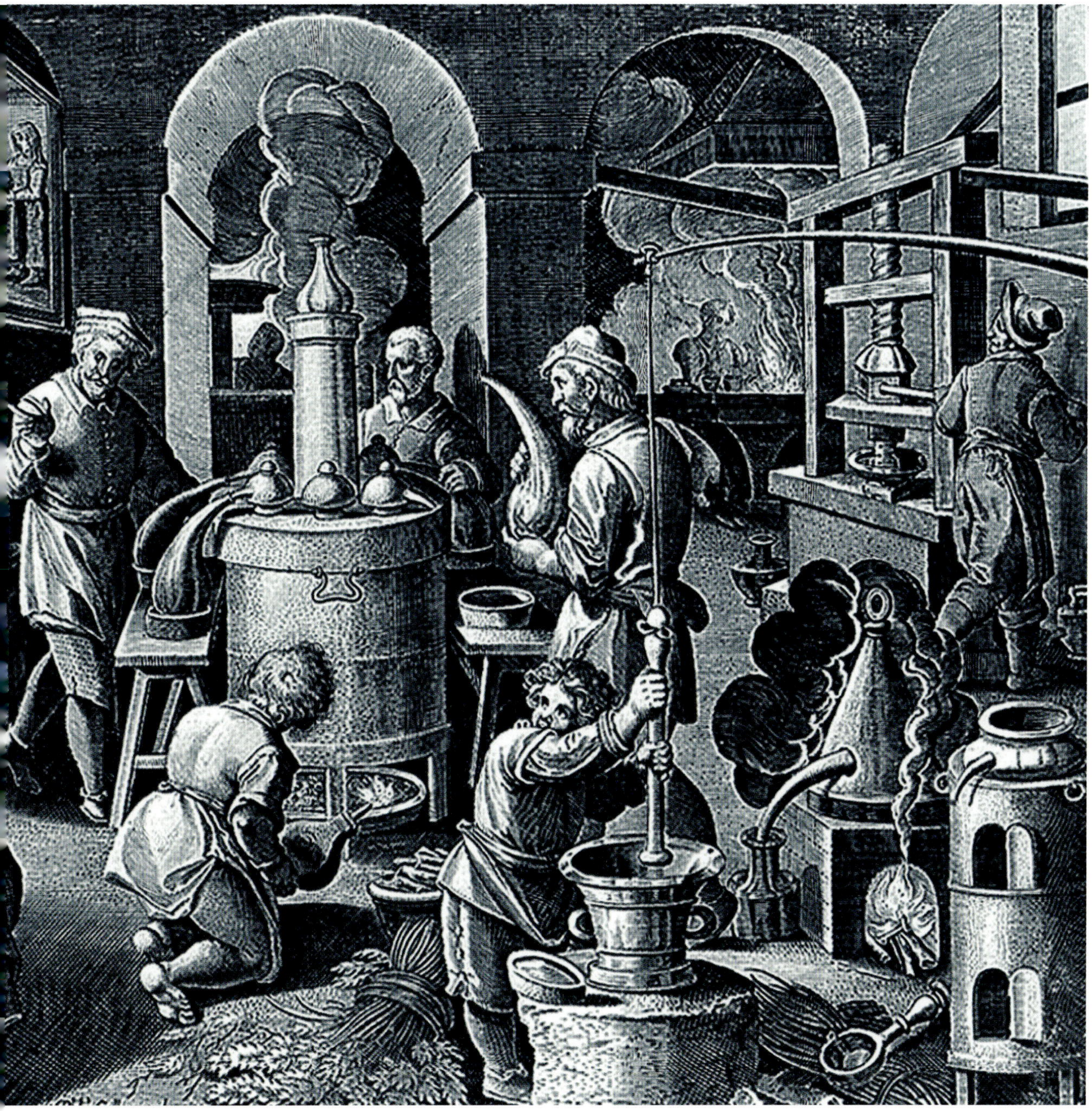

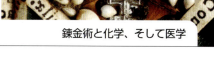

医療における実践
リンの抽出

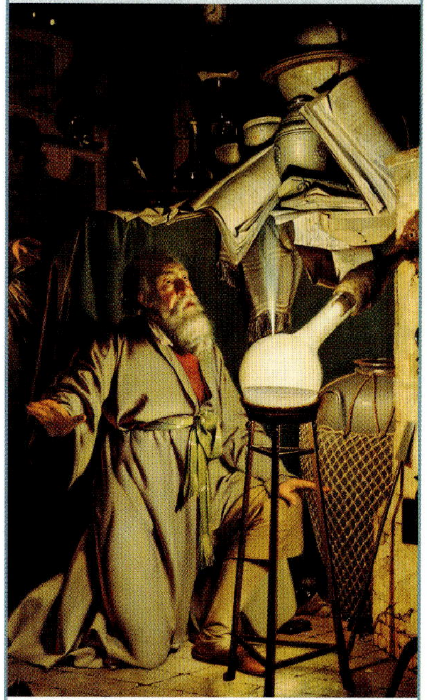

ハンブルク生まれの錬金術師ヘニッヒ・ブラントは賢者の石を探し求めていた。その過程で1669年、新たな化学物質を見つける。尿を熱すれば銀に変化するという説を読んだブラントは、バケツ60杯もの尿を沸騰させた残留物をさらに熱し、白いロウ状の、闇で光を発する物質を分離し、これをギリシア語の「光を運ぶもの」からフォスフォラス、つまりリンと呼んだ。これは錬金術師たちにとって新たな研究対象となり、その成分が筋力低下やエネルギー不足、低リン血症と呼ばれる疾病の患者に有効であることを見つけた者もいた。

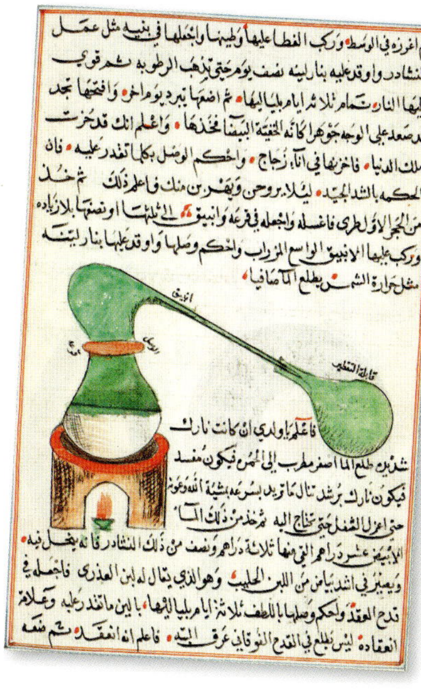

◁中東の錬金術
『錬金術アラビア語論考五編』から、蒸留プロセスを描いた挿絵。イスラームの錬金術師はこのような装置を用いて膨大な数の天然物質を発見した。

「錬金術師たちは**金を探す途上**で、**それ以上に価値ある多くのもの**を見つけた。」

アルトゥル・ショーペンハウアー、ドイツの哲学者、1788〜1860年

ラケルススの考えに感化されたイギリスの医者ロバート・フラッドは、『両宇宙誌 *Utriusque Cosmi Historia*』(1617年)を図版入りで書いた。これは医学と神秘主義が混じったもので、宇宙の諸物質を特定しようと試み、神を実験室の錬金術師になぞらえて描いている。

化学への転換

錬金術は、個人によってやり方がばらばらなことや、霊的・神秘学的な側面が消えないことから、科学として進歩することはできなかった。その人気は17世紀の後半から衰えはじめる。アイルランド系イギリス人の化学者ロバート・ボイルは、自著の教科書『懐疑的な化学者 *The Sceptical Chymist*』(1661年)の中で、化学を理解する鍵は科学的な調査研究である、という説を打ち出している。18世紀には、化学は完全な科学の一分野として成立した。

解剖学の革命

医学史上最も重要な出版物の1つ、1543年のアンドレアス・ヴェサリウスの名著『ファブリカ』(人体構造論)は、中世で停滞していた医学をゆさぶり起こす転機となった。

ヨーロッパでは4〜5世紀にローマ帝国の力が衰えるにつれて、芸術や科学などの知的な探究も衰退していった(イスラーム世界では進歩は続いていた。⇨p.48〜51)。新たな発見が取り入れられてしだいに形を変えてきたとはいえ、医学は古代ギリシアやローマの偉業の上に成り立っていた。医学は2つの基礎である解剖学と生理学(人体の構造と働き)の上に築かれているが、解剖学はほとんど研究されなくなってしまい、外科医も内科医もみな、ガレノス(⇨p.40〜41)の教えに頼っていた。斬新な考え方や新しい知識の探究が危険視された時代には、ガレノスの功績は神のような地位を得て、無条件に受け入れられていた。

しかし、13〜14世紀頃に始まったヨーロッパのルネサンスでは活力がよみがえり、現状に疑問を投げかける姿勢が芽生え、芸術や建築、文学においては革新や発見の起こる余地が見えてきた。ただ、一般的には医学と科学はその流れから取り残されていた。一握りの医者、たとえばイタリアのモンディーノ・デ・ルッツィやフランスの内・外科医ギ・ド・ショーリアックによって多少の進歩を見たとはいえ、ガレノスやヒポクラテスなど古代の医者の影響が強すぎ、医学の権威の大多数は新たなルネサンスの流れに乗る必要を見出さず、定まった伝統に意義を唱えることは、何であれ抑圧された。

現状の打破

1543年、フランドルの医者で解剖学者のアンドレアス・ヴェサリウスが、『ファブリカ』と呼ばれる『人体構造論7巻 *De Humani Corporis Fabrica Libri Septum*』を著した。今でこそ近代最初の主要な解剖学の研究書と考えられているこの本だが、当時の医学界にはこれをあざける者もいた。彼らは自分の目に見えるものを理解しようとしなかったばかりか、見ること自体を拒否したのである。ヴェサリウスはパリで医学を学んだが、現在ベルギーの一部をなす祖国が神聖ローマ帝国とフランスとの戦争に巻き込まれたため、パリを去ることになった。1536年にはベルギーに戻っていったんルーヴェン大学へ、そこからヴェネツィアを経て北東イタリアのパドヴァに落ち着き、医学博士号を目指して研究した(パドヴァは学問の地としてとくに評判が高かった)。医者の資格を得た1537年、弱冠22歳のヴェサリウスはただちに外科と解剖学の教授に任命される。

ヴェサリウスはすぐに独立心にあふれた態度を見せはじめ、決まりきった方法に従うのではなく、実践的なアプローチをとった。彼は実際に解剖をしながら解剖学を教えることを重視した。それが医学の知識と外科の訓練の基礎になると信じていたのだ。パリでの指導教官ジャック・デュボア(ラテン語名でヤコブス・シルヴィウスとも呼ばれる)の例にならい、解剖学の講義では自ら死体を開腹した。彼も学生たちも体内をのぞき込み、目で見たものを研究した。ヴェサリウスは実際の解剖学を、自らの技術に画家の同僚の助けも借りながら、学生たちの目の前で図解した。このような観察に基づいた実地経験主義のやり方は、当時は非常にまれなものだった。伝統的には解剖の執刀は助手か理髪外科医(⇨p.76〜77)が行い、死体はわずかな

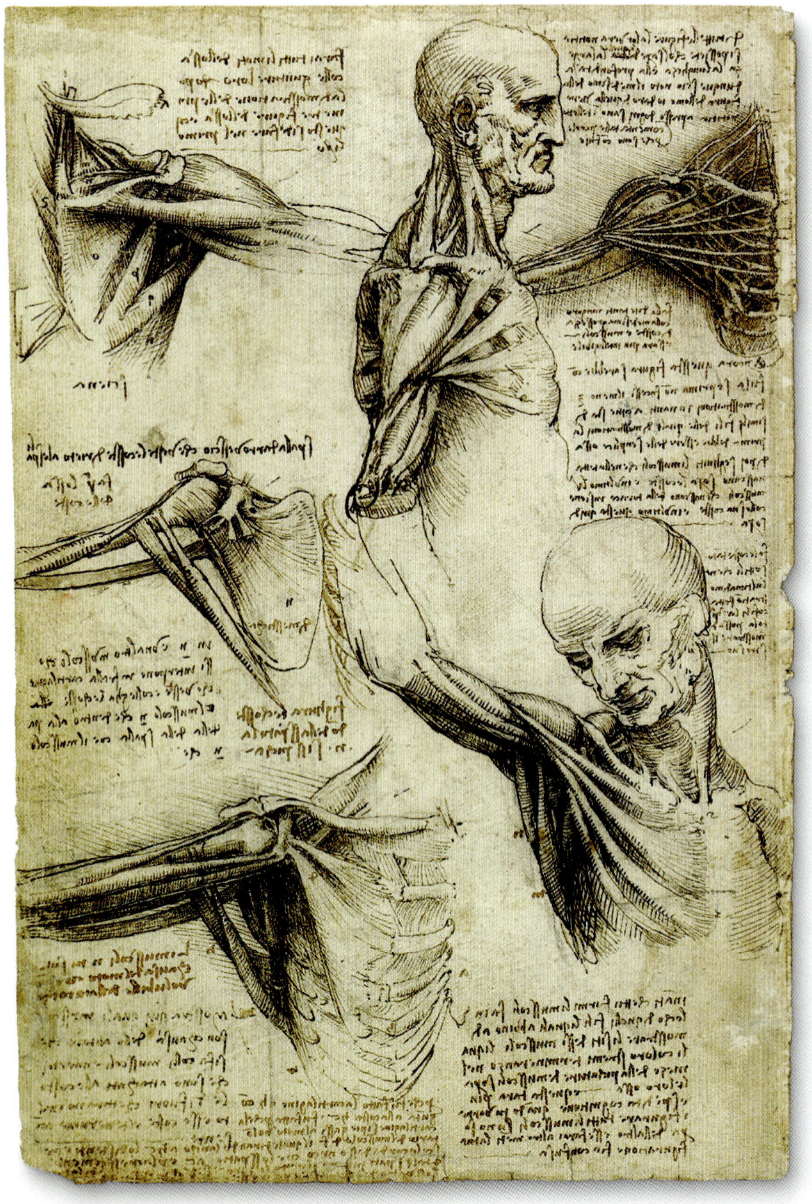

◁ダ・ヴィンチの肩の解剖図
ヴェサリウスは画家であり科学者だったレオナルド・ダ・ヴィンチの描いた解剖学のデッサンに刺激を受けた。両人とも体の構造(形状)が機能を反映することに注目している。

「アリストテレスは、**男性は女性よりも歯の数が多い**と言う……誰も禁じてはいないのだから、**数えてみればいいではないか。**」

アンドレアス・ヴェサリウス、『シナ根の書簡 *RADICIS CHYNAE USUS*』より、1546年

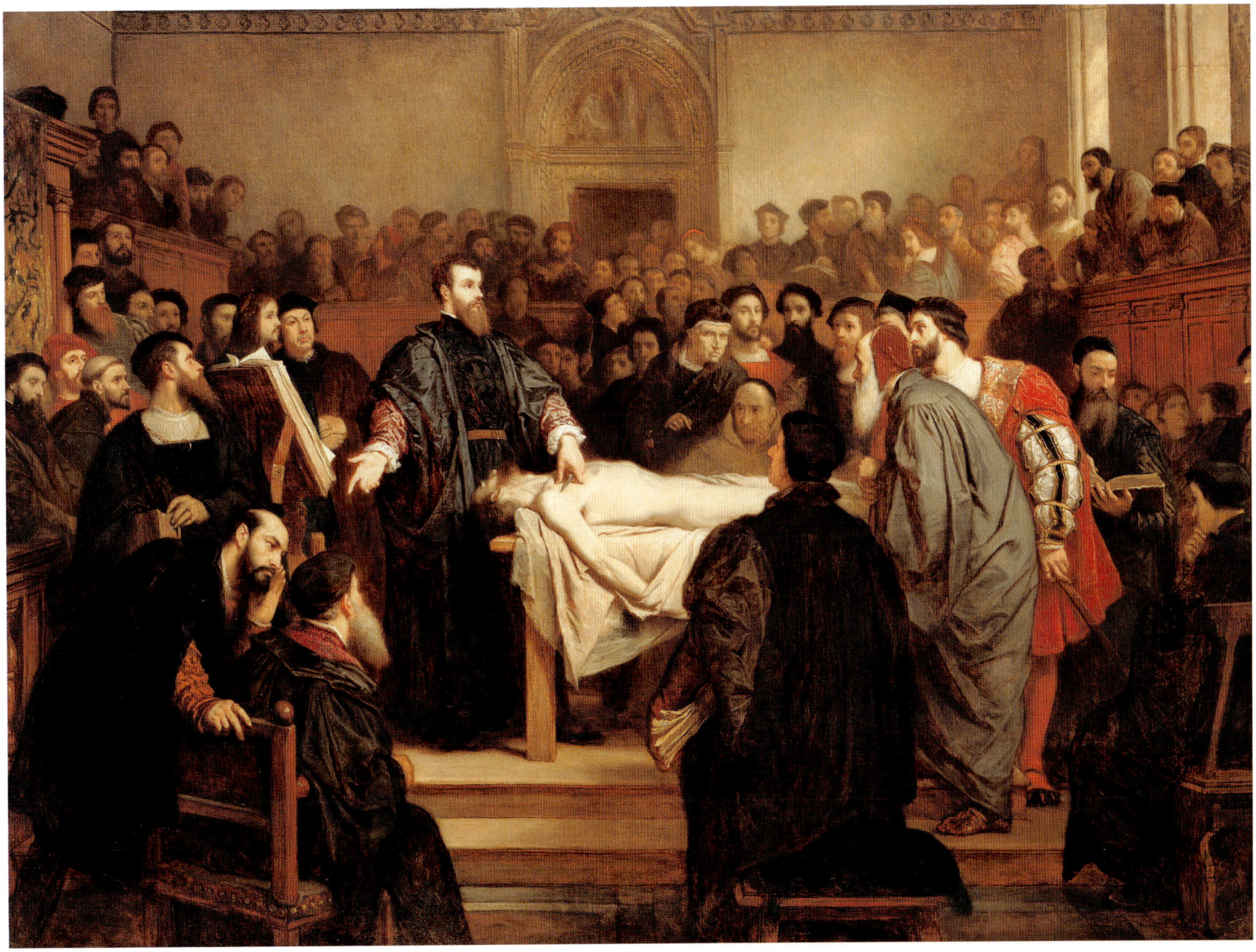

時間調べられるのみだった。教授がガレノスやその他の教科書を読みあげることのほうが重要で、実演は軽く見られがちだったのだ。

1540年頃には、ヴェサリウスは由緒正しいガレノスの研究と自分の目で見たものが一致しないことに気づきはじめた。そして、ガレノスが解剖を許されたのは動物だけであり、そこから人体の解剖学的構造を類推したのだということがわかった。ヴェサリウスもまた動物解剖学を研究したが、ガレノスとは違い、解剖で得られた人体解剖学の知識と直接照らし合わせることができたのだ。ヴェサリウスの見解はパドヴァのほかの解剖学者と衝突しはじめた。しかし、地元のある裁判官がヴェサ »

△ パドヴァのヴェサリウス
ベルギーの画家で有名人を描くのを得意としたエドゥアール・ハーマンによる1859年の作品。ヴェサリウスがパドヴァで講義しながら実演をし、助手が持つ伝統的な教科書（たぶんガレノスの著作）を読んでいる光景を描いている。

▷ パドヴァの解剖学講堂
ヴェサリウスが残した遺産の1つは、解剖学を医学生たちにとって不可欠な学科に昇格させたことである。この解剖学講堂はパドヴァで彼を記念して建設され、1595年に開講されると学生たちがすべての過程をつぶさに見られるようになった。

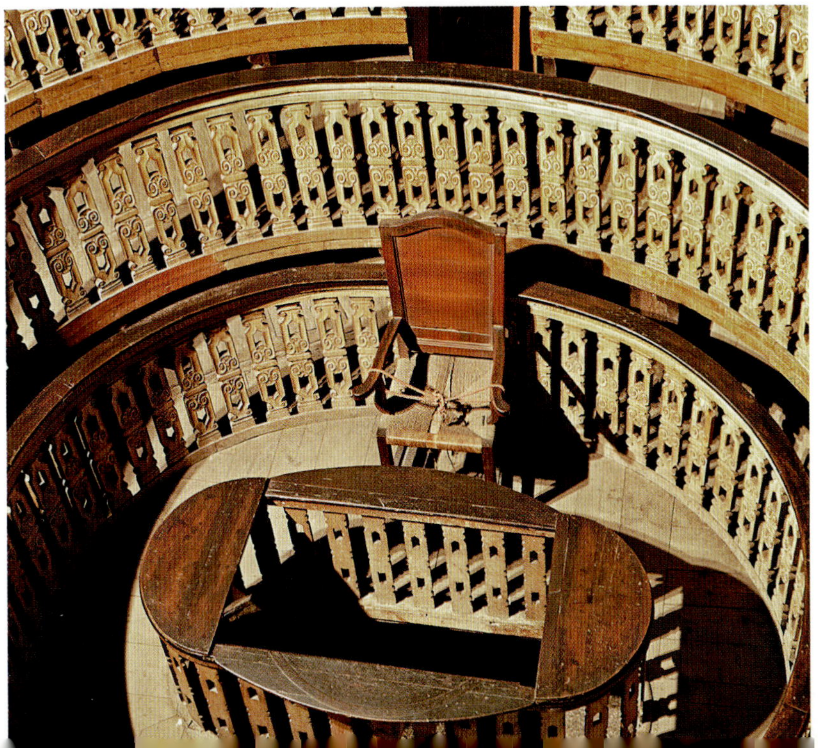

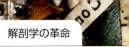

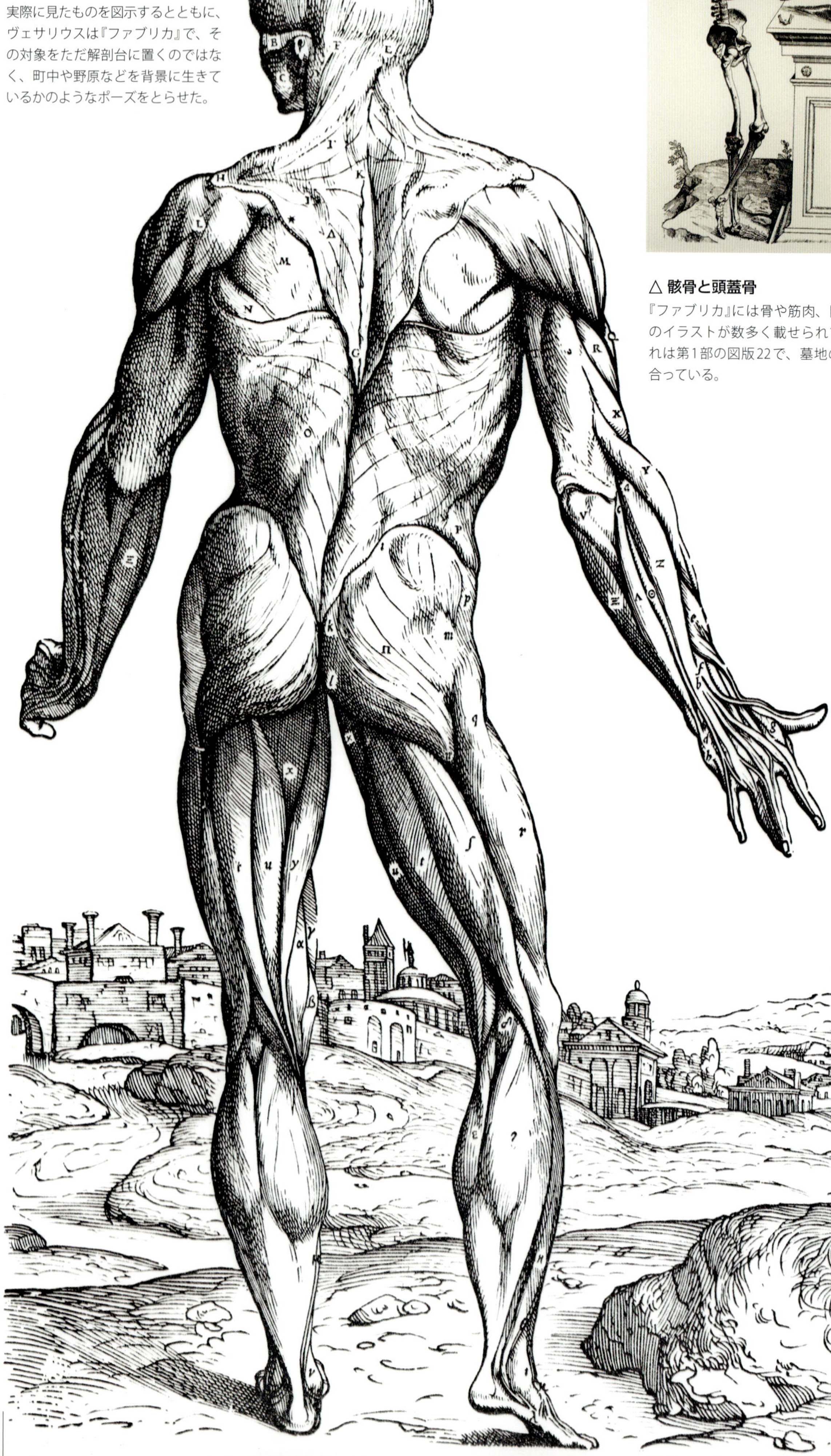

▷ **自然なリアリズム**
実際に見たものを図示するとともに、ヴェサリウスは『ファブリカ』で、その対象をただ解剖台に置くのではなく、町中や野原などを背景に生きているかのようなポーズをとらせた。

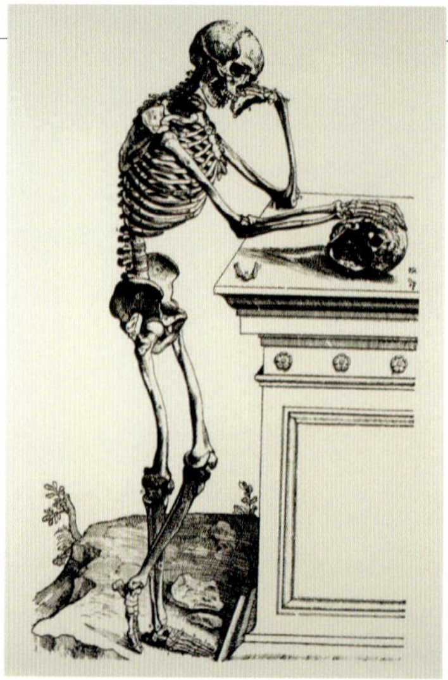

△ **骸骨と頭蓋骨**
『ファブリカ』には骨や筋肉、関節、靭帯のイラストが数多く載せられている。これは第1部の図版22で、墓地の背景が似合っている。

» リウスの方法に興味を持って、処刑された犯罪者の死体を提供してくれることになり、そのためヴェサリウスははるかに自由に解剖ができて詳細な観察、分析が可能になった。

医学書の出版

1538年、ヴェサリウスは解剖学の6枚の大きな図譜『6枚の解剖学図譜 *Tabulae Anatomicae Sex*』を学生のために出版した。彼は自分の解剖学研究の成果のみに基づいた書籍の必要性を確信する。1543年に出版された『ファブリカ』は、多くの意味で巨大かつ画期的な仕事だった。600ページを超える大著は7部からなる。骨と靭帯、筋肉と腱、血管、神経、消化器、心臓と肺、脳と感覚器官である。図

400枚 **『ファブリカ』の260のシーンに描かれている図版の数。ページのサイズは42×28cmだった。**

は実際の解剖の観察と研究を元に描かれた。輪郭線と陰影によって立体的に美しく仕上がっている。画家の名は不明だが、ヴェサリウス本人とは考えにくい。たぶん著名な画家のヤン・ステファン・ヴァン・カルカルにより描かれたものだろう。ヴェサリウスとヴェネツィアで出会ったこの画家は、『6枚の解剖学図譜』にも貢献したと思われている。『ファブリカ』で人体は創意あふれる生き生きしたポーズをとり、多くはイタリアの田舎の風景の中に置かれている。ヴェサリウスは印刷を高名なバーゼルのヨハネス・オポリヌスに依頼し、本の品質が最高となるよう最新技術を使ってもらうようにした。書籍の寸法や形、鮮明さ、そして研究の内容は医学界のすべての人を驚嘆させ、高額にもかかわらずたちまち売り切れた。この研究でヴェサリウスは、自然界でも、技術や機械でも、形と機能には密接な関係があるという立場をとった。彼は慣習的に信じられてきた多くのことを訂正した。たとえば、男性も女性も肋骨の数は同じであること、下顎は単一の骨であり2つに分かれてはいないこと、肝臓は2葉であり5葉ではないこと、神経は内臓から脳に通っており、

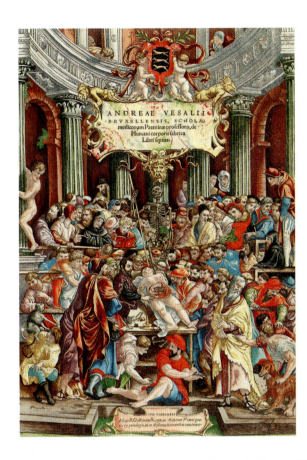

◁ **色つき口絵**
『ファブリカ』の初版はモノクロだった。贈呈用の特別版とそれ以降の版では、この『エピトメー』（要約版）の口絵のように手塗りで彩色されていた。

内臓と内臓の間からではないこと、腎臓は血液をろ過して尿をつくっているのではないこと（これについてはのちに正しいことが再確認された）、心臓の真ん中の隔壁である中隔は目に見える孔を持たず、したがって血液は1つの側から逆の側へ通ることはできないこと（⇨p.82～83）などである。

観察と結論

医学の専門家の中には、『ファブリカ』にガレノスたちの知識に反したことが書かれていることにショックを受ける者もいた。ヴェサリウスはまた、反宗教のそしりも受けた。しかしながら、より進歩的な医療関係者たちはやがて、見て確認できることを否定することはできないと気づく。1555年にはヴェサリウスは『ファブリカ』の改訂版を上梓、自らの間違いを正し、さらに範囲を広げて、女性の解剖学と妊娠も扱った。

解剖学を近代科学として設立した勇敢で独立心あるヴェサリウスは、長い間信じられていた誤りを正し、新たな理論を紹介した。彼はまた、新しい世代の解剖学者や内科医、外科医にも影響を与えた。その中にはイタリア人のガブリエレ・ファロッピオやバルトロメオ・エウスタキオのような著名な解剖学者がいる。

> 「私には何であれ、一度や二度観察したくらいで自信をもって発言する習慣はない。」
> アンドレアス・ヴェサリウス、フランドルの医者、『シナ根の書簡』より、1546年

フランドルの医者（1514～1564年）

アンドレアス・ヴェサリウス *Andreas Vesalius*

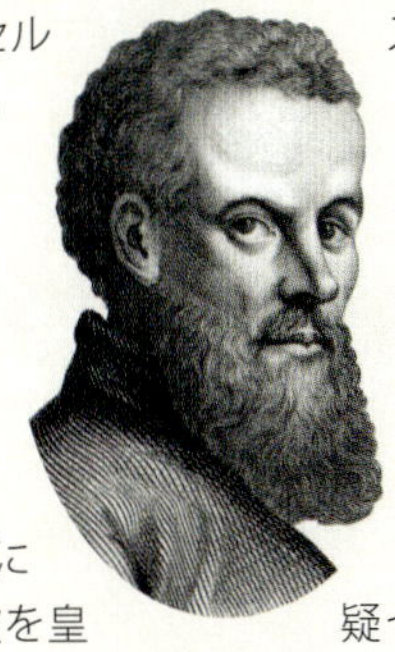

ヴェサリウスはブリュッセルの教養ある家庭に生まれた。父は神聖ローマ帝国の皇帝マクシミリアン1世とカール5世の両皇帝に仕えた薬剤師である。28歳で『ファブリカ』を出版した後、ヴェサリウスの名声は神聖ローマ帝国のカール5世の宮廷にも届き、皇帝は1544年に彼を皇帝侍医として招く。このことには、ヴェサリウスがカール皇帝に手で彩色された『ファブリカ』の特装本を献上したことも貢献していそうだ。同年ヴェサリウスは結婚し、1545年に娘が生まれた。

ヴェサリウスは宮廷医師として広い範囲を旅し、1556年にカール皇帝がすべての地位から退いた後はその息子のスペイン王フェリペ2世に仕えた。このときもヴェサリウスはすでにフェリペ王に、『エピトメー』と呼ばれる『ファブリカ』の要約版を献上していた。ヴェサリウスと家族は長らく宮廷での特権を享受していたが、1564年にスペインを離れる。スペイン異端審問所が異端を疑っているといううわさから逃れるためと思われる。妻と娘はブリュッセルに行ったが、彼は巡礼と医学的な植物採集を目的として、聖地への旅に出た。エルサレムでパドヴァに戻るようにという要請を受けとるが帰国途上で船が難破し、ヴェサリウスはギリシアのザンテ島（ザキントス）でひっそり亡くなった。

筋肉を解剖模型で説明するアンドレアス・ヴェサリウス

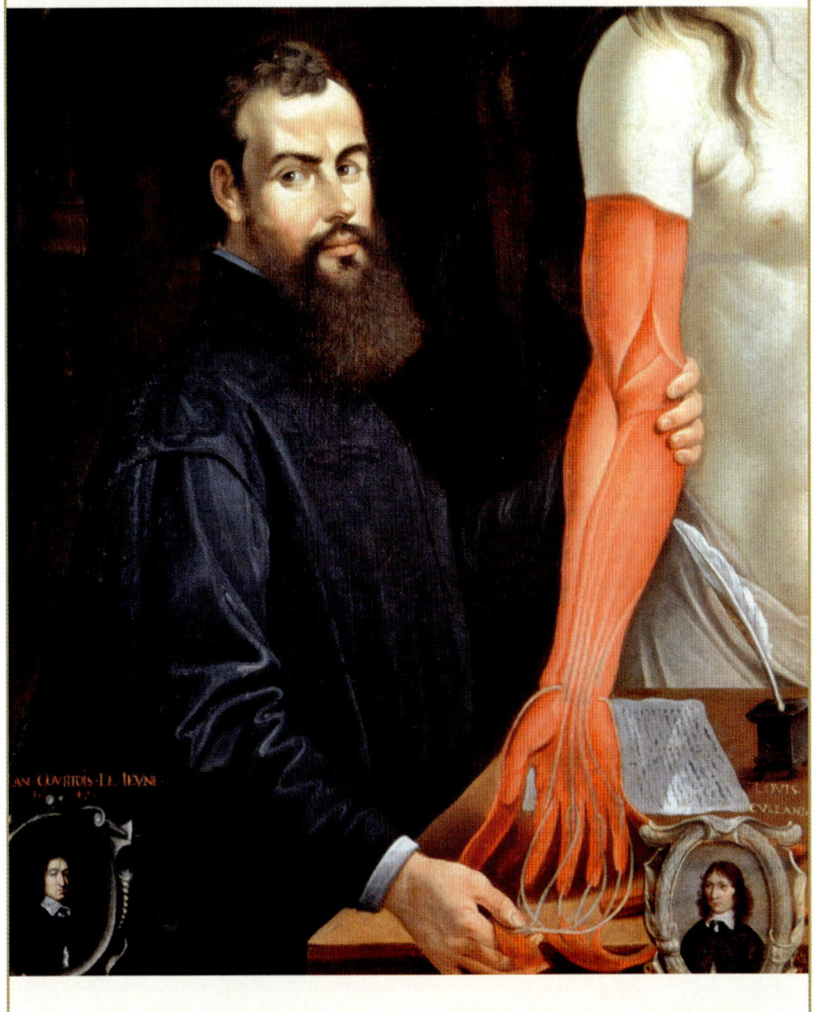

理髪外科医

11〜12世紀、ヨーロッパに新しい職業が誕生した。理髪外科医である。医者より生まれも教育程度も低いとはいえ、理髪師は散髪やひげそりに鋭いかみそりや薬を使い、皮膚や血液に関する知識もあり、医療に取り組むための下地があった。

中世の医者は富裕層であり、高等教育を受けていた。ヒポクラテス（⇨p.36〜37）やガレノス（⇨p.40〜41）の研究には精通していたが、実際に手を汚す仕事、たとえば瀉血（しゃけつ）、浣腸剤の投与、傷に包帯を巻く、たこを取る、虫を退治する、などということには関わらなかった。理髪外科医が参入したのはこの部分である。もともと医者や外科医の見習いをしていた理髪外科医は、やがてなくてはならない医療の提供者として重視されるようになった。彼らは地元の床屋からきちんとした医療施設へ移り、医療のエリートたちとも交際した。仕事の範囲は広がって骨接（ほね つ）ぎから傷の手当てにまでおよび、まもなくヨーロッパ中の戦場に姿を現すようになり、実践的な技術と実用的な方法で多くの命を救った。

16世紀にはアンブロワーズ・パレ（⇨p.78〜79）のような野心的な理髪外科医の活躍で、この職業全体が正当な評価を得ることになった。しかし、理髪外科医の役割は、1700年代に医療教育がより正式で組織だったものになるにつれ縮小していった。大学で学び、実地の経験も積んだ専門の外科医が手術の分野を支配するようになり、理髪師は本来の髪とひげを扱う立場に戻る。

「このとき私はもう二度と、銃創に苦しむ気の毒な人たちを残酷に焼くことはしまいと決めたのだ。」

アンブロワーズ・パレ、フランスの理髪外科医、卵白とバラ油とテレピン油を創傷被覆材として使い成功した後で、1537年

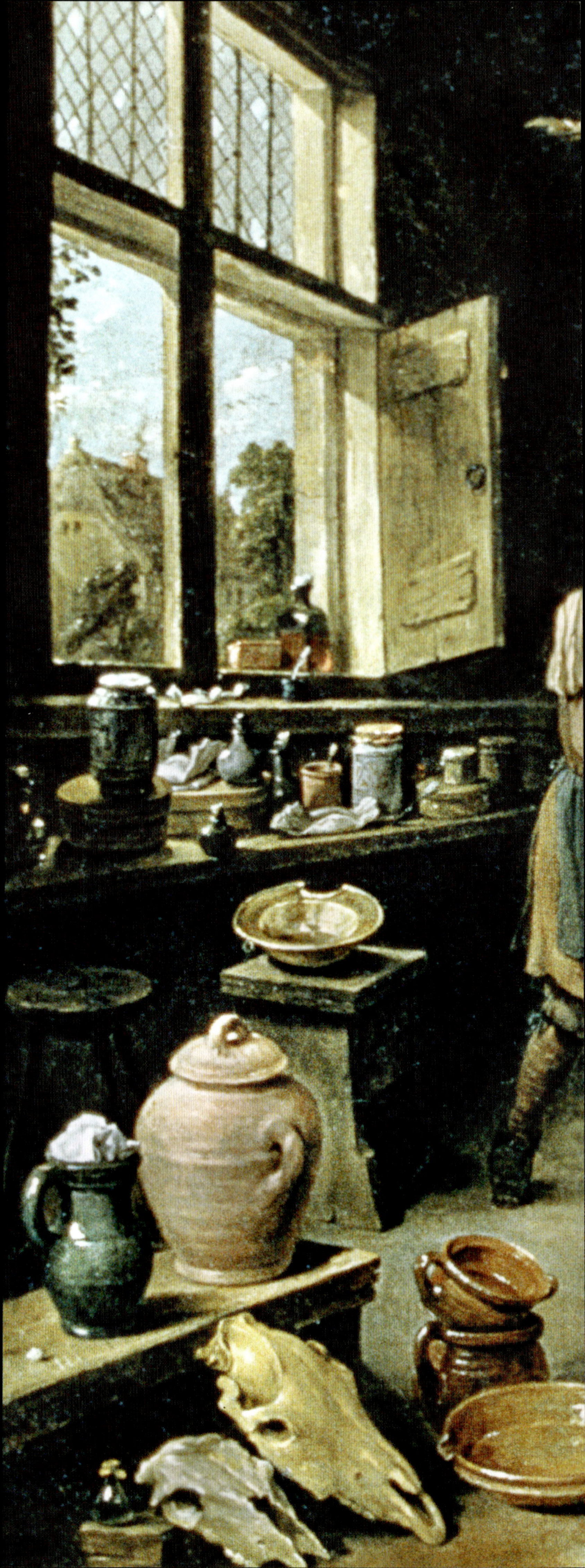

▷ 一日の仕事

1670年代にフランドルの画家ダフィット・テニールス（子）が描いた、忙しい理髪外科医の仕事場。部屋には手術用具や瓶、その他の道具がところ狭しと並び、当時の医者の優雅な診察室とは対照的だ。

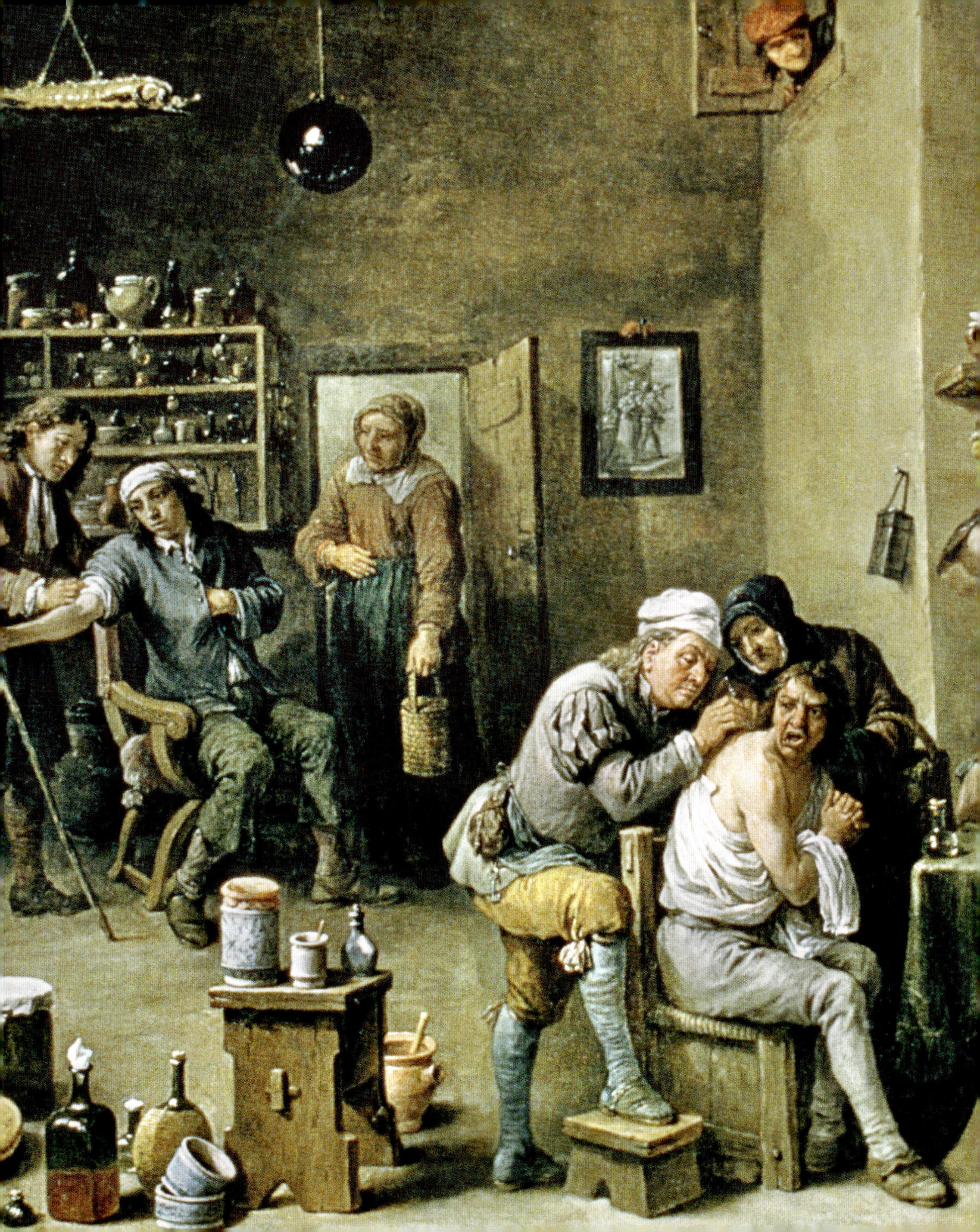

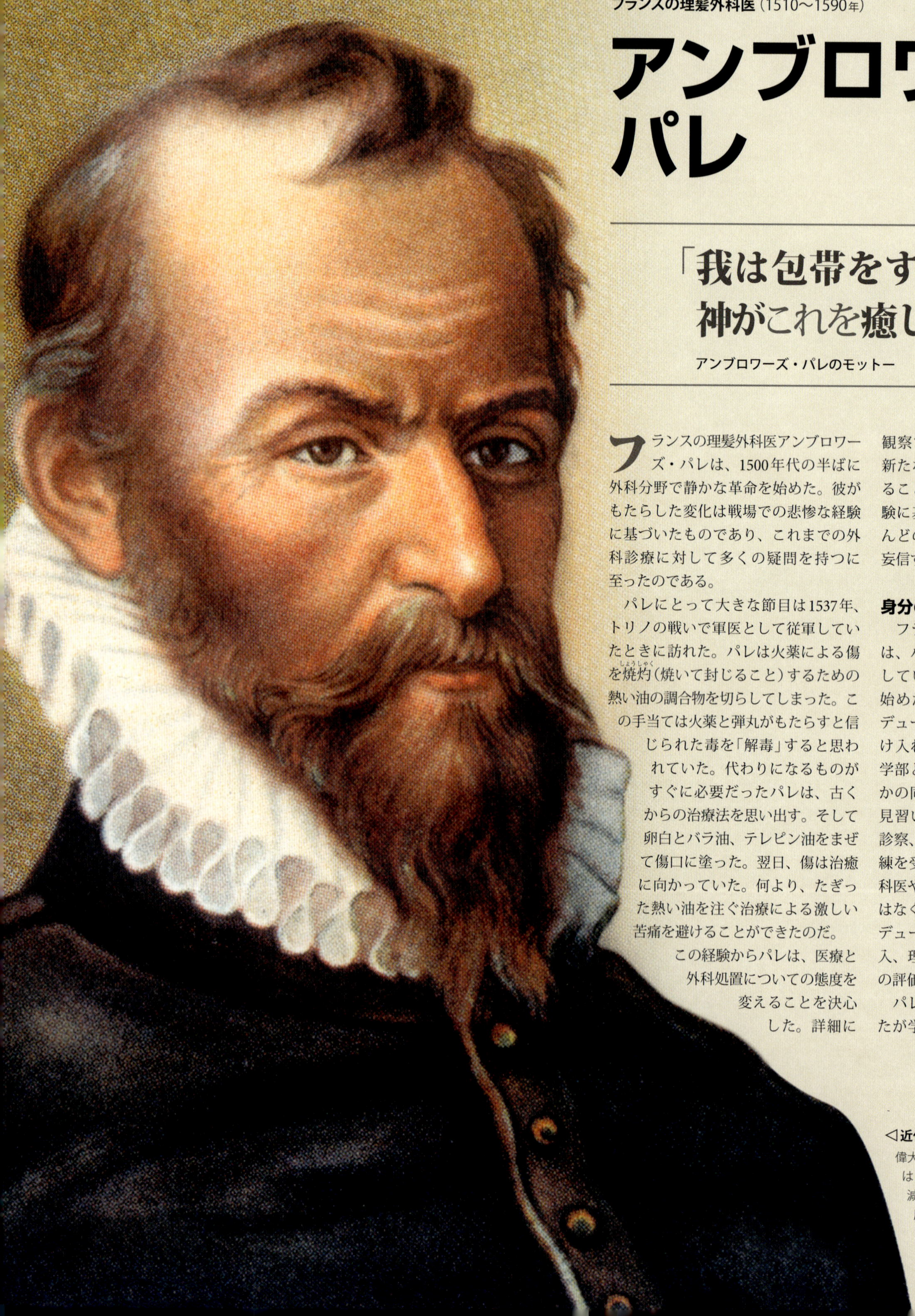

フランスの理髪外科医（1510～1590年）

アンブロワーズ・パレ

「我は包帯をするのみ、
神がこれを癒したもう。」

アンブロワーズ・パレのモットー

フランスの理髪外科医アンブロワーズ・パレは、1500年代の半ばに外科分野で静かな革命を始めた。彼がもたらした変化は戦場での悲惨な経験に基づいたものであり、これまでの外科診療に対して多くの疑問を持つに至ったのである。

パレにとって大きな節目は1537年、トリノの戦いで軍医として従軍していたときに訪れた。パレは火薬による傷を焼灼（焼いて封じること）するための熱い油の調合物を切らしてしまった。この手当ては火薬と弾丸がもたらすと信じられた毒を「解毒」すると思われていた。代わりになるものがすぐに必要だったパレは、古くからの治療法を思い出す。そして卵白とバラ油、テレピン油をまぜて傷口に塗った。翌日、傷は治癒に向かっていた。何より、たぎった熱い油を注ぐ治療による激しい苦痛を避けることができたのだ。

この経験からパレは、医療と外科処置についての態度を変えることを決心した。詳細に観察すること、自らの判断力を使い、新たなアイデアを試し、結果を評価することにしたのである。このような実験に基づくアプローチは、当時のほとんどの医者や外科医の、古臭い方法を妄信する態度と相反するものだった。

身分の低い生まれ

フランスの労働者階級生まれのパレは、パリで理髪外科医（⇨p.76～77）をしていた兄の元で10代から見習いを始めた。パレは22歳でパリのオテル・デューで理髪外科医の見習いとして受け入れられる。パリ大学の進歩的な医学部とつながりのある病院である。ほかの同様の施設とは異なり、ここでは見習いも講義に出席し、医学の理論、診察、複雑な外科処置などの幅広い訓練を受けた。ときには非常に有能な外科医や内科医と、アシスタントとしてではなく、協力して共に働いた。オテル・デューではまた、試験と資格制度を導入、理髪外科医に初めて専門職としての評価を与えた。

パレは試験に向け順調に準備していたが学費が足りなくなり、資金をつく

◁**近代外科学の父**
偉大なヒポクラテスからの伝統に従い、パレは自分の目的は苦しみを増やすのではなく減らすことであり、体の自然治癒の力を邪魔せず、それを助けることだと信じた。

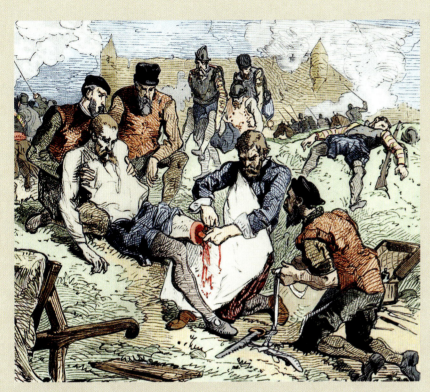

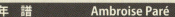

◁**軍医**
パレは戦場の外科医としての切断手術の経験から、結紮法（糸または紐で切断後の基部または血管を縛り失血を防ぐ）を研究した。

るために連隊付き外科医として軍隊に入った（試験には軍隊から戻った後に無事合格している）。

新しい方法の数々

緊急の切断術後には普通、焼灼がほどこされた。この方法では失血を抑える効果が薄いと気づいたパレは、代わりに結紮法を用いるようになった。ただ、焼灼とは違って結紮の場合、感染症を引き起こす危険がある。このためパレの同業者の中には、2つの方法を組み合わせる者も出てきた。

医学の専門家たちはパレの能力と革新を認めて受け入れた。彼の仕事は理髪外科医の地位を上げることになり、この職業は徐々に外科医と融合することになった。またその才能によって、パレはフランスのアンリ2世の宮廷侍医に任命された。王の宮廷で働いたことで経済的に安定し、さらに実験をする時間がとれるようになった。彼は手や腕、脚など新しい人工装具（可動式になっているものもあった）の構造、さらに義眼や人工鼻を考案した。産科でもパレは足位回転術を復活させたことで評価されているが、これは逆子である胎児の位置を正して出産の成功率を高めるものである。彼はまた、胃石、つまりいろいろな動物の消化器の中で見つかる塊に解毒作用があるという言い伝えが誤りであることを証明した。死刑宣告を受けた王室付きコックに、もし生き延びられたら死刑を免れるという条件で、毒を試したのである。コックは毒薬投与の後、胃石を与えられたにもかかわらず、7時間後に死亡した。

パレは自らの経験を詳細に、当時医学文献の常識だったラテン語ではなく、フランス語で書いた。このためそれほど教育程度の高くない理髪外科医でも、彼の経験から学ぶことができたのである。このような読者層を意識して、本には数多くの図解も入れていた。これもパレの革新の1つである。

「**私が**どのように銃創の手当てを**学んだか**を見てほしい、**本からではない。**」

アンブロワーズ・パレ、『諸国旅行記 *LES VOYAGES FAITS EN DIVERS LIEUX*』より、1580年頃

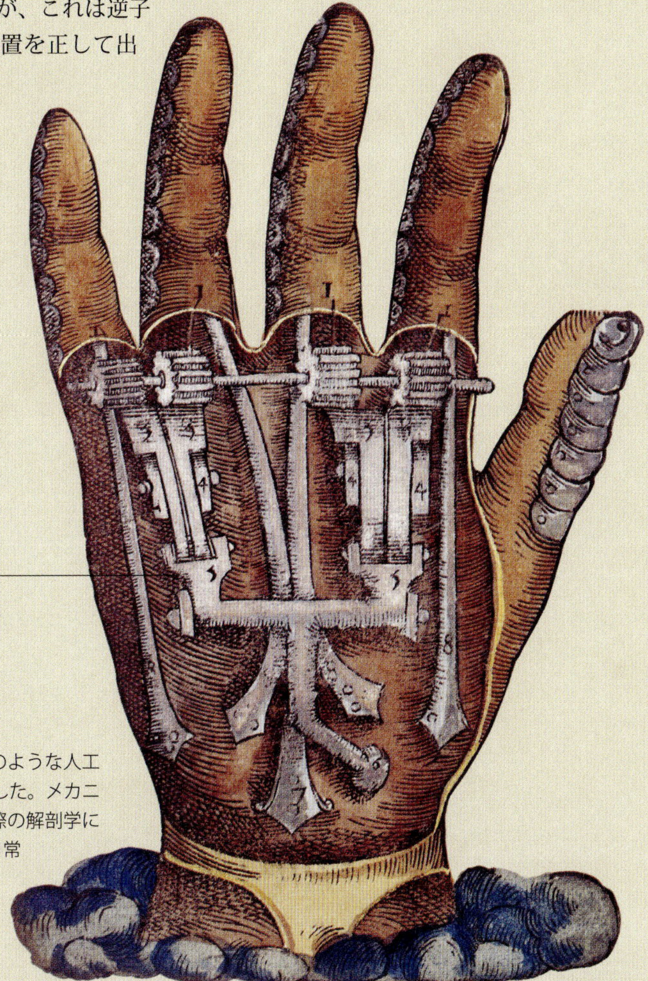

▷**救いの手**
パレはこの動く手のような人工装具を50以上設計した。メカニズムは巧妙で、実際の解剖学に基づいていたが、日常に使うには精巧すぎ、野心的すぎた。

年　譜　Ambroise Paré

1510年頃　フランス北西部のラヴァルにあるブールエルサン村に生まれる。兄が理髪外科医だったため医学に関心を持ち、非公式に兄の弟子として働いた。

1532年　パリのオテル・デュー病院で理髪外科医として、しかし将来は一般医になりたいという希望を胸に教育を受けはじめる。早くから才能を見せ、学習の進みは速かった。

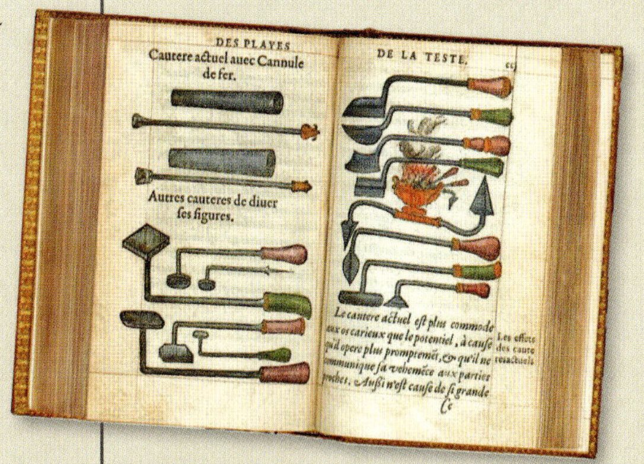

パレの『人の頭部の傷と骨折の治療法 *LA MÉTHODE CURATIVE DES PLAIES ET FRACTURES DE LA TÊTE HUMAINE*』から、手術道具の説明図

1536年　フランス軍の連隊付き外科医として勤務する。当時フランスはスペインやポルトガル、神聖ローマ帝国など多くの敵と戦っており、軍が多忙な時期だった。

1537年　火薬による傷の「解毒」のための煮えたぎる油の調剤を切らし、新しい調合薬で大きな成功を収める。パレは患者をより優しく扱うこと、もっと実験し、よく観察し、直感に従うようにすることを心に誓う。

1545年　最初の重要な著書である『銃創の治療法について *La Méthode de Traiter les Plaies Faites par les Arquebuses et Aultres Bastons à feu*』が出版される。

1552年　アンリ2世の侍医となり、ヴァロア朝フランス宮廷に入る。

1559年　アンリ2世が馬上槍試合での眼の傷から敗血症を起こして死亡。王を救おうとしたパレの努力は称賛され、彼は続く3人の王すべての侍医となる。

1564年　『外科についての10論文 *Dix livres de la chirurgie*』にて、結紮が切断手術後の出血を防ぐことなど、画期的な治療法について記述。

1590年　79歳で死去。王の侍医としての地位は保持したままであった。

修復と再建

体の一部を失ったり外観を損なうことは、遺伝的な問題から戦場での負傷まで、さまざまな理由で起こりうる。歴史を通じて、体の部位の機能を取り戻し、より自然な外見にするために修復し、再形成し、再建する多くの技術が開発されてきた。

顔や体が正常に育たなかったり変形してしまう原因は、時代とともに変わってきている。昔は、おもな原因といえば天然痘やハンセン病のような伝染性の疾病、腫瘍やできもの、壊疽、皮膚潰瘍、大きな切除手術だった。ほかには大小の外傷、火傷、機械による切断もあった。口唇裂や口蓋裂のような先天性の問題は、遺伝、あるいは遺伝子の欠陥、また胎児が成長する途上での異常により起こることがある。

古い起源

再建手術は体の部位の形や機能を修復、再建、回復させることが目的である。古代のインドやギリシア、ローマでも人工装具（⇨p.236～237）と併用しながら行われてきた。再建については、2500年以上も前のインドの文献『スシュルタ・サムヒター』（⇨p.30～31）に初めて登場する。この文献やその他の文献でもとくに鼻についての記述が目立つが、これは古代インドにおいて鼻を削ぐことが、姦通罪などに対する一般的な刑罰だったこともある。『スシュルタ・サムヒター』には人の皮膚の一部、ときには鼻全体を他人に移植することが記載されている。同じ時代の古代エジプトのエドウィン・スミス・パピルス（⇨p.20～21）も、鼻の修復について述べている。およそ2000年前、ローマの学者アウルス・ケルススは、『医学論』の中で、鼻やその他の部位の再建法に触れている。

鼻の再建

鼻は突き出ているため、とくに外傷でダメージを受けやすい。16世紀の天文学者ティコ・ブラーエは、義鼻で有名だった。1566年、決闘により剣で鼻を削がれてしまってからは、銀か金、銅、真ちゅう、木でつくられたと思われる義鼻をつけていたのである。

同じ世紀、ヨーロッパにはアメリカ大陸から渡ってきた新しい病気、梅毒（⇨p.186～187）がまん延し、あらゆる悲惨な症状を引き起こした。外からはっきりわかる症状のうちの1つが鼻の陥没、「鞍鼻」である。このために造鼻術とも呼ばれる鼻の再建は、

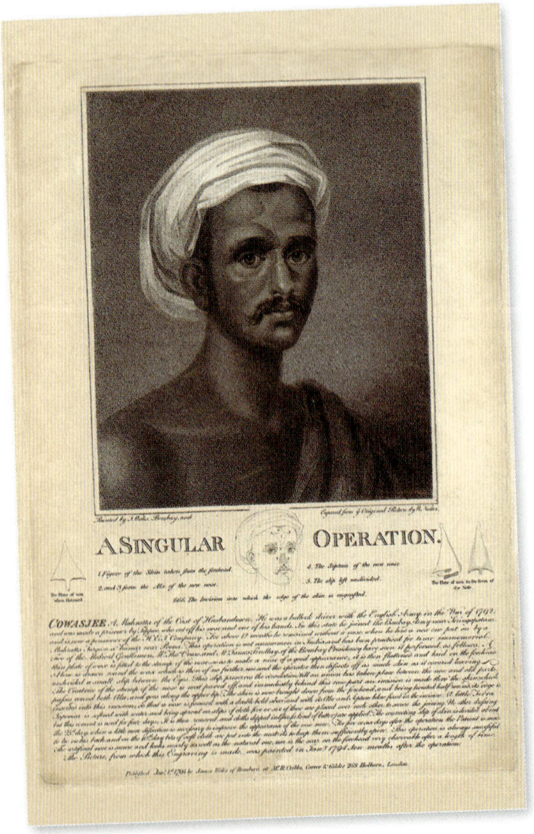

◁インドの方法
この1795年の銅版画は、戦争で捕虜になった際に鼻を削がれたインド人患者が、造鼻術を受けてから10カ月後の様子を描いている。額には皮膚を切り取った跡が残っているが、この皮膚を折り返してむき出しの鼻腔を覆った。

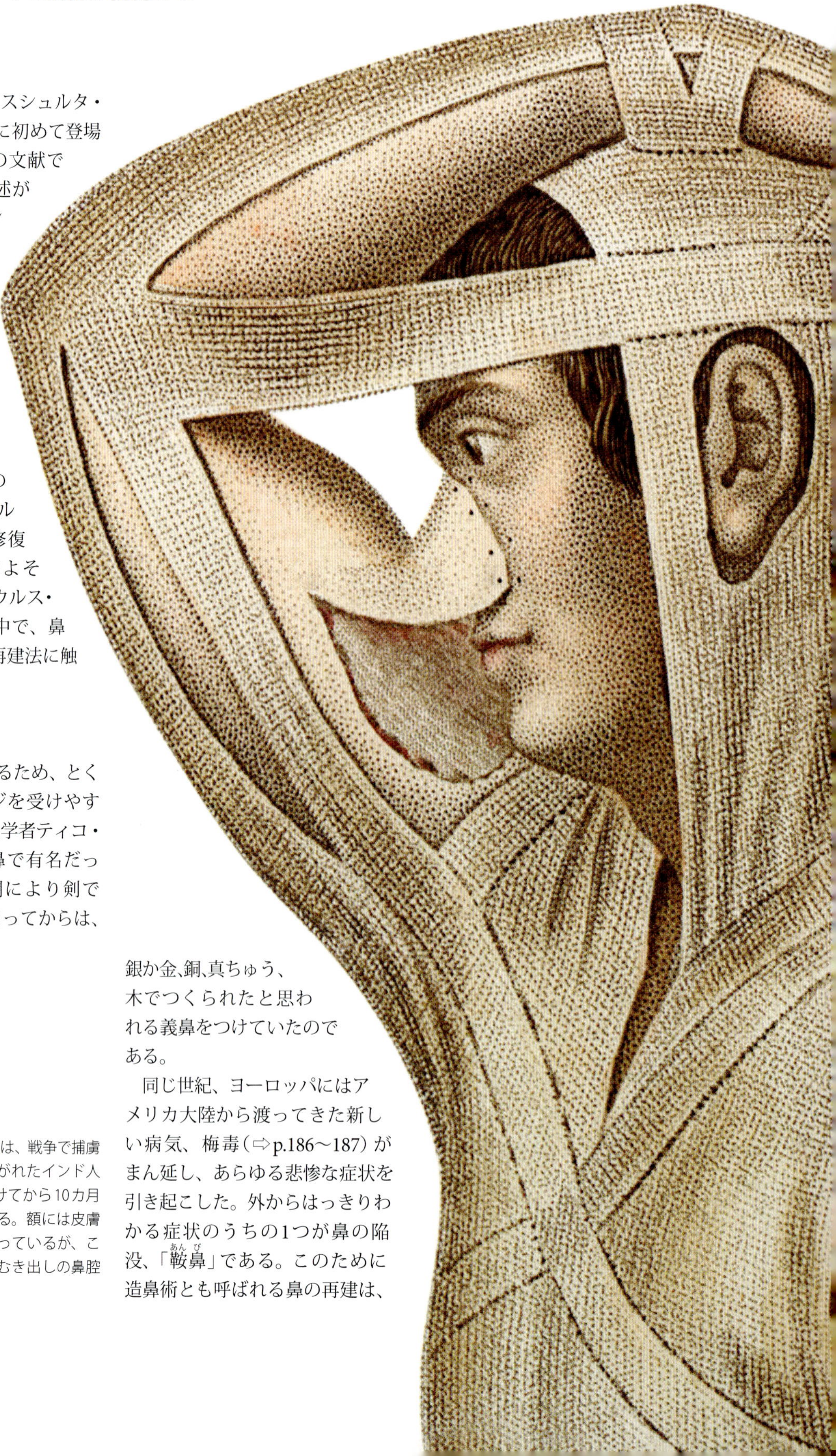

「我々は自然が与えた、しかし運命によって**取り去られてしまった部分を再建する**のだ。」

ガスパーレ・タリヤコッツィ、『移植による切断箇所の治療』より、1597年

当時重要な医療処置だった。

古代インドの造鼻術では、額か頬から薄い皮弁を削ぎ、それを鼻部分にもってきて当てた。この皮弁は1つかそれ以上の茎と呼ばれる小さな皮膚の柄で一部が接着するようにする。茎は血管や神経を含み、このため移植された皮膚は、自然に鼻部分に接着するまで保たれなければならない。一方、むき出しになってしまった額などの部分は、皮膚を伸ばして縁を縫合、さらにターバンなどを頭に巻いて目立たなくさせた。このインドの造鼻術はヨーロッパ人旅行者の眼にも触れ、またイスラームの文献を通してヨーロッパに伝わった。

技術の改良

1412年、理髪外科医のグスターヴォ・ブランカはイタリアのシチリア島で営業許可を得て、息子のアントニオと共に鼻など顔の部分の再建手術で名声を博した。1456年にイタリア人歴史学者バルトロメオ・ファツィオが書いている。「ブランカは見事な、ほとんど信じられないような治療を考え出した。彼は削がれたり切り取られた鼻を修復し、つけ替える方法を思いつき、すばらしい技術を開拓した」。ファツィオによれば、アントニオ・ブランカは頬や額からではなく、腕の皮膚を使い、患者の腕を頭の上に載せて縛って15〜20日後に茎を切断した。こうした手法はプロイセンの軍医ハインリヒ・フォン・プフォルスプルンツによってさらに改良され、1460年に『包帯治療に関する本 *Buch der Bündth Ertznei*』が書かれた。

100 **万件　アメリカ合衆国で毎年行われる鼻形成手術の件数。**

4000 **件　イギリスで毎年行われる鼻形成手術の件数。**

1597年にはイタリアの外科医ガスパーレ・タリヤコッツィが、『移植による切断箇所の治療 *De Curtorum Chirurgia per Insitionem*』を出版した。この先進的な報告は、ブランカの開発した腕から皮膚を取るイタリア方法も含め、数種類の再建手術を確立し発達させるのに役立った。

タリヤコッツィは再建手術を選択する前に、まずプラス面とマイナス面を秤にかけることの必要性を説いた。まぎれもなく医学的なものから単なる美容目的のものまで、考えられるマイナス面は不快感や痛み、感染症、そして治療の失敗のおそれである。造鼻術にはいくつかのプラス面がある。鼻がない場合に見えてしまう深い鼻腔が隠れ、患者にとって心理的に大きな利益となる。鼻腔の内壁の粘膜の水分を保って不快な刺激をなくし、空気の流れを正し、発声の質とトーンをより正常にすることにも役立つ。さらに、鼻があれば眼鏡を支えることができる。眼鏡はタリヤコッツィの時代に急速に人気が出ていたのだ。

医学的または美容目的の再建手術を含む、形成外科という言葉が医学界で初めて使われたのは1818年のことである。ドイツ人外科医のカール・フェルディナント・フォン・グレーフェはその報告「鼻形成術 *Rhinoplastik*」で鼻の再建を論じ、過去の方法の改善をはかった。この報告は、型で造形できる人工のプラスチックが発明される90年も前に書かれており、「プラスティク」という言葉は「形づくられる、あるいは型に入れてつくる」という意味で使われていた。

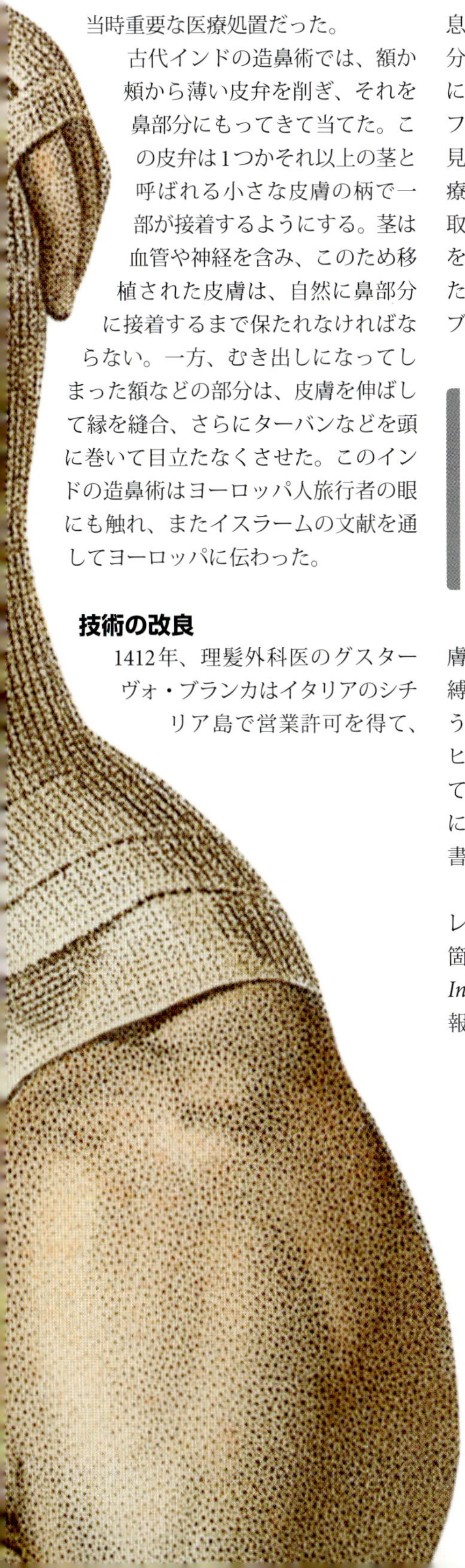

◁ **イタリアの方法**
15〜16世紀、イタリアの外科医たちが相次いで、造鼻術に腕の皮膚を使う方法を開発した。皮膚がすぐにはがれてしまうため、腕は何週間もきっちり固定しなくてはならなかった。

医療における実践

ギニーピッグ・クラブ

医学の研究プロジェクトでは、実験台になってくれる人を探すのが常に課題となる。イギリスのギニーピッグ（実験台、モルモットを意味する）・クラブは1941年、第2次世界大戦でひどい傷跡の残る外傷、とくに火傷を負った航空機乗務員のために結成された。メンバーはイギリスのサセックス州イースト・グリンステッドにあるクイーン・ヴィクトリア病院で、皮膚移植などの先駆的な再建手術を受けた人たちで、ほとんどがニュージーランドの外科医アーチボルド・マッキンドーの患者である。マッキンドーは兵士たちと協力しつつ、新たな技術をつくりだして命を救い、機能を回復させ、外見を改善、リハビリも助けた。戦後も新しい患者が入会してきた。その中には1982年のフォークランド戦争で負傷した軍人もいる。クラブは2007年に公式に解散した。

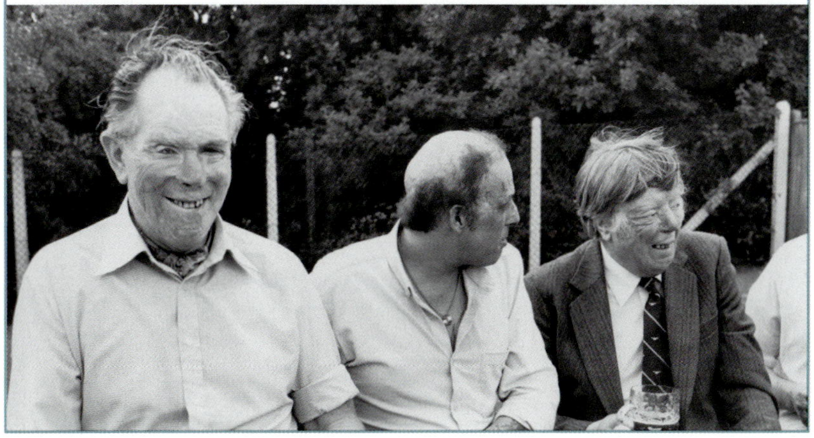

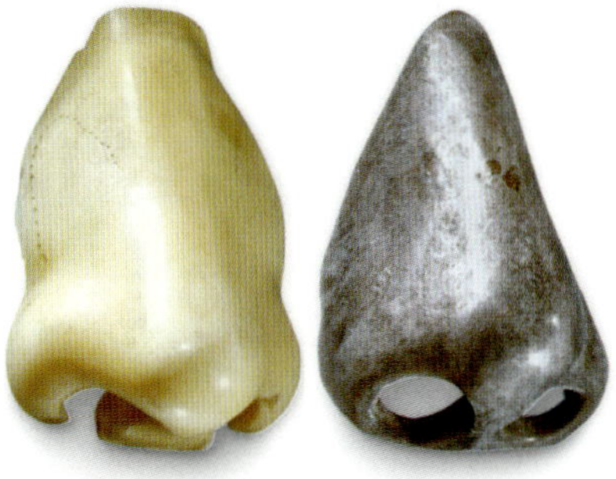

△ **人工の鼻**
損なわれた鼻は、ときに人工の鼻で覆うことがあった。この例では左側の鼻は象牙、右側は金属めっき製。これらは通常自然の原料、たとえば樹液でつくられたペーストによって付着された。

血液循環の発見

血液は心臓のポンプで押し出され、血管を通って体中をめぐるという血液循環の概念は、今日では当然のことのように思われるが、何千年もの間、謎に包まれていた。1628年にようやく、イギリスの医者ウィリアム・ハーヴィーがこの生理学の基本を初めて正確に説明した。

それまでの心臓や血液、血管についての考え方は抽象的だったり、空想のことも多かった。古代中国の『黄帝内経』（黄帝時代の内科の古典⇨p.26～27）には、血液は生命エネルギーである気と混じって体内に広がると記されている。古代ギリシアでは、ヒポクラテス（⇨p.36～37）が動脈は肺からの空気を運び、心臓は3つの心室に分かれていて知性と活力、温かさの宿るところと信じていた。別のギリシアの医者エラシストラトスは、心臓が「生命の気体」すなわちプネウマ（精気）をつくり、血液は血管内を潮のように満ち引きすると思っていた。古代ローマでは、医者のガレノス（⇨p.40～41）が動脈は鮮やかな赤い血液を高圧力で運び、一方静脈の血液は暗い色で圧力も低いことを明らかにした。ガレノスは消化された食物が肝臓に運ばれて新しい血液となり、それが静脈を通じて体内のいろいろな場所に運ばれ、心臓にも送られて肺からの空気と混ぜられる、というシステムの仮説を立てた。ガレノスは、肝臓から静脈を通して出てくる血液は、精気のうちでも劣等な「自然精気」だと信じた。心臓では血液は内壁、すなわち中隔にある細かい孔を通って右から左へしみ出し、そこから動脈へ進むと考えた。ここで血液は高次の「生命精気」を注入されて脳へと運ばれ、脳は最高の「動物精気」を受け取るのである。

10万km　人体の中をめぐる血管網をすべて合わせた長さ。

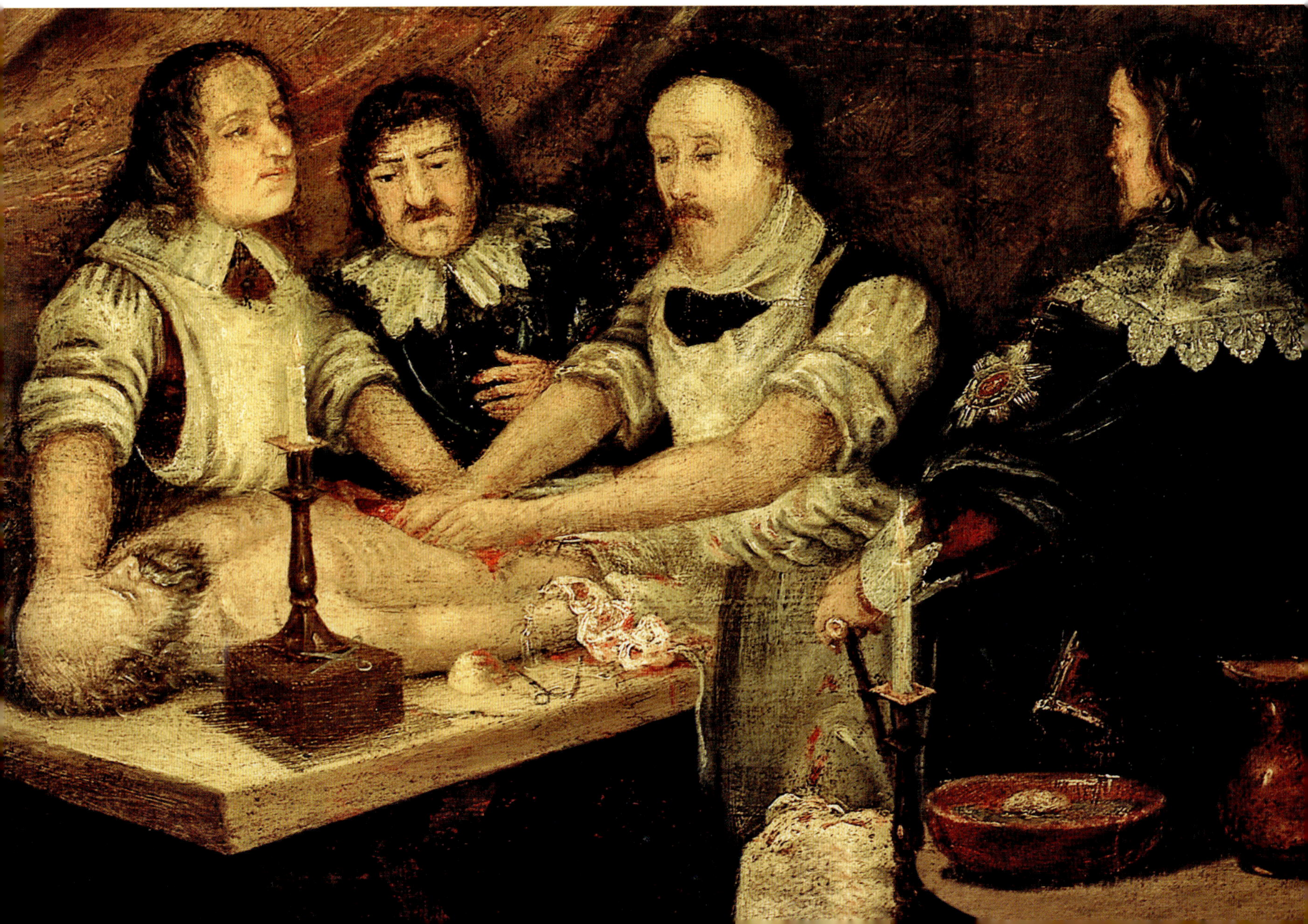

▽ **トーマス・パーの解剖**
ウィリアム・ハーヴィーは、実の父や妹も含め、多くの解剖を行った。この絵の遺体はトーマス・パーで、152歳まで生きたといわれるイギリス人である。

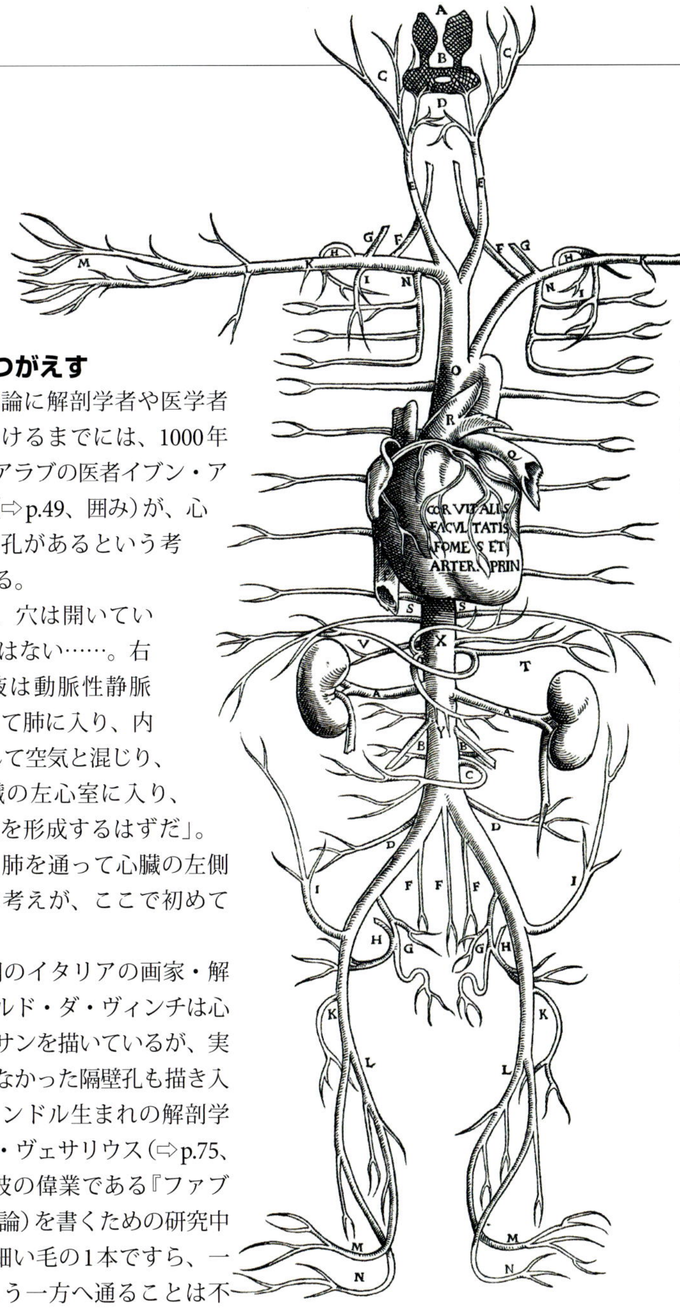

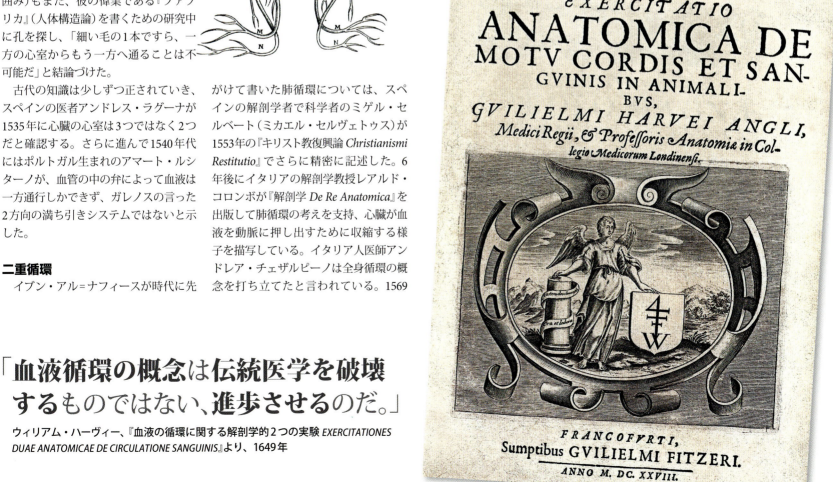

◁ **ヒューマンエラー**
アンドレアス・ヴェサリウスの6枚の解剖学図譜は実際の解剖に基づいて描かれた。しかし、1300年の歴史のあるガレノスの教えに反したくなかったため、この図での心臓と大動脈は、ガレノスが解剖したサルのものに近い。

古い神話をくつがえす

ガレノスの理論に解剖学者や医学者が疑問を投げかけるまでには、1000年以上を要した。アラブの医者イブン・アル=ナフィース（⇨p.49、囲み）が、心臓の中に細かい孔があるという考えに異議を唱える。

「中隔は厚く、穴は開いていない、ゆえに孔はない……。右心室からの血液は動脈性静脈（肺動脈）を通って肺に入り、内部に広がる。そして空気と混じり、肺静脈から心臓の左心室に入り、そこで生命精気を形成するはずだ」。心臓の右側から肺を通って心臓の左側に入る肺循環の考えが、ここで初めて示された。

1500年代初期のイタリアの画家・解剖学者のレオナルド・ダ・ヴィンチは心臓の正確なデッサンを描いているが、実際は見つけられなかった隔壁孔も描き入れている。フランドル生まれの解剖学者アンドレアス・ヴェサリウス（⇨p.75、囲み）もまた、彼の偉業である『ファブリカ』（人体構造論）を書くための研究中に孔を探し、「細い毛の1本ですら、一方の心室からもう一方へ通ることは不可能だ」と結論づけた。

古代の知識は少しずつ正されていき、スペインの医者アンドレス・ラグーナが1535年に心臓の心室は3つではなく2つだと確認する。さらに進んで1540年代にはポルトガル生まれのアマート・ルシターノが、血管の中の弁によって血液は一方通行しかできず、ガレノスの言った2方向の満ち引きシステムではないと示した。

二重循環

イブン・アル=ナフィースが時代に先がけて書いた肺循環については、スペインの解剖学者で科学者のミゲル・セルベート（ミカエル・セルヴェトゥス）が1553年の『キリスト教復興論 *Christianismi Restitutio*』でさらに精密に記述した。6年後にイタリアの解剖学教授レアルド・コロンボが『解剖学 *De Re Anatomica*』を出版して肺循環の考えを支持、心臓が血液を動脈に押し出すために収縮する様子を描写している。イタリア人医師アンドレア・チェザルピーノは全身循環の概念を打ち立てたと言われている。1569年に「血液は静脈を通して心臓に運ばれ、そこで完全な姿になり、それが成し遂げられた後、動脈で体のすみずみに運ばれる」と結論づけたのだ。

1628年、パズルの最後のピースを埋めて今日知られる二重循環の形としたのが、ウィリアム・ハーヴィー（⇨p.84～85）である。ロンドンの聖バーソロミュー病院の主任外科医として、また宮廷でジェームズ1世と後継者のチャールズ1世の侍医を務めたハーヴィーは、ほぼ20年近く種々の動物や遺体を解剖してきた。世に大きな影響を与えた著書『心臓の運動について *De Motu Cordis*』で、彼は肺循環（血液が心臓の右側から左側へ、肺を通ってポンプで押し出される）と体循環（血液が心臓の左側から押し出されて体内をめぐり、心臓の右側に戻る）という考えを紹介した。ハーヴィーには信念があったが顕微鏡がまだなかったため、循環を完成させる小さな動脈と静脈をつなぐものは見つけられなかった。イタリアの科学者マルチェロ・マルピーギが1661年、これを毛細血管として発見した（⇨p.96）。

▽ **革命的著作**
ウィリアム・ハーヴィーの『心臓の運動について』は医学の新たな時代の幕を開けた。ここから医者は血液循環と、動・静脈両方の血液を体内組織に供給し続けることでなぜ壊疽（えそ）が防げるのか、などが理解できるようになった。

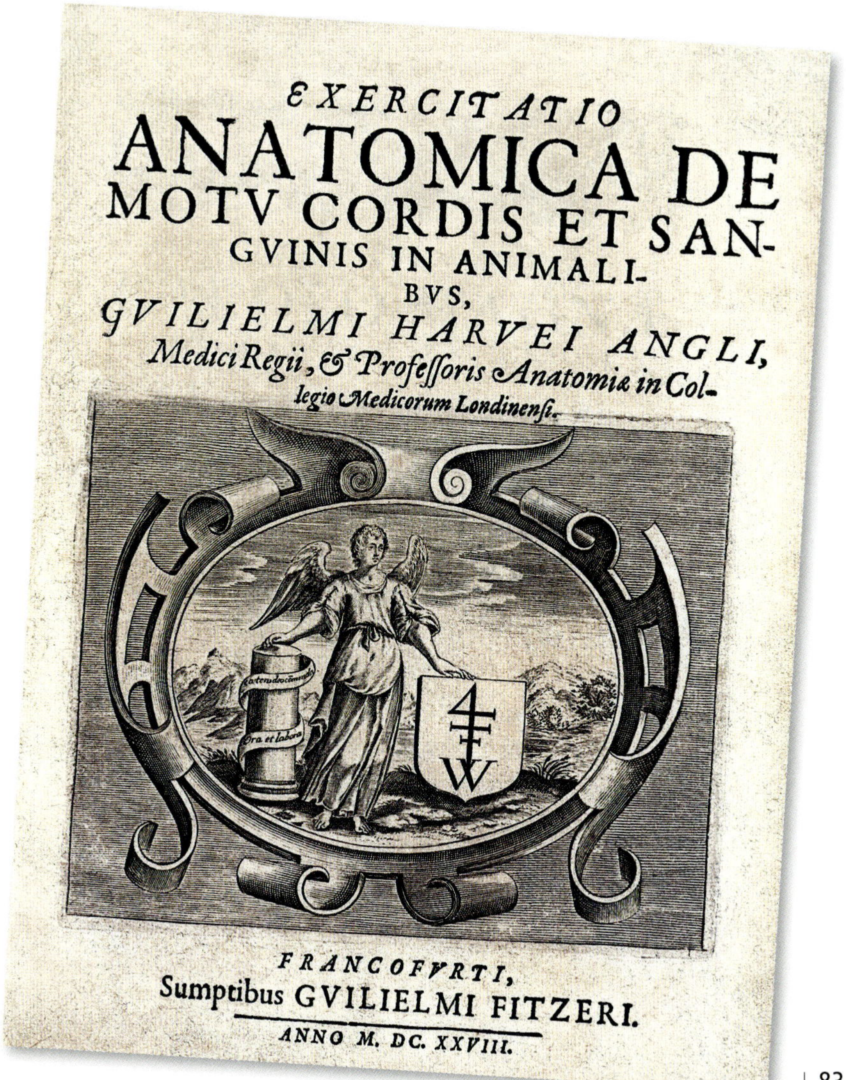
EXERCITATIO
ANATOMICA DE
MOTV CORDIS ET SAN-
GVINIS IN ANIMALI-
BVS,
GVILIELMI HARVEI ANGLI,
Medici Regii, & Professoris Anatomiæ in Col-
legio Medicorum Londinensi.

FRANCOFVRTI,
Sumptibus GVILIELMI FITZERI.
ANNO M. DC. XXVIII.

> **「血液循環の概念は伝統医学を破壊するものではない、進歩させるのだ。」**
>
> ウィリアム・ハーヴィー、『血液の循環に関する解剖学的2つの実験 *EXERCITATIONES DUAE ANATOMICAE DE CIRCULATIONE SANGUINIS*』より、1649年

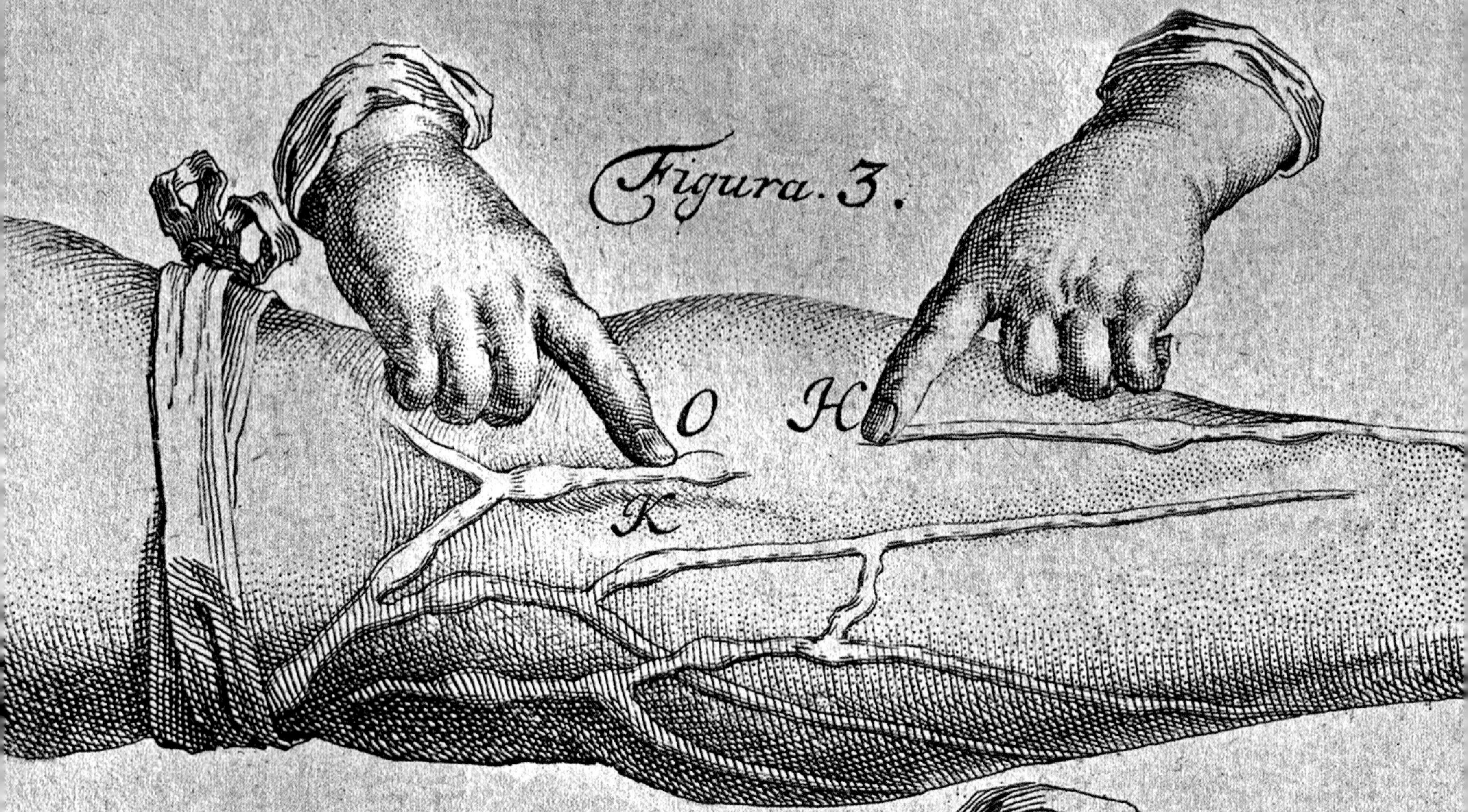
Figura. 3.
O
H
K

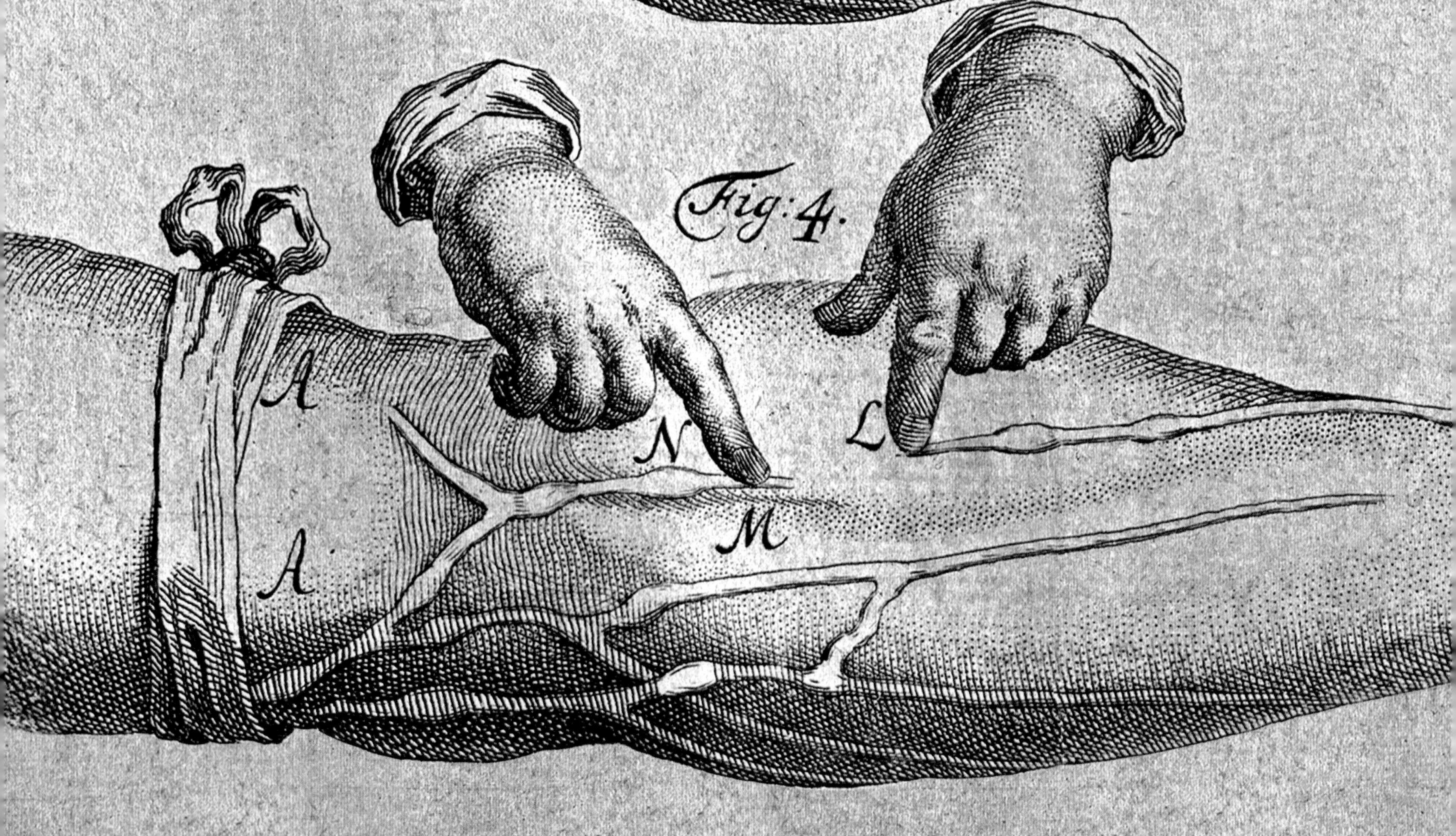
Fig: 4.
A
N
L
M
A

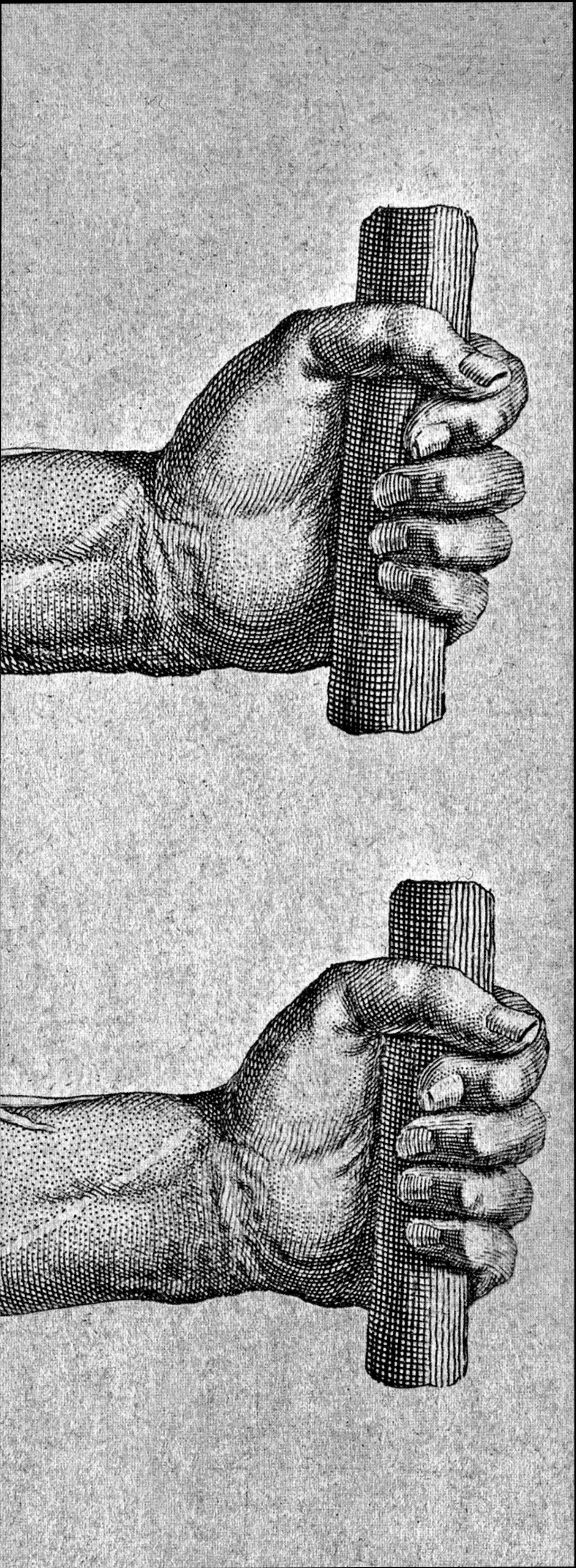

血液循環革命

ウィリアム・ハーヴィーの名著『心臓の運動について』（1628年）は、粗末な印刷で72ページと比較的薄い本である。しかし、内容は血液の循環系を詳しく説明しており、生理学と医学の理論に革命を起こした。

　イギリスの医者ウィリアム・ハーヴィーは『動物の心臓および血液の運動についての解剖学的研究 *Exercitatio Anatomica de Motu Cordis et Sanguinis in Animalibus*』（通常は『心臓の運動について *De Motu Cordis*』と略されることが多い）の中で、循環系に関するさまざまな考え方を古代ギリシアやローマまでさかのぼって集め、それを自身の理論と証拠で統合した。彼は20年以上にわたって人間や60種以上の動物について研究、解剖、そして実験を行ってきた。この膨大なデータから、多くの納得できる結論を引き出した。たとえば「血液は心室の脈動によって肺と心臓を通過し、そして全身に送り出され、小さな静脈から大きな静脈……もともとそこから出た血管へと戻り、心臓の耳（心房）に入る」。とくに、ハーヴィーは2種類の循環があることを理解していた。心臓から肺を通って心臓に戻るもの（肺循環）、そして心臓から全身にわたって戻るもの（体循環）である。

　当時は、ハーヴィーのこの著書を慎重ながら歓迎する人もいれば、あからさまに反対する人もいた。ガレノス（⇨p.40〜41）ほか神にも等しい古代人の教えを否定しているため、批判する人はハーヴィーを「常軌を逸している」と非難した。それでも意見はしだいに変化して、『動物の心臓および血液の運動について』の科学が勝利した。

「**血液は循環する動き**により流れている……**絶え間なく移動している**のだ。」

ウィリアム・ハーヴィー、『心臓の運動について』より、1628年

◁ 止血帯の実験

『心臓の運動について』にあるこのイラストは、血管の中の血液が逆流するのを防ぐ弁を説明している。きついベルトで上腕を縛って表在静脈を圧迫すると、血液が滞って心臓への流れが妨げられる。手の方に向かってマッサージしても効果がないのは、一方通行の弁のためだ。小さな瘤（こぶ）のように見えるのが弁である。

白内障の手術

世界的に視力の低下や失明の最も大きな原因となっているのが、眼の水晶体が白く濁る白内障といわれる症状だ。簡単な治療は2000年以上も前から行われているが、大きく前進したのは1967年のことで、現在は毎年数百万人の視力を回復させている。

白内障の起こる主要な原因は加齢である。ほかには喫煙や強い日光に長時間さらされたことなどが考えられる。白内障になると、透明で弾力のある水晶体(光は瞳孔からここを通って網膜に達する)に少しずつ、濁って不透明な部分ができる。やがて症状が進むと水晶体は固くなって弾力を失い、乳白色となり、視界をすべて覆ってしまう。

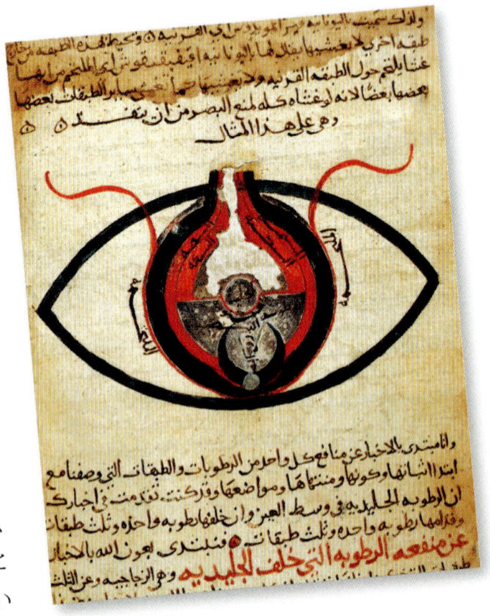

◁ **眼の解剖学**
13世紀アラブ人の外科医アル=ムタディビによる『眼に関する論文』の中の解剖学的イラスト。当時、傷から感染症まで、眼に起こるさまざまな異常の治療は、日常的に行われていた。

初期の除去手術

白内障については何千年も前から、たとえばインドの『スシュルタ・サムヒター』(⇨p.30〜31)にも言及されている。古代ローマではギリシアの哲学者ケルススの『医学論』に、当時すでに確立されていたカウチング法(墜下法)という白内障の治療法が書かれている。先はとがっているが細くはない針を眼の表面の角膜から差しこんで瞳孔を通し、硬化した水晶体まで到達させる、そして水晶体を眼球内で下方に押しやるのである。これで光が再び網膜に達することができるようになる。ただし焦点をしぼる水晶体を失ったわけなので、視界はぼやける。

針によるカウチング法以外には、鈍器で眼を打って水晶体を支えている小帯繊維を断裂させる方法があり、これで水晶体が自然にすべり落ちる。ただし、これらの方法を完全に進行しきっていない白内障に施してしまうと、水晶体が割れて破片が眼球のゼリー状の中身に散らばって炎症や痛み、さらなる視力の問題が起こるおそれがある。

カウチング法は白内障のおもな治療法としての地位を数世紀も保っていた。多少の進歩が起こるのは10世紀、アル=ラーズィー(⇨p.48〜51)をはじめとするイスラームの医者が書いたように、太めで中が空洞の針を用いて水晶体全部を吸い出してしまう方法である。水晶体が瞳孔へと逆戻りしてしまうことを防ぐメリットはあるが、破損の危険性は残ったため、この方法はあまり広まらなかった。

パリで1748年に、フランスの眼科医ジャック・ダヴィエルが画期的な方法を考案した。角膜をC形に切って小さなヘラを挿入、角膜を水晶体から遠ざけ、そして周囲を包んでいるカプセルのような嚢から水晶体を離す。それからヘラを使って水晶体周辺の圧力で水晶体が嚢から、さらに切開部分から飛び出すようにするのである。水晶体嚢を眼の中に残すことで、破片が眼球内に入ってしまうリスクを減らすことができる。ダヴィエルの方法は苦痛を伴い、この切開部分を縫合できるほど細い糸がなかったため、患者は傷が治るまで何日も動けないよう固定された。局所麻酔(体の表面に塗ってその部分を麻痺させるもの)は1800年代の後半に開発され、より細い縫合糸ができたことにも助けられ、外科医はより微小な角膜切開をいろいろな場所に試すことができるようになった。

3200万件　世界保健機関(WHO)が定める、2020年までに達成すべき白内障手術の年間世界目標件数。

手術の進歩

1967年、アメリカの眼科医チャールズ・ケルマンが、白内障除去のため、水晶体超音波乳化吸引術、つまり「水晶体をゼリー化する」方法を生みだした。この方法では超音波で水晶体を乳化させ、その後、内部が空洞になった針で吸い出す。同時に液体を前房(瞳孔と網膜の間にある)に流して、破片があったらそれを取りのぞき、水晶体嚢の空間を充填する。この開発によって角膜の切開はわずか数ミリまで小さくできるようになった。白内障の除去は世界中で、大手術から一度の外来で終わる日常的な治療になったのである。

ケルマンの手法は水晶体の後嚢を温存することから、次のステップへの下地となった。より鮮明な視力の得られる人工レンズの開発である。眼内レンズ(IOL)は1950年代にイギリスの眼科医ハロルド・リドリーによって開発され、その後多くの試験使用を経て、1970年代からごく一般的な治療となった。

IOLはしばしば、白内障除去のすぐ後で挿入される。レンズは患者一人ひとりの眼科上の処方に合わせて形づくられる。最新の柔軟性のある材料でつくられたレンズは、折りたたんだり丸めたりして小さな切開穴から眼内に挿入でき、その後内部で広げられる。

高度な手術では調節性眼内レンズを使う場合もある。これは眼の筋肉で動かして遠近両方の焦点を合わせることができ、眼鏡の使用を最小限にすることができる。

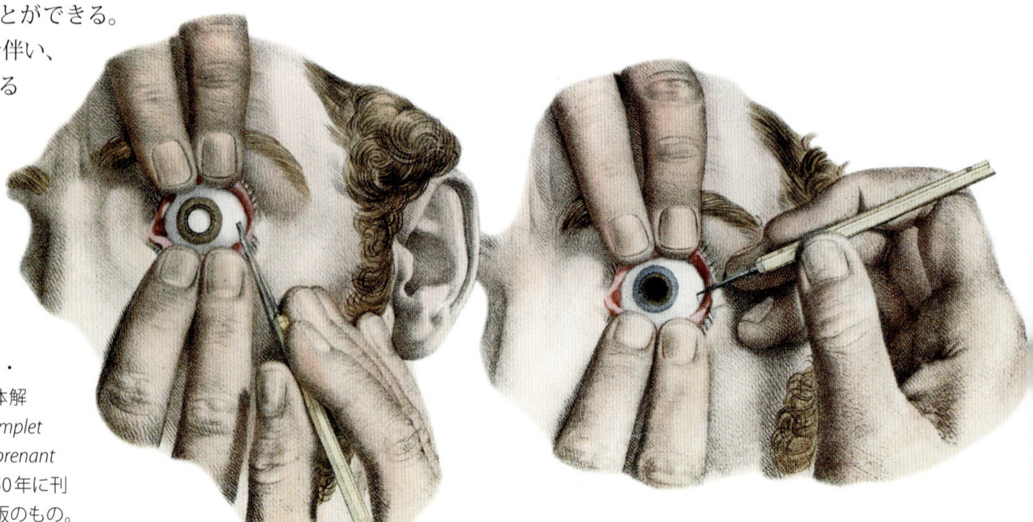

▷ **詳しい外科処置**
白内障除去を詳しく図解した初期の研究の1つは、フランスの外科医ジャン=バティスト・ブージュリーによる『完全人体解剖学および外科的治療 *Traité complet de l'anatomie de l'homme: comprenant la médecine opératoire*』で、1850年に刊行された。この写真は1866年版のもの。

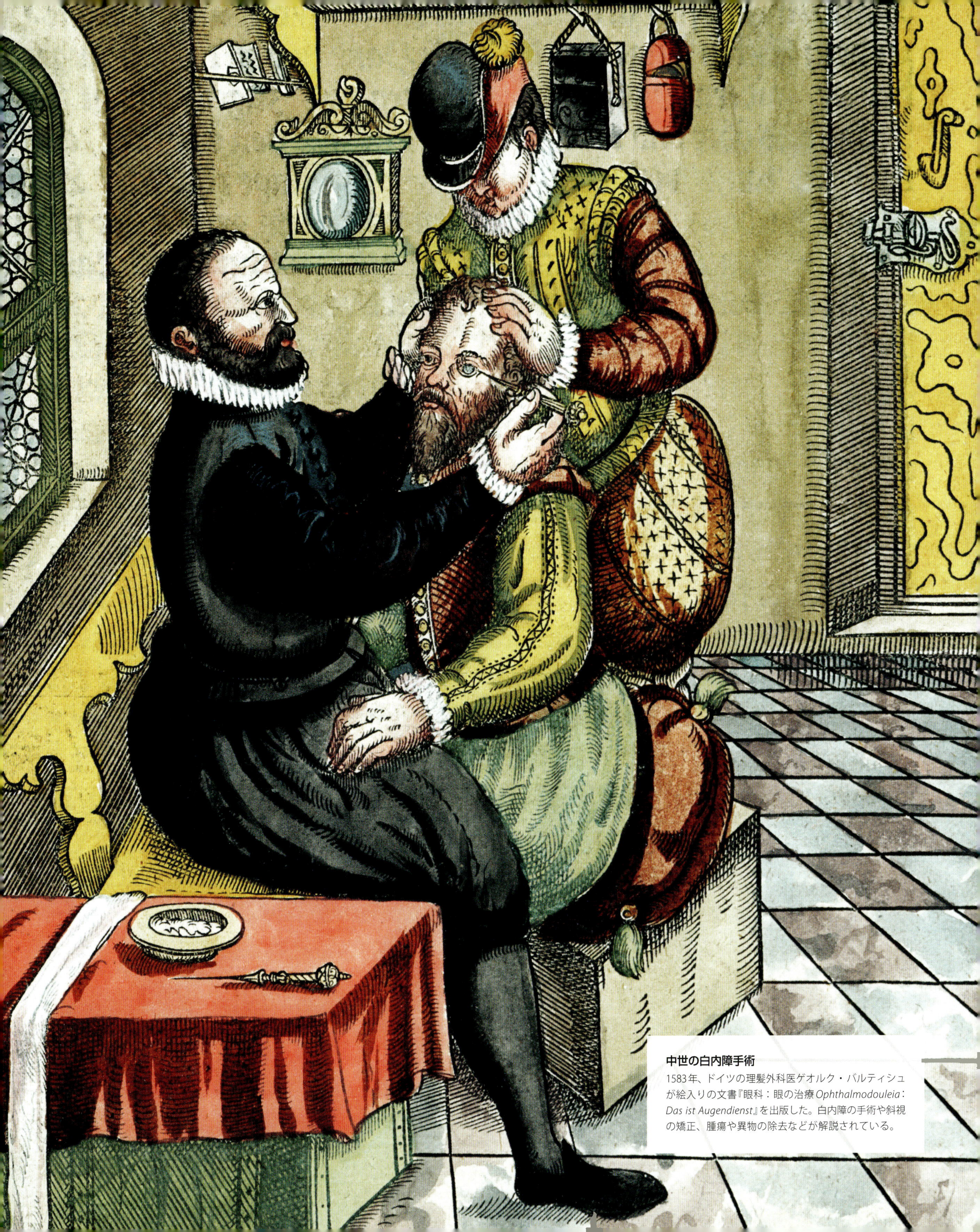

中世の白内障手術

1583年、ドイツの理髪外科医ゲオルク・バルティシュが絵入りの文書『眼科：眼の治療 *Ophthalmodouleia*：*Das ist Augendienst*』を出版した。白内障の手術や斜視の矯正、腫瘍や異物の除去などが解説されている。

新世界と伝染病を交換

15世紀後半、ヨーロッパ人が初めてアメリカ大陸に渡ると、世界史上まれに見る伝染病の大流行が起こった。自然免疫も適切な医療もないまま何千万人ものアメリカ先住民が、新参者のもたらした伝染性疾病の犠牲になってしまった。

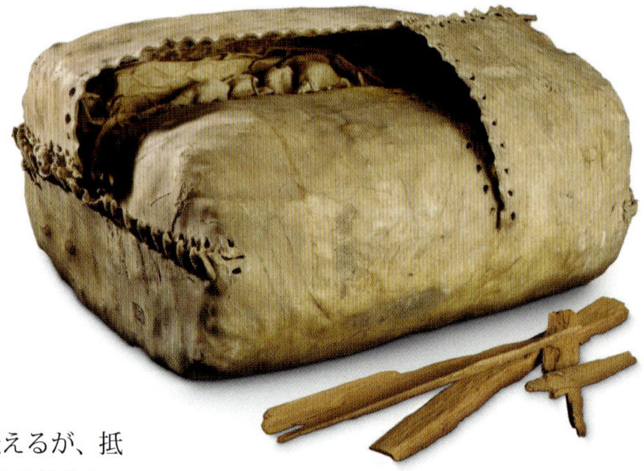

△ **キナの袋**
さまざまな病の治療に使われたキナの樹木は、セロンと呼ばれる生皮のバッグに詰められた。この写真は1770年代のペルーのもの。樹皮はそのまま嚙んだりするほか、乾燥させて粉にして飲み物に加えた。

ヨーロッパ人がアメリカ大陸に到達したのは、一般的には1492年の探検家クリストファー・コロンブスの航海とされている。このとき新世界の人口は4000～6000万人と推定された。ところが1世紀のうちにこの数字は、場所によっては9割も減ってしまう。戦争のためもあるが、一番の原因は、ヨーロッパ人が知らずに持ち込んだいくつもの伝染病が、大波のように新大陸を襲ったためである。

運び込まれた病気は、たとえばジフテリアや麻疹（ましん）、腺ペスト（⇨p.66～67）、天然痘（⇨p.100～101）、コレラ（⇨p.122～123）、インフルエンザ（⇨p.196～197）、発疹チフス、水痘、猩紅熱（しょうこうねつ）、黄熱病、百日咳、マラリア（⇨p.174～175）などである。

死亡者数がこれほど多くなったおもな理由は、先住民たちが新たな病気に対する免疫を持っていなかったことである。人間の体の免疫システムは進化の過程で何世代もかけ、その環境内にある伝染性の細菌などと闘うための適応をしてきた。ある程度自然免疫を持つ者は生き延びてその抵抗力を子孫に伝えるが、抵抗力の少ない者にはそれができない。ヨーロッパ人はこのような病気のほとんどと何千年もの付き合いがあって、感染に対する抵抗力を代々受け継いできた。しかもその間、予防対策や医療、治療法も開発してきた。アメリカ先住民はそうしたものをいずれも持っていなかったのである。

500~800 万　1519～1520年頃に
ヨーロッパからの病気で死亡したアステカ族の推定数。

相互交換

ヨーロッパ人もまた、引き換えにいくつかの病気をアメリカ大陸から持ち帰った。たとえば梅毒（⇨p.186～187）、ピンタやベジェル（梅毒と近い関係の皮膚病）それにシャーガス病（アメリカトリパノソーマ症）などである。梅毒がヨーロッパにやって来たのは1495年頃で、その後数十年間、この伝染病は75%以上の死亡率だったと推定される。しかし、この死亡率は1世紀の間に著しく低下する。人びとが免疫力を強めた結果だが、これを助けたいくつかの要因がある。その1つに、ヨーロッパ人が何千年も家畜の近くで暮らしてきて、動物の病気への免疫を蓄積してきたことがある。動物の病気の多くが天然痘と牛痘のように（⇨p.100～101）、人間の病気と関連している。これに対してアメリカ先住民は狩猟採集民の生活を送っていることが多く、家畜数は少なかった。その上ヨーロッパ人は人口の密集した町や都市に住み、戦争や通商などの目的で広く旅をする傾向がある。アメリカの先住民たちの人口密度は少なく、散在しており、個人はそれほど広範囲を頻繁に旅することがなかった。つまりヨーロッパ人は、体に害のあるさまざまな病原菌に攻撃されてきた長い歴史があり、それが免疫力を高めるのに役立ったのだ。このため

5 世紀　**最初のヨーロッパ人が現れて死者が出はじめて以来、中南米の人口が回復するまでにかかった時間。**

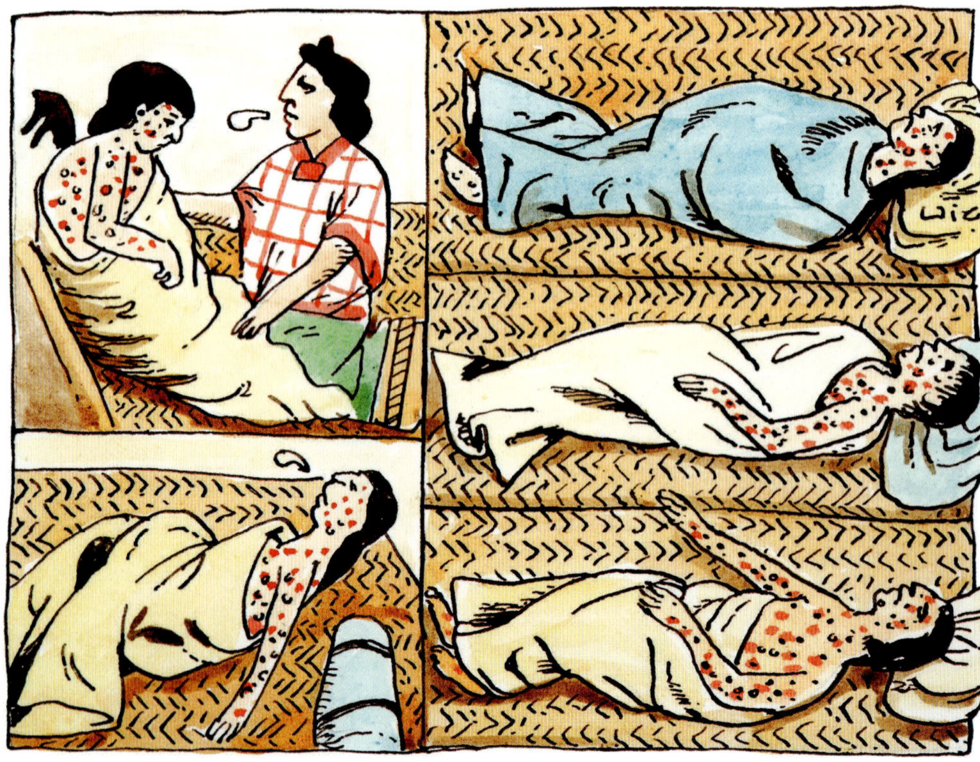

◁ **破壊された帝国**
『フィレンツェ絵文書』のこの挿画は、天然痘で亡くなるアステカ族を描いている。おそらくスペイン軍が連れてきた1人のアフリカ人奴隷から感染したと思われる。君主クィトラワクも含め、アステカ族の人口のほとんど半分がこの病に倒れた。

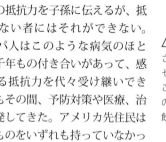

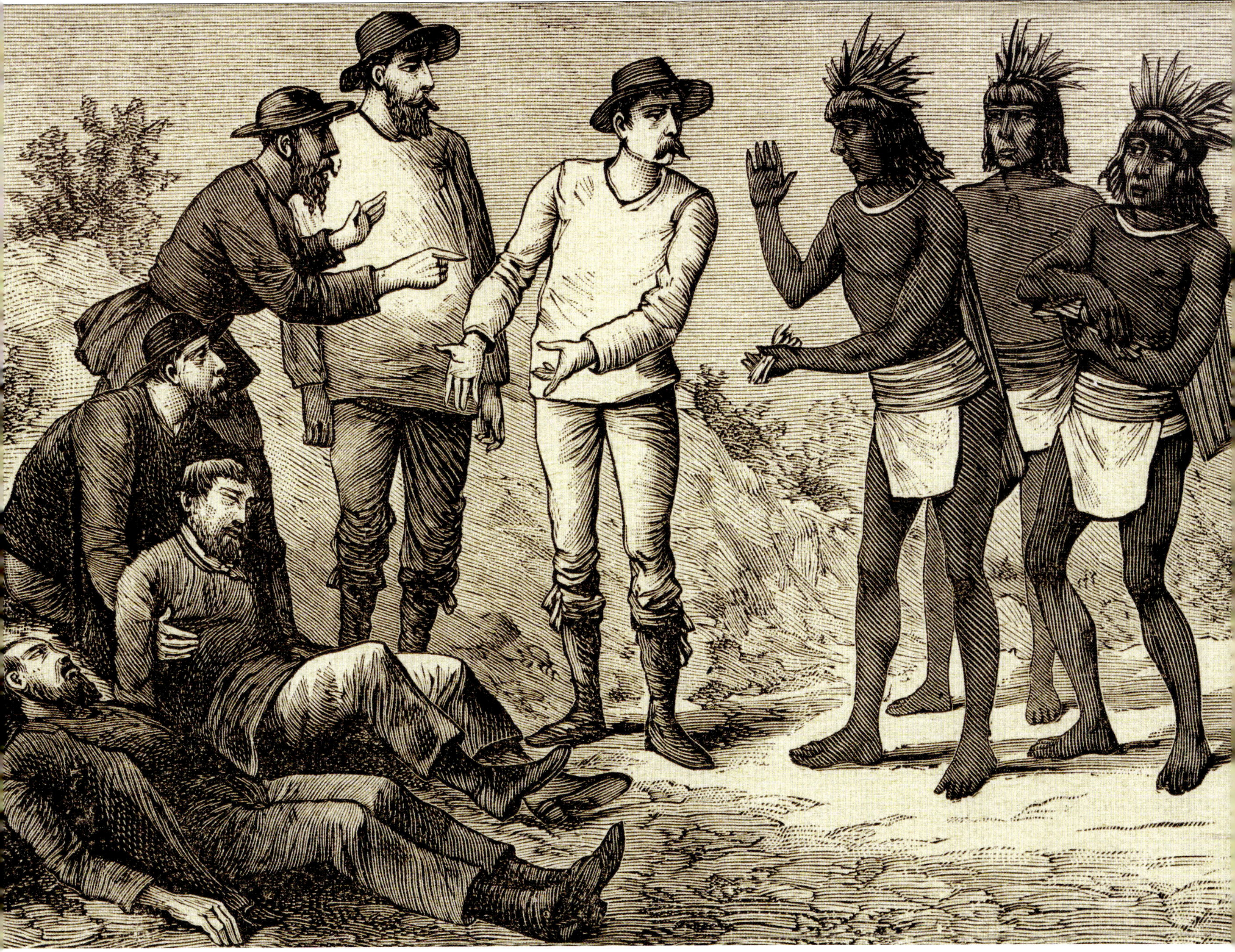

アメリカ大陸から新たな病気が広がったときも、ヨーロッパの人びとは比較的早く抵抗力を発達させた。アメリカ大陸での状況と対照的である。

特効薬

ヨーロッパとアメリカでの伝染性病原菌の交換は、家畜や野生動物、植物、人間の文化・習慣・技術の交換などを含む、「コロンブス交換」と呼ばれる大西洋をはさんだ大規模な交流現象の一部でもある。

重要な植物交換の1つが、南米アンデス山中を原産とするキナの木の樹皮である。地元の人びと、たとえば現在のペルーやボリビアのケチュア族などは、この樹皮を挽いて調剤したものが発熱や下痢、痛み、筋肉のけいれん、疲労のような体調不良に効果があると知っていた。1620年代にその地域のイエズス会の宣教師が、これがとくにマラリアに有効だと発見する。1630年、チンチョン伯爵夫人でペルーのリマにおけるスペイン副王の妻だったアナ・デ・オソリオのマラリアが、キナの樹皮からつくった薬で治った。このことで樹皮の大規模な収集とヨーロッパへの輸出に拍車がかかる。マラリアその他の多くの病の特効薬としてヨーロッパで歓迎された。1820年にはこの樹皮の有効成分がフランスの化学者ピエール＝ジョセフ・ペルティエらにより抽出され、純粋な、正確な投薬量での薬をつくることができるようになった。ケチュア族がキナの樹皮のことを呼んでいたキニーネという名が付けられたこの薬品は、抗生物質を別にすれば、伝染病から最も多くの人を救ったといわれている。

△ 医療知識を分け合う

ペルーの人びとは、マラリアに苦しむヨーロッパ人にキナの樹木を提供した。ヨーロッパ人はアメリカ先住民から植物治療、たとえばクズウコン、ゼルバ・マテ、タバコ（当初は多くの病を癒す万能薬と思われた）について多くを学んだ。

「ほとんどの地方で人口の半分以上が**死んだ……山をなして、まるで南京虫のように。**」

トリビオ・モトリニーア、スペイン人宣教師、メキシコの天然痘流行の猛威を語る、16世紀

イギリスの医者（1624〜1689年）

トーマス・シデナム

「病床に行くことだ。そこ以外に病気を学べるところはない。」

トーマス・シデナム、若い医者にかけた言葉

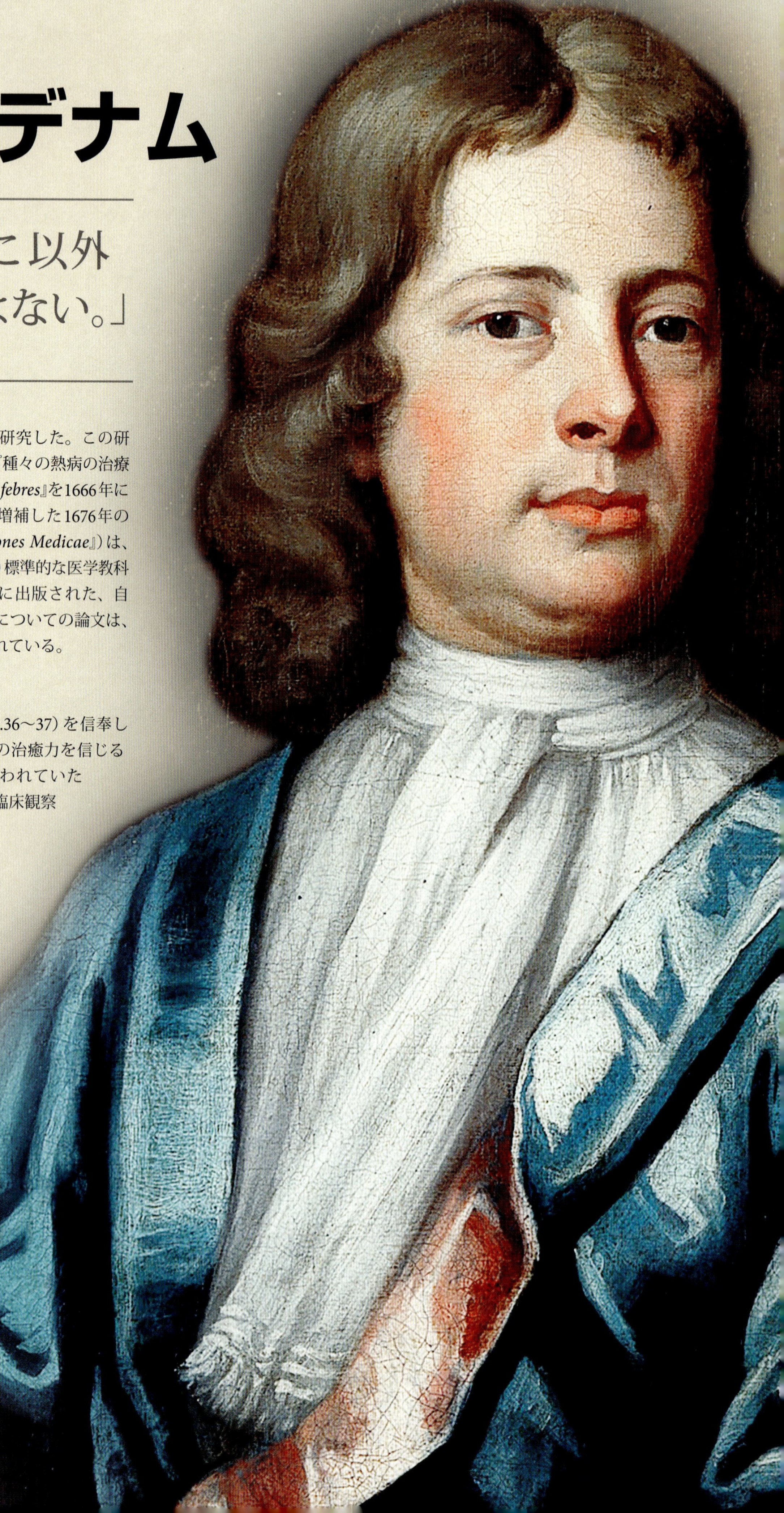

イギリスの医学史上最も尊敬されている人物の1人トーマス・シデナムは、特定の疾病を描写し定義したこと、さらに医者たちを研究室から病室へと連れ出したことで名声を得ている。長く影響力を保ち、死後は「イギリスのヒポクラテス」と呼ばれるようになった。

シデナムが医療に従事したのは遅く、中年になってからだった。オリヴァー・クロムウェルの下で清教徒としてイングランド内戦に参加し、その後ロンドンで開業したのは1656年頃のことだ。1665〜1666年にロンドンを襲ったペストの大流行（⇨p.66〜67）をきっかけに、彼は伝染病を徹底的に研究した。この研究から最初の著書、『種々の熱病の治療法 *Methodus curandi febres*』を1666年に発表、これをさらに増補した1676年の『医学観察 *Observationes Medicae*』は、その後2世紀にわたり標準的な医学教科書となった。1683年に出版された、自らも患っていた痛風についての論文は、彼の最高の論文とされている。

診断と薬

ヒポクラテス（⇨p.36〜37）を信奉したシデナムは、自然の治癒力を信じることを広め、当時行われていた医学教育にも自らの臨床観察

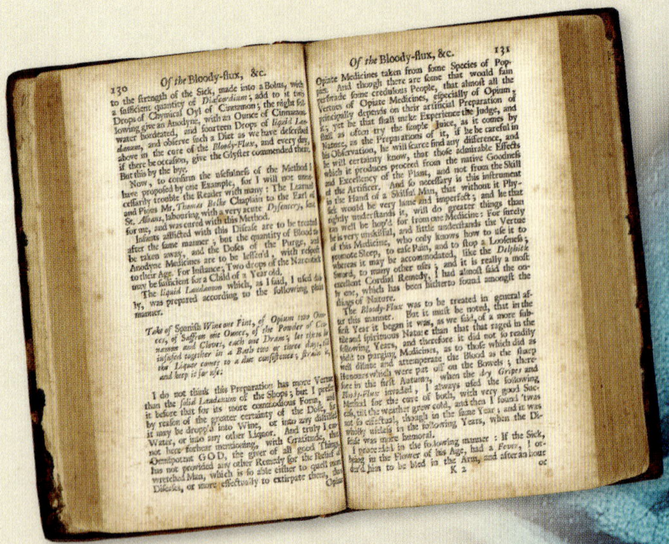

△赤痢について
シデナムの赤痢についての記述は、彼の原稿をまとめた本『名臨床医ドクター・トーマス・シデナムの全著作 *The Whole Works Of That Excellent Practical Physician Dr Thomas Sydenham*』の中にある。自らの観察を元に、明快な記述に満ちている。

にも、先入観のない態度で臨んだ。伝統的な四体液説（⇨p.34〜35）を基礎としながらも、自分の目で見たものをよりどころにした医療を始める。

同業者たちとの付き合いのしきたりや理論上の定説は重視しなかった。思いやりのある医者として他の医者たちにも、一番の義務は患者を知り患者を大切にすることだと説いた。シデナムは病気を特定できる「種類」を説明、分類することに影響を与え、これが医学的診断を大幅に改善した。たとえば、彼はリウマチ熱とシデナム舞踏病について記述、猩紅熱と麻疹を区別し、天然痘と赤痢についての観察をした。シデナムは自然のなりゆきに任せることを好み、新鮮な空気と運動、控えめにビールを飲むことを処方した。

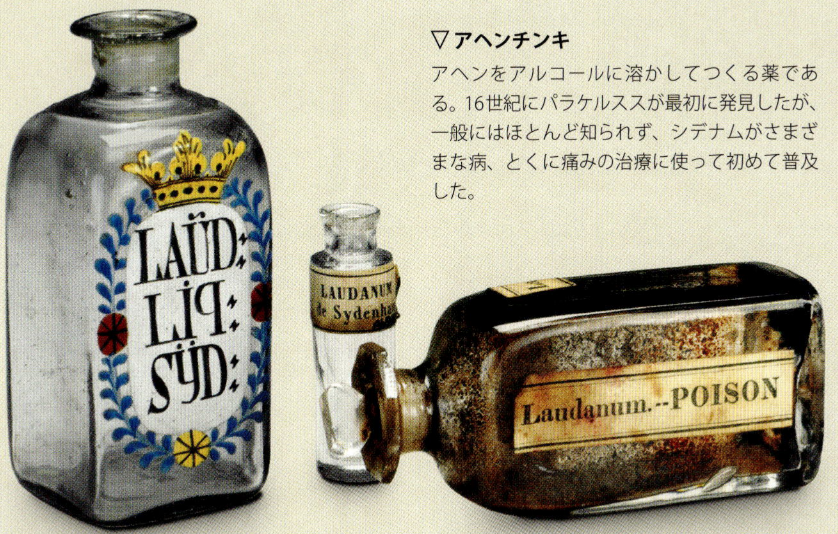

▽アヘンチンキ
アヘンをアルコールに溶かしてつくる薬である。16世紀にパラケルススが最初に発見したが、一般にはほとんど知られず、シデナムがさまざまな病、とくに痛みの治療に使って初めて普及した。

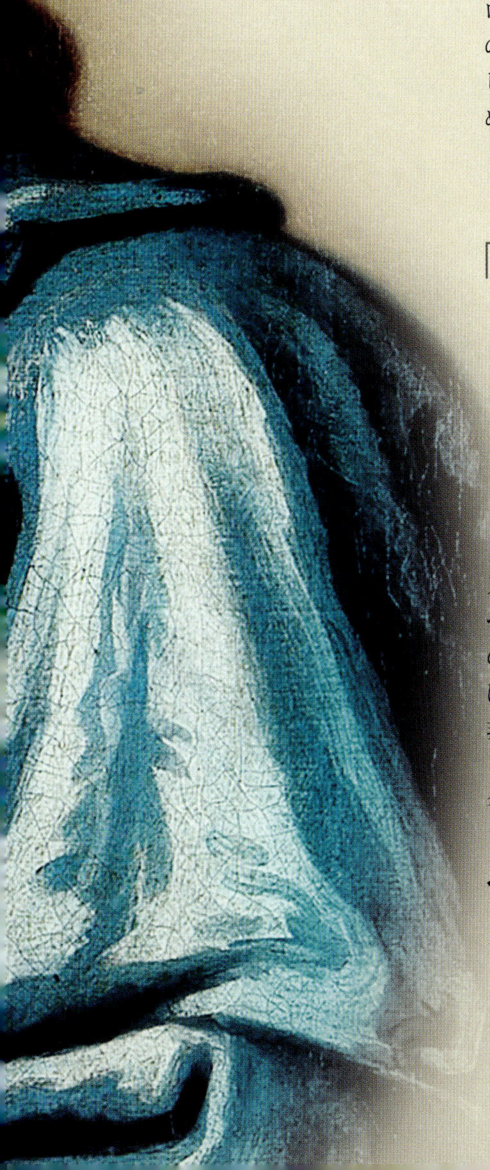

◁思いやりある医者
シデナムは患者の治療にあたって、科学的な理論を盲目的に信じることはなかった。彼は病室での観察と常識を使って、効果的な治療と治癒を与えるべく努力した。

薬に関しては薬草学に基づいて処方した。たとえば、熱をさますのにヤナギの葉の汁などを大量に投与するのでなく、量を制限して与えた。患者の症状は病気が起こしているのではなく、体が病を克服するために戦っているために現れているものだと信じた。1630年代にマラリア治療のためキニーネがヨーロッパに導入されたことは、シデナムの正しさを裏づけた。それは熱病を刺激し、自然な抵抗力の働きをうながしたために効いたのだ、と彼は述べている。

痛みをやわらげるアヘンは、パラケルスス（⇨p.70〜71）が最初に調合してアヘンチンキとしたが、シデナムによる別の調剤（アヘンのチンキ剤をワインか水に混ぜたもの）がこの薬を普及させた。非常に評価され、ローダナム・シデナミィ（シデナムのアヘンチンキ）という名前が付けられたほどだった。

人気を得る

シデナムの影響力が最もあったのは、ヨーロッパ大陸においてだった。そこでの彼の見解は、きつく強力な「化学的治療」で体に負担をかけるのでなく、体の自然な治癒力で抵抗力を助成することに回帰する、として歓迎された。

しかしシデナムの本国の人たちは、彼が意見を述べるやり方が強行すぎることに腹を立てた。彼は王立内科医協会の会員に選ばれず、自分でもこの名誉ある団体に執着はなく、逆にこう言った。「医者の仕事は大学に行って学べるものではない。靴屋にするのにオックスフォードに入れるやつがいるか、医者だって同じことだ」。

それでも時が経つにつれて、シデナムが臨床観察を重視したこと、正確に疾病を描写したことで、イギリスの医学史上最も尊敬される名前となった。シデナムは言葉を飾った医学理論には関心がなく、それを大事にする人たちを小ばかにした。彼は病が患者を「訪問している」のだと信じ、患者の体と一体化して継続する状況ではないとした。革命的な概念であり、医者が治療をする方法を変えるものだった。

> 「医者は、病気を患っている患者の苦痛をやわらげることに**勤勉で優しくあるべき**である。」

トーマス・シデナム、『急性疾患の歴史と治療に関する医学的観察 *MEDICAL OBSERVATIONS CONCERNING THE HISTORY AND CURE OF ACUTE DISEASES*』より、1668年

年譜　Thomas Sydenham

- **1624年**　イギリス、ドーセット州の小さな村で、裕福な地主の家に生まれる。
- **1642年**　オックスフォード大学モードリン・カレッジに進むが、学業はイギリス内戦で中断され、彼は清教徒側で戦った。
- **1645年**　オックスフォードに戻り、ウォダム・カレッジに入る。
- **1648年**　医学士として卒業。ただし、それには国会議員とつながりのあった家族の後押しがあったといわれている。同時にオール・ソウルズ・カレッジのフェロー（評議員）に選出される。
- **1665年**　ペストの大流行に際してロンドンを離れる。田舎にいる間に熱病に関する最初の本を執筆。この本は友人でアイルランド生まれの化学者ロバート・ボイルにささげられている。
- **1666年**　マラリア治療にキニーネを用いることを普及させる。
- **1676年**　当時のロンドン疫病流行についての重要な研究を、自著『医学観察』に入れる。また初めて病気を分類しようと試みる（この研究は疫学の土台と考えられている）。さらに、ケンブリッジ大学ペンブローク・ホールを卒業し、医学博士となる。オックスフォード大学を卒業してから約30年後のことだった。
- **1680年**　伝染病についての本『質問と回答 *Epistolae responsoriae*』を出版、ケンブリッジ大学医学欽定教授のロバート・ブレイディにささげる。

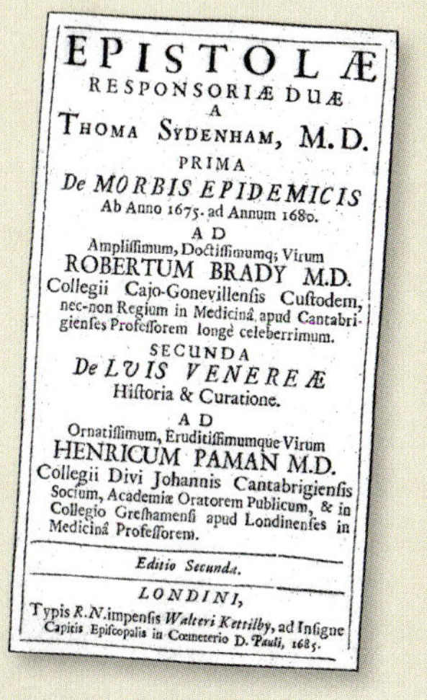

EPISTOLÆ
RESPONSORIÆ DUÆ
A
THOMA SYDENHAM, M.D.
PRIMA
De MORBIS EPIDEMICIS
Ab Anno 1675. ad Annum 1680.
AD
Amplissimum, Doctissimumq; Virum
ROBERTUM BRADY M.D.
Collegii Cajo-Gonevillensis Custodem,
nec-non Regium in Medicinâ apud Cantabrigienses Professorem longè celeberrimum.
SECUNDA
De LVIS VENEREÆ
Historia & Curatione.
AD
Ornatissimum, Eruditissimumque Virum
HENRICUM PAMAN M.D.
Collegii Divi Johannis Cantabrigiensis Socium, Academiæ Oratorem Publicum, & in Collegio Greshamensi apud Londinenses in Medicinâ Professorem.
Editio Secunda.
LONDINI,
Typis R.N. impensis Walteri Kettilby, ad Insigne Capitis Episcopalis in Cœmeterio D. Pauli, 1685.

『質問と回答』
1680年

- **1682年**　天然痘とヒステリーの治療について、著書『書簡体論文 *Dissertatio epistolaris*』の中に記述。
- **1683年**　『痛風と浮腫について *Tractatus de Padagra et Hydrope*』を出版。痛風をリウマチと区別し、シデナム最高の研究と考えられている。
- **1689年**　ロンドンで死去、ピカデリーのセント・ジェームズ教会に埋葬される。

初期の顕微鏡観察者たち

技術の進歩のうちでも、X線（⇨p.172〜173）はすぐに医療に取り入れられた。ところが顕微鏡は1590年代に発明されたにもかかわらず、医学の研究に使われるようになったのは半世紀も経ってからのことだった（⇨p.96〜97）。

ガラス製凸レンズ（真ん中が膨らんだもの）を1枚使った単純な拡大鏡は、およそ2000年前から古代ローマで使われていた。レンズの製造法は13世紀に眼鏡の使用が盛んになるにつれ改善され、10〜15倍の拡大率を持つ「ノミ（蚤）の眼鏡」と呼ばれた拡大鏡も発明された。1590年代には、2つ以上の凸レンズを用いた複合顕微鏡も考案された。顕微鏡を発明したのはオランダのレンズ職人の父子、ハンスとサハリアス・ヤンセンだとする歴史学者もいる。別の説では、オランダの発明家で眼鏡の製造者だったハンス・リッペルスハイの功績だとされている。イタリアの博学者ガリレオ・ガリレイは17世紀初期に顕微鏡レンズの改善に取り組んだが、初期の顕微鏡は珍奇な物として面白がられただけで、ほとんど科学には使われなかった。像のぼやけや色収差（異なった波長の光が別の場所に焦点を結ぶことで、輪郭に色ずれが出ること）がひどく、倍率も15〜20倍が限度だった。

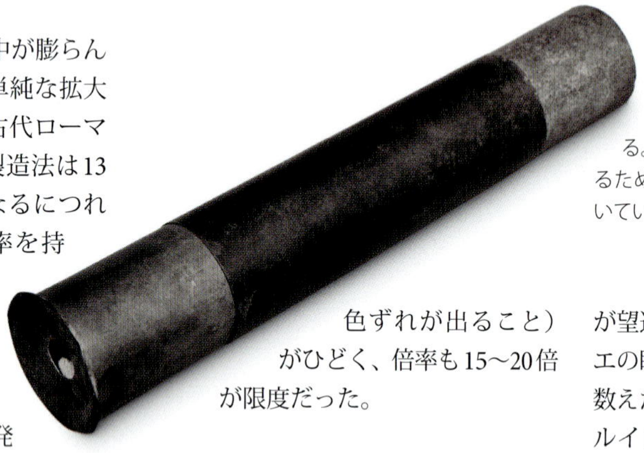

◁ ヤンセンの顕微鏡
1876年頃につくられた、1590年代のごく初期のヤンセン顕微鏡のレプリカである。筒が3つの部分に分かれ、焦点を合わせるために前後にスライドし、2枚のレンズが付いている。最大倍率は約10倍だった。

初期の顕微鏡研究

顕微鏡を使った研究による最初の出版物の1つは、1625年の『顕微鏡で見たハチの解剖学』だった。イタリアの科学者・著述業のフランチェスコ・ステルッティによるものである。彼はだいたい5〜7倍の鮮明な拡大に成功した。当時この装置はイタリアで「ミクロスコピウム」と呼ばれていた。英語の「*microscope*＝顕微鏡」という言葉は1650年代に使われるようになる。1644年にイタリアの天文学者ジョヴァンニ・オディエルナが望遠鏡を改造した顕微鏡によって、ハエの眼の中の「小さな四角」を3万個まで数えたと報告した。1655年、フランスのルイ14世の侍医であったピエール・ボレルは、『望遠鏡の真の発明者 *De Vero Telescopii Inventore*』を書いた。望遠鏡は格段に改良が進められ、この文書の最後にボレルは顕微鏡の情報と、その観察についても加え、このように言っている。「顕微鏡は、ノミの眼鏡であれハエの眼鏡であれ、ノミをラクダのサイズに拡大し、ハエをゾウの大きさまで拡大するもので、細い筒に入れられた2枚のガラスによってつくられている。眼に近い方のガラスは凸型で、小さな小球の切片からつくられて直径は5cmとし、もう一方のガラスは平面（平らな面が1枚）である」。

顕微鏡観察のパイオニア

顕微鏡がより注目を集め、医学に用いられるきっかけをつくった2人が、イギリスの科学者ロバート・フックとオランダの商人で科学者のアントニ・ファン・レーウェンフックである。フックは自然の知識を向上しようというロンドン王立協会の最初の、また最も著名なメンバー

オランダの科学者（1632〜1723年）

アントニ・ファン・レーウェンフック *Antoni van Leeuwenhoek*

もともと織物商であったアントニ・ファン・レーウェンフックは、生地を検査する拡大鏡を改良しようとするなかで顕微鏡に興味を持つ。独特の単レンズ設計を用い、250倍以上の倍率を実現した。商人として営業秘密にはうるさかったため、自分の方法を人に教えなかった。そのユニークなレンズづくりの過程は、1950年代になってやっと解明された。亡くなる頃にはロンドン王立協会によって200以上もの科学論文が出版されていたファン・レーウェンフックは、最初の顕微鏡観察の専門家といえるだろう。

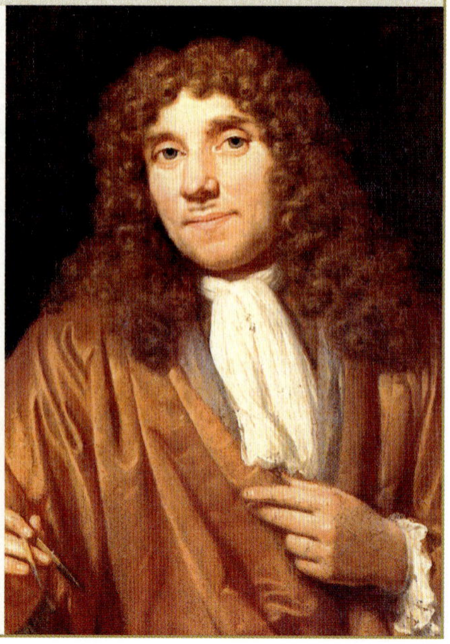

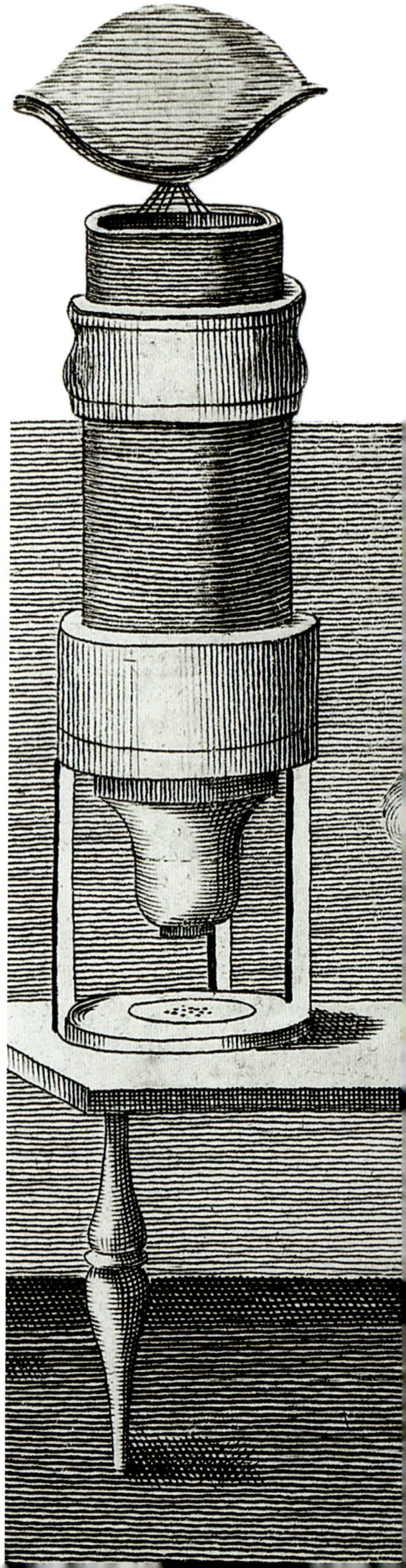

▷ カンパーニの顕微鏡
1686年、顕微鏡が医療に利用されている様子を描いた最初のイラストである。患者の脚を調べるために使われているこの装置（左に拡大して描かれている）は、イタリアの発明家ジュゼッペ・カンパーニがつくったもので、ねじで焦点を合わせる仕組みになっている。ロウソクから光を集め、照明に使っている。

「そこには非常にたくさんの微小動物が生きて、かわいらしく動いていたのだ。」

アントニ・ファン・レーウェンフック、オランダの科学者、ロンドン王立協会に送った手紙の中で細菌を語る。1683年

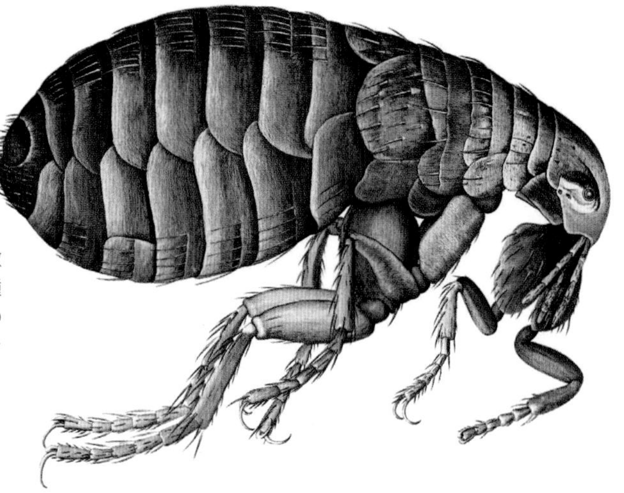

▷ ノミのデッサン
ロバート・フックの『顕微鏡図譜』で、顕微鏡の人気が上昇した。彼は標本を明るく照らす技術で、見え方を改善するのに一役買っている。微小な害虫、たとえばどの種類のノミがペストを運ぶのかなどがはっきり特定できるようになった。

の１人である。1665年に『顕微鏡図譜 *Micrographia*』を発行、それには多くの小さな標本、植物のパーツから昆虫の眼や脚までの図が載っていた。この本は科学本として最初のベストセラーの1つとなった。フックは「細胞cell」という単語に新たな意味を与え、それはすぐに、生物のうち最小の自己完結した単位をあらわすのに広く用いられるようになった（⇨p.150〜151）。

ファン・レーウェンフックは、ほぼ球状のレンズを1枚だけ使った独特の顕微鏡を考案した。これを用いて、幅広い生物サンプルを観察、記述、そして図解するのに成功した。たとえば池やその他の液体中にいる微小動物（単細胞の微生物）、血液細胞、精子、骨格筋の横縞模様などだ。ファン・レーウェンフックの発見は1673年にロンドン王立協会により出版された。1877年にはオランダ王立芸術科学アカデミーが彼をたたえてレーウェンフック・メダルを創設している。1885年の受賞者はドイツ人の生物学者フェルディナント・コーンだった。彼は1870年代に微生物を4つのグループ（球菌、桿菌、糸状菌、らせん菌）に分けた人物で、これらの分類は今日でも使われている。この段階になると、顕微鏡は人体と医学分野で使用されるようになった（⇨p.96〜97）。

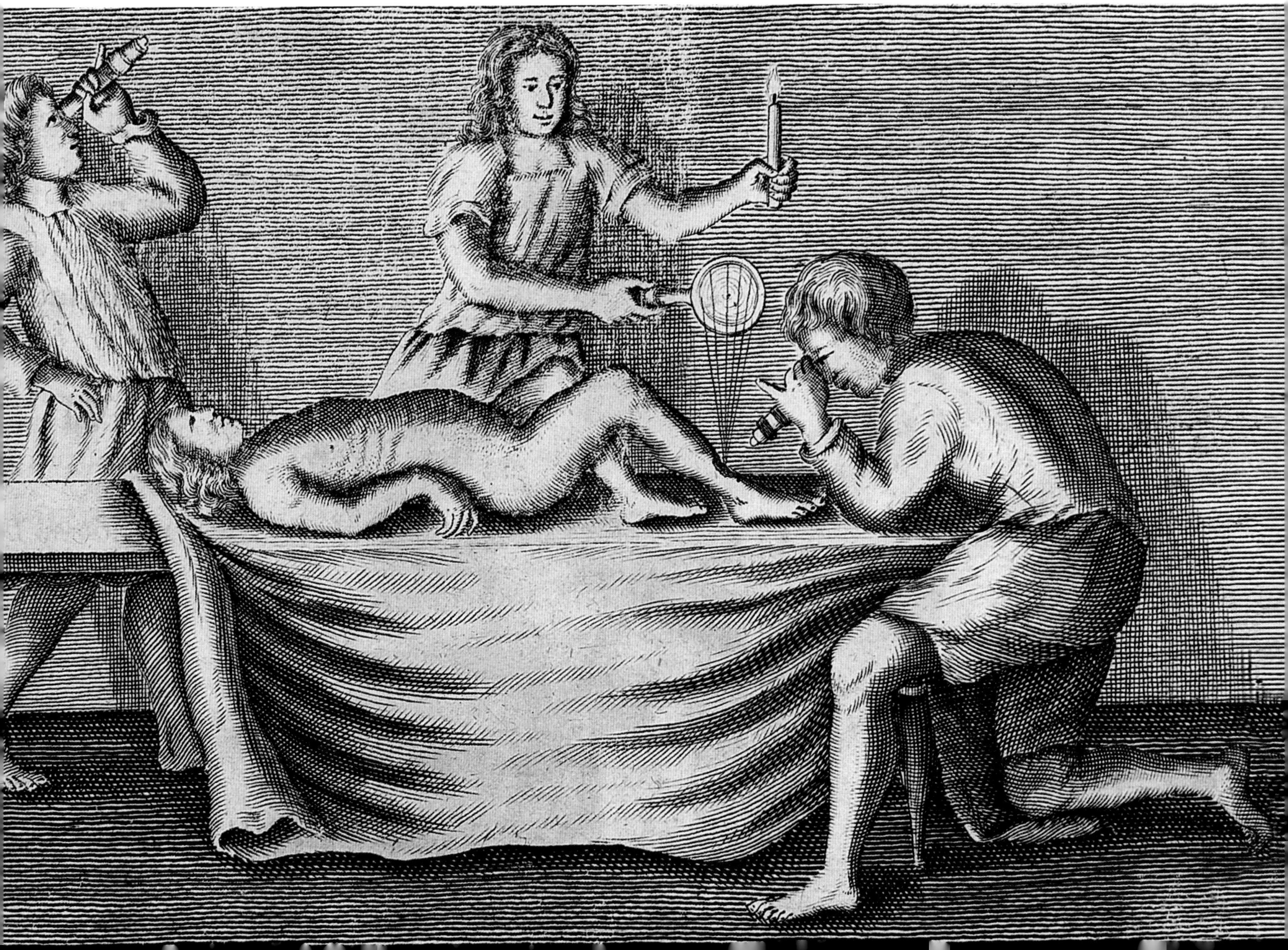

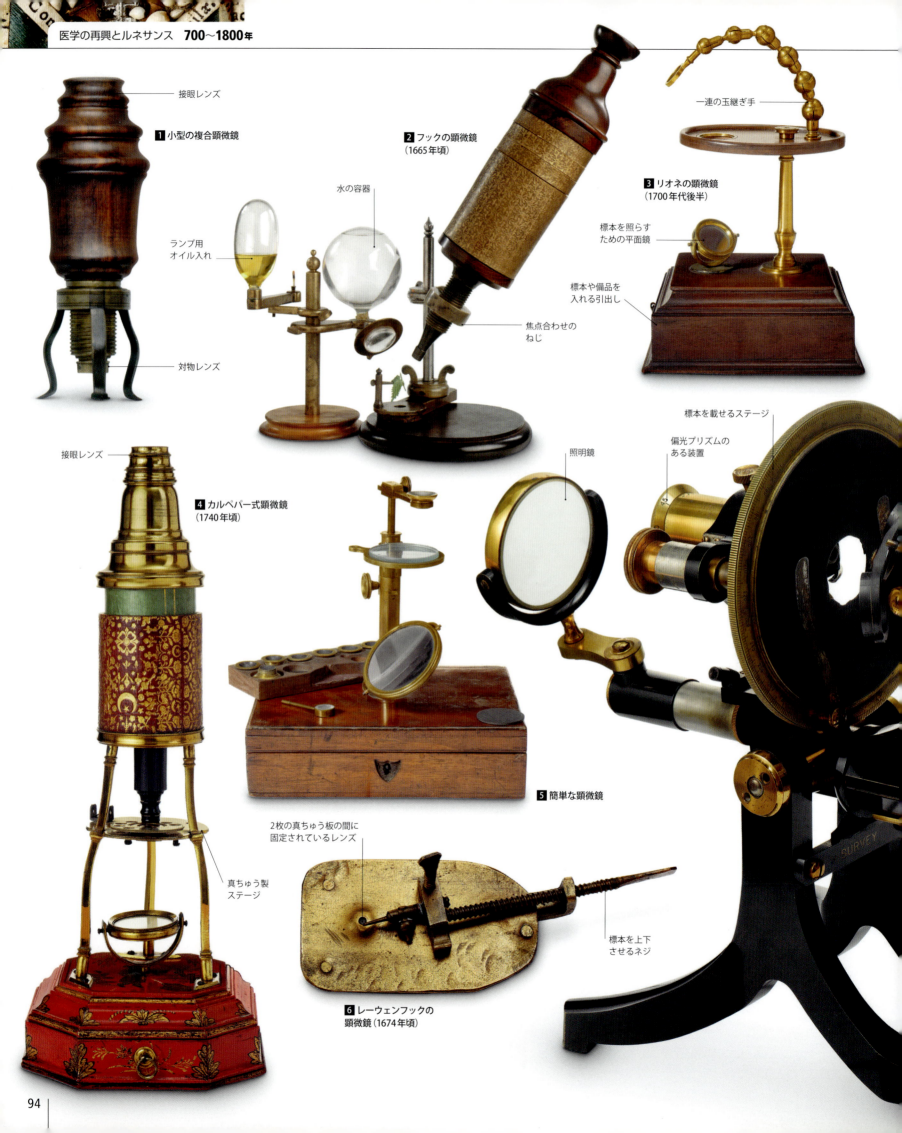

1 小型の複合顕微鏡

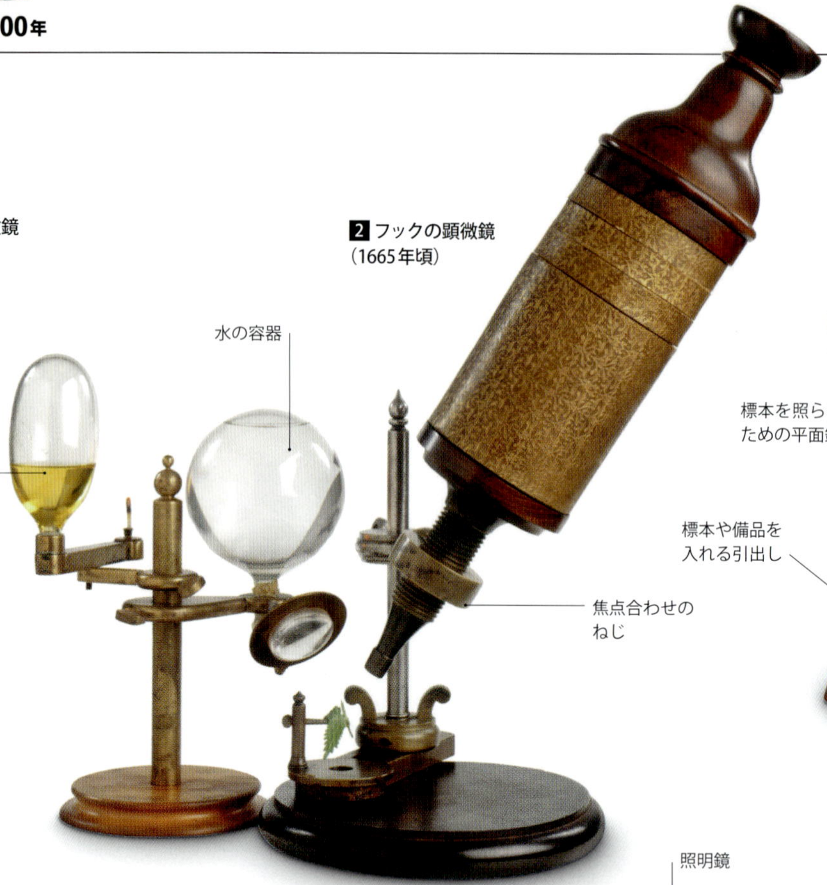

2 フックの顕微鏡
（1665年頃）

3 リオネの顕微鏡
（1700年代後半）

4 カルペパー式顕微鏡
（1740年頃）

5 簡単な顕微鏡

6 レーウェンフックの
顕微鏡（1674年頃）

顕微鏡の進化

最初の顕微鏡は、2枚のレンズを合わせて管の内部にはめただけの簡単な装置だった。顕微鏡が拡大してみせた像は、科学者が細部まで探索できる新たな世界への扉を開いた。レンズの品質が向上すると共に、像の質も向上した。

1 小型の複合顕微鏡　レンズを2枚使った初期の顕微鏡。このため倍率が2倍になった。**2 フックの顕微鏡**　イギリスの科学者ロバート・フックの複合顕微鏡のレプリカ。ランプの光を集めて観察する標本に当てるための、水を満たしたガラス容器が付属している。**3 リオネの顕微鏡**　オランダの博物学者ピエール・リオネ設計のシンプルな顕微鏡。一番上に1枚のレンズを付けた一連の玉継ぎ手が、小さな解剖台に取り付けられている。**4 カルペパー式顕微鏡**　イギリスの機械職人エドワード・カルペパー設計のこの複合顕微鏡は、まっすぐ縦型のスタイル。**5 簡単な顕微鏡**　この簡単な水生顕微鏡は、イギリスの自然科学者チャールズ・ダーウィンがビーグル号での探検航海で使ったものとほぼ同じ。**6 レーウェンフックの顕微鏡**　オランダの科学者アントニ・ファン・レーウェンフックがつくった簡単な顕微鏡、両凸レンズを1枚使っている。**7 偏光顕微鏡**　イギリスの地質学者アラン・ディックの設計による装置で、偏光（1つの平面内に振動する光波を持つ）を用いる。**8 ケアリ＝グールド式顕微鏡**　ロンドンのケアリ社でつくられたグールド式複合顕微鏡で、3枚のレンズからなる。**9 単対物双眼顕微鏡**　複雑な構造で内蔵の照明システムを持つ顕微鏡。接眼レンズが2枚あることで、長時間使用しても眼の疲労を抑えられる。**10 電子顕微鏡**　画像を結ぶのに光でなく電子ビームを使う顕微鏡、倍率が増大し、解像度も上がる。

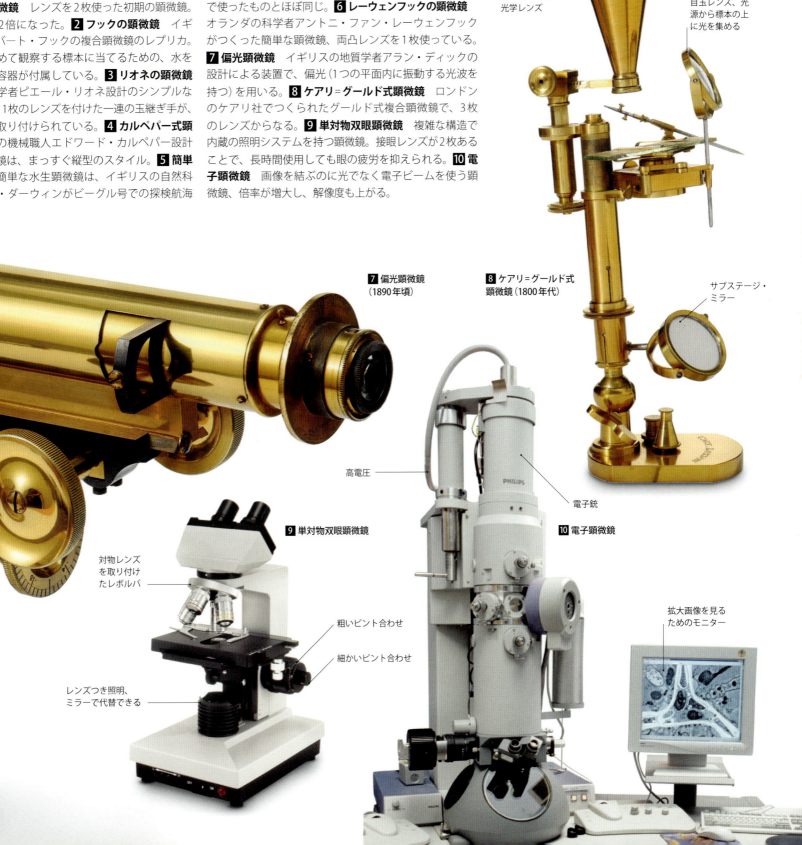

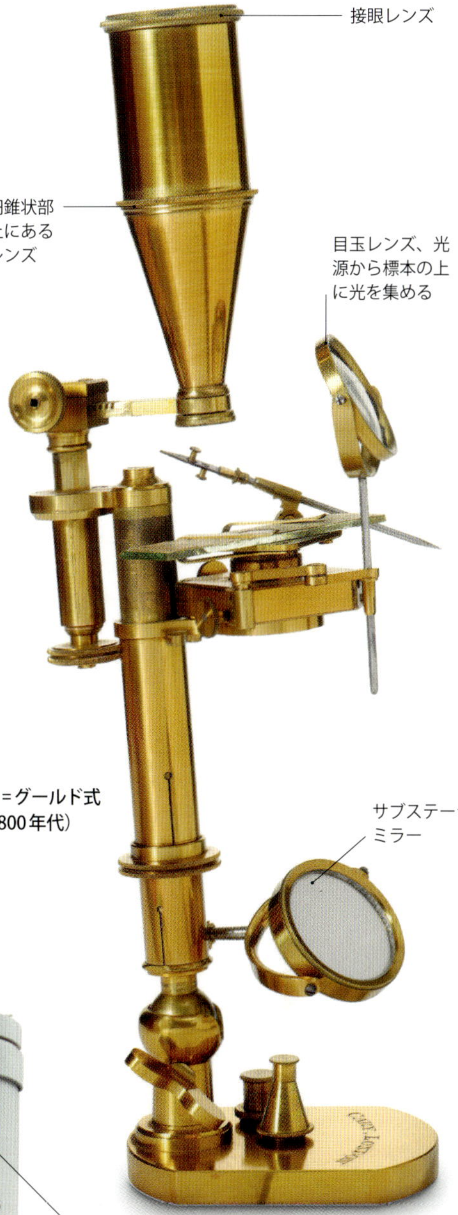

8 ケアリ＝グールド式顕微鏡（1800年代）

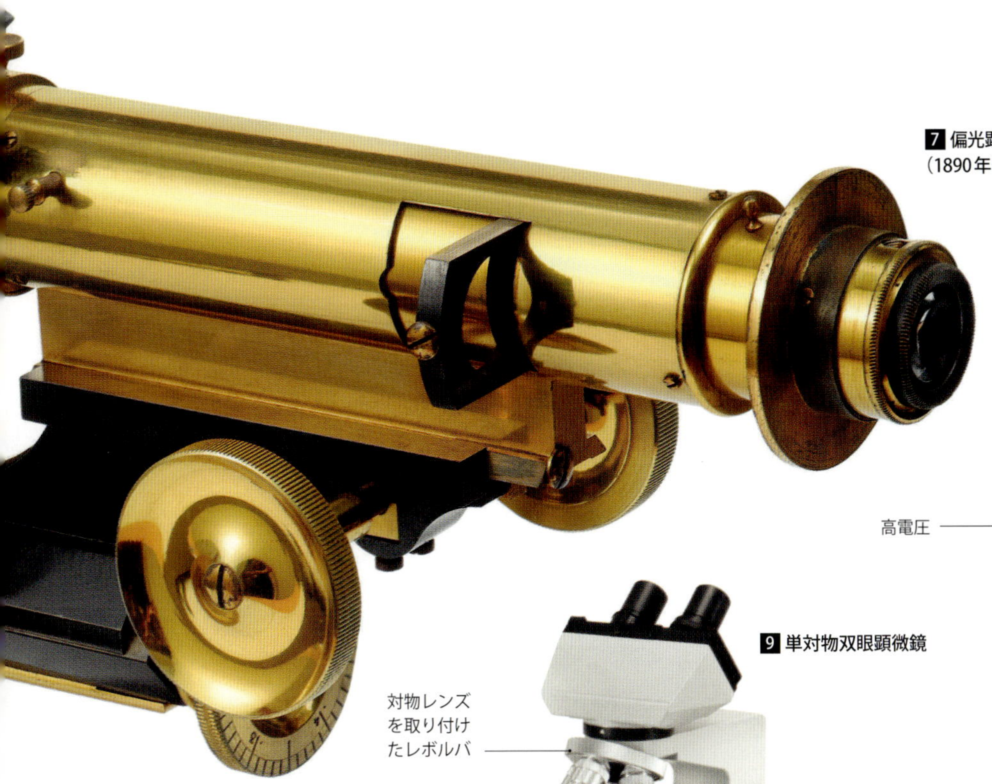

7 偏光顕微鏡（1890年頃）

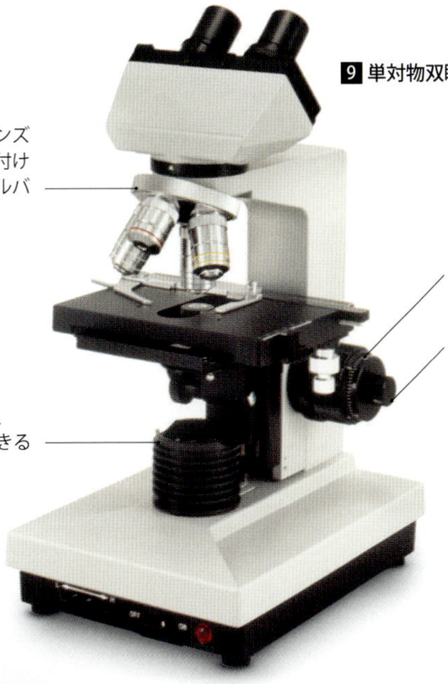

9 単対物双眼顕微鏡

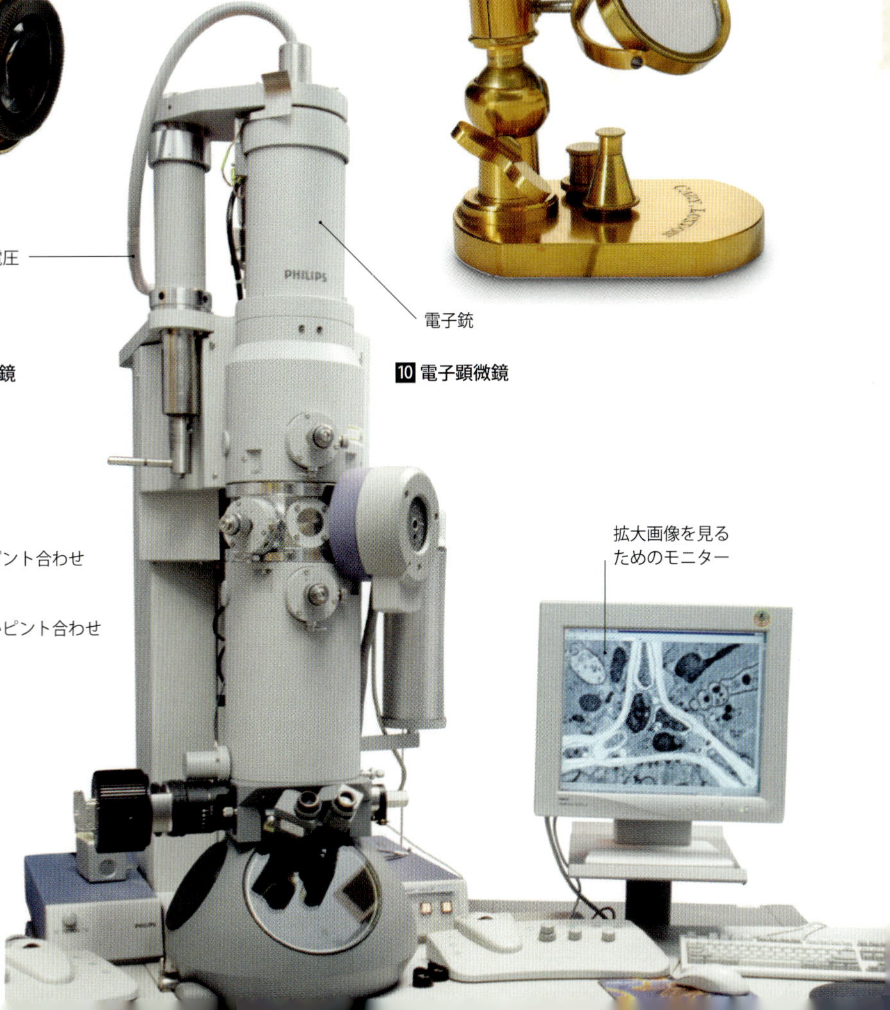

10 電子顕微鏡

初期の微小解剖学者たち

顕微鏡による研究は、最初は自然界にある昆虫のような小さなものが対象だった。しかし17世紀後半になると解剖学や医学の研究で顕微鏡が強力な武器となり、細胞や組織、微小な細菌を観察するのに利用されるようになった。

光学顕微鏡は1590年代に発明され、極小の物や生物の新たな世界を明らかにした。17世紀後半には、今まで見えなかった知られざる人間の組織や細胞、害になる微生物、つまり病気を引き起こす病原体の世界を探索する研究者たちが現れた。

微小解剖学

1653年にフランスのルイ14世の侍医であったピエール・ボレル（⇨p.92〜93）が、顕微鏡を医学に用いた黎明期の報告を残している。ボレルは顕微鏡でなければ見えない非常に細い逆さまつ毛が結膜炎の痛みやかゆみを引き起こすこと、それを除去すれば問題が解決することを説明した。

マルチェロ・マルピーギ（⇨下の囲み）は微小解剖学と医学の主要なパイオニアであり、多様な植物や動物、人の組織を研究した。1661年頃、彼はカエルの肺にごく細い経路あるいは管があり、その中を微小なものが移動しているのを突き止める。これは、ウィリアム・ハーヴィー（⇨p.84〜85）が循環系の中で動脈と静脈をつなぐ「失われた環」だと書いたもの、つまり毛細血管であり、このことについて初めて記述したものといえる。マルピーギはまた、小さな標本を顕微鏡で観察しやすくするための新たな方法、たとえば明るく照明したり、染めたり染色剤を注射するなどの方法を考案した。

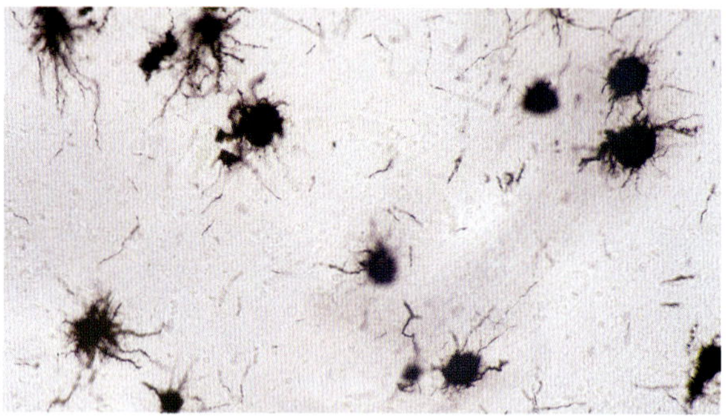

▷ **神経の観察**
長く細い神経細胞つまりニューロンを、銀化合物を含むゴルジ染色で視覚化したもの。ゴルジはこの染色法を1873年に発見し「黒い反応」と呼んだ。

組織学の第一歩

17世紀後半、マルピーギは科学の新たな分野となる組織学の土台を築いた。ギリシア語のヒストス（網や薄織りをあらわす）から来ているhistology（組織学）は、組織、つまり似たような細胞の集まり、たとえば筋肉や骨、神経、軟骨などを研究するものである。1790年代にフランスの解剖学者マリー＝フランソワ・クサヴィエ・ビシャは、生きた組織の理解をさらに深めた。

顕微鏡の性能は時代と共に向上し、標本を観察する手法も発達する。なかでも組織を非常に薄い一片、切片にして用いる方法がある。最初のうちはかみそりを使って手でそいでいたが、1770年にジョージ・アダムスが初めて自動で切る機械を発明する。ミクロトームである。この機械は18世紀後半にスコットランド人の機器製造者アレクサンダー・カミングが改良、その後もスイス人解剖学者ヴィルヘルム・ヒスによって1860年代に大きく進化した。

組織学における2つ目の進歩は、化学薬品で組織試料を処理、また保存したことである。これで試料を固くし、薄切りにしやすくした。19世紀には、このプロセスで塩や酸に代ってパラフィンワックスが用いられるようになり、これが試料に浸透して支え、薄片を切り取るのを容易にした。1890年代にはホルマリンが保存および定着剤として出回るようになる。新鮮な組織を硬化させる化合物で、細胞の細部まで保存することができるようになった。

組織学のまた別の進歩は染色剤、つまりある構造や物質を顕微鏡で観察するために色をつけるものの開発である。最

イタリアの生物学者・医者（1628〜1694年）

マルチェロ・マルピーギ *Marcello Malpighi*

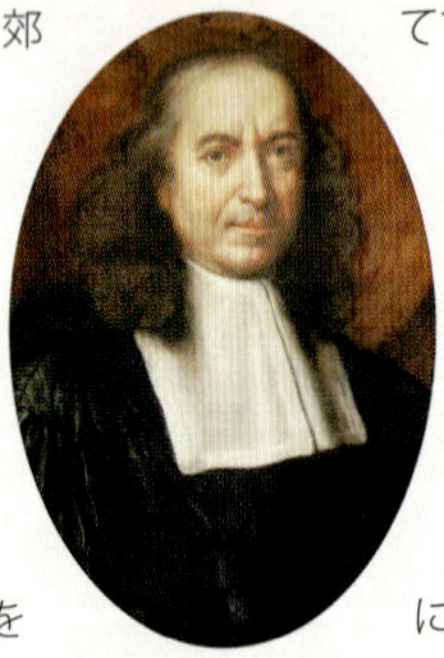

イタリアのボローニャ近郊に生まれたマルピーギは、1653年、ボローニャ大学で哲学および医学の博士号を取得した。教職に多少の興味はあったものの、1660年には医者、微小解剖学の研究者となり、ボローニャに近い広大な地所で多様な植物や動物を研究した。ピサ大学とメッシーナ大学での教授職をそれぞれ1656年、1662年に受け入れている。しかし彼の発見は当時の主流であった手法や定説に反するものであり、論争を呼び、同僚からは嫌われた。

1668年にマルピーギはイギリスの王立協会の会員となり、ここから多くの研究成果を発表した。1691年、晩年にいたってマルピーギはローマ教皇の侍医に任命される。その地で1694年に、おそらく脳卒中により死去。彼の名は生物学とヒトの微小解剖学の多くの分野に残されている。たとえば昆虫の排泄器官であるマルピーギ管、皮膚の上皮であるマルピーギ層、また脾臓に見られる白血球の塊であるマルピーギ小体などである。

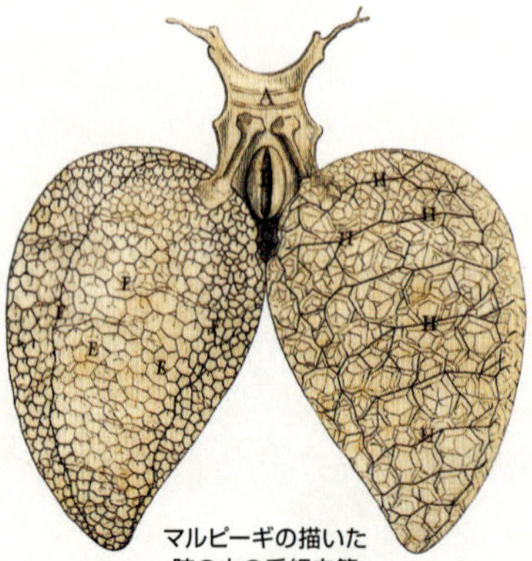

マルピーギの描いた肺の中の毛細血管

「**顕微鏡を用いて観察すれば、**ただ構造だけを見るよりも、もっと多くの**すばらしいものが発見できる**だろう。」

マルチェロ・マルピーギ、毛細血管の発見にあたって、『肺の構造について *DE PULMONIBUS*』より、1661年

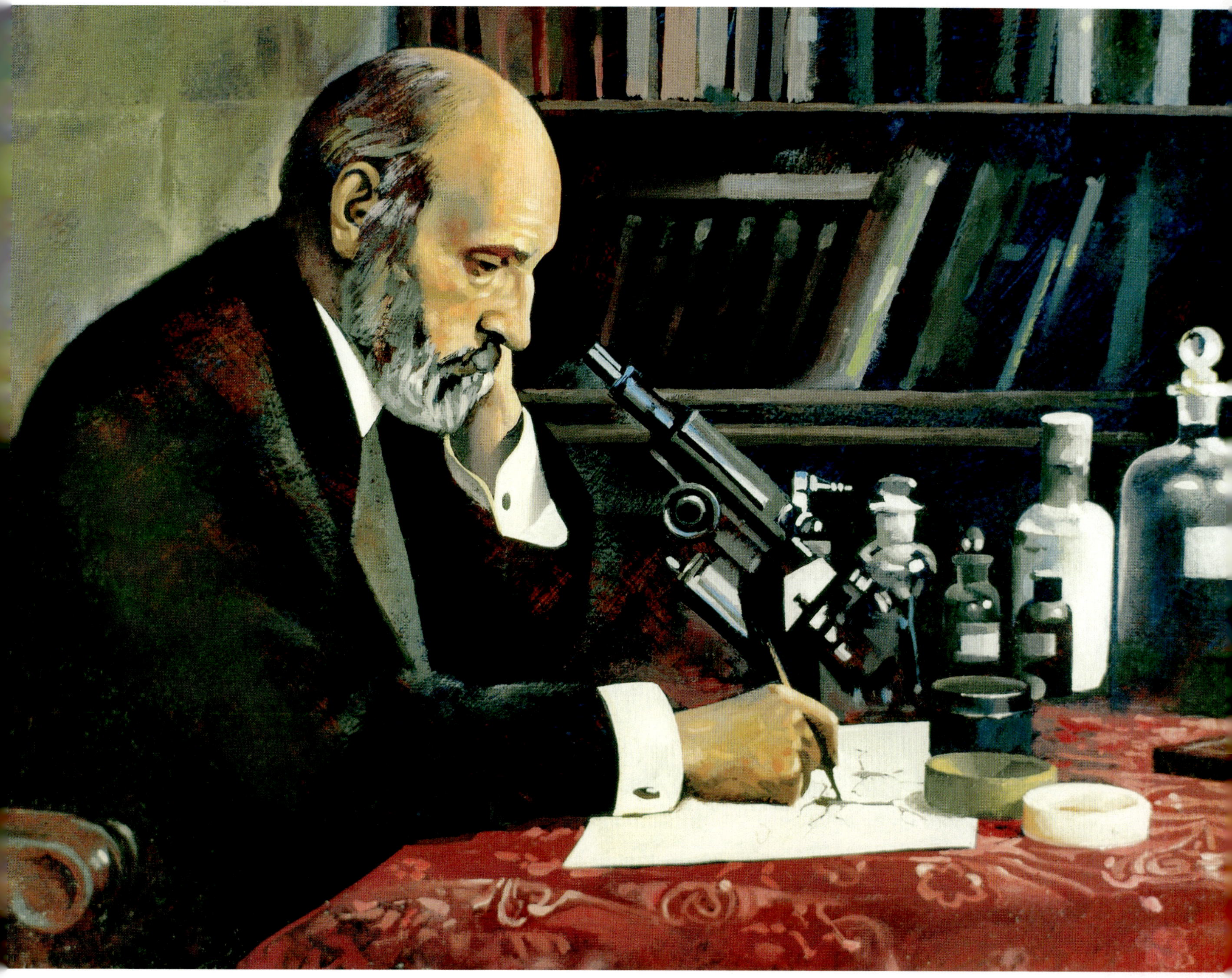

初の染色剤の1つが1774年に使われたプルシアンブルーである。1860年代に使用されて、鉄を含んだ物質、たとえばヘモグロビンを着色したものは、ドイツの病理学者マックス・パールズにちなんでパールズの青染色剤と呼ばれた。ヘマトキシリン・エオジン染色（HE染色）は、1876年に化学者のA. ヴィソツキーが初めて記載、今日でも最も人気が高い染色剤である。ヘマトキシリンが細胞の核を青く染める一方、エオジンはゼリー状の細胞質をピンク色に染める。これ以後、数百種類もの染色剤が特定の用途のために発明されてきた。

組織学の進歩

組織学と対になる存在が組織病理学である。異常な組織と、それがどのように病気になるかを研究するものだ。組織病理学およびその技術についての最初の研究は、ドイツの生理学者・科学者のヨハネス・ミュラーによる1838年の『がんの性質とその構造上の特徴』である。19世紀を通して微小解剖学と組織学、組織病理学は大きな医学の進歩をもたらした。たとえば伝染性の病原菌を特定する細菌論（⇨p.146〜147）、ワクチンの開発、体組織の微細構造の発見、とくに脳（⇨p.160〜161）と神経などである。

1906年にはノーベル生理学・医学賞が2名の組織学者に贈られた。イタリアのカミッロ・ゴルジと、スペインのサンティアゴ・ラモン・イ・カハールである。ゴルジは神経細胞の細部を示す染色剤を開発、一方カハールはこれらの細胞の脳内における組織を説明した。

△ 芸術家の仕事
組織学者のカハールは絵にも才能があった。彼は数百ものイラストで神経系のつながりを図示し、これは現在でも教材として使われている。

壊血病

400年以上にもわたり船乗りを悩ませたのが壊血病である。この病気を理解する突破口が見出されたのは1747年、スコットランドの医者ジェームズ・リンドが、壊血病の原因はビタミンCの欠乏だと提言したことにある。

壊血病は古代から広く知られてはいたが、本当に問題になったのは、ヨーロッパで大航海と貿易が盛んになり、より長く海上で過ごす機会ができてからである。船員は長期間、塩漬け肉やビスケットばかりを食べることを余儀なくされ、必須ビタミンの不足を招いた。ビタミンC（アスコルビン酸）の欠乏した食事が30日ほど続くと、船員たちは壊血病の典型的な症状を示しはじめる。歯茎からの出血、皮膚の黒ずみ、四肢の傷口の開き、ぐらぐらする歯などである。

18世紀、ポーツマス海軍病院の医者であったジェームズ・リンドはこの病気に注目し、イギリス海軍ソールズベリー号艦上で簡単な臨床試験を行った。壊血病が食事の栄養不足により起こることを発見し、予防のために毎日新鮮な果物を配給するよう進言した。1753年、論文『壊血病論 *A Treatise of the Scurvy*』でこの発見を公表した。イギリスのジェームズ・クック船長は、壊血病と闘うためにさまざまな方法を試していた。1768年から3年に及ぶイギリス軍艦エンデヴァー号での世界一周ではレモン果汁を搭載、乗組員は1人も壊血病にならず、リンドが提案した方法の効果が証明された。しかし多くの証拠がありながら、海軍で柑橘類の果汁を摂取させることが規定の日課となったのは、その後10年も経ってからのことである。

> 「一番速く目に見える改善があったのは、オレンジやレモンを使用したときだった。」
>
> ジェームズ・リンド、スコットランドの医者、『壊血病論』より、1753年

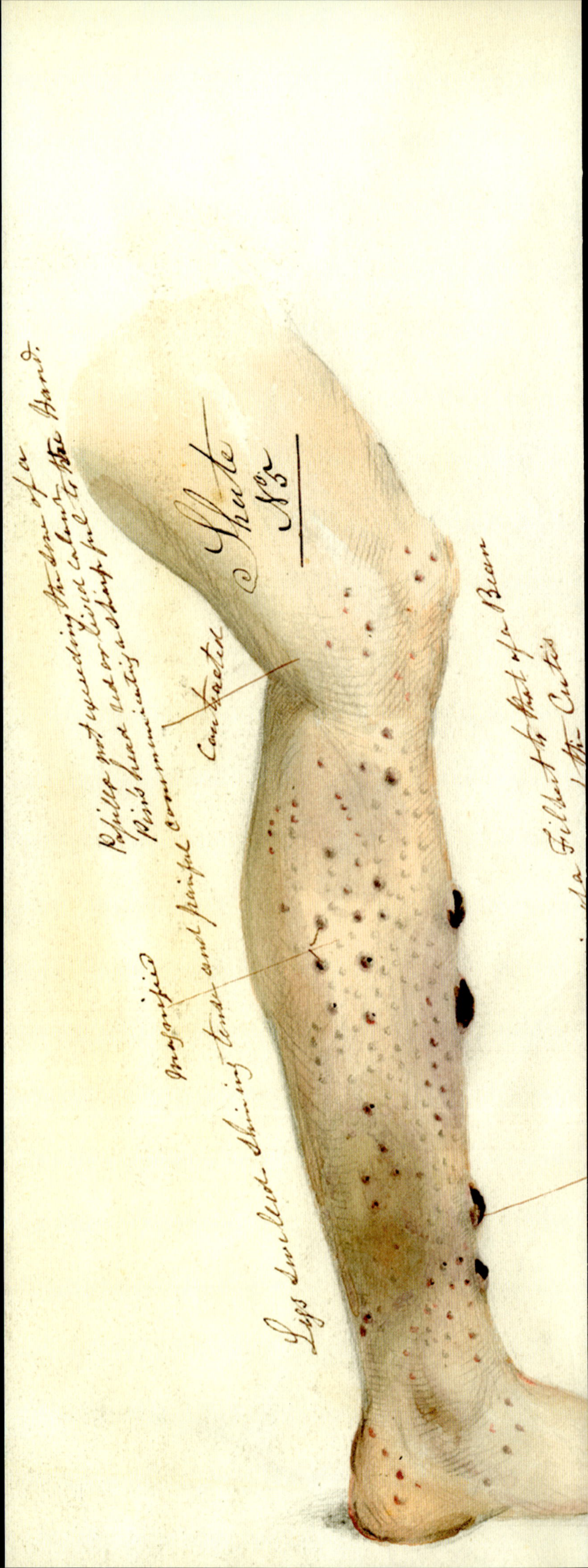

▷ **壊血病**
イギリス海軍医のヘンリー・ウォルシュ・マオンが囚人船バロッサ号の航海中（1842年）につけた日誌のページに、壊血病がもたらす異変が描かれている。ここに記されたのは患者の脚の症状、たとえば病斑、化膿した開放創、黒い斑点、出血など。

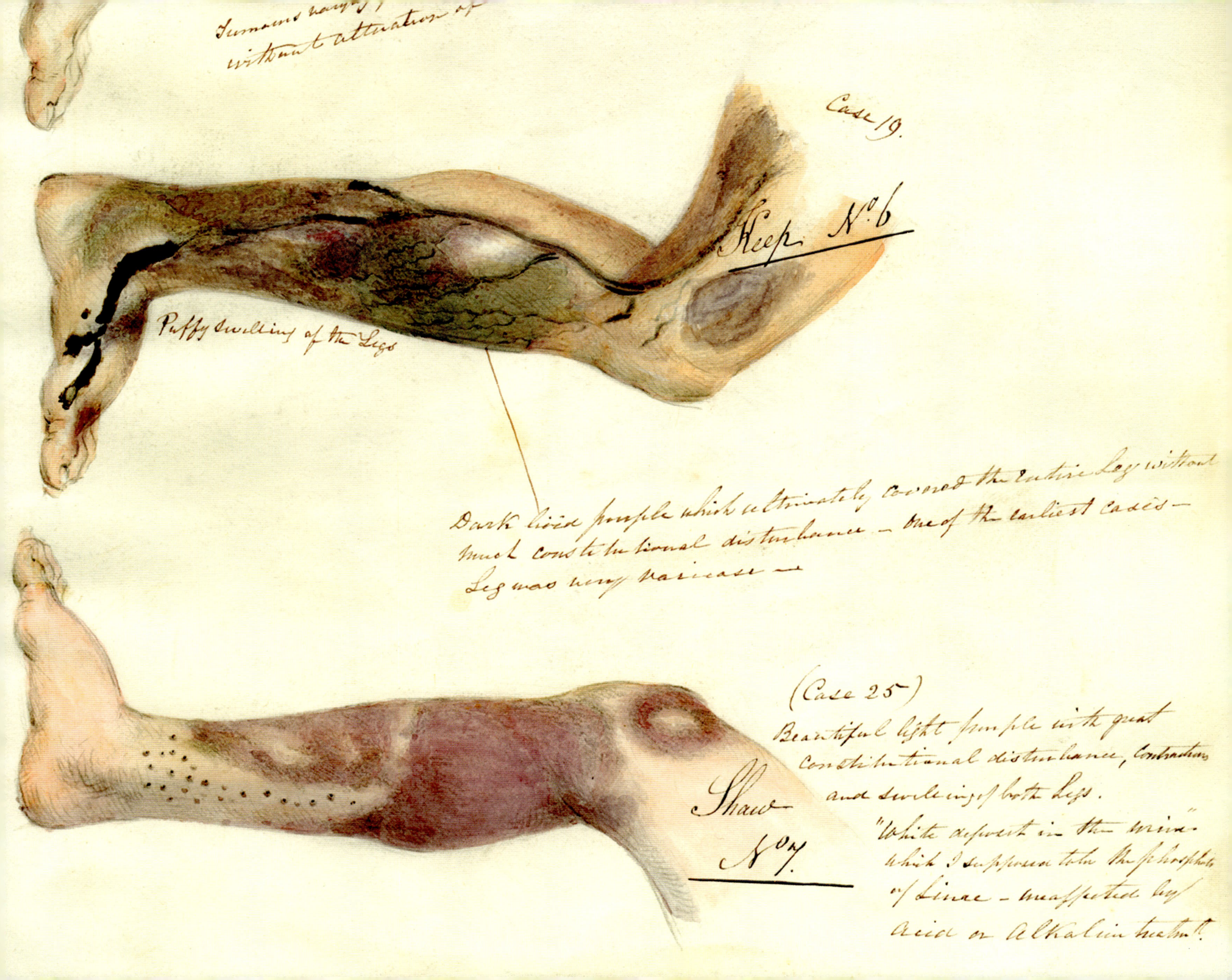

Case 19.
Kerp No. 6
Puffy swelling of the Legs
Dark livid purple which ultimately covered the entire Leg without much constitutional disturbance – One of the earliest cases – Leg was very varicose –
(Case 25)
Beautiful light purple with great constitutional disturbance, contraction and swelling of both Legs.
"White deposit in the urine" which I supposed to be the phosphate of Linae – unaffected by Acid or Alkaline treatm't.
Shaw
No. 7.

天然痘

人間の疾病のうちでも天然痘はおそらく最も有名、いや悪名高いものだろう。有史以来常に存在して無数の命を奪い、さらに無数の人にのちのちまで残る苦しみを与えた。初めてワクチンにより予防された感染症であり、最初の、また現在唯一の撲滅された世界的規模の疾病である。

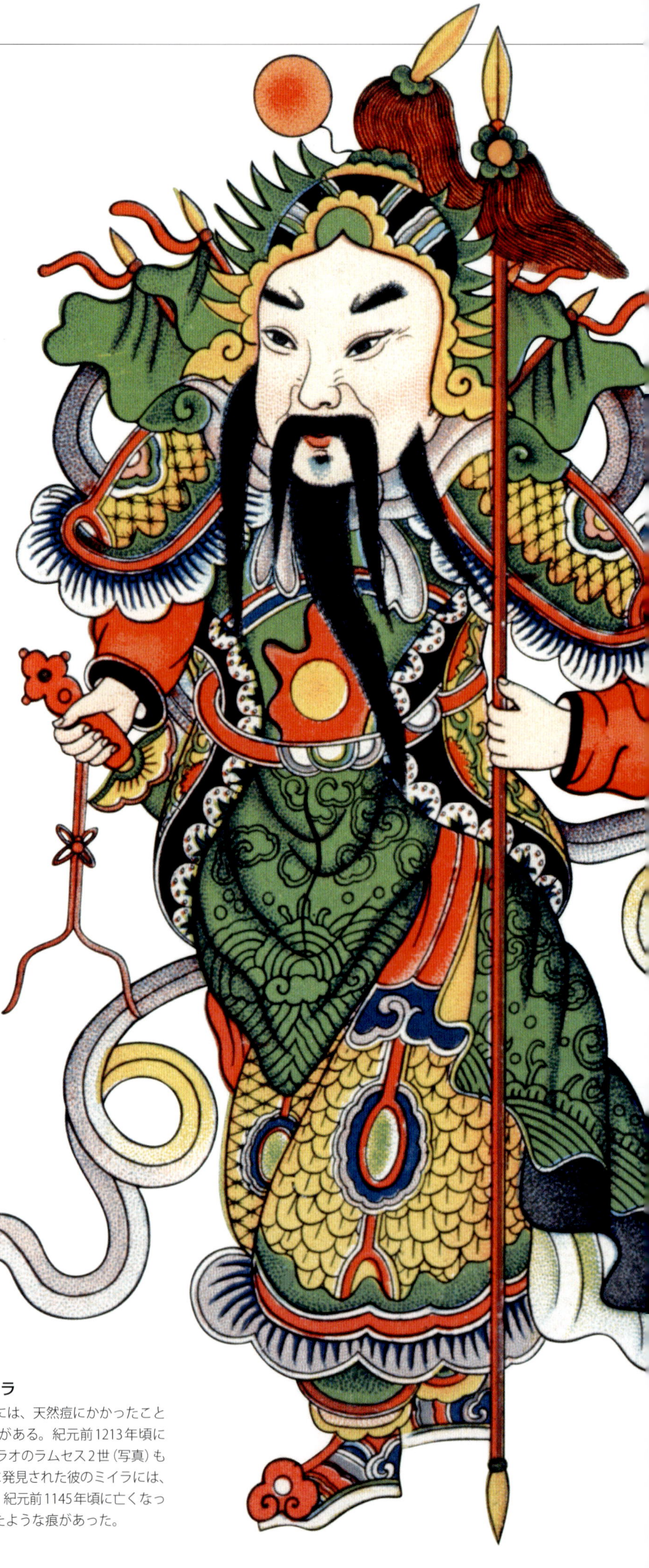

天然痘はいくつかのタイプの天然痘ウィルスにより起こる。典型的な例ではウィルスが皮膚や口内、喉の微小血管を攻撃、水ぶくれを起こす。最も悪性なタイプでは患者のおよそ3分の1が死亡した。さらに突然急速に広がるような流行の場合、死亡者が80%にも及ぶこともあった。

天然痘は感染した人の口や鼻、気道から飛散した粒子を吸い込むことで感染する。また体液に直接触れることや、汚染された服など、物を介しても拡散した。たとえ回復しても醜い痕や、視力を失うなどの身体的障害が残り、社会から孤立、あるいは排除されて患者は精神的な苦痛を味わった。

天然痘とそのウィルスは牛痘や馬痘、ラクダ痘、サル痘のような疾病グループの仲間である。痘（pox）という言葉は皮膚の発疹や嚢のうち、くぼんだ痘痕を残すもののことで、にきびから梅毒まで広い範囲の症状に使われる。

1　**19世紀に1秒間に天然痘で亡くなった人の数。**

イギリスでは15世紀に「small pockes」（小あばた）という名で呼ばれるようになったが、これは梅毒のウィルス性疾患と区別するためで、梅毒は「great pockes」（大あばた）と呼ばれた。天然痘はまた俗に「赤いペスト」としても知られていた。赤い発疹や水ぶくれ、重篤な場合に見られる広範囲の出血などから来た名である。

ウィルスの起源

天然痘ウィルスは遺伝子研究の結果、おそらく齧歯動物に由来し、およそ1〜5万年前にヒトに入り込んだと考えられ

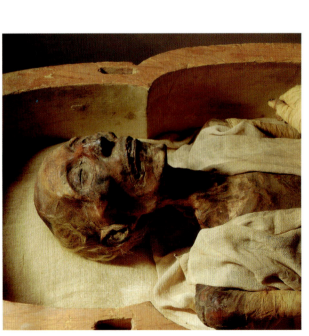

◁あばたのあるミイラ
エジプトのミイラの中には、天然痘にかかったことを示す痘痕を残すものがある。紀元前1213年頃に90歳で亡くなったファラオのラムセス2世（写真）も罹患者だった。1898年に発見された彼のミイラには、顔に痘痕が残っている。紀元前1145年頃に亡くなったラムセス5世にも似たような痕があった。

「誰も**2度かかることがない**、あるいは**2度目が致命的な結果**になったことはないので……」

トゥキュディデス、ギリシアの将軍であり歴史家、『戦史（ペロポネソス戦争の歴史）』より、紀元前431年

ている。その後さまざまなタイプの天然痘が、とくにアフリカとアジアで発達した。

この感染症は非常に多様（比較的軽くすぐに回復するタイプから、重症で命取りになるものまで）なため、歴史上初めて天然痘が現れたのはいつかを特定するのは難しい。古代中国とインドの文献には、3000年以上前にそれらしい記述がある。エジプトとヒッタイト間の戦争でも紀元前1350年に天然痘に似た伝染病が報告されており、また古代ギリシアの歴史家トゥキュディデスが、アテネでは紀元前430年に起きた疫病で推定3万人が亡くなったことを記録しているが、これも天然痘の疑いがある。やがて病の描写がはっきりし、より正確になってきた。910年頃、最も偉大なイスラームの医者の1人アル＝ラーズィーが著書『天然痘と麻疹の書』の中で、天然痘と同じように膿疱を起こす別の疾病との区別方法について述べている。彼はまた、この病が人から人にうつること、一度回復すればもう二度とかかることがないとも記している。

中世の時代に新しいタイプのウィルスがいくつか出現し、旧世界の貿易や移民、また奴隷ルートを通して伝わった。クリストファー・コロンブス率いる一行が1492年、ヨーロッパによるアメリカ大陸の植民地化を開始したときは、新世界に天然痘ももたらした。この病気に自然な免疫がなかった先住民は、半世紀のうちに数千万人が犠牲となり、ヨーロッパ人がアステカやインカなど多くの文明を滅ぼすことに拍車をかけた（⇨p.88〜89）。1790年代には天然痘はオーストラリアに達し、東部ではアボリジニのほぼ半数が亡くなっている。

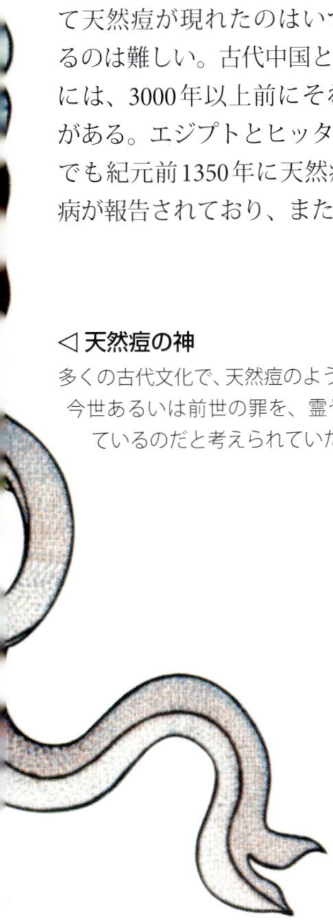

◁ **天然痘の神**
多くの古代文化で、天然痘のような病気は、今世あるいは前世の罪を、霊や神が罰しているのだと考えられていた。

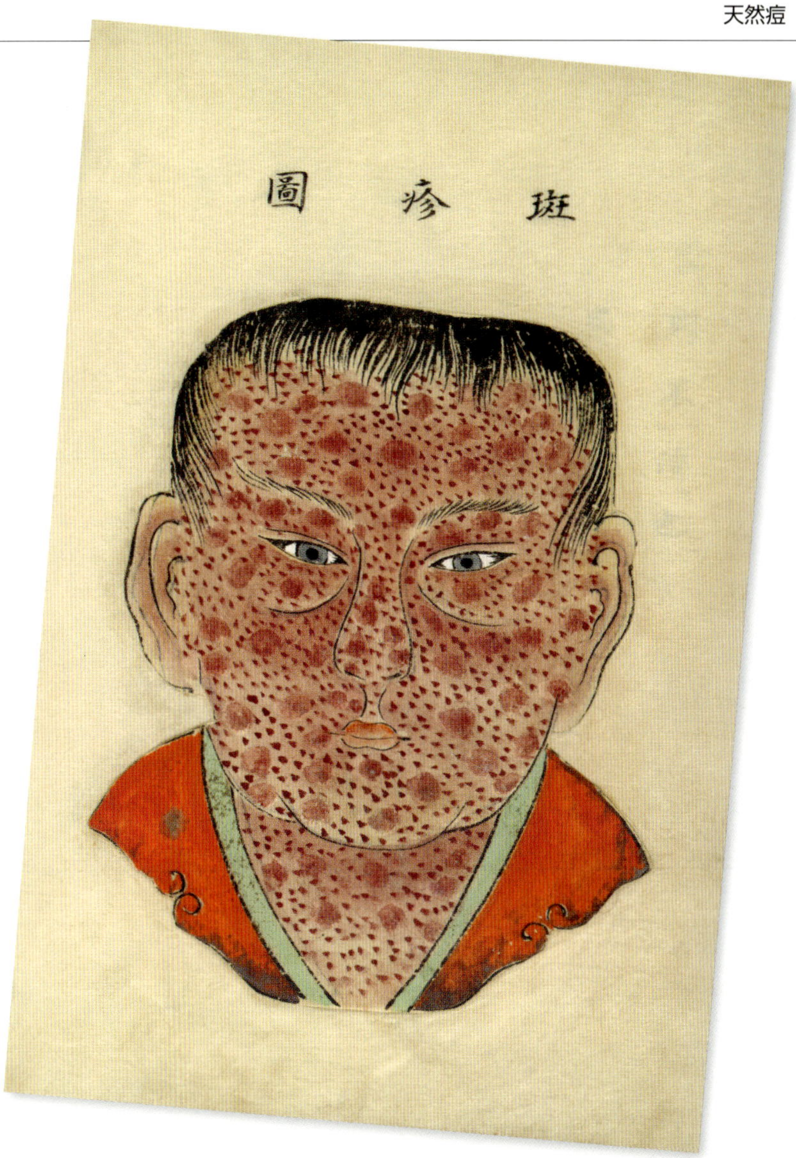

△ **天然痘の症状**
1720年、日本の町医者だった神田玄泉が『痘疹精要』（天然痘の要点）を出版、色つきの図を多く用いて天然痘のさまざまな症状を解説している。この図は天然痘の痘痕に覆われた顔を示す。

恐ろしい病の征服

ヨーロッパやアジア、アフリカでも天然痘は引き続き大きな死亡原因であり、18世紀には5億人以上が死亡している。しかし1798年、イギリスの医者エドワード・ジェンナーが牛痘接種と呼ばれる方法で実験的な種痘を行い、免疫を与えることに成功した（⇨p.102〜103）。10年のうちに世界で予防接種が行われるようになる。アメリカのマサチューセッツ州では1809年に義務としての予防接種が導入され、イギリスが1853年に続いた。1940年代になると凍結乾燥の技術が開発されてワクチンが廉価に安定して保存できるようになり、格段に準備や管理がしやすくなった。

1967年、世界保健機関（WHO）は天然痘根絶運動を開始した。非常な努力と多くの観察により発病数は減少した。南米での最後の症例はブラジルで1971年、南アジアでは1975年、自然感染による天然痘の最終患者はアフリカのソマリアで、1977年とされている。WHOは1980年にこの長年の厄災が根絶されたことを宣言、1986年には予防接種が終了した。

1978年　最後の天然痘による死者が記録された年である。ジャネット・パーカーはイギリスのバーミンガム大学医学部で勤務中、実験室に保存されていた天然痘ウィルスが事故で漏れたことにより感染して死亡した。

基本の概念

天然痘ウィルス

天然痘の原因病原体は天然痘ウィルスである。全長およそ0.3µm（3000のウィルスを縦につなげると全長が1mmになる程度）である。この電子顕微鏡写真で赤い領域は遺伝物質を示すが、およそ200の遺伝子を持つDNAである。頑丈なタンパク質外膜は黄色く染められている。

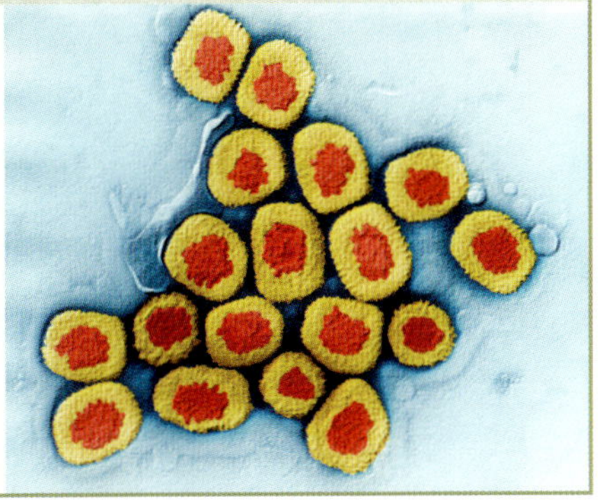

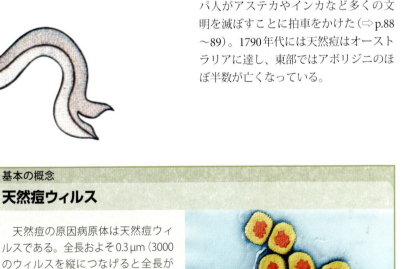

最初のワクチン接種

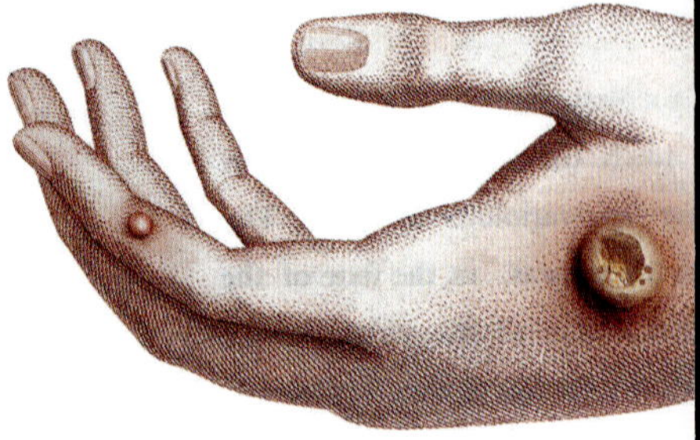

1790年代、エドワード・ジェンナーによって確立された技術であるワクチン接種は、体が免疫をつくるのを助け、伝染性疾病のリスクを大幅に減少させるものだった。抗生物質とともに、医学史上最大の進歩と見なされている。

ワクチン接種で免疫を与えることは、体の自然な防衛機能と協力して、ある伝染病に対しての抵抗力をつくる過程である。自然免疫力は病原菌が体に侵入すると働きはじめ、免疫系が抗体を放出して菌と闘う。一度感染すると免疫系はこれらの病原菌を「記憶」し、再び侵入された場合はすみやかに抗体をつくって攻撃から体を守る。ワクチン接種は感染を装って人工的に免疫をうながしながら、発病はさせない方法である。現代医療の重要な要素であり、多くの危険な伝染病に対してワクチンが開発されている。

初期の人痘接種

体が病気に対して自然な抵抗力をつけることは古代から知られていた。免疫を人工的に誘導しようとする試みは、2000年以上前のインドで初めて行われたが、免疫を与えるという考えが一躍有名になったのは、明時代末期の中国で人びとが天然痘ウィルスの接種を受けたときだった（⇨p.100～101）。方法は、軽度の天然痘の患者から水疱液や膿、かさぶたなどを採取して、かかっていない人に与えるというもの。それには皮膚に傷をつけてすり込む、あるいはかさぶたを粉にして鼻から吸わせるなどの方法があった。重篤な天然痘に発展する危険も多少あったとはいえ、感染から人を守る効果の方がはるかに高く、天然痘での死亡率を30%から5%までに引き下げた。イギリスではのちにこれを人痘接種*variolation*と名付けた。ラテン語のヴァリウス、すなわち斑点から来ている。

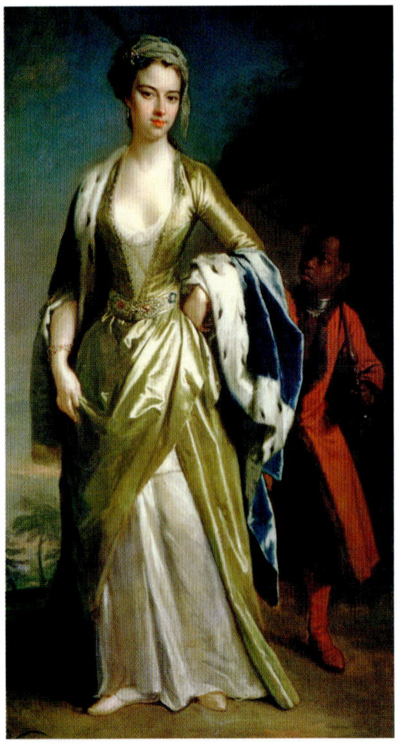

△ **メアリー・モンタギュー夫人**
オスマン帝国、コンスタンティノープルのイギリス大使夫人だったモンタギュー夫人は、イギリスに人痘接種法を紹介する運動をして成功を収めた。夫人自身が若い頃に天然痘を患い、また弟をこの病で失っている。

人気の上昇

人痘接種の人気がイギリスで高まったのは、ひとえにメアリー・モンタギュー夫人の貢献によると言ってよい。夫人はコンスタンティノープル（現在のトルコ、イスタンブール）で接種の効果を目撃、その価値を信じて1716年頃、自分の息子に接種を受けさせた。夫人は証拠を集め、イギリスで受け入れられるように働きかけた。1721年、再び天然痘流行のきざしが見えはじめた頃、モンタギュー夫人は人痘接種を試すようにと、王室侍医のハンス・スローンを説得した。囚人を使った非公式な試験が成功し、人痘接種の人気が高まって王室の人びとにも受け入れられた。

249人 **1721年にボストンで医師ザブディエル・ボイルストンにより人痘接種を受けた人の数で、アメリカ合衆国初の接種だった。**

人痘接種は18世紀を通して一般にも知られるようになるが、それでも予測のつかない部分は多く、ときとして重篤な病状になり、死に至ってしまうこともあった。もう1つのデメリットは、人痘接種後は受けた人を2週間も隔離しなければならなかったことだ。

ジェンナーの改革

エドワード・ジェンナーはイギリス南西部のバークレーで地方の開業医として成功しており、また才能ある博物学者でもあった。若い頃に人痘接種を受け、しばらく具合が悪くなってしまった経験がある。医者としてジェンナーは、牛痘にかかった人はどういうわけか天然痘にかからない、という言い伝えに気づいていた。牛痘にかかった乳しぼりの女性や牛飼いは、天然痘になることがほとんどないようなのだ。これについては調べた人がほかにもいて、イギリスの医者ジョン・フュースターは1765年に『牛痘とそれが天然痘を予防する力について』という論文を書いているが、ほとんど注目されなかった。1774年にはベンジャミン・ジェスティという農夫がかがり針で牛痘の膿を家族に与えたと伝えられてい

「のちの世界は知ることだろう……天然痘というものが存在し、**あなたがそれを根絶させたと。**」

トマス・ジェファーソン大統領がエドワード・ジェンナーに送った手紙、1806年

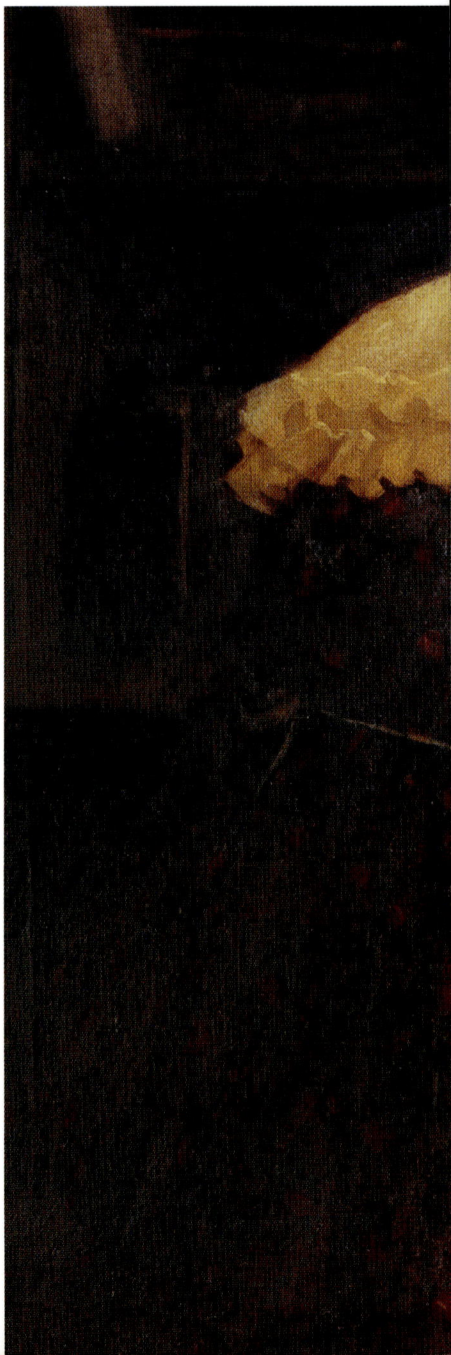

▷ **牛痘接種**
ジェンナーの17番目のケースでは、1796年、8歳の少年ジェームズ・フィップスに牛痘を接種すると軽微な症状が出た。6週間後にジェンナーは故意に少年に天然痘をうつしたが、「発病は見られず」と記録している。

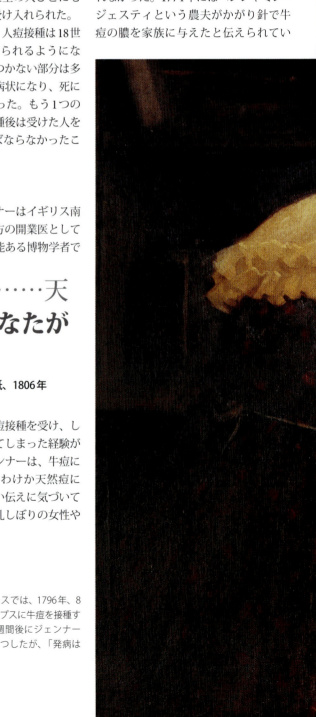

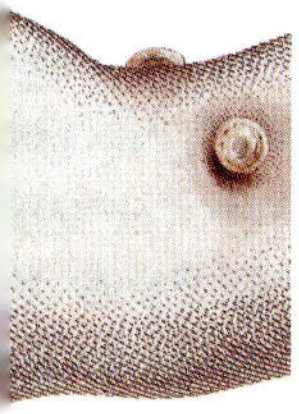

◁ **牛痘の膿**
ジェームズ・フィップス少年（⇨下の写真）への種痘に使われた種は、地元の乳しぼりの女性サラ・ネルムスの腕から取ったものである。ジェンナーの16番目のケースである彼女は自然に牛痘にかかったが、ごく軽症だった。

るが、妻が重病になって馬鹿にされる結果となった。ジェンナーは、この因果関係が重要視されるには注意深く臨床試験を行った報告が必要だと理解していた。1798年、彼は論文『イギリス西部の一部、とくにグロスターシャーで発見され牛痘という名で知られたヴァリオラエ・ヴァッキナエ（牛痘性天然痘）の原因と影響の調査』を出版、その中で23人の患者に牛痘の膿などを接種し、その後天然痘を与えたことを報告した。そして牛痘を接種した後には患者は天然痘にならなかった、と指摘している。

医学界ではそのような実験をすることについて倫理的に疑念をおぼえる人もいたが、ジェンナーの緻密で科学的なワクチン接種の報告とその成功は、すぐに注目を集めた。その方法はのちに多くの人により改良を加えられ、急速に世界に広がった。

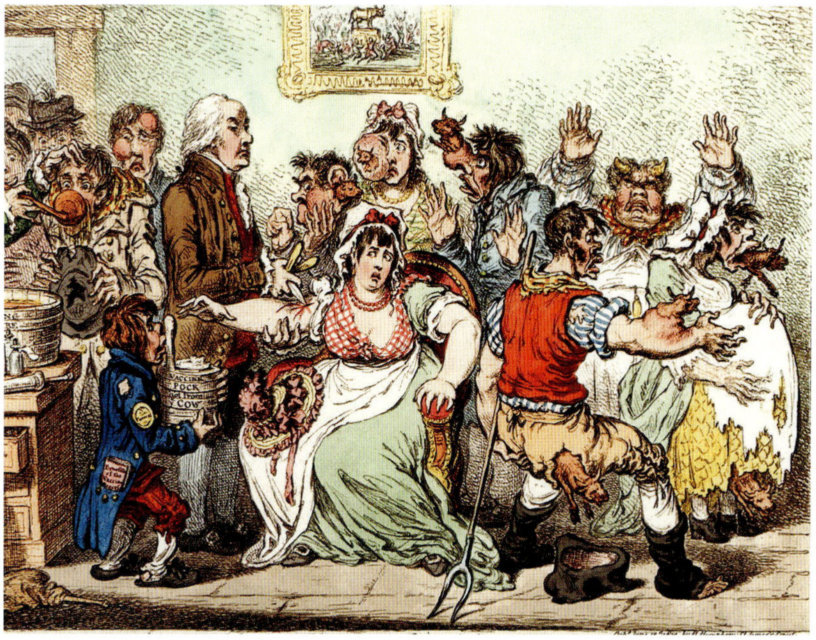

▷ **笑いものにされたワクチン接種**
天然痘を予防しようと患者に牛痘を接種するエドワード・ジェンナーを描いた風刺画である。この方法が受け入れられる前に一般大衆がどう感じたかをよくあらわしている。患者たちから牛の頭が生えている。

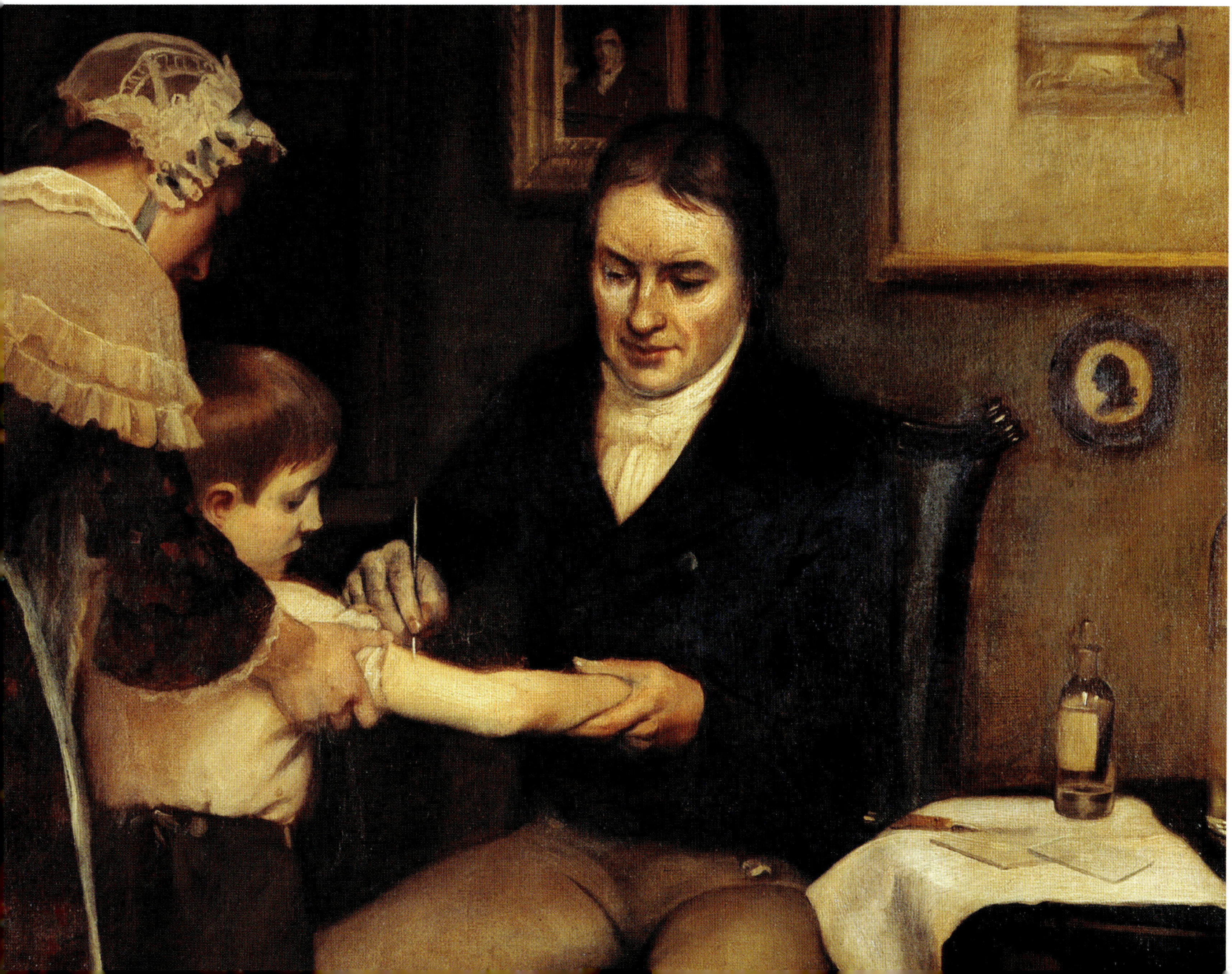

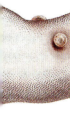

骨相学

人の頭の形状を触診し計測することで、その人の性格や倫理観、知性を究明しようとする骨相学は、今日では時代遅れで非科学的だと見なされている。だがこの分野は19世紀の前半には、おもにイギリスやアイルランド、ヨーロッパ大陸の一部とアメリカで相当な成功を収めていた。

骨相学はドイツの医者フランツ・ガル（1758〜1828年）の構想から発達した。彼は学校時代に、ある同級生の頭の格好が並外れて均整がとれており、かつ外国語に非常な才能があることに注目した。ガルは脳や頭蓋骨の形と、その個人の特徴との関係を調べはじめる。彼は脳が27の「器官」から成り立っており、それぞれが1つの特質の中心となり、その「器官」が大きいほど、性格に及ぼすその特質も大きくなる、という説を立てた。頭蓋骨の形状は観察と触診、計測で判断でき、その下の器官の場所と発達度を知ることができる。1800年頃には賛同する人たちを得て、ガルは自分の考えを講義し、論文を書くようになった。

現在では骨相学には科学的根拠はないとされているが、当時は多くの人がかなり問題のある考えを実証する道具として利用した。たとえば、ある民族が他の民族に比べて優れていることを示すなどである。骨相学は1850年代にはすたれてしまったが、ガルの考え方のいくつかは現代の神経学や心理学に反映されている。脳の特定の領域が、ある精神機能を果たすという考えなどだ。

「脳回は、直感や感情、性癖をつかさどる箇所である。」

フランツ・ガル、『脳の諸機能について、またそれぞれの部位について *ON THE FUNCTIONS OF THE BRAIN AND OF EACH OF ITS PARTS*』より、1796年

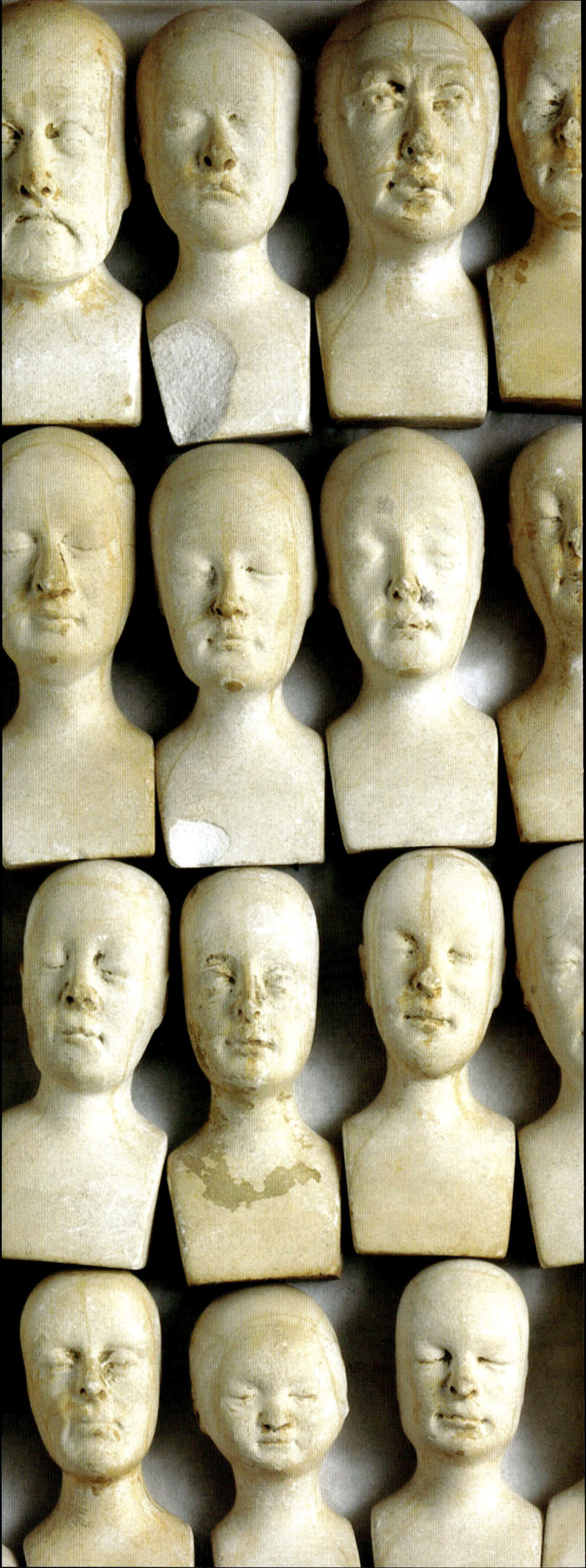

▷ **頭部の見本**

これら約60個の頭部モデルは、スイス生まれでイギリスを拠点に活躍したワックス彫刻家で骨相学者のウィリアム・バリーにより、骨相学の基本原理を説明するためにつくられたものである。このような石膏像にして教材として何セットも販売され、また1851年のロンドン万国博覧会にも展示された。

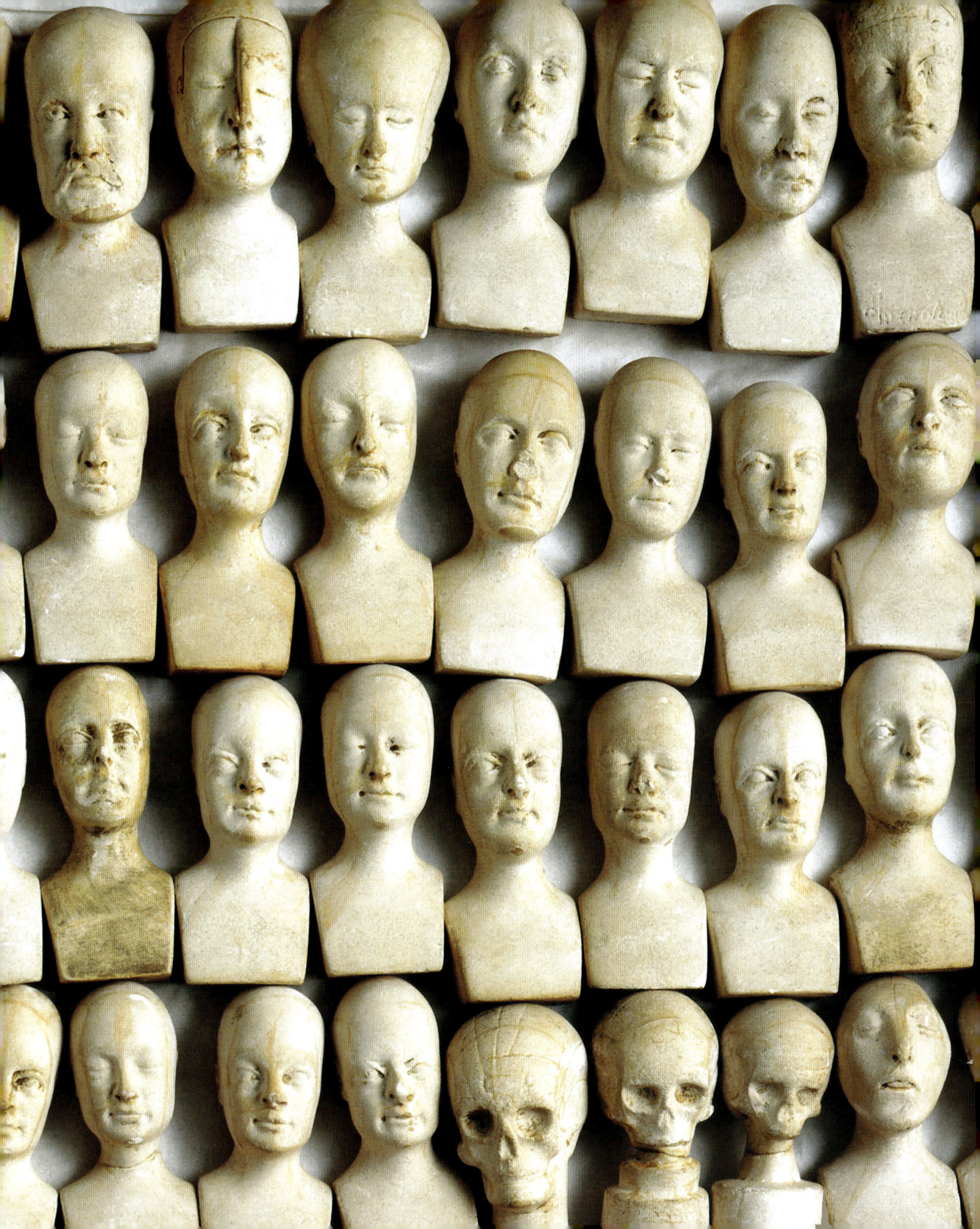

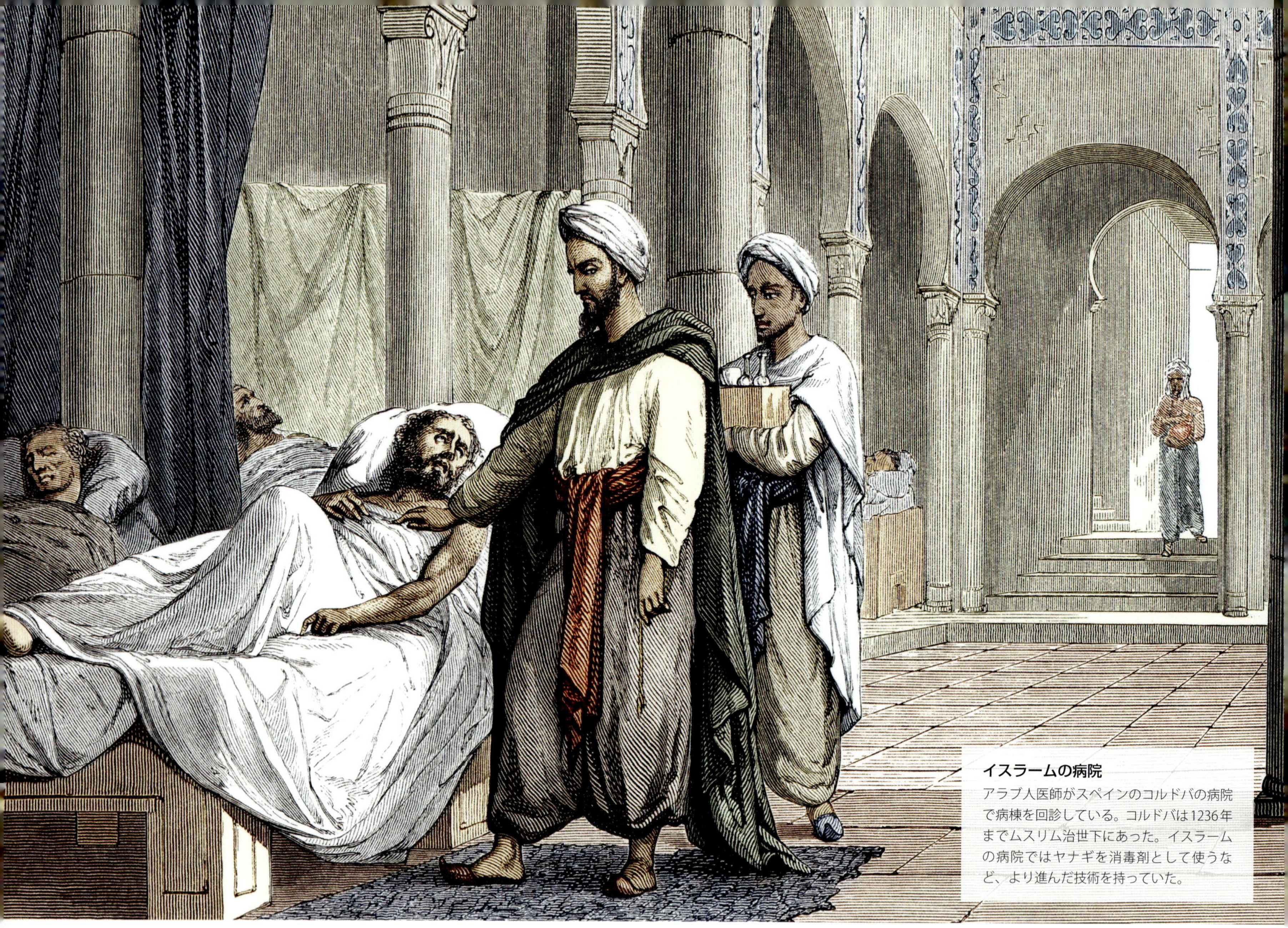

イスラームの病院
アラブ人医師がスペインのコルドバの病院で病棟を回診している。コルドバは1236年までムスリム治世下にあった。イスラームの病院ではヤナギを消毒剤として使うなど、より進んだ技術を持っていた。

近代の病院

19世紀、専門病院や正式な医学校、そして専門職としての看護婦に急速な発展を見た。これにより病院ははるかに利用しやすくなり、さまざまな階級のより多くの患者に、より高いレベルのケアができるようになった。

ローマ軍は傷病兵のためにヴァレトゥディナリアと呼ばれる病院を設立していたが、市民の医療に特化された建物があったという証拠は、キリスト教徒の篤志家が慈善として貧しい病人のために施設を建てはじめた4世紀以前には存在しない。中世の病院は一般に修道院とつながっており、多くの場合ハンセン病、14世紀からはペストに感染した者、その他の伝染病患者、そして精神病患者を受け入れていた。

もっと正式な病院はイスラーム世界には存在しており（⇨p.48～51）、最も古いものは805年頃、バグダッドにつくられている。その中には医学教育をほどこす施設もあったが、治療は主として一般の人よりは貧しい人を対象に行われていた。

イギリスでは1536～1540年のヘンリー8世による修道院の解散によって、多くの修道院付属の病院が閉鎖されることとなった。そのうち再建されたものは一握りで、このため1700年には50万の人口をかかえていたロンドンに病院はたった2カ所（聖バーソロミュー病院と聖トーマス病院）しかなかった。他のヨーロッパ諸国での状況は多少ましだった。宗教改革が宗教施設を完全に閉鎖することにはつながらなかったためである。ウィーンではヨーゼフ2世が1784年にアルゲマイネス病院（一般病院の意）を改装し、6つの内科病棟と4つの外科病棟を備えた。

新しい病院

ロンドンの人口が増え、より繁栄してくると、より良い医療が求められるようになってきた。裕福な商人からの寄付に助けられて、さらに病院が建てられた。ウェストミンスター病院が1720年に、ガイ病院が1724年、聖ジョージ病院が1733年、ロイヤル・ロンドン・ホスピタルが1740年にそれぞれ設立された。地方にも病院ができた。1737年にブリストル、1740年にはヨークにも設立さ

「病気の子どもたちのために設けられた場所、そこでは優しい医者が子どもだけをなぐさめ、治療するのだ。」

チャールズ・ディケンズ、グレートオーモンド・ストリート小児病院について、『互いの友』より、1864〜1865年

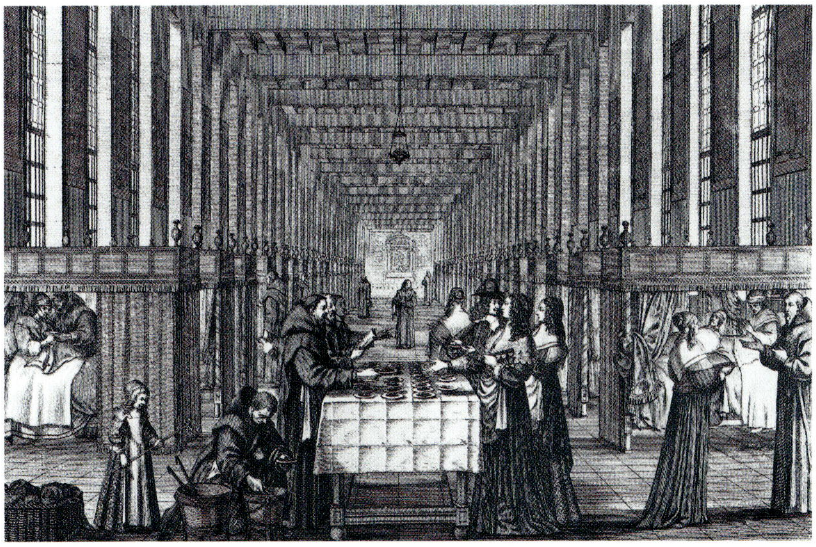

△ パリのシャリテ病院
フランスでは17世紀初めに相次いで、「シャリテ」と呼ばれる貧しい人のための病院が設立された。当時の多くの病院と同様、1602年に設立されたパリのシャリテ病院で働いていたのは、修道会（愛徳修道会）の人びとだった。

れ、またスコットランドでは1745年にエディンバラ王立診療所が建てられた。アメリカ合衆国では総合病院が1751年にフィラデルフィアに設立され、ニューヨーク病院は1771年に設立された。

専門化の始まり

初めての専門病院が設立され、医師たちが特定の病気の治療について経験が積めるようになった。イギリスではムーアフィールド眼科病院（1804年）が最初で、その後1860年までに65の病院が設立された。王立の胸部疾患病院（1814年）もその1つである。アメリカ合衆国での最初の専門病院は、1824年設立のマサチューセッツ眼科・耳鼻科診療所である。産科に特化した病院も初めて登場した。最初の病院は1749年、ロンドンの出産病院だった。

子どもの患者たちのための病院は、1852年にグレートオーモンド・ストリートに建てられたが、小児科病院はすでにパリ（1802年）やベルリン（1830年）、ウィーン（1837年）には存在していた。

病院の医師たちは以前よりも優れた訓練を受けられるようになった。1750年にはエディンバラ王立診療所で特別な臨床病棟がつくられ、医学生が直接患者を診ながら訓練を受け、また1770年代には、病棟での臨床講義の概念がウィーンに広がっていた。正式な医学教育は、1834年にユニバーシティ・カレッジ・ロンドンが医学生を教育するための独自の病院を設立して一段と進歩した。

看護婦の育成

19世紀には看護も正式に職業となった。ルター派の牧師であったテオドール・フリートナーは1836年、ドイツのデュッセルドルフ近郊カイザースヴェルトにディーコネス（女性社会奉仕員）を育成するディーコネス教育施設（カイザーヴェルト学園）を設立、女性が修道会において「看護婦／ディーコネス」になる訓練を与えた。ここは他のヨーロッパ諸国から、看護の改革を目指す者を引きつけることになった。フローレンス・ナイチンゲール（⇨p.142〜143）も1851年、この学園で3カ月を過ごし、学んだことをクリミア戦争（1853〜1856年）中のイギリス軍野戦病院で実践した。ナイチンゲールが戦場から戻ると一般からの寄付金が4万4000ポンド以上も集まり、彼女はイギリスに看護学校を建てることができた。ナイチンゲールの学校では1860年から、訓練された看護婦をイギリスの新しい病院に送り出した。

900% 1800年から1890年の間にロンドンの聖トーマス病院を訪れた外来患者の増加率。

病院による医療サービスが増えるにつれ、貧しい患者が閉め出されるおそれが出てきた。病院が患者から小額の治療費を取るようになると、中流の患者が個室を得るために割り増し料を払うようになったのだ。この流れを止めるために、新たに無料診療所が現れ、貧しい人には無料で治療を行った。たとえばニューヨーク無料診療所（1790年）、エディンバラ公共無料診療所（1776年）、フィンズベリー無料診療所（1780年）などは、中世からの前身の姿を真に受け継いだものである。

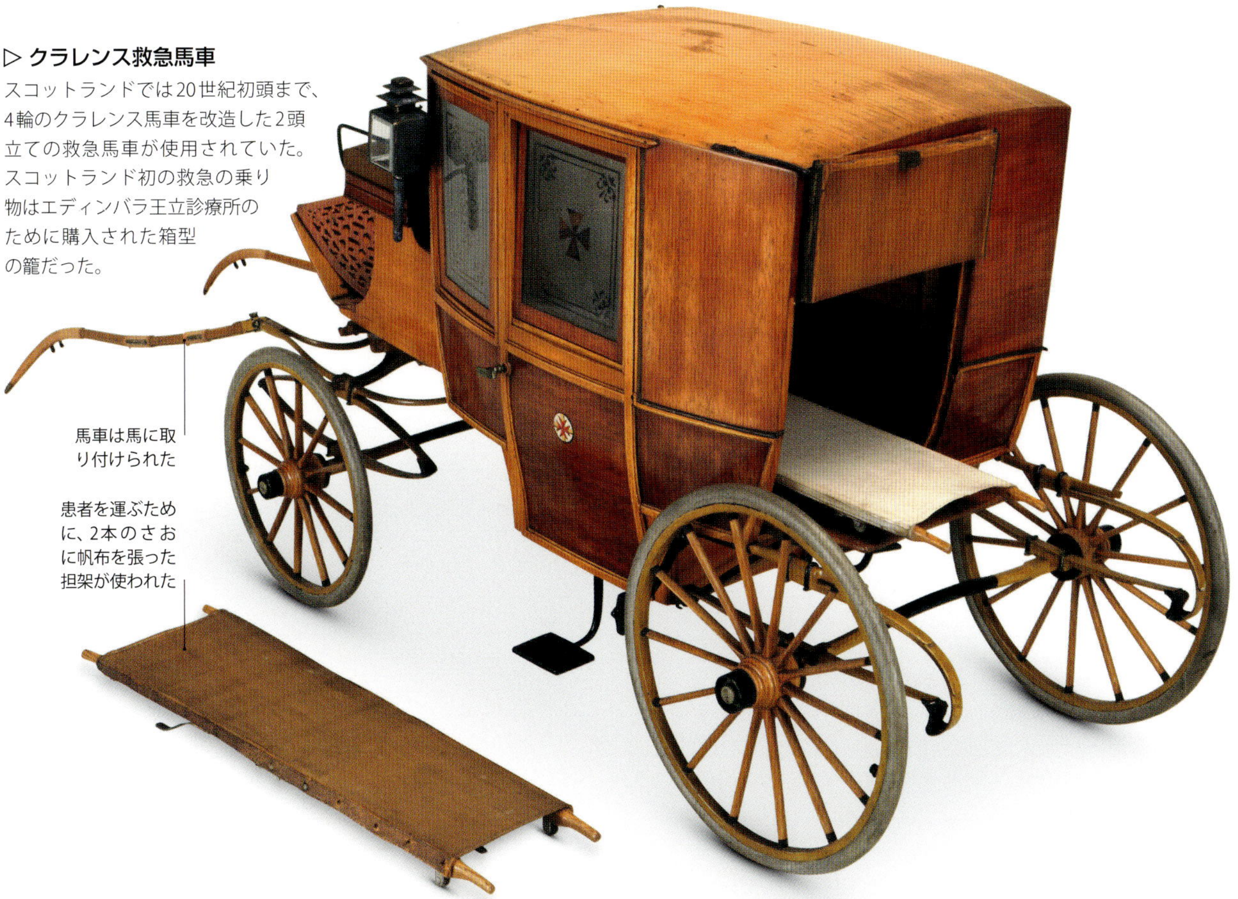
馬車は馬に取り付けられた
患者を運ぶために、2本のさおに帆布を張った担架が使われた

▷ クラレンス救急馬車
スコットランドでは20世紀初頭まで、4輪のクラレンス馬車を改造した2頭立ての救急馬車が使用されていた。スコットランド初の救急の乗り物はエディンバラ王立診療所のために購入された箱型の籠だった。

ホメオパシー

19世紀にドイツで生まれた療法のホメオパシーは、「類似したものは類似したものを治す」あるいは「同種の法則」の原理に基づいたもの。通常の西洋医学とは異なるアプローチをとる代替医療の1つである。

ホメオパシー（同種療法）の土台になっているのは、健康な人に与えれば特定の症状を起こす物質が、少量ならばその症状を起こしている病気の治療に使うことができる、という考えだが、これは古代ギリシアで最初に認識され、その後ローマ人が発展させたものだ。紀元前4世紀にはギリシアの医者ヒポクラテスがホメオパシー療法に似たレメディをつくっており、ホメオパシー的な医療はギリシア生まれのローマ人薬理学者ディオスコリデスが『マテリア・メディカ（薬物誌）』（⇨p.38～39）に書いている。

1790年代にドイツの医者ザムエル・ハーネマンがこの理論に基づいて一連の療法を開発し、これがホメオパシーとして知られるようになる。それ以前には、スイスの医者パラケルスス（⇨p.70）やオーストリアの医者アントン・フォン・シュテルクなどが、量が多いと毒になる物質が微量だと薬効があるということを示唆している。フォン・シュテルクは最も恐れられていた毒草の1つである毒ニンジンを用いた実験を報告している。ただ、有効成分を純粋な形で抽出する技術は当時まだなく、フォン・シュテルクの得た結果は決定的なものではなかった。ハーネマンはこれらの主張を調べはじめ、自ら実験台になることもしばしばだった。彼は植物原料を試験した。たとえば、のちにマラリアを治療する化合物のキニーネの原料であることがわかったキナの樹皮（⇨p.174～175）や、ベラドンナなどである。

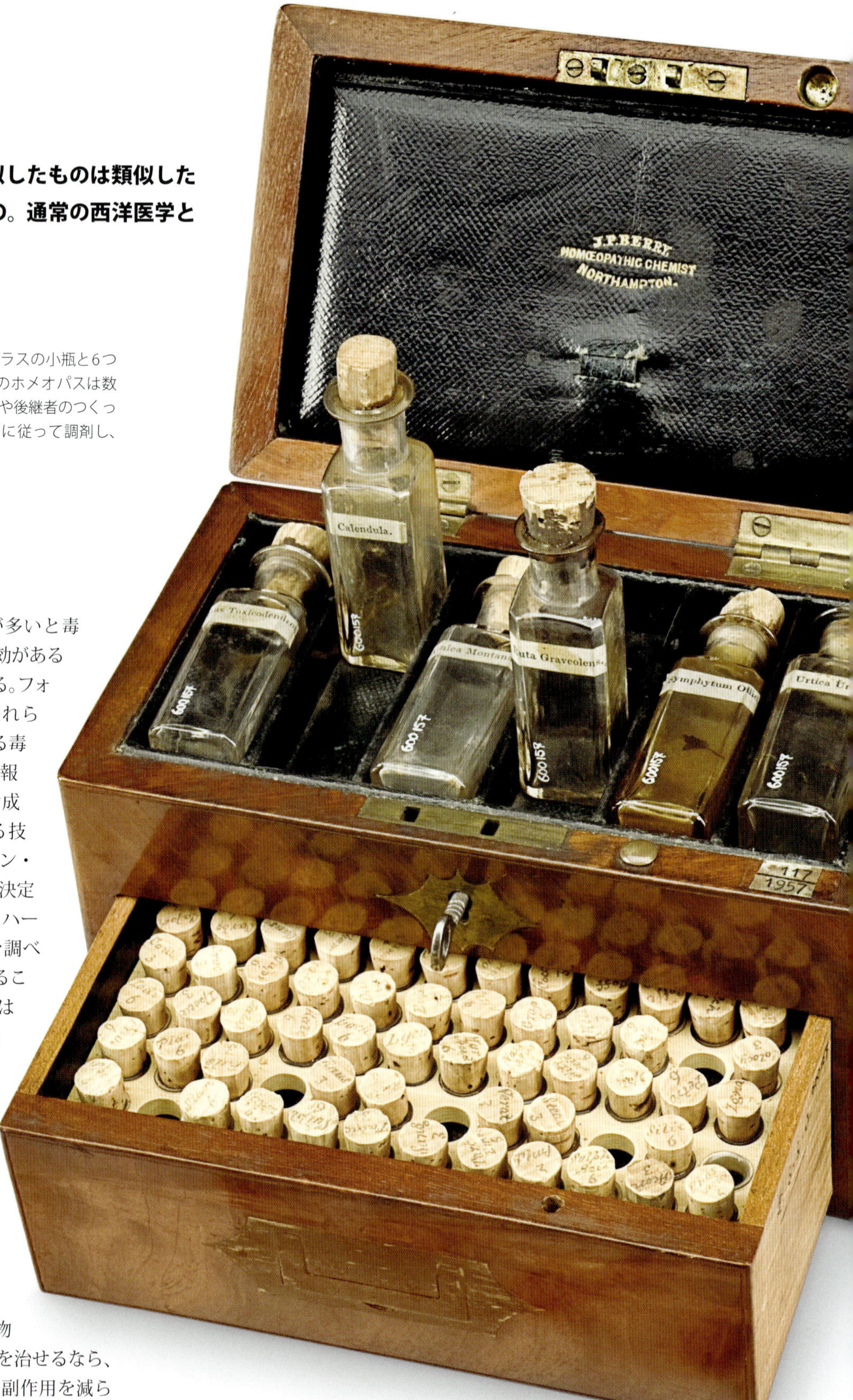

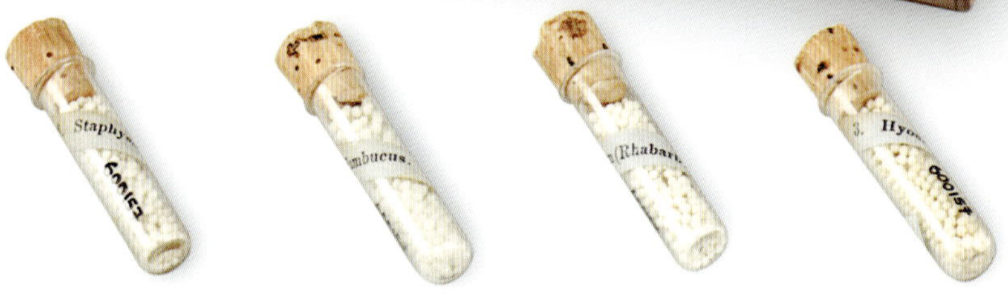

▷ **ホメオパシーの薬箱**
19世紀初頭の薬箱で、69のガラスの小瓶と6つの大きな瓶を収納する。プロのホメオパスは数十ものレメディを、ハーネマンや後継者のつくったさまざまなリストやガイドに従って調剤し、処方した。

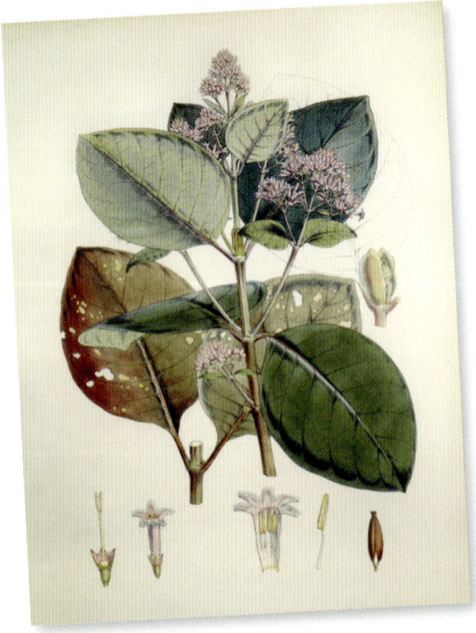

△ **キナ皮の実験**
ハーネマンはキナの樹皮からの抽出物（伝統的にマラリアの治療に用いられる）を使って、健康な人がマラリアに似た症状を見せることを証明した。

希釈したレメディ

ハーネマンはもしある物質を少量用いてある症状を治せるなら、より少ない量なら不要な副作用を減らしつつ、さらに大きな効果を得られるかもしれないと予想した。彼は抽出物を水やアルコールで何度も希釈し、希釈ごとに振ってまぜる（振盪（しんとう）と呼ぶ）方法を開発した。また、溶液のポテンシー（効能）をあらわすため、100倍希釈を「Cスケール」で示す方法を考案した。たとえば1C

「健康な人に**症状を起こさせる物質**は、同様な症状を起こしている病人を治療することができる。」

ザムエル・ハーネマンのモットー、
1800年頃

ドイツの医者(1755〜1843年)

ザムエル・ハーネマン *Samuel Hahnemann*

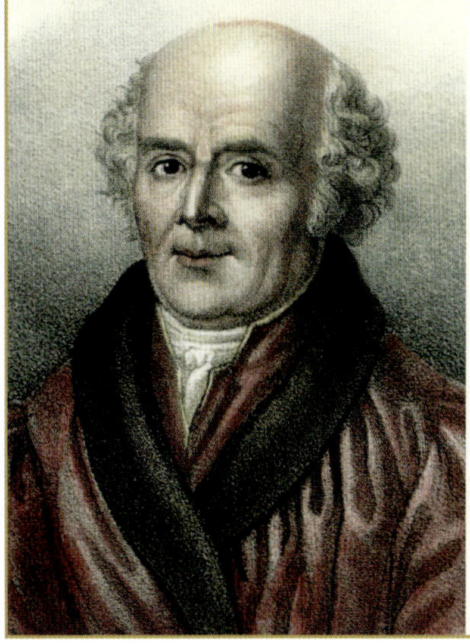

ドイツ、ドレスデン近郊のマイセンに生まれたハーネマンは、ザクセン地方の田舎の開業医として仕事を始めるが、当時、とくに地方で行われていた未熟で効き目のない治療に早々と幻滅した。1785年には従来の医療を辞めてしまい、化学と著述に興味を移す。語学に才能のあった彼は(全部で10言語を話せた)、翻訳で生計を立てながら広く旅行し、ホメオパシーの「技」を磨いた。1843年、パリで死去。

希釈は水99に対してレメディが1、2Cは1Cの溶液をさらに100倍の液体に溶かす、ということになる。この希釈プロセスは「ポテンタイゼーション(効果の増強)」と呼ばれる。なぜなら、不思議なことにレメディを希釈すればするほど、そのポテンシーが高まるためだ。レメディの中にはあまりに希釈されて、最初の成分の分子が少しも入っていない場合さえある。

人気が上昇

ハーネマンは自らの発見を『医術のオルガノン』(1810年)で発表した。彼は、病気は潜在している弱点(マヤズム)により起こり、ホメオパシーでそれを緩やかに排除することができると説いた。彼の出版物は広く読まれ、ホメオパシーの施術者や雑誌、団体などがヨーロッパと北アメリカで続々と現れた。1829年にホメオパシー医師ドイツ中央協会が設立され、その後1844年にはアメリカ・ホメオパシー協会など、多くのグループが続いた。これほど人気が出たのは、ホメオパシーが、当時の他の荒っぽい治療よりも優しかったためということもあるだろう。

また、患者が病院ではなく家で治療できるのも利点だった。病院ではよけいな菌に感染したり、体を癒すよりは痛めつけるような従来の治療を受けることがあったためだ。次の人気の波は1960年代と70年代、他のカウンター・カルチャーあるいは「オルタナティヴ」のライフスタイルや文学、音楽の動きに乗って起こった。

プラシーボ効果

非常に多くの人がその効果を主張するホメオパシーだが、それがただの「プラシーボ効果」にすぎないという研究も多い。つまり良くなると信じることで、実際に回復の確率が高くなるというものだ。このことはとくに患者がある薬を効果があると信じて飲み、それがプラシーボ(効果のない調剤)とは知らない場合に当てはまる。客観的に認められる改善が得られなくても、患者がそう感じる場合もある。よく見られるが説明のつかないプラシーボ効果のメカニズムについて、現代医学はまだ研究段階である。脳の中に自然に存在する活性物質、たとえばエンドルフィンと関わって健康を改善するのではないかとする研究もある。

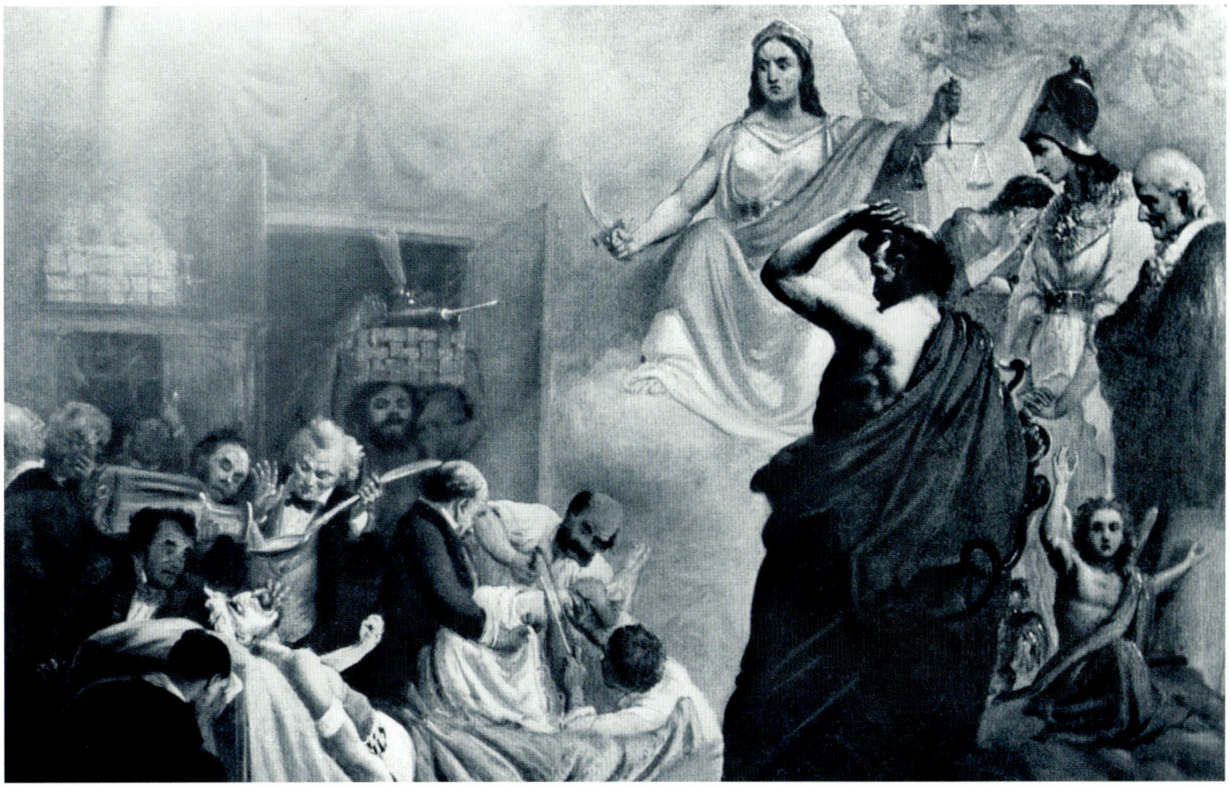

▷ **代替医療の需要**
1857年のアレクサンドル・ベイデマンの絵には、「ホメオパシー」を象徴する人物が、通常医療のひどさにショックを受けている姿が描かれている。ハーネマンは18世紀の一般的治療法、たとえば瀉血などで体に害を与える経験をした後、新しいアプローチの医療を探る必要にかられた。

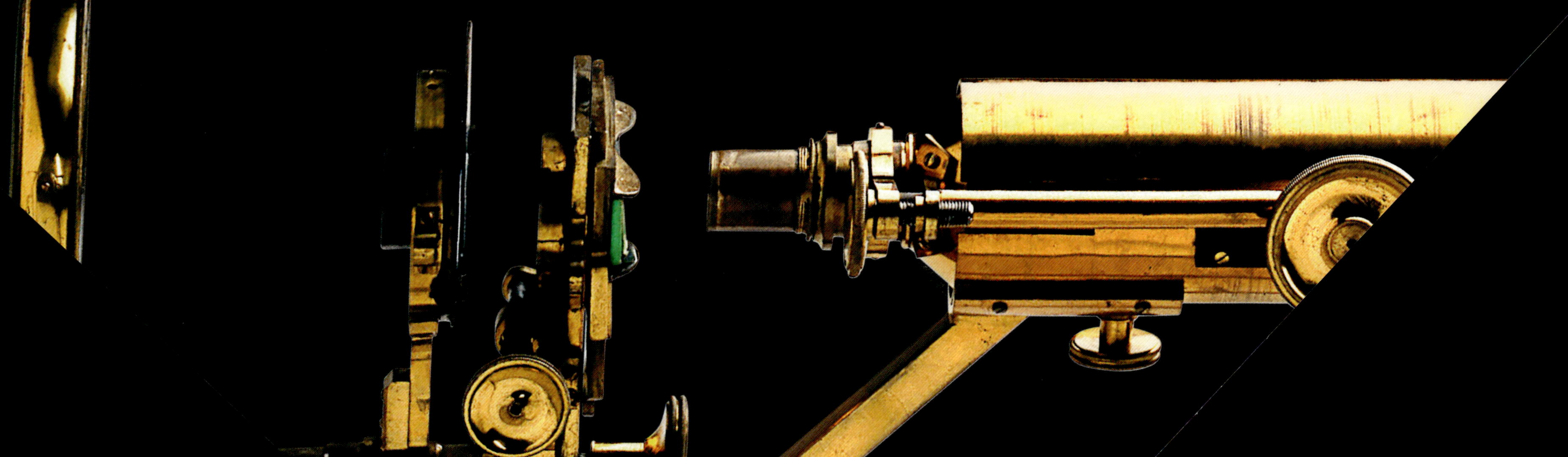

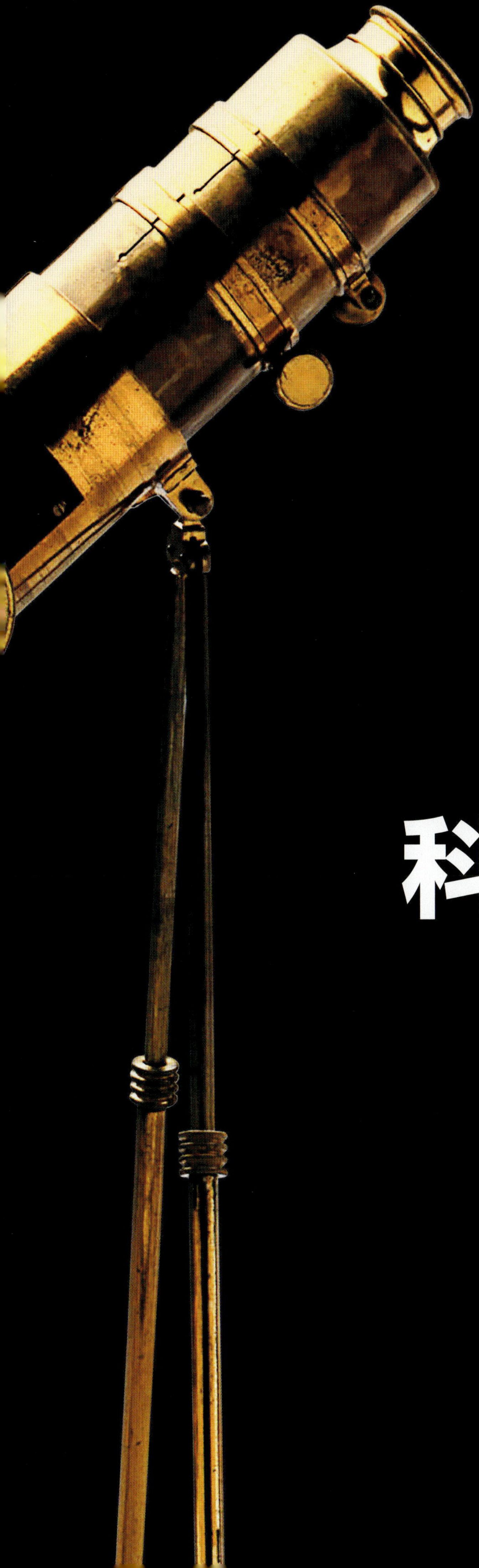

3
科学が主導する時代
1800～1900年

《 最初のアクロマート顕微鏡

科学が主導する時代

1800～1900年

1800年

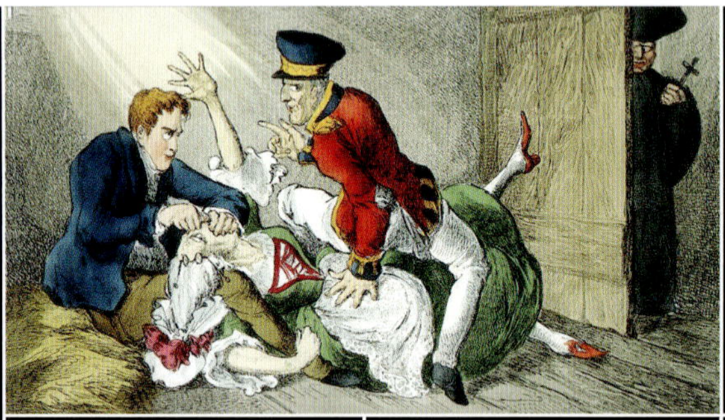

1802年
ヨーロッパ初の小児科病院がパリで開業。

1808年
ヨハン・クリスチャン・ライルが精神医学という言葉を使用、医療の専門領域として認められるべきだと提唱した。

1816年
ルネ・ラエンネックが、簡単ながらきわめて重要な診察器具を発明した。聴診器の誕生である。

初期の聴診器使用の様子

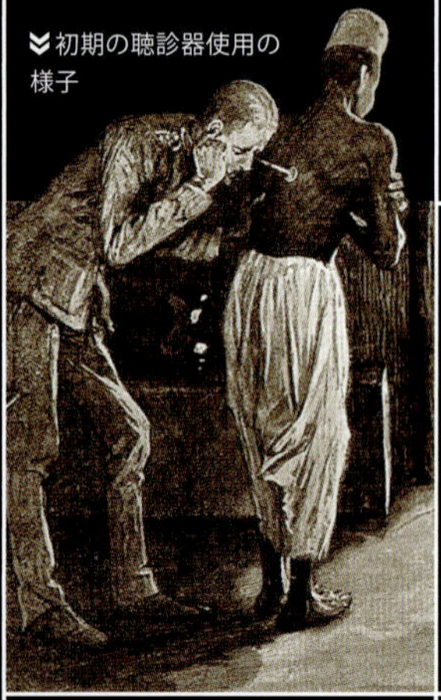

1828年
ジェームズ・ブランデルが、出産後の出血過多に苦しむ女性を治療するために人から人への輸血の考えを復活させた。

バークとヘア連続殺人事件

1828年
バークとヘアはスコットランドのエディンバラで墓泥棒を働いたばかりでなく、人を殺し、医者たちに解剖学研究用の死体を売っていた。

1830年代
小児専門病棟や病院がベルリンやサンクトペテルブルク、ウィーン、ヴロツワフにオープンし、小児科が専門分野として確立してくる。

1838年
ヨハネス・ミュラーの『がんの性質とその構造上の特徴』が組織病理学の基礎を築く。

1839年
最初の歯科学雑誌『アメリカン・ジャーナル・オブ・デンタル・サイエンス』が創刊される。

1840年

1842年
ウィリアム・クラークが抜歯に際し患者に麻酔をかけ、クロフォード・ロングは患者の首の腫瘍を取り除くときに麻酔を用いた。

1845年
歯科医のホーレス・ウェルズが亜酸化窒素の麻酔効果を示すための実演を試みるが、患者は痛みに悲鳴をあげた。

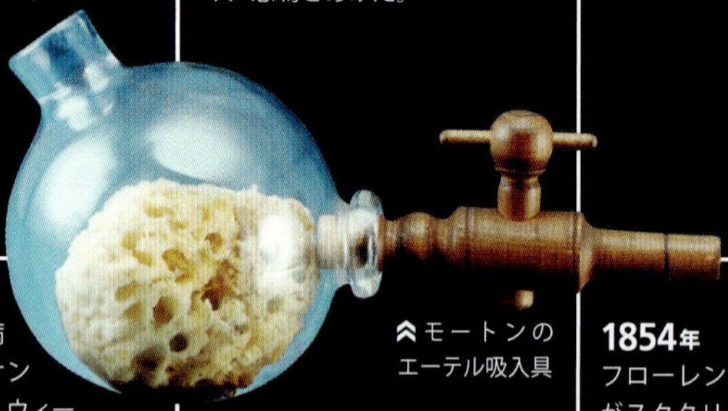

モートンのエーテル吸入具

1846年
ウィリアム・モートンがマサチューセッツ総合病院でエーテル麻酔を実施して成功する。

1847年
ジェームズ・シンプソンが出産時の鎮痛のためにクロロホルムの使用を始める。

1847年
イグナーツ・センメルヴェイスが、ウィーンにおける産褥熱の多くの症例は「死体粒子」がうつったのが原因だと推測。手洗いを励行させると死亡率が大幅に減少するものの、その研究はしばらくの間認められなかった。

1849年
アメリカ合衆国でエリザベス・ブラックウェルが女性として初めて医学の学位を取得。

1854年
フローレンス・ナイチンゲールがスクタリ(現ユスキュダル)の野戦病院に赴き、クリミア戦争の傷病兵を看護する。

1858年
ヘンリー・グレイの『人体の解剖学』が出版される。のちに『グレイの解剖学』として知られるようになる。

『グレイの解剖学』の挿入説明図

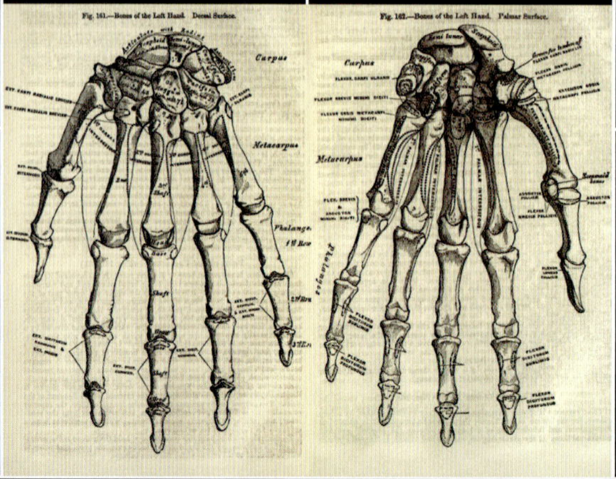

1860年

1860年
ロンドンの聖トーマス病院で、初の近代看護学校が開校する。

1862年
ルイ・パストゥールがガラスの「白鳥の首」型フラスコで実験を行い、肉汁を汚染微生物に触れさせないようにすれば細菌は育たないことを証明した。

1873年
カミッロ・ゴルジが、神経組織の細部まで顕微鏡で見られるようにするため、銀染色法を取り入れた。

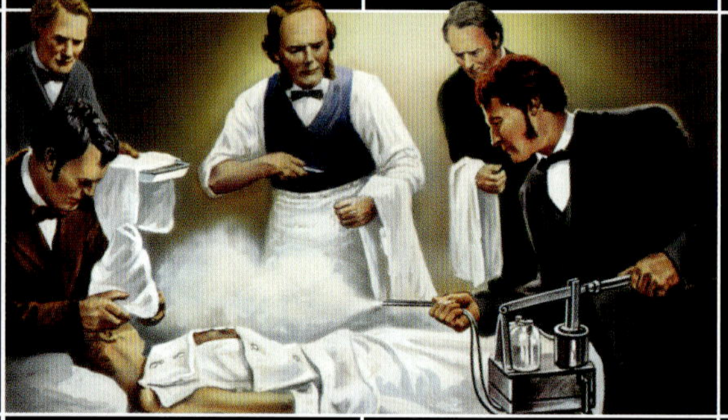

リスターの消毒用フェノール(石炭酸)噴霧装置

1867年
ジョゼフ・リスターが『外科手術の消毒原則』を発表。

1876年
ロベルト・コッホが、現代では炭疽菌として知られる病原菌が炭疽病を引き起こすことを示し、瘴気説にとどめを刺した。

1868年
神経学の創始者で第一人者であったジャン=マルタン・シャルコーが、パーキンソン病の研究を始める。

1876年
ヘマトキシリン・エオジン、あるいはHE染色が初めて記載され、組織学(細胞や組織を研究する)において細胞や組織を視覚化するための史上最も有効な技術となった。

1872年
エリザベス・ギャレット=アンダーソンがロンドンに、女性と子どものための新病院を建てる(のちにエリザベス・ギャレット=アンダーソン病院と改名された)。

1879年
パストゥールが発見したワクチンの第1弾はニワトリ・コレラのためのもの。彼はやがて研究範囲をヒトの病気に広げた。

医学史上最大の偉業のいくつか、たとえば麻酔や消毒法の開発、予防接種の急速な発達などは、19世紀に成し遂げられた。ルイ・パストゥールとロベルト・コッホは、旧態依然の自然発生説や瘴気説の考えをくつがえす細菌論の先陣を切った。また顕微鏡での研究により、コレラや結核、破傷風など犠牲者の多い病気の原因となる細菌が明らかになった。顕微鏡によって組織学と病理学も大きく発達することになる。女性が医師の資格を取りはじめ、看護婦は職業として認められるようになった。世紀末の10年間には、X線が非侵襲的な医用画像の世界に新たな道を開いた。

1880年

1881年
イギリスで最初の職業助産婦の組織、マトロン（既婚婦人の意）・エイド協会が設立され、やがて助産婦協会と改名される。

1882年
ロベルト・コッホが結核の原因であるヒト型結核菌を突き止める。

1884年
ロベルト・コッホがコレラの病原菌を単離し、その拡散の仕方や、感染防止と抑制法についても説明した。

1890年
ジョヴァンニ・グラッシとライモンド・フィレッティがマラリア原虫には数種類が存在することを発見。またロナルド・ロスが、蚊が媒介となってこれらの寄生虫を人間にうつすことを実験で示す。

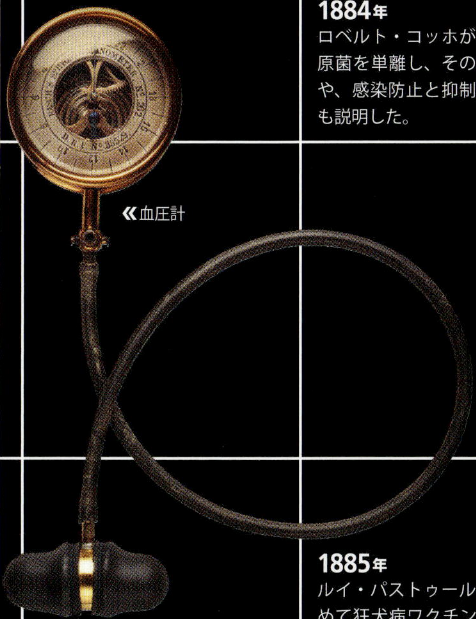

《血圧計

1893年
ウィレム・アイントホーフェンが「心電図」という用語を初めて使用、心臓の電気的な活動と、病気、そして診断との関係に関する『臨床研究の新手法』を発表した。

1894年
北里柴三郎とアレクサンドル・エルサンがそれぞれ独自に腺ペストの病原菌を特定、菌はパスツレラ・ペスティスと名付けられるが、のちにエルシニア・ペスティスと改名された。

1885年
ルイ・パストゥールが少年に初めて狂犬病ワクチンを接種、成功を収める。

1881年
ザムエル・フォン・バッシュが血圧を測るための最初の血圧計を発明。

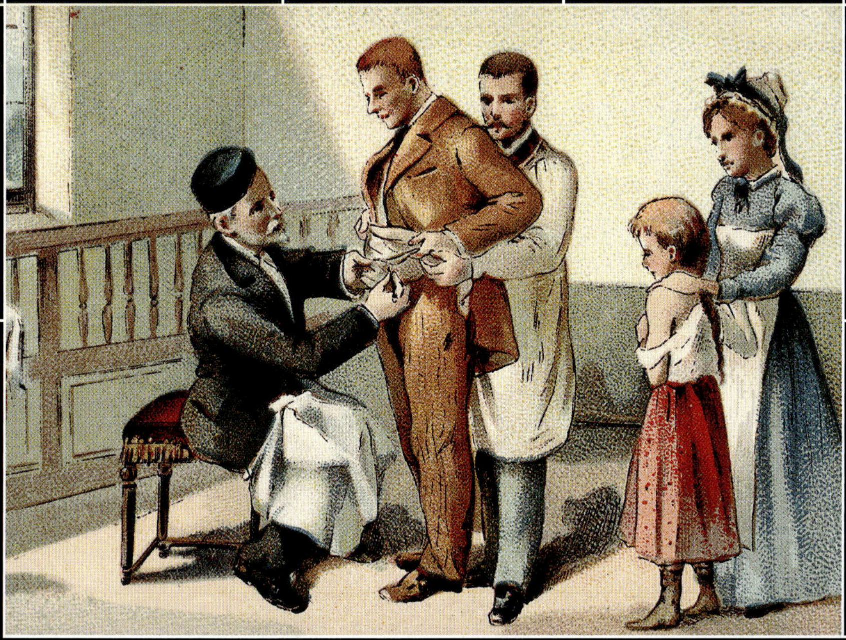

狂犬病ワクチンの投与

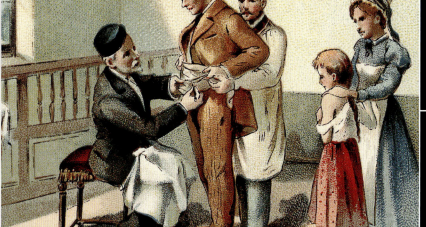

1895年

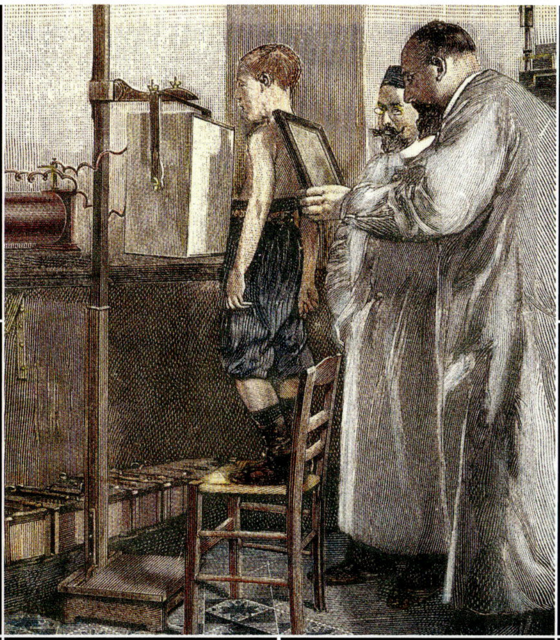

初期のX線検査

1895年
ヴィルヘルム・レントゲンがX線を発見し、それが人体の骨や硬組織を「見る」ことができることに気づいた。

1896年
ジョン・ホール=エドワーズが初めて外科手術時にX線画像を使用。同じ年、X線による害、たとえば脱毛や水ぶくれ、火傷、むくみなどの報告も出てきた。

1897年
ドイツ、バイエル社の化学者フェリックス・ホフマンとハインリヒ・ドレーザーらが、サリチル酸を合成的に変え、より人体に穏やかな成分にした。これをアスピリンと名付ける。

1899年
アスピリンが世界で売り出され、史上最も成功し、また適応性のある医薬品の１つとなった。

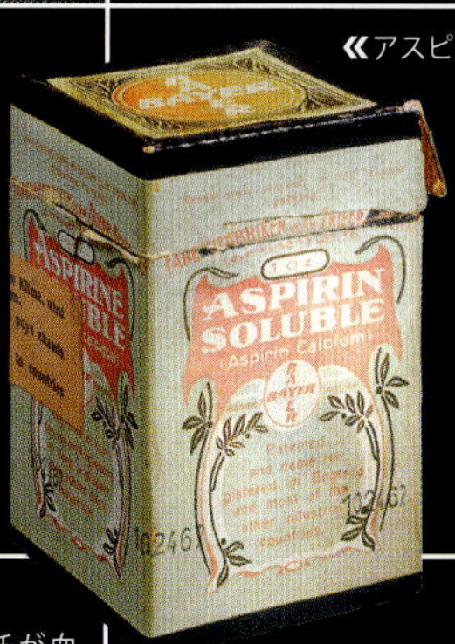

《アスピリンの箱

1895年
ウィーンでカール・ラントシュタイナーが免疫と抗体、そして血液がなぜ、どのように凝固するのかを研究しはじめる。

1895年
ジークムント・フロイトとヨーゼフ・ブロイアーが共著『ヒステリー研究』を発表、精神分析の最初の大きな成果。

1896年
スキピオーネ・リバロッチが血圧計を改良。腕にバンドを巻いて、均等な圧をかけられるようにした。

1899年
ジークムント・フロイトが『夢判断』を出版、その中で数々の心理学の理論を発表する。たとえば無意識と前意識、意識からなる精神構造のモデルなど。

1896年
アルムロス・エドワード・ライトが腸チフスに効果のあるワクチンを初めて開発、使用する。

1897年
ペストのワクチンが開発されたが、効果は高くなく、伝染の性質も複雑だったため、広く使用されるには至らなかった。

1899年
サンティアゴ・ラモン・イ・カハールが『ヒトの大脳皮質における感覚野の比較研究』を発表、神経科学の大きな前進となる。

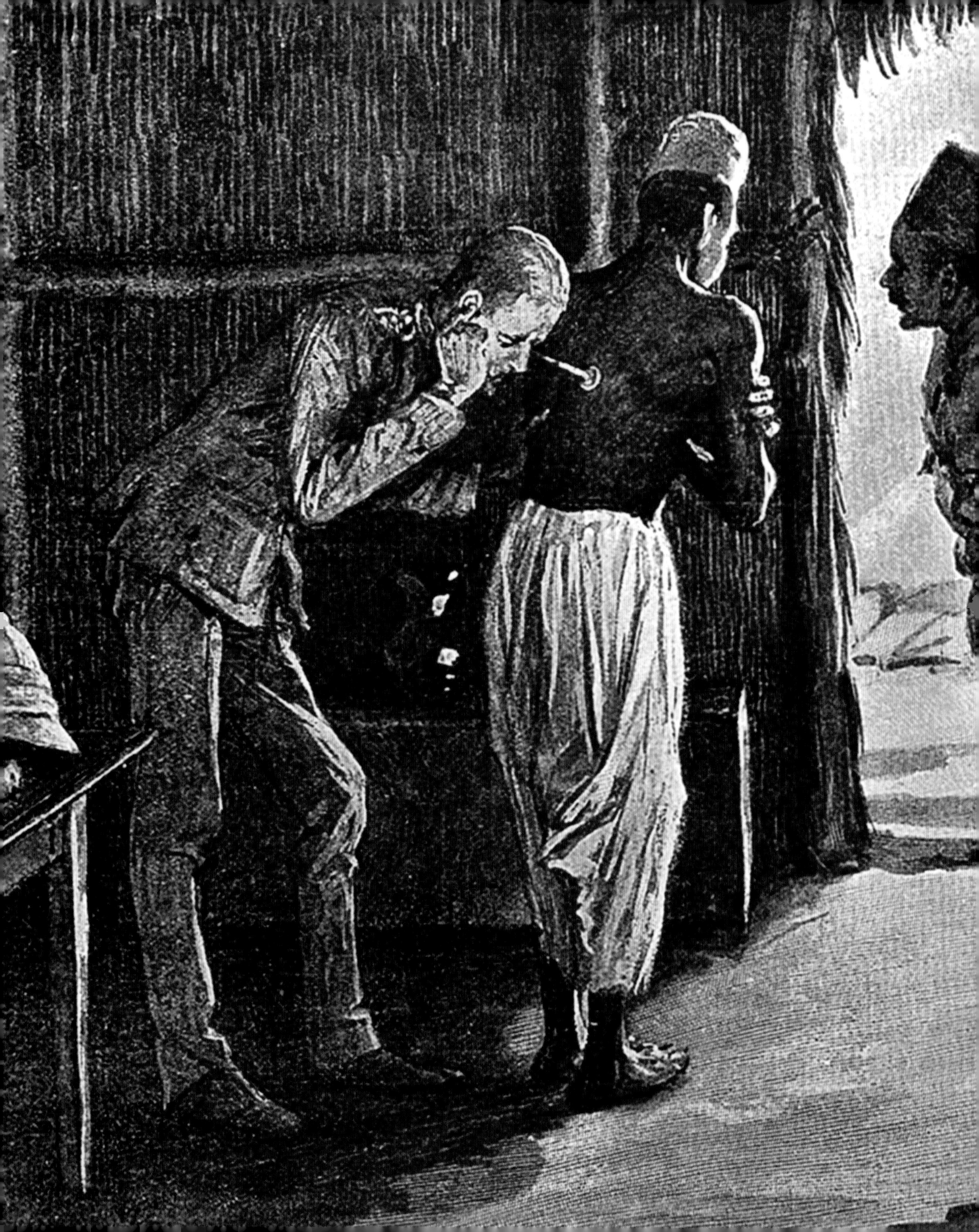

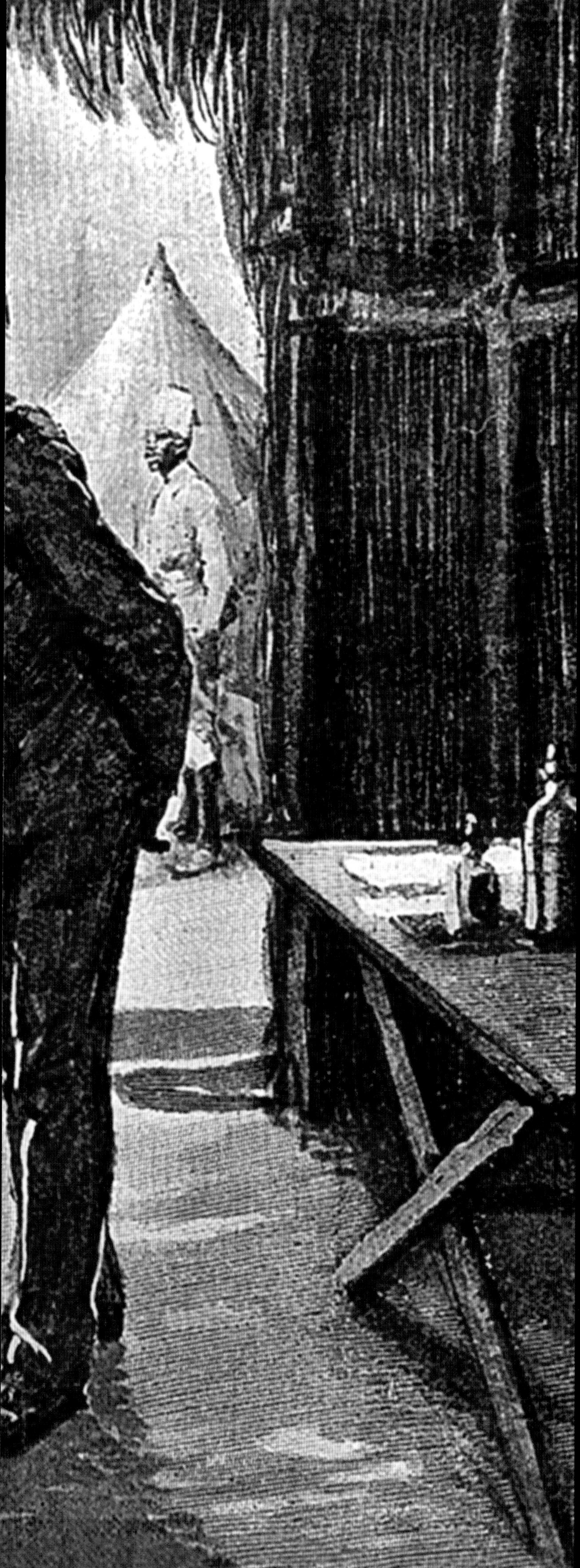

最初の聴診器

1816年に発明された聴診器によって、医者たちは新たな方法で体内の音を聴くことができるようになった。医学史上最も重要、しかもいちばんシンプルな診察の技術革新の1つで、医者にとってなくてはならない器具となり、職業そのものの象徴となった。

最初の聴診器は現代のものとはずいぶん見かけが違う。19世紀初頭にフランスの医者ルネ・ラエンネックが、心臓病を患う女性患者の鼓動を聴くために、紙を丸めて筒にしたものを使ったのが始まりである。それ以前は、医者は調べたい箇所に直接耳を当てていた。つまり聴診（聴くこと）という行為である。女性患者に顔を密着させるのは不適切と感じたラエンネックが、とっさに紙筒を思いついたのだ。すると、胸に当てた紙筒が心臓と肺の音を増大させることがわかった。木工が得意だった彼は中空の木の筒をつくり、一方には耳に当てるための穴を開け、もう一方は漏斗状の円錐形にした。ラエンネックはこの発明をギリシア語の「スコープ=診る」と「ステト=胸」をつなげてステトスコープ（聴診器）と呼んだ。1850年代には、聴診器は医者たちに広く用いられるようになる。

ラエンネックは聴診器を使い、気管支炎や結核、肺炎など、数多くの病気を診断した。彼は自分の発見を1819年の著書『間接聴診法概論』で発表した。喘息（ぜんそく）患者の痰（たん）は彼にちなんで「ラエンネック真珠」と名付けられている。運命の残酷な巡り合わせで、1826年にラエンネックが結核と診断したのは甥で医者のメリアデック・ラエンネック、聴診器を用いた結果だった。

「心臓の鼓動が聞こえ、驚くと同時に嬉しかった。」

ルネ・ラエンネック、女性患者に紙の筒を当てた後で、1816年

◁ 初期の聴診器

このスケッチに描かれているのは1867年、スーダンの野戦病院で聴診器を使うホイストン一等軍医。この頃アングロ=エジプト軍はスーダンを奪回すべく戦っていた。これは単耳型（片方の耳だけにつける）聴診器で、小さな望遠鏡のように見える。

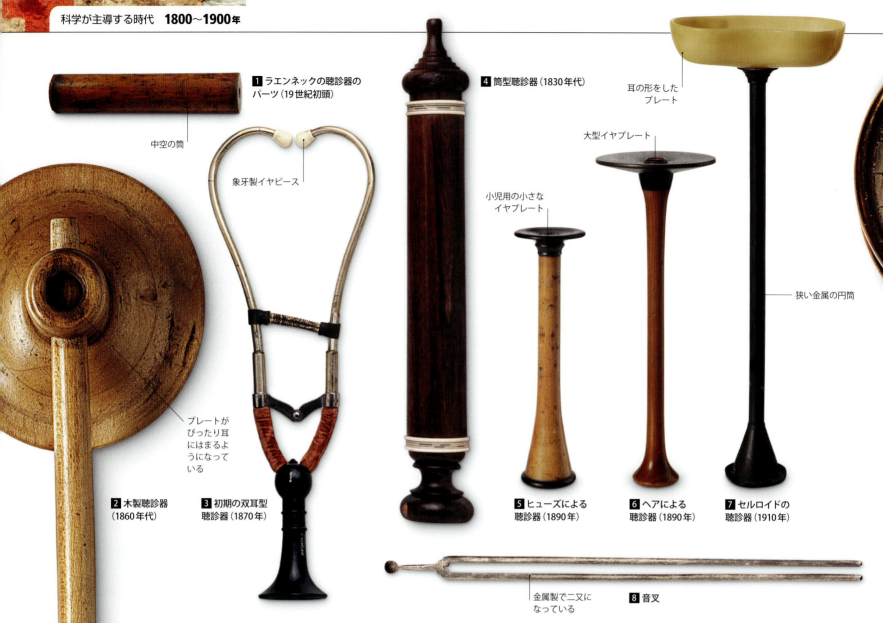

1 ラエンネックの聴診器のパーツ（19世紀初頭）

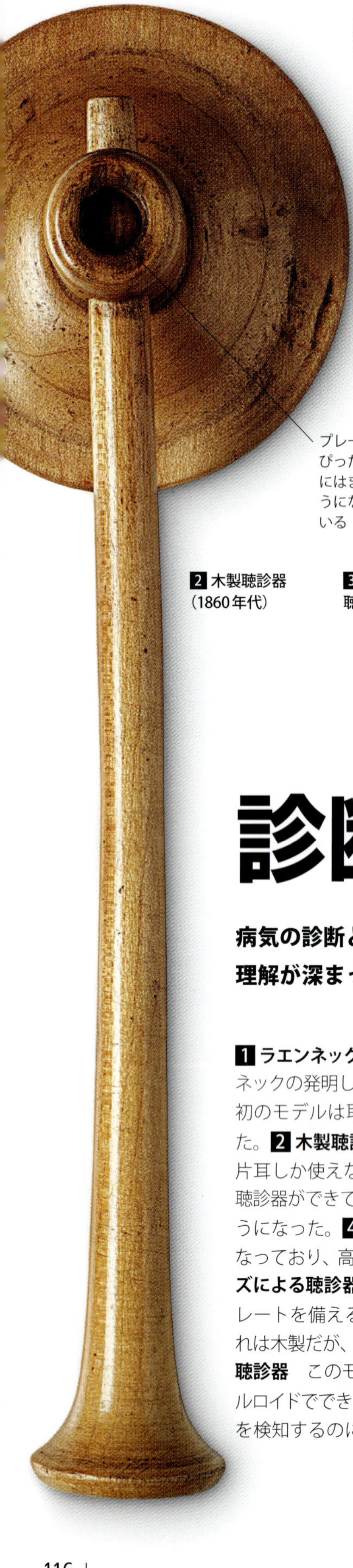

2 木製聴診器（1860年代）

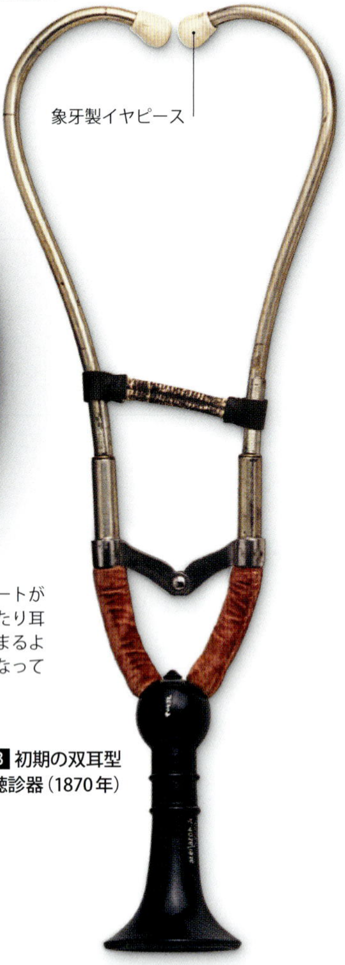

3 初期の双耳型聴診器（1870年）

4 筒型聴診器（1830年代）

5 ヒューズによる聴診器（1890年）

6 ヘアによる聴診器（1890年）

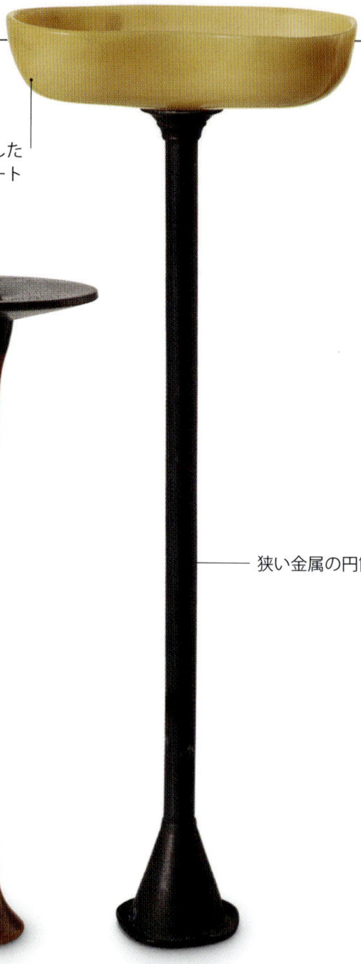

7 セルロイドの聴診器（1910年）

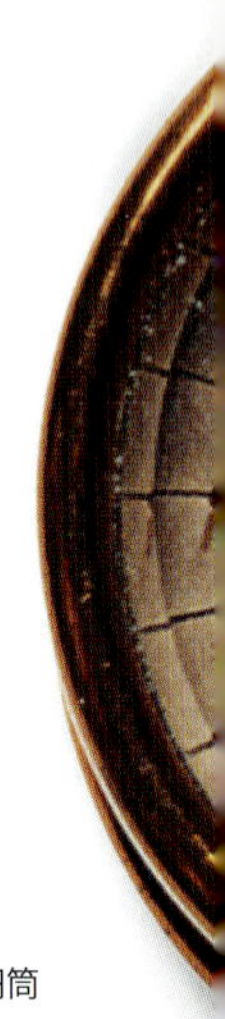

8 音叉

診断用機器

病気の診断と治療法の改善には、数千年をかけてなされた多くの進歩や発見で人体への理解が深まったことに加え、技術の革新も貢献している。

1 ラエンネックの聴診器　フランスの医者ルネ・ラエンネックの発明した聴診器は基本的に木製の筒である。最初のモデルは取り外しできる3つの部分からなっていた。**2 木製聴診器**　これは単耳型聴診器。聴くときは片耳しか使えなかった。**3 初期の双耳型聴診器**　両耳聴診器ができて、医者は両方の耳で聴くことができるようになった。**4 筒型聴診器**　一端が円盤型の集音器となっており、高音部を聴き取るのに役立った。**5 ヒューズによる聴診器**　これも単耳型聴診器、木製のイヤプレートを備えることが多い。**6 ヘアによる聴診器**　これは木製だが、のちに象牙製になった。**7 セルロイドの聴診器**　このモデルではイヤプレートが象牙ではなくセルロイドでできており、本体は金属。**8 音叉**　聴覚障害を検知するのに用いられた。**9 オトスコープ（耳鏡）**　ドイツ人軍医フリードリヒ・ホフマンにより発明された、患者の耳の中を見るための器具。**10 血圧計**　血圧を測るために用いられた器具。**11 喉頭鏡**　スペインの声楽家マヌエル・ガルシアがこの器具を用い、初めて声門と喉頭を観察した。**12 検眼鏡**　このモデルでは鏡で光を眼の中に反射させ、中央ののぞき穴から眼の内部を見た。**13 検眼鏡**　このように数種類のレンズをそなえた検眼鏡もあった。**14 真ちゅう製内視鏡**　膀胱と尿路を観察するのに用いられた。**15 打診槌**　胸部の異常を検知するために設計されたもの。**16 ガラス製体温計**　イギリスの医者トーマス・オルバットがコンパクトな医療用体温計を発明した。**17 タンパク計**　腎臓の問題を調べるために、尿中のタンパク質アルブミンの量を試験した器具。

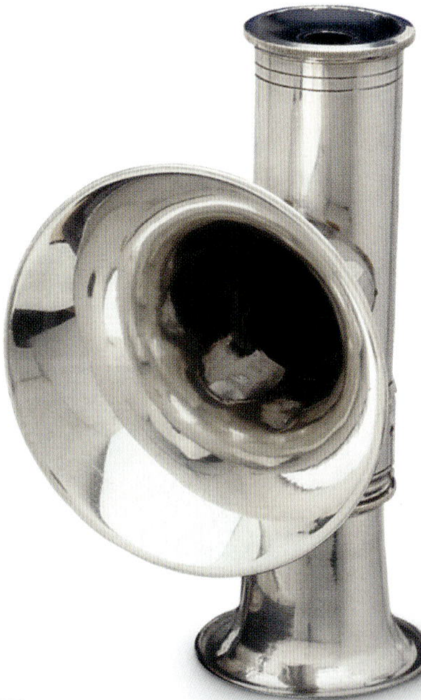

9 オトスコープ（1841年）

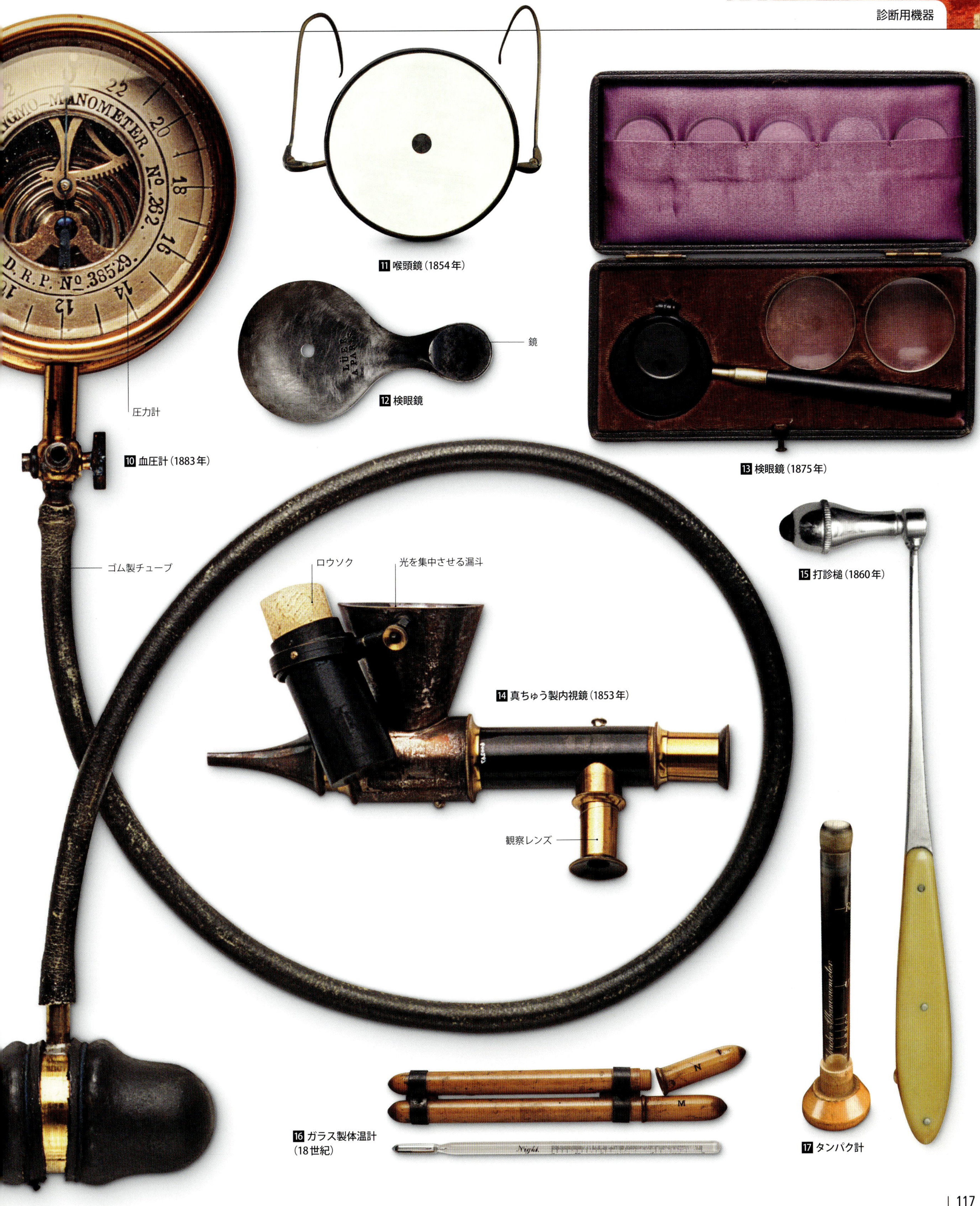

10 血圧計（1883年）

11 喉頭鏡（1854年）

12 検眼鏡

13 検眼鏡（1875年）

14 真ちゅう製内視鏡（1853年）

15 打診槌（1860年）

16 ガラス製体温計（18世紀）

17 タンパク計

死体盗掘人

18〜19世紀のイギリスでは、医学校で解剖する死体が不足したことから「死体盗掘人」が出現した。盗掘人はしばしば犯罪組織をつくり、埋葬されたばかりの遺体を掘り出しては解剖学者に供給していた。このような行為がまん延したことで法律が変えられ、医学校は合法的に死体を入手できるようになった。

解剖学が中世以来進歩したのは、人間の死体を解剖した結果である。1300年にローマ教皇ボニファティウス8世がこれを禁止し、違反者は破門されることになったが、ほとんどのヨーロッパ諸国の当局は現実的な態度をとり、解剖を教える教育機関が引き取り手のない貧しい人の遺体を得ることを大目に見ていた。フランドルの医者ヴェサリウス（⇨p.72〜75）が1543年の『人体構造論』（ファブリカ）で細部にわたって正確な解剖図を多く載せられたのは、人体を解剖しなければ成し遂げられなかったことだ。

イギリスでは法律ははるかに厳しかった。1540年、ヘンリー8世が理髪外科医組合に対し、解剖のために毎年重罪人の処刑死体を4体受け取る権利を与えた。1752年の殺人法で解剖学者が処刑後の犯罪者を解剖してもよいことになった後でさえ、医学校の需要を満たすにはほど遠かった。このため外科医たちは、埋葬されたばかりの遺体を掘り返して解剖用に売りさばく、死体盗掘人に頼ることとなる。料金は2ギニーから20ギニーまでの幅があった（後者だと当時の外科医の週給のゆうに20倍以上である）。この悪質な、しかし実入りのよい行為が横行した結果、エディンバラ外科医師協会では1721年に、研修生は盗掘人と関わってはならないという条項を契約書の中に入れたほどだ。ところがこの制限はほぼ無視される。というのも誰であれ外科医になりたいと思えば解剖をするか、それを見学する必要があったためである。したがって盗掘人は彼らの商品を欲しがるお客に困るようなことはなかった。

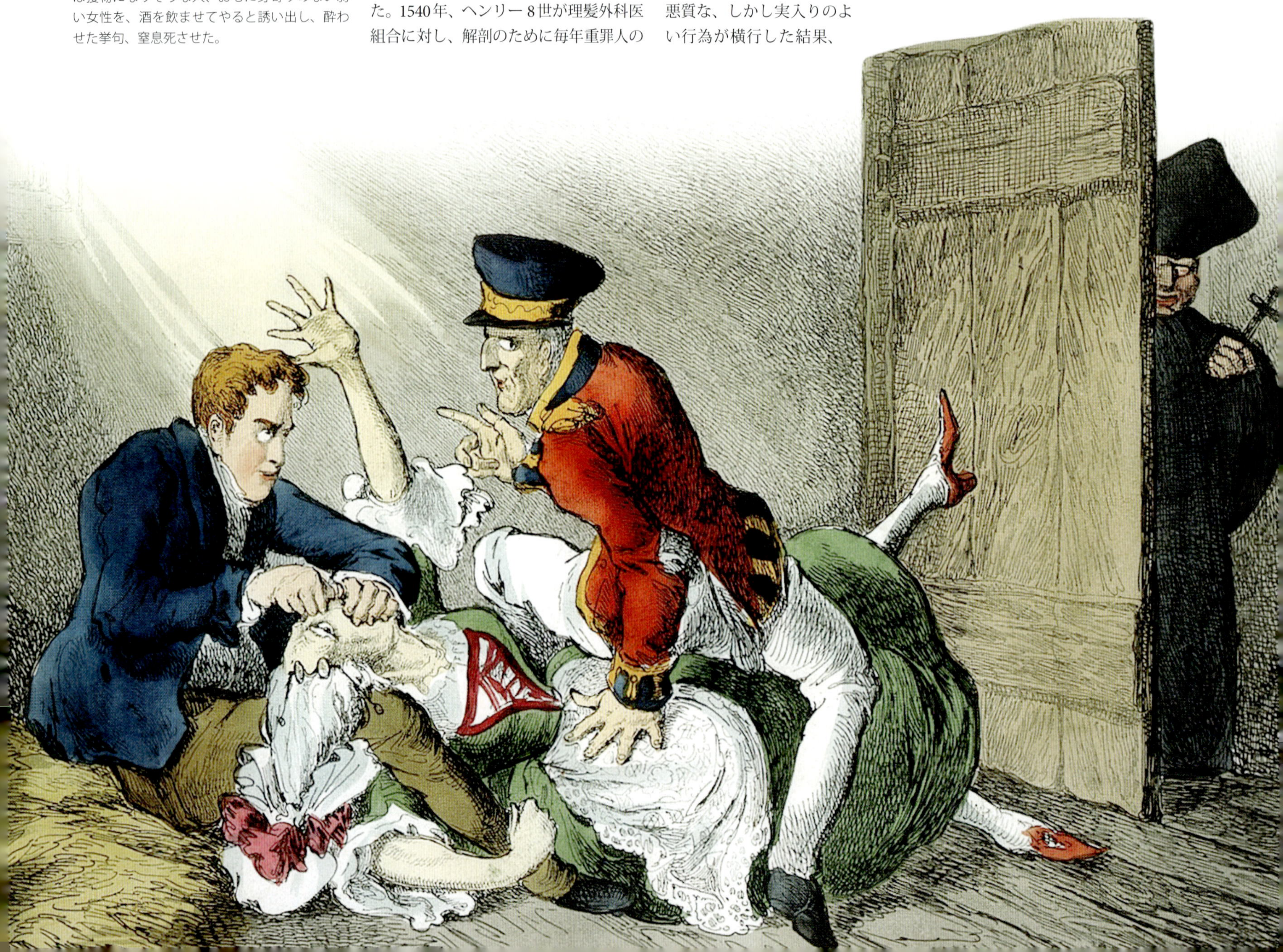

▽ **バークとヘア連続殺人事件**
バークとヘアの最初の死体は、彼らの下宿で自然死した年金生活の老人だった。この後、彼らは獲物になりそうな人、おもに身寄りのない弱い女性を、酒を飲ませてやると誘い出し、酔わせた挙句、窒息死させた。

盗掘団

プロの死体盗掘人は集団で働くことが多く、毎年医学校に数十もの死体を納めていた（1795年にロンドンのランベス地区で見つかった盗掘団には15人のメンバーがいた）。有名人や、いわゆる「奇形」の人の死体、なかには1739年に墓をあばかれた追いはぎのディック・ターピンや、身長が2.1 mもあった「アイルランドの巨人」オブライエンのように、その値段が500ポンドにまで跳ね上がるものもあった。

盗掘行為は広く行われ、ときとして墓地で会葬者が、スコップやつるはしを持って物陰にひそんでいた人間たちが

349 **体　1809〜1810年に盗掘人が提供した死体の数。1828年の庶民院特別委員会に提出された証拠から。**

実は墓掘りではなく「死体泥棒」であると勘づき、衝突が起こることさえあった。困り果てた人びとは、地方によっては共同で墓地のパトロールを雇ったり、また裕福な家庭ではモートセーフ（鉄の檻で囲う）や、1818年に発明され、盗掘人が棺を開けることができないように金属ばねの止め具がついた「特許棺おけ」を買った。

死体盗掘人は常に嫌われ、1832年にグリニッチで起こったウェスト・ケント団の活動に対しての暴動には、数千人が参加している。ただ、当局が見て見ぬふりをしている限り、ほとんど対策はなかった。イギリスでは死体を墓から取り去ることは公式には犯罪ではなく、1788年にやっと法廷が、「常識的な配慮」によってこのような行為を止めるべき、という判決を下したが、それでもこの行為を禁止する特定の法律はないままだった。

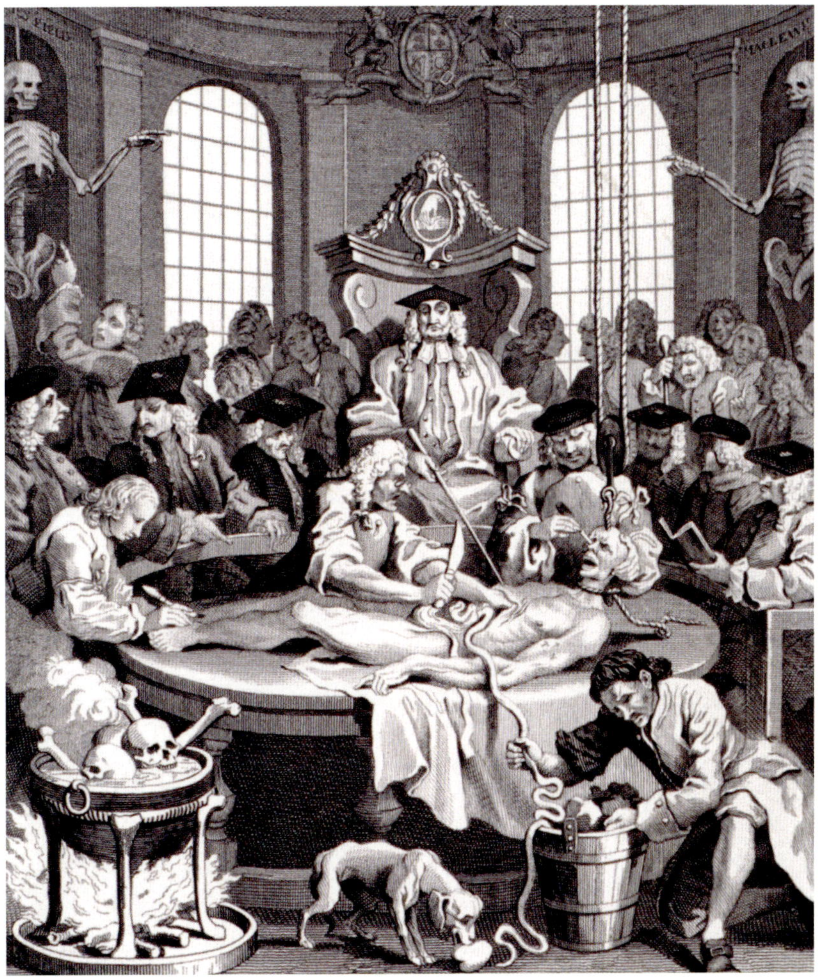

◁ **解剖の実演**
この「残酷の報酬」（1751年）はウィリアム・ホガースの銅版画作品、『残酷の四段階』という連作の1つである。殺人の罪で絞首刑になった男が公衆の面前で解剖されているところを描いたもの。翌年制定された殺人法は、懲罰に「さらなる恐怖」を加えて殺人者を抑制しようとした。

ついに殺人へ

死体の需要は非常に高く、盗掘人の中には行動をエスカレートさせる者が出てきた。1827年から1828年にかけ、アイルランド移民のウィリアム・バークとウィリアム・ヘアは、エディンバラを拠点とする医者のロバート・ノックスに16の遺体を売った。ところが彼らの住まいのベッドの下から女性の死骸が発見され、2人が墓など掘っていなかったことが判明する。人を殺して、真新しい死体をノックス博士に売りつけていたのだった。衆目を集めた裁判の後、バークは1829年1月28日に絞首刑となり、死体は翌日、公開解剖に処せられた。ヘアは元パートナーに対し不利な証拠を提供したことで罪を免れた。

こうした殺人や、またロンドンで1831〜1832年にバークとヘアを模倣した「バーカーズ」たちの行為から、制度見直しの要求が高まる。医学界の自己保身も一役買っていた。リヴァプールの外科医ウィリアム・ジルが1828年、死体を受け取ったかどで有罪となったとき、ドクターたちは、盗掘人の行為のために今や自分も罪に問われかねないと自覚したのだ。同年、庶民院特別委員会が設置され、解剖学と解剖の必要性について報告書を出したが、最初は法を緩めることに反対する勢力の抵抗にあった。

1832年にようやく解剖法が可決され、認可を受けた解剖学の講師たちが、救貧院や病院、監獄からの引き取り手のない遺体を使用できることとなった。医学校は違法な手段で得た死体を必要としなくなり、需要は減り、盗掘人が要求できる料金が下落する。2、3年のうちに彼らは完全に姿を消した。

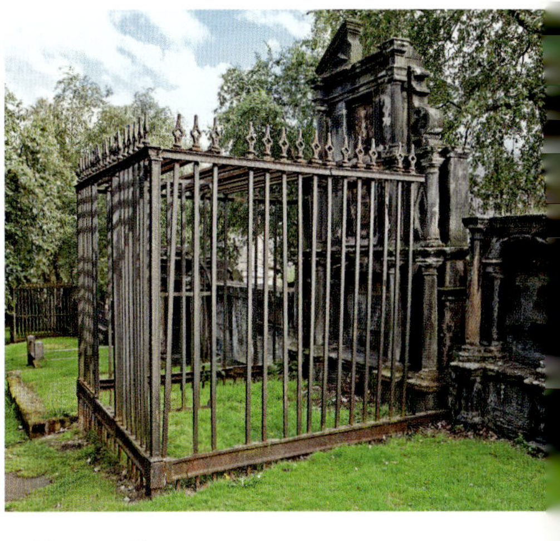

△ **檻つきの墓**
スコットランドでは富裕層の墓は墓泥棒と「死体泥棒」を防ぐ目的で、丈夫な鉄の檻（モートセーフ）で守られることが多かった。このような檻で埋めた棺を囲むか、コンクリートで基礎を固めて墓全体を覆った。

「棺がこじ開けられる……そして陰鬱な屍は粗布の袋にくるまれ、**何時間も闇夜の裏道を揺られた挙句**、とうとう**この上なく屈辱的な姿を**教室の、口をぽかんと開けた若者たちの前にさらすのだ。」

ロバート・ルイス・スティーヴンソン、スコットランドの作家、『死体泥棒』より、1884年

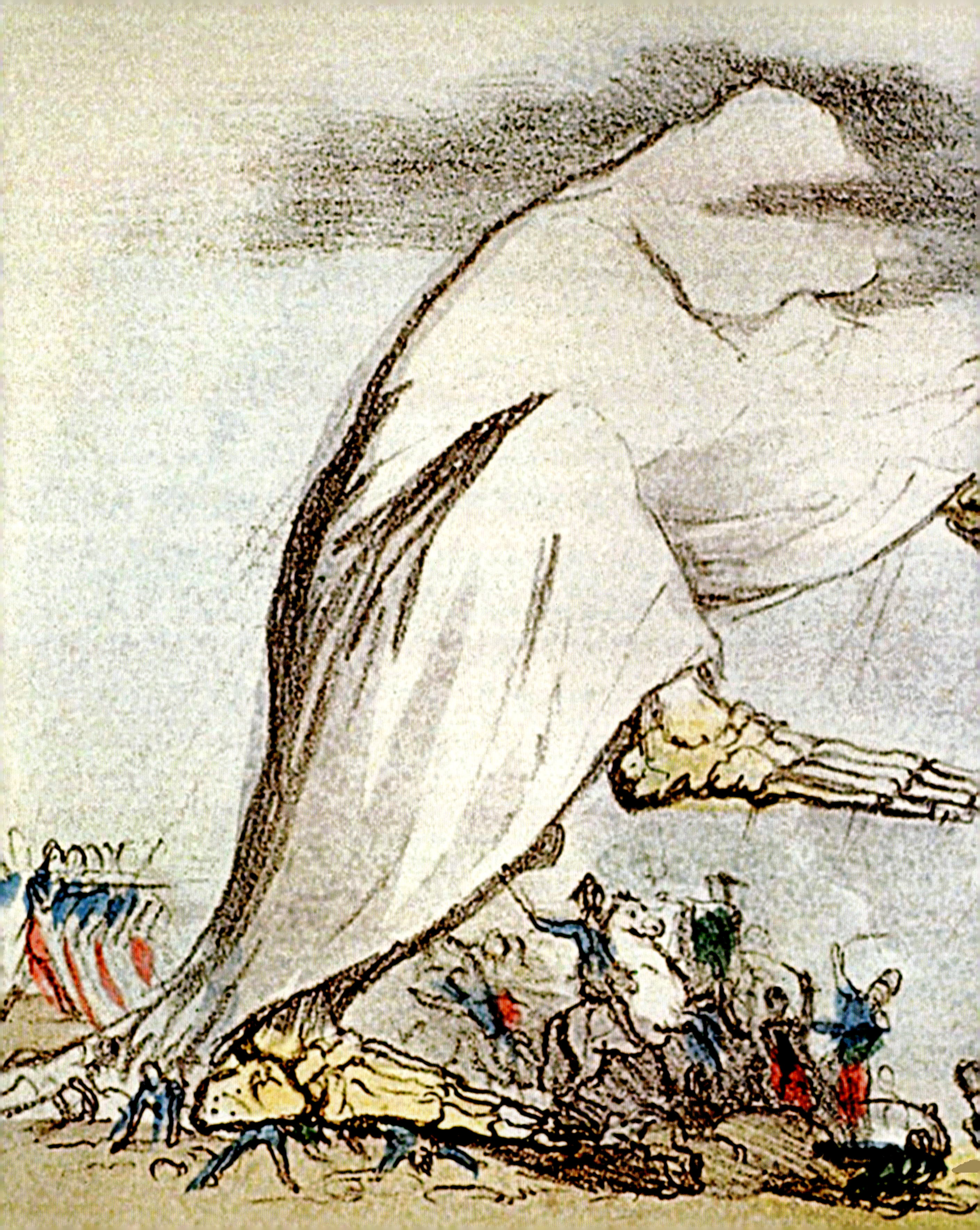

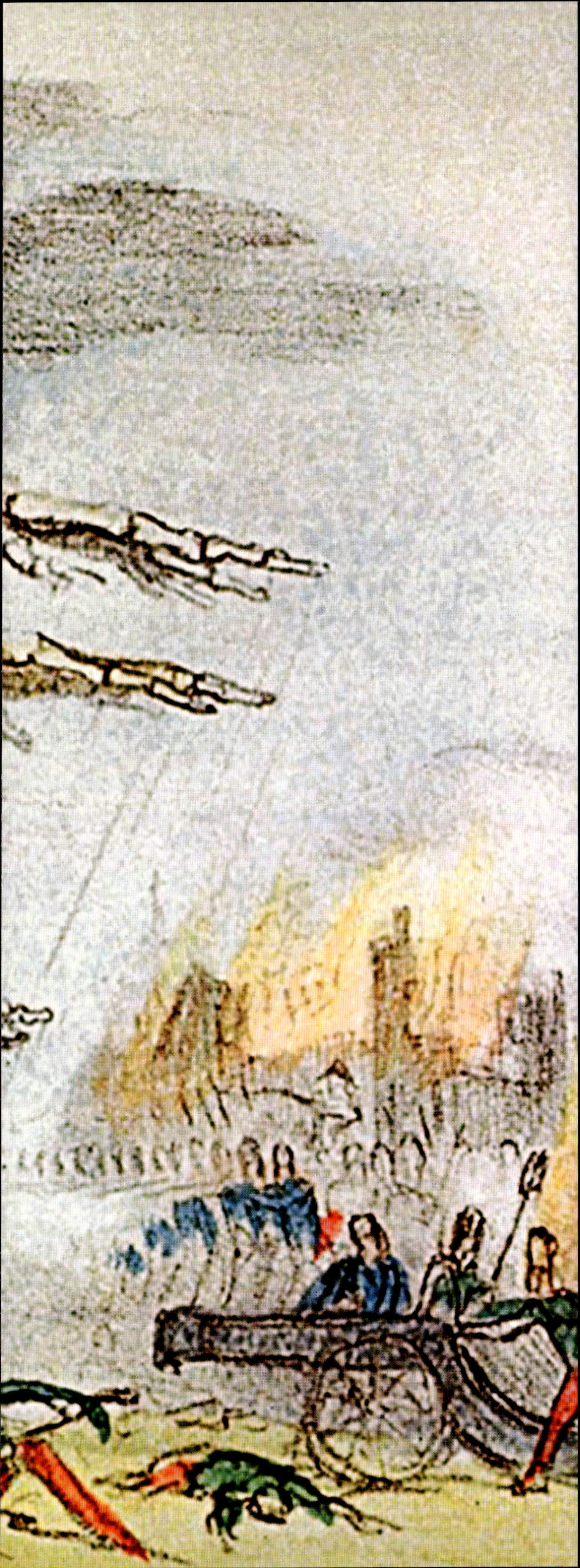

瘴気説

傷みや腐敗に伴う悪臭は、古くから病気と結びつけられていた。古代から信じられた瘴気説（ミアズマ説）は、悪臭のする蒸気やガス、おそらくはその中に漂う微小な粒子の混合物が病を引き起こし、また拡散するという考え方だ。

毒素をはらんだ空気が病気の原因であるという考えは、病気がよく起こるのは混雑した場所や、腐敗やカビ、汚い水、排泄物や悪臭に満ちた不衛生な状況下だという観察の結果からである。中世には町や都市が拡大するにしたがい、ペストや結核、コレラ、マラリア（イタリア語の「悪い空気 mala aria」を語源とする）のような病気の流行も増加した。

18世紀に、それまで見ることのできなかった微細な悪役が数多く発見されると、瘴気説は修正されることになった。腐乱した物質から出た、顕微鏡で見るにも小さすぎ、しかし不快な臭いからわかる毒のある蒸気と微粒子が空気中に放出され、人体に入り込んで病気を起こすのだと考えられた。ジョン・スノウがロンドンのコレラ流行（⇨p.122～123）の原因を研究し、病原は悪い空気ではなく汚染された水だと指摘したものの、瘴気説が主流だった当時、彼の発見は退けられた。瘴気説が最終的に病気の細菌論（⇨p.146～147）に取って代わられるには、1870年代、ロベルト・コッホらの研究を待たなければならなかった。ただし根拠は間違っていたとしても、瘴気に対抗するための公衆衛生、たとえば飲料水をきれいにする、清潔に気をつけることには効果もあった。臭いを取り除くだけでなく、病原菌となる微生物も排除したからである。

「看護の第一のルールは、室内の**空気**を外と同じように**清浄に保つ**ことです。」

フローレンス・ナイチンゲール、イギリスの看護婦、『看護覚え書』より、1898年

◁ **有毒な空気**

19世紀半ばのイギリス人挿絵画家、ロバート・シーモアによる風刺画。『コレラが勝者も敗者も踏みつける』と題され、幽霊のような姿が戦場にコレラを広げていく様子を描いている。

コレラ

コレラは最強の伝染力をもつ病気の1つであり、多くの命を奪い、世界中で社会に多大な影響を与えた。19世紀には微生物学が研究され、この病気の理解と抑制に貢献したとはいえ、安全な水がすべてに行き渡っていない以上、流行は起こり続けている。

コレラは何世紀にもわたり人びとを悩ませてきた。西暦1000年頃のインドで、コレラと考えられる病気が激しい下痢や嘔吐を起こし、ついには脱水症状に陥り、しばしば死に至ったという複数の記録がある。コレラの流行はそれまでインド亜大陸の中だけにとどまっていたのだが、1817年、感染した旅行者がインドの外に持ち出し、通商路に沿って運んだ。1830年代にはアメリカ合衆国にまで達している。

細菌の研究が重要になる前、また菌や微生物が伝染病と関連づけられる以前には、コレラは胆汁の過剰分泌が引き起こすものと信じられていた（「コレラ」という名はギリシア語のコレーから来ており、胆汁による病を意味する）。コレラをほかの、やはり下痢と嘔吐を伴う疾病と区別するのは難しかったが、19世紀に大きな被害が出たことから、コレラの特徴や原因について集中的に研究がなされ、議論が続いた。科学界では細菌論（⇨p.146～147）と瘴気説（⇨p.120～121）のどちらが真実なのか、論争となった。

渦中の主要人物の1人がイギリスの医者ジョン・スノウ（⇨p.124～125）で、コレラの元は空中に存在するのではなく、感染する物質を含んだ排泄物が飲料水の中に混じると住民を感染させる可能性があるのだと論じた。1854年にコレラが流行したとき、スノウはロンドン・ソーホー地区のブロード・ストリートにある手押しポンプの周囲に発症例が集中していることに気づいた。彼がポンプの取っ手を外してしまうと、コレラの伝染が止まったのである。スノウはパイオニアだったが、コレラの病原体を特定しようとする彼の努力は実を結ばなかった。

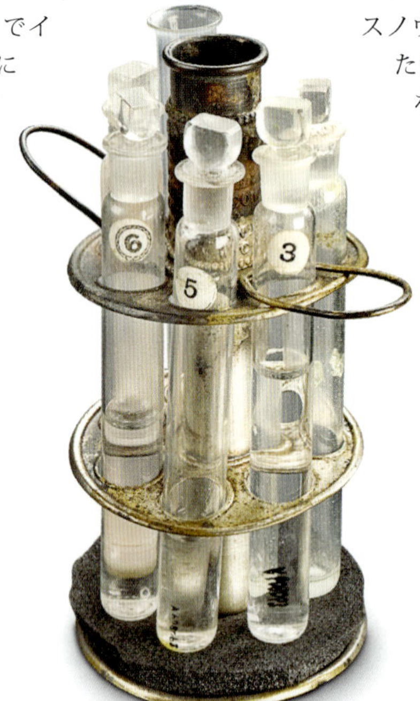

△ **水質検査キット**
土木技師のフレデリック・ダンシェルが1860年代に導入した簡単な水質試験キット。有機物や化学物質による汚染を調べた。ジョン・スノウがコレラは水で伝染する病気だと論じてからつくられたもの。

原因を特定する

19世紀半ばにコレラがフィレンツェに達すると、イタリアの科学者フィリッポ・パチーニ（顕微鏡観察のエキスパートだった）は、この病気の発症について研究し、どのように伝染するかを突き止めようと決意した。彼は死亡者の解剖を行い、その腸を調べた。試験を重ねた結果、コンマのような形をしたバシラス属の細菌を分離することに成功し、ビブリオと名付けた。ところがこの発見は、パチーニの死後80年以上も経った1965年になるまで埋もれていた。

「**病**による、黒死病以来ついぞ見られないほどの**レベルの死**。」

マーティン・ドーントン、ケンブリッジ大学教授、『ロンドンの〈大悪臭〉：成功のすえた香り *LONDON'S "GREAT STINK": THE SOUR SMELL OF SUCCESS*』より、2004年

1883年、パチーニの研究から30年後に、ドイツの医者ロベルト・コッホがコレラの原因となる微生物の研究を始めた。彼はコレラがまん延していたエジプトまで出かけ、亡くなった患者の腸を研究した。そしてパチーニ同様、腸の粘膜からバシラス属の細菌を発見する。彼はさらにインドにわたって調査を続けた。そこで純粋培養で細菌を成長させることに成功、バシラス属の特徴あるコンマ型の形状に注目した。これは1965年、正式にコレラ菌として命名された。コッホはこの細菌が湿った場所、たとえば濡れたリネン類などで盛んに増殖することを観察した。ほかの科学者たちもコッホの発見を受け入れ、コレラをもたらす細菌の発見者として認めた。

コッホの発見は社会にも大きな影響を与えた。人びとは汚染された水によって病気がうつること、また細菌は捨てた汚水から飲料用の水に戻る可能性があることを知る。

水道管にフィルターがつけられ、この病気の発症は劇的に減少した。ただし、コレラが汚染された水によって起こるという知識だけでは、人びとを治療し命を救うのに十分ではなかった。きれいな飲料水は発展途上の国々では誰にでも得られるものではなく、ぜいたく品だったためである。

治療法の開発

19世紀にはコレラの流行が繰り返され、効果的な治療の必要性が増した。1830年代になると医者たちは、コレラ患者の本当の死因は脱水症状だと気づ

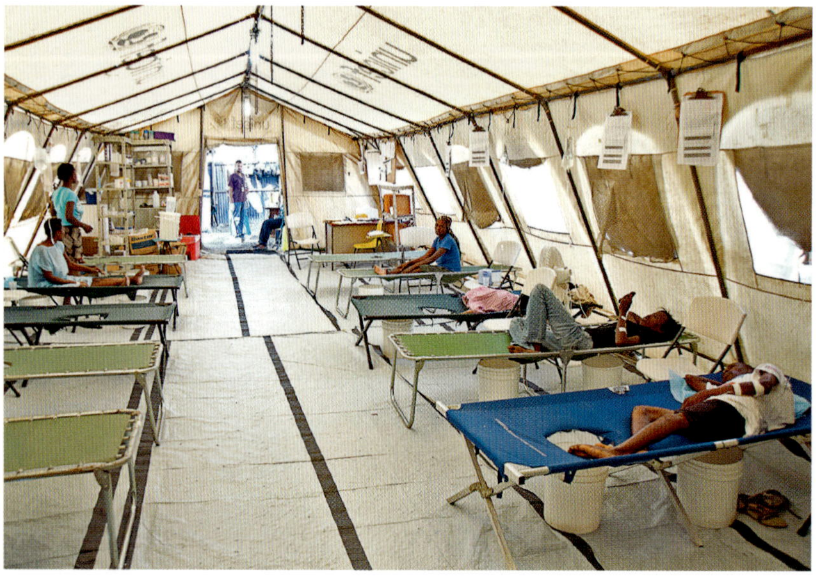

▷ **治療センター**
ハイチでは2010年に起きた地震の後にコレラが発生、飲料水が汚染され、またたく間に数千人が感染した。この治療センターで患者が寝ているのは、あらかじめ開けた穴からコレラ患者特有の水様下痢を収集できるようにした「ワトゥン・ベッド」と呼ばれるコレラ・ベッド。

きはじめる。ここから新たに実験的な補液療法が行われる。水と塩を静脈注射するというものである。塩の濃度や与える液の量、投与の速度などが改善されるにつれ死亡率は徐々に低下するが、大きな進歩が見られるようになったのは20世紀半ばになってのことである。

1958年、アメリカ合衆国海軍の医学研究者だったレイモンド・ワトゥンが中央に穴を開け、排泄物の量を正確に測れるようにした折り畳みベッドを考案する。これで正しい量の、失われただけの化学成分の補水液が与えられるようになった。「ワトゥン・ベッド」とも呼ばれれるこのコレラ用ベッドは、今でも治療センター

300~500万 世界保健機関(WHO)に記録された毎年のコレラ症例数。10万人以上が亡くなっている。

で日常的に使用されている。さらに重要なのは、1960年代にグルコースが腸の塩分吸収を助けると発見されたことで、これによって初めて経口補水療法が可能になった。効果的で管理もしやすく比較的安価なこの療法は(適切な抗生物質とも併せて)、コレラやほかの下痢を伴う病気を管理するのに最も広く用いられるようになった。

最初の大流行が1817年に記録されて以来、これまでさらに7回もコレラの流行が発生している。

ワクチンの改良と、予防・管理両方への効果的なアプローチが今後の課題である。

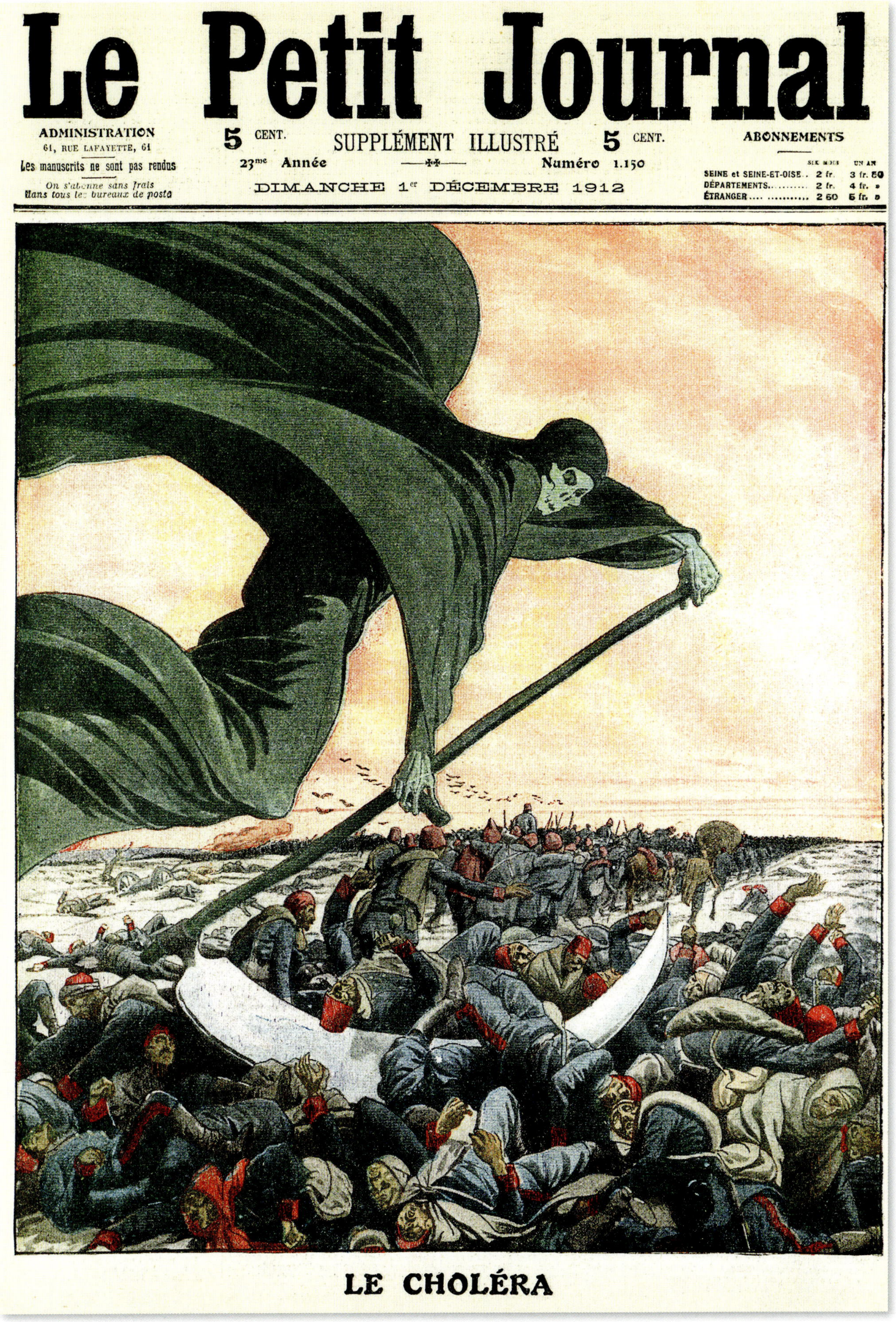
Le Petit Journal

ADMINISTRATION
61, RUE LAFAYETTE, 61
Les manuscrits ne sont pas rendus
On s'abonne sans frais dans tous les bureaux de poste

5 CENT. SUPPLÉMENT ILLUSTRÉ 5 CENT.
23me Année Numéro 1.150
DIMANCHE 1er DÉCEMBRE 1912

ABONNEMENTS

	SIX MOIS	UN AN
SEINE et SEINE-ET-OISE	2 fr.	3 fr. 50
DÉPARTEMENTS	2 fr.	4 fr. »
ÉTRANGER	2 50	5 fr. »

LE CHOLÉRA

▷ **コレラに敗れたトルコ軍**
1912年、勝ち誇る死神を1面で伝えるパリの新聞。トルコ軍は敵によってではなく、コレラに敗れた。第1次バルカン戦争(1912～1913年)でコレラが野営地を席巻し、1日100人の兵士が亡くなった。

イギリスの医者（1813～1858年）

ジョン・スノウ

「**コレラは**……このようにして**水が汚染された**家々に広がった。」

ジョン・スノウ、『コレラの伝染様式について』（改訂版）より、1855年

寡黙で謙虚な働き者のイギリス人医師ジョン・スノウは、伝染病の広がり方や、公衆衛生の必要性、そして研究の専門分野としての疫学（⇨p.126～127）の大切さへの理解を大きく変えた人物である。しかし、最終的にこうした進歩につながったスノウの推論も当時は否定され、彼は自分の研究が認められるのを見ることもなく、わずか45歳で世を去った。

学校で数学と統計学に才能を見せたスノウは、まずニューカッスルで医学の経験を積んだ。1836年にロンドンに移って権威ある医学団体のメンバーとなり、ウェストミンスター医師会の会長を務め、1849年にはロンドン疫学会の創立メンバーになった。これは流行病の起源と伝播、沈静と防止を研究する団体である。

エーテルと麻酔剤

1840年代、スノウは麻酔への興味を深めた（⇨p.128～131）。化学物質を医学に利用して感覚や痛みを鈍らせること、また意識消失を起こすことは、当時人気の研究分野だった。1846年、アメリカ合衆国のボストンからニュースがもたらされた。エーテルが麻酔薬として歯科や手術全般に安全に使えるというのである。スノウは麻酔についての記事を熱心に読み、独自に装置を考案しはじめる。彼は新たな気体、とりわけクロロホルムを動物や、危険を顧みず自分自身で試験した（現代の科学者は、自ら実験台になったことで元々あった健康上の問題が悪化し、早すぎる死につながったのではないかと考えている）。彼はこのテーマで論文を書き、また「麻酔専門医」という職業を創造した。王立医学外科学協会（王立医学協会の前身）でスノウは、「現存する人間で彼ほど手術に精通し、また執刀できる者はいない」と評される。スノウは高い評価を得て、麻酔薬をより安全に効果的にし、広く受け入れられるために尽力した。

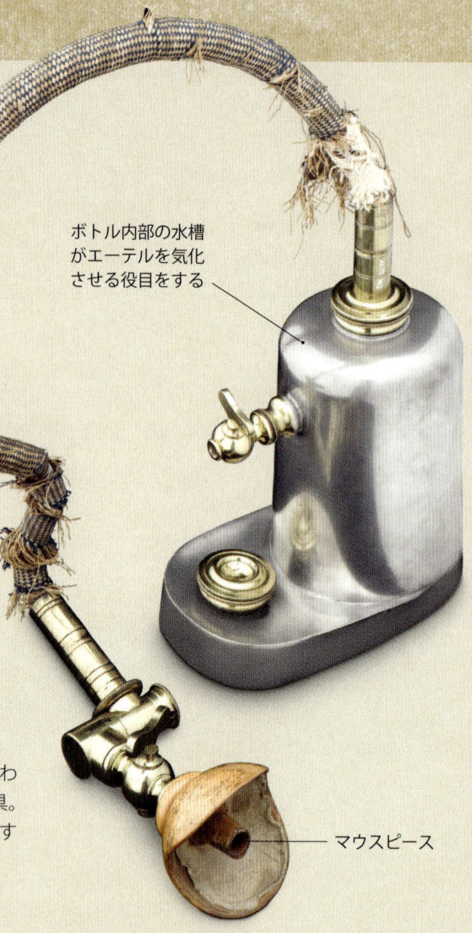
ボトル内部の水槽がエーテルを気化させる役目をする
マウスピース

▷エーテル吸入器
アメリカ合衆国でエーテルが実証されてからわずか1年後の1847年にスノウが発明した器具。右上部分の水槽の温度を変えて投与量を調節することができた。

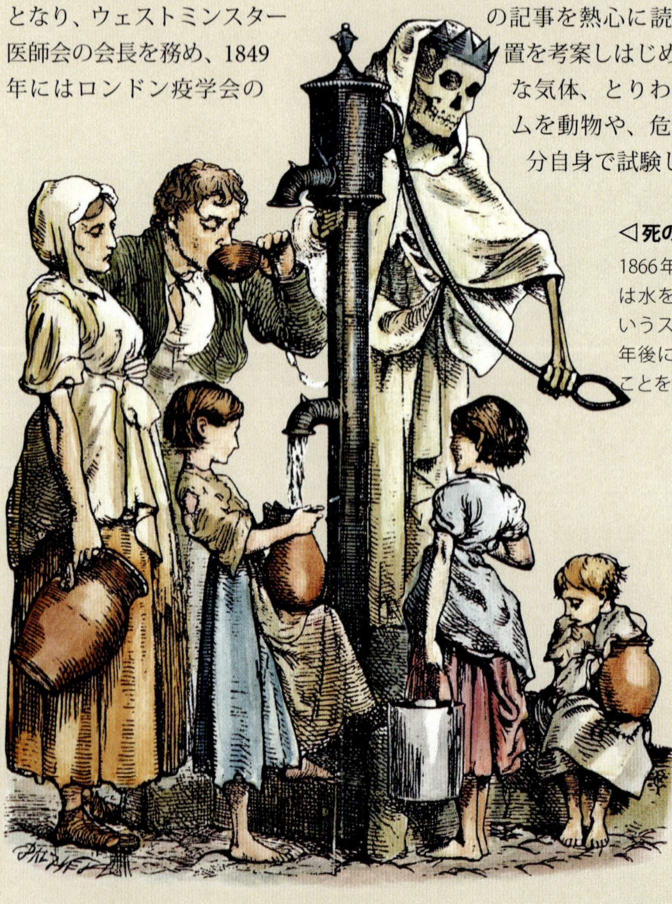

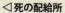

◁死の配給所
1866年の戯画、コレラは水を介して広がるというスノウの推理が10年後にして認められたことを示している。

コレラの研究

スノウが細菌感染症であるコレラ（⇨p.122～123）に最初に出会ったのは1831～1832年、北イングランドのキリングワース炭鉱でのことだった。1849年にはさらに多くの症例を体験し、彼はその原因となぜ伝染するのかを調査しはじめる。この病気で最初に出る症状が嘔吐と下痢であることから、消化の問題であること、そしておそらく汚染されたものを飲食することにより感染するのだろうと推測した。しかしながら当時は瘴気説（⇨p.120～121）も広く受け入れられており、多くの専門家がコレラは血液に関係する病だと考えていた。彼が出した最初の小冊子『コレラの伝染様式について』（1849年）でスノウは書いている。「反対派から多くの反論が出ており、高名な人びとも多数、私と逆の意見を支持していることは、まったくの事実である」。

1854年にはスノウはロンドン、ソーホーのブロード・ストリートを中心にしたコレラ流行を研究、疫学的アプローチを試みた。家々を訪ね、住民からの聞き取りをし、この地域の飲み水と下水処理の構図を調査する。記録したのは単純な情報だが、そのデータを分析することに彼の技量があった。スノウ

「我々は……スノウ博士による、**コレラ伝染**の様式を推理した**先見の明ある研究を認識できなかった。**」

医学雑誌『ランセット』が過去のスノウの死亡記事を訂正、彼の業績を見過ごしていたことを謝罪した。1958年

は、感染がブロード・ストリートの共同飲料水ポンプの周囲に集中していることを示す地図をつくりあげた。当時としては画期的なアイデアだった。自分の推理に加えて教区の管理者たちの協力も得て、共同水ポンプから取っ手をはずしてしまい、近所の人が別の場所に水を汲みに行くようにした。流行はすでに下火にはなっていたが、このポンプを使用できないようにしたことが収束へのスピードを速めたとスノウは信じた。

翌年、スノウは『コレラの伝染様式について』の改訂版を出す。彼の証拠には説得力があったのだが、いくつかの理由で見過ごされた。きれいな水の供給や衛生的な下水処理のための公共事業が高くついたこと、また、ブリストルの医師ウィリアム・バッドがコレラの流行は飲み水の中で増殖した菌類のせいだとするなど、競合する説があったことなどである。スノウは拒絶されて落胆し、研究が報われた成果を見ることなしに3年後に亡くなった。しかし、その後数十年で再びコレラが流行し、さらなる綿密な研究が行われ、細菌論（⇨p.146〜147）が認められるようになると、スノウの結論の正しさが証明され、医学史における彼の地位は確固としたものとなった。

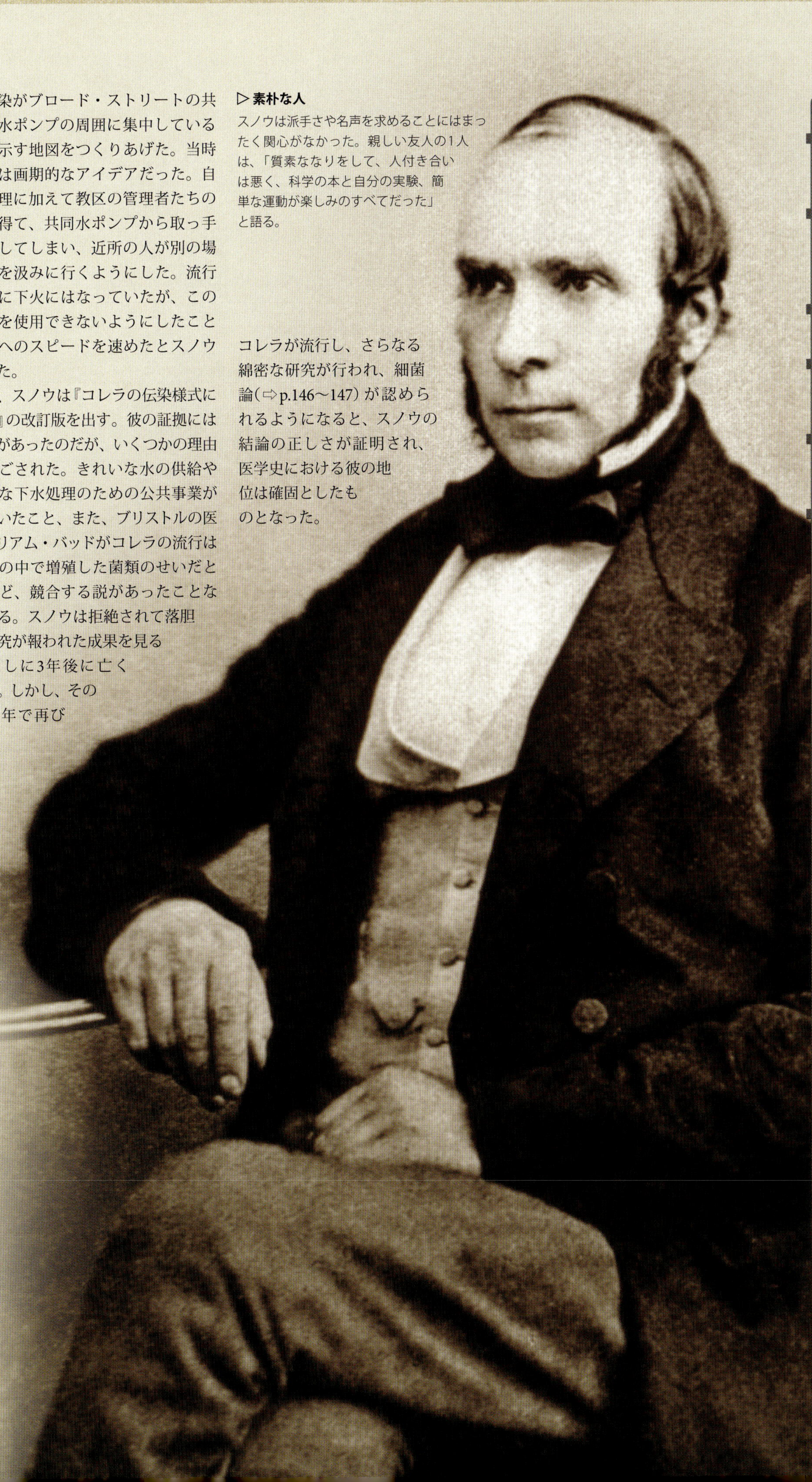

▷素朴な人
スノウは派手さや名声を求めることにはまったく関心がなかった。親しい友人の1人は、「質素ななりをして、人付き合いは悪く、科学の本と自分の実験、簡単な運動が楽しみのすべてだった」と語る。

年　譜　John Snow

1813年　イギリスのヨークで、農場などに雇われる労働者の長男として生まれる。地元の私学に通う。

1827年　ニューカッスルで外科医ウィリアム・ハードカッスルの見習いとなり、1831〜1832年のコレラ流行時には、炭鉱の医師として働いた。

1836年　ロンドンのハンテリアン医学校に入学。のちにウェストミンスター病院で働く。

1838年　王立外科医師会のメンバーとなり、数カ月後には薬剤師協会のメンバーにもなる。

1846年　麻酔薬のエーテルの特性に興味を抱き、その投与を改善するための研究を始めるほか、他の麻酔薬も試験する。

1847年　『エーテル気体の吸入について *On the Inhalation of the Vapour of Ether*』を出版。

1849年　コレラが汚染された水道を通して伝染するという初めての報告『コレラの伝染様式について *On the Mode of Communication of Cholera*』が、フランス学士院で表彰される。

1850年　王立医学協会に参加。

1853年　ヴィクトリア女王の出産時にクロロホルムを投与、レオポルド王子が生まれる。1857年にベアトリス王女が生まれる際にも同様の処置をした。

1855年　『コレラの伝染様式について』の改訂版を出版、1854年、ロンドンのソーホー地区での流行も追加した。

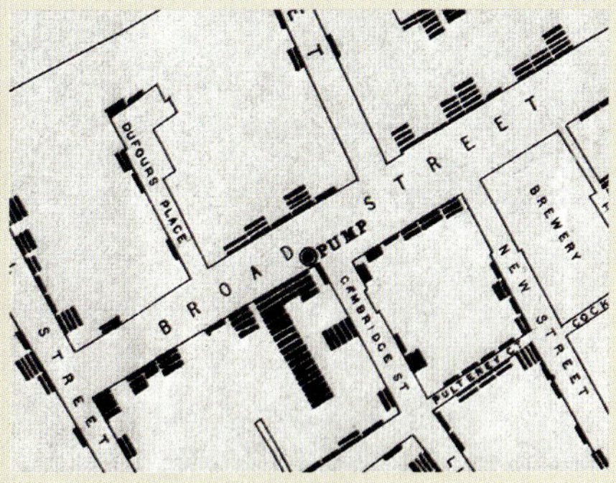

ジョン・スノウによるソーホーの地図、
コレラによる死亡者数を示している

1858年　『クロロホルムとその他の麻酔薬について *On Chloroform and Other Anaesthetics*』を出版。スノウは脳卒中と、麻酔ガスの実験によってもたらされた腎不全により亡くなった。ロンドンのブロンプトン墓地に埋葬される。

疫学と公衆衛生

急速に拡大する都市部での流行病を阻止することについては、19世紀まではほとんど進歩がなかった。しかし医学研究者が病原体を発見しはじめ、状況は大きく変わる。これが効果的なコントロールと予防戦略につながり、公衆衛生に大きな前進をもたらした。

紀元前4世紀、ギリシアの医者ヒポクラテスは、それまで神の怒りに触れて起こるとされてきた病気を、外的要素や環境の要素が原因だと説明しようとした。しかし医者たちは伝染性の病気を理解することも、ましてやその拡散を食い止めることもできなかった。にもかかわらず、14世紀のイタリアで黒死病が流行した際には検疫と隔離病院（⇨p.68～69）が設けられており、感染した人との接触を減らすことが病気を押さえ込む最も明らかな方法だと理解されていたことがわかる。

30.6 1000人中 1826年、パリの最貧地区での死亡率。

19.1 1000人中 同年、パリの最富裕地区での死亡率。

衛生環境を支える

疫学（病気のパターンとその原因、流行を研究すること）は、初めのうちは調査対象の病気の予防手段よりも早く進んでいた。1662年にイギリスの統計学者ジョン・グラントが国内の死亡記録を分析し、死亡者の年齢や性別、1年のうちの時期、場所などで分けている。同様の研究をフランスで1826年、ルイ・ヴィレルメが行い、貧しい人の死亡率が中～上流の人びとより高いと結論づけた。19世紀に浸透していた「瘴気説」（⇨p.120～121）では、汚物からくる悪い蒸気が病気をうつす第一の原因と考えられており、産業革命によって地方から集まった労働者でとめどなく拡張していた都市部を清潔にしようとする試みがなされた。1831～1832年にロンドンを襲ったコレラの大流行で、対策を求める声が高まる。1842年にはイギリスの法律家エドウィン・チャドウィックが、都市部の衛生状況についての報告書をまとめた。これがきっかけとなって都市部に王立保健委員会が設立され、また地方ごとに衛生局ができて地域の健康と衛生の規則を強化した。公衆衛生法によって、これらの組織により大きな力が与えられた。1848年からは宿泊施設を検査したり、下水道を供給する権限を持ったのである。イギリスの医者ジョン・スノウが、コレラが飲み水を介してうつることを発見すると（⇨p.122）、浄水も懸案事項になった。1858年、イギリス国会は首都圏公共事業委員会に、ロンドンに新しい下水道をつくるため300万ポンドを与え、これが1870年に完成したとき、それまで40年間にわたったコレラの流行がとうとう終結を迎えた。

集団予防接種プログラム

病気が細菌やウィルスによって伝染すると発見されたことで（⇨p.166～167）、19世紀後半にはワクチン（別のケースでは投薬治療）で死病に対抗しようとする公衆衛生活動が起こった。1853年、イギリスで初めて天然痘に対する集団予防接種のプログラム（⇨p.100～101）が開始され、その後の数十年で世界中に広がり、やがて1977年、天然痘が世界で根絶されるに至った。似たようなプログラムがポリオや腸チフス、流行性耳下腺炎（おたふくかぜ）、麻疹（はしか）などにも行われ、かつては当たり前によく見られ、死に至ることも多かったこうした感染症は、今では珍しくなった。

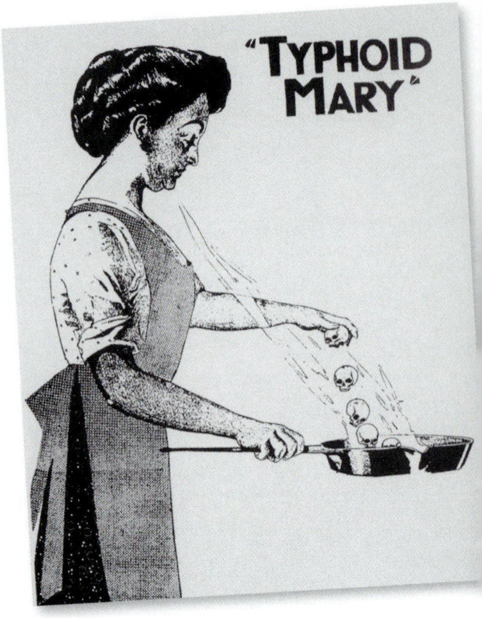

△「腸チフスのメアリー」
20世紀初頭、腸チフスの症状がまったくないのに病原体を保持している人がいて、病気をうつす可能性のあることが明らかになった。料理人のメアリー・マローンは数軒の家で働き、50人以上に感染させた。

非伝染性の病気

第2次世界大戦後に先進工業諸国で伝染病の流行が少なくなるにつれ、世界的な公衆衛生活動はがんや糖尿病などの非伝染性の病気や、マラリアのように貧しい国々で影響の大きい病気へと向かった。1950年代初頭の研究で喫煙と肺がんの関係が明らかになると、タバコの消費を減らすために課税や公共キャンペーン、また国によっては公共の場所での喫煙禁止などの対策がなされるようになった。

イギリスの医者（1877～1967年）

ジャネット・レーン=クレイポン *Janet Lane-Claypon*

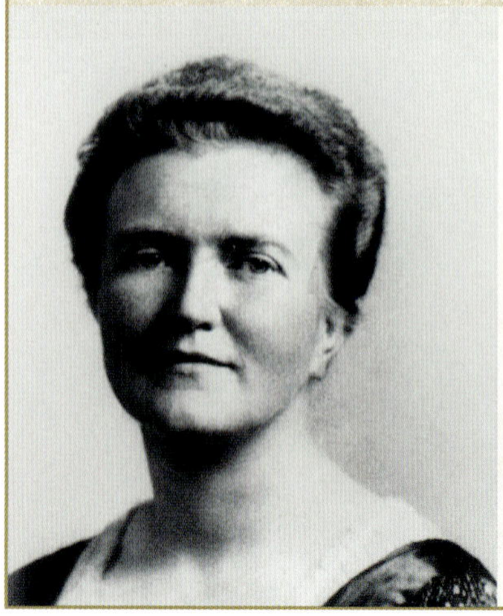

女性として初めてイギリス医学評議会から研究奨学金を受けた医者であるジャネット・レーン=クレイポンは、疫学の鍵となる2つの研究法の先駆者となった。彼女は母乳で育てられた子どものグループと、人工栄養で育った子どものグループの体重増加を比較するのに、コホート研究（特定の地域や集団を長期間観察調査する）を用いた。1923年にはケースコントロール研究で、若く結婚して子どもが多く、母乳で育てた女性は乳がんになる確率が低いという結論を導いた。

「一番にしなければならない最も重要な方策は……下水路の整備、住まいや街、道路から**ごみをすべて除く**こと、さらに**上水道の改善**だ。」

エドウィン・チャドウィック、『**労働者階級の衛生状態に関する報告**』より、1850年

▷ **クリミア戦争での死者**
クリミア戦争時にフローレンス・ナイチンゲールが作成した図。戦場での負傷よりも、感染症が直接の原因となって死んだ兵士が多いことを示す。ナイチンゲールはこれを証拠として、野戦病院での衛生基準を改善しようとする運動を熱心に行った。

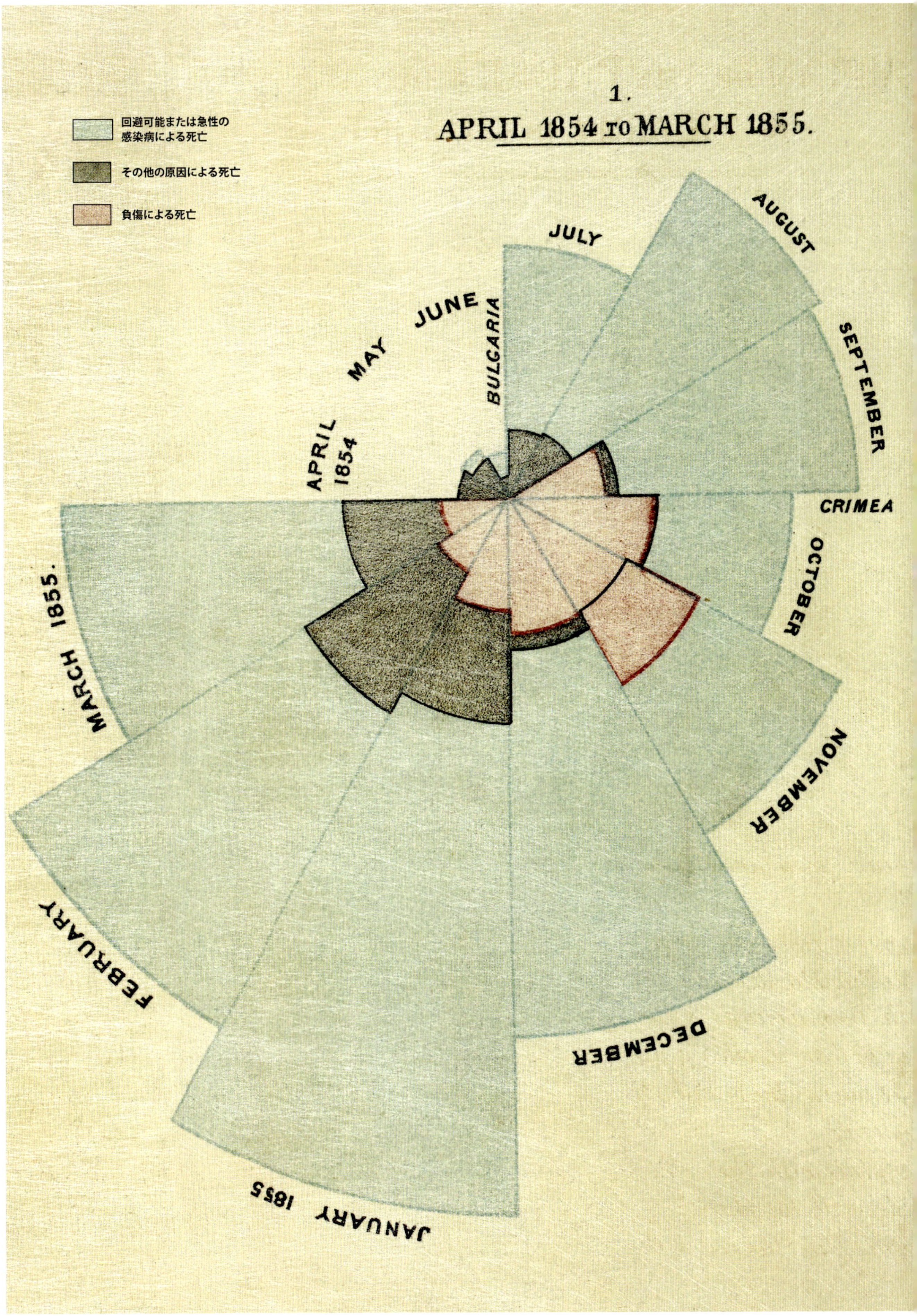

戦後の保健機関

国家レベルでの疫学と公衆衛生の運動は、イギリスでは1948年に設立された国民保健サービス（NHS）、アメリカでは1946年に設立されたアメリカ伝染病本部（今日ではCDC：アメリカ疾病対策センターとして知られる組織）などが管理するようになる。世界レベルでは世界保健機関（WHO）が1948年に設立され、世界的危機（たとえば2014〜2015年の西アフリカにおけるエボラ出血熱流行など）への国際的対応を調整し、また長期にわたる世界での根絶プログラム（⇨p.266〜267）を組織している。

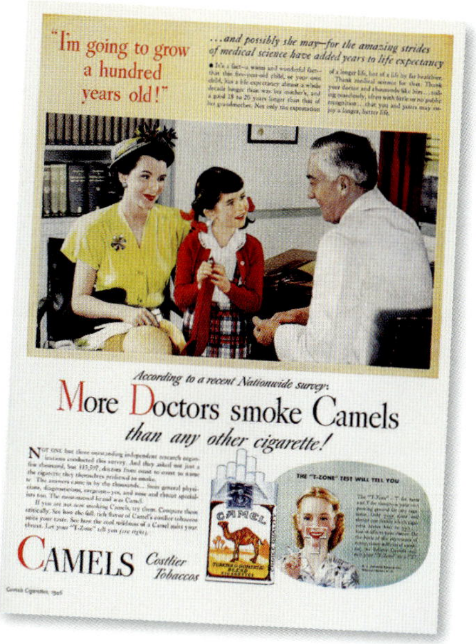

△ **喫煙と肺がん**
医学的研究から喫煙と肺がんの関連性が浮かぶ以前は、この習慣がむしろ健康に良いと宣伝されることもあった。1960年代になってもアメリカの医者の3分の1以上が、まだ喫煙とがんに関係があるとは信じていなかった。

麻酔

手術の際に患者が味わう苦痛を和らげる方法はないか、古来、医者たちは模索してきた。1846年、ついにアメリカの歯科医ウィリアム・モートンがガスを使って患者に麻酔をかけてこの問題を解決、近代の無痛手術の時代が始まった。

古代の外科手術は危険なだけでなく、医者がさまざまな痛み止めの方法を試したにもかかわらず、非常な苦痛を伴うものだった。大麻は中国で紀元2世紀に使われていたし、中世のアラブの医者たちは、香草や睡眠剤、たとえばマンドラゴラやアヘンに浸した「眠りスポンジ」と呼ぶものを患者の鼻や口に当てていた。18世紀にはねじ式締め具を用いて、手術する体の部分に近い神経を強く締めつけることがあったが、これは手術自体と変わらないくらいひどい痛みを患者に与えることもしばしばだった。かなり効果的だったのが、1770年代にドイツの医者アントン・メスメルが開拓したメスメリズム(⇨p.160)だった。催眠術の一種で患者を昏睡状態にし、痛みに対する感覚を鈍らせるものである。

80%　19世紀以前における手術後の概算死亡率。

亜酸化窒素

手術中の痛みの緩和にはガスや蒸気を吸入させることが、より見込みがありそうだとわかってきた。1799年にイギリスの化学者ハンフリー・デーヴィーは亜酸化窒素の酩酊効果を観察し、「これは外科手術の際に利用できるかもしれない」と考えた。ただ、彼はこの考えをそれ以上進めず、「笑気ガス」と呼ばれる亜酸化窒素はその後何十年も、もっぱらパーティで吸われるにとどまった。

確かな一歩を踏み出したのは、アメリカの歯科医である。1840年代に歯科医のホーレス・ウェルズが行った実験では、動物の膀胱でつくった袋に木製の筒を取り付け、亜酸化窒素を投与した。彼は亜酸化窒素の影響下で自らの歯を抜かせることさえして、この方法に痛みがないことを実証した。ところが1845年にボストンでウェルズが行った実演は、患者が痛みを訴えて失敗に終わってしまった。この手術はウィリアム・モートン(ウェルズの元歯科医仲間)の目前で行われ、モートンは別のやり方を試そうと決心する。

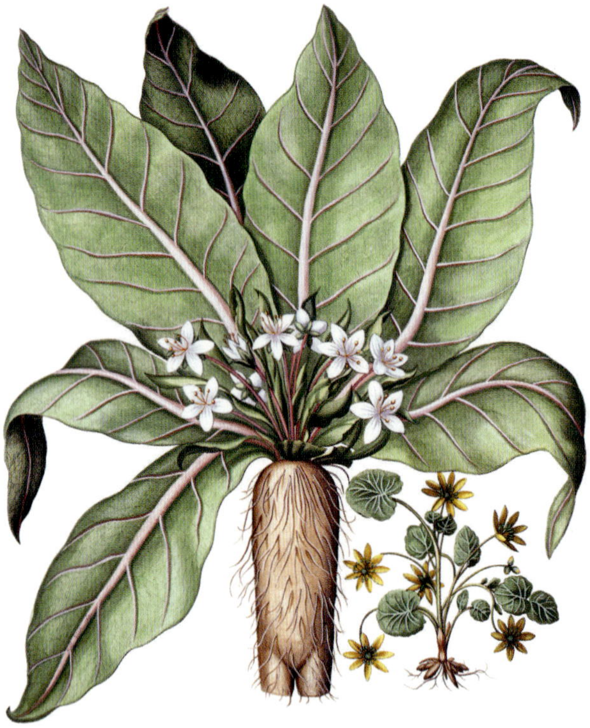

▷ マンドレイク
マンドラゴラとも呼ばれるこの植物の根には、幻覚誘発と麻酔剤の成分が含まれ、中世に麻酔薬として、ときにアヘンと混ぜて使用された。投与が多すぎるとせん妄を起こし、死に至ることさえあった。

「このヤンキーのやり方は、諸君、**メスメリズムを打倒**しましたぞ。」
ロバート・リストン、スコットランドの外科医、イギリスで初めてエーテル麻酔を用いて切断手術を行った後に、1846年12月21日

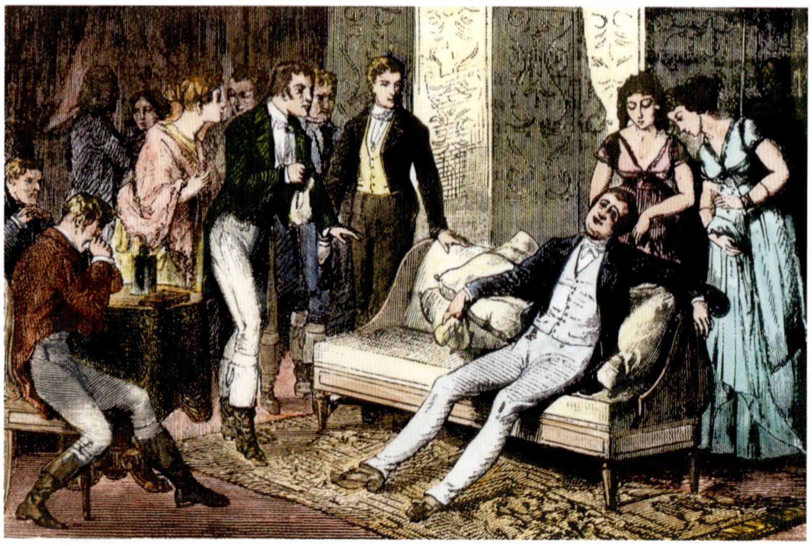

◁ 笑気ガス
ハンフリー・デーヴィーが亜酸化窒素の酩酊効果を発見すると、このガスはパーティで盛んに吸われた。1840年代にはもっと運びやすいエーテルがこれに代わり、「エーテル祭り」と呼ばれる浮かれ騒ぎのイベントに使われた。

エーテルとクロロホルム

ジエチルエーテル(一般にエーテルとして知られる)の性質については16世紀から理解されており、1842年には全身麻酔薬としてジョージア州の開業医だったクロフォード・ロングが使用している。しかしロングは自らの発見を公表せず、麻酔薬による一連の手術を初めて成功させた人物として知られるようになったのはモートンだった。

モートンはまず自分やイヌ、助手たちにエーテルを試した後、1846年9月30日にエーテルに浸したハンカチを用いて、エベン・フロストという患者の抜歯を行った。患者は痛みを感じず、モートンの成功の評判は広がった。数日後、彼はマサチューセッツ総合病院で、ある患者の首から良性腫瘍を取り除く手術をするよう要請された。この頃にはモートンは方法を改良し、エーテルを与えるのに二首のガラス球を用い、空気が一方から入ってエーテルに浸したスポンジを通過、それを患者が吸入するようにした。この手術は医療関係者が多数見守る中で行われ、再び成功を収める。

この年の11月には外科医たちはモートンの方法に自信を得て、結核性の膝関節炎を患う7歳の少女にエーテルを使って切断手術を行うまでになった。この方法は急速に広がり、1846年12月19日にはイギリスで初の麻酔手術（大臼歯の抜歯）が行われ、次にはわずか2日後に切断手術が行われた。この手術は非常な成功を収め、患者は自分の脚が切り取られてしまった後で、手術はいつ始まるのかと尋ねたほどだった。1847年1月には麻酔法はフランスに達し、その6カ月後にはオーストラリアでも手術が行われた。しかし、エーテルの人気は衰えてくる。効きが遅いのと、患者が嘔吐を起こすことが多かったためだ。新たな麻酔薬の「クロロホルム」が、スコットランドのエディンバラで産科学の教授を務めていたジェームズ・ヤング・シンプソンによって開発され、1847年に使用された。効き目が早く、エーテルよりもマイルドであり、1850年代にはヴィクトリア女王が最後の2人の子どもを出産する際に、麻酔学のパイオニアであるジョン・スノウがクロロホルムを投与（⇨p.124～125）したこともあり、出産時の痛みを軽減する人気の方法となった。

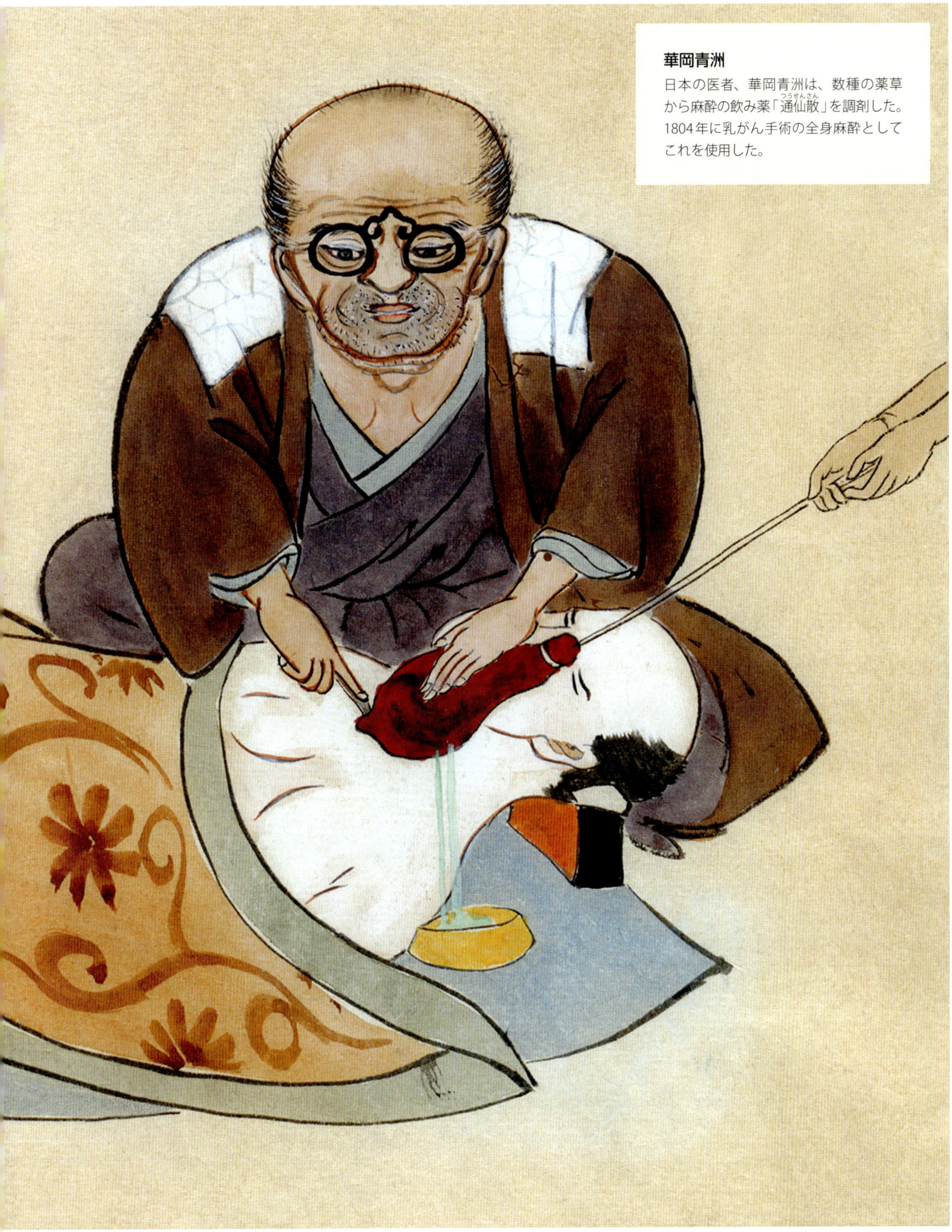

華岡青洲
日本の医者、華岡青洲は、数種の薬草から麻酔の飲み薬「通仙散（つうせんさん）」を調剤した。1804年に乳がん手術の全身麻酔としてこれを使用した。

その後の進展

モートンの初めての効果的な麻酔手術から1年もたたないうちに、外科手術は革命的に変化した。手術に長時間かけられるようになり、外科医たちはショックにより患者を死なせるのではないかと恐れることなく、ゆっくりと、注意深く仕事を進めることができるようになったのだ。19世紀の後半を通して、麻酔には多くの改良が加えられた。ガスが改良されるのと同時に、効率よく投与するためにマスクもポンプも改善された。部分麻酔は1884年に登場し、最初は眼科手術のために目薬としてコカインが使用された。吸入式よりもはるかに即効性のある静脈麻酔薬が1874年に初めて用いられ、脊椎麻酔は1890年代に導入される。

19世紀後半から続く麻酔における著しい進展は外科を変革し、20、21世紀のより複雑な手術、とくに内臓器官の手術への道を切り開いた。

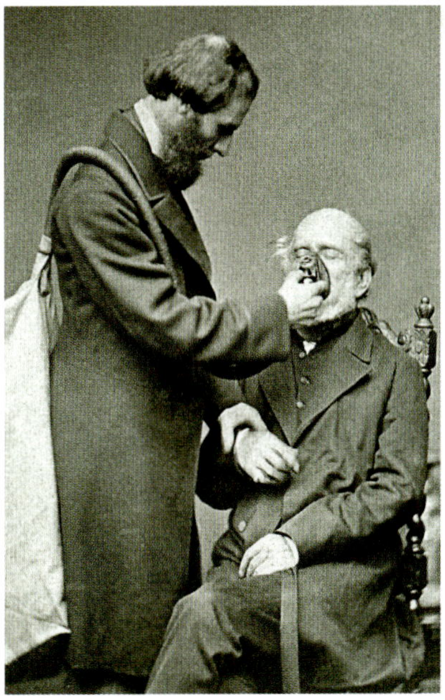

△ クロロホルム装置
1862年にイギリスの医者ジョゼフ・トーマス・クローヴァーが考案したこの装置では、クロロホルムの過剰摂取で患者が死ぬ問題を打開するため、正確に計測した量を投与できた。

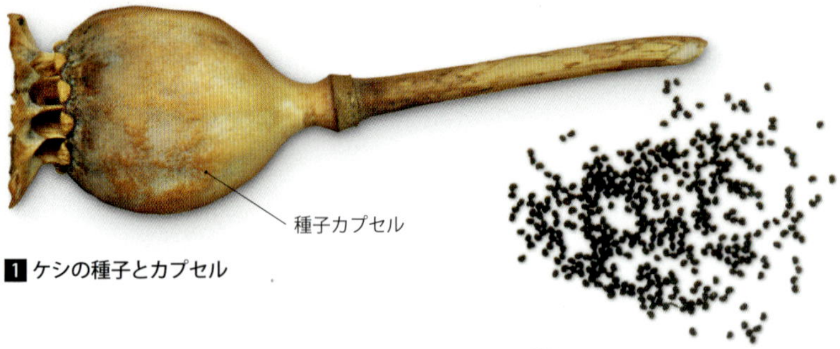

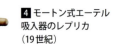

1 ケシの種子とカプセル

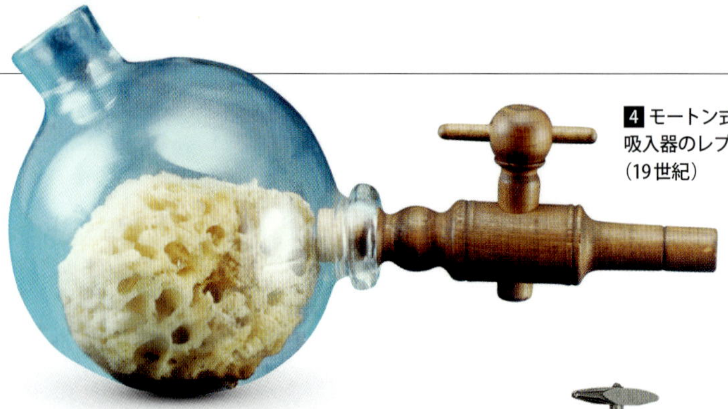

4 モートン式エーテル吸入器のレプリカ（19世紀）

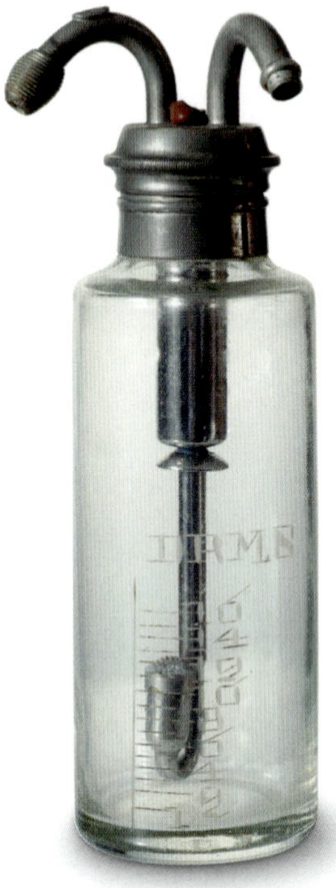

2 クロロホルム吸入器（1848年）

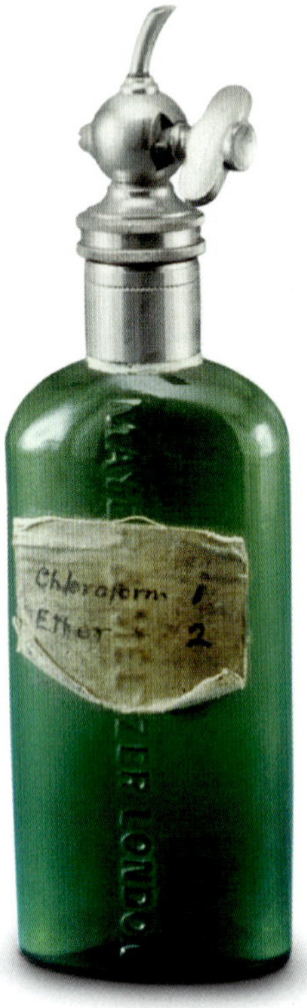

3 ヒューイット式滴瓶（1886年）

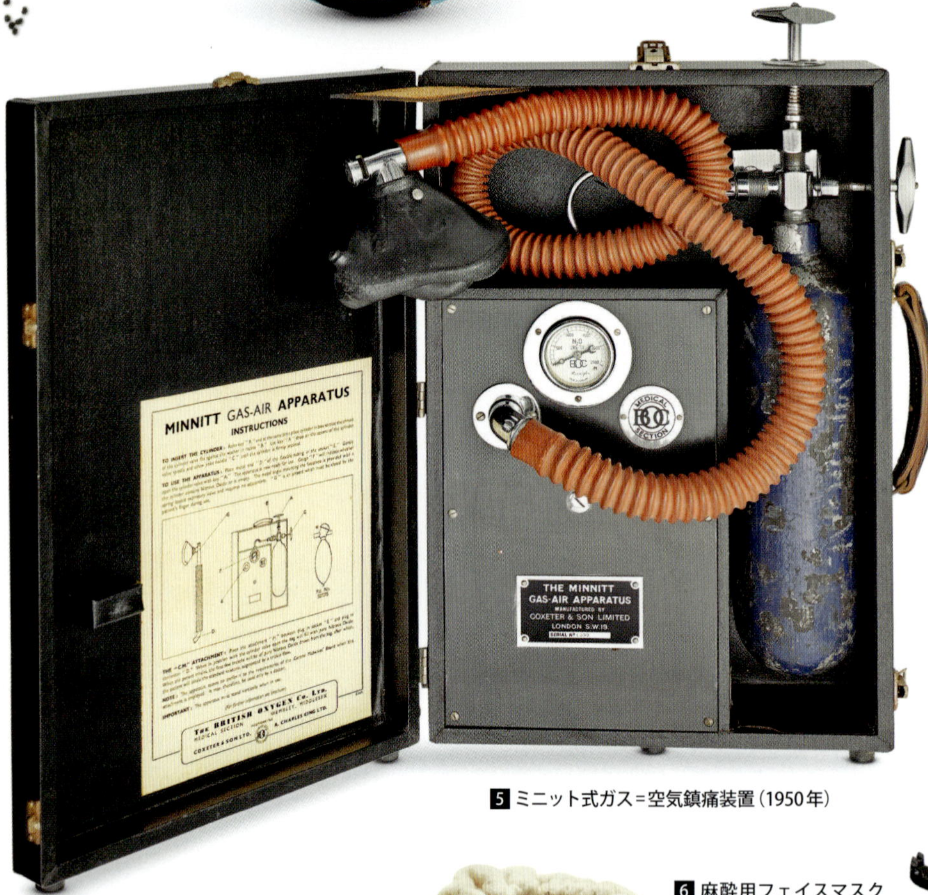

5 ミニット式ガス＝空気鎮痛装置（1950年）

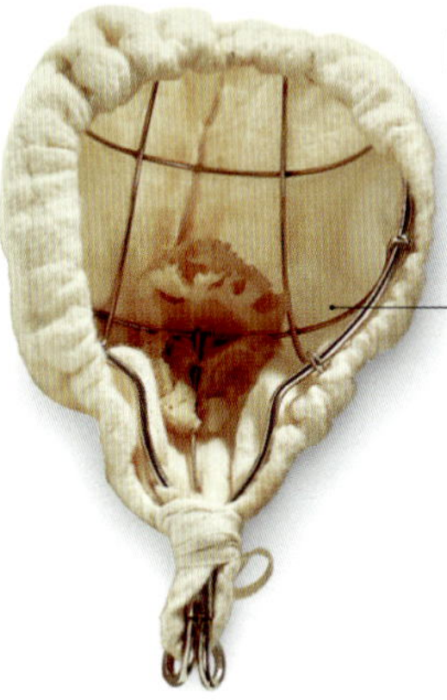

6 麻酔用フェイスマスク（19世紀）

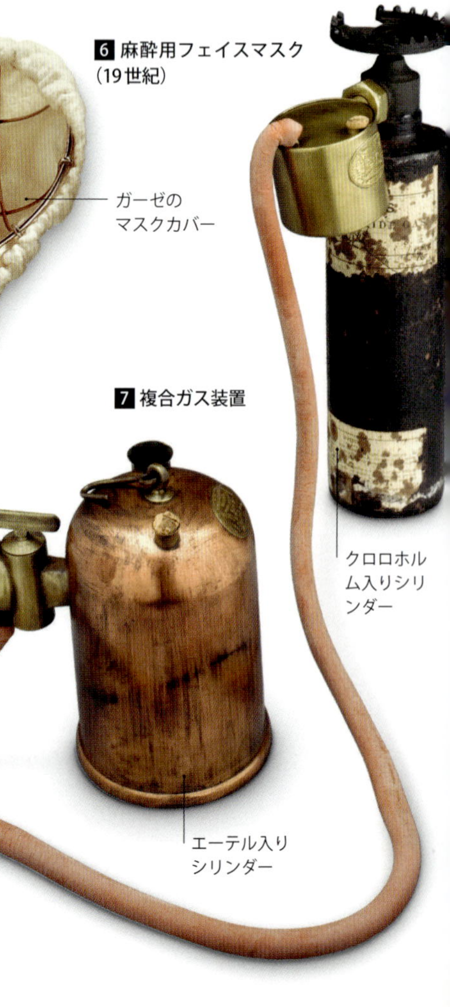

7 複合ガス装置

初期の麻酔装置

麻酔薬（⇨p.128～129）の投与には当初、ガスを混ぜて保存し、供給するための複雑な装置を必要とした。時を経て機器はよりコンパクトになり、使いやすくなった。

1 ケシの種子カプセル　アヘンケシの種子には鎮静作用があり、昔から鎮痛剤として使用された。**2 クロロホルム吸入器**　ジョン・スノウの発明したこの吸入器は2本の管をそなえる。クロロホルムが一方の管から注入され、もう一方の管から吸引された。**3 ヒューイット式滴瓶**　クロロホルムやエーテルの液滴を、速度を制御して投与するために用いられた瓶。**4 モートン式エーテル吸入器**　この吸入器はウィリアム・モートンにより1846年に初めて使用された。エーテルが栓を通り、スポンジを浸し、ゴムの管とマスクを通って放出された。**5 ミニット式ガス＝空気鎮痛装置**　亜酸化窒素と空気の混合をつくるガス＝空気装置、女性の出産時の痛みを和らげるために使われた。**6 麻酔用フェイスマスク**　19世紀につくられたマスク、ガーゼがワイヤのフレームにかぶせてあり、エーテルに浸したスポンジを患者の鼻と口の上に固定した。**7 複合ガス装置**　クロロホルムまたはエーテルを大きなシリンダーから、小さな持ち運び可能な真ちゅう製シリンダーに送った。小さい方のシリンダーについたチューブが患者のフェイスマスクにつながっている。**8 皮下注射器**　これにより薬の静脈注射がより簡単になった。**9 ボイル式麻酔器**　ボイル式の瓶は液体からガスになる蒸発をコントロールし、安全な混合気体をつくった。**10 クレイフィールド式水銀容器**　患者が吸引した亜酸化窒素の量をはかる装置。**11 バスケット＝ボイル式麻酔装置**　この装置で麻酔ガスを連続して供給できた。**12 亜酸化窒素シリンダー**　1850年代から歯科で一般的に使われたもの。

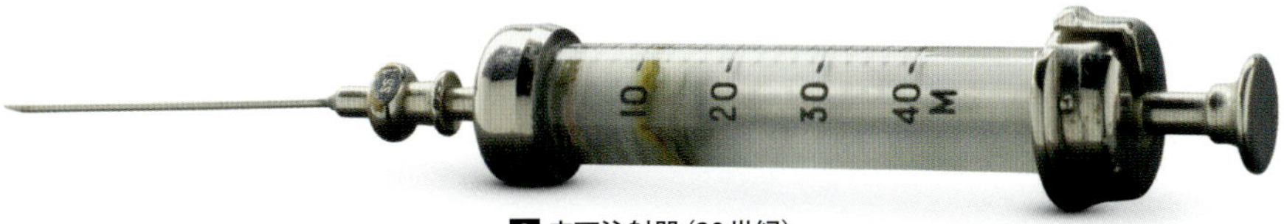

8 皮下注射器（20世紀）

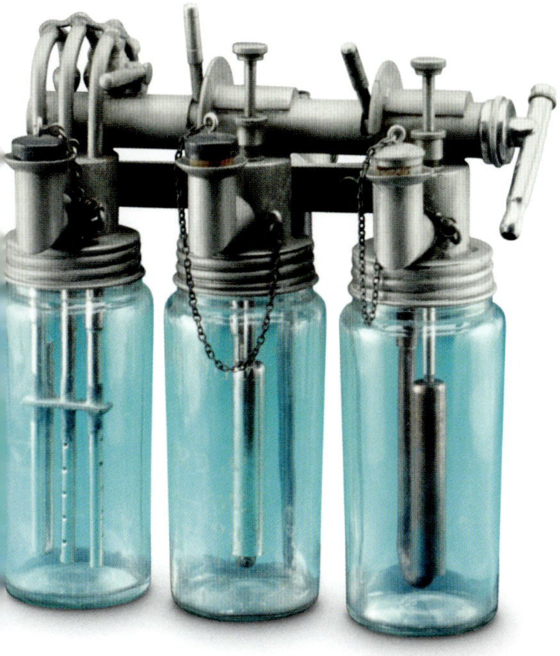

9 ボイル式麻酔器（1930年）

10 クレイフィールド式水銀容器
（20世紀のレプリカ）

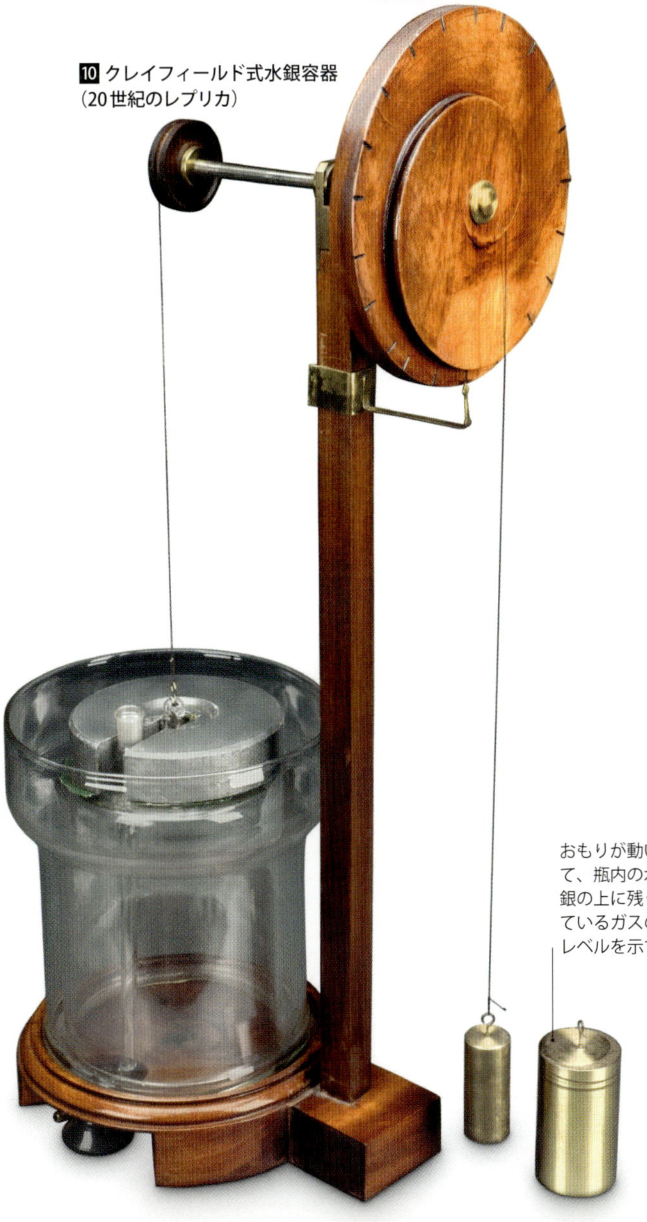
おもりが動いて、瓶内の水銀の上に残っているガスのレベルを示す

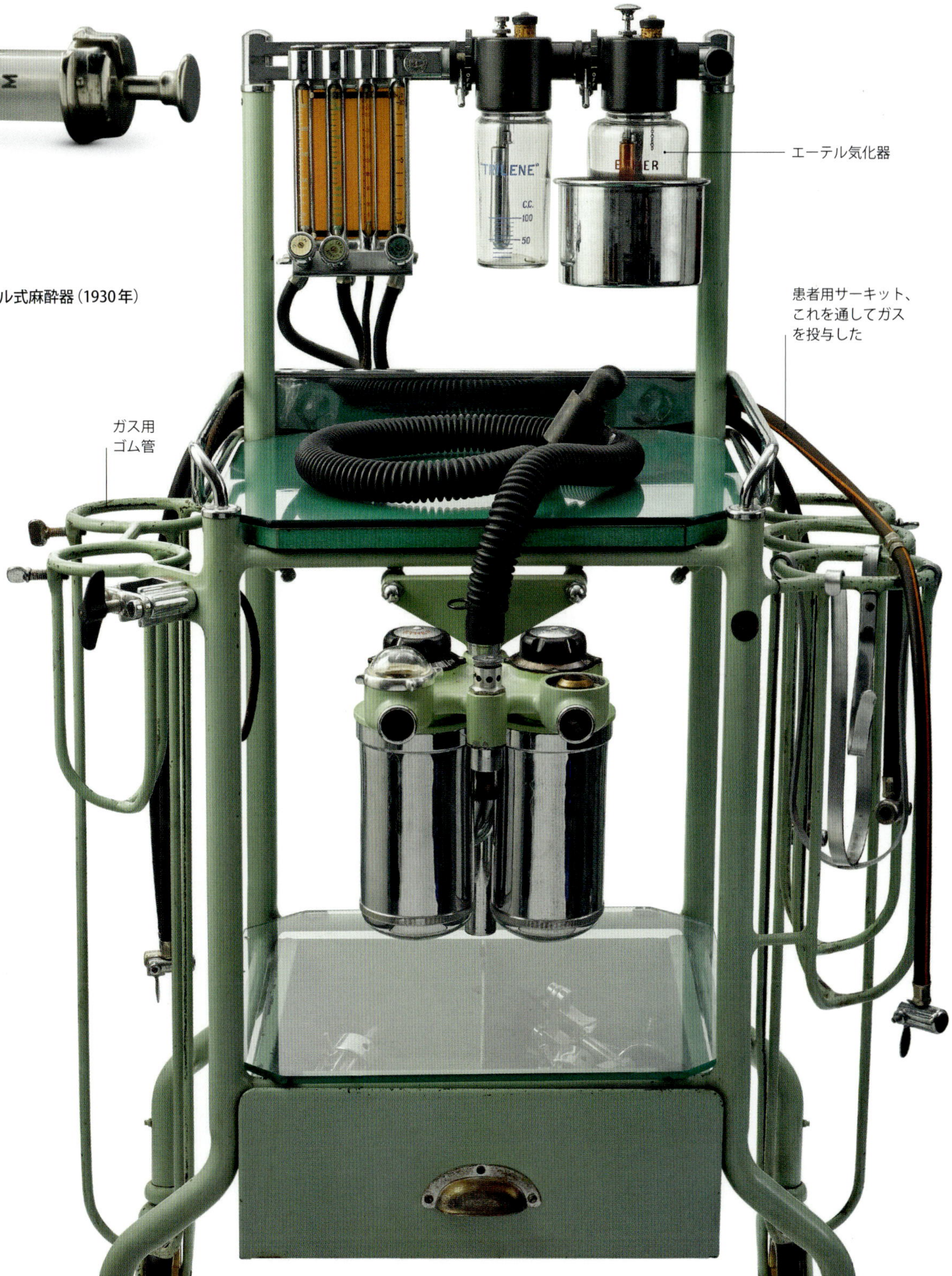

11 バスケット＝ボイル式麻酔装置（1950年）

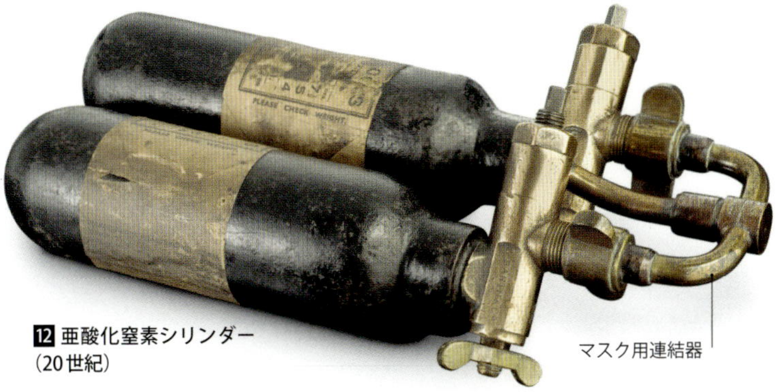

12 亜酸化窒素シリンダー
（20世紀）

歯科学

歯科技術の進歩によって口腔衛生は劇的に向上した。かつては広範囲の虫歯は完全抜歯するしかなかったが、今ではほとんどの歯を、場合によってはすべての歯を残せる可能性がはるかに高くなっている。

中世の人びとは虫歯や欠損歯に苦しんだと一般に思われているが現実は逆で、多くの人びとが歯科衛生の重要性を理解して定期的に歯を磨いていた。当時、歯科医は本格的な職業ではなかったとはいえ、裕福な人たちは抜歯、充填、義歯の製作と装着などの歯科治療を受けていた。だが、道具も技法もごく初歩的なものであり、治療には苦痛がともなった。

歴史学者の推測によれば、中世ヨーロッパの人口の20%が虫歯に苦しんでいたという。砂糖の摂取が広まるにつれて虫歯保有者の比率が増え、19世紀には90%まで増加した。虫歯治療の需要が高まるにつれて歯科医術は変貌していった。1800年代には歯科治療用のリクライニングチェアやアマルガムの充填や麻酔の使用など、多くの進歩が見られた。

19世紀後半には、虫歯部分を除去して穴を開けるのに、やすりやのみではなくドリルが使われるようになり、歯の充填が抜歯に代わって実用的な手法となった。1864年にハリントンねじ巻き式歯科ドリルが登場したあと、1872年にはアメリカの歯科医ジェイムズ・モリソンが足踏み式ドリルを発明した。それから間もなく1875年に初めて発明された電動ドリルは、近代歯科医術の到来を告げた。1957年にはエア・タービン・ドリルが登場して高速歯科医療の時代を切り開き、さらに20世紀後半にはフッ素入り練り歯磨き、レーザー、レジン充填剤、セラミック・ポリマー・インプラント、「見えない」矯正など新たな技術が登場した。それらすべてが歯科学を近代的時代へと導く力となった。

「歯科学は医学の一部門である。」

チャールズ・メイヨー、アメリカの医者、アメリカ医師会で行った講演から、1928年

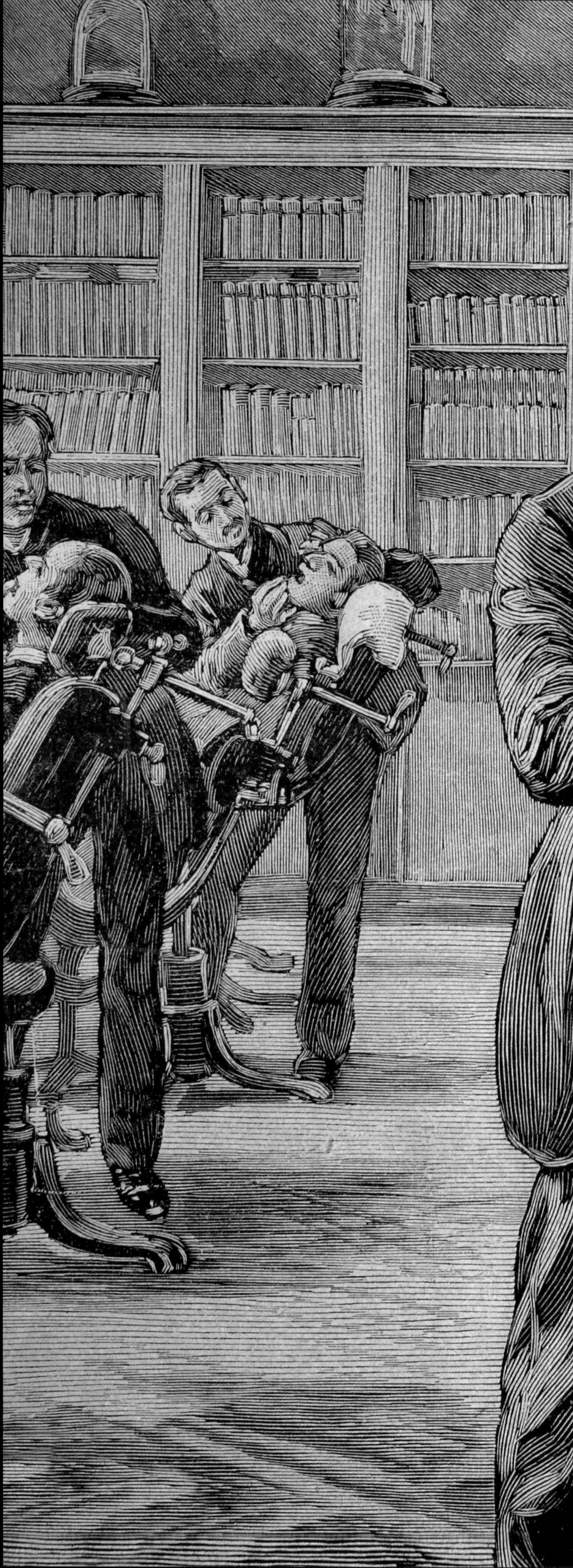

▷ 電気麻酔

1870年代のパリにおける歯科医学校の光景を描いたこの絵に見られるように、1840年代から、とくにフランスで電気が歯科麻酔に使われるようになった。だが期待に反する結果が相次ぎ、やがて注射用麻酔剤がこれに代わった。

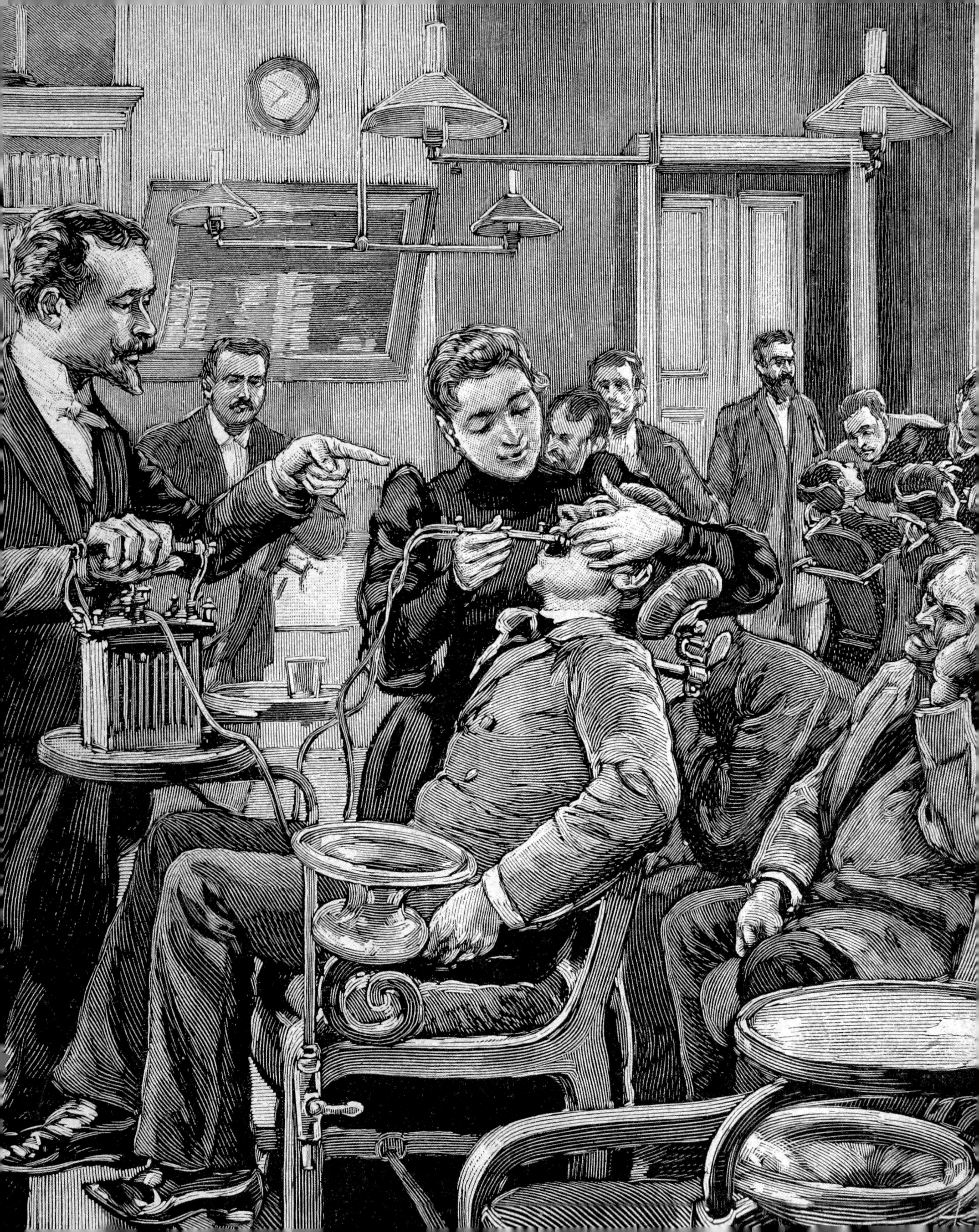

妊娠と出産

多くの文化において妊娠期、出産期、幼児期の母子のケアは主流医学とはしばしば別途に扱われる。助産婦の役割がやっと正式に認められたのは、わずか100年ほど前のことである。

女性の健康、出産、子どもを扱う現代の医療専門分野には、女性の性と生殖に関わる健康を扱う婦人科、合併症のない妊娠・出産期の健康を扱う助産術、より深く医療が関わる妊娠出産を扱う産科、幼児期から思春期までを扱う小児科などがある。だが、こうした専門の科が必ず存在するとは限らない。

古代の知恵

数千年にわたって妊娠と出産は、たいてい医療とは無関係の身内の女性や親しい女友達だけが関わる私的なことだった。古代のメソポタミアやエジプトでは、女性の出産付添人が出産の手助けをしたが、当時の助産婦に相当する専門家の姿がエーベルス・パピルスに描写されている（⇨p.20〜21）。女性の健康と出産について初めて触れたテキストの1つに、1世紀のギリシアの医者エフェソスのソラノスが著した『婦人科学 *Gynaikeia*』がある。中国で最初に登場した主要な産科学と婦人科学の本は、中国人医師である昝殷（さんいん）が850年頃に発表した『經效産寶（けいこうさんぽう）』である。この本は伝統的な中国医学の治療法（⇨p.26〜27）や、つわりから流産までさまざまな妊娠関連の症状のための漢方薬について扱っている。

帝王切開（切開によって胎児を取り出す手術方法）は最古の手術の1つであり、3000年前の中国と2200年前のインドまでさかのぼることができる。帝王切開という言葉は、紀元前100年にこの方法で生まれたとされるローマの政治家ユリウス・カエサルに由来するものと考えられているが、おそらくはラテン語で「切る」を意味するcaedare（カエダーレ）という語に由来するものだろう。

1598年に、フランス王室付きの外科医ジャック・ギユモーが助産術に関する著書で「手術」ではなく「切開」という言葉を使った。1881年には、ドイツの婦人科医フェルディナント・ケーラーがメッケスハイムというドイツの村で近代的な帝王切開を世界で初めて成功させた。ケーラーの手法は胎児を取り出すために子宮の下方部分を切開し、出血を最小限に抑えたものである。

女性医療に携わる男性

16世紀のヨーロッパにおいて、フランス軍付きの理髪外科医アンブロワーズ・パレ（⇨p.78〜79）のように医療に携わる男性は、医学的な訓練を受けていない女性出産付添人が主となって携わっている分野に対して、自らの持つ一般的な医学知識を応用できることに気づいた。ドイツの医師兼薬剤師オイヒャリウス・レースリンは1513年に『妊婦と助産婦のための薔薇園 *Der Schwangeren Frauen und Hebammen Rosengarten*』という書物を出版し、医学知識の普及を助けた。

1609年、フランス王家付きの実践的で進歩的な助産婦ルイーズ・ブルジョワは、女性として初めて産科学に関する医学論文『不妊、流産、多産、出産と、女性と新生児の病気に関する諸考察』を書いた。だが、男性が伝統的に女性の領分である助産術に乗り込む流れは続き、しばしば軽蔑のこもった助産夫や男産婆という名称が使われた。1700年代前半、スコットランドの産科医ウィリアム・スメリーが産科鉗子を導入し、1750年代にはさらに『助産術の理論と実践に関する一考察』という論文を発表した。膣鏡はローマ時代から知られていたが（⇨p.42〜43）、これもまたこの時代に広く使われるようになった。この頃には自宅より病院で出産することが多くなり、助産婦より産科医の立場が強くなっ

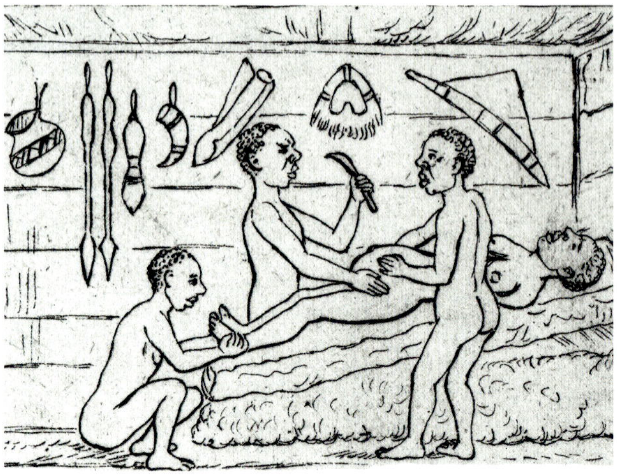

△ **ウガンダの帝王切開**
帝王切開の本来の目的は、おそらく妊婦が死亡してしまうだろうという場合に胎児を救うことにあった。だが、麻酔や消毒といった19世紀の医学的進歩のおかげで、妊婦の生存率は向上した。

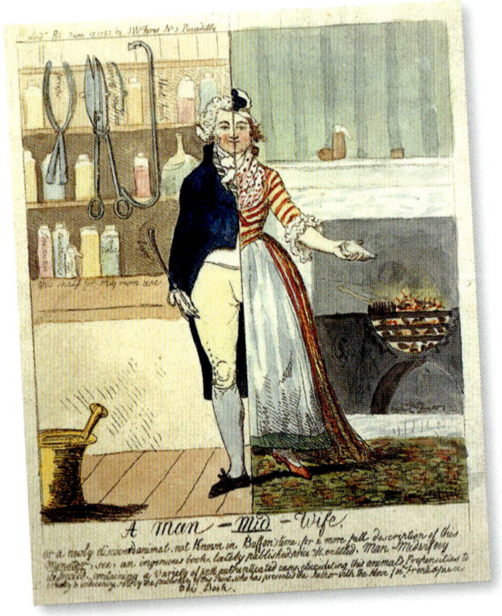

△ **男産婆**
1793年に描かれたこの風刺画は、伝統的に女性の世界とされてきた助産婦の仕事に男性が乗り込む動きを皮肉ったものである。多くの場合、有名な外科医である男性が母子にとって最善の治療を目指すというより、自分の名声と影響力を高めようとして助産婦の仕事を手がけていた。

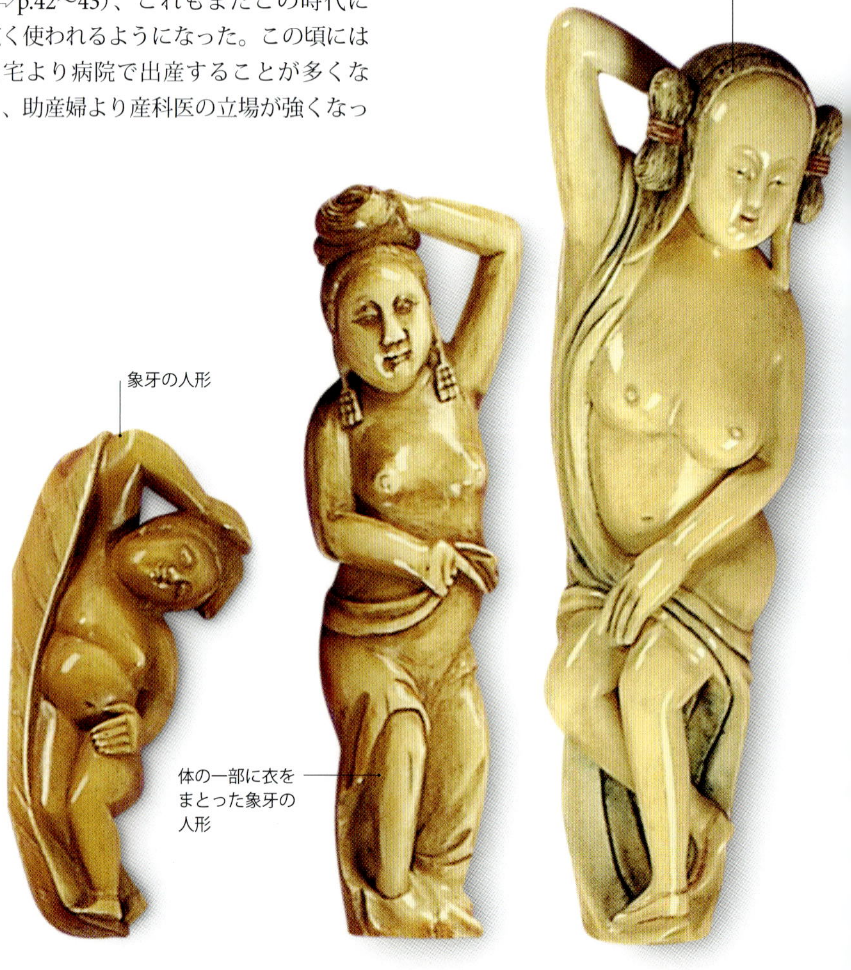

た。この傾向には問題もあった。たとえば、病棟の不衛生な状態による感染のために産褥熱(⇨p.138〜139)を発症したり、新たに登場した男性の「専門家」には、助産婦が備えていた共感力や経験や伝統的な知識が欠けていることがあげられた。

助産婦が認められる

フローレンス・ナイチンゲールなどの看護(⇨p.142〜143)の先駆者たちの業績に続いて、助産婦もまた認められるようになってきた。しだいに世界中で助産術が認められ、正式な存在になってきた。1861年には専門的助産婦教育協会がオランダで設立された。一方、イギリスでは1881年に女性参政権活動家ルイーザ・ハバードが、のちに「助産婦協会」となる組織を立ち上げた。1902年にはイングランドとウェールズで助産婦法が制定され、助産婦が訓練と資格を伴う専門的職業として確立された。1947年にイギリス助産婦協会は王立助産学会に変わり、1949年にはフランス助産学会が、1955年にはアメリカ合衆国看護婦助産婦協会(American College of Nurse-Midwifery)が設立された。20世紀の中頃にはほかの多くの国でも同じように助産婦が認められ、専門的な資格が与えられた。

アメリカの助産婦兼作家(1940年〜)

アイナ・メイ・ガスキン *Ina May Gaskin*

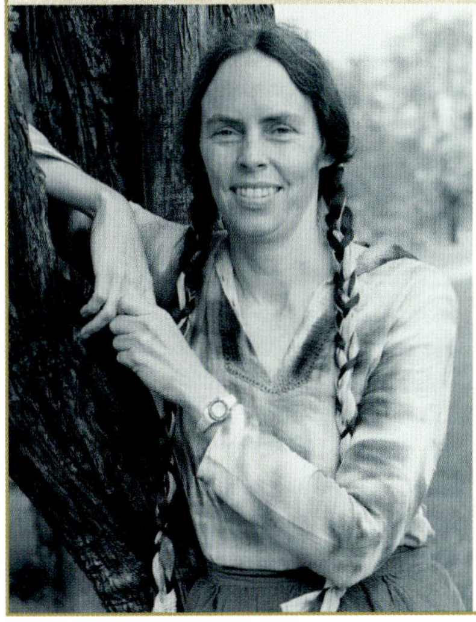

アメリカ合衆国のアイオワ州で生まれたガスキンは1977年に『スピリチュアルな助産術 *Spiritual Midwifery*』を出版した。この本の中で彼女は妊娠、出産、幼児養育を自然という観点から説明し、出産について医療の介在する肉体的プロセスだけでなく、精神的、知的、感情的、伝統的な側面も強調している。ガスキンは自然分娩運動を支持し、関与を最小限にとどめると同時に家族や友人の積極的な役割を推奨し、自宅での出産を基本とすべきだと主張した。『アイナ・メイの自然出産ガイド』(2003年)はベストセラーとなった。

「我々の体はかなりうまく機能しなければならない。そうでなければ、かなりの人がこの地球上からいなくなるだろう。」

アイナ・メイ・ガスキン、助産婦兼作家、『アイナ・メイの自然出産ガイド』より、2003年

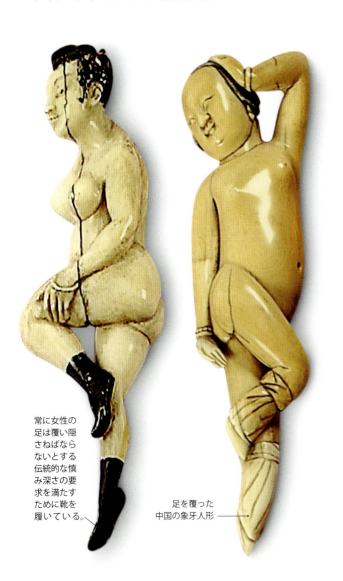

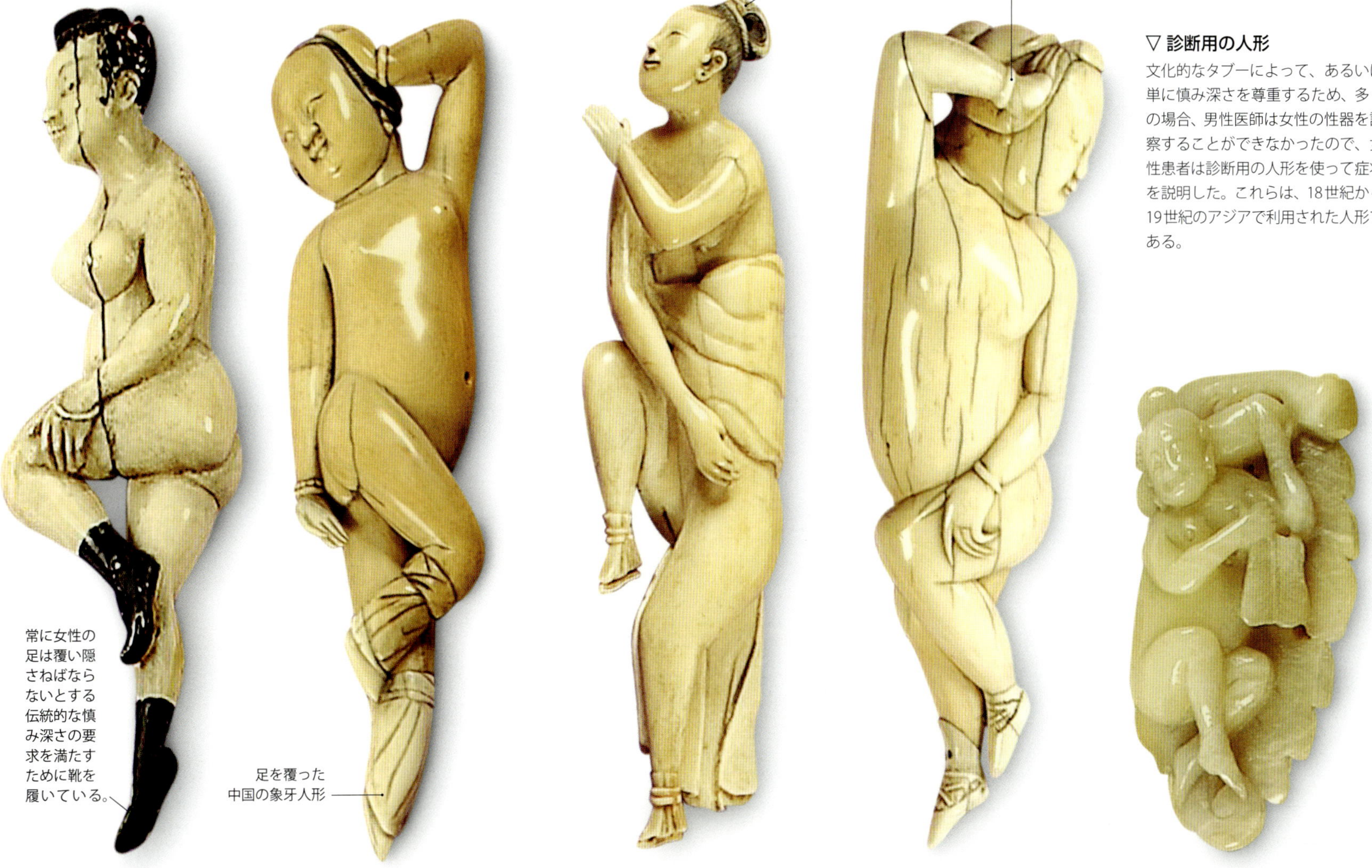

▽ 診断用の人形
文化的なタブーによって、あるいは単に慎み深さを尊重するため、多くの場合、男性医師は女性の性器を診察することができなかったので、女性患者は診断用の人形を使って症状を説明した。これらは、18世紀から19世紀のアジアで利用された人形である。

助産婦

古代エジプトの彫像やパピルスには、妊娠から出産まで妊婦に付き添う特別な訓練を受けた女性の姿が描かれている。イスラーム医学では助産婦は社会的に高く評価された専門職だった。だが、その状態は長くは続かず、19世紀になってやっと助産婦は医学の世界において以前の高い地位を取り戻したのである。

中世の間、とくにヨーロッパでは、助産婦という職業はあまり高く評価されなくなり、通常その役割はコミュニティ内の年配の女性が担うようになった。こうした年配の女性は無学であり、正式な訓練を受けていないことが多かったが、伝統的な技や民間療法の経験と知識を備えていた。たいていの国では、このような「素人の助産婦」、つまり伝統的産婆（TBA：Traditional Birth Attendant）が今も存在する。1400年代には、非公式ながらも助産婦の役割が再評価されるようになった。とはいえ、男性中心の医療システムの中で助産婦の地位は依然として低かった。イギリスでは1512年の教会法で新たな規定がつくられ、助産婦が自らの訓練と義務について誓いを立てることを義務づけた。

1600年代になると、男性の内科医と外科医が助産術を自分たちの業務に取り込みはじめた。18世紀は、とくにイギリスで「助産夫」の時代となり、1750年代にスコットランドの産科医ウィリアム・スメリーによって改良された産科鉗子など、さまざまな面で進歩が見られた。19世紀には、認められた資格を持つ女性の助産婦のほうを信頼する動きが再び起こり、1881年にはイギリスのマトロン・エイドとして知られる専門職団体が設立された。多くの国で助産術は主流の医療分野の1つとなり、1919年には現在の国際助産師連盟の前身が設立された。

「すべての産婦が助産師のケアを受けられる世界に。」

国際助産師連盟のヴィジョン

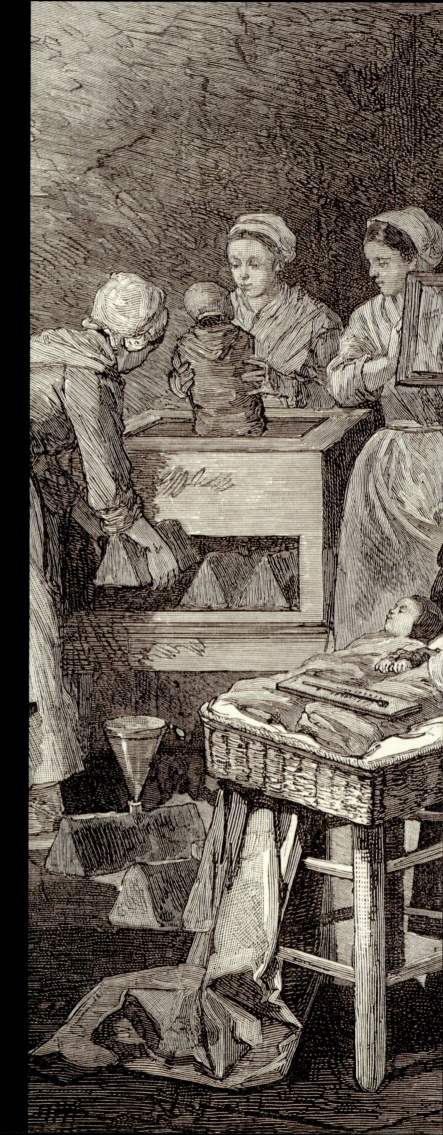

▷ 助産婦の学校
パリのポール＝ロワイヤルにあるパリ産院は、貧しい女性のための「産科」病院であるとともに助産婦の学校でもあった。この挿絵は、パリ産院の助産婦たちが、1880年代にこの病院に導入された初期の保育器の中にいる新生児の面倒を見ているところを描いている。

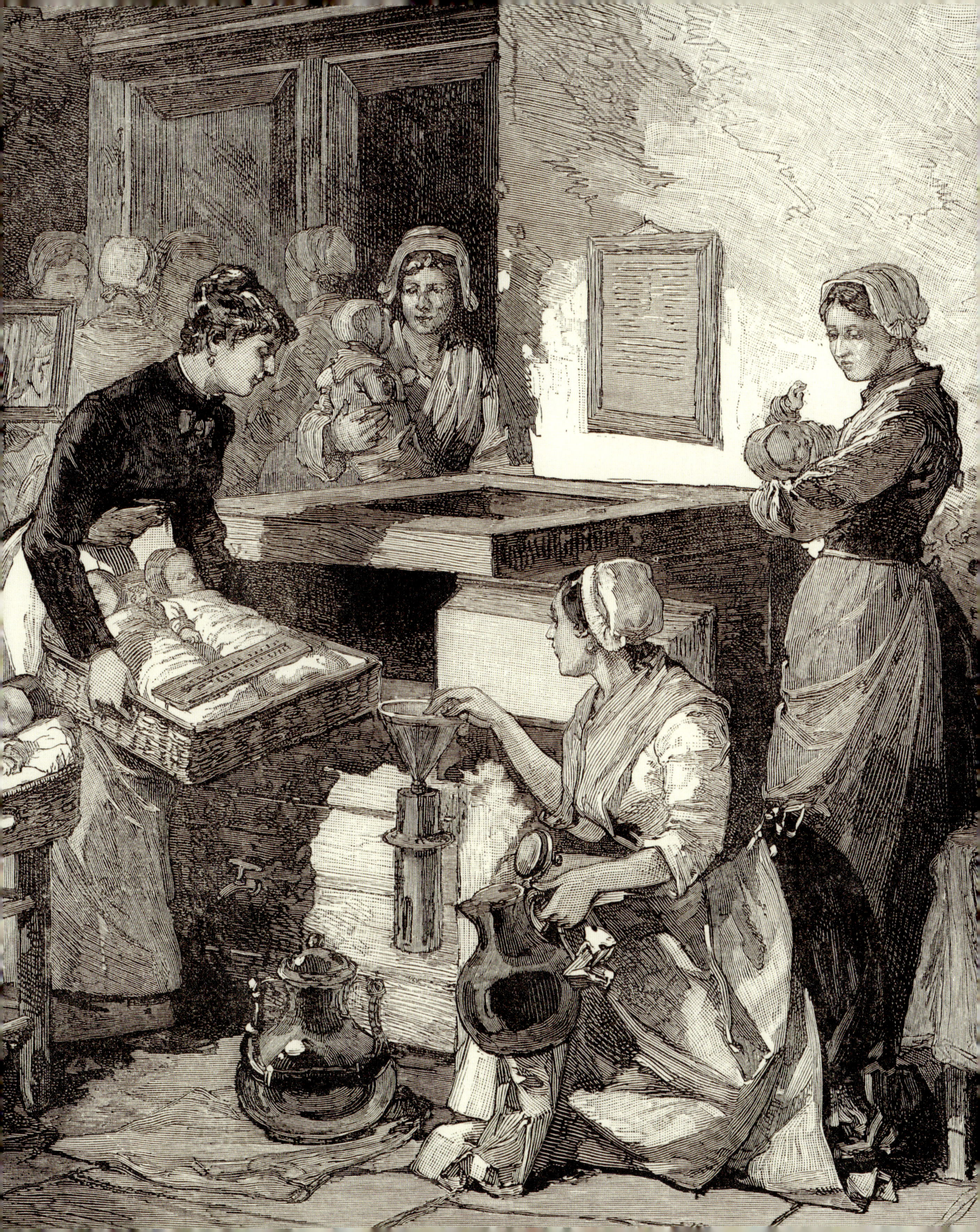

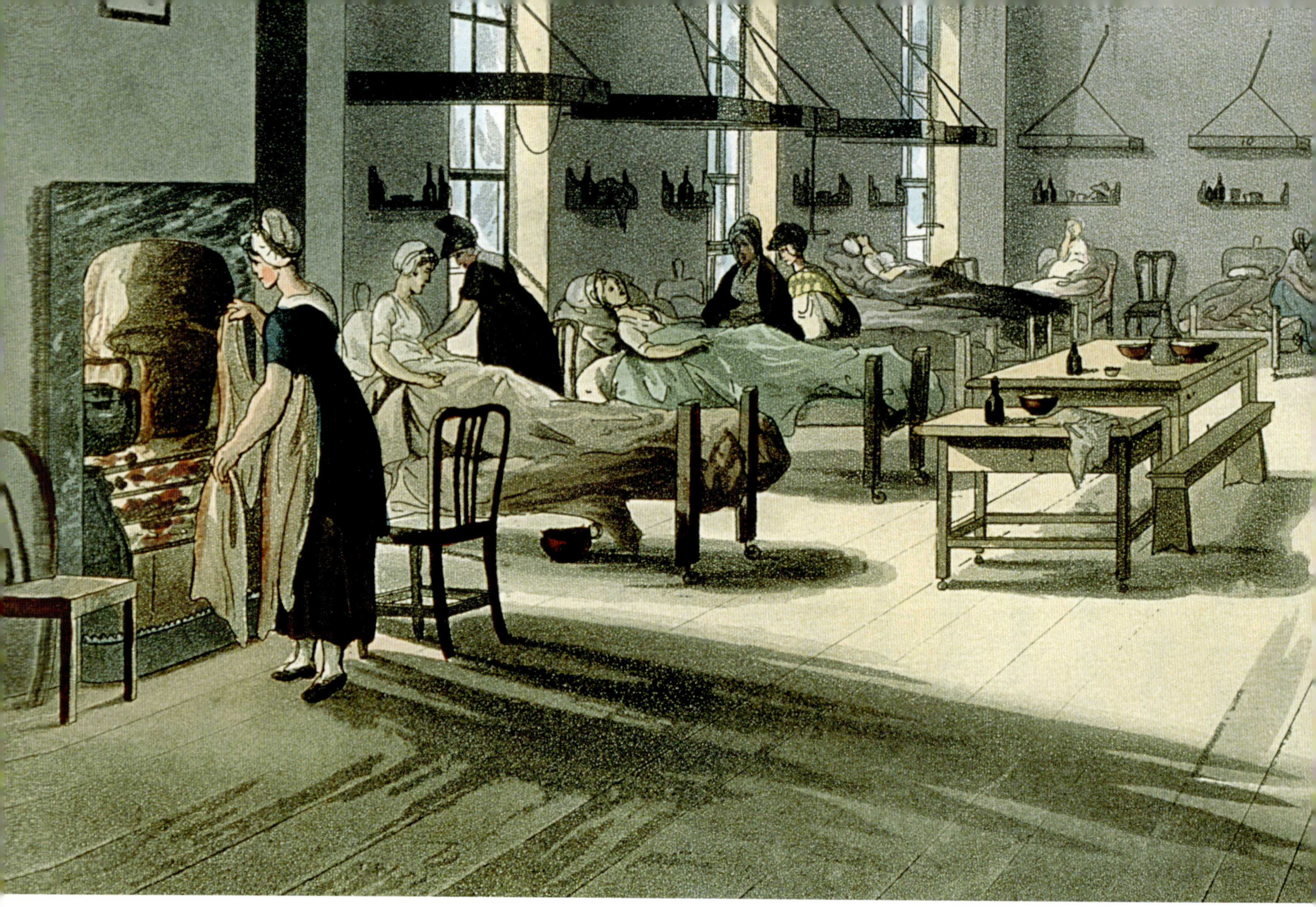

△ 産科病棟での手洗い
1847年にイグナーツ・センメルヴェイスは手洗い励行の習慣を導入後、ウィーン総合病院の第1病棟の死亡率が12～13%から1～2%に減ったことを記した。

産褥熱

1840年代、イグナーツ・センメルヴェイスによるシンプルな観察と行動によって産褥熱（さんじょくねつ）の患者が激減した。だが当初、その業績はあざけりを受け、かなりの年月ののち細菌論が広く受け入れられるようになってやっとその重要性が認められた。

長い間、産褥熱は出産直後の母親と新生児がかかる恐ろしい病気だったが、オーストリアのウィーンでイグナーツ・センメルヴェイスが産科病棟に変革をもたらしたとき、初めて産褥熱での死亡率が激減した。

ウィーンで医学教育を受けたのち、センメルヴェイスはウィーン総合病院の産科病棟の教授助手として採用された。当時、出産直後の女性が伝染病と同様の比率で産褥熱によって死亡していたが、それは2つある産科病棟のうちの一方でしか見られない現象だった。センメルヴェイスは第1病棟と第2病棟の間に見られる感染率と死亡率の差を不思議に思った。第1病棟のほうが出産後の妊婦の死亡数がずっと大きいことはよく知られていたが、その理由を誰も知らなかった。原因を追及するためにセンメルヴェイスは系統的に食べ物、飲み物、気温、湿度といった環境的な要素を排除していった。このとき両親の年齢や背景、さらには宗教まで調べている。そしてセンメルヴェイスは、唯一の違いが病棟スタッフだということを発見した。第1病棟は医師見習いの訓練センターである一方、第2病棟は学生の助産婦だけを教育する場だった。

死体粒子

1847年3月、センメルヴェイスは同僚である法医学教授ヤコブ・コレチュカの不慮の死に打ちのめされた。検死解剖の結果、コレチュカは死体解剖の授業中、誤ってメスで指を切り、その後、産褥熱によく似た経過をたどって死んだことがわかった。ここから、センメルヴェイスはコレチュカが産褥熱と同じ病気で死亡し、おそらくは、汚染されたメスによってできた傷によって死に至った、と推論した。

当時まだ細菌の存在が証明されていなかったため、いかなる汚染なのかは謎だった。センメルヴェイスは、ある種の伝染にかかわる物質がコレチュカの死と産褥熱の両方の原因であると示唆し、その物質を「死体粒子」と名付けた。彼はまた、外科医や医学生が死体解剖を終えてからそのまま産科病棟（ウィーンの例では第1病棟）にやって来ることが多く、その際、死体粒子を手や器具に付着させたまま妊婦の体に触れて汚染させ

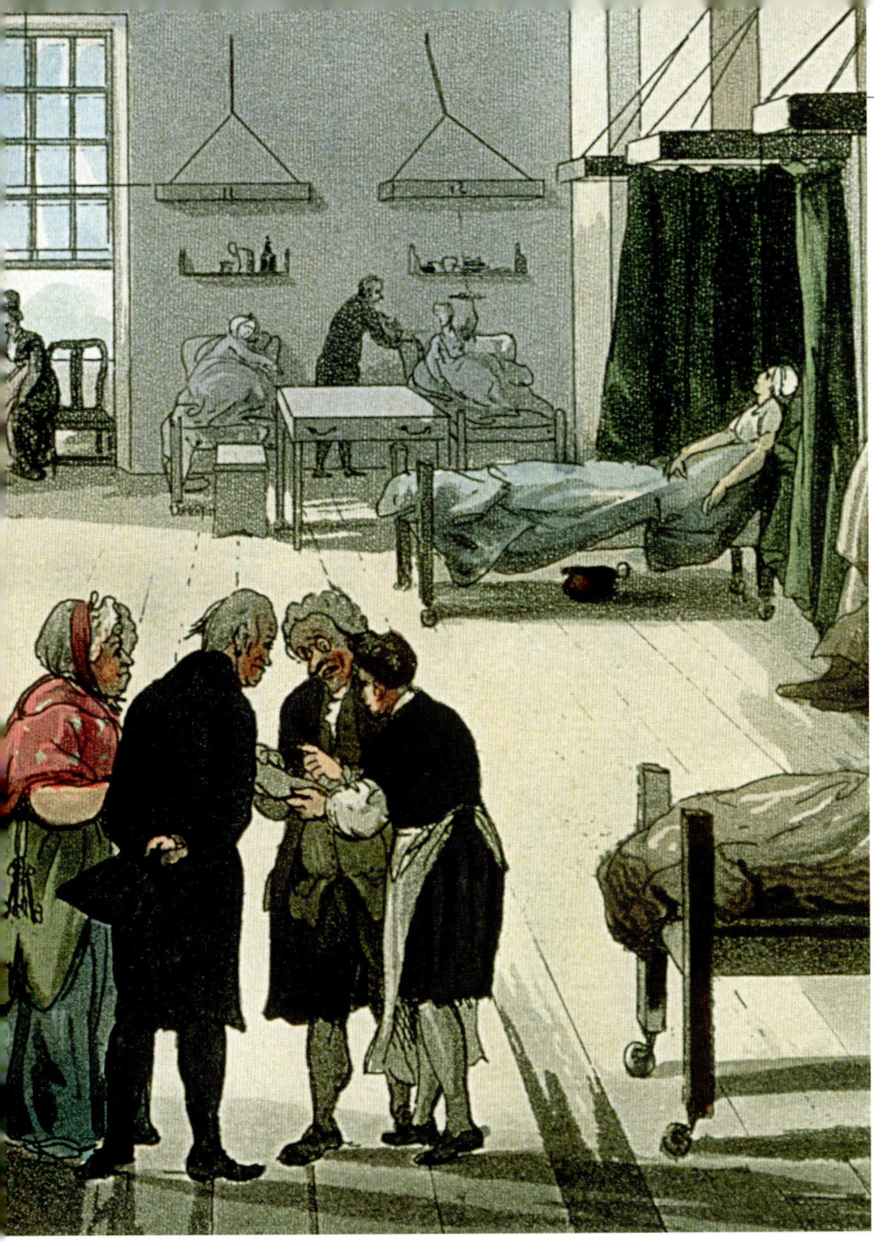

ハンガリーの医者（1818〜1865年）

イグナーツ・センメルヴェイス *Ignaz Semmelweis*

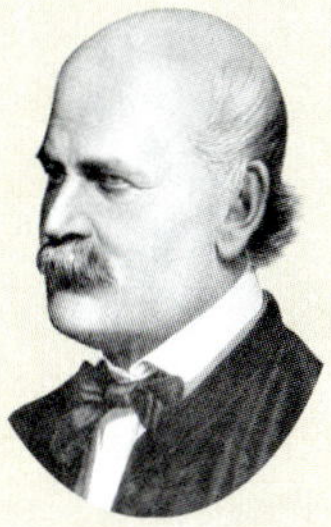

ハンガリーのブダペストで生まれたセンメルヴェイスは、1844年にオーストリアのウィーン大学で医学博士号を取得した。そして、ウィーン総合病院の産科病棟に職を得て、そこで産褥熱の問題にかかわることになった。昇進を見送られた後、1850年、センメルヴェイスはブダペストに戻り、聖ロクス病院の産科責任者の職を得て、ウィーン総合病院勤務時と同じように手洗いの励行習慣を導入した。1855年、ハンガリーのペシュト大学の教授に任じられ、1861年に彼にとって主著となる産褥熱に関する論文を発表したが、概して評判は芳しくなかった。センメルヴェイスは今でいう認知症らしき症状を見せるようになった後、奇行が目立つようになり、ウィーンの精神病院に収容され、そのたった2週間後に死んだ。

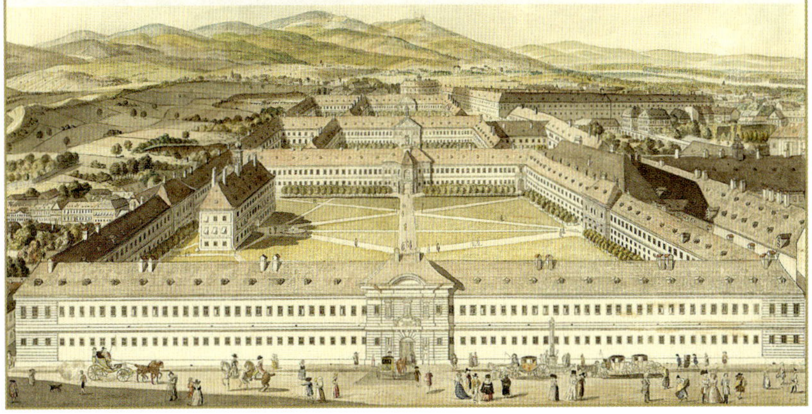

たのだ、と主張した。

手洗いの習慣

センメルヴェイスは、2次汚染の問題の解決策は手洗いだと確信していた。石けんでは不十分だと信じ、関係者全員に塩素水（次亜塩素酸カルシウム）での手洗い励行を推奨した。すぐに驚くべき結果が得られた。第1病棟での産褥熱による死亡率は、第2病棟とほぼ同じ程度まで激減し、翌年まで減り続けた。

センメルヴェイスはこの見解を証明済みできわめて重要なものだと考えていた。それでも、彼は医学界から激しい批判にさらされ無視された。いかにもありがちなことだが、医学界の権威たちはこれまで実施されてこなかった新しい考えに対して懐疑的な態度を見せた。センメルヴェイスは「死体粒子」が存在することを証明できなかったし、その理論は、四体液説（⇨p.34〜35）や瘴気説（⇨p.120〜121）など古くから信じられてきた説と整合性が取れなかった。また、「死体粒子」を持ち込んだとしてセンメルヴェイスから非難された外科医たちは地位の高い人物ばかりであり、誰もがセンメルヴェイスの告発を絶対に認めようとしなかった。その上、センメルヴェイスがオーストリアに住むユダヤ系ハンガリー人であったことから、政治的な要因や宗教的な要因もからんだ。1861年、センメルヴェイスはこれまでの調査結果について『産褥熱の原因、概念と予防 *Die Ätiologie, der Begriff und die Prophylaxis des Kindbettfiebers*』という本を書いて発表した。だが、その本はおおむね否定された。1865年、センメルヴェイスは世に知られないままウィーンで死んだ。同年、イギリスの先駆的な外科医ジョゼフ・リスターが部分的には産褥熱への興味から、目に見えない細菌が病気を引き起こす（⇨p.146〜147）というルイ・パストゥールの理論を読み、フェノール消毒薬（⇨p.154〜155）を使いはじめた。この進展を経てやっとセンメルヴェイスの業績が十分な評価を受けるようになった。今日、センメルヴェイスは産褥熱に関する偉大な業績、病院内の衛生向上、消毒薬の研究、そして伝染病がどのように拡大するか、微生物がどのように病気を引き起こすかといった研究で高く評価されている。

「清潔を保つなどということは場違いなことだった。そんなことは気取って上品ぶった行為だと考えられていた。」

サー・フレデリック・トラヴァース、エドワード7世を担当したイギリス王室つき外科医、1853〜1923年

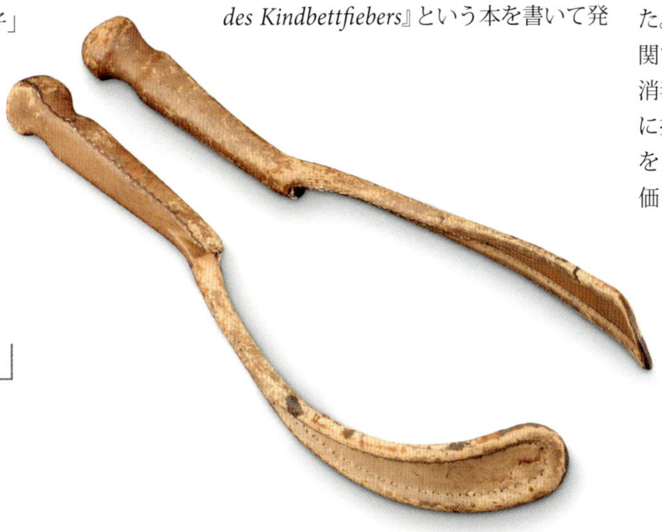

◁ **感染の原因**

1700年代の初めから分娩用鉗子は一般的に使われるようになった。だが、衛生観念の欠如のせいで、分娩用鉗子が病原巣となって頻繁に産褥熱を引き起こした。

医療分野の女性たち

数千年の歴史を通じ、また世界のどこでも同様に、医学界はより広い社会の縮図であることが多い。結果として医療従事者は、とくに高い地位ほど圧倒的に男性が占めてきた。ある程度の平等が実現したのはつい前世紀のことであり、まだすべての国においてではない。

女性は介護人や看護婦（⇨p.142〜143）、助産婦（⇨p.136〜137）として常に重要な役割を果たしてきたが、19世紀になるまでは、医療の仕事でそれ以上の地位に上った女性は一握りにすぎない。最古の女性医師として知られる人物に、およそ4700年前、古代エジプトのメリト・プタハがいる。彼女については、墓に「医者の長」という碑銘があったという以外はほとんど知られていない。エジプトの都市ヘリオポリスでは、3500年ほど前は女性も医学校へ通っていたというが、詳細は不明である。

古代ギリシアでも、女性の医学への参加は限られていた。ギリシアの医者メトロドーラは女性として初めて医学書を著した。2300年ほど前に『女性の病気と治療について』を書いた女性だが、その生涯については不明である。同じく古代ギリシア女性のアグノディケは、男の姿に変装して医療行為を行ったとされる。

偉大な女性の草分け

中世のイスラーム世界では8世紀から女性の治療師がいたという記録があるが、歴史を通して多くの文化でそうだったように、女性患者のみを治療した。トルコの男性外科医セレフェディン・サボンジュールによる挿絵つき手引書『帝国の外科術 *Cerrahiyyetu'l-Haniyye*』には女性の外科医も描かれている。これに対してキリスト教のヨーロッパははるかに遅れており、この時代の女性の医者はわずかしか知られていない。ヒルデガルト・フォン・ビンゲン（⇨p.56〜59）は卓越した女子大修道院長であり詩人、音楽家、そして医者だった。1150年代から著作を始め、なかでものちに『自然学（フィジカ） *Physica*』と呼ばれた『単純な医学書』には、鉱物や薬草や動物の部位からつくられる数百もの治療法が記載されている。さらに謎につつまれた人物がトロトゥーラ・デ・ルッジェーロで、もし実在したのなら11世紀後半に生き、何冊かの医学書を書いたとされる。『トロトゥーラ *Trotula*』は女性の病気、女性のための治療法、女性の化粧などについての数冊の本を総称する名前となった。さっぱりとした実用的な書き方で、幅広いテーマ、たとえば女性の衛生、生殖能力、受胎、妊娠、出産などについて書かれている。

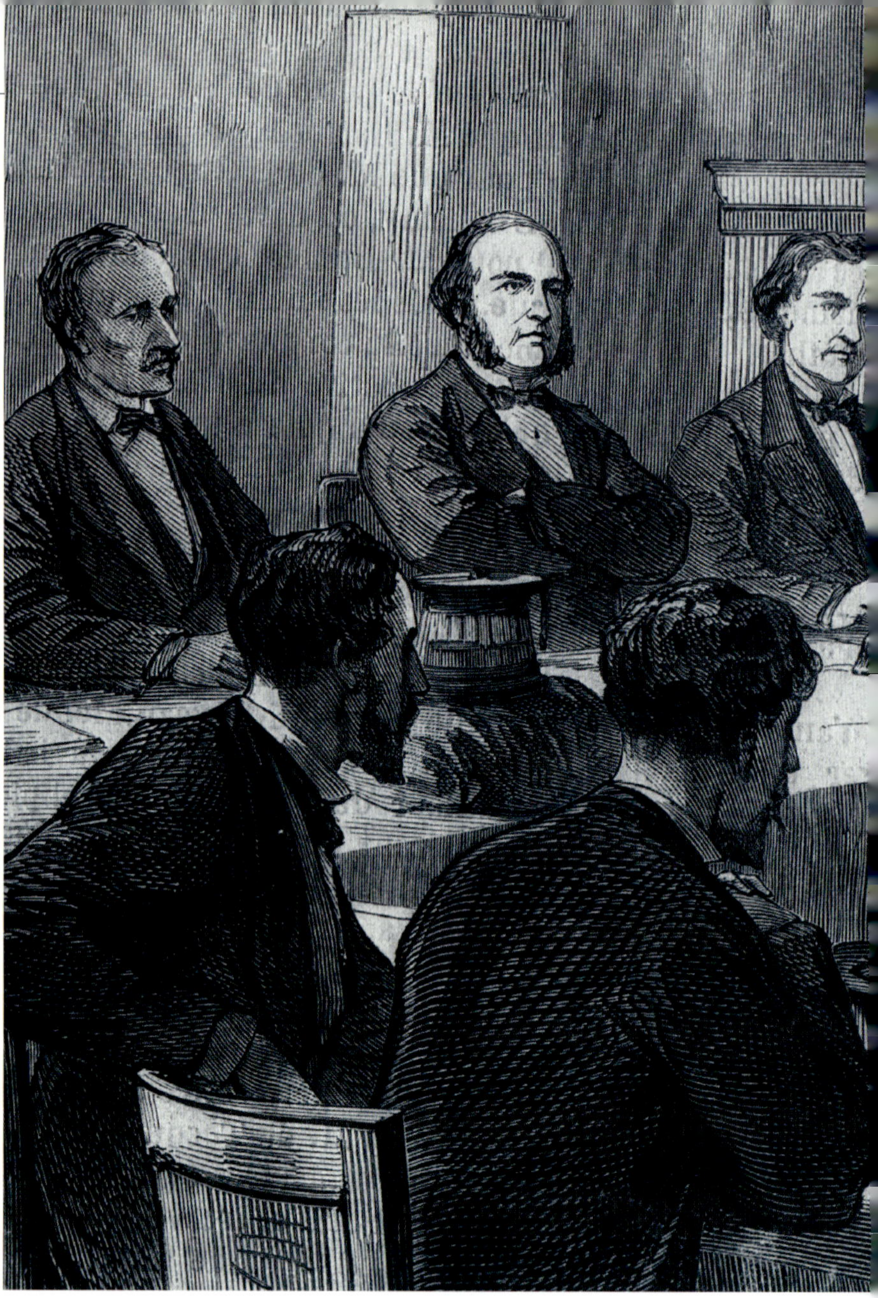

△面接のパネル画
エリザベス・ギャレット＝アンダーソンはイギリスで医師免許を取ったにもかかわらず、病院で働くことを許されなかった。彼女はパリに渡り、フランスの医学学位を取ってフランスで働いた。このイラストはパリのソルボンヌ大学医学部で面接を受けている姿を描く。

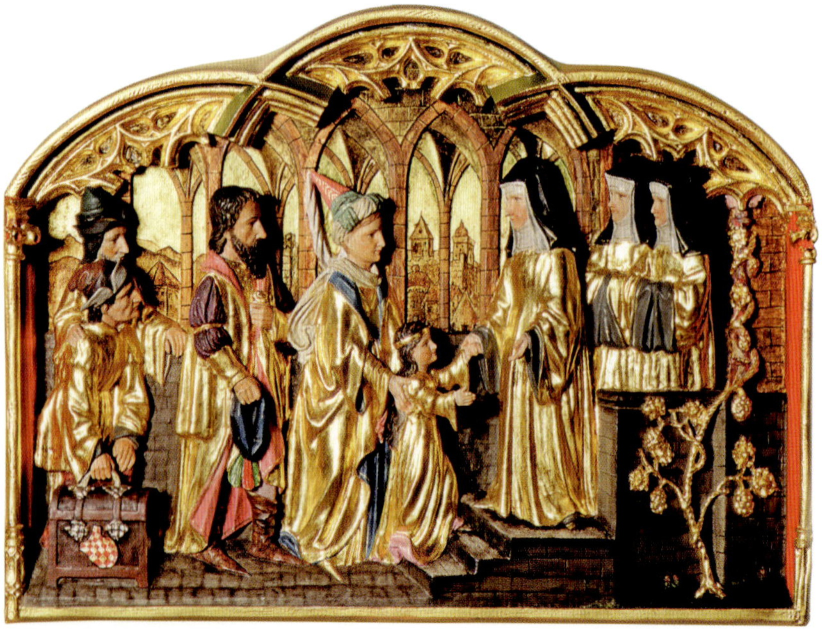

◁ヒルデガルト・フォン・ビンゲン
この祭壇彫刻は、ヒルデガルトとその家族が1112年にディジボーデンベルクのベネディクト会修道院に着いた場面をあらわす。ヒルデガルトは科学と医学に関して多くの著書があり、修道院をいくつか設立した。2012年には教皇から「教会博士」の称号を与えられた。

女性医療者のパイオニア

医療専門職に女性を受け入れることが始まったのは18世紀である。1732年、イタリアのラウラ・バッシはボローニャ大学の解剖学の教授に任命された。彼女はその後、物理学の道に進んでいる。プロイセンではドロテア・エルクスレーベンが、フリードリヒ大王の特別な許可を得て医学をおさめ、1754年にハレ大学を卒業した。ただし、これらはまれな例である。

1849年にエリザベス・ブラックウェルが女性として初めてアメリカの医学部卒業生となり、長く優れたキャリアを続け、医学における女性の役割を切り開いた（⇨p.141、囲み）。彼女はイギリスで1874年、イギリス人医師のソフィア・ジェクス＝ブレークとエリザベス・ギャ

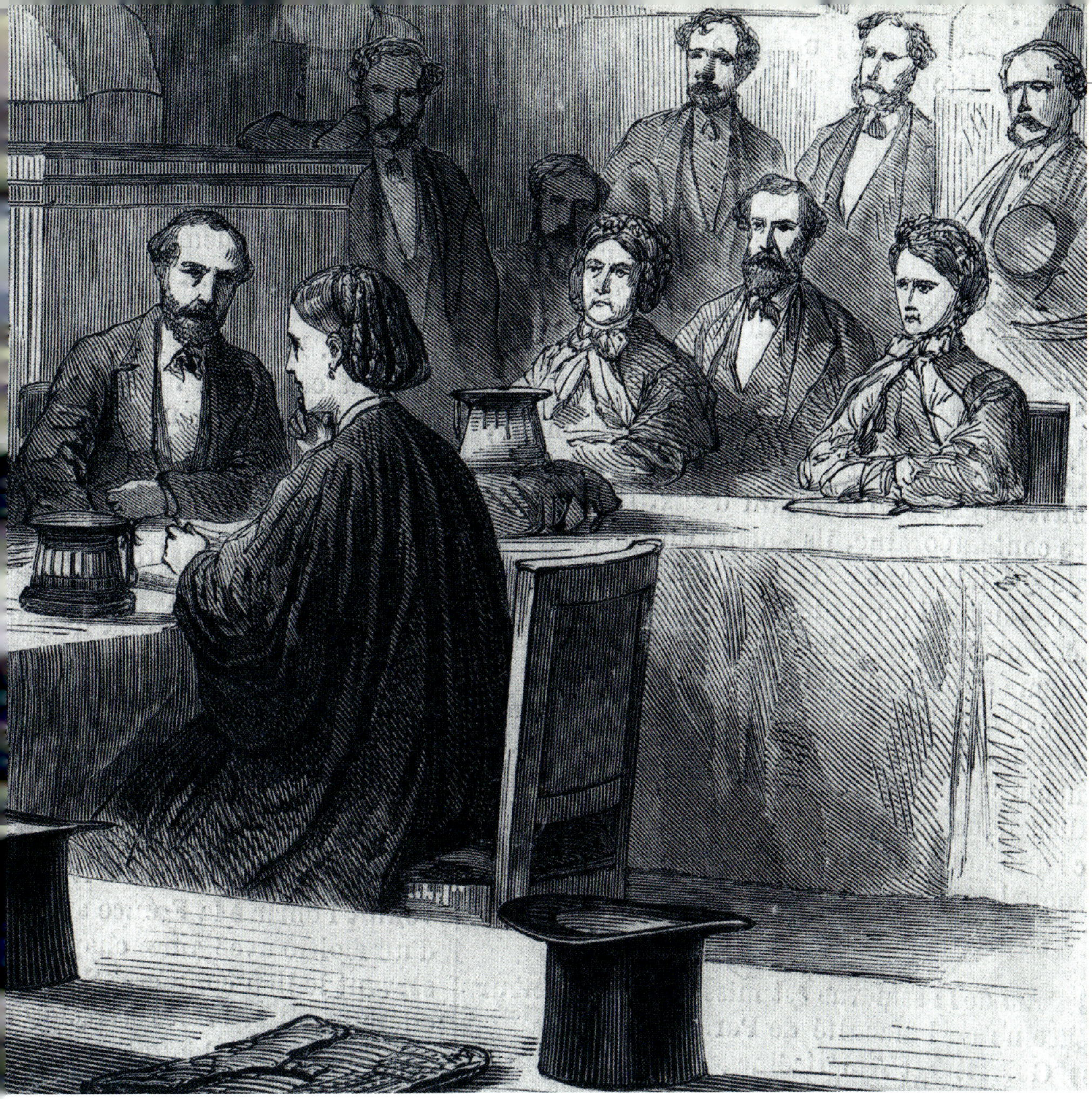

イギリス系アメリカ人医師
（1821〜1910年）

エリザベス・ブラックウェル

Elizabeth Blackwell

エリザベス・ブラックウェルは1847年、アメリカ合衆国ニューヨーク州のジニーヴァ医科大学に入学した。1849年に卒業、アメリカの医学校で女性として初めて医学博士の学位をとった。医者として働こうとしたが差別に阻まれ、1851年に自ら開業、貧しい女性のための診療室をニューヨーク市に開く。その後1857年には、「貧しい女性と子どものためのニューヨーク診療所」を開いた。

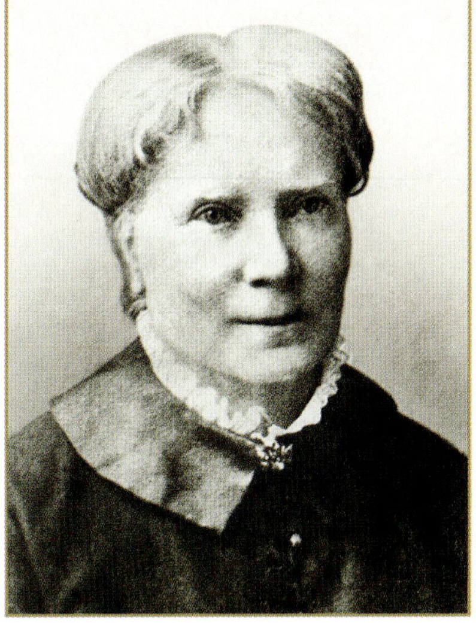

「パイオニアであることは楽ではありません……が、なんとまあ**すばらしく面白い**ことでしょう！」

エリザベス・ブラックウェル、イギリス系アメリカ人医師

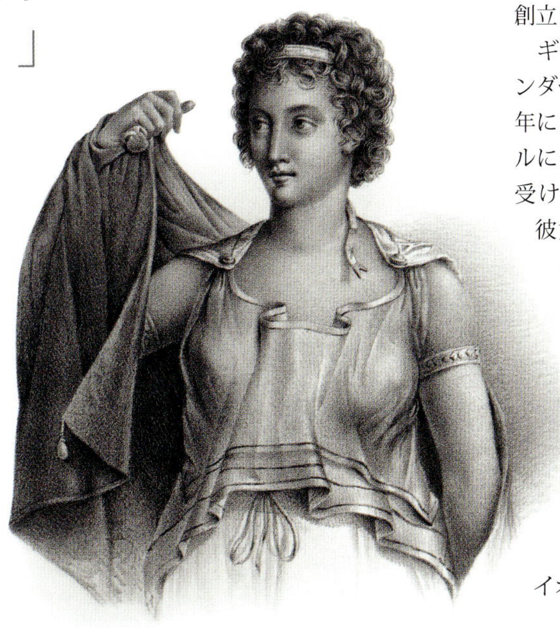

▷アグノディケ
紀元前4世紀頃、古代ギリシアでアグノディケは男性に変装して女性の妊娠と出産を助けた。当時は女性が医者として働くことは禁じられており、処刑の可能性もあったのである。

レット＝アンダーソンを助けて、ロンドン女子医学校を創立した。ジェクス＝ブレークはイギリス初の女性医師の1人で、彼女はその後、1886年にエディンバラ女子医学校を創立している。

ギャレット＝アンダーソンは1859年にブラックウェルに会い、感銘を受けたのだった。

49% **2015年、イギリスのGP（公的医療サービスを受けるために必ず登録する「ホームドクター」）に女性が占める割合。**

彼女はロンドンのミドルセックス病院の看護婦になり、1862年に医師免許を得るために薬剤師協会に参加（イギリス女性で初めて）した。彼女は個人で開業し、その後セントメアリー婦人・小児科診療所で働き、1872年には女性のための新病院に移る（のちにエリザベス・ギャレット＝アンダーソン病院と改名された）。パイオニアとして仕事を続け、英国医師会で初の女性メンバーとなり、その後は生涯、女性の権利のために運動した。

イギリスでは1876年に法が改正され、女性が医療従事者になるための道が完全に開かれた。とはいえ根底にある偏見は何十年と残っていた。女性は他の国でも、とくにヨーロッパでは、医療専門職に就けるようになる。フランス人のマドレーヌ・ブレは、1875年に女性初の医師免許を取得した。この動きは拡大し、日本では医師で女権活動家の吉岡彌生が1900年、東京女医学校（現在の東京女子医科大学）を創立した。この頃になると女性の権利や婦人参政権の運動も勢いを増し、1914年頃からフェミニスト活動家のマーガレット・サンガー（⇨p.226〜227）は、患者、また医療サービスを受ける側の女性のために闘った。

看護

看護は最古の医療職の1つであるにもかかわらず、その評価は必ずしも良いものではなかった。無学の「病棟のメイド」だった看護婦が、今日知られるような学歴と技術のあるプロの看護師に変身した背景には、1人の非凡な女性、フローレンス・ナイチンゲールの絶大な影響力があった。

中世ヨーロッパでは、病院は通常、修道院や女子修道会などの宗教施設に付属した施設であり、修道士や修道女が患者の看護にあたっていた。ところが16世紀になると、プロテスタントの宗教改革によって多くの病院が閉鎖されてしまう。18世紀に産業化が進むにつれて、宗教とは関係のない病院が建てられるようになった。この時期は「看護の暗黒時代」などと呼ばれることもあり、患者の世話の質は劣悪なことも多かった。患者を看護するのは回復期の患者であったり、救貧院などから雇われた読み書きもできない男女だったりした。看護人は無知で酒飲み、ふしだらという評判をもらった。

看護の仕事がヨーロッパで改善されたのは19世紀、主としてキリスト教のコミュニティの後押しによるものだった。1836年、ライン河畔に病院を開設したドイツの牧師テオドール・フリートナーの活動（⇨p.106～107）に、多くの訪問者が感心した。看護婦たちは簡単な臨床上の指示を受け、薬を調合・調剤するという薬学を学んだ。看護のコースは当時としては非常に高度なもので、フリートナーの最も有名な生徒であるフローレンス・ナイチンゲールは1851年、この病院で3カ月を過ごしている。19世紀の半ばには、女性が看護婦として養成されることは社会に根づいた。

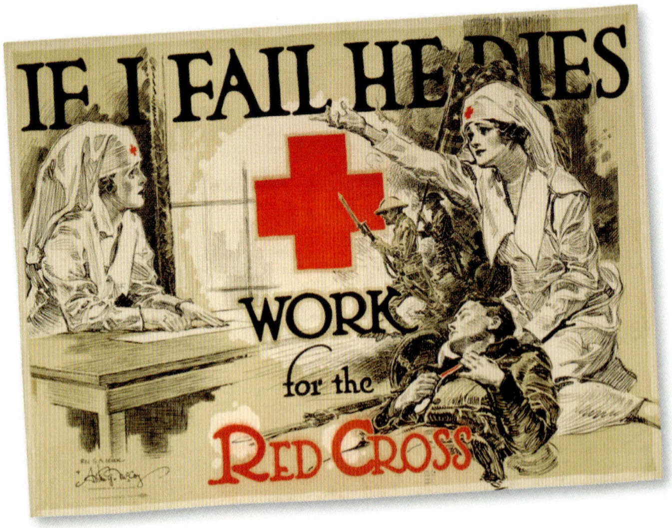

△ 戦時の看護婦募集ポスター
こうした募集ポスターに応じて、第1次世界大戦初期の数カ月で何千人もの看護婦たちが西部戦線に殺到した。訓練された看護婦たちの最初の一団が到着したのは、西部戦線で戦闘が始まってからわずか8日後のことだった。

看護婦が戦場へ

クリミア戦争（1853～1856年）の開戦が、看護の仕事を大きく変えた。イギリス軍の野営地でコレラが急速に広がり、外科医は大きな手術や切断手術を、明かりも麻酔も、ときには包帯さえない状態で行うことを余儀なくされた。イギリスの新聞が、傷病兵がまともな世話を受けていないと報道すると、政府はこれに応えて看護婦を海外に送り、負傷者の世話にあたらせた。フローレンス・ナイチンゲールが「トルコにおけるイギリス総合病院の看護婦組織の監督官」として任命される。重要な地位であり、多くの注目を集めた。

ナイチンゲールは規律を強化し、看護婦が患者や医師と親しむのを戒め、衛生に気をつけ、常に節酒すること、作法を心がけることを推奨した。ナイチンゲールと少数精鋭の看護婦たちは、大いに女性に感銘を与え、戦争は男だけの領域ではないことを示した。1861年にアメリカで南北戦争が勃発すると、衛生委員会（赤十字の前身）が設立された。クリミア戦争から衛生状態を保つことの知識を得ていたこの組織は、多くの看護婦を採用した。看護は革新の入り口にあった。

1860年、ナイチンゲールは看護婦を教育する学校を創りたいという夢をロンドンの聖トーマス病院で実現する。ここを青写真として、大英帝国のすみずみからアメリカまで、類似した施設ができた。看護協会が世界で創設されて訓練の標準をつくり、ついに看護が職業として認知されるに至った。1863年、武力闘争で負傷した人に中立の立場を与え保護することを目的に、赤十字国際委員会（⇨p.266～267）が設立され、看護婦の訓練を支援した。

現代的職業

第1次世界大戦までナイチンゲールの遺産は普及していた。看護婦は衛生の保護者であり、思いやりを与え、病院の混沌の中で冷静さを保つ中心と見なされた。しかし看護の実際の職務についての定義は、かなりあいまいだった。第1次世界大戦中に医療行為と看護の境界線が崩れる。医師が緊急の手術の対応に追われる一方で、熟練した看護ス

9万人　第1次世界大戦で赤十字のボランタリー救護部隊で働いたボランティアの人数。

イギリスの看護婦（1820～1910年）

フローレンス・ナイチンゲール

Florence Nightingale

イギリスの裕福な家に生まれたフローレンス・ナイチンゲールは、看護という職業を改革した。強い意志の女性であり、クリミア戦争時には昼夜を問わず兵士を看護して、「ランプの貴婦人」という名で敬愛を受けた。彼女の改革によって死亡率は劇的に減少する。ナイチンゲールは1860年、ロンドンの聖トーマス病院に看護婦養成学校を創立し、看護が立派な女性の職業となるよう尽力した。

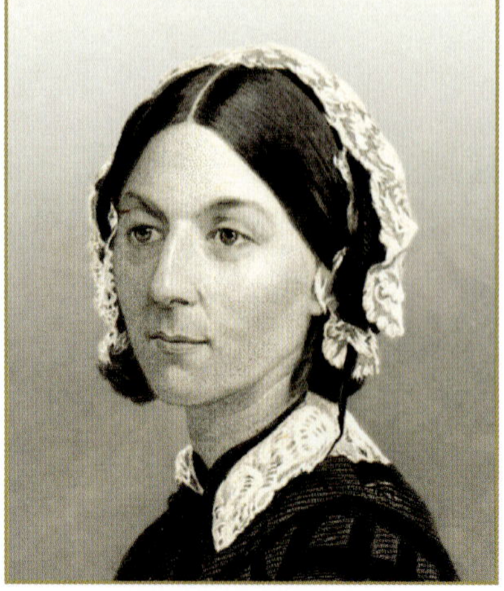

「まず**第一に必要なことは**……病人に**害を及ぼさない**ことです。」

フローレンス・ナイチンゲール、『病院覚え書』より、1859年

タッフが、通常では行わない業務も引き受けた。たとえばトリアージ(⇨p.256)、生理食塩水の点滴や静脈注射、麻酔薬の投与などである。看護スタッフはまた、感染症と闘うための多くの新しい方法を実行する責任者となり、その知識を、戦時の応急処置と看護を補うための赤十字ボランタリー救護部隊(VAD)に伝えた。これに加えて、看護婦は新たな戦争のテクノロジーにも対応しなければならなかった。たとえばマスタード・ガスを肺に吸い込んだ兵士のために酸素ボンベを使う、眼を傷めた者は重曹で手当てするなどである。

両大戦によって、よく訓練された教育水準の高い看護婦の必要性が高まっていることを重要視し、今日では多くの国で、看護師になるには大学の学位が要求される。看護は、貧しい無教養な者の仕事から、医療産業の中でも最も重要な職業の1つにまで発展をとげた。

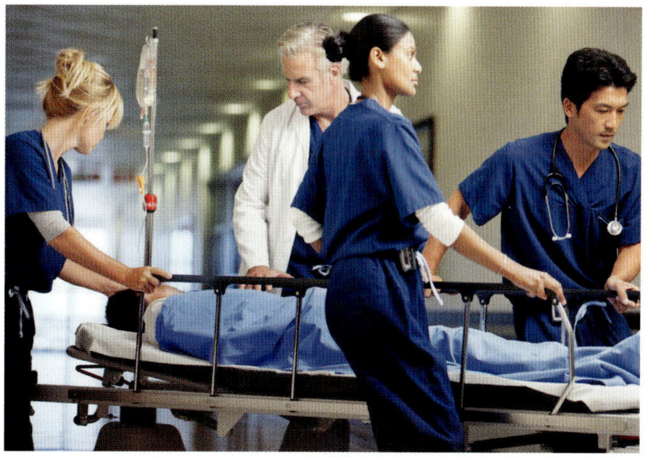

▷ 現代の看護師
看護師の役割は発展し、医療ケアの中で幅広い範囲をカバーするようになった。今日の看護師はただ世話をするだけではない。高い技術能力を示さねばならず、また臨床医の仕事もし、病名を診断、適切な治療の判断を下す場合もある。

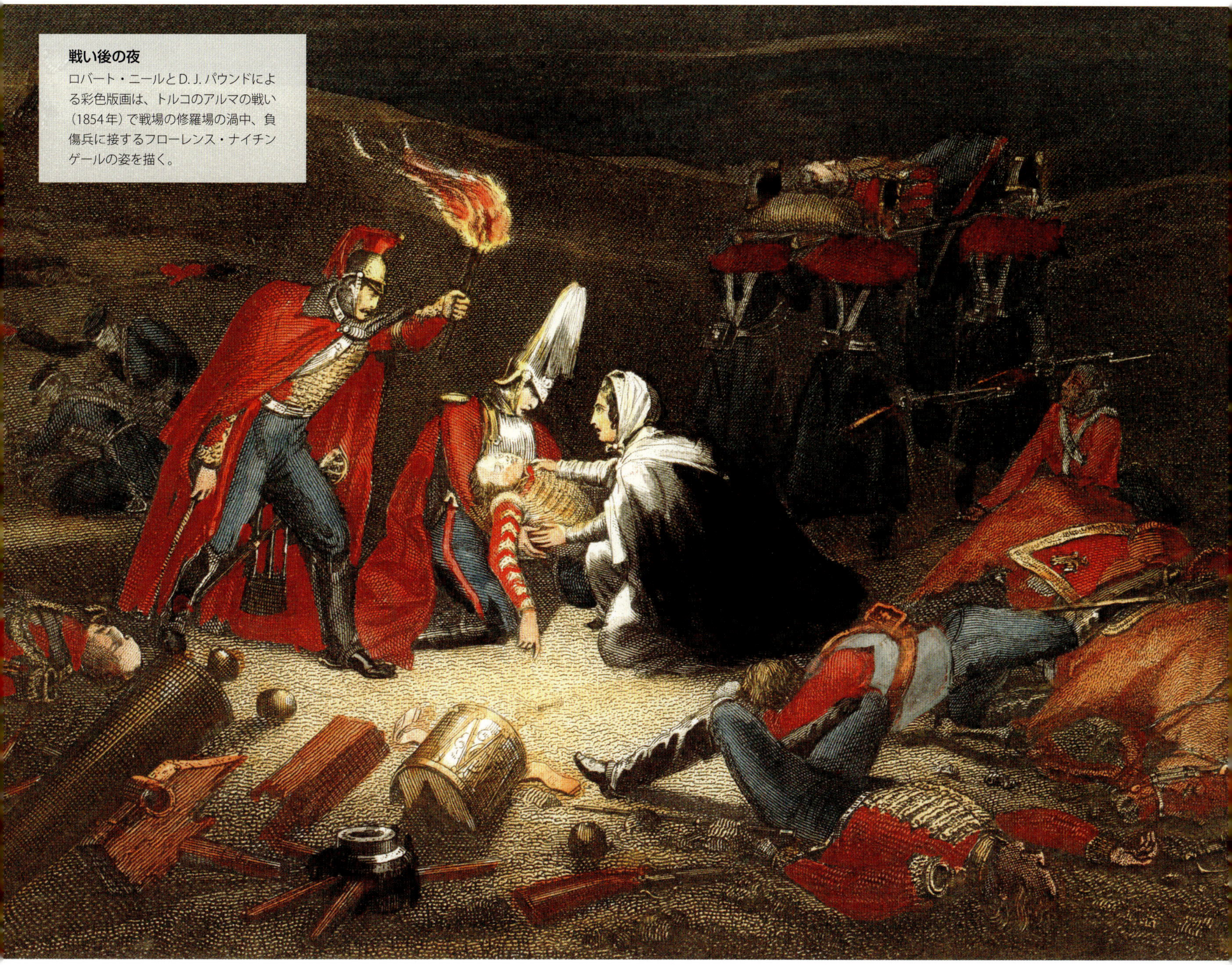

戦い後の夜
ロバート・ニールとD. J. パウンドによる彩色版画は、トルコのアルマの戦い(1854年)で戦場の修羅場の渦中、負傷兵に接するフローレンス・ナイチンゲールの姿を描く。

Fig. 161.—Bones of the Left Hand. Dorsal Surface.

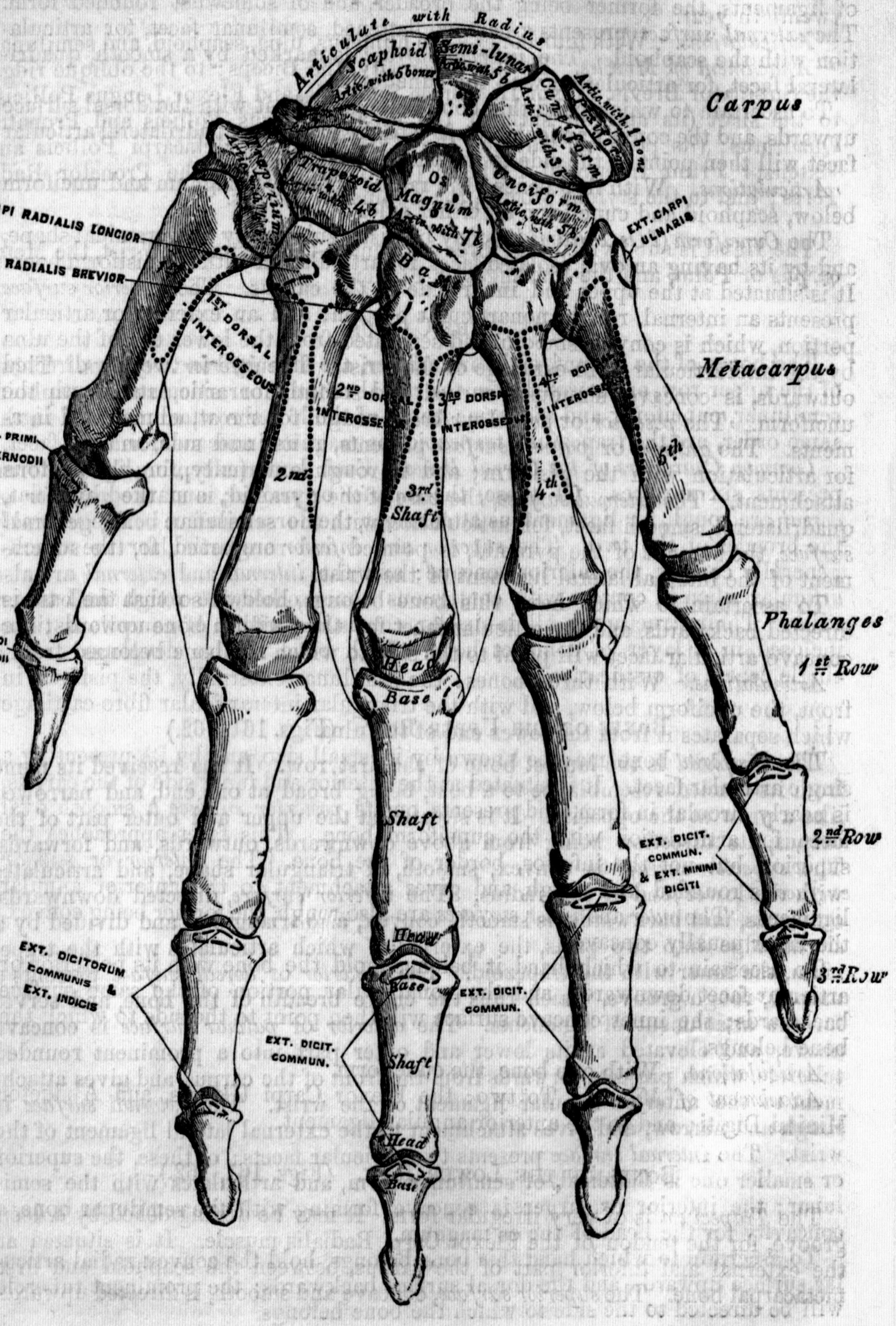

Fig. 162.

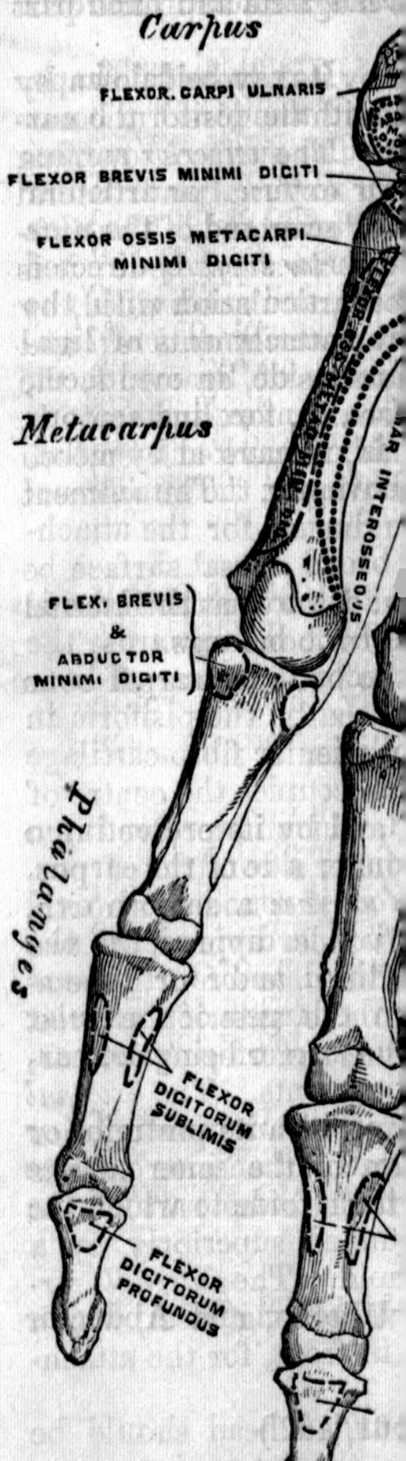

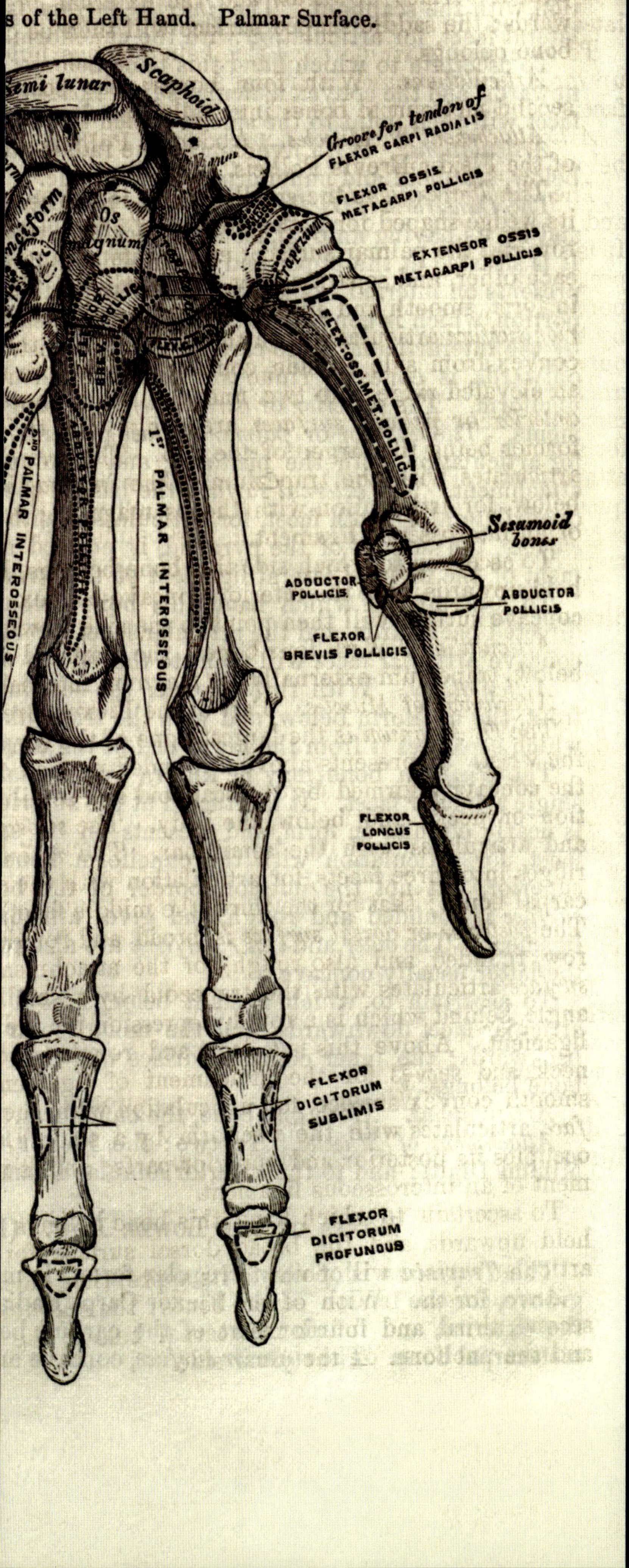

医学書のロングセラー

1858年、イギリスの解剖学者ヘンリー・グレイは『人体の解剖学』を書き、同僚ヘンリー・ヴァンダイク・カーターの挿絵を入れた。グレイがその3年後に34歳という若さで亡くなっても、彼の名は医学界で最も有名な教科書・参考書の中に生き続けている。

1853年にグレイはロンドンの聖ジョージ病院医学校の解剖学講師となった。彼は学生のために廉価だが正確で権威のある、挿絵つきの教科書を書こうと考えた。そのため、聖ジョージ医学校で医師の資格をとるために勉強していたカーターの絵の腕を借りる。2人は家族や友人など、引き取り手のいない遺体を解剖し、観察したものを記録した。原稿は急速に増大して、初版本は750ページにもなり、360もの図版が載せられた。

グレイは1860年、第2版を準備中に天然痘で34歳の若さで亡くなり、一方カーターは医療業務に就くため1858年にインドに移住した。彼らの本は『グレイの解剖学 *Gray's Anatomy*』と改題され、それから改訂・増補が定期的に行われ、優秀な編集委員会により出版され続けている。範囲は拡大して顕微鏡やX線、スキャン、生理学略図など新たな題材が追加され、1995年に出された38版になると2000ページを超えるようになった。2004年にこの本の出版は新時代を迎える。構成を新たにした、1600ページにしぼった第39版には2000近い図版があり（そのうち400が新たに作成された）、デジタル・オンライン版も利用できる。『グレイの解剖学』は何世代も経た今でも、医学生や外科医その他の医療関係者にとってなくてはならない教科書・参考書である。

「今日生きている**医者は1人残らず『グレイの解剖学』に触れてきた**のです。」

ジョン・クロッコ博士、臨床医学准教授、1977年の『グレイの解剖学』愛蔵版の序文より

◁ 手の骨
基本的な人体の解剖学はおおむね変わらないが、グレイのオリジナル本の改訂にあたっては、常に新たな細部が加えられている。カーターが国を離れてしまってからはジョン・ウェストマコットが第2版以後のイラストを描いた。これは第20版の図の1つ。

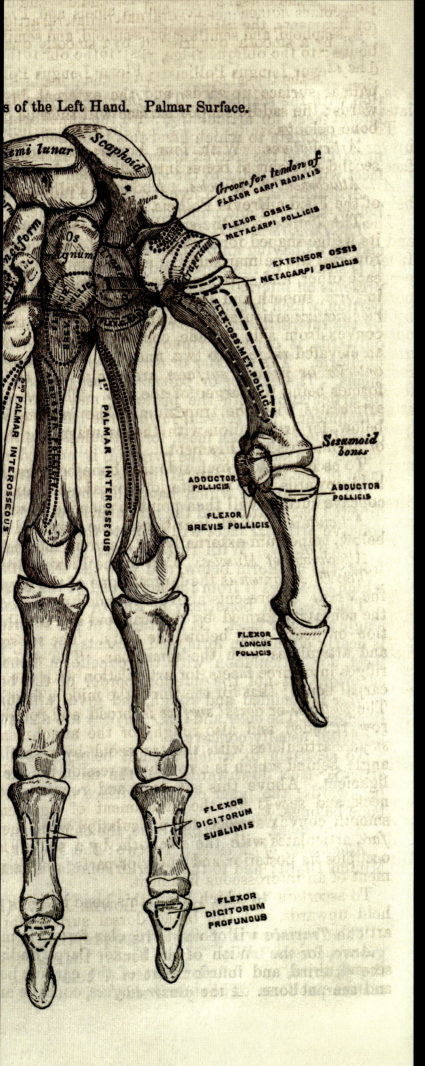

微生物学と細菌論

細菌は今日では感染症の原因であることが知られているが、200年足らず前にはその存在すら思いもよらないことだった。この有害な微生物とそれに対抗する方法が少しずつ発見されたことは、医学史上最大の進歩に数えられる。

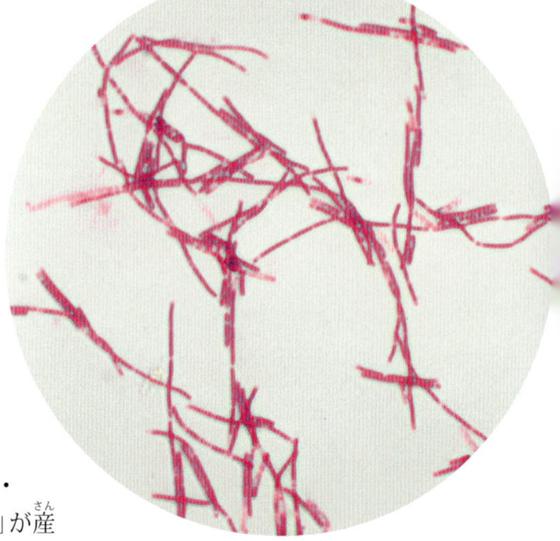

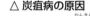

△ 炭疽病の原因
コッホは棒状の桿菌である炭疽菌を20世代にわたって培養、試験し、これが炭疽病の原因であることを証明した。彼はまた、この細菌が厳しい環境下に置かれると芽胞の形をとって休眠状態で生き延び、条件が良くなると再び活動を開始することも見つけた。

自然はほとんどどこからでも生命を生みだすことができ、小さな植物や極小の動物は空中から忽然と出現する。この考えを覆す証拠もなかったため、人びとは生物は無生物から発生できるのだろうと考えた。自然発生説という概念である。もう1つ広く受け入れられていたのが瘴気説（ミアズマ説、⇨p.120～121）で、有毒な蒸気やガスが何らかの方法で体内に入り込み、病気を起こすというものだ。1600年頃に顕微鏡が発明されてからは（⇨p.92～93）、この2つの考え方は少しずつ変化しはじめる。この新しい装置によって初めて、ごく小さな動物、つまり「微小動物」があらゆる場所にいることが明らかになり、科学者も医者も、病気が伝染する犯人はこれではないかと疑うようになった。

1668年にイタリアの博物学者・医者のフランチェスコ・レディが、ウジは死肉から自然に発生するという当時の常識の真偽を調べはじめる。彼は実験として古い肉を瓶に入れ、蓋を開けたままのもの、布で覆ったもの、栓で密封したものに分けた。ハエが表面に止まることのできた肉からだけ、ウジが育つのが確認された。

それから1世紀後、イタリア人で神父のラザロ・スパランツァーニが、肉汁を沸騰させてからガラスの容器に入れて封をし、他の容器は開けたままにしておいた。封をされたサンプルはきれいなままだったが、他の容器に入れたものはすぐに悪くなりはじめた。

19世紀になると続々と新たな発見がなされる。1835年にカイコの病気を研究していたイタリアの昆虫学者アゴスティーノ・バッシーは、この病気はなんらかの「接触伝染（コンタギオン）」あるいは「伝染する粒子」が接触または近接することで広がると推理した。1840年にはドイツの解剖学者で組織学者のヤーコプ・ヘンレが、「伝染するのは有機的であるだけではなく、生きているものだ」という説を唱えた。1847年、ハンガリー人の産科医イグナーツ・センメルヴェイスは、「死体粒子」が産褥熱を起こすと論じた（⇨p.138～139）。1854年にはイギリスの医者ジョン・スノウが、コレラ流行時に感染を疑った（⇨p.122～123）。こうしたコンタギオン、あるいは細菌論（伝染する生きた粒子が人間の病気の原因であるという説）は優勢にはなってくるが、瘴気説はまだ一般に受け入れられていた。

有害微生物を分離する

1862年、フランスの化学者・細菌学者ルイ・パストゥール（⇨p.148～149）が沸騰させた肉汁とガラスの「白鳥の首」型フラスコを用いて行った実験は一大転機となる。パストゥールは、ある種の細菌が空気にさらされた肉汁にカビを生じさせるが、汚染をまぬがれた肉汁には発生しないと結論づける。自然発生説の支持者からは反対の声が上がったものの、パストゥールの証拠は細菌論の考え方と、伝染する生きた微粒子が人間の病気を引き起こすという説を後押しした。もともとはパストゥールの同志であり、のちには激しいライバル関係になるドイツの医師ロベルト・コッホは、1866年にゲッティンゲン大学で優秀な成績で医師の資格を得ると、教授であったヤーコプ・ヘンレの影響で、微生物学の道に進んだ。コッホはヴォルスタイン（現在のポーランド、ヴォルシュティン）の自宅に実験室を作り、数々の研究を行い、広い範囲で結果を出した。最初の研究対象は炭疽病、感染力の強い草食動物の疾病だった。彼は健康な家畜と病気の家畜からそれぞれサンプルを取り、何匹かのネズミには健康なサンプルを、また何匹かのネズミに

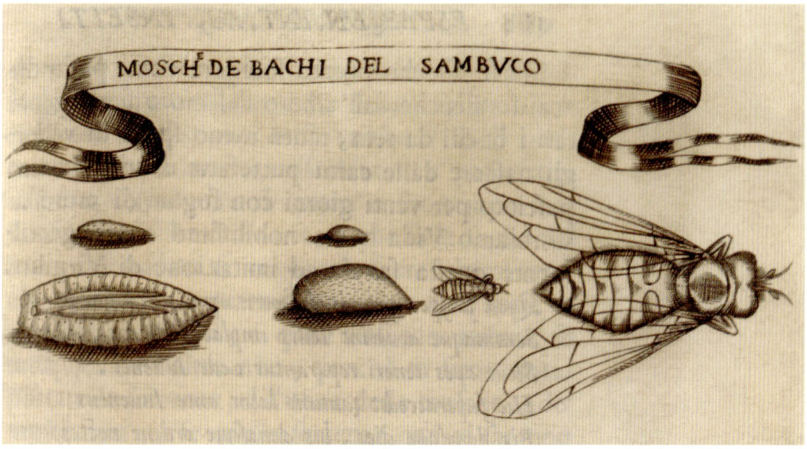

▽ 自然発生説の否定
フランチェスコ・レディの1668年の著書『昆虫の世代についての実験』は古い肉からわくウジは自然発生するのではなく、それにたかったハエが生んだ卵から出るのだと示した。それでも自然発生説はその後2世紀も生き残った。

「いかなる**植物も動物も、土からわいて出たことはない**……我々が知るすべてのものは……その植物あるいは動物自身の**真の種子から来る**のである。」

フランチェスコ・レディ、『昆虫の世代についての実験』より、1668年

「純粋培養は、すべての伝染病研究の土台である。」

ロベルト・コッホ、『病原性細菌の研究』より、1881年

は病気のサンプルを植え付けた。前者のネズミは病気にかからなかったが、後者は発病した。彼は次に炭疽病菌だけを取り出し、実験室の培養環境で育て、それを顕微鏡で観察した。この発見を1876年に発表、初めて特定の病気と微生物の関連を証明した。1880年には、コッホは特定の疾病に特定の病原菌を関連づけるための基準をつくった。これらはコッホの原則として知られ、今日でも使われている。

次に彼は結核を研究し、1882年に病原体として、コッホの桿菌とも呼ばれる結核菌を発見した。この後コッホはコレラに関心を向け（⇨p.122〜123）、研究の一環でエジプトとインドを旅した。1884年に病原となる細菌を単離してコレラ菌と名付け、汚染された水と食品を通して伝染すると説明、予防とコントロール法も提案した。

コッホはその医学研究への貢献が認められ、1905年には「結核に関する研究と発見」に対してノーベル生理学・医学賞が与えられた。この受賞によりコッホをはじめとする、瘴気説や自然発生説を退けて細菌が病原となるという説を唱えた人びとの研究が信じられることになった。

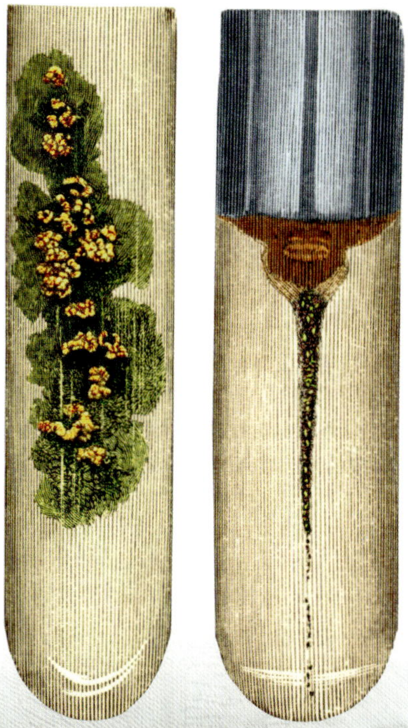

▷ 細菌の培養
この試験管の図は、いずれもコッホが発見した結核菌（左）とコレラ菌（右）が培養されたもの。コッホとそのチームが開発した多くの技術、たとえば微生物の培養、染色、観察、同定、写真撮影などは医学の研究に寄与した。

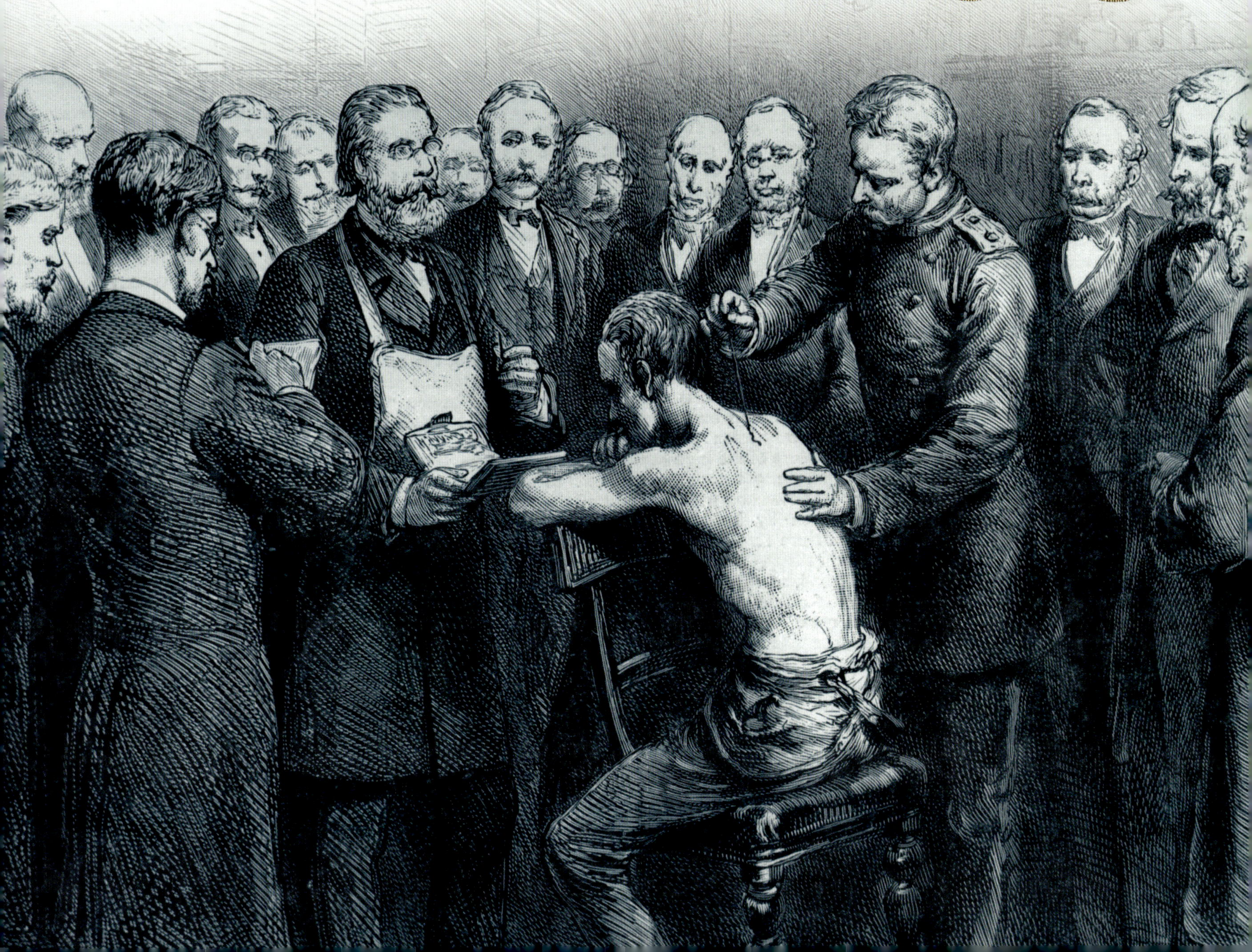

▽ 結核治療の試み
1890年頃にベルリンの王立病院で、患者がコッホによる結核治療を受けている。コッホの結核薬ツベルクリンは賛否両論あるなかで失敗し、1897年の改良版でもうまくいかなかった。ツベルクリンはのちに、結核感染を診断するための試験に使われることになった。

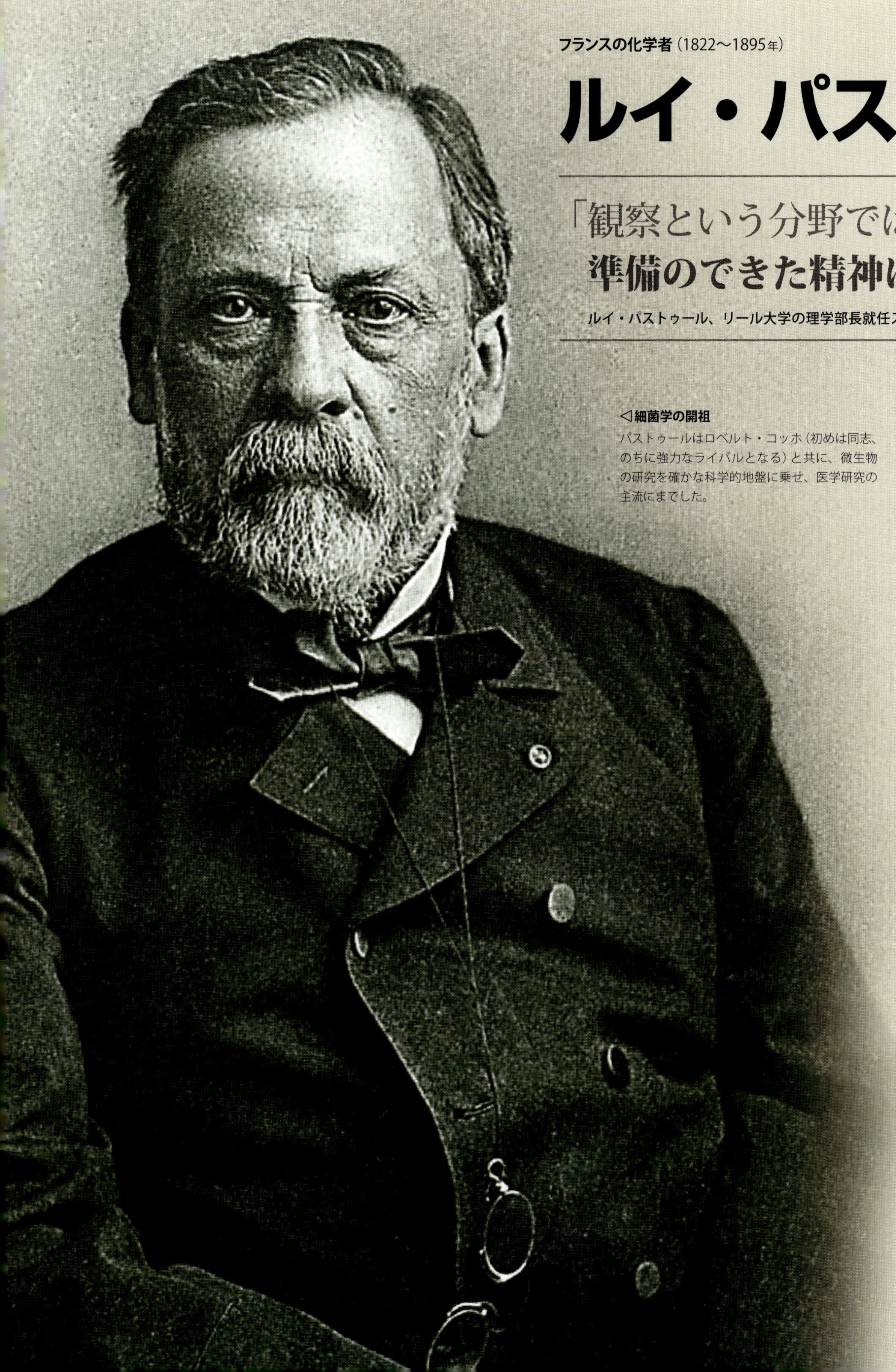

フランスの化学者（1822〜1895年）

ルイ・パストゥール

「観察という分野では、**チャンスは準備のできた精神にのみ**訪れる。」

ルイ・パストゥール、リール大学の理学部長就任スピーチで、1854年

◁**細菌学の開祖**
パストゥールはロベルト・コッホ（初めは同志、のちに強力なライバルとなる）と共に、微生物の研究を確かな科学的地盤に乗せ、医学研究の主流にまでした。

世界有数の偉大な科学者であるルイ・パストゥールは、取り組んだほぼすべての分野で意義のある業績をあげている。細菌を熱で殺す、今ではパスチャライゼーション（低温殺菌法）と呼ばれるプロセスを開発して細菌論が自然発生説に取って代わる後押しをした（⇨p.146〜147）。また、カイコの病気を特定して養蚕業を救った。1870年代からはニワトリ・コレラ、動物の炭疽病、動物とヒト両方のための狂犬病のワクチンを開発した（⇨p.168〜169）。

画期的な研究

パストゥールが生命科学分野で成し遂げた最初の大きな仕事は、なぜ酒類がときどき「だめになる」（悪くなる、酸化する）ことがあるのかという、フランスのビールやワイン産業に損害を与えている問題を調査することだった。顕微鏡での綿密な研究の結果、彼は2つの結論を出した。まず、発酵はそれまで考えられていたような単純な化学変化ではなく、酵母菌による生物学的作用だということ。次に、酸化は細菌性微生物が混入したために起こるということだ。パストゥールが1864年に考案した解決策は、酒を短時間、50〜60℃に加熱し、病気を起こすバクテリアは殺すが飲み物の熟成過程や味、外見は変えないように保つというものだった。1880年代にはこの過程は彼にちなんでパスチャライゼーション（パストゥール殺菌法）と呼ばれるようになった。これは医学上でも多くの命を救うことになった。たとえば汚染された牛乳から

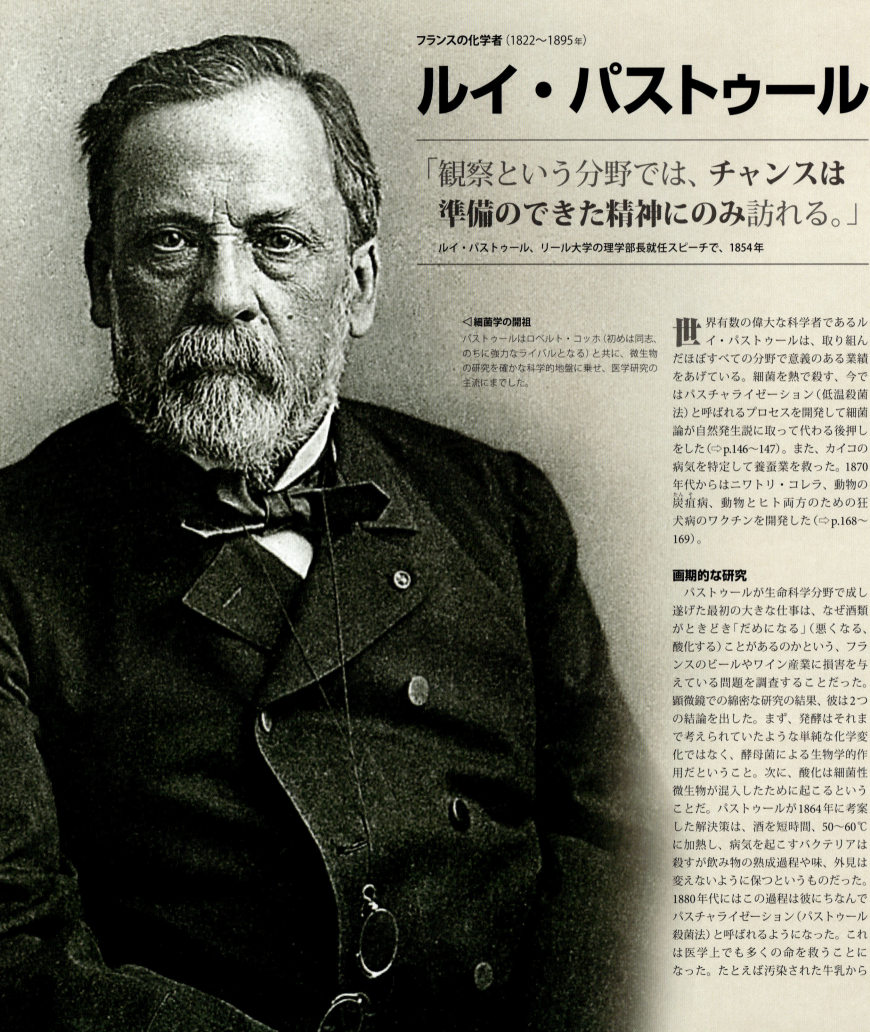

うつる結核などの病気を防いだのである。パストゥールはまた自然発生説（生命が無生物から発生するという考え）に疑問を持った。1862年にS字型の首のガラス・フラスコ（⇨下図）を使った実験を行う。そして証明したのは、もし汚染微生物が栄養液に入ることを阻止できれば、たとえその液が空気に接していても、細菌は育たない、ということである。パストゥールの実験は自然発生説に反する強い証拠となり、この説がその後数十年で急速にすたれる要因となった。代わって主流になったのは、有害な微生物が感染症と汚染の原因であるという細菌論だった。1865年、パストゥールは、カイコに壊滅的な被害を与えた病気を研究、原因となる有害微生物を明らかにした。さらに感染したカイコを健康なものから隔離することで、さらなる被害を防いだ。

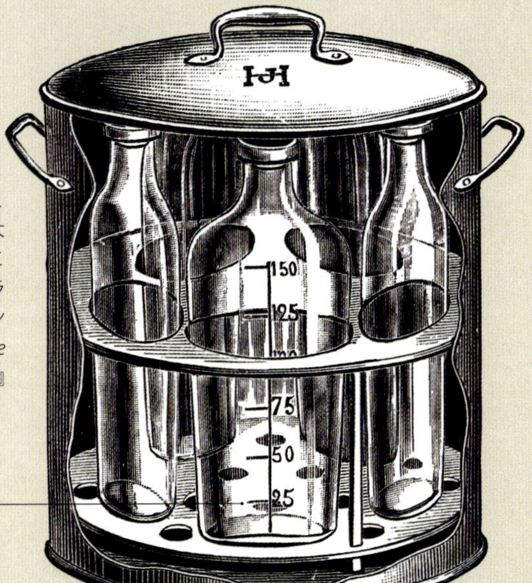

▷安全な牛乳を作る
汚染された牛乳はさまざまな病気の原因となる。パストゥールがアルコール飲料のために開発した熱処理法は、1880年代からは牛乳の大量生産に応用された。この図は牛乳のパスチャライゼーション装置、フランスの科学雑誌『*La Science Illustrée*（図版つき科学）』1898年より。

1881年　パストゥールがワクチンという新用語をつくった年。ラテン語で牛を意味するヴァッカからきている。

ワクチン接種

同じ年にフランスでコレラが流行し、パストゥールは炭疽病その他のヒトや動物の疾病に加え、コレラも研究しはじめる。研究はなかなか進展がなく、1879年に彼は改めてニワトリ・コレラの病原菌を培養しはじめた。ところがこの研究は夏季休暇でいったん中断される。休暇から戻って1カ月経った培養物をニワトリに与えたところ、ニワトリは伝染では死ななかった。細菌が弱ったためニワトリに免疫ができたのではないか、とパストゥールは考えた（⇨p.158〜159）。この発見から、彼は弱めた型の病原菌を使ってワクチンを開発することになる。

動物の炭疽病はフランスの畜産業に大きな被害を出している病気の1つだった。1881年にパストゥールはウシとヒツジ、ヤギのグループに、弱めた炭疽菌のワクチンを与え、もう一方のグループには与えなかった。その後普通の強さの炭疽菌を両グループに植えると、ワクチンを受けた動物は生き延び、受けなかったものは死んだ。

1885年には少年に狂犬病ワクチンを投与、初めて成功を収める。これは彼の晩年の研究プロジェクトの1つだが、パストゥールはその後も講義や資金調達活動を続け、数々の賞を受け、権威あるパストゥール研究所をパリに設立した。1895年に亡くなると、世界中から惜しまれた。医師の免許を取ったことはないパストゥールだが、その研究は数知れない人間と動物の命を救うことになったのである。

「応用科学などというものは存在しない、ただ科学の応用があるのみだ。」

ルイ・パストゥール、フランスの『科学評論 *REVUE SCIENTIFIQUE*』誌より、1871年

▽白鳥の首型フラスコの実験
パストゥールは首がS字型の、白鳥の首と呼ばれたフラスコを使って多くの実験を行った。熱処理で殺菌すると、フラスコに入れた栄養スープは、ほこりや微生物などの微粒子が長く曲がりくねった首でさえぎられるため、空気には触れているにもかかわらず劣化しなかった。

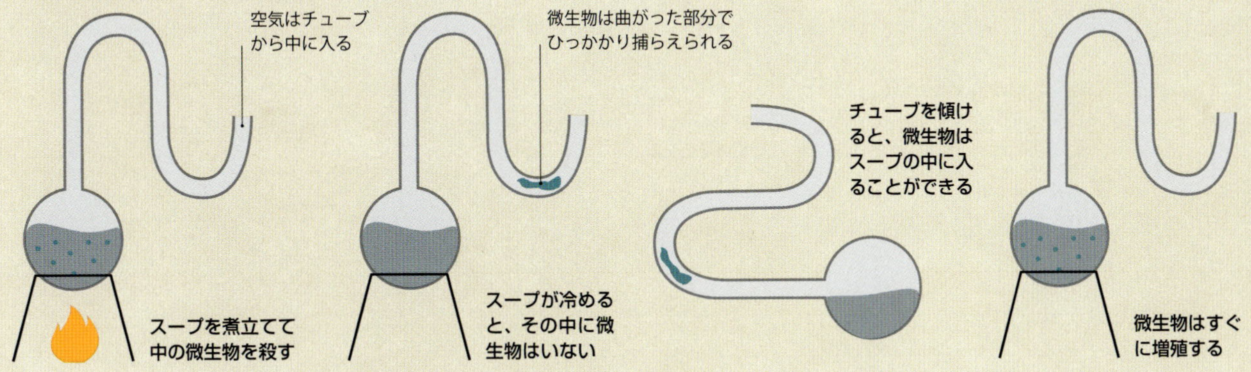

年　譜　Louis Pasteur

- **1822年**　フランス東部のドールで生まれ、アルボワで育つ。
- **1840年**　文学士を取得、続いてフランス、ブザンソンの王立学校で科学の学士も取得。
- **1847年**　パリの高等師範学校（エコール・ノルマル・シュペリウール）で理学博士号を取得。
- **1848年**　いろいろな場所で研究と教育に携わった後、フランス、ストラスブール大学の化学教授に任命される。マリー・ローランと結婚。5人の子どもが生まれたが、うち3人は幼くして感染症で亡くなり、このことがパストゥールの研究の動機にもなった。酒石酸という化学物質を研究し、分子には左右が非対称な2種類の形があり、それぞれが鏡像となっていることを示す。この根本的な発見が立体化学という分野につながる。
- **1854年**　フランスのリール大学の化学教授及び理学部学部長に任命され、アルコール飲料の「酸化」の研究を始める。
- **1857年**　高等師範学校の理学部長となる。
- **1865年**　カイコの卵が細菌に攻撃されて病気が発生すること、これを防げることを示す。彼の助言はまたたく間に世界の養蚕家に取り入れられた。

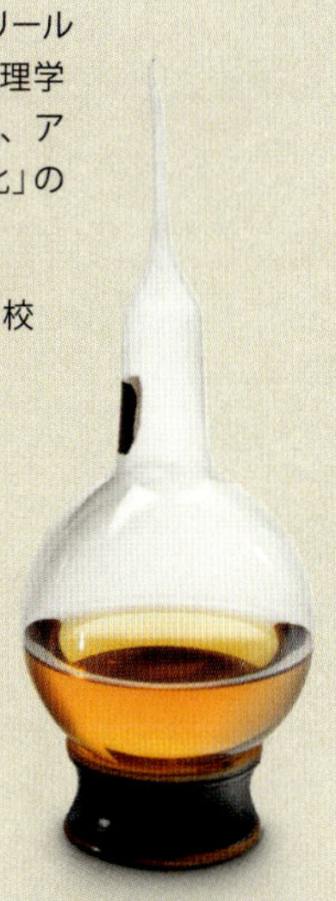

パストゥールが病気の原因は細菌であることを示すために用いたフラスコのレプリカ

- **1868年**　脳卒中で半身不随になるが、研究を続ける。
- **1879年**　ニワトリ・コレラに対する初のワクチンを開発、この研究を人間の疾病に拡大する。
- **1882年**　1873年からフランス医学アカデミーの準会員であったが、この年アカデミー・フランセーズの会員となる。
- **1885年**　狂犬病に咬まれたジョゼフ・マイスター少年にワクチンを接種。
- **1888年**　微生物学研究のためのパストゥール研究所がパリに設立される。
- **1895年**　死去。ノートルダム大聖堂に葬られる。翌年、遺体はパストゥール研究所の特別安置所に移された。

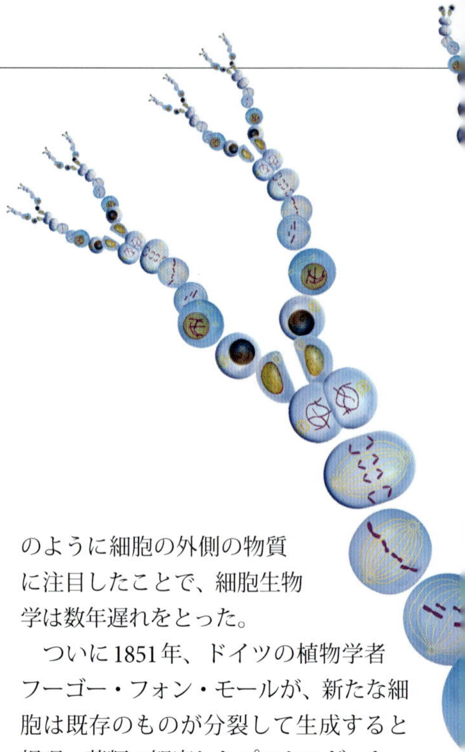

細胞説

19世紀以前は、生命の基礎単位について明確な考えを持つ者はいなかった。顕微鏡（⇨p.92〜93）が使用されるようになって、生物は細胞でできているという細胞説の展開が可能となり、医学の諸分野にはかり知れない影響を与えた。

顕微鏡が1590年代に発明されたことにより初めて、それまで肉眼では見ることができなかったレベルまで動植物を観察できるようになった。植物細胞はイギリスの博学者ロバート・フックが1665年に報告したのが最初である。細胞（cell）という言葉は、その角のある形が修道士の修行する個室（cell）を思わせるために用いられたもの。1682年にはオランダの博学者アントニ・ファン・レーウェンフックがサケの赤血球中の核を観察した。その100年後の1800年、フランスの解剖学者・生理学者のマリー＝フランソワ・クサヴィエ・ビシャは、拡大率が向上した顕微鏡を駆使して人間の皮膚の構造を分類、これを織物にたとえた。しかし、すべての生命体がこれらの小さな構造から成り立っていることや、あらゆる細胞がほかの細胞から、細胞分裂あるいは細胞に基づく生殖により生まれるということはまだわからなかった。実際に19世紀の初期には、細胞は無機物や分解した生命体から自然に生まれると考えられていた。

37兆　2013年に概算されたヒトの細胞数。

基礎単位を認識

1838年、ドイツのイェーナ大学植物学教授マティアス・シュライデンが論文『植物発生論』で、顕微鏡によるこれまでの科学的観察と自分自身の観察を元に、植物のすべての部分は細胞によってできていると推理した。シュライデンはこの理論を友人のドイツ人生理学者テオドール・シュヴァンに説明、シュヴァンも原始的な魚の体内の背骨（脊索）に似たような細胞構造を認めていた。シュヴァンはシュライデンの理論を一歩進め、植物だけでなく動物にも応用、細胞の3つの構造部分、細胞壁、核、セルロース（中味の液体部分）を定義した。1839年、シュヴァンは論文『動物及び植物の構造と成長の一致に関する顕微鏡的研究』を発表、有名な「すべての生物は細胞と細胞の産物から成り立っている」という見解を示した。

ただ、細胞がどのようにできるのか、どう成長するのかはまだ解明できなかった。シュライデンの、そしてシュヴァンも同意していた考えは、新たな細胞は既存の細胞の間にある液体から結晶化することで生まれるというものだった。このように細胞の外側の物質に注目したことで、細胞生物学は数年遅れをとった。

ついに1851年、ドイツの植物学者フーゴー・フォン・モールが、新たな細胞は既存のものが分裂して生成すると提唱、藻類で観察したプロセスだった。

早くも1842年にはスイスの植物学者カール・フォン・ネーゲリが細胞核の中の小さな構造、のちに染色体と呼ばれ細胞の遺伝的材料を含むものを特定していた。1850年代には顕微鏡の倍率は高まり、科学者たちは細胞が分裂するのを観察できるようになる。そして1879年、ドイツの軍医であったヴァルター・フレミングは細胞が分裂する際に染色体が分かれるのを観察、このプロセスを「有糸分裂」と名付けた。細胞のほかの成分も確認された。たとえば1890年に見つかったミトコンドリア（細胞の「発電所」であり、糖と酸素を処理してエネルギーにする役割を担うもの）は、ドイツの病理学者リヒャルト・アルトマンが報告した。

ドイツの植物学者（1804〜1881年）

マティアス・シュライデン

Matthias Schleiden

ドイツのハイデルベルク大学で法律を学んだシュライデンは、弁護士の仕事に嫌気がさして、植物学に転進した。彼はすでに当時の植物学を分類にばかり気を取られているとして否定しており、これを「植物を"一番手のかからないやり方"で認識すること」だとからかい、顕微鏡で標本を観察することに重きをおいた。観察の結果、すべての植物は細胞からできているという結論に達し、これが細胞説の土台となる。短期間ロシア支配下のドルパート大学（現タルトゥ大学、エストニア）で講師を務めた後、ドイツに戻り個人教授となった。

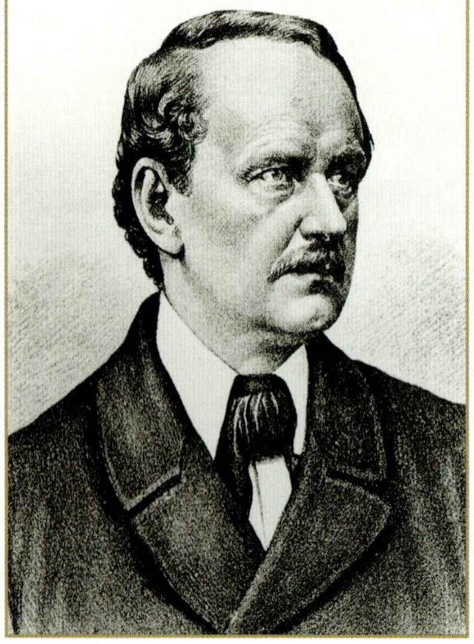

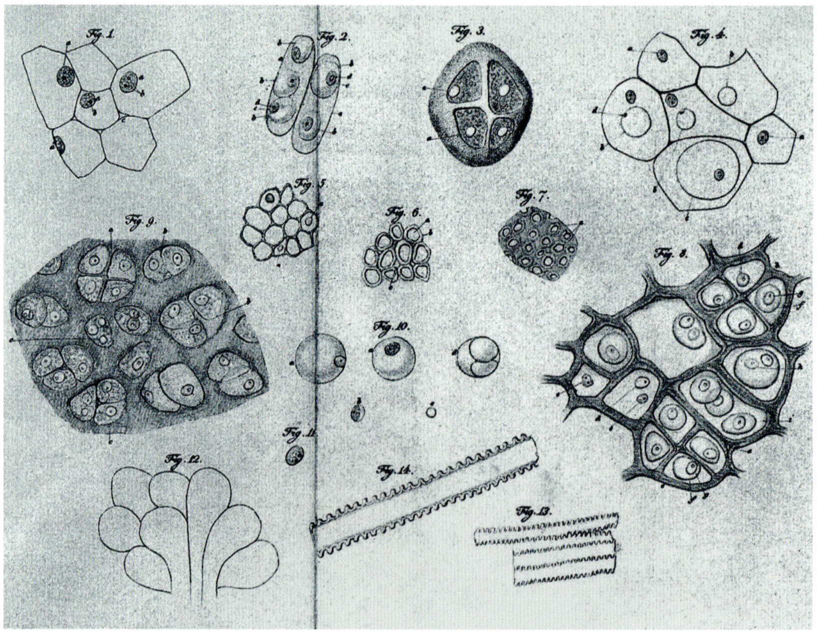

▷ **シュヴァンによるスケッチ**
シュヴァンの1839年の出版物にはタイプの異なる動物細胞の図が載せられていた。形はさまざまだが、すべてに共通してあるのは核と包み込む膜、あるいは細胞壁であり、彼は基本的な細胞の構成要素が違った形をとっていると確信した。

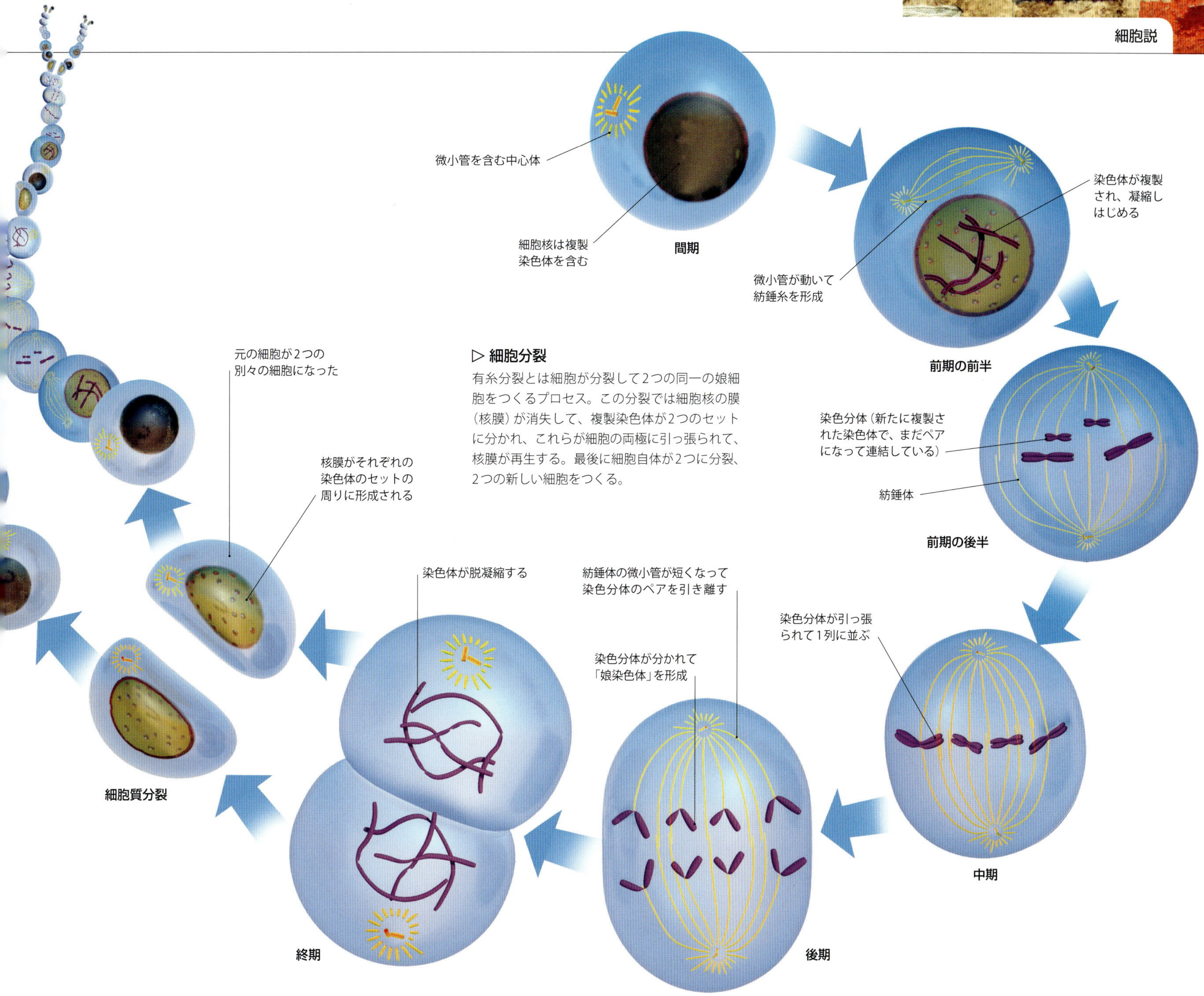

▷ 細胞分裂
有糸分裂とは細胞が分裂して2つの同一の娘細胞をつくるプロセス。この分裂では細胞核の膜（核膜）が消失して、複製染色体が2つのセットに分かれ、これらが細胞の両極に引っ張られて、核膜が再生する。最後に細胞自体が2つに分裂、2つの新しい細胞をつくる。

新たな進歩の基礎となる

細胞説の進歩によって、科学者は遺伝を理解する上の堅固な地盤を得た。1869年にスイスの生化学者フリードリヒ・ミーシェルは核酸を発見、これはDNA（デオキシリボ核酸）の形で遺伝子と染色体の構成要素となるものである。1905年にはイギリスの生物学者ジョン・ファーマーとジョン・ムーアが新たに「減数分裂」という言葉で、細胞が2度連続して分裂、染色体の数が半減し、精子と卵子の染色体が半分ずつ生殖細胞に受け継がれる現象を表現した。

細胞説はまた、細胞病理学や疾病の理解にも役立った。1863年にプロイセンの解剖学者ルドルフ・フィルヒョウは、がんは体内で慢性炎症が起きている場所に起こり、そしてこの炎症が細胞を異常に増殖させ、腫瘍を起こすという考えを推し進めた。こうした進歩は、シュライデンとシュヴァンが細胞の普遍的な性質を証明していなければ不可能なことである。彼らの発見をもとにして、細胞説は引き続き人体の構造や機構を理解する助けになっており、また現代の生殖医療や遺伝学、病理学、薬理学を支えている。

> 「*Omnis cellula e cellula*
> **（すべての細胞は細胞から生じる）**」
> ルドルフ・フィルヒョウ、プロイセンの解剖学者、1855年

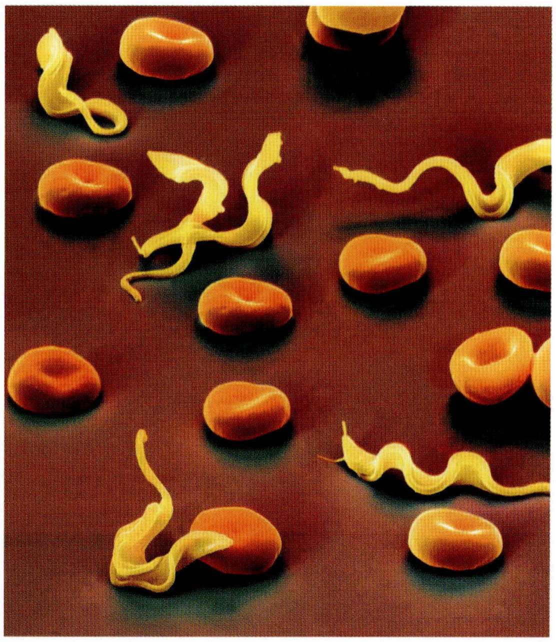

▷ 単細胞性寄生虫
小さな単細胞生物、たとえばアフリカ睡眠病を起こすトリパノソーマ・ブルーセイ原虫などには、まだ細胞核がある。だが細菌（バクテリア）はさらに単純な構造をしており、核がない。

病理学と医学解剖

多くの医学知識は死体を観察すること、すなわち解剖により得られた。初めのうちは肉眼で行われていたが、やがて顕微鏡を使うことで、病気の理解と細胞病理学の誕生に大きな進歩がもたらされた。

病理学（人体の器官や組織、体液に着目して研究し、病気の診断に利用するという医学の分野）にとって、1700年代後期から1800年代初期が転換期となった。この新たな分野は解剖（剖検）によって発達した。

解剖による研究

解剖によって病気を研究するのは目新しいことではない。古代から解剖は科学的発見に役立ってきた。ただしローマ法では人間の解剖を禁止していた。13世紀以後、ヨーロッパの数カ国で法的に認められ、17世紀には一流の医者たち、たとえばイタリア人解剖学者のマルコ・アウレリオやオランダの外科医ニコラス・テュルプなどが解剖を行うようになった。「検死報告」を出版する医者までいた。なかでも重要なのが1761年のイタリア人解剖学者ジョヴァンニ・バッティスタ・モルガーニの『解剖所見による病気の座と原因について *De Sedibus et Causis Morborum per Anatomen Indagatis*』で、640例以上の解剖による観察結果を記録している。近代の病理学はこうした精確な記述に基づいて生まれた。病気は体の器官と関連づけられることとなり、体液のバランスの崩れ（⇨p.34〜35）という、ほとんど2000年間も医学の主流の1つであった考えは否定された。

19世紀半ばからは病気の研究に、より科学的なアプローチがとられる。これをリードしたのが2人の巨頭、カール・フォン・ロキタンスキーとルドルフ・フィルヒョウで、病理学は新時代を迎えた。オーストリアの医師ロキタンスキーは解剖のやり方を根本から変えた。彼は解剖の決まった手順で行うことを主張、綿密かつ体系的な方法で、それによって発見したことを正確に記録し報告した。ただしロキタンスキーは顕微鏡を使うことには消極的で、病気に関する彼の理論には間違いだったものもある。

> **1832**年　イギリスで解剖法が導入された年。ライセンスを受けた解剖学者が引き取り手のない遺体を解剖できるようになった。

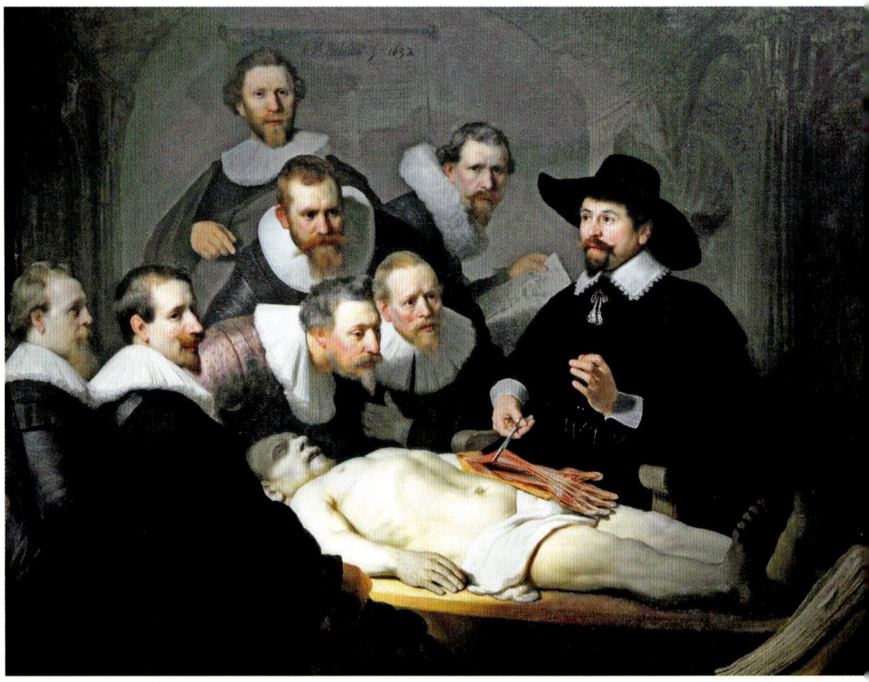

△『テュルプ博士の解剖学講義』
レンブラントによる1632年の油絵。熱心に見守る聴衆を前に、ニコラス・テュルプ博士が腕の筋肉組織を解説している場面。このような解剖は男性の犯罪者の死体のみに行われ、料金を払って見学することができた。

細胞病理学への移行

ロキタンスキーとは違ってルドルフ・フィルヒョウ（⇨左の囲み）は顕微鏡の使用を支持、学生には「顕微鏡的に考えよ」と教えた。

フィルヒョウは1858年に『細胞病理学 *Die cellularpathologie*』を出版し、病気の原因は必ず細胞を見て探すべきだと主張した。彼は病気が細胞の中の異常な変化と、その変化した細胞が細胞分裂によって増えることによって生じると説いた。この器官から細胞ベースの病気への移行は、「新たな病理学」への重要な一歩だった。

その後、19世紀にドイツ人のフリードリヒ・フォン・レックリングハウゼンが頭角を現した。フィルヒョウの弟子であり、血栓症（血液の凝固）や塞栓症（血管の詰まり）、梗塞症（酸素不足による

ドイツの病理学者（1821〜1902年）

ルドルフ・フィルヒョウ *Rudolf Virchow*

近代病理学史上最も重要な人物とされるフィルヒョウは、ドイツ、ベルリンで医学の研究をした。彼は血管の壁、血液の流れ、血液成分に変化が起こることで血栓が形成されるとした。これは「フィルヒョウの3原則」として知られるようになる。彼は率先して組織分析の広い範囲に顕微鏡を用いた。1855年に「*Omnis cellula e cellula*（すべての細胞は細胞から生じる）」という言葉で有名な重要な研究を発表し、細胞病理学という分野を立ち上げた。腫瘍がどのようにできるかを初めて説明、悪性腫瘍、すなわちがんの治療に希望を与えた。1847年、血液のがんが白血球の過剰を引き起こすことに気づき、「白血病」という言葉をつくった。

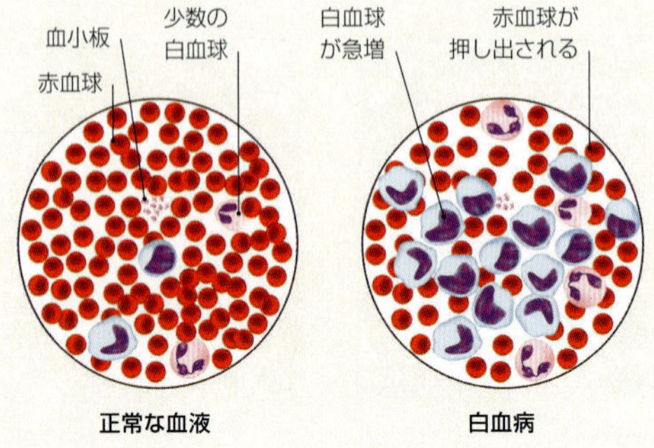

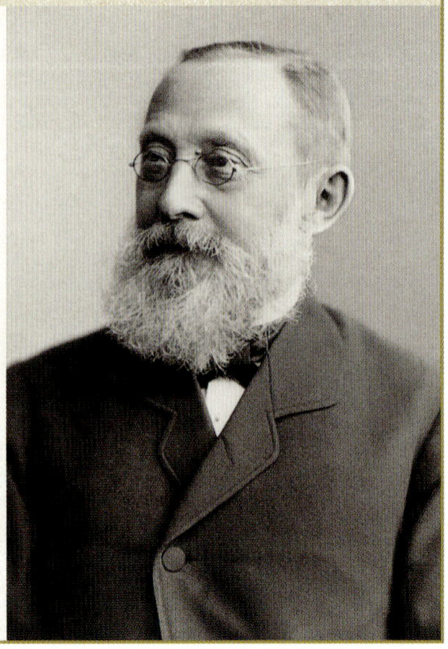

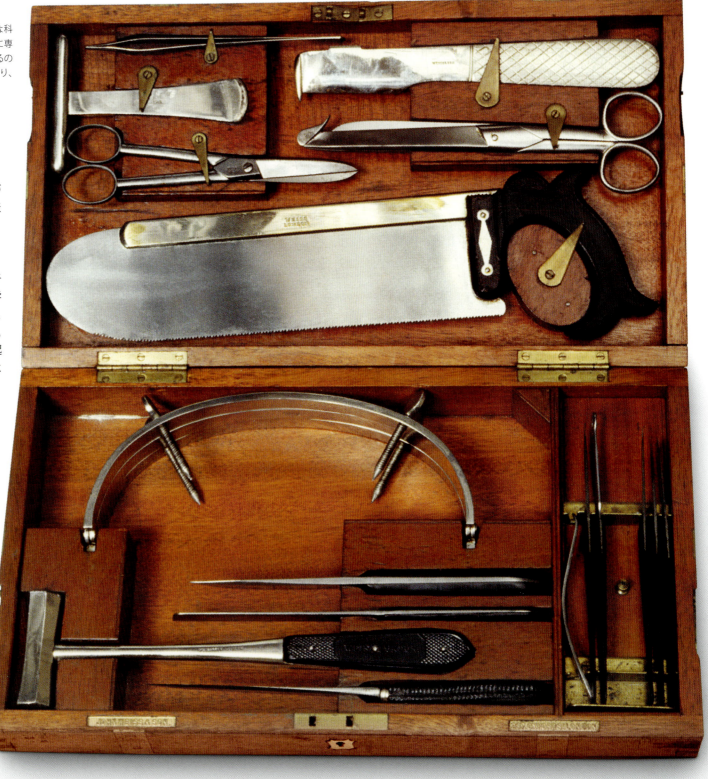

▷ **死体解剖用器具**
19世紀になると死体解剖には厳密な科学的アプローチがとられ、そのために専用の器具を必要とした。この箱にあるのはたとえば頭部の締め具、骨のこぎり、のみ、はさみ、木槌など。

組織の死）など、病理学に基づいた多くの重要な研究を発表した。

後継者たちとその手法

同じくフィルヒョウの弟子でドイツ系スイス人の病理学者エドヴィン・クレープスは、細菌学と伝染病を結び付けた。彼は1883年にジフテリアを起こす細菌を特定したことでよく知られている。

さらに、ドイツの病理学者ユリウス・コーンハイムは、組織を凍結してから薄切りにして薄片を顕微鏡で観察する方法を考案したが、これは現在でも標準的な手順になっている。コーンハイムの学生であったカール・ワイゲルトは変性と壊死（病気や負傷によって細胞や組織が死ぬこと）のメカニズムの説明に取り組んだ。

20世紀になると病理学は確立した学問となり、その進歩も加速した。今日の技術革新、とくに顕微鏡やコンピューターによる画像処理などは、これまでにない正確な診断を可能にしている。

「（死体を）多く**解剖するか調査したものは、少なくとも疑うことを学ぶ**が、そうでない、解剖学を知らない者は……疑うことを知らないのだ。」

ジョヴァンニ・バッティスタ・モルガーニ、イタリアの解剖学者、『解剖所見による病気の座と原因について』より、1761年

消毒の始まり

肉体の傷、ことに外科手術で体を切開した際は感染症に冒されやすいことから、それまでの時代には多くの人命が失われていた。19世紀半ば頃にようやく、ジョゼフ・リスターが消毒剤を用いるという解決策を見出し、そのおかげで術後に死亡する患者数が大幅に減少した。

創傷から感染し化膿するという事実は、医者の間ではよく知られていた。この「敗血症」つまり体の腐敗は、多くの医者にとって治療が困難であったために、かなりの患者が死亡していたにもかかわらず、治癒するために通過しなくてはならない自然の症状と考えられるようになっていた。この問題を解決するための試みは過去にもなされてきた。紀元前4世紀にヒポクラテス（⇨p.36〜37）は、傷の手当てにワインや酢が敗血症を予防する上で穏やかな消毒薬の役割を果たすだろうと考えて、それらの使用を勧めた。それでうまくいった症例もあったが、複雑骨折（開放骨折）のような負傷にはまったく対応できなかった。こうした大怪我では、折れた骨の砕片の多くが外部にさらされるため、細菌が体に侵入しやすくなることから、とくに感染を防ぐことが困難だった。

1812年、フランスの化学者ベルナール・クルトゥワが、さらに効果的な消毒剤となるヨウ素を発見し、この取り組みでの進展が見られた。それは弾薬の製造に用いられる硝石の代用品を求める過程で発見されたものだ。しかし当時その利用を後押しする研究が進まなかったために、一般的に広くヨウ素が用いられることはなかった。

汚染の除去

19世紀には、「瘴気（しょうき）」（ミアズマと呼ばれる空気中に発散する毒気）という悪い空気が感染を引き起こすと一般的に信じられており（⇨p.120〜121）、清潔さを保つことが大事であるとされ、実際それが成果をもたらしていた。たとえばハンガリーの医師で、ウィーンで働いていたイグナーツ・センメルヴェイスは、1847年に手を洗う際に塩素を用いて消毒し、外科処置の器具やシーツやガーゼなどの治療用具の洗浄を徹底して行う体制を命じ、感染率を低下させることができた。

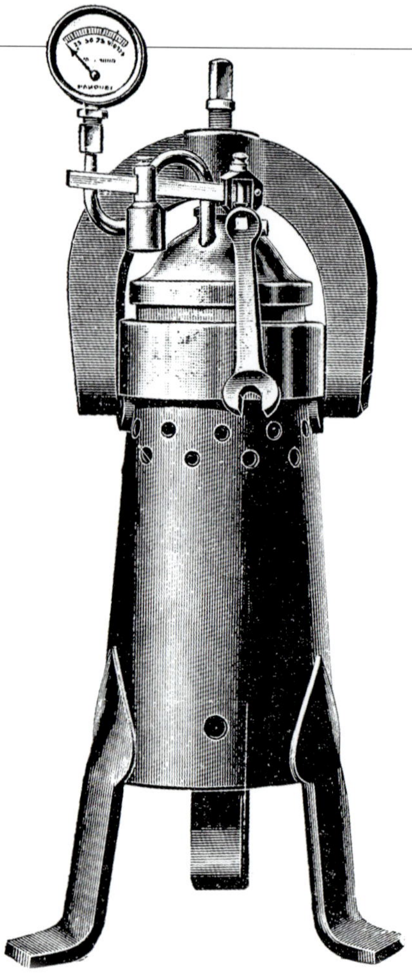

▷ **殺菌装置**
1879年にフランスの微生物学者シャルル・シャンベルランが発明した高圧消毒窯。高圧蒸気を用いて手術器具の殺菌を行う密閉式の圧力室構造となっている。大きく進展した無菌の外科処置を体現するものだった。

しかしこうした感染症の真の原因が何か、その正体を正確につかむには、1850年代にルイ・パストゥール（⇨p.148〜149）が真犯人は瘴気などではなく、傷口に侵入する微生物であることを突き止めるまで待たねばならなかった。エディンバラの若き医師であったジョゼフ・リスターは、傷口に入り込む微生物を阻止する方法を見出すことが、問題解決につながるだろうという仮説を立てた。彼は塩化亜鉛をはじめ、さまざまな材料を用いて実験を行ったが、複雑骨折のような症例で効き目のあるものは見出せなかった。そこでイギリスのカーライル市で下水処理にフェノール（石炭酸）を使用していることを耳にした彼は、そのサンプルを送ってもらうことにした。リスターは1865年8月に、脚部に複雑骨折を負った11歳の少年の治療にフェノールをしみ込ませた包帯を用いた。この処置で患部に若干のただれが生じたが、少年の脚は感染することなく治癒した。翌年にかけて彼は9人の患者にフェノールを用いた処置を行い、そのうち7人が術後の感染を免れることができた。

消毒のための噴霧法

リスターの「消毒用」のフェノールが著しい効果をあげたことから、彼の勤務するグラスゴーの病院ではそれを用いた殺菌が規定の手順となり、切断手術の際の感染による死亡率が低下した。1869年にはフェノールを用いた消毒のための噴霧法を局所麻酔と併用する手法を考案した。従来、皮下にメスを入れる切開手術は感染のおそれがつきまとうため、外科医にとって気の進まぬものだったが、それからはより複雑な手術も可能となった。しかしながら、1870年代に

イギリスの外科医（1827〜1912年）

ジョゼフ・リスター *Joseph Lister*

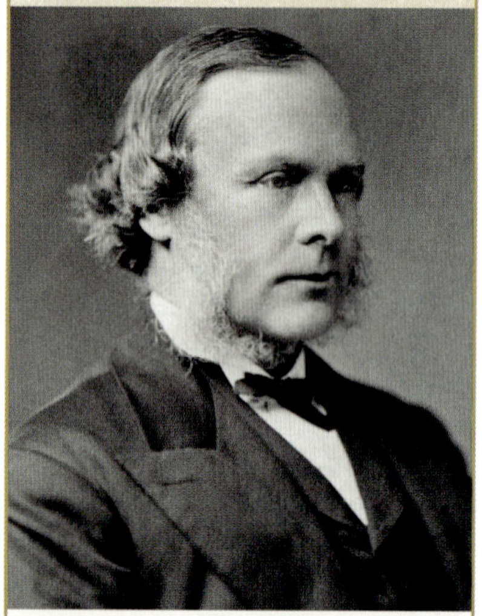

リスターは、顕微鏡が趣味だったアマチュア物理学者で、ワイン商だった父から科学的な好奇心を受け継いでいた。ユニヴァーシティ・カレッジ・ロンドン（UCL）で医学を学び、炎症に関する論文を書いた。1853年にエディンバラ大学に移り、ついで1860年には外科医術担当の欽定教授としてグラスゴー大学に赴任した。ここで彼は、自身の開発した消毒法を実践することになる。1877年にイングランドに戻ると、当初消毒法に関する彼の理念に対して強い抵抗があったが、それを克服している。1897年に外科医として初の爵位（男爵）を女王から授けられた。

「創傷部の腐敗は、**浮遊する微粒子状の生命体を殺す**ことができる何らかの物質で傷を覆うことで**防ぐことができるのではないか**……という考えが浮かんだ。」

ジョゼフ・リスター、チャリングクロス病院で行われたハクスリー・レクチャーにおける講演より、1900年

46% 消毒法が導入される前、グラスゴー王立病院で切断手術を受けた患者の感染症による死亡率。

15% 消毒法が導入された後、切断手術を受けた患者の感染症による死亡率。

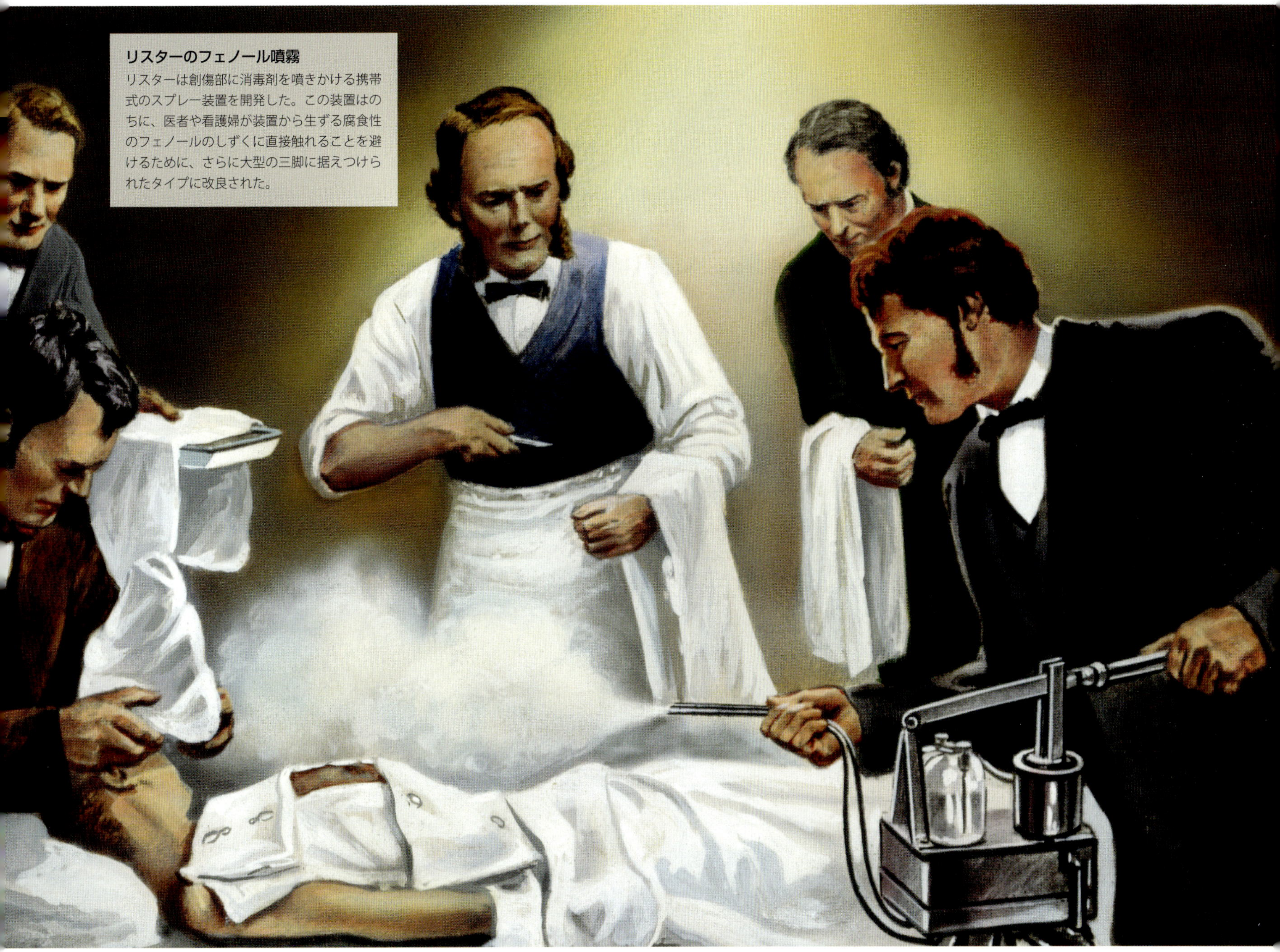

リスターのフェノール噴霧
リスターは創傷部に消毒剤を噴きかける携帯式のスプレー装置を開発した。この装置はのちに、医者や看護婦が装置から生ずる腐食性のフェノールのしずくに直接触れることを避けるために、さらに大型の三脚に据えつけられたタイプに改良された。

入ると、手術に用いられる器具の殺菌が不十分だったり施術者が手洗いを怠ったりすることのほうが、空気中の病原菌よりも感染のリスクとして重大であると認められるようになり、フェノールの噴霧法はすたれていった。手術用の器具やマスクを消毒洗浄するのにスチームを使う手法を始めたのが、スコットランドの医師ウィリアム・マキューインである。彼はまた、手術器具をすべて高温で殺菌することができるスチール製品でそろえることも考案した。煮沸して使えるゴム製手袋の登場（記録によると、エストニアで1897年に初めて使用されたという）で、患者が感染する件数がさらに減少した。それまでは外科医たちは素手で手術や解剖を行っていた。「無菌的処置」（微生物の存在しない状況）と「消毒法」（発生した微生物を殺す手法）を組み合わせることで、外科医術は新たな時代を迎えたのだった。感染症のリスクは、完全に除去されたわけではないが、劇的に減少していった。

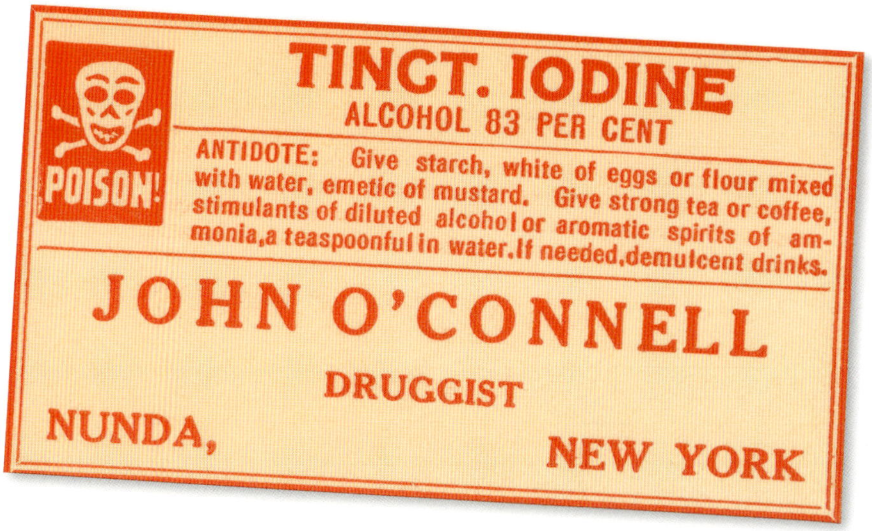

▷ ヨードチンキの取り扱い説明
ヨウ素は希釈した形で消毒剤として利用できることがわかった。しかし医学的な利用法としては、おもに首の腫れを引き起こす甲状腺の肥大、すなわち甲状腺腫の治療に用いられていた。

結核

TB（テーベー）、肺結核、肺病、労咳（ろうがい）、白い疫病などと呼ばれる結核は、世界で最も古くから知られ、広範囲に及ぶ致死的な病気の1つである。現在でも年間800万〜1000万人に影響を及ぼしている。

石器時代の遺骨から結核は1万5000年前から存在していたことが示唆され、記録に残された証拠も7000年前にさかのぼる。ヒポクラテス（⇨p.36〜37）は当時、結核が最も広範囲に及ぶ病気であり遺伝性があると主張した。ルネサンス期のヨーロッパでは都市の拡大に伴い、結核は何度も流行し、その原因としていくつもの仮説が浮上した。現在、結核はおもに肺に影響を与え、咳により空気中にまき散らされた結核菌を吸い込むことにより感染する細菌性疾患であることがわかっている。しかし症状があまりにも多岐にわたることもあり、単体の病気として認識されて病名が付けられたのは1830年代になってからのことだった。その後すぐに結核患者向けに初の療養所がつくられた。患者は安静に過ごし、新鮮な空気を吸い、十分な食事をとることで快復すると期待されたため、ほとんどの場合療養所は高地に建てられた。

1882年にロベルト・コッホ（⇨p.146〜147）が結核の病原菌である結核菌を特定した。ところが、結核を部分的に抑制できるようになるのは、1947年になって発見されたストレプトマイシンという抗生物質の治療効果が臨床試験で実証されてからのこととなる。結核はアフリカ、南アジア、東アジア、東南アジアを中心とする発展途上国では今も一般的な病気である。世界保健機関の主要目標の1つとして、2030年までに結核の流行を根絶することが掲げられている。

「貧困層の過密な居住環境が、肺病の真の繁殖地である。」

ロベルト・コッホ、ドイツの医者、イギリス議会向けに行った結核に関する演説より、1901年

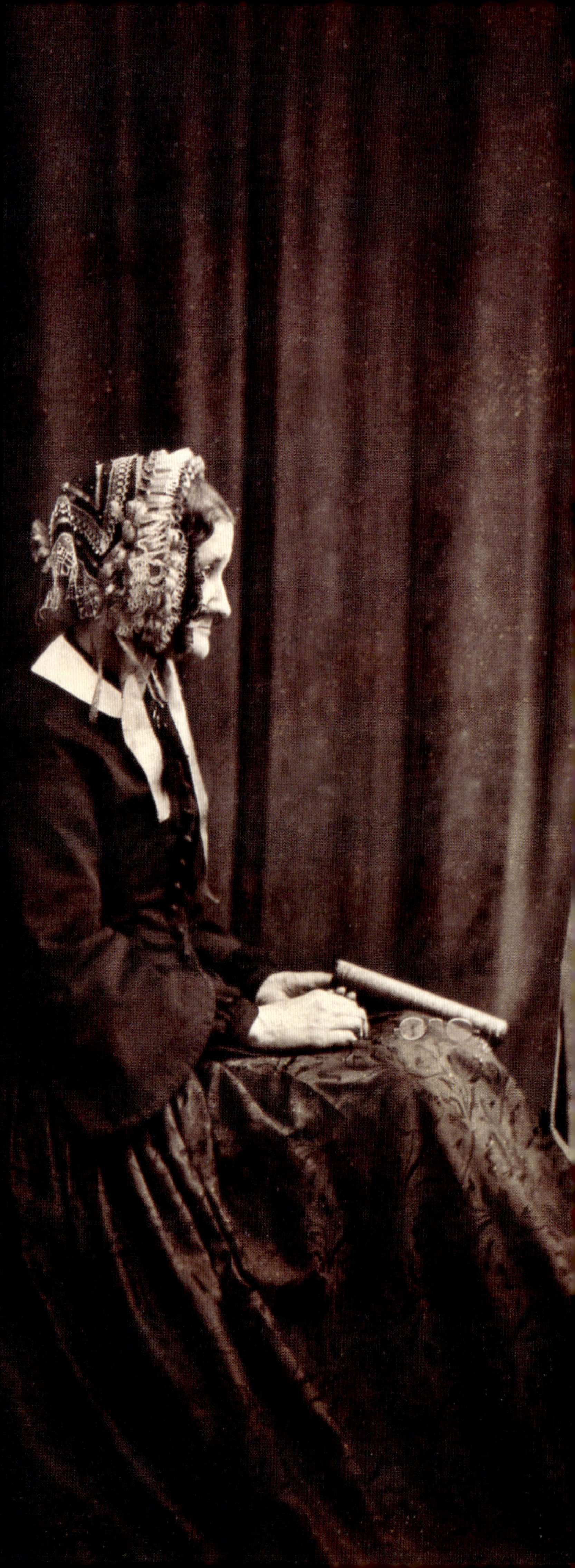

▷「消えゆく」
18世紀から20世紀前半にかけて作家や詩人、劇作家、芸術家は、結核を有能で知性や創造性に富む人がかかる病気として「美化」して描写した。この平穏な1コマは、イギリス人の写真家ヘンリー・ピーチ・ロビンソンが5枚の写真を合成して制作したものであり、死を迎える若い女性を題材としている。

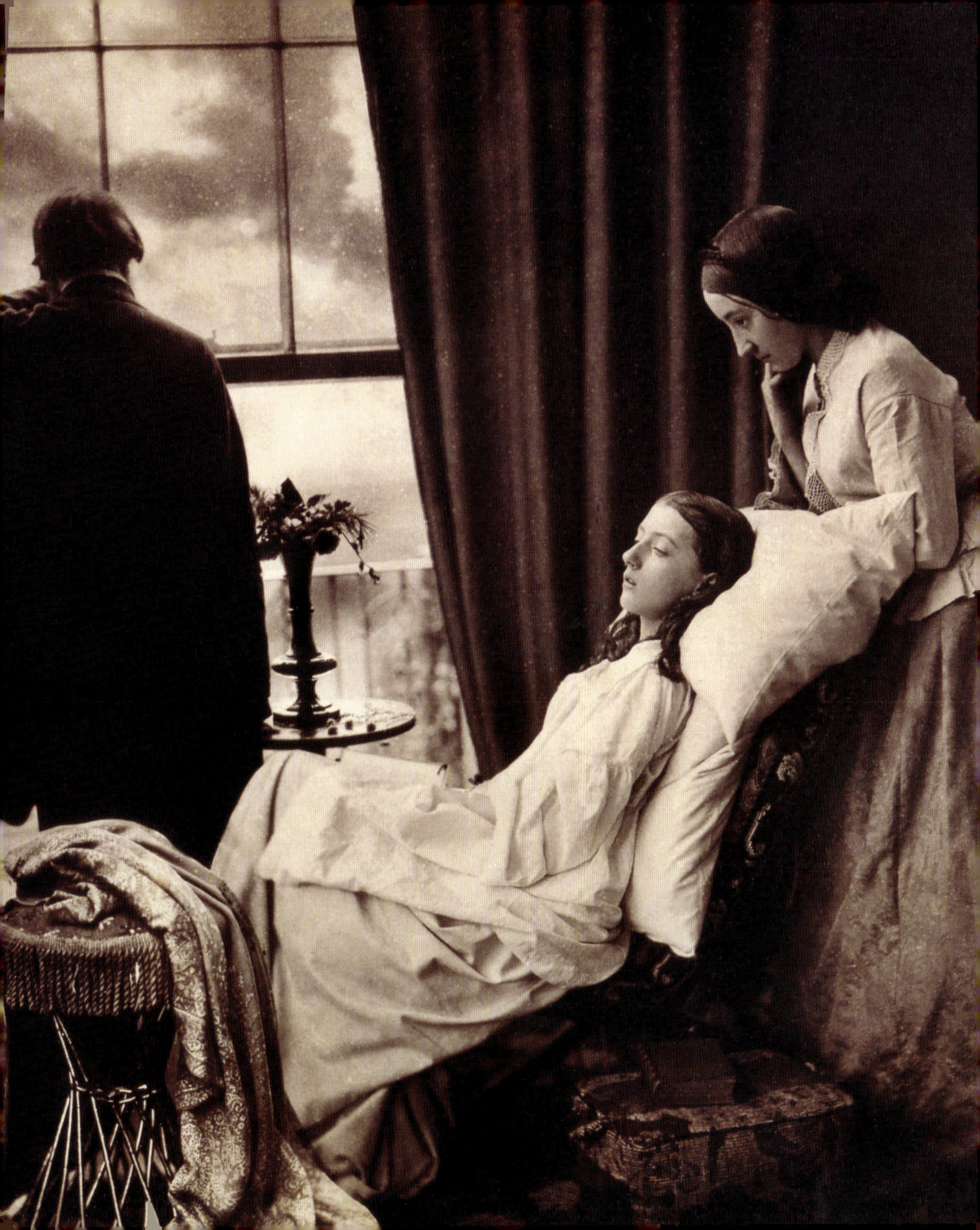

ワクチンの発展

19世紀後半には、病気の伝播や免疫のメカニムズムに関連する発見が医学に革命をもたらした。これらの発見を引き金に、それまで毎年何万人もの死者を出してきたような感染症を予防する新しいワクチンが開発されるようになった。

フランスの微生物学者ルイ・パストゥール（⇨p.148〜149）が行った微生物と細菌（p.146〜147）に関する研究により、一連の病気に対抗できる薬剤や、エドワード・ジェンナーが開発した天然痘向けワクチン（⇨p.102〜103）に続く新ワクチンの開発に対して期待が高まった。

1879年、パストゥールが初めて研究室でワクチンを開発したことで大躍進が遂げられた。パストゥールはニワトリのコレラを研究するためにニワトリに生きた細菌を注射し、その致死性の高い病気の進行を観察していた。ある日、パストゥールはニワトリに新鮮な細菌培養物を注射するようアシスタントに依頼したのだが、アシスタントはそれを怠った。1カ月後、棚に置きっぱなしになっていた「古い」細菌培養物がニワトリに注射された。ニワトリはコレラの軽い症状を示したものの、生き延びた。パストゥールが同じニワトリに新しいコレラ菌を注射しても、ニワトリは病気にならなかった。パストゥールは、患者に弱い病原菌を注射すると、完全な病原菌に対して免疫を持つという弱毒化の原理を発見したのだ。パストゥールはこの原理を1882年には炭疽病に適用し、1885年には狂犬病にも適用した。

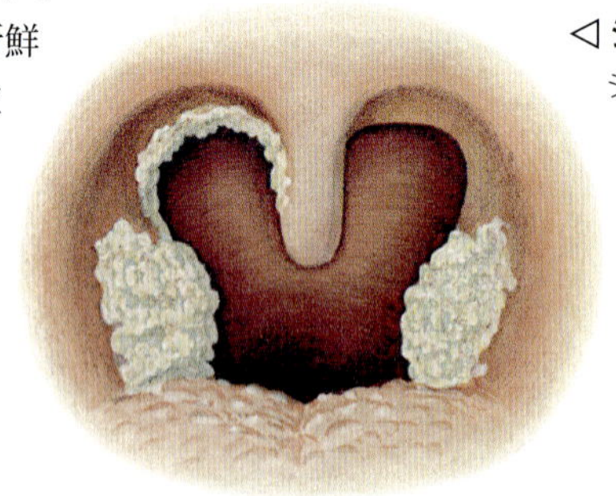

◁ **ジフテリアの症状**
ジフテリアは発熱やひどい咳に加え、咽喉や扁桃腺などの感染部分を覆う灰色の膜で特徴づけられる。幼児の場合、放っておけば20%の割合で死に至る。

新ワクチンの発見

1880年代後半までに研究者たちは、ジフテリアや破傷風など特定の細菌から分泌される血清中の毒素が病気の症状を引き起こす原因だと認識していた。ドイツの生理学者エミール・フォン・ベーリングはモルモットに、そしてのちには馬に非致死量のジフテリア菌を注射し、その動物から血清を抽出、それを他の動物に注射すればその動物が免疫を持つことを発見した。1889年に破傷風毒素が発見されると、その翌年にフォン・ベーリングと彼の同僚の北里柴三郎は破傷風の抗毒素（抗体）を開発することができた。ジフテリア用ワクチンは1892年から市販され、死亡率は大幅に低下する。イングランドとウェールズでは1914年に年間5万5000人がジフテリアで亡くなったのに対し、1956年の死者はわずか51人にとどまった。

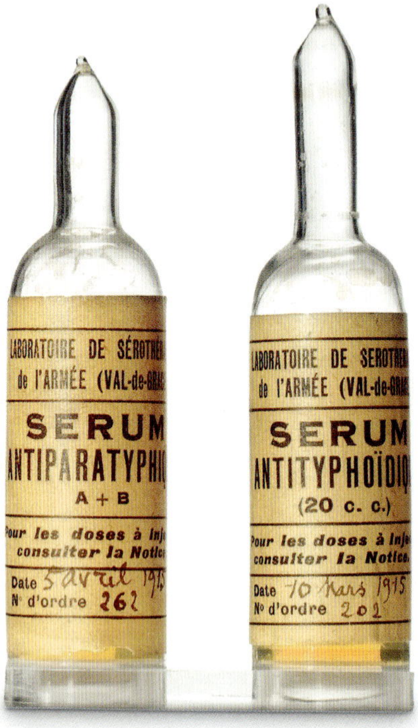

△ **ワクチン用アンプル**
写真のアンプルは1915年のものであり、腸チフスとパラチフスのワクチンとして用いられた血清が入っている。とくに戦時中は、兵士が戦闘による負傷よりも腸チフスで亡くなることのほうが多かったため、ワクチンは重要な役割を担った。

ウィルスの研究

ワクチン開発における初期の前進の大半は、ウィルスではなく細菌で伝播する病気を対象とした。ウィルス性因子は1890年代に発見されたものの、細菌よりも培養するのが難しかった。しかし、1915年に日本の医者である野口英世が、生きたウサギの睾丸の中でワクシニアウィルス（天然痘の原因である天然痘ウィルスと同種のウィルス）を培養できることに気づいた。1930年代にウィルスはニワトリの卵の中で培養されるようになり、発疹チフス向けワクチン（1898年に初めて実験対象となった）の大量生産と、ポリオに対する効果的なワクチン（1954年に初めて実験対象となった）の開発を可能にした。

予防接種の推進

ワクチンが広く提供されるようになると、予防接種を推進または義務化するために多くの国が公衆衛生プログラムを導入した。イギリスはプログラムを

> 「**破傷風に対する免疫**は、破傷風菌から産生される**毒物を無害にさせる無細胞の血清**の力にある。」
>
> **エミール・フォン・ベーリングと北里柴三郎、『ドイツ医学週報』に投稿した論文より、1891年**

ドイツの生理学者（1854〜1917年）

エミール・フォン・ベーリング

Emil von Behring

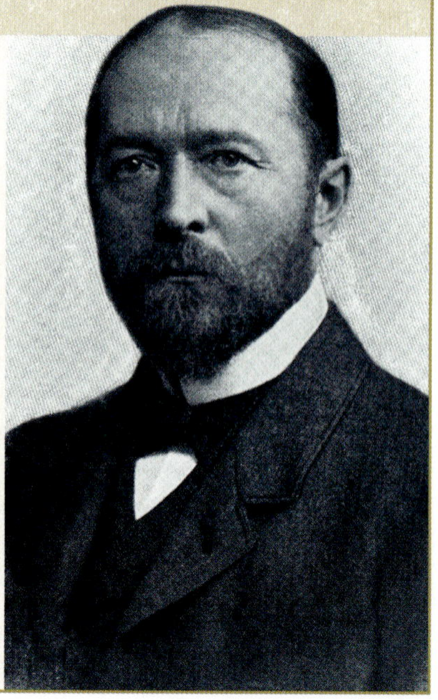

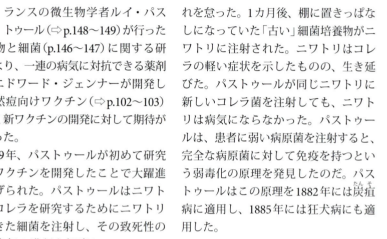

貧しい家庭に生まれたエミール・フォン・ベーリングは大学に進学できず、ドイツ軍の専門学校で医学を学んだ。1880年代前半に、ヨードホルム化合物は細菌を殺さないものの、細菌が産生する細菌毒素を中和させ、無害にすることを実証した。

1888年にベルリンの衛生試験所で研究を開始する。ここでは、ジフテリアの細菌が殺されて毒素が残った培養物を動物に注射すると、動物が免疫を持つことを発見した。フォン・ベーリングは研究の功績を称され1901年、史上初のノーベル生理学・医学賞を受賞した。

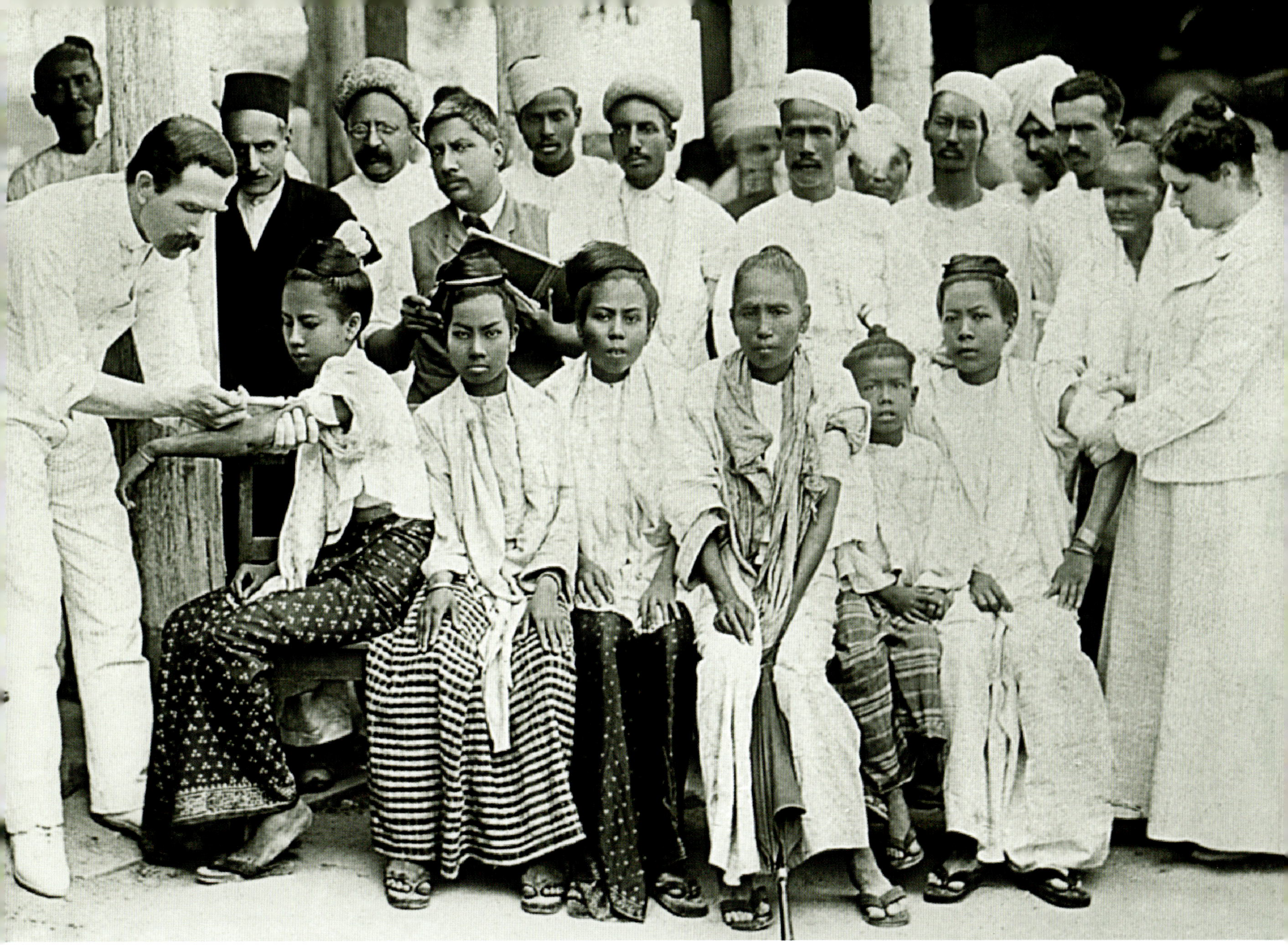

△ ペストの予防接種
1906年にビルマ（ミャンマー）でペストがまん延すると、1897年に開発されたワクチンの予防接種プログラムが普及した。残念ながらワクチンの効果は限定的であり、結局6000人が亡くなった。

真っ先に発足させた国の1つであり、1853年にはすべての赤ん坊に生後4カ月以内の天然痘ワクチン（⇨p.100〜103）接種を義務づけるワクチン法が制定された。20世紀になると、麻疹と流行性耳下腺炎（おたふくかぜ）向けのワクチンが1963年と1968年にそれぞれ開発され、大半の国ではこのワクチンが幼児向けの予防接種スケジュールに即座に組み込まれた。

命が救われる人の数、また感染症患者に割かれる医療資源の削減という観点から、予防接種による公衆衛生上のメリットは計り知れない。科学研究者は現在も、HIVとエイズ（⇨p.242〜243）、エボラ（⇨p.268〜269）などのウィルス感染病を中心に、治療が難しい病気に対するワクチンを開発し続けている。ほかにも蚊によって感染するマラリア（⇨p.174〜175）やジカ熱など、伝播を防ぎにくい病気に対するワクチンも研究されている。

2万7000 **人　1916年にアメリカ合衆国でポリオが流行した時のポリオ患者数。**

73 **件　2015年時点の世界におけるポリオの症例数。**

基本の概念

ワクチンの仕組み

ワクチン接種では、弱毒化された細菌またはウィルスを健康な宿主に注射する。病原体は抗原を抱えており、この抗原は、宿主の免疫系に抗体という特別なタンパク質を生成させることで感染への抵抗を助ける。

抗体は、宿主の血液に「記憶細胞」として存在する改変細胞と結合する。宿主が再び病原体にさらされると、体はすでにそれに抵抗する抗体を持っているため、軽い症状か無症状で済む。

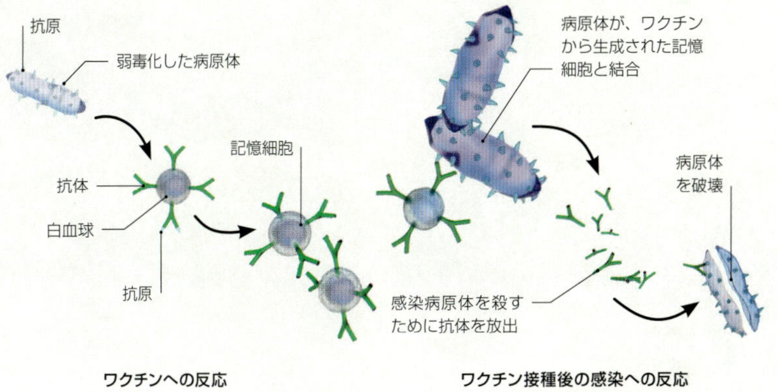

脳の不思議

動きが少なく、特色もない外見が一因となり、脳に関する医学的な理解は、他の組織よりも遅れた。19世紀には人の行動における脳の役割について認識が高まり、先駆者たちが神経学を新分野として確立させた。

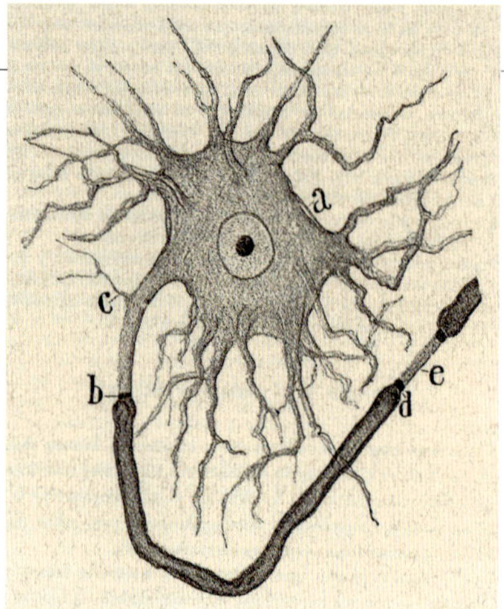

△ **魚の脳細胞**
顕微鏡検査が進化したおかげで、サンティアゴ・ラモン・イ・カハール（⇨p.97）ら科学者による神経細胞の研究が結実した。写真の魚の脳細胞はボヴェリ染色液（硝酸銀）で着色されている。

脳の一様な構造や、周りとの境界の曖昧さ、動的な部位の少なさから、脳の絶大な役割に関する手掛かりは非常に得にくい。また、脳は頭蓋骨で厳重に保護されているため、直接診たり触れたりすることも難しい。とはいえ、歴史を通じて医者は、頭蓋骨に穴を開けるという思い切った手段を使って身体疾患を治療しようとしてきた（⇨p.16～17）。

神経も見た目は淡い色の糸のようであり、機能が判定しづらい。てんかんや偏頭痛などの神経系疾患は、悪霊や天罰に起因すると考えられることが多かった。紀元前4世紀に、アリストテレスは心臓が感情と知性の核であると主張した一方で、ローマ人の医者ガレノス（p.40～41）は脳を理性、思考、知覚、記憶といった「精気」または「精神的能力」に関連づけた。14世紀に解剖学が科学分野として再び盛り上がりを見せると、肉眼で見える脳の部分の構造がより明らかになった。1543年にフランドルの医者アンドレアス・ヴェサリウス（⇨p.72～75）が脳の被膜または髄膜に加え、外面、室、神経、血管を描写した。「セル」とも呼ばれる室にはそれぞれ機能が割り当てられた。具体的には、前方の室が想像、中央の室が理性、後方の室が記憶を司るとされた。これらの室は脳室と呼ばれるようになるが、実際には精神機能に関与しない脳脊髄液を含んでいる。

3000人　**1860年代～1870年代にかけて、フランスのサルペトリエール病院でシャルコーの診察を受けた神経疾患の患者数。**

1664年にイギリスの医者トーマス・ウィリスが『脳の構造 *Cerebri Anatome*』と題した本を刊行し、その中で脳と神経の構造を詳しく解説し、神経を研究する分野として「神経学」という用語を編みだした。18世紀には脳への理解が劇的に進んだが、同時に思考や行動に関する科学的根拠の少ない論議も盛り上がりを見せる。

頭蓋骨の形状を解釈する骨相学（⇨p.104～105）は、1800年代前半に人気があった。のちに信憑性を失うことになるもう1つの理論は、ドイツ人の医者フランツ・アントン・メスメルが開発した「動物磁気」である。メスメルは、すべての生命に、磁気の法則に従う見えざる力またはエネルギーが流れていると考えた。そして、この力を操れる者は、それを治療に応用できるとした。メスメルは「宴会」と称して集会を開催し、そこで患者をトランス状態に置いた。現在、「メスメリズム」は催眠術と密接に関連していると考えられている。

神経学の誕生

18世紀中の解剖学と病理学の発展は、顕微鏡検査（⇨p.92～93）や組織学に後押しされた。組織学とは、おもに染色や着色の方法を用いて顕微鏡で組織や細胞を解剖する学問である。この領域が発展したことで、19世紀にはフランス人のジャン＝マルタン・シャルコー教授ら臨床医が、神経学を医学の主要領域の1つとして確立させることができた。

シャルコーは、患者への問診、診察、診断、治療を担う有能な臨床医だった。40年以上のキャリアを通じて患者の症状のパターンを記録し、解剖学、病理学、顕微鏡法の各種ツールを用いて臨床の所見を死後解剖の所見と結び付けた。シャルコーは数々の神経系疾患を定義し、現在でも20もの疾患にシャルコーの名前が付いている。

シャルコーは神経学と精神医学の識別にも大いに貢献した。神経学はおもに物理的な脳全般について、また解剖学と生理学の問題が脳卒中や多発性硬化性をもたらす仕組みについての学問である一方で、精神医学はメンタルヘルスのほか、身体的症状を伴わない不安、うつ、統合失調症などの気分障害、情緒障害、思考障害を主眼として発達した学問であるとした。

シャルコーは、複数の神経病や筋疾患に対する治療を初めて提唱し開発したフランスの医者ギヨーム＝バンジャマン＝アマン・デュシェンヌを自身の「神経学の師」と見なした。同時にシャルコー自身も、精神分析学の創始者ジークムント・フロイト（p.182～183）や、フランスで心理学を確立させたピエール・

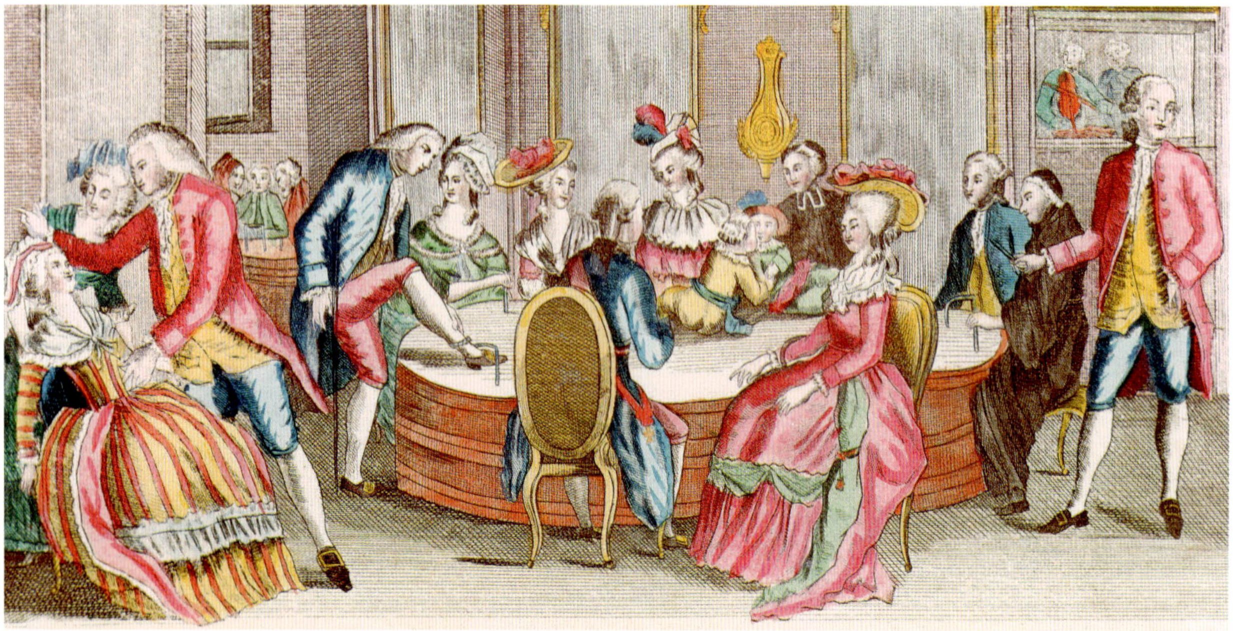

◁ **メスメルの宴会**
メスメルは裕福な患者に「磁気水」の桶に浸した金属棒を持たせ、トランス状態にさせる治療「宴会」を開催した。これによって患者の体内の「不安定」が改善され、疾患が完治されると考えられていた。

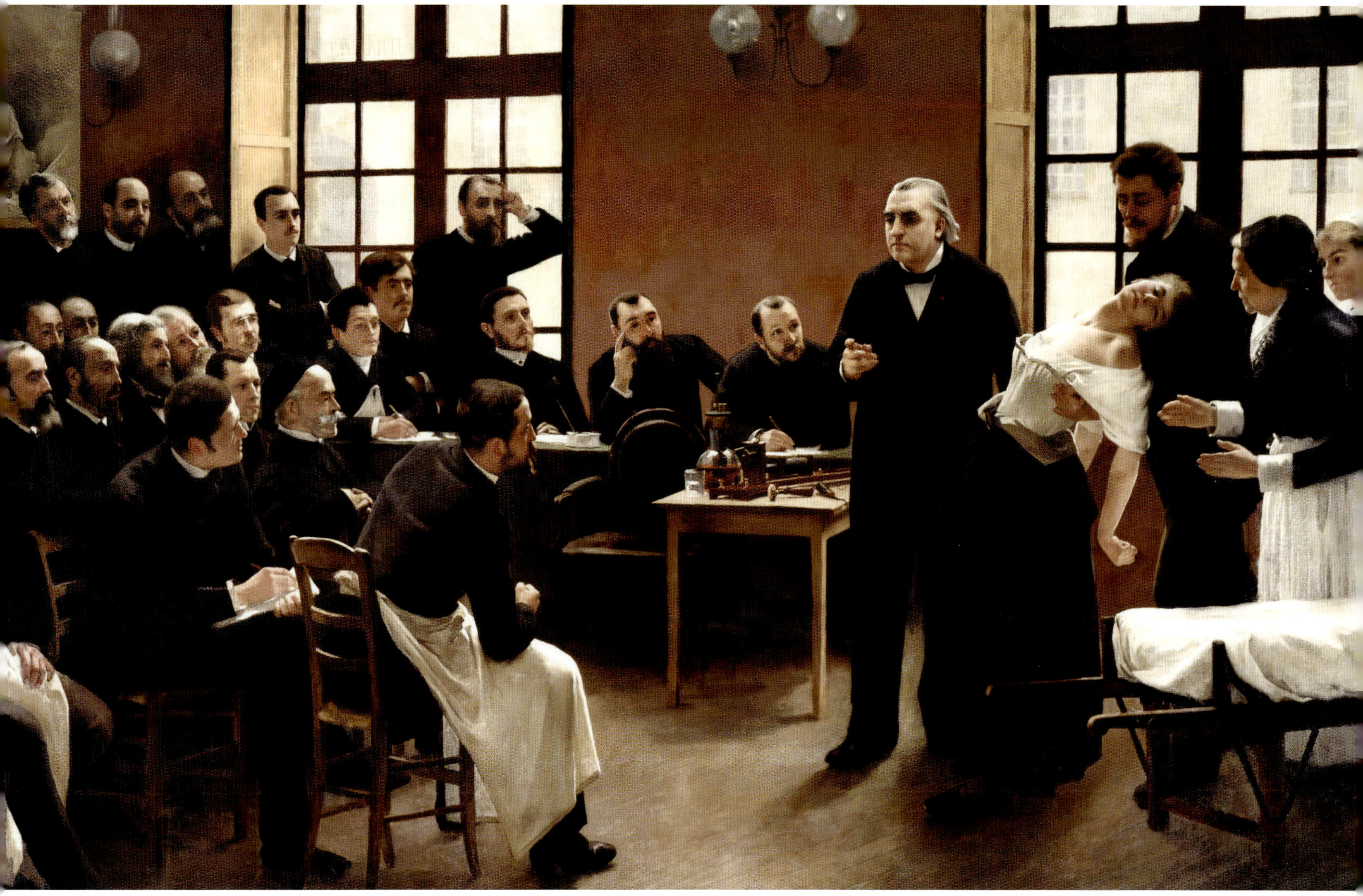

△ **実演中の教授**
シャルコーは画期的な教育方法を用いる教師であり、講義中に患者を診察および問診し、催眠もかけた。また自身が描写した図や写真などの視覚的な教材を用いた。

ジャネ、著名な神経学者ジル・ド・ラ・トゥレット（トゥレット症候群を特定した人物）に影響を与えた。シャルコーも催眠術について、また催眠術とヒステリックな精神状態との関係性に関心を持ち、有望な治療法として講義で実演した。

19世紀後半には神経外科領域における画期的な手術が行われるようになった。具体的には1878年にスコットランドの外科医ウィリアム・マキューインが髄膜から腫瘍を切除し、1887年にはイギリスの外科医兼病理学者ヴィクター・ホースレイが脊髄腫瘍を切除した。

「**病気を治療する**には、**それを特定する**方法を学べ。」

ジャン=マルタン・シャルコー、フランスの神経学者

フランスの神経学者（1825〜1893年）

ジャン=マルタン・シャルコー *Jean-Martin Charcot*

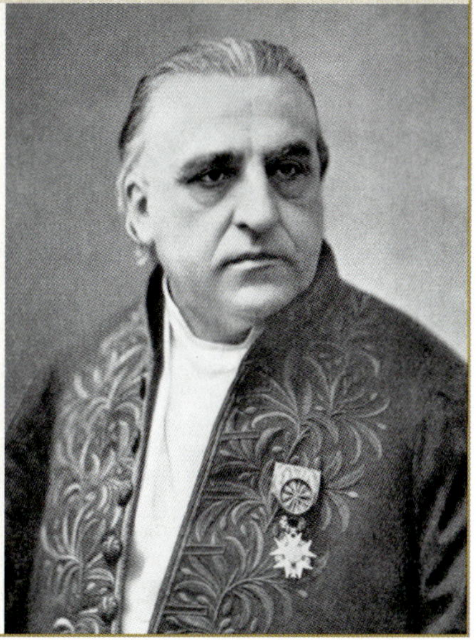

1825年にパリで生まれたジャン=マルタン・シャルコーは医師免許を持ち、キャリアの大半はパリのサルペトリエール病院に勤務した。多言語に精通し、ヨーロッパ中から新しい医学知識を吸収した。1856年に「パリ市内の病院の総院長」に任命され、1872年にパリ大学で病理解剖学の教授に就任した。サルペトリエール病院は1880年代にはヨーロッパにおける神経学研究の中枢機関となり、独自の顕微鏡検査・写真術の部門があった。シャルコーは1893年にパリで亡くなった。

精神病

精神病患者は社会から隔離して精神科病院で治療すべきだという考えは、18世紀と19世紀には先進的だったかもしれないが、患者の監禁やその治療の実態は、いまだに医学における黒い歴史となっている。

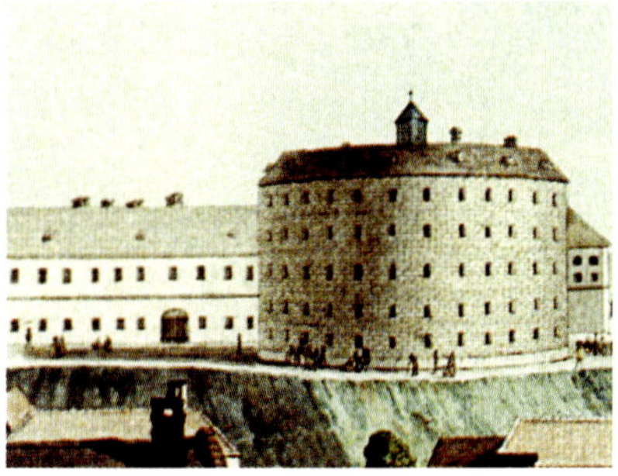

△ ナレントゥルム（患者の塔）
オーストリアのウィーン総合病院内にあったナレントゥルムは、初の精神病専用病棟である。1784年に建設され、139の監房に精神病患者が収容された。

精神病の原因は、200年前まではほとんど理解されていなかった。かつて狂気の発作は月の満ち欠けと関連づけられたり（英語ではlunaticという）、神からの神託や預言だと見なされたりした。精神的な問題と、四体液のバランス（⇨p.34〜35）の関連性に関する定説は、古代ギリシアで初めて提唱され、中世の時代を超えて支持されていた。

家系に対する誇りや名誉が根深いコミュニティでは、狂気は一家の名を汚すものだと見なされ、病人は普通の生活から隔離され、見捨てられることさえあった。中世ヨーロッパでは、家族に保護されず、さらに女子修道院や男子修道院、救貧院にも受け入れられない患者は、恐ろしい虐待にさらされる危険があった。

初期の精神病院

クルアーン（コーラン）が提唱する、「知能が弱い」人向けの人道的治療の原則に基づき、8世紀のバグダッドに設立された施設を皮切りに、精神病患者を預かる施設のモデルは数百年前から存在した。しかし、15世紀前半以降のヨーロッパで施設が採用したアプローチは、残虐行為と幽閉に基づくものだった。「治療」と称して患者は鞭打たれ、服をはぎ取られ、鎖で拘束された。初期の施設には、1640年代にパリにできた悪名高きメゾン・ド・シャラントンや、1784年にウィーンに建設されたナレントゥルムがある。

▽ 人道的治療の推進
フランスの医者フィリップ・ピネルは、精神病に悩む患者に対する「良心ある」治療を提唱した第一人者である。絵画の中では、1793年にパリのビセートル病院でピネルが収容者の鎖を外している様子が描写されている。

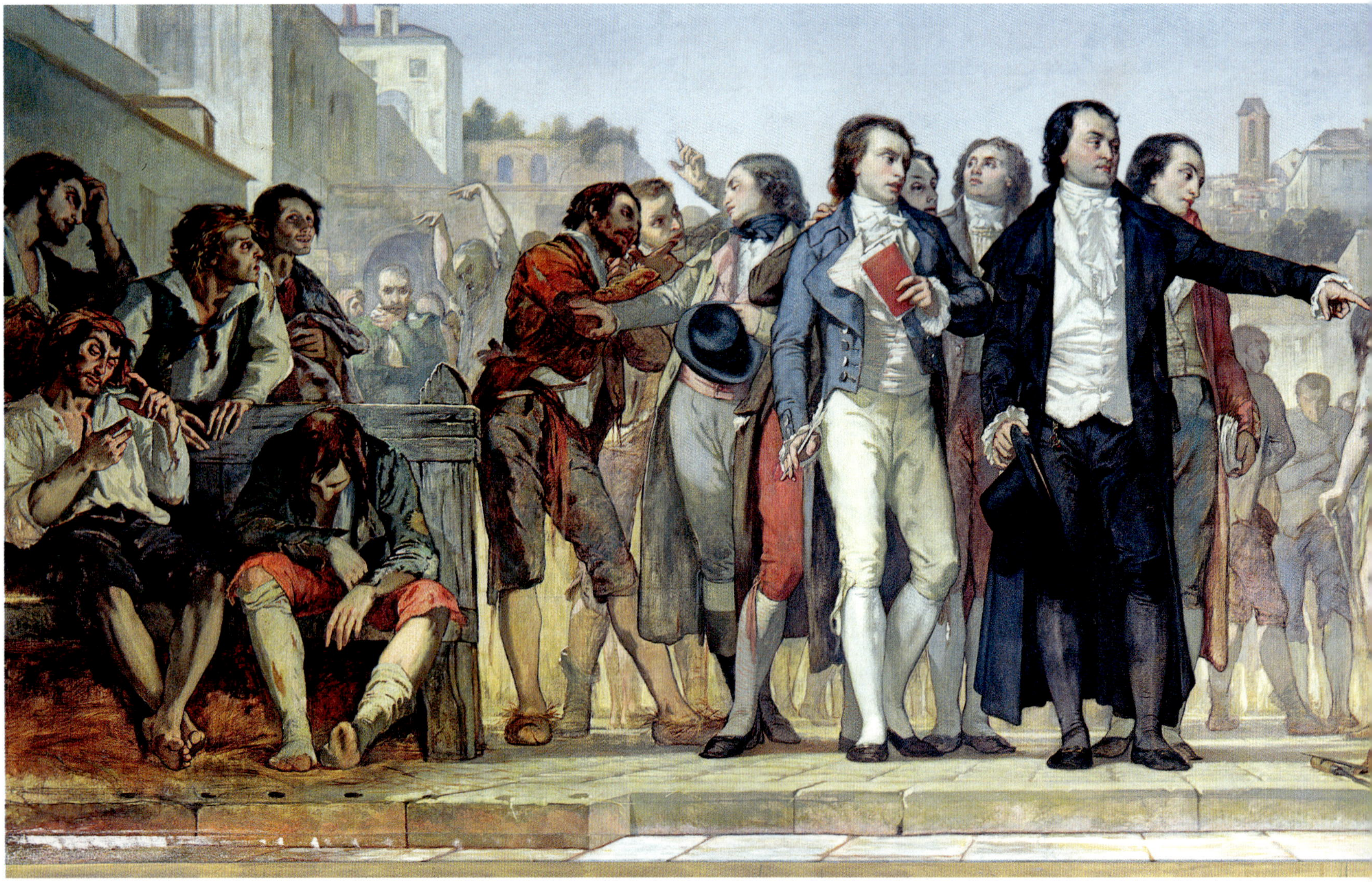

19世紀には、精神的な問題を抱える人を、マッドハウスとも呼ばれる精神病院に収容する動きが勢いを増した。イギリスでは「精神病者法」と「郡立癲狂院法1845」により、地方当局が責任を持って「狂人」を扱うよう義務づけられた。この頃、ヨーロッパ全域および北アメリカでも精神科病院の数は急増した。

道徳療法

患者に対する残酷な治療法は続いたものの、パリでフィリップ・ピネルとジャン=バティスト・ピュサンが、精神病を抱える者は犯罪者ではなく患者である、と主張した18世紀後半から、抵抗運動も時折勃発するようになる（p.164〜165）。イギリスではクエーカー教の慈善家ウィリアム・テュークが、患者は心地良い環境に住まわせ、最小限の抑圧で治療すべきであると主張した。この「道徳療法」に主眼を置いた治療法は、ヨーロッパからアメリカ合衆国に広がる。改革運動の一環でイギリスの人道的クエーカー施設を訪問したアメリカ人教師のドロシア・ディックスは、アメリカ合衆国にある官民の精神科病院を見てまわり、その劣悪な環境を文書に記録した。

しかし、それでも昔ながらの慣習はなかなか消えなかった。精神病院が過密状態になると、拘束衣や幽閉といった手段が再び広く活用されるようになる。患者は施設に収容され、精神病院は非科学的な理論の試験場と化した。とくに人気がある治療として、「神経を鎮める」ために患者はハーネスを使って揺さぶられた。

新たなアプローチ

1890年代に、オーストリアの医者ジークムント・フロイトが、患者の無意識の深いところに潜む精神的な問題を治療するための精神分析学（p.182〜183）を創設。フロイトは精神病、なかでもヒステリーは、抑圧された感情や記憶に由来し、心理療法でそれを解放できると考えた。フロイトが提唱する「談話療法」では、患者は自身の衝動、欲望、夢について自由に語るよう促され、セラピストがその話を分析した。

第1次世界大戦中（1914〜1918年）、戦争のトラウマを抱えた多くの兵士が専用病院に収容されたことを受けて、精神病治療への新しいアプローチが採用されるようになる。砲弾神経症（シェルショック）はすべての兵士に影響を及ぼす精神的問題として認識されたが、それでも砲弾神経症を患う兵士の多くは脱走の嫌疑をかけられた。

第1次世界大戦後には精神病を治療するための「理学療法」が再び盛んになった。精神病院はまたしても医者がいろいろな治療を試す場となった。前頭葉と脳の他の部位との物理的なつながりを切断する手術であるロボトミーでは、予測不可能な、ときには悲惨な結果をもたらした。

1934年にハンガリーのブダペストで、精神科医のラディスラス・フォン・メドゥーナが統合失調症を治療するために薬剤誘発性の発作を起こす、のちに痙攣療法と呼ばれる治療を始めた。1938年に痙攣療法は、発作を起こすために脳に電流を送る電気痙攣療法（ECT）に代わった。ECTは、1960年代に深刻なうつ病を中心に複数の症状を治療するために活用された。ECTは現在も限定的に用いられているものの、20世紀後半に開発された新しい薬物療法にほぼ変更されている。

25万 **1900年にアメリカ合衆国内の精神病院に入院していた患者数。1880年には4万人だった。**

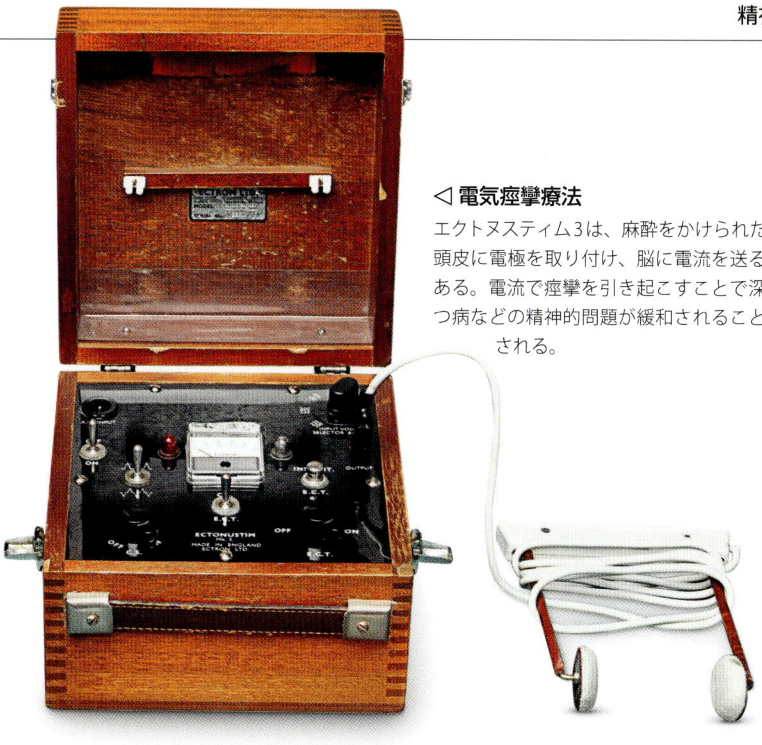

◁**電気痙攣療法**
エクトヌスティム3は、麻酔をかけられた患者の頭皮に電極を取り付け、脳に電流を送る機械である。電流で痙攣を引き起こすことで深刻なうつ病などの精神的問題が緩和されることが期待される。

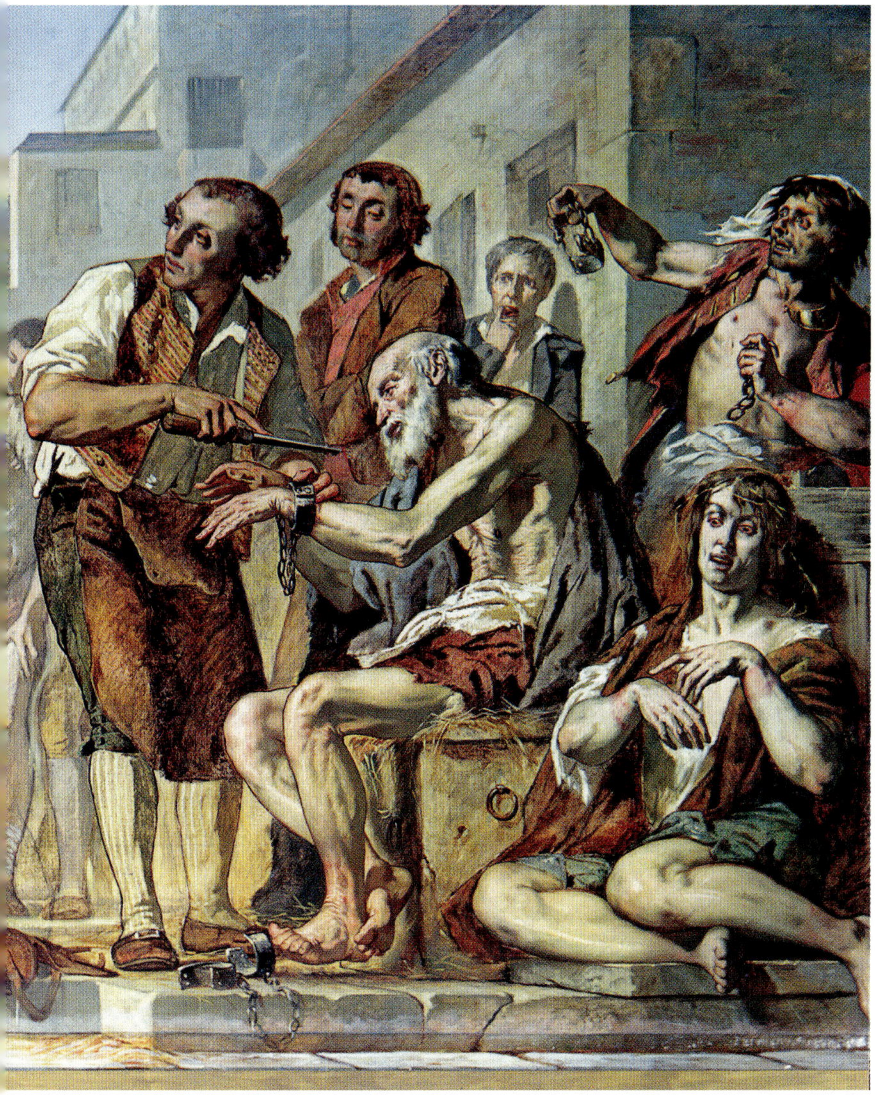

「理性を失い、友に見捨てられ、**望みをなくしたこの哀れで不幸な人びとの環境に**、自分自身が置かれることを想像できるだろうか。」

精神病院に改革を起こしたドロシア・ディックス、『マサチューセッツ州議会への報告書』より、1843年

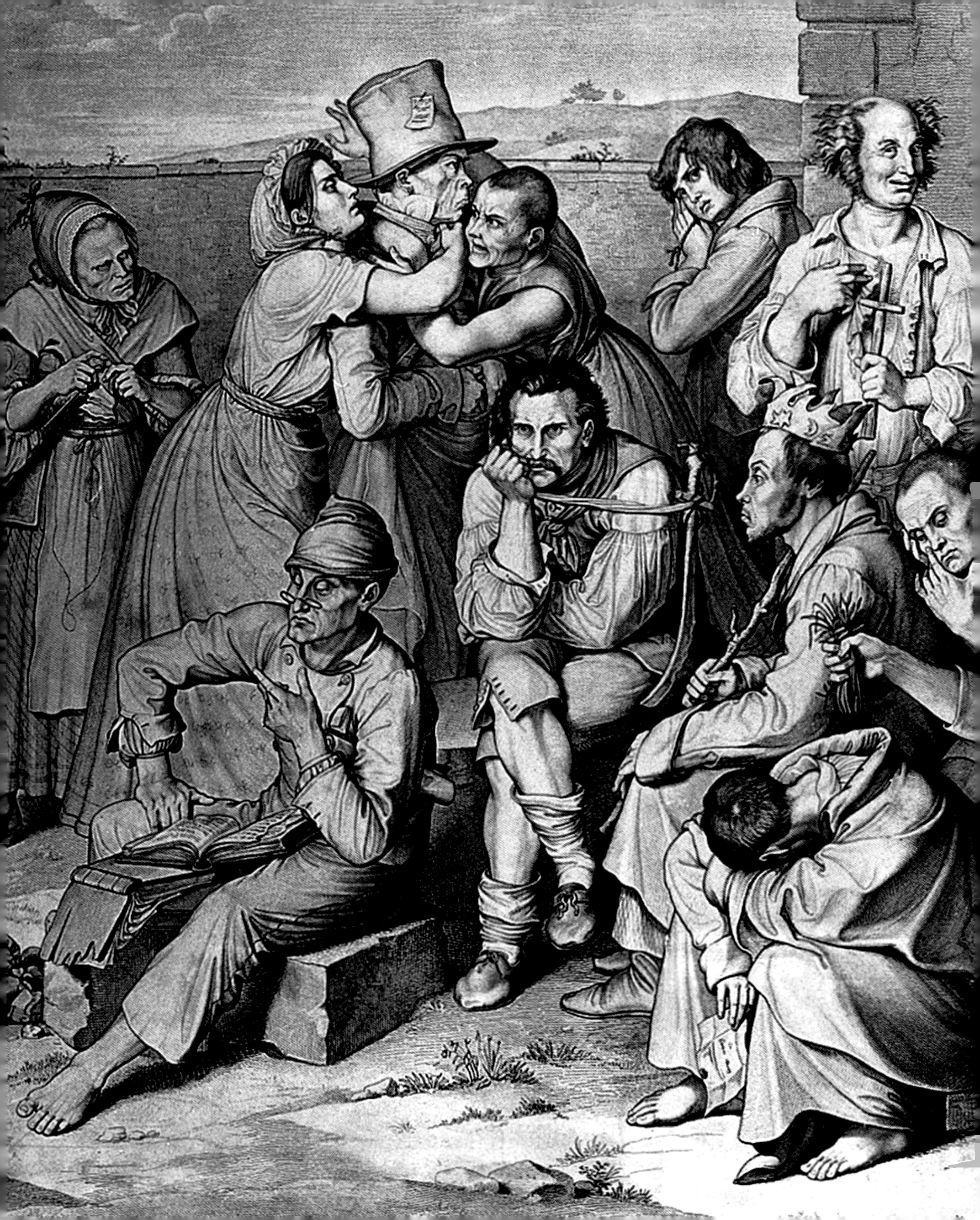

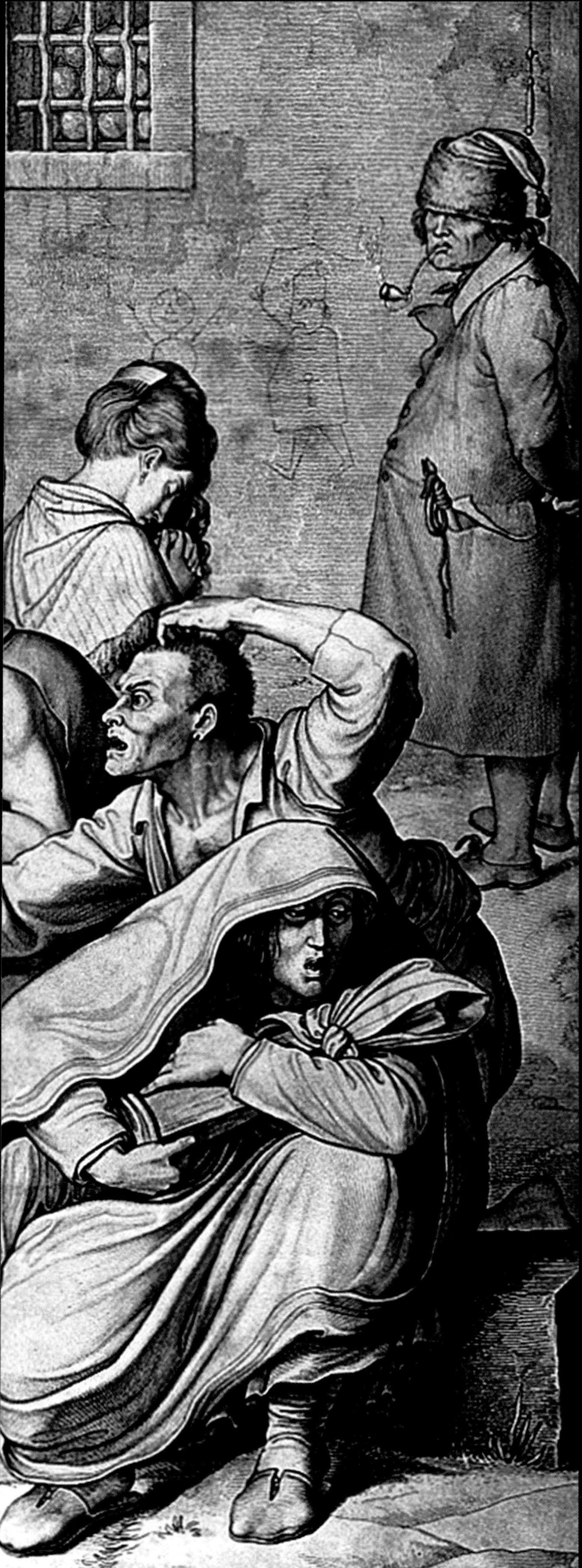

科学が主導する時代　1800〜1900年

精神病院の恐怖

ヒポクラテスと彼の信奉者たちは「医学の技術が愛される領域には、博愛精神も存在する」と主張した。しかし、精神病患者が監禁され、虐待され、おぞましい方法で拷問さえ受けていた15〜18世紀ヨーロッパの精神病領域に、博愛精神はほぼ皆無だった。

何世紀にもわたって、精神病や心理疾患は四体液のバランスの崩壊と関連づけられたり（⇨p.34〜35）、悪霊や悪魔に取り付かれていると解釈されたりした。人びとは患者を恐れ、彼らを隔離し、多くの医者は精神病を治癒不能だと考えた。1400年代から、患者は社会から監獄や精神病院の過酷な環境へと隔離された。鎖で縛られ、時折残飯を投げ入れられ、息絶えるまで放置されることもあった。ほかにも、体液のバランスを取り戻すために瀉血（しゃけつ）を含め、あらゆるむごたらしい「治癒法」が採用された。悪魔を追い払うために患者は鞭打たれ、腕や足からぶら下げられ、窒息させられ、溺れさせられ、飢餓状態にさせられるなど、過酷な心的外傷やショック療法が施された。さらに、一部の精神病院は大衆の好奇心をかき立てるエンターテインメントの場となり、見学料を支払ってまで収容者の窮状を見物していた。

18世紀末に精神病院の凄惨さが改革者たちの注目を集めた。1793年にフランスの医者フィリップ・ピネルが、パリにある男性専用精神病院であるビセートル病院に就職した。ピネルは、院長のジャン=バティスト・ピュサンとその妻マルグリットとともに、精神病患者のケアと治療に人道主義を取り戻す改善活動を始めた。ピネルとピュサンは、パリにある女性専用のサルペトリエール病院にも改革を広げ、合理的かつ科学的な治療アプローチを導入した。鎖は解かれ、生活環境は改善され、囚人ではなく患者として扱われるようになり、啓蒙された新時代の到来が促された。

「精神障害は……**神経疾患**である。」

ヘンリー・モーズリー、ロンドンのモーズリー精神病院の創設者、『身体と精神 *BODY AND MIND*』より、1870年

◁ **非情な運命**

「ザ・マッドハウス」は、ドイツ人の画家ヴィルヘルム・フォン・カウルバッハの絵画に基づいてスイス人のデッサン家ハインリッヒ・メルツが1835年に彫った版画である。精神病患者のさまざまな表情は、当時一般的だった過密状態の厳しい生活環境での彼らの精神状態を伝えている。

ウィルスとその仕組み

ウィルス性感染症は18世紀に3つの大陸にわたって大惨事をもたらし、世界初のワクチンを開発する取り組みに火を付けた。しかし、ウィルス性感染症の原因となるウィルスの性質や病気のまん延方法が特定されて理解されるまでには、そこからさらに1世紀を要した。

イギリスの医者エドワード・ジェンナー（⇨p.102〜103）とフランスの化学者兼微生物学者ルイ・パストゥール（⇨p.148〜149）による画期的な取り組みのおかげで、19世紀末には最初のワクチンが投与され、公衆衛生プログラムに組み込まれるようになる。ジェンナーは、1790年代に牛痘ウィルスを使って世界初の天然痘ワクチンを開発した。一方、ジェンナーが亡くなる前年に生まれたパストゥールは、1880年代に狂犬病と炭疽病のワクチンを開発した。しかし、これらのワクチンが対象とする病気の性質は完全に理解されていたわけではなかった。初めてのワクチンが開発されてから100年近くが経った1892年に、ロシア人微生物学者ディミトリー・イワノフスキーが初めてウィルスを特定して解釈し、ようやく科学者はウィルス活性のメカニズムを理解するようになった。

ウィルス学の始動

ウィルス研究の総称であるウィルス学の歴史は、1879年にアドルフ・マイヤーが研究室で観察していた病気のタバコの葉に端を発する。ドイツの農業化学者だったマイヤーは、葉に害を与えてタバコ畑全体を絶滅させるモザイク病を研究していた。マイヤーは感染した植物から樹液を採取し、紙でろ過して細菌を取り除いた抽出液を、まだ感染していない植物にこすりつけることでタバコモザイク病を人工的に広められることを10年かけて実証した。マイヤーは、初のウィルスが特定される土台を築いたのである。

それから数年後の1892年、ディミトリー・イワノフスキーはモザイク病のタバコにろ過技術を適用してマイヤーの実験を再現した。イワノフスキーはマイヤーよりも細かいろ過方法、具体的には水を使ってサンプルからあらゆる細菌毒素を分離させる磁器製のシャンベラン型ろ過器を用いた。これは1884年にフランスの微生物学者シャルル・シャンベランが発明し、ルイ・パストゥールがワクチンの開発に用いたものである。イワノフスキーはシャンベランろ過器を使って、病気のタバコから採取した原液からすべての細菌を除去した。ろ過されたサンプルは感染性因子を含んでいたことから、病気は細菌で伝播するわけではないことが実証された。

オランダの微生物学者マルティヌス・ベイエリンクは、1898年にイワノフスキーの発見をさらに一歩進め、タバコモザイク病は細菌をろ過した後も感染性因子を含むだけでなく、病原菌は単体では成長せず、複製するには生きた宿主を必要とすると結論づけた。ベイエリンクの研究から、ウィルスという新種の感染性因子が間違いなく存在するという事実が確立された。なお、ウィルスは、「毒」または「ぬるぬるとした液体」を意味するラテン語の用語に由来する。

ウィルス粒子

ベイエリンクはウィルスが液体だと主張したのに対して、ドイツ人科学者のフリードリヒ・レフラーとポール・フロッシュは同じ年に家畜類の研究により、ウィルスは実際には粒子であることを示す証拠を見つけた。2人は世界で2番目に特定されるウィルス、口蹄疫ウィルスを発見したのである。1920年代までに65個以上の動物ウィルスやヒト・ウィルスが特定された。代表的なものとし

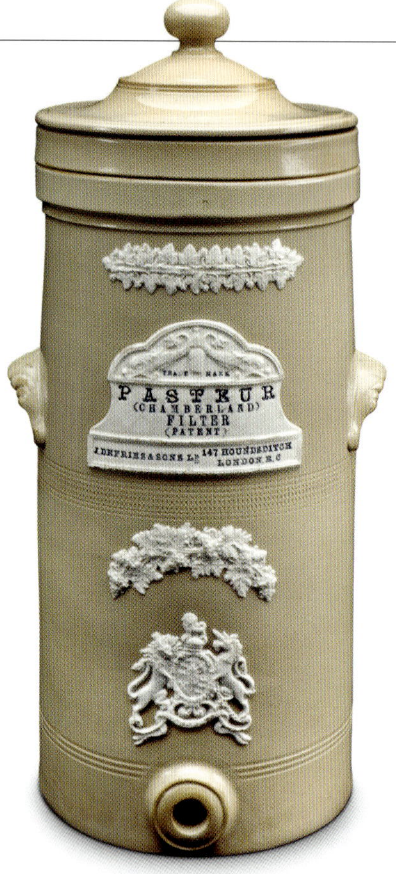

△ シャンベラン型ろ過器
1880年代にルイ・パストゥールのワクチン研究のために開発された磁器製シャンベラン型水ろ過器は、ウィルス発見において重要な役割を担った。穴が極細なため、あらゆる液体サンプルから細菌をろ過できる。

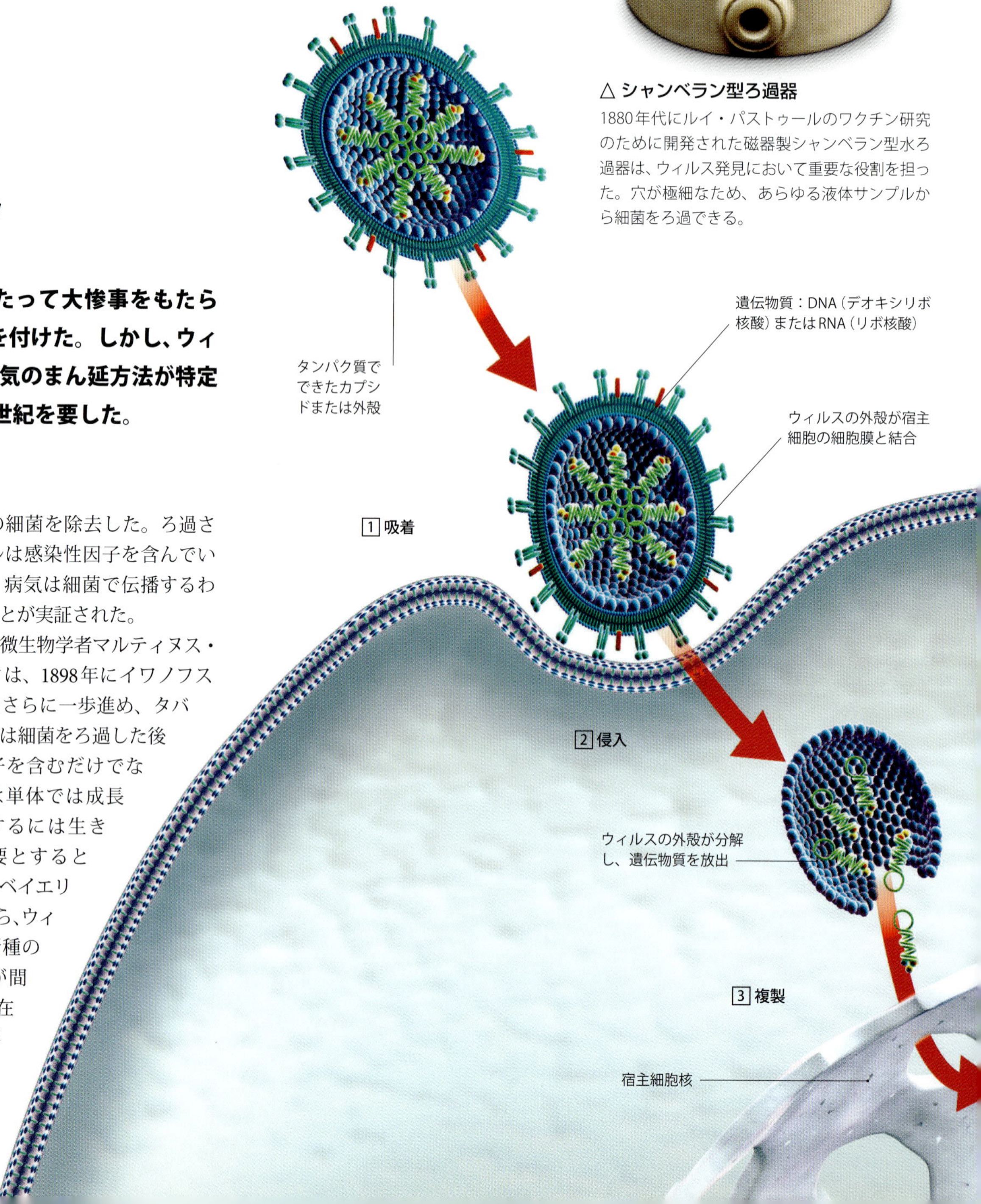

「私はただちに**理解した。**……ろ過性のウィルス……**細菌に寄生するウィルスが**存在することを。」

フェリックス・デレーユ、カナダの微生物学者、1917年

て、1901年には黄熱病ウィルスが初のヒト・ウィルスとして検出され、1903年には狂犬病ウィルス、1908年にはポリオ・ウィルスが検出された。

細菌に侵入するウィルス

ウィルス学における次のマイルストーンは、1915年、イギリスの細菌学者フレデリック・トウォートが、一部のウィルスは細菌を感染させ、細菌を宿主として活用して自らを複製できると提唱したことで達成された。カナダ生まれの微生物学者フェリックス・デレーユがパリのパストゥール研究所でこの概念を進化させ、特定の細菌内にあるウィルスの数を数える方法を解いた。デレーユは、この種類の細菌を、細菌を食うものという意味の「バクテリオファージ」と名付けた。

20世紀初頭の数十年で他のウィルスも発見されると、今でも使われているポリオ・ワクチン（⇨p.210〜211）など、とくに致死的なウィルス性疾患向けのワクチンの開発に目が向けられた。現代もさまざまなウィルスの変異方法や複製方法を解明するための研究が続くが、これらの解明はウィルス性疾患に対する効果的な治療を開発するための鍵となる。

ロシア人微生物学者（1864〜1920年） *Dmitri Ivanovsky*

ディミトリー・イワノフスキー

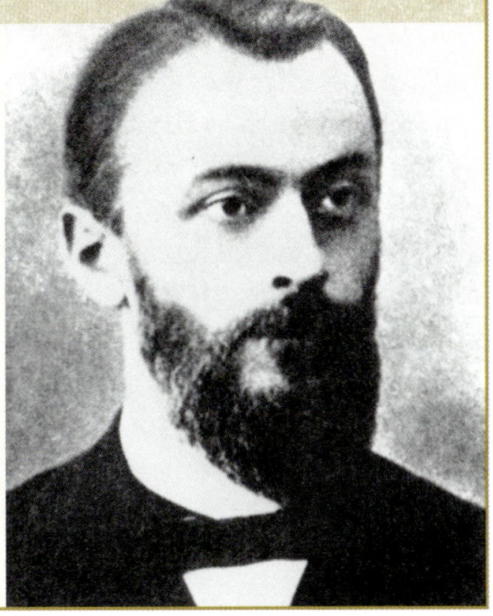

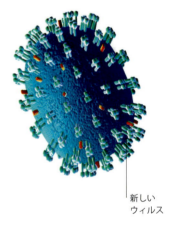

1887年に、サンクトペテルブルク大学で植物学を専攻していたディミトリー・イワノフスキーは、モルドヴァやクリミア半島の大農場でタバコに損害をもたらしていた病気の調査を開始した。細菌を取り除いたサンプルでも他の植物に感染をもたらすことを発見し、新種の感染性因子、つまりウィルスの存在を実証した。この発見にもかかわらず、イワノフスキーはウィルス学を追求することはなく、残りのキャリアは葉緑体と、葉の色素の役割に関する研究に力を注いだ。

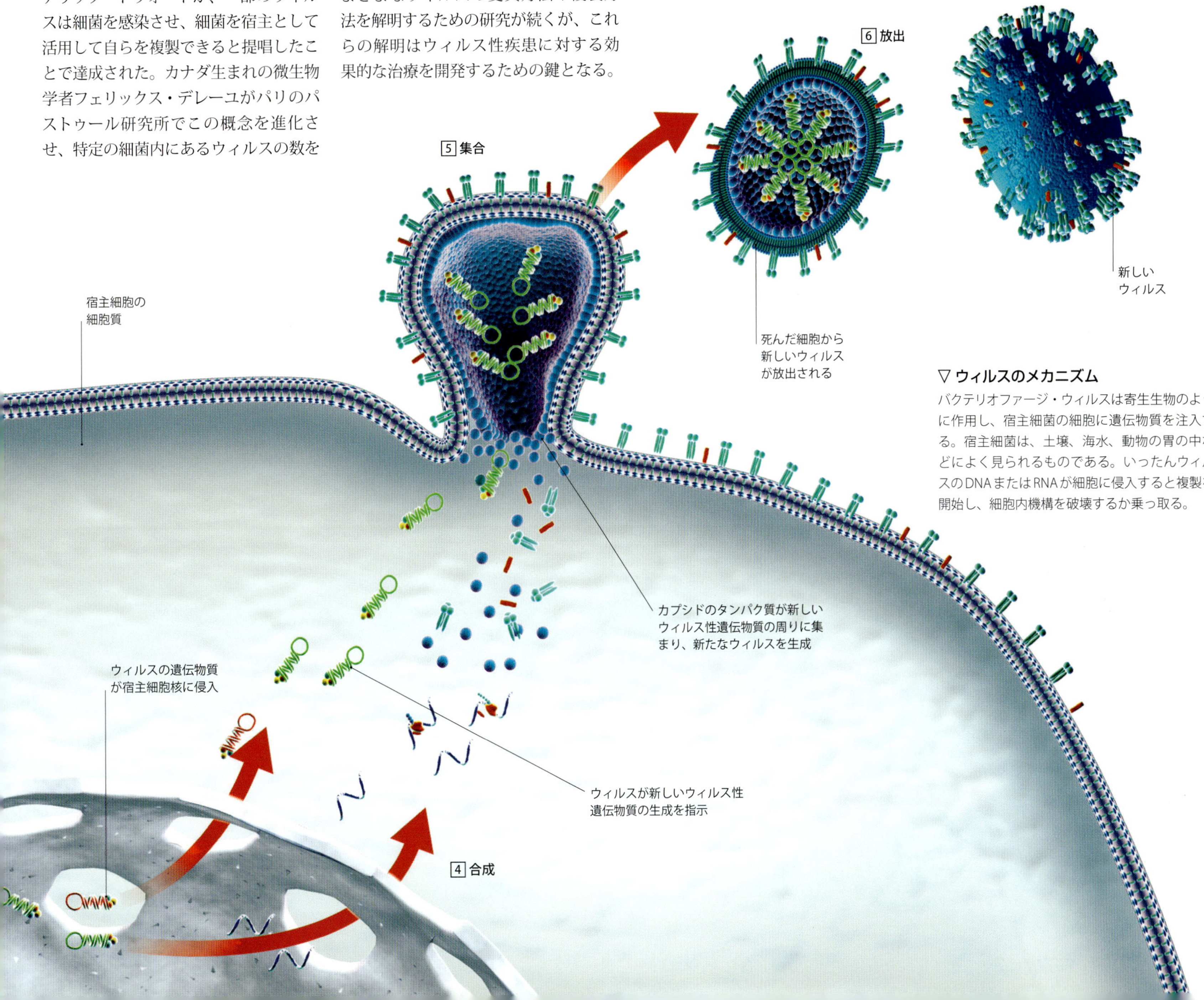

▽ ウィルスのメカニズム
バクテリオファージ・ウィルスは寄生生物のように作用し、宿主細菌の細胞に遺伝物質を注入する。宿主細菌は、土壌、海水、動物の胃の中などによく見られるものである。いったんウィルスのDNAまたはRNAが細胞に侵入すると複製を開始し、細胞内機構を破壊するか乗っ取る。

狂犬病との闘い

古代から恐れられてきた狂犬病は、神経を介して脳まで到達する病気であり、激しい苦痛、攻撃的な行動、麻痺を伴い、最終的には死をもたらす。そのため、ルイ・パストゥールによる狂犬病ワクチンの開発は非常に歓迎すべき画期的な発見だった。

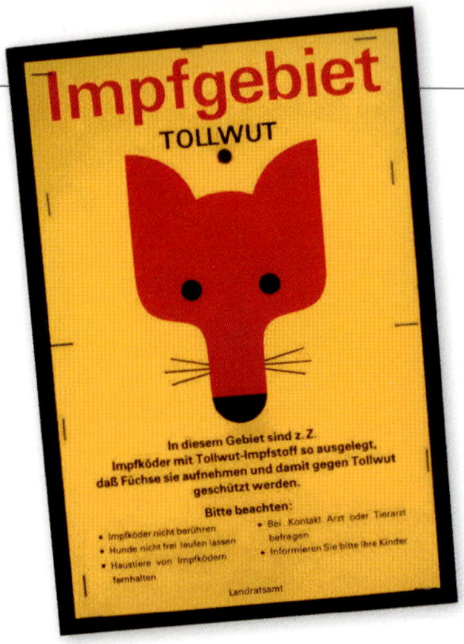

△ 狂犬病ワクチンに関する警告標識
ドイツ語で書かれたこの標識は、キツネに狂犬病の免疫を付けさせる目的でワクチン含有の餌を置いているので、イヌを近づけさせないよう警告している。

医者たちは19世紀後半になっても、恐ろしき「マッドドッグ」病（当時の狂犬病の呼称）に頭を抱え、患者の治療に苦戦した。1880年にフランスの微生物学者ルイ・パストゥール（⇨p.148〜149）が狂犬病に関心を持ったことで進展があった。当時フランスは、大量の野良イヌにかつてないほど悩まされていた。その中には狂犬病を患うイヌも紛れていた。狂犬病は感染した動物に咬まれることで広がると知っていたパリの獣医が、狂犬病で死んだ2匹のイヌの唾液サンプルをパストゥールに送り、助けを求めた。

60時間　フランス人男児のジョゼフ・マイスターが狂犬病のイヌに咬まれてから最初のワクチン注射を打つまでに経過した時間。その後、12日間13回にわたってワクチンの投与が行われた。ジョセフ・マイスターは狂犬病に免疫を持つ最初のヒトとなった。

ワクチンの開発

19世紀後半、ウィルス研究は時間がかかる上に困難で危険な作業だった。ラブドウィルス科リッサウィルス属のウィルスの一種である狂犬病ウィルスは、全長0.0002 mm以下であり、狭い範囲を照らす照明とレンズを使って小さなサンプルを拡大する光学顕微鏡では拡大機能が不十分だった。また、ウィルスは生きた細胞の中でしか増殖しないため、パストゥールと彼の共同研究者エミール・ルーは、イヌやサル、ウサギを含め生きた動物で実験を行わなければならなかった。研究のさらなる問題点として、狂犬病は神経系から脳に到達する早さに応じて、症状が出るまでの期間が数日から数カ月にまたがる。そこでパストゥールは多くのウィルス株を実験し、最も素早く活動するウィルス株を選んでそれを被験動物の脳に直接注射した。

免疫の構築

ワクチンの生成にあたり、パストゥールはまず狂犬病を発症させることなく免疫ができるレベルまでウィルスを弱毒化させる必要があった。パストゥールはルーらとともに、死んだ直後の感染したウサギの脊椎を解剖し、乾燥剤兼防腐剤として作用する水酸化カリウムを入れた、口の開いたフラスコにその脊椎を置いてみた。パストゥールは最初に、14日間乾燥させた脊椎内の狂犬病ウィルスを健康な動物に注射した。この段階ではウィルスは弱毒化していて危害を及ぼさないと考えられた。弱毒化したウィルスで、元のウィルスに対する免疫が構築できるはずだという考えに基づき、パストゥールは続けて13日間、それから12日間置いた感染済みの脊椎を用いて、数日置きに実験を繰り返した。最終的には最も感染力の強いウィルスが含まれる、感染したばかりの脊椎の抽出物を動物に注射したが、すべての被験動物が生き延びた。次に挑むべき課題は、ヒト用ワクチンの開発だった。

「ある病気について思いを巡らすとき、私はその治療法を探そうとは決して考えず、**予防する手段を考える。**」

ルイ・パストゥール、フランスの化学者・微生物学者、1884年

ヒトの実験

パストゥールはヒト用ワクチンの実験を始めたが、1回目の注射以降戻って来なかった高齢男性と、すでに治療できない段階まで病気が進行していた女児を被験者とした最初の2回の実験では成果を得られなかった。ところが1885年7月6日、その2日前に狂犬病のイヌに何度も咬まれた9歳のジョゼフ・マイスターを、彼の取り乱した母親がパストゥールに診てもらうために連れてきた。男児は症状をまだ見せておらず、狂犬病を発症する確率は高いとはいえ、発症しない確率も残っていたため、パストゥールは初めワクチン処方を躊躇した。しかし、最終的には男児を治療することに同意した。パストゥールは15日間経った脊椎の抽出物から始め、徐々にその強度を高めながら13回にわたって注射を行った。パストゥールの記録によれば「最後の数日間はジョゼフ・マイスターに最も感染力の強い狂犬病ウィルスを注射した」。しかし男児は生き延びた。

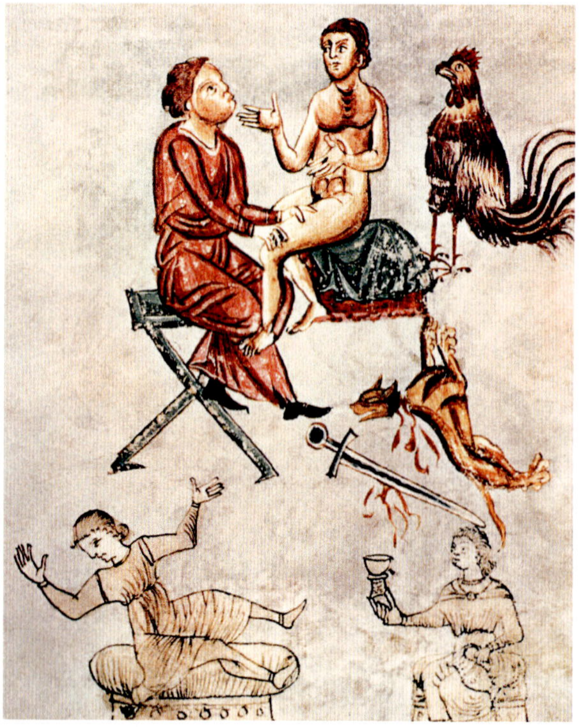

◁ 古代の治療法
歴史を通じて狂犬病に対してはあらゆる治療法が用いられたが、成果はないも同然だった。絵画には狂犬病のイヌに咬まれた患者の傷にクマツヅラの薬草を塗る13世紀の医者が描かれている。患者の下にイヌの死骸も見える。

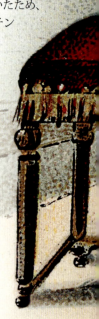

その後、狂犬病のイヌに攻撃されて激しく咬まれた羊飼いにも同手順を施し、ほかの患者もそれに続いた。同年、パストゥールがパリで行った実験の結果を公式に発表すると、その情報は世界中に伝わった。

将来性のあるワクチン

同年12月、狂犬病と思われるイヌに咬まれた男児4人がアメリカ合衆国ニュージャージー州から渡仏した。全米規模のキャンペーンが立ち上がり、パストゥールの治療を受けるための旅費が集められたのだ。男児らは健康な状態で帰国した。アメリカ合衆国のキャンペーンが奏功し、狂犬病患者が次々と治療目的で渡仏した。1886年3月にパストゥールは350人の患者を治療し、そのうち亡くなったのは1人だけだったと発表した。1890年までにはアメリカ合衆国、ブラジル、ヨーロッパ、インド、中国に狂犬病ワクチン・センターが設立された。現在、改良版の狂犬病ワクチンは世界保健機関（WHO）の必須医薬品リストに加えられ、年間推定30万人の命を救っている。

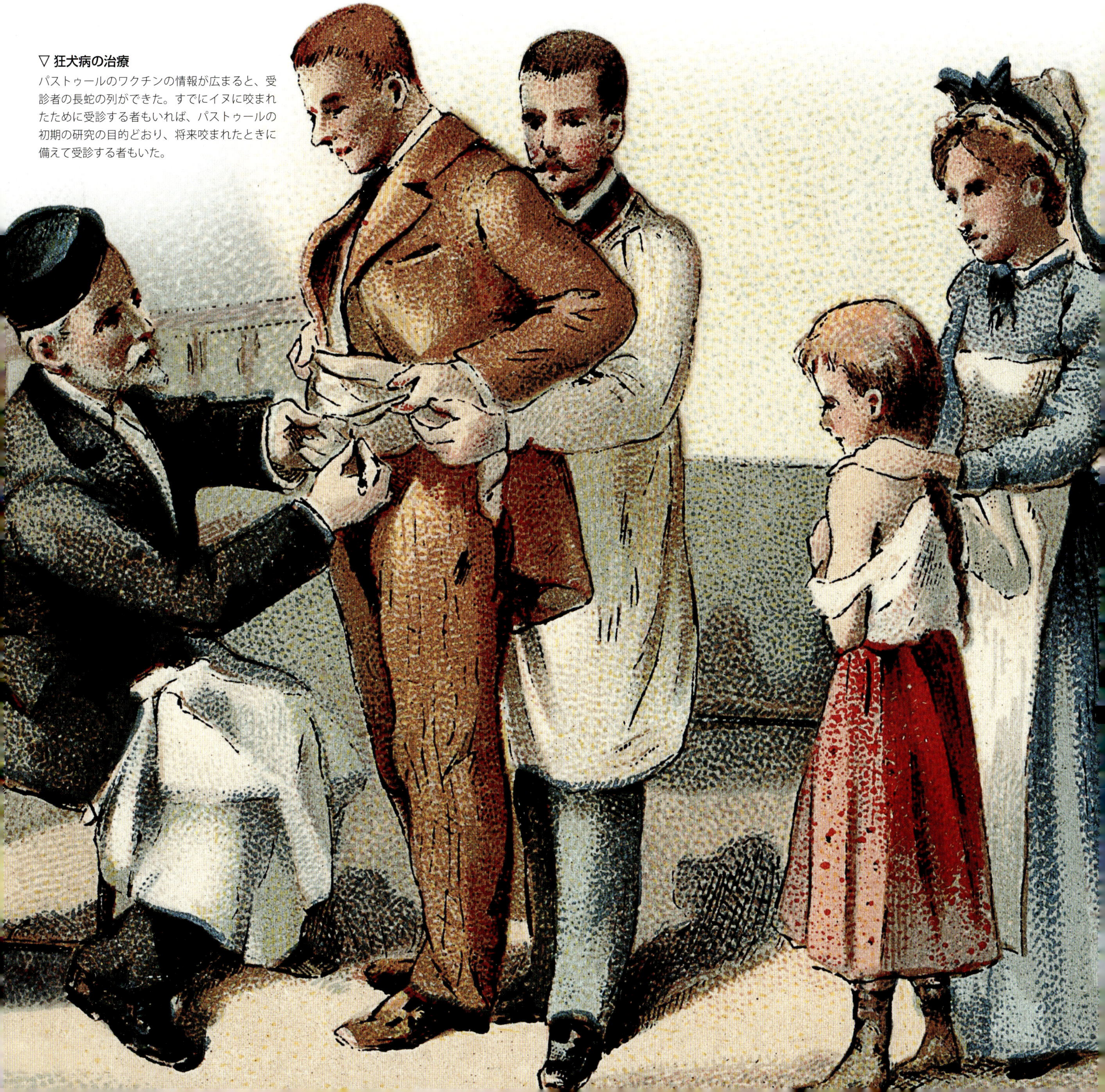

▽ **狂犬病の治療**
パストゥールのワクチンの情報が広まると、受診者の長蛇の列ができた。すでにイヌに咬まれたために受診する者もいれば、パストゥールの初期の研究の目的どおり、将来咬まれたときに備えて受診する者もいた。

アスピリンの発見

歴史を通じて、痛みや不快感を緩和するために多くの文明がヤナギを用いてきた。1800年代に科学者はヤナギの活性成分を特定し、その活性成分で実験を行った。その結果抽出された白い粉はのちにアスピリンと呼ばれるようになり、現代世界で最も広範にわたって使われる薬剤となっている。

△ **ヤナギの樹皮**
1763年にヤナギの樹皮が、瘧（おこり）という、マラリアと似た症状を伴う発熱を大幅に緩和させることが判明。のちにヤナギの樹皮の活性成分はサリチル酸であることがわかり、これがアスピリンのベースとなった。

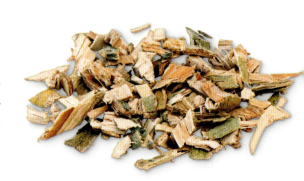

痛みに対する効果的な治療法の探求は、文明と同じくらい長い歴史を持つ。驚くべきことに、古代文明は現在のアスピリンと同じ主要成分を持つ鎮痛薬をすでに探し当てていた。古代エジプトではうずきや痛みを緩和するためにヤナギの樹液が用いられ、古代ギリシアの医者ヒポクラテスも陣痛を緩和させるために女性にヤナギの葉の茶を飲むことを勧めた。それから2000年近く経った1750年代に、イギリスの聖職者エドワード・ストーンが5年間に及ぶ実験を通じて、乾燥して粉末化したヤナギの樹皮で発熱が治まることを実証した。1763年にイギリス王立協会がストーンの実験結果を公表した。

ヤナギの痛みを和らげる効果の可能性について、科学者や医者の間で関心が高まった。19世紀に科学は自然哲学ではなく真の専門分野として見なされるようになり、産業活動や商業活動の拡大にも後押しされて花開いた。多くの研究者が効果的な薬の探求を目的に掲げ、ヤナギの具体的な機能を特定する研究が本格化した。

サリシンの実験

1828年、ミュンヘン大学の薬学教授ヨハン・ブフナーはヤナギの樹皮から少量の成分を抽出し、これをサリシンと名付けた。翌年にフランスの化学者アンリ・ル＝ルーがさらに精緻な抽出作業を経てサリシンを結晶の形で抽出した。同じ頃、スイスの薬剤師ヨハン・パーゲンステッヘルも、セイヨウナツユキソウの中にサリシンを発見した。ただし、サリシンの大量生産への道が開くのは、フランス人化学者シャルル・フレデリック・ジェラールが画期的な発見をする1853年になってからのこととなる。

ヤナギやセイヨウナツユキソウに含まれるサリシンは強度が低く、痛みに対して比較的弱い効能しか持たない。ジェラールは、サリチル酸と呼ばれる、より強力なサリシン由来の物質を抽出してその分子式を解明した。そして、分子式を使って研究室で、植物から抽出するよりもはるかに高濃度のサリチル酸の生成に成功した。ただ、サリチル酸は鎮痛効果を持つとはいえ、吐き気、出血、下痢など胃腸への負担を伴い、これらの副作用を防ぐためにサルチル酸を「緩衝化」する、つまり中和させる必要があった。ジェラールは酸無水物を研究する過程で塩化アセチルとサリチル酸を混ぜ、初めてアセチルサリチル酸の基本形態を生成し、副作用を抑える第一歩を踏み出した。ジェラールはこの発見を追求することに関心を持たなかったが、他の科学者たちは関心を寄せた。

20年後の1876年に医学ジャーナル『ランセット』が、サリシンを対象とする初の臨床試験の結果を発表。スコットランド人の医者トーマス・マクレーガンは、サリシン化合物を服用したリウマチ患者のグループの熱が下がり、関節炎が緩和されたと結論づけた。マクレーガンは、強力なサリチル酸ではなく、胃にもっと優しく、被験者が服用しやすいサリシンを用いた。

4万トン　世界で1年間に消費されるアスピリンの量。

最終段階

深刻な副作用を伴わない強力な鎮痛剤の開発をついに実現させた化学者は、ドイツの染料メーカー、フリードリヒ・バイエル商会の社員フェリックス・ホフマンだった。ホフマンの父はリウマチを患い、既存のサリチル酸ベースの薬よりも胃への負担が少ない鎮痛剤を開発するよう息子に勧めた。ホフマンはバイエル社の同僚とともに、サリチル酸よりも胃に優しく、簡単に合成できるアセチルサリチル酸の効果的な形態を開発した。1897年に彼らは純アセチル

フランス人化学者（1816〜1856年）

シャルル・フレデリック・ジェラール *Charles Frédéric Gerhardt*

フランスのストラスブールに生まれたシャルル・ジェラールは、幼少期から化学を学んだ。父親は鉛生産工場を経営していたが、工場の生産プロセスに関連する科学的知識をほとんど持たなかったため、若きジェラールは化学を学ぶためドイツのカールスルーエ工科大学に送られた。のちにジェラールはドイツのギーセン大学やフランスのパリ大学にも進学し、2カ国から最高水準の化学教育を受けた。ジェラールは自身の研究キャリアを化学で使われる分類や化学式の簡素化にささげたが、最大の功績は酸無水物の合成であり、この研究が最終的にはアスピリンの発見につながった。

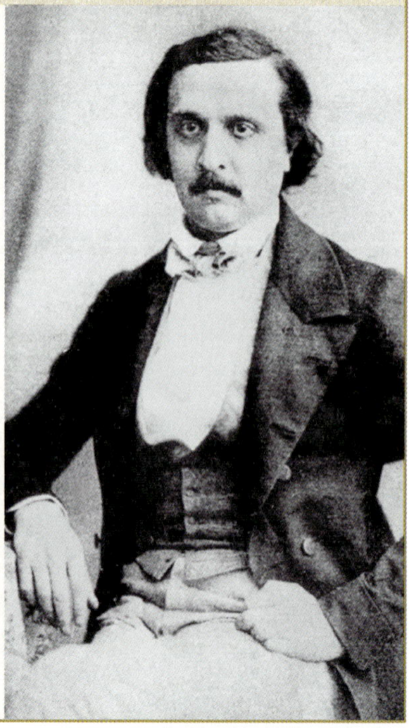

「アスピリンは長年使われてきた薬である。**効果的で安価**であり、**幅広く提供されている。**」

ジェフリー・バーガー、アメリカ人医師、『アメリカ医学協会ジャーナル』に投稿した論文より、2006年

サリチル酸の初のサンプルを開発し、バイエル社はこの発明の特許を取得して1899年より「アスピリン」という商標名で薬の販売を始めた。

「ワンダー」ドラッグ

その後50年間でアスピリンは世界で最もよく売られる鎮痛剤として市場を占有したが、1970年代には研究者たちがアスピリンのまったく違う活用方法を発見した。アスピリンは血液を薄め、血栓の形成を防ぐことが対照試験で示唆されたのだ。最近の研究では、少用量のアスピリンを予防的に摂取すると心臓発作の確率が減ることが実証された。また、アスピリンは脳卒中、消化性潰瘍、一部のがんの予防にも役に立つことがわかっている。自身の発見が1世紀後には多くの命を救う多目的のワンダードラッグ（驚異的な薬）になるとは、ホフマンは夢にも思わなかったであろう。

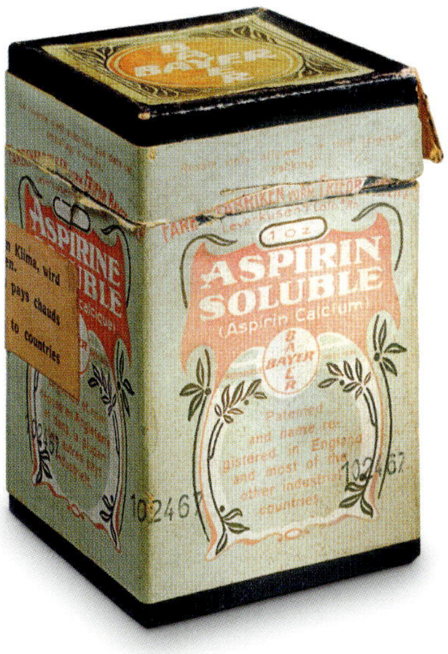

△ アスピリンのパッケージ
大文字「A」で始まるアスピリンは現在もドイツのバイエル社の商標であるが、小文字「a」で始まるアスピリンは世界中で一般名詞として使われている。

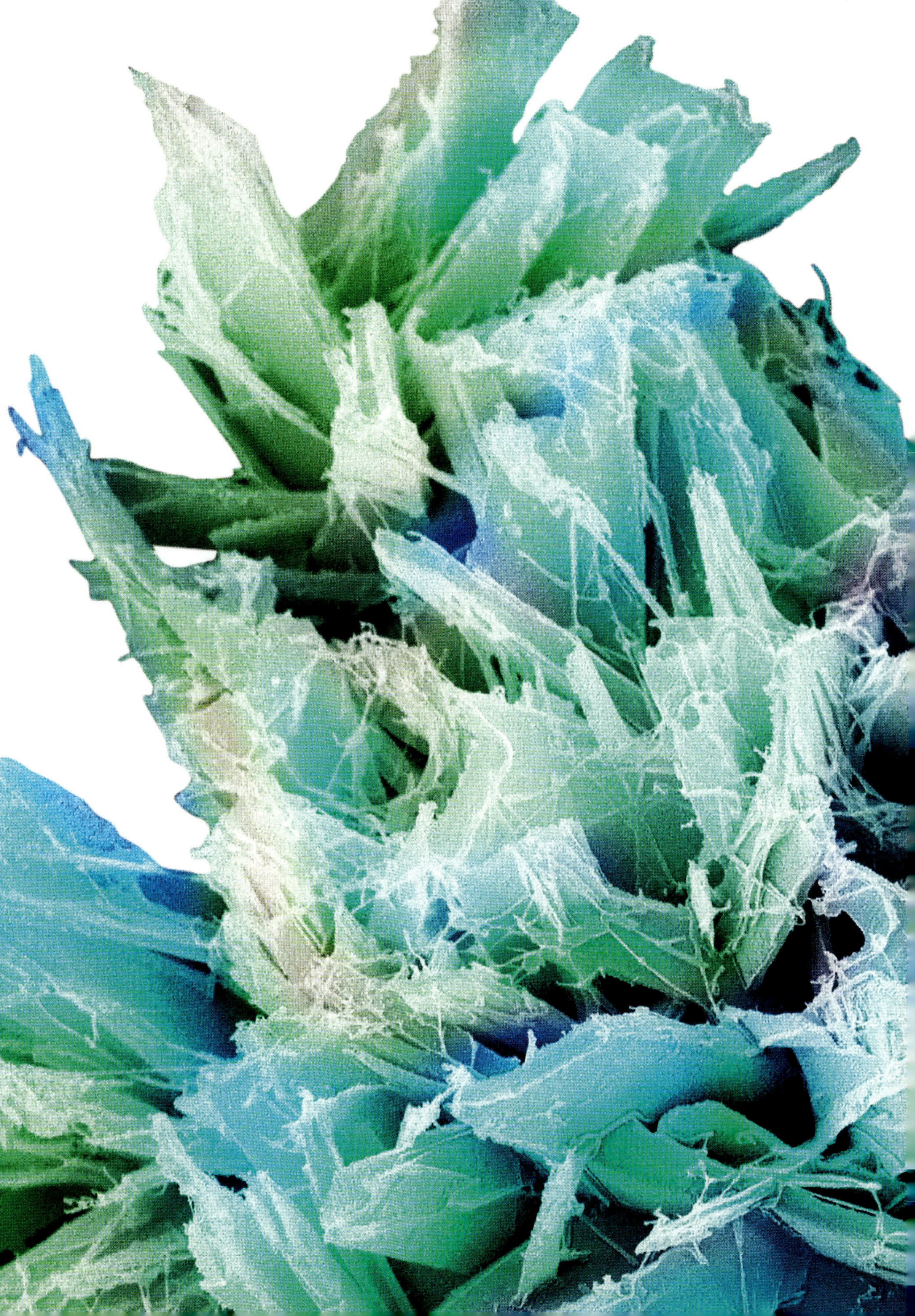

▽ アスピリンの結晶
アスピリンは白色の結晶性で弱酸性の物質である。この着色された走査型電子顕微鏡の画像はアスピリンを拡大したものである。

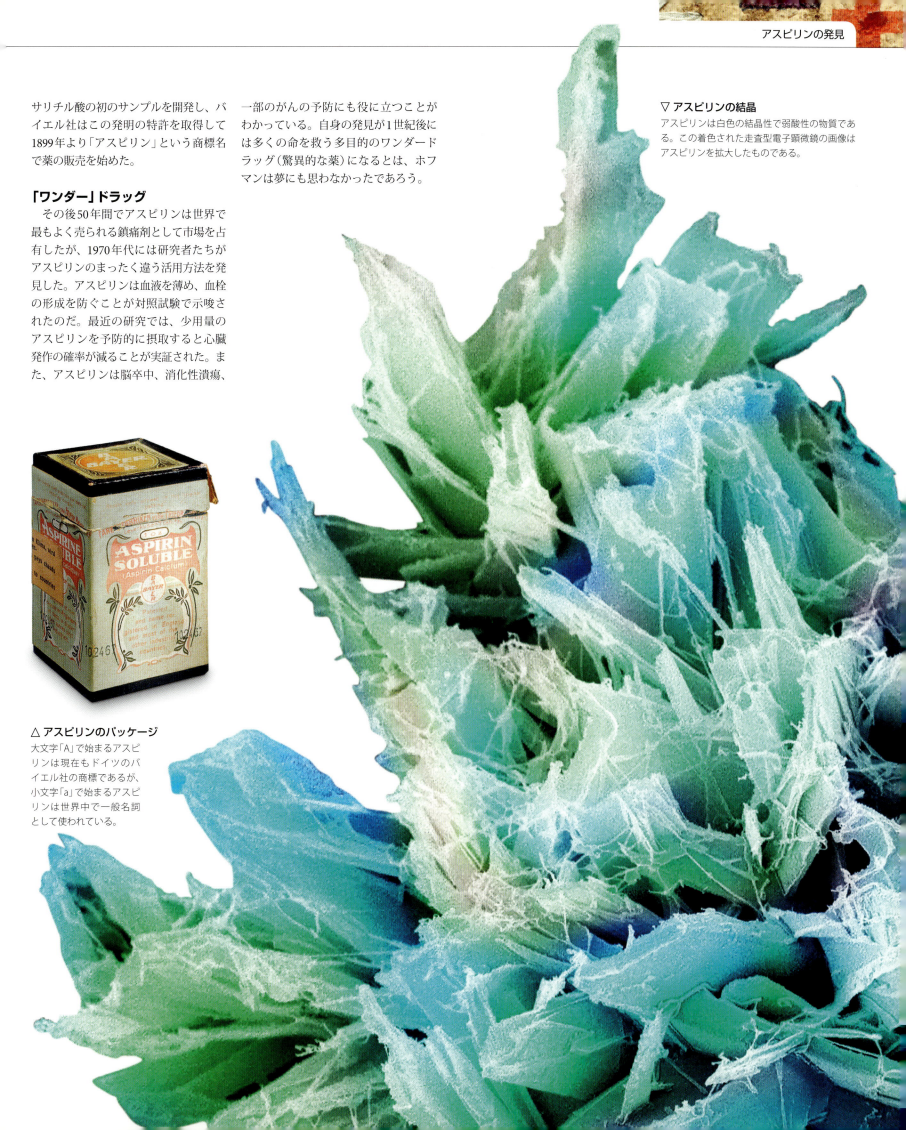

X線

19世紀末にドイツの物理学者が偶然発見したX（エックス）線は、医用画像という新時代を切り開いた。医者は手術をせずして初めて体内を診られるようになり、医療診断に改革がもたらされた。

ドイツの物理学者ヴィルヘルム・レントゲンは1895年11月8日、研究室で「陰極線」の実験を行っていた。ガラス管から空気をすべて抜き、特殊なガスを満たして高電圧の電流を流した。するとガラス管から蛍光の灯りが放たれた。レントゲンは周囲の光をすべて遮断するために部屋を暗くし、分厚い黒い段ボールでガラス管を囲った。驚くべきことに、ガラス管は完全に囲われているにもかかわらず、蛍光化合物で覆われた近くのスクリーンが蛍光を発した。レントゲンはこの現象を数週間かけて研究し、蛍光の放射が可視光とは別種の未知の光線によるものだと結論づけた。そして数学で未知の値を示す「X」を適用して、これを「X線」と名付けた。

レントゲンは続けて、木材や銅、アルミなどより高密度の物質でX線からスクリーンへの光路を遮ろうとしたが、光線はそれらの物質をも貫通した。

体内を診る

次にガラス管の前に鉛の円盤をかざしたところ、持っている自分の手の骨がスクリーン上に発光するのを見て、レントゲンは驚いた。史上初の放射線画像である。それからレントゲンは妻の手を写真乾板に載せて光線の光路に置き、世界初のX線画像を撮影した。骨は明白に可視化された一方で、軟組織はほとんど写らなかった。6週間後、レントゲンは「新たな光線について *Über eine Neue Art von Strahlen*」と題した論文を発表した。

レントゲンの発見は世間を騒がせた。体内を診ることができるということは絶大であり、X線はすぐにさまざまな症状の診断に用いられるようになった。1年以内にスコットランド・グラスゴーの病院内に、世界初の放射線科が開設され、ある患者の腎臓結石と、子どもの喉に詰まった硬貨のX線画像が初めて撮影された。

> 「私は考えたのではなく、ただ実験を繰り返しただけだ。」
>
> ヴィルヘルム・レントゲン、『マックルーア・マガジン』に掲載されたインタビューより、1896年

初期の機械は基本的な機能しか持たず、放射線が弱かったために、患者は画像が撮影されるまで30分以上もじっとしている必要があった。また、X線は火傷や抜け毛をもたらすことも明らかになった。一方で1900年代初頭までには、決まった線量のX線を照射すれば、がんや皮膚疾患に対して有効であることも発見していた。X線は戦時中も役に立った。第1次世界大戦中、軍医は兵士の体内の弾丸や砲弾の破片の位置を特定するためにX線装置を活用した。

ところが、1904年にアメリカの発明家トーマス・エディソンのアシスタントで、X線を使って熱心に研究していたクラレンス・ダリーががんで亡くなる。ダリーの死から、科学者たちはX線照射のリスクに関して真剣に研究を始めた。

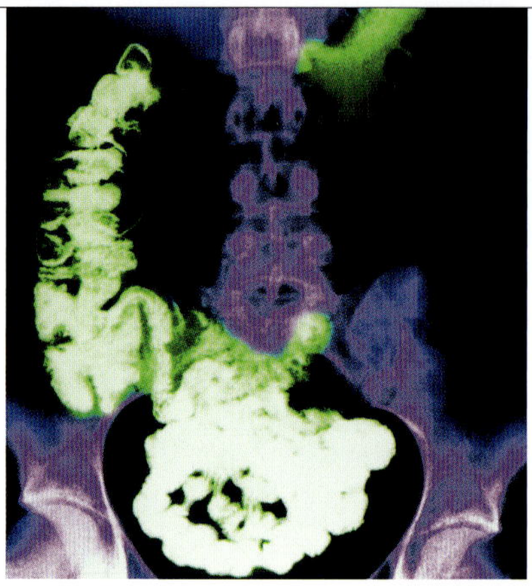

△ バリウムX線画像
不溶性塩類の硫酸バリウムは、金属や骨と同じようにX線に映し出される。経口で服用して消化管に流し込むことで、標準のX線では見られない消化管の内膜や大きさ、形状の診察が可能となる。

さらなる発展

X線の性質を全面的に理解するためには、さらなる研究が必要だった。1912年にドイツの物理学者マックス・フォン・ラウエは、結晶を介してX線を放射し、その過程でX線は光と同様に回折（かいせつ）する（分岐した後に再び交わる）ことを示した。さまざまな回折パターンから結晶内の原子配列が示され、この技術は分子構造の解析に大いに貢献することになる。X線結晶学の技術は、のちにタンパク質構造の研究に用いられ、世界中の研究者が活用した。これらの研究は、化学と分子生物学の大きな発展につながった。

X線は現在も医療診断に用いられるが、ほかにもバイオテクノロジー、遺伝学、天文学からセキュリティ対策のための荷物スキャンに至るまで、幅広い領域で活用されている。

レントゲンは謙虚な人物であり、X線発見後に浴びた脚光を嫌がった。1901年に史上初のノーベル物理学賞を受賞したが、賞金は科学研究に贈呈し、一般市民もX線のメリットを享受できるようあえてX線の特許を取得しなかった。

ドイツの物理学者（1845～1923年）

ヴィルヘルム・コンラート・レントゲン *Wilhelm Conrad Röntgen*

プロシア（現ドイツ）のレンネップで織物商の家庭に生まれたヴィルヘルム・レントゲンは、幼少期の一部をオランダで過ごした。優秀な生徒とはとても言えず退学させられるが、家庭教師による刺激と教えのもとでようやく天職を見出す。

レントゲンはX線の発見で最もよく知られるが、ガスや熱伝動、光を含め、物理学の複数領域を研究した。腸のがんを患って死去している（X線の研究とは関係ないとされる）。

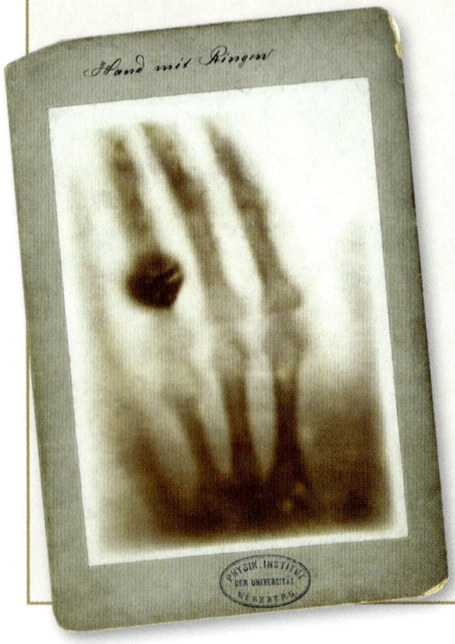

レントゲンの妻の左手を撮影したX線画像。
結婚指輪が写っている。

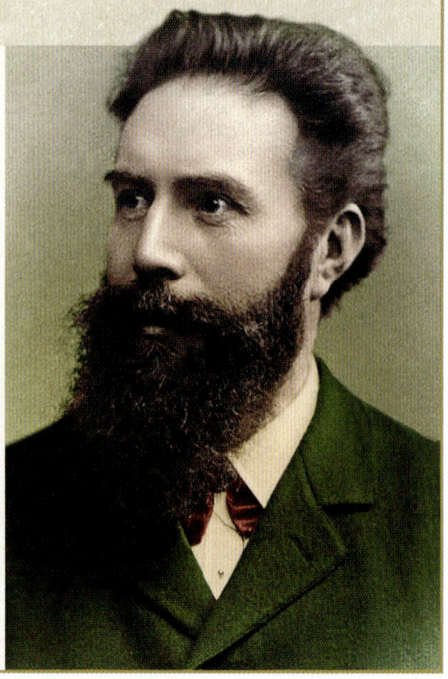

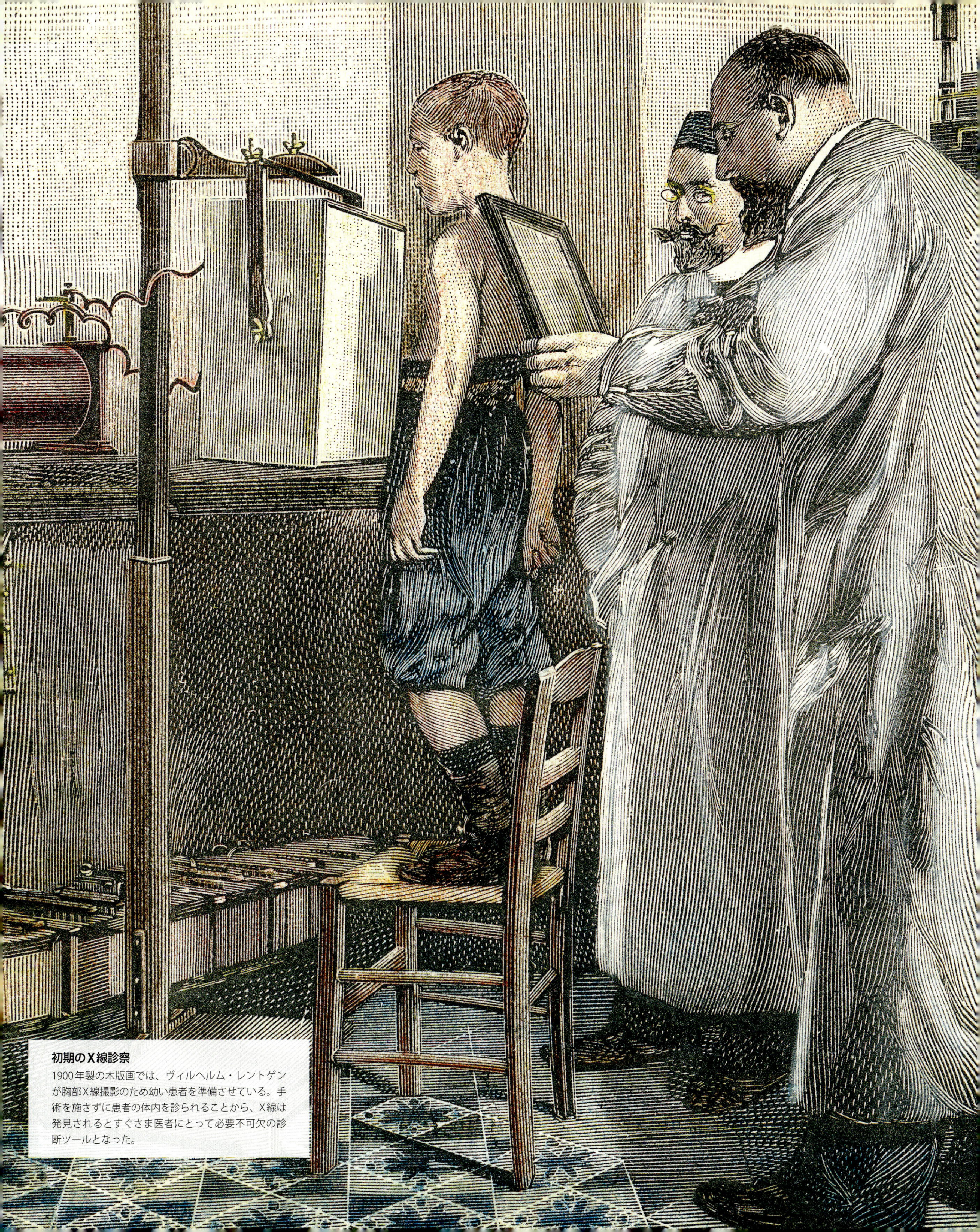

初期のX線診察

1900年製の木版画では、ヴィルヘルム・レントゲンが胸部X線撮影のため幼い患者を準備させている。手術を施さずに患者の体内を診られることから、X線は発見されるとすぐさま医者にとって必要不可欠の診断ツールとなった。

マラリアとの苦闘

死に至る最も深刻な病気の1つであるマラリアは、世界の歴史形成に大きく関わってきた。民衆の移住や植民の動きに影響を与え、戦争を決定づけ、平和を破壊してきた。マラリア・ワクチンの探求は、現在、医学が最も力を入れているものの1つである。

マラリアはプラスモディウム属に属する数種の単細胞寄生虫によって引き起こされる。このマラリア原虫を持つメスのハマダラカが人を刺すことによって感染する。マラリアのおもな症状はインフルエンザに似ており、高熱（発熱）、震え、悪寒、頭痛、筋肉痛、疲労感を含む。場合によっては嘔吐、吐き気、下痢も伴う。深刻なケースでは腎不全、意識障害、発作、昏睡状態、ときには死に至ることがある。通常、症状は感染から7〜30日で始まるが、症状が進行するまでに1年かかることもある。また寄生虫は肝細胞内で潜伏することがあるため、何年にもわたって再発する場合もある。

2000年以上もさかのぼる2つの文書に、マラリアに対する薬草治療の記録が残る。中国の『黄帝内経』（黄帝時代の内科医学書の古典）およびインドの『スシュルタ・サムヒター』である。後者では、病気が虫刺されと関連すると主張している。古代ギリシアの医者ヒポクラテスはマラリアの症状を記録し、古代ローマではこの病気が悪臭に満ちた沼地のような地域の有毒ガスによって起

2億2000万件　年間のマラリア発症例の推定数。

こると考え、「沼地熱」と呼んだ。この仮説は瘴気説（⇨p.120〜121）として知られるようになる。中世期にも瘴気説は支持され、「汚れた空気」を意味するイタリア語に由来して「マラリア」という病名が用いられるようになった。

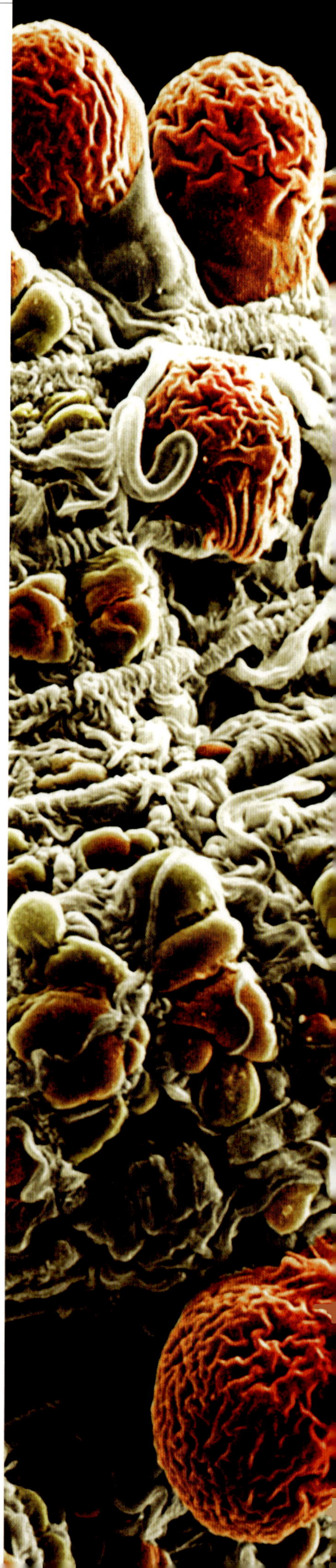

▷ **マラリア原虫**
写真の赤い塊は、蚊の消化管にあるマラリア原虫の卵塊である。各塊から、感染力を持ち活発に動く数千匹もの原虫が生まれ、それが蚊の唾液腺に移動し、蚊が人を刺すと人に伝播する。

治療と原因

マラリアに対する初期の効果的な治療薬として、1630年代に南アメリカからヨーロッパに持ち帰られたキナの樹皮（⇨p.88〜89）が用いられた。キナの樹皮の活性成分は、現在もマラリア治療薬の主流であるキニーネだと特定された。一方、1880年にフランス軍の外科医シャルル・ラヴランがマラリア患者の血液内に原虫を発見したことに端を発する一連の発見があるまで、感染の原因は知られていなかった。

1886年頃にイタリア人の医者カミッロ・ゴルジが、マラリアは複数種類存在し、血液内に原虫が放たれることで高熱と悪寒が発生することを実証した。1890年にはイタリア人研究者のジョヴァンニ・グラッシとライモンド・フィレッティが数種類のマラリア原虫が存在することを特定し、同年、ロナルド・ロスが人を刺す蚊が原虫を吸い、別の人に移すことを実証した。さらに1898〜1899年にグラッシは、ヒト・マラリアの媒介生物（伝播者）はハマダラカの中でもメスの蚊のみであることを突き止めた。

「この病気は**蚊に刺されることによって伝播する**という考えが、私の中で強まりつつある。」

ロナルド・ロス、スコットランドの医者パトリック・マンソンに宛てた手紙より、1896年

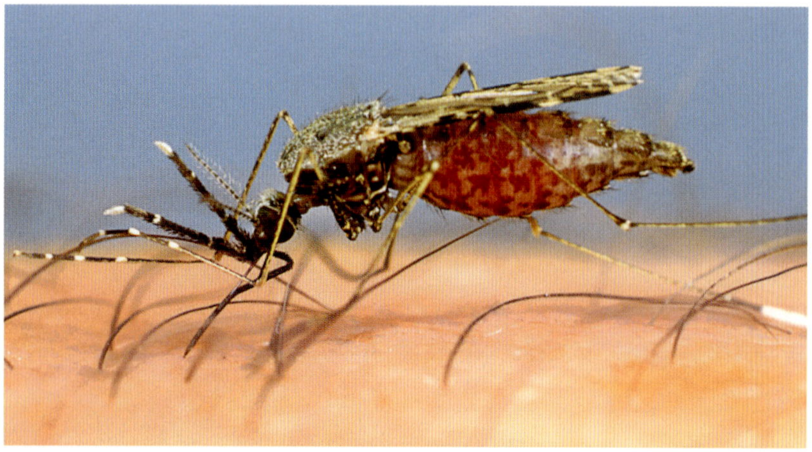

◁ **マラリア媒介生物**
写真の蚊は南アメリカのマラリア媒介生物の蚊（ハマダラカ・アルビマヌス）である。約430種のハマダラカが存在するが、そのうちマラリアを運ぶのは30〜40種である。ハマダラカは南極大陸を除いて世界中に存在する。

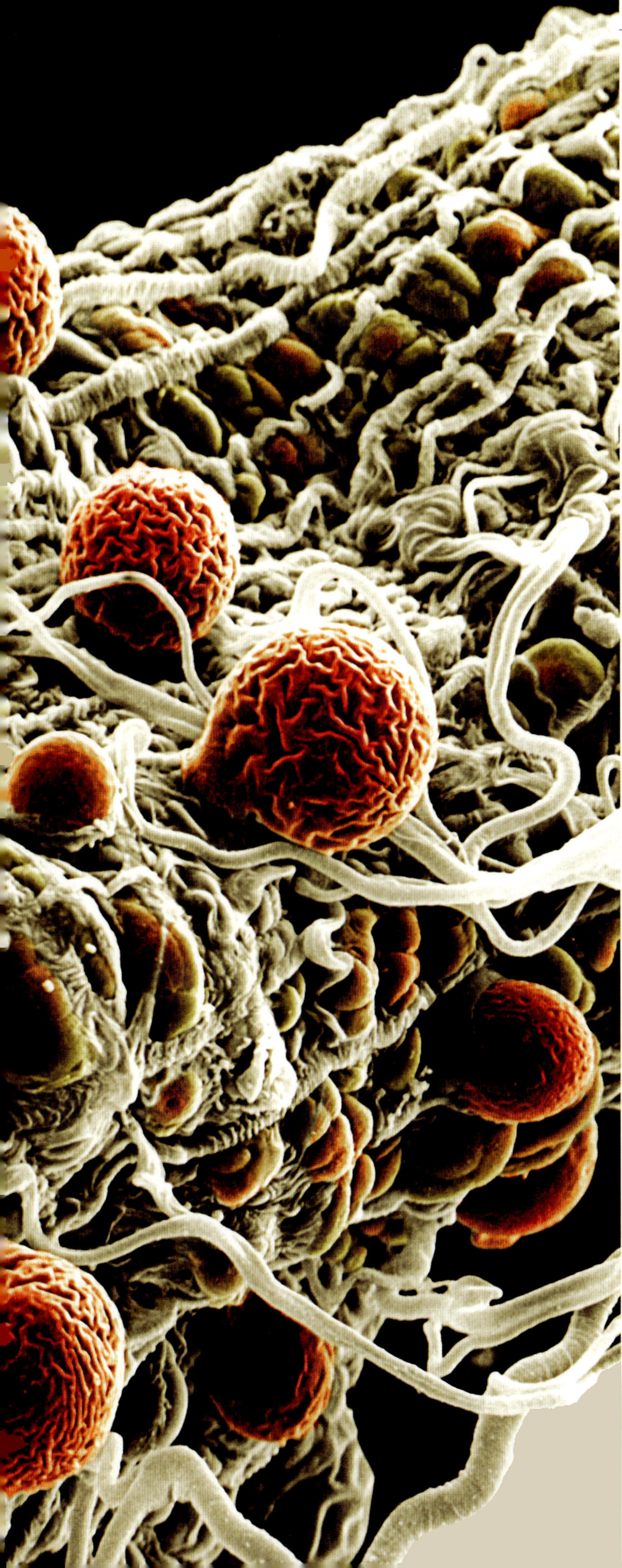

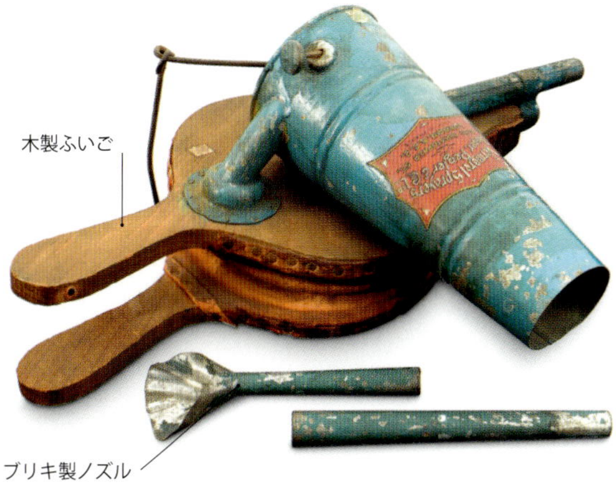

◁ **マラリア予防スプレー**
この装置は、銅とヒ素を混ぜた有毒の殺虫剤パウダー「パリスグリーン」を噴射するために使われた。パリスグリーンは1940年代に日常的に用いられたが、その後植物に有害である上に人間の健康を損なうことが判明し、使われなくなった。

問題への対処

1904年に、マラリアと黄熱病の大流行がおもな要因となり、フランスはパナマ運河の建設を中止し、アメリカ合衆国が建設を引き継いだ。アメリカ軍は蚊が繁殖する沼から水を抜き、殺虫剤を使い、労働者を守るために蚊帳、網戸、薬を使うプロジェクトを始動した。結果的に運河建設作業員の入院率は著しく減った。

45万人　マラリアに感染して亡くなる人のおよその年間死者数。

1939年、スイスの化学者ポール・ミュラーは、ジクロロ・ジフェニル・トリクロロエタン（DDT）が強力な殺虫剤であることを発見し、DDTはすぐさま害虫や媒介生物に抵抗する武器として世界的に使われるようになった。しかし、1960年代から1970年代にかけて環境に有害であることが判明すると段階的に廃止された。一方、1955年に世界保健機関（WHO）は予防策（蚊帳など）、殺虫剤、薬剤療法などを活用したマラリア撲滅キャンペーンを立ち上げた。1980年代にはマラリアを診断する簡単な検査が開発され、マラリア発生に迅速に対応できるようになった。1981年には中国人薬理学者の屠呦呦（トゥ・ヨウヨウ）が、抗マラリア薬としてアルテミシニンが有効であることを実証した。

しかし、マラリアはなかなか消えない複雑な病気であり、20世紀には新たな媒介蚊の属や種が発見され、一部の種は薬剤に耐性を持っていた。現在多くの国でマラリアは根絶されたものの、およそ100カ国では地域特有の感染症としていまだに残っている。

イギリスの医者（1857〜1932年）

ロナルド・ロス *Ronald Ross*

インド生まれのロナルド・ロスは、イギリス・ロンドンの聖バーソロミュー病院で医学を学ぶ。1881年にインド医療奉仕団に参加し、1892年よりマラリアに関心を持つ。1899年にリヴァプール熱帯医学校で教鞭を執るためにイギリスに戻り、第1次世界大戦中は政府の医療アドバイザーを担った。功績を評価されて1926年に設立されたロス熱帯病研究所の初代所長を務めた。

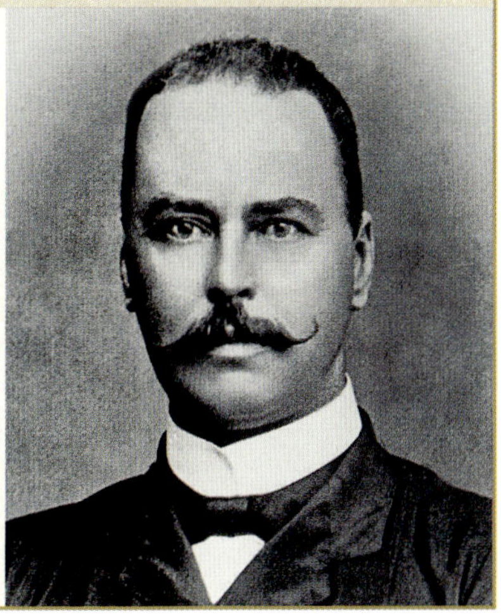

輸血の大躍進

現在、輸血は日常的に行われ何百万人もの命を救っている。しかし、輸血は実用化に至るまでに失敗やつまずきをたびたび繰り返し、20世紀における重大な発見を経てようやく実現した。

イギリスの医者、ウィリアム・ハーヴィーによる一連の血液循環（p.84～85）に関する報告書が1628年に刊行されると、動物からヒトへ、またはヒト同士を含め、生物間の輸血の可能性に医学界の意識が向いた。しかし、初期の実験で判明した大きな問題は、血液が空気に触れた瞬間に凝固する傾向を持つことだった。1654年、イタリアの医者フランチェスコ・フォリは、供血者（ドナー）と受血者（レシピエント）の血管に細いチューブを挿入して直接の輸血を実現したと記録に残しているが、その結果は記録されていない。

初期の発展

1665年にイギリスの医者リチャード・ロウアーが、2匹のイヌの血管を連結して輸血できることを示した。1667年にはフランスの医者ジャン＝バティスト・デニが、発熱した患者を治療するために羊の血液を用いたと記録している。同年、ロウアーと彼の同僚のエドモンド・キングは病気の男性患者に羊の血液を輸血した。男性は生き延び、彼の証言によれば症状もかなり改善した。フランス、イタリア、イギリスを中心に実験は続いたが、結果はあまりにも予測不能であったため、政府や宗教当局は輸血の禁止を命じた。

1828年にロンドンを中心に活動していた産科医ジェームズ・ブランデルが、分娩後の大量出血に苦しむ母親を治療する目的で輸血の概念をよみがえらせた。供血者は近親者であることが多く、血液は供血者から受血者に直接送られた。他の医者もじょうごやシリンジ、バルブなどの器具を使って輸血方法の改良を試みた。しかし、またしても結果に一貫性はなかった。輸血時に供血者が受血者の隣にいなくて済むよう血液の凝固を防ぐ目的で化学物質も用いられたが、これも失敗に終わった。

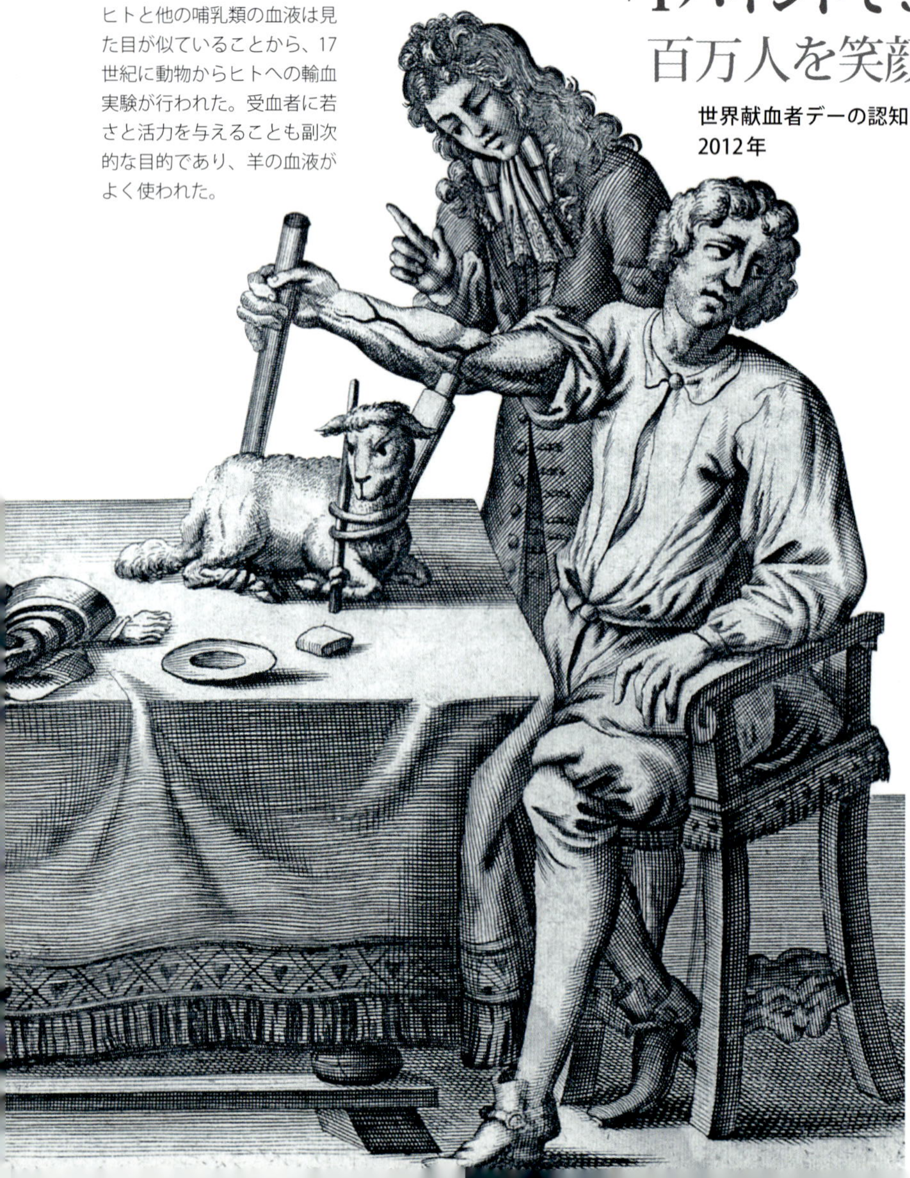

▷ **動物からヒトへの輸血**
ヒトと他の哺乳類の血液は見た目が似ていることから、17世紀に動物からヒトへの輸血実験が行われた。受血者に若さと活力を与えることも副次的な目的であり、羊の血液がよく使われた。

> 「**1パイントで3人の命を救い……**
> 百万人を笑顔にできる。」
>
> **世界献血者デーの認知を広げるためのアメリカのポスターより、2012年**

血液のA-B-C-O型

1875年にドイツ人生理学者レオナルト・ランドアは、ある動物の血液から細胞を除いた血漿（けっしょう）を、別の動物の赤血球と混ぜる手順を解説した。ランドアは、この手順で赤血球がひと塊になる（凝集と呼ばれるメカニズム）ことが多く、破裂することさえあると観察した。

1895年にカール・ラントシュタイナーが免疫について、また体が自らを守るために抗体を使って侵入してきた細菌などの異物と「闘う」方法について関心を持った。ラントシュタイナーは、血漿から細胞成分と凝固成分を除いた血清を研究の中心に据えた。1900年にラントシュタイナーは、人の血液サンプルは混合されるたびに凝集が起こるのかを確認するため、長期にわたる一連の複雑な実験を開始した。そして、毎回凝集が起こるわけではないことに気づいた。1901年に実験結果を発表し、個人は異なる3グループの血液のうち1つを保有すると述べた。ラントシュタイナーは3つのグループをA型、B型、C型と名付けた。

オーストリア生まれの医者
（1868～1943年） *Karl Landsteiner*
カール・ラントシュタイナー

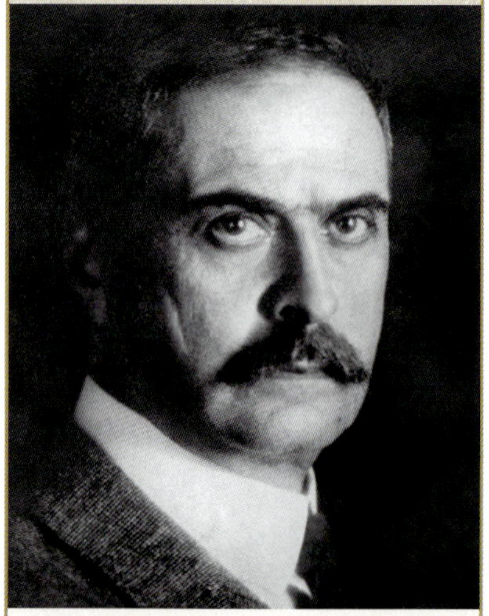

ウィーン近くのバーデン・バイ・ウィーンに生まれたラントシュタイナーは、1891年にウィーン大学で医学の学位を取得した。5年後にウィーン衛生研究所に加わり、血液に関する研究の大半はここで行った。第1次世界大戦後にアメリカ合衆国ニューヨークのロックフェラー研究所に移籍する。1930年に「ヒトの血液型の発見」でノーベル生理学・医学賞を受賞した。1943年にニューヨーク市で心不全により死去。

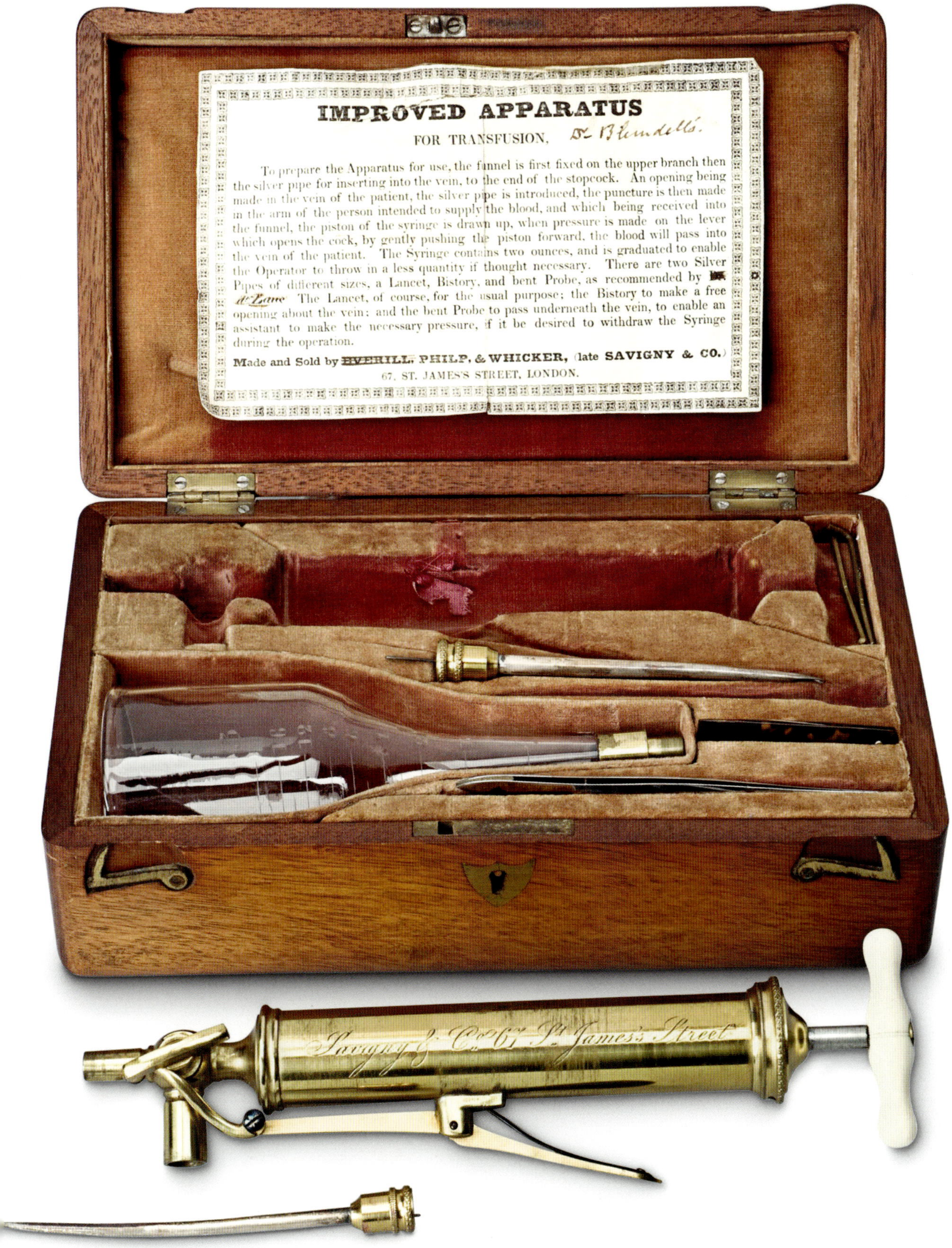
IMPROVED APPARATUS
FOR TRANSFUSION.
To prepare the Apparatus for use, the funnel is first fixed on the upper branch then the silver pipe for inserting into the vein, to the end of the stopcock. An opening being made in the vein of the patient, the silver pipe is introduced, the puncture is then made in the arm of the person intended to supply the blood, and which being received into the funnel, the piston of the syringe is drawn up, when pressure is made on the lever which opens the cock, by gently pushing the piston forward, the blood will pass into the vein of the patient. The Syringe contains two ounces, and is graduated to enable the Operator to throw in a less quantity if thought necessary. There are two Silver Pipes of different sizes, a Lancet, Bistory, and bent Probe, as recommended by
The Lancet, of course, for the usual purpose; the Bistory to make a free opening about the vein; and the bent Probe to pass underneath the vein, to enable an assistant to make the necessary pressure, if it be desired to withdraw the Syringe during the operation.
Made and Sold by EVERILL, PHILP, & WHICKER, (late SAVIGNY & CO.)
67, ST. JAMES'S STREET, LONDON.
Savigny & Co. 67 St. James's Street

◁ **ブランデルが用いた器具**
ジェームズ・ブランデルは分娩後に大量出血する母親向けに輸血を始めた。血液が凝固しないよう、血液は供血者の腕の血管から引かれ、直接受血者の動脈に注入された。

1億800万件 **2012年に全世界で集められた献血件数。WHOによるとこの献血の50%は、世界人口の18%にすぎない富裕な国々から集められた。**

さらに、血清内の抗体が、赤血球の表面にある抗原と呼ばれる成分に対して反応する際に凝集が起こることを特定した。そのためA型の人の血液を別のA型の人の血液と混ぜても凝集は起こらず、B型同士でも同じだった。一方、C型の赤血球は抗原を保有しないため、A型とB型の血清に加えられても凝集しないことがわかった。現在O型に改名されたC型の血液は、血漿中に抗Aと抗Bの抗体を持つため、このグループの人の血液はどの受血者にも提供できる。1902年には4つ目のグループとしてAB型が特定された。

Rh因子

ラントシュタイナーはニューヨークに移り、ロシア生まれの血液専門家フィリップ・レヴィーンと共同研究を開始し、1927年に赤血球の表面にある抗原に基づいてMNS式血液型を特定した。1937年までにラントシュタイナーとアメリカ人法医学専門家アレクサンダー・ウィーナーは血液中のRh因子の抗原を発見した。さらなる研究により、これまでに30以上の血液型システムが特定されてきた。

輸血用の血液保存

第1次世界大戦までには輸血はかなり安全性が高まったものの、保存時の血液凝固の問題が残った。1914年にベルギーの医者アルベール・ユスタンは、クエン酸ナトリウムとブドウ糖が抗凝固剤として機能することを発見した。1915年にはドイツ生まれの科学者リチャード・ルーイソンが戦死者の多さに駆り立てられ、受血者を危険にさらすことのないよう、血液凝固を防ぐために必要な抗凝固剤の量を算出し、1916年までに血液は保存が可能となった。保存血液は戦場の医療部隊に運ばれ、患者に輸血できるようになり、多くの命が救われた。輸血は現在どこの病院でも日常的に行われている。

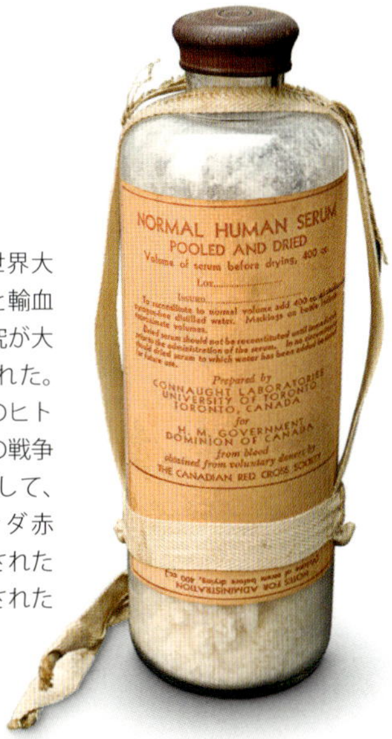

▷ **ヒト血清**
2度にわたる世界大戦で血液保管と輸血に関連する研究が大きく後押しされた。写真の瓶詰めのヒト血清は、銃後の戦争支援の一貫として、1944年にカナダ赤十字社に提供された血液から調整されたものである。

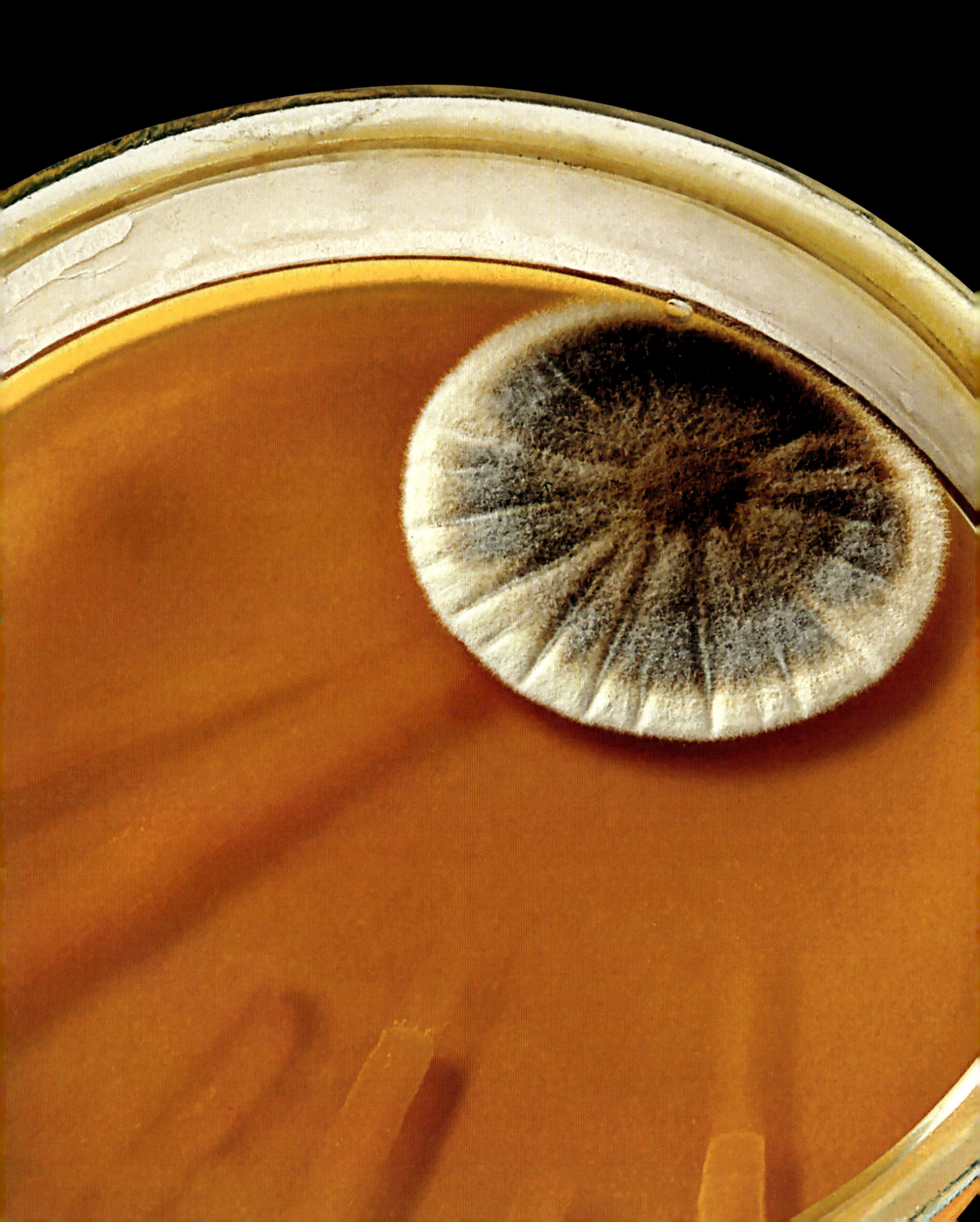

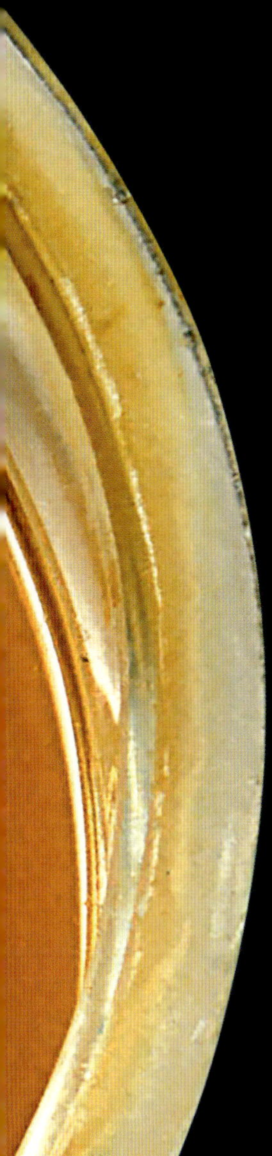

4
専門化の時代
1900～1960年

« 細菌に対するペニシリンの効果

専門化の時代

1900～1960年

1900年

1901年
アロイス・アルツハイマーが、のちにアルツハイマー病と呼ばれるようになる認知症の一種について初めて論文を執筆。

1905年
フリッツ・シャウディンとエリック・ホフマンが梅毒の病原体である「トレポネーマ・パリダム」を発見。

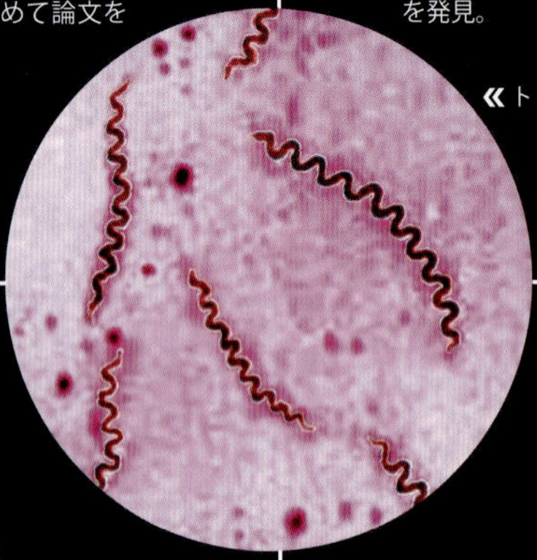

《 トレポネーマ・パリダム

1901年
カール・ラントシュタイナーが血液には異なる型（グループ）があると発表。当初はA型、B型、C型と呼ばれる。

1905年
エドゥアルト・ツィルムが角膜移植を初めて成功させる。

1903年
ウィレム・アイントホーフェンが初の実用的な心電図（ECG）を開発。

1906年
クローディウス・ルゴーが、X線検査は不妊の副作用をもたらすことを発見し、これをきっかけにX線を用いたがん放射線治療の研究と実用化を進める。

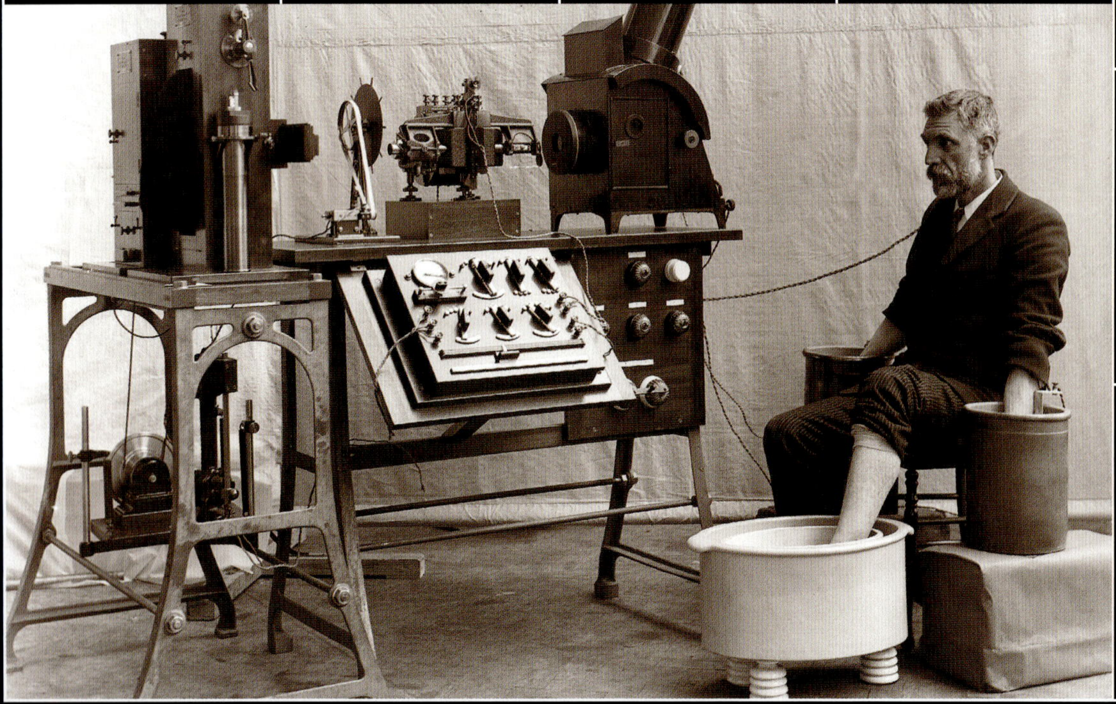

アイントホーフェンが開発した初代ECGのストリング・ガルヴァノメーター

1910年

1910年
ハンス・クリスチャン・ヤコビウスが初めてヒトを対象とする腹腔鏡手術（低侵襲性手術や「鍵穴」手術とも呼ばれる）を実施。

1916年
血液の抗凝固および保存技術が発展し、第1次世界大戦の前線で兵士への輸血が実現。

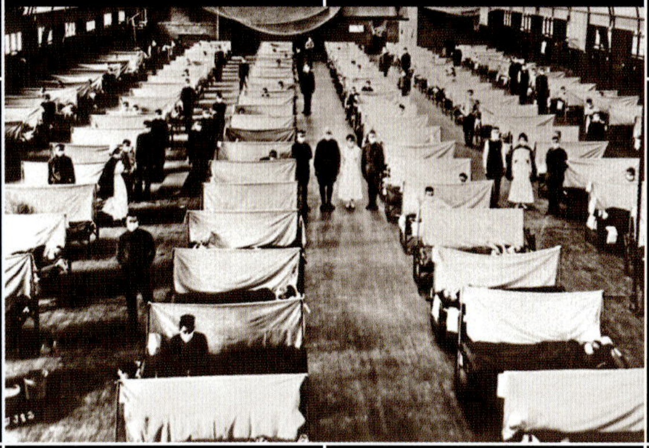

アメリカ合衆国でスペインかぜがまん延した際、一時的に病院と化した学校の体育館

1910年
パウル・エールリヒが初の効果的な梅毒治療薬であるサルヴァルサンを発見。

1918年
インフルエンザ（スペインかぜ）がまん延。史上最大級の流行病となり、およそ5000万人の死者が出る。

1920年

1921年
アルベール・カルメットとカミーユ・ゲランが長年かけて開発したカルメット・ゲラン桿菌（BCG）ワクチンが、結核予防に用いられるようになる。

1921年
マーガレット・サンガーが同僚らとともに、女性の避妊具使用の決定権を訴え、アメリカ産児制限連盟を設立。

1921年
エドワード・メランビーが、当時新しく発見されたビタミンDの不足によって「くる病」が発症することを実証。

1921～1922年
フレデリック・バンティングとチャールズ・ベストが糖尿病のイヌへの治療に（インスリン含有の）膵臓分泌物を適用。その後、ヒトにも適用され効果が確認される。

1923年
ゲオルギオス・N・パパニコロウがパップスメアやパップテストと呼ばれる子宮頸部検診を開発。

1924年
破傷風に効能があるトキソイド・ワクチンが導入される。

1924年
ハンス・ベルガーが初めて脳電図（EEG）で脳内の電気活動を記録。

1926年
アレクサンダー・グレニーがジフテリアに対するトキソイド・ワクチンの効能を改善。ただし、一部の問題は未解決のままである。

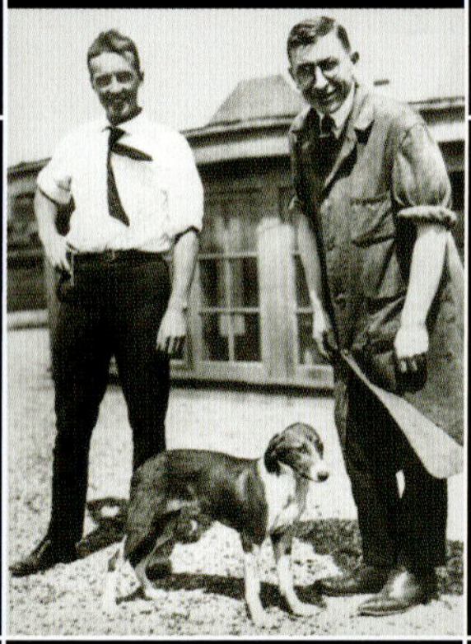

» インスリンで初めて治療されたイヌと、バンティングとベスト

1927年
カール・ラントシュタイナーとフィリップ・レヴィーンがM型、N型、P型の血液グループを特定。

1928年
セント・メアリーズ病院の実験室でアレクサンダー・フレミングが抗生物質のペニシリンを発見。

20世紀も医学分野の進展は続いた。新しいワクチンやインプラント可能な人工装具の開発、そして2度にわたる世界大戦で輸血などを含む救急医療の進歩にも拍車がかかった。第2次世界大戦を引き金にペニシリンも大量に生産され、さらなる研究から抗生物質が次々と誕生した。1922年に糖尿病を抑制するインスリン含有の膵臓分泌物が発見されると、健康時や体調不良時におけるホルモンの役割も以前より明らかになった。増える一方の医療の専門分野には老年医学、プライマリーケア、腫瘍学も加わり、腫瘍学ではがん検診、化学療法、放射線療法に進展が見られた。

1930年

1935年
アメリカ合衆国で2種類のポリオ・ワクチンの試験が行われるが、体調不良や麻痺の副作用、場合によっては死をもたらし、大失敗に終わる。

»ポリオ治療・リハビリ施設の患者

1937年
ダニエル・ボヴェットが抗ヒスタミン剤の抗アレルギー作用を発見。

1935年
初のスルホンアミド系抗菌薬がプロントジルという商標で販売される。

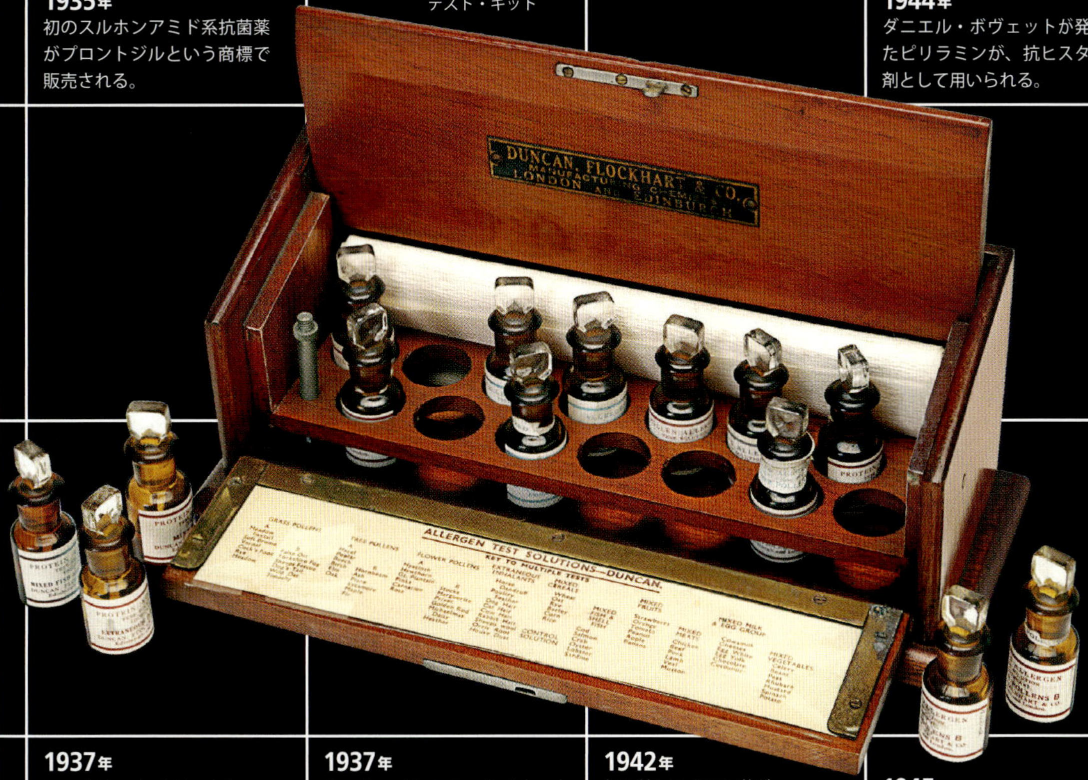

»アレルギーの皮膚テスト・キット

1937年
マックス・タイラーとヒュー・スミスが初の効果的な黄熱病ワクチン「17D」を開発。

1937年
カール・ラントシュタイナーとアレクサンダー・ウィーナーを含むチームが血液型のRh因子を発見。

1940年

1940年
世界で初めて人工股関節が移植される。1960年代には人工股関節のデザインと素材が著しく改善される。

»初期の喘息用吸入器

1941年
第2次世界大戦中にアメリカ・ブラッド・ドナー・サービスとアメリカ赤十字ブラッド・バンクが設立される。

1944年
ダニエル・ボヴェットが発見したピリラミンが、抗ヒスタミン剤として用いられる。

1942年
初の抗ヒスタミン薬が開発される。

1945年
インフルエンザ・ワクチンが初めて普及。

1943年
ウィレム・コルフが初の腎臓透析機を開発して試験を行うが、成果が出るのは2年後となる。

1946年
長い間限定的に適用されてきたパップテストが病院で普及。

1950年

1955年
ジョージ・メイソンが加圧式の定量吸入器（毎回一定量の空気を送る）を発明。喘息などの症状に対して有効性を発揮。

1950年
リチャード・ロウアーが初めて腎臓移植を成功させる。

1955年
R.アダムス・カウリーが救急医療の一概念として「ゴールデンアワー」という用語を広める。

1952年
チャールズ・ハフナゲルが自ら設計した、囲いに覆われたボール状の機械心臓弁を初めて移植。

»サリドマイドの使用に反対するデモ

1952年
イギリスで家庭医学会（RCGP）が設立され、プライマリーケアの医者やホームドクターが専門医として認定される。

1957年
複数の症状に効く「特効薬」のサリドマイドが販売される。しかし妊娠初期の女性が服用すると先天性異常や障害を持った赤ちゃんが生まれることが判明。

1953年
フランシス・クリックとジェームズ・ワトソンが、「生命の分子」であるDNAの構造は二重らせん構造だと発表。

1958年
ルネ・エルムクヴィストが開発した心臓ペースメーカーをエーク・セニングが初めてヒトに移植。

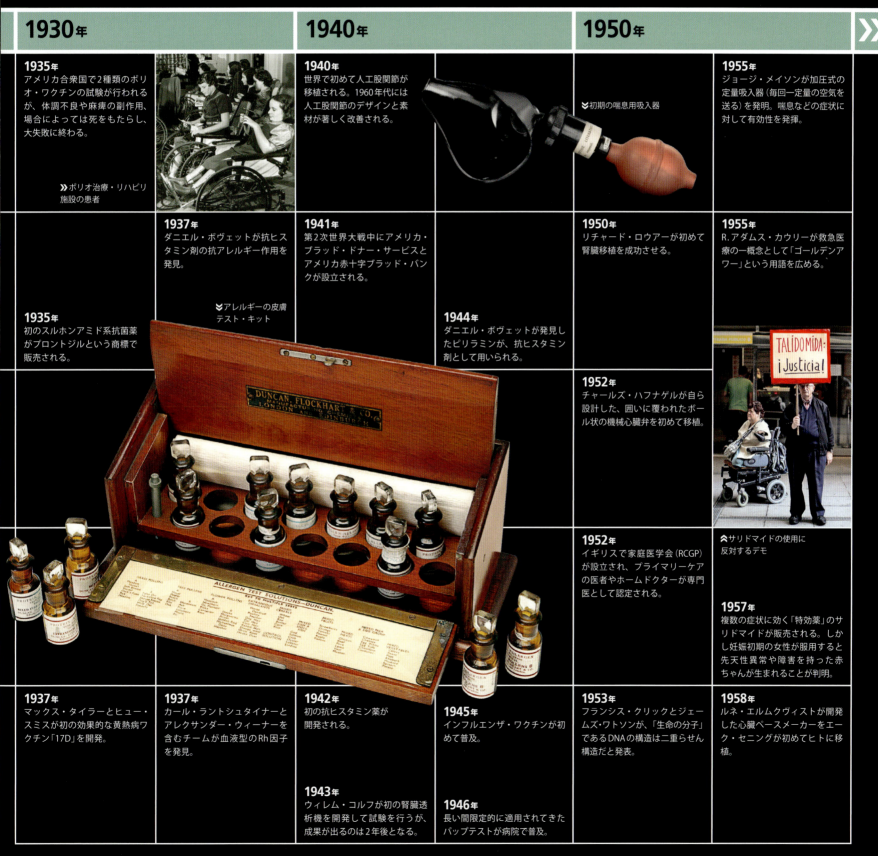

オーストリアの神経学者（1856～1939年）

ジークムント・フロイト

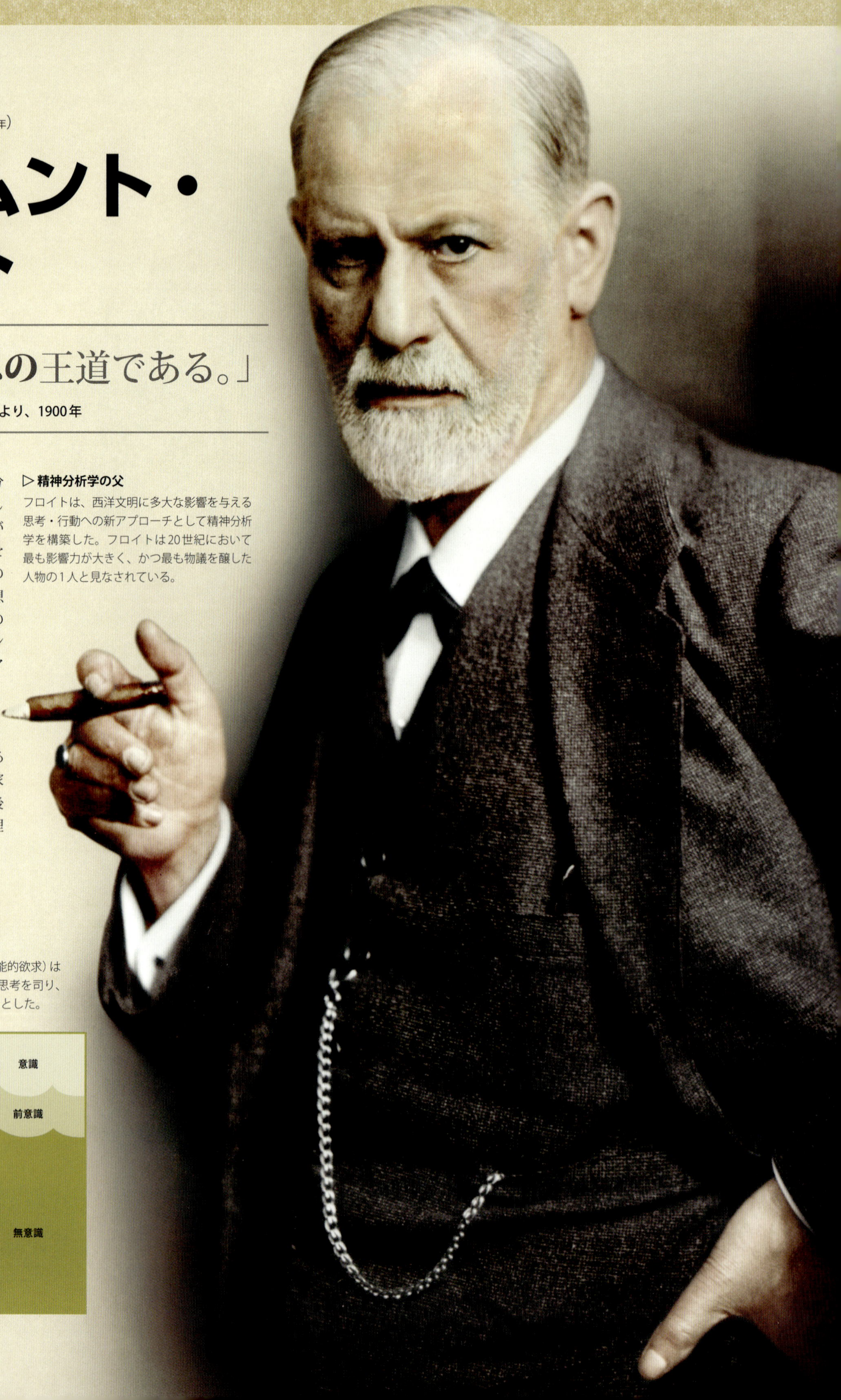

「夢は無意識への王道である。」

ジークムント・フロイト、『夢判断』より、1900年

ジークムント・フロイトの精神分析学ほどに、1人の人物に依拠した医療分野は数少ない。フロイトが1880年代に若い女性に施した治療法を発端とする精神分析学は、精神療法の哲学、理論として定着し、20世紀の思想に持続的な影響を与えた。西洋文化の文学、映画、舞台にも波及し、アイデンティティ、記憶、幼少期、セクシュアリティの各概念に変革をもたらした。

▷**精神分析学の父**
フロイトは、西洋文明に多大な影響を与える思考・行動への新アプローチとして精神分析学を構築した。フロイトは20世紀において最も影響力が大きく、かつ最も物議を醸した人物の1人と見なされている。

若年期

フロイトは（現在のチェコ共和国にある）プシーボルに生まれ、3歳の時に家族とウィーンに引っ越した。その後ウィーン大学に進学し、ドイツ人生理

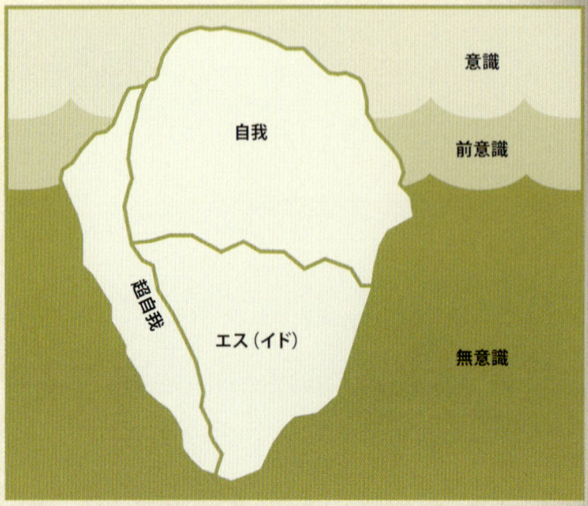

▽**マインドマップ**
フロイトは人の精神を氷山に例えた。エス（本能的欲求）は無意識層に隠されている一方で、自我は意識的思考を司り、エスと超自我（批判と決断をする声）を統制するとした。

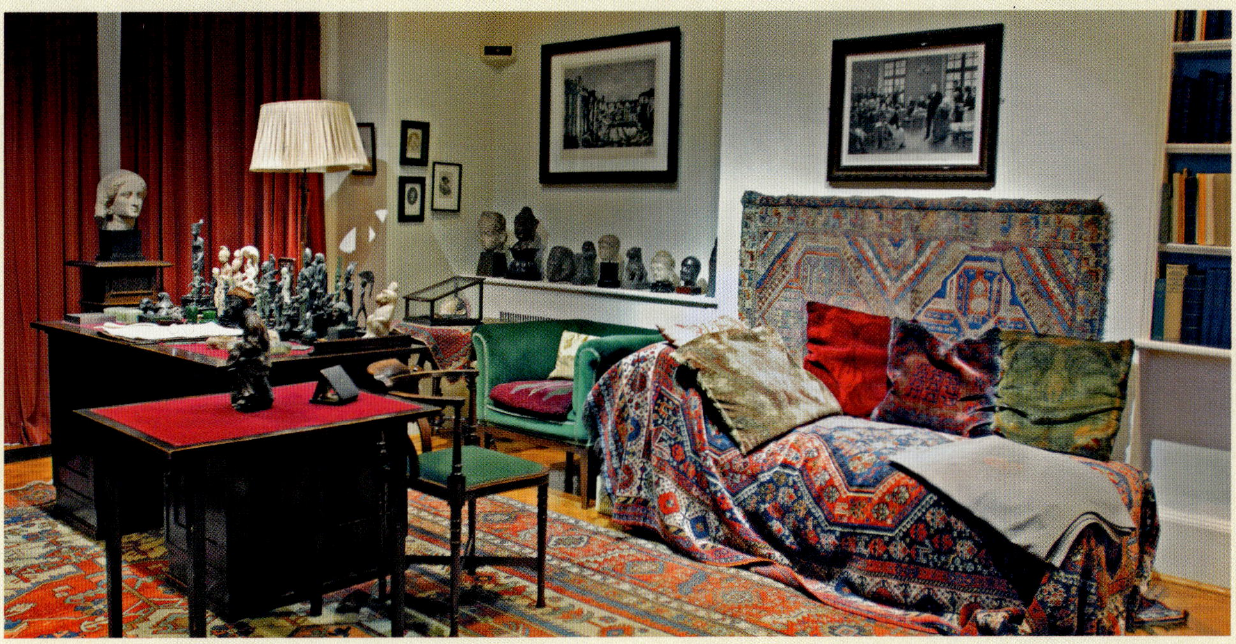

△精神分析用のソファー
フロイトが晩年を過ごしたロンドンの自宅にはソファーがあり、患者はそこで横になって思うがまま語り、フロイトは患者の視界に入らないよう後ろに座って話を聞いた。

学者エルンスト・ブリュッケのもとで学ぶ。やがて催眠療法に興味を持ち、フランスの神経学者ジャン=マルタン・シャルコー（⇨p.161）のもとで学ぶため、1885年にフランスに赴いた。

しばらくしてウィーンに戻ると、ヒステリーを研究していたオーストリアの医者ヨーゼフ・ブロイアーと共同研究を開始。ブロイアーはアンナ・O（⇨p.250〜251）という仮名の患者を催眠状態にして、彼女に話すよう促すことでヒステリーの治療を試みていた。施療中にアンナがトラウマとなる出来事を思い出して当時の感情が蘇ると、ヒステリーの症状が一時的になくなることを発見した。ここからフロイトは、意識は3層に分類されるという理論を立てた。人の行動は意識的かつ合理的な思考よりも、隠された動機、恐怖、願望などの無意識の思考に影響されていると結論づけた。

抑制は、耐え難い感情を意識から無意識へと転換する手段だとフロイトは見なした。耐え難い思いは、時として失言（現在はフロイト的失言と呼ばれる）や夢という形で表出することがある。のちにフロイトは、抑制された思いを解放するために「自由連想法」という治療方法を開発した。患者は頭に浮かんだ事柄を自由に話すことで、無意識や抑制された感情と記憶に関する洞察を医者に提供する。それらに対処することで回復への道が開けるとした。以来、いくつかの画期的な新しい理論も出現したが、患者が精神的安定を得るために自身の問題について語る「談話療法」の本質はいまも変わらない。

> 「夢の解釈を可能にする心理学的技法が存在する。」
>
> **ジークムント・フロイト、『夢判断』より、1900年**

フロイトは夢が象徴的な意味を持つと考え、1897年から自身の夢を研究しはじめた。無意識の願望は幼少期に由来し、子どもの性的発育と関係すると提唱。また、子どもの人格形成における性心理のステージを分類した。その1つが、3〜5歳頃に異性の親に対して性的に魅了され、同性の親にライバル心を抱くエディプス・コンプレックスだった。このような感情から派生する恐怖と罪悪感によって子どもは感情を抑制し、それが人格形成の後続ステージに影響を及ぼすとした。一方、スイス人の精神科医であり心理学者のカール・ユングを含め、後世の精神分析学者たちはこの性的衝動が果たす役割にそこまで重きを置かなかった。

精神のマッピング

フロイトは『自我とエス』の中で、人格を3つの部分に分類した。相互に作用するが独立したエス（イド）、自我、超自我である。エスは本能エネルギーのおもな原動力であり、自我はこのエネルギーを使って外界の現実に対処するものである。超自我はエスをコントロールし、保護者のような役割を果たすものであり、自我に道徳的な目的に沿って行動するよう指示する。フロイトは、神経症はこの3つの部分の間で対立が起こることで発症すると考えた。フロイトの功績は現在も受け継がれている。「談話療法」の有効性や科学的根拠について議論は続いているものの、フロイトの手法は改良を経て現在も幅広く活用されている。

年　譜　Sigmund Freud

- **1885〜1886年**　パリのサルペトリエール病院でジャン=マルタン・シャルコーのもと、ヒステリーと催眠療法について学ぶ。
- **1887〜1902年**　ウィーンに戻ると、ベルリン在住のドイツ人の医者ヴィルヘルム・フリースと文通をする。フロイト没後に公開された手紙には、理論を組み立てる過程でのフロイトの見解が明かされている。
- **1888年**　ヒステリーへの治療法として催眠療法から自由連想法に焦点を移す。
- **1895年**　友人のヨーゼフ・ブロイアーと『ヒステリー研究 *Studien über Hysterie*』を刊行。ヒステリー症状は、トラウマ（おそらくは性的な性質を持つトラウマ）となっている記憶を代弁するという概念を紹介。

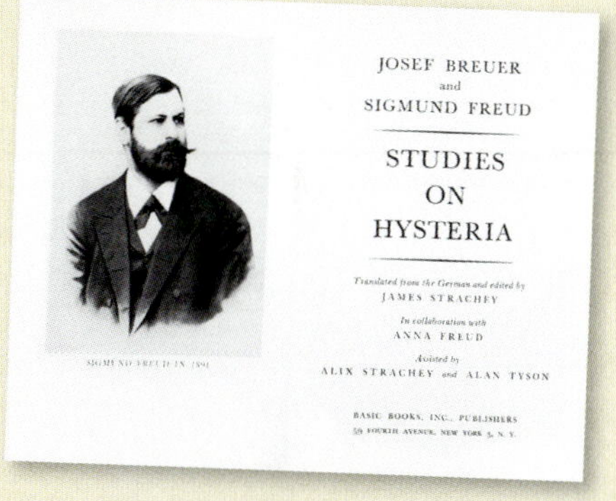

ヨーゼフ・ブロイアーとジークムント・フロイトの共著『ヒステリー研究』（1895年）

- **1896年**　精神分析学（独Psychoanalyse）という用語を編みだす。
- **1900年**　自身の理論の中核を記述した『夢判断 *Die Traumdeutung*』を出版。
- **1905年**　『性理論三篇 *Drei Abhandlungen zur Sexualtheorie*』で幼少期から成人期に至る性的衝動の発達ステージを初めて紹介。
- **1908年**　オーストリアのザルツブルクで初の国際精神分析学者会議が開催される。カール・ユングとフロイトはレクチャー講師としてアメリカ合衆国に招待される。
- **1909年**　リトル・ハンスという5歳児を対象とした初の子どもの分析を含め、ケーススタディをまとめる。
- **1915〜1917年**　ウィーン大学で行った28の講演シリーズで自身の理論や分析結果を網羅的に紹介し、リビドー、自由連想、無意識理論を含む中心的概念の枠組みを公表。
- **1923年**　『自我とエス *Das Ich und das Es*』を出版。同年にがんと診断される。
- **1933年**　アドルフ・ヒトラーがドイツの独裁者となり、ベルリンでフロイトの本の焚書（ふんしょ）を命じる。
- **1938年**　ロンドンに旅立ち、1年後に死去。

心電図の開発と発展

心電図（ECG）は心臓の電気活動を記録する装置である。現在では皮膚にセンサーを当てて記録を取るが、初期の心電図は部屋が埋まるくらいのサイズの装置が必要で、電気接続を良くするために患者は手足を塩水に浸さなければならなかった。

イタリアの科学者であり医者のルイージ・ガルヴァーニは1786年頃、死んだカエルの脚に金属を当てると脚が痙攣することに気づいた。ガルヴァーニはこれを全生命体共通の現象だと考え「動物電気」と呼んだ。数年後にガルヴァーニのライバルだったアレッサンドロ・ヴォルタがカエルの脚に数種類の金属を当てることで電流が発生し、それが筋肉の収縮をもたらすことを明らかにした。これらの発見に触発されて、ミミズからヒトに至るあらゆる生命体で電気の存在と電気の影響に関する研究が進むことになる。

初期の心電図装置

ガルヴァーニの名は、ガルヴァノメーター（1820年に開発された電流測定装置）という装置名として後世に伝えられている。ガルヴァノメーターのデザインと感応性の改善を受けて、1827年にフィレンツェ在住のイタリア人物理学者レオポルド・ノビーリが、解剖したカエルの中に小さな電流を検出した。1838年にノビーリの教え子であり、イタリアのピサで物理学教授を務めていたカルロ・マテウッチがカエルの心臓と脚の筋肉をつなげ、心臓が脈打つたびに脚が痙攣することに気づいた。つまり心臓自体に何らかの電気活動が存在することが示唆された。だが19世紀半ばになっても電気の真の性質や、電気と磁場の関係性は未解明だった。それでも電池や発電機などあらゆる機械が発明されており、その一部は患者向けの電気治療器や磁気治療器として販売されていた。これらの

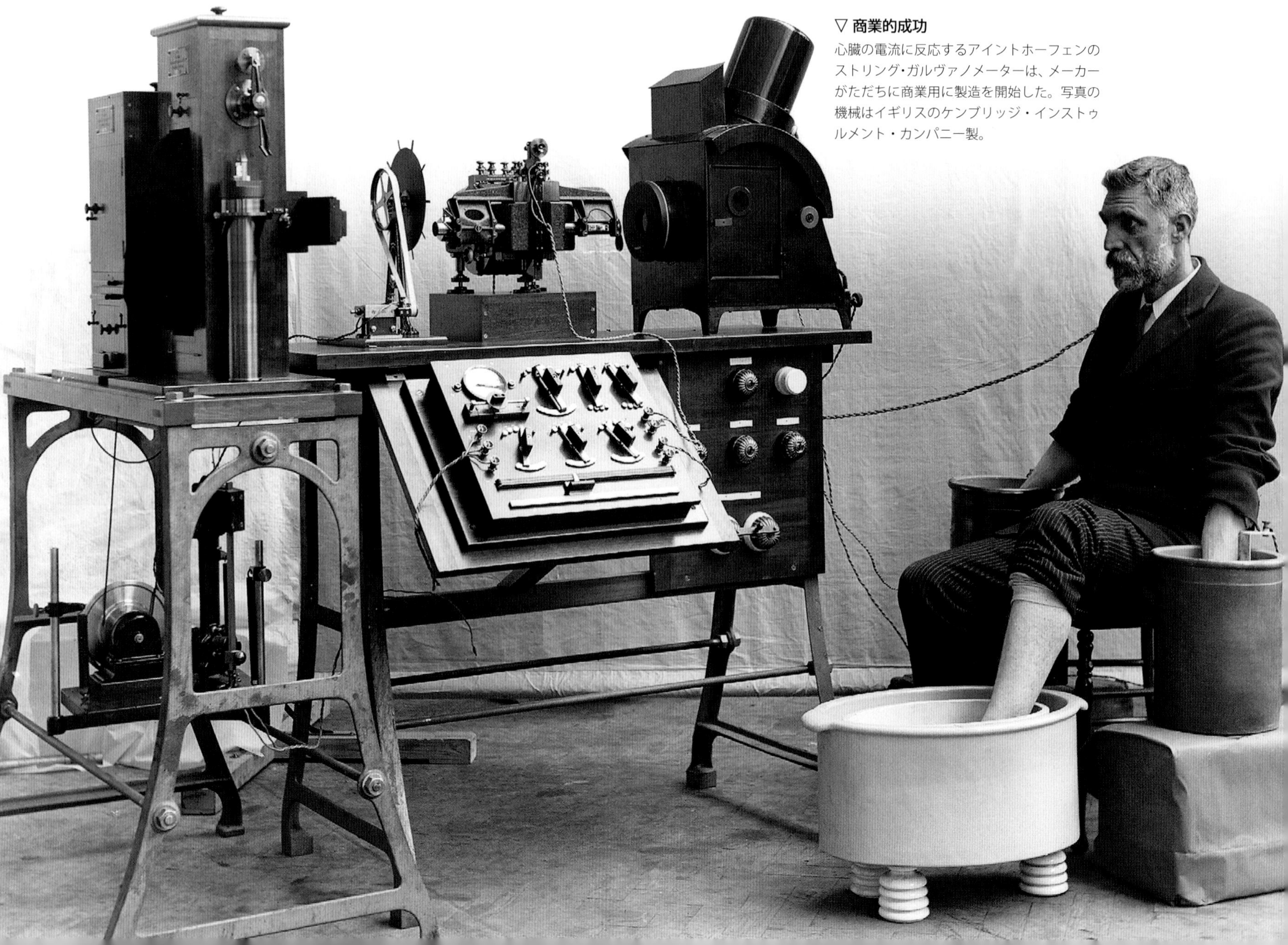

▽ **商業的成功**
心臓の電流に反応するアイントホーフェンのストリング・ガルヴァノメーターは、メーカーがただちに商業用に製造を開始した。写真の機械はイギリスのケンブリッジ・インストゥルメント・カンパニー製。

「医療装置は、実際に行う仕事によって真の価値が決まる。」

ウィレム・アイントホーフェン、イギリスの心臓病専門医トーマス・ルイスに宛てた手紙より、1922年

機器は、体内に「ピリピリ」感じる程度の少量の電流を送るか、場合によっては痛みを伴う大きな電気ショックを送るものだった。当時このような機器が普及することはなかったものの、のちに除細動器の発明につながっていく（⇨p.206）。

心臓を読み解く

1843年、ドイツの生理学者エミール・デュ・ボア＝レーモンが動物の静止している筋肉に小さい電位や電位差を検出し、筋肉が収縮する際にそれが変動することに気づいた。デュ・ボア＝レーモンはこの現象を「活動電位」と呼んだ。1856年、むき出しの動物の心臓から直接取った記録から、鼓動を打つたびに異なる電流が流れることが示された。また、呼吸や心臓が停止した患者の胸に300ボルト以上の電気ショックを与えると蘇生した事例が報告されるようになった。1887年、ロンドンのセント・メアリーズ・メディカル・スクールでイギリスの生理学者オーグスタス・ワーラーが「人間の心臓の鼓動に伴う電動変化の立証 A *Demonstration on Man of Electromotive Changes Accompanying the Heart's Beat*」と題した記事を発表し、人間を対象とする初の心電図と見なされる装置について解説した。心臓をむき出しにする必要はなく、患者の手足に当てたセンサーにリード線がつながれるものだった。しかし、使用手順が複雑で実際の使用には適していなかった。

0.25 MV **電圧の400分の1に相当するECGのP波のボルト数。**

1890年、オックスフォードを拠点に活動していたイギリスの医者ジョージ・J・バーチが、ガルヴァノメーターでは記録できないような速い電流の変動を計算やグラフで算出し、心臓の電気活動の正確な波動パターンを観測できるという記事をいくつか発表した。翌年、イギリスの生理学者ウィリアム・ベイリスとエドワード・スターリングがユニヴァーシティ・カレッジ・ロンドンで同技術を改良し、電流の変動パターンを、心臓の収縮と弛緩に結び付けた。

オランダ人生理学者のウィレム・アイントホーフェンは1889年、スイスのバーゼルで開催された第1回国際生理学会議で、ワーラーが実施した初期の心電図装置の実演を見ていた。そして1893年に「エレクトロカーディオグラム（心電図）」という用語を生み出し、「臨床研究の新手法 *New Methods for Clinical Investigation*」と題した論文でさらなる進展を報告した。アイントホーフェンはそれから数年かけて関連器具や記録手法を開発し、また健康な心臓と疾患のある心臓を対象とする心電図の分析を行った。

心電図の実用化

1910年頃から心臓専門医は心房細動（心房が高速かつ不規則に「振動」する症状）や、狭心症（心臓への血流が制限される虚血性心疾患）、急性心筋梗塞（一般的にAMIや心臓発作と呼ばれる症状）などの心臓疾患を診断するために心電図を使いはじめた。侵襲的手順なしで情報を収集できたため、治療の質は改善され、疾患の予防にもつながった。マイナス面としては、初期の装置は扱いにくく、それ専用の部屋を必要とした。自動車バッテリー駆動の初代移動式心電図装置は1928年に登場したが、重さが20kg以上あり、動かしにくかった。トランジスタ装置が開発され急速に小型化が進んだことで、1960年代には机上に置ける装置が開発された。また最近は、小型電子システムやマイクロチップを使って手のひらサイズの心電図の記録装置も開発されている。

オランダの生理学者（1860～1927年） *Willem Einthoven*

ウィレム・アイントホーフェン

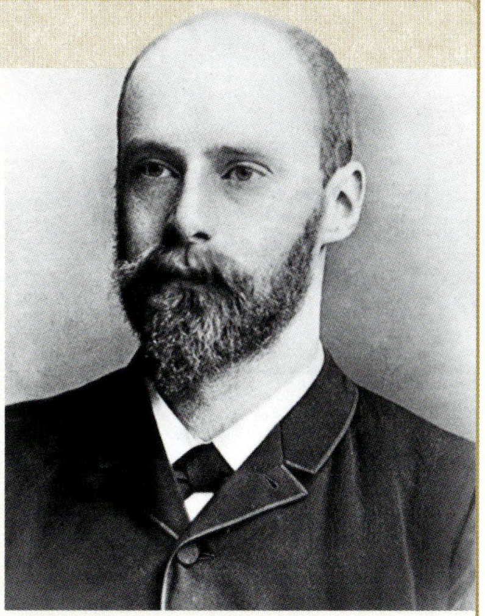

オランダ領東インド（現在のインドネシア）のジャワ島で生まれたウィレム・アイントホーフェンは、オランダのユトレヒト大学で医学を専攻した。1886年、ライデン大学の教授に就任する。

アイントホーフェンは複数のイノヴェーションを組み合わせて心電計装置の実用化を果たした。1895年には改良されたガルヴァノメーターと新しい補正式を使って心臓の電気活動に5つの山と谷、つまり「波」を特定した。グラフの左下端の原点をOとし、後続のアルファベットを適用して5つの波をP、Q、R、S、Tと呼んだ。

1901年、アイントホーフェンはストリング・ガルヴァノメーター（弦電流計）という新装置を発明する。強力な電磁石の間に銀被覆されたクオーツの非常に細いワイヤーが配置されたものである。ワイヤーを通る電流の変動は振動となり、それを投影顕微鏡が拾い、機械に連続的に送られる印画紙に記録した。1906年、アイントホーフェンは10種の心臓疾患の正常な心電図の記録と異常な記録を初めて公表した。1924年には心電図のメカニズムの発明をたたえられ、ノーベル生理学・医学賞を受賞している。1927年、ライデンで死去。

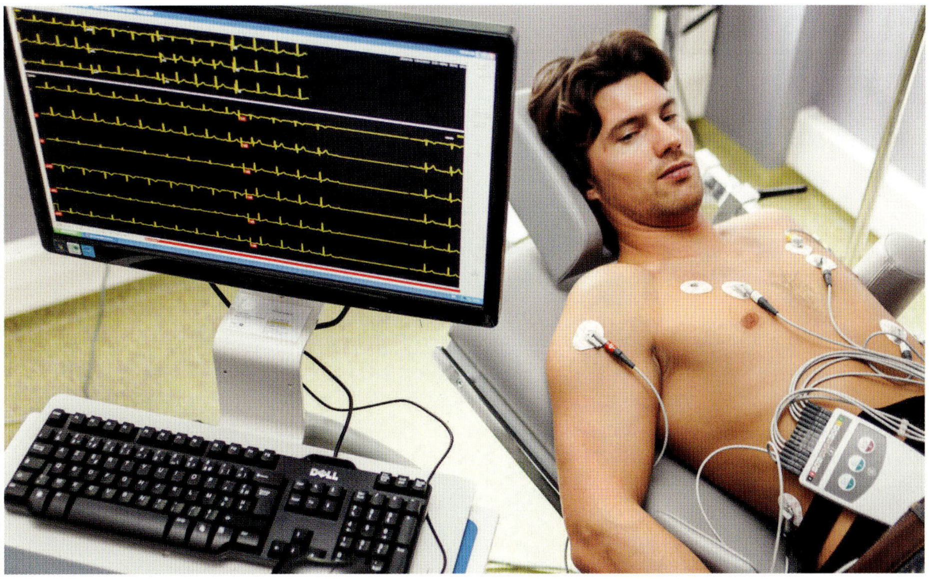

▷ 現代のECG
患者にセンサーを取り付け、すぐに結果を読み取ることができる。また移動用装置として、携帯しやすい小型のECGもある。この「携帯式」装置は、患者が日常生活を続けながら最大2週間分の心臓の記録が保管できる。写真にあるように、記録はコンピューターにダウンロードして分析される。

梅毒の治療法

1495年のヨーロッパでは性行為による感染、または母親から胎児へ母子感染する、当時では未知の病気がまん延していた。痛みを伴う皮膚の炎症、精神の錯乱、場合によっては死をもたらす梅毒は、4世紀以上にわたっておびただしい数の犠牲者を出した。1909年に効果的な治療法が見つかると「グレート・ポックス（梅毒）」は下火となったが、深刻な病気であることに変わりはなかった。

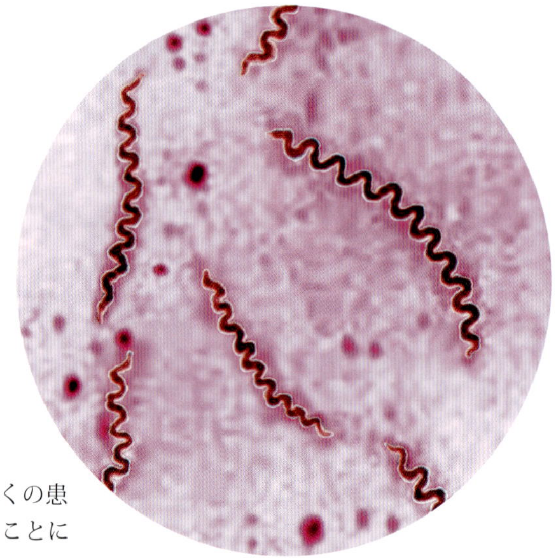

△ トレポネーマ・パリダム
梅毒の病原体は、性行為によって伝染する細いらせん状の細菌（スピロヘータ）である。「パリダム」という名は病原菌の極端に薄い色に由来する。あまりにも色が薄かったために観察と発見が非常に困難だった。

梅毒は非常に毒性が強く、多くの人の命を奪った。梅毒の患者は外見の変形や、有痛性の化膿する炎症や皮膚潰瘍に苦しみ、深刻なケースでは皮膚や骨を侵食する腫瘍を発症した。たくさんの患者が亡くなり、生き残った者も皮膚に傷痕が残り、外見が変形することが多かった。性感染症だとわかると、患者はさらなる非難を受けた。

未解明の起源

梅毒の起源に関しては諸説ある。当初は、フランスによるイタリアのナポリ侵略で戦った外国人傭兵が持ち込んだと考えられた。フランスでは「イタリア病」と呼ばれる一方で、イタリアではフランスが起源だと信じられていた。どの国も自国が発祥の地とされるのを嫌がった。よく言われる別の説は、1493年にコロンブスがアメリカ大陸への最初の航海から戻ってきた際、船乗りがヨーロッパに持ち込んだというものだ。古代アメリカの人骨に、梅毒を含むトレポネーマ種の病気が確認されたことも、この仮説を裏づけている。

1502年までに梅毒は中央ヨーロッパと北ヨーロッパに広まった。しかし、症状は明らかにやや軽くなっていた。ヨーロッパでは成人人口の約10%が発症する一般的な病気と見なされた。医者は多くの治療法を開発したが、どれも効能は低かった。治療法のなかで最も好まれたのは水銀療法だった。水銀による発汗作用によって体内から毒が除去されると信じられていた。ただし、不幸にも口腔内潰瘍を発症し、歯が抜け、骨が劣化するといった深刻な水銀の副作用があり、当時はこの副作用が梅毒の症状と混同されがちだった。その結果、多くの患者が余計な痛みに苦しめられることになる。

▽ 快楽と苦痛
17世紀に制作されたこの版画には、梅毒感染の性的な側面を皮肉ったコメントが書かれている。犠牲者の「一度の快楽」には「千の痛み」が続くと対照的な表現を使って指摘している。

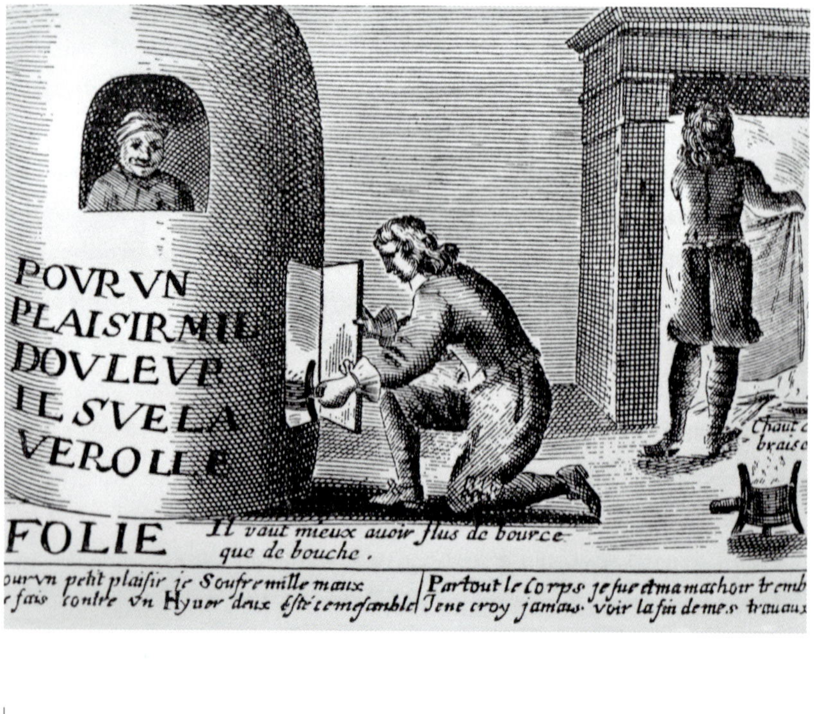
POVR VN
PLAISIR MIL
DOVLEVR
IL SVELA
VEROLLE
FOLIE
Il vaut mieux auoir plus de bource que de bouche.

梅毒の特定

梅毒は、同じように外見の変形を伴うハンセン病と混同されたため、病因を特定する試みが横道にそれた。16世紀から19世紀にかけて梅毒は、別の性感染症の淋病（りんびょう）とも混同された。1837年になってようやく、フランス人の性病科医フィリップ・リカールが梅毒と淋病が異なる別の病気であると断定。リカールはさらに梅毒を3つのステージに分類した。接触部位に硬性下疳（こうせいげかん）（小さく無痛の硬結や潰瘍）が現れる第1期、全身の炎症や、かぜのような症状、発疹などを発症する第2期、軟部腫瘍ができたり神経系がダメージを受けて失明や精神の異常を引き起こしたりする第3期である。またリカールは、第3期は感染から長い年月を経て発症することもあると気づいた。1876年までに医者は血液経由で広がる心血管梅毒も特定した。しかし、病因となる微生物を発見するには到底及ばず、完治法も当然ながら見つからなかった。完治法がない状況のなか、梅毒のまん延を防ぐために公衆衛生策が展開された。1864年にイギリスで感染症法が制定され、売春婦の定期検査と、感染が確認された場合の患者の拘束と治療が呼びかけられた。

40 人／10万人　ペニシリン導入前にフランスで梅毒が原因で亡くなった人の割合。

5 人／10万人　ペニシリン導入後のフランスで梅毒が原因で亡くなった人の割合。

> 「あまりにも残酷で悲惨な病気だ……
> 世界はこれほどおぞましく、気味が悪いものを歴史上見たことがない。」

ヨーゼフ・グリュンペック、『膿疱性感染病〈スコーレ〉またはフランス病 *THE PUSTULAR EPIDEMIC "SCORRE" OR THE FRENCH SICKNESS*』より、1496年

完治法の探求

1905年にドイツ人動物学者のフリッツ・シャウディンがようやく梅毒を引き起こす微生物(トレポネーマ・パリダム)を特定すると、完治させるための方法を探す競争が始まった。

完治法の解明に近づく決定的な一歩をとったのはドイツ人免疫学者のパウル・エールリヒだった。エールリヒは当時、体内の他の部位に影響を与えることなく病原菌のみを標的とする「特効薬」を探すために、ヒ素化合物の観察をしていた。なお、この特効薬の探求は、現在化学療法と呼ばれる化学的な治療法の概念の発端となった。

1909年5月にエールリヒの研究所で働いていた日本人研究者の秦佐八郎(はたさはちろう)が606番目のヒ素化合物の試験中に、それがトレポネーマ・パリダムに対して効果があることを発見した。薬物はサルヴァルサンと名付けられ、ただちに患者に対して試験が行われ、1年以内には市場に出回っていた。特定の病原菌のみを標的にした初めての薬である。

サルヴァルサンと、数年後に開発された改良版のネオサルヴァルサンは20年にわたって主たる駆梅薬(くばいやく)となったが、1943年にもっと効果の高い抗生物質のペニシリン(⇨p.198～199)が発見された。

1906年にはドイツ人細菌学者のアウグスト・パウル・フォン・ヴァッセルマンが、彼の名にちなむワッセルマン反応検査を発明し、梅毒治療に貢献した。ワッセルマン反応検査は梅毒菌の抗体があるかを確認できる血液検査であり、症状が出ていない患者も特定できるようになった。

抑制されるが、完治法はなし

ペニシリンが広く用いられるようになると梅毒感染率は急速に低下し、1950年代には底を打った。それ以降、世界の梅毒症例は増減を繰り返し、2000年代には全般的に増加基調となった。現在も梅毒は深刻な公衆衛生問題であり、2010年には11万人以上の死者を出し、また梅毒第3期の患者はいまだに長期にわたる衰弱に苦しめられている。

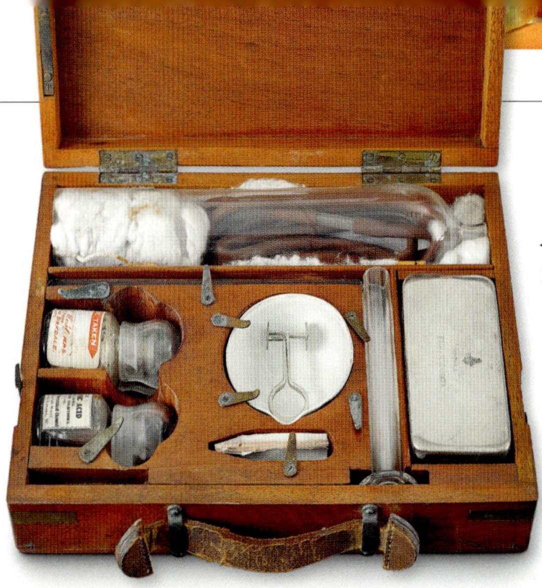

◁ **サルヴァルサン・キット**
臨床試験でサルヴァルサンが梅毒菌に対して非常に有効だと分かると、同薬物に対する需要がかなり高まり、パウル・エールリヒはさらなる試験を行う前に商品を市場に出さざるを得なくなった。写真は1910年製のサルヴァルサン・キット。

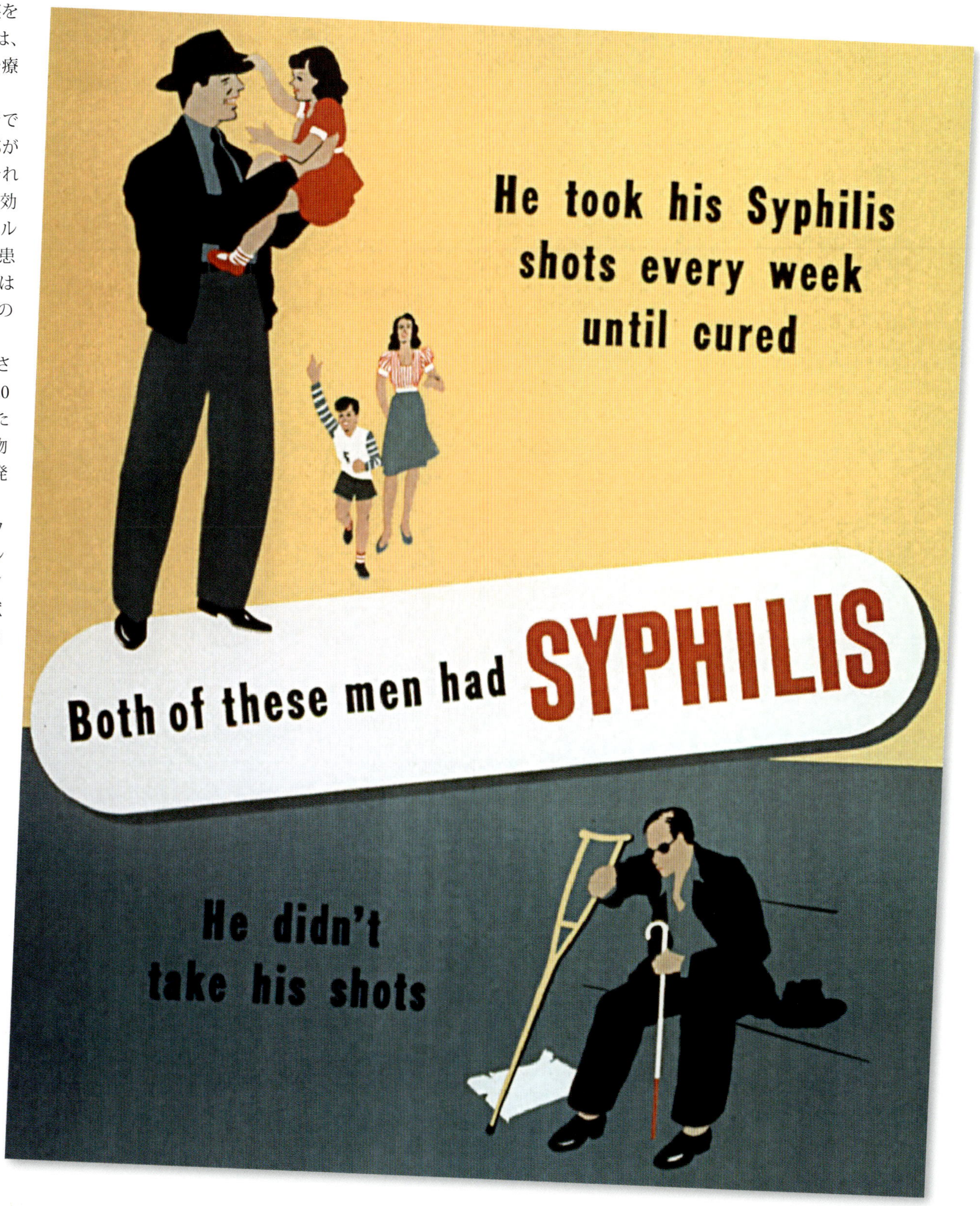

▷ **治療の促進**
サルヴァルサンは複数の深刻な副作用をもたらす上に、患者は2年間治療を続ける必要があった。治療コースを完遂したのは患者のわずか25%だったことで、効果は大幅に低下した。

ポスターに書かれている言葉は、
上：彼は治るまで毎週注射をした。
中：この2人の男性は梅毒患者。
下：彼は注射をしなかった。

低侵襲手術

かつて外科医は、対象部位に手術を施すためには患者の体を大きく切開する以外選択肢がなかった。しかし、器具や技術の改良によって切開する部分は徐々に小さくなり、20世紀になると新技術のおかげで「鍵穴」と呼ばれる極小の切開でも手術が可能となった。

新石器時代からの遺骨には、頭蓋骨に小さな穴を開ける穿頭術と呼ばれる手術が行われていた痕跡がある(⇨p.16〜17)。古代ギリシア人やローマ人も基本的な手術を実施していたことで知られている。その後何世紀にもわたって手術法は進化を遂げ、とくに消毒や鎮痛の領域で顕著な進展が見られたものの、手術のために体を切り開いて縫い直すという前提が変わることはなかった。

外科手術における革命

体を大きく切開することなく手術を行う低侵襲手術(MIS)と呼ばれる技法は、20世紀になってから実現した。手術の対象部位に到達するために1カ所以上を大きく切開する必要があった従来の手術とは異なり、低侵襲手術ではミニチュアの光源と撮影装置(通常は光ファイバー)、小型手術道具を挿入できる小さな穴を切開する。切開は鍵穴と同程度の大きさ(幅0.5〜1.5cm)であるため、キーホール手術とも呼ばれる。撮影装置は高解像度のモニターにつながれ、外科医と医療チームはそのモニター越しに検査や治療すべき部位を見ることができる。低侵襲手術のメリットには、患者にとっての痛みの軽減、回復期間の短縮化、傷跡の最小化、感染やその他の問題が発生するリスクの軽減などがある。

低侵襲手術はいまや世界中の病院で日常的に実施されており、胆嚢や腎臓の摘出のほか、頭、首、肺、膀胱、子

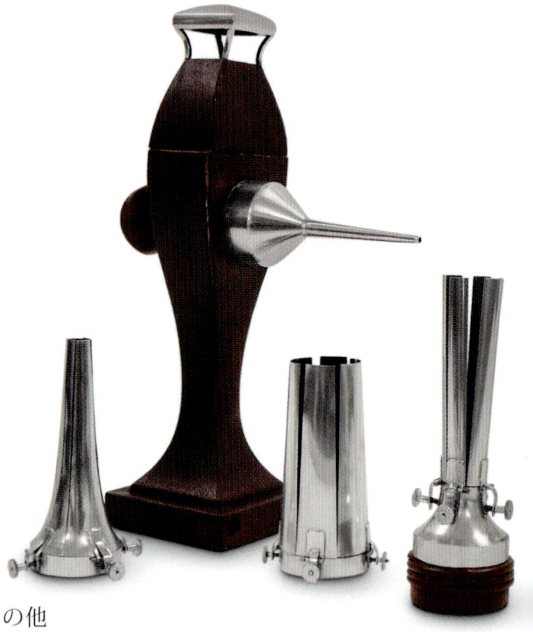

△ リヒトライター(導光器)
光源を内蔵した初の内視鏡は、1806年にドイツの外科医フィリップ・ボッチーニによって発明された。ろうそくと鏡を内蔵したアルミ製の管が付いていて、内臓がよく見えるようにろうそくの光を体内に反射させた。

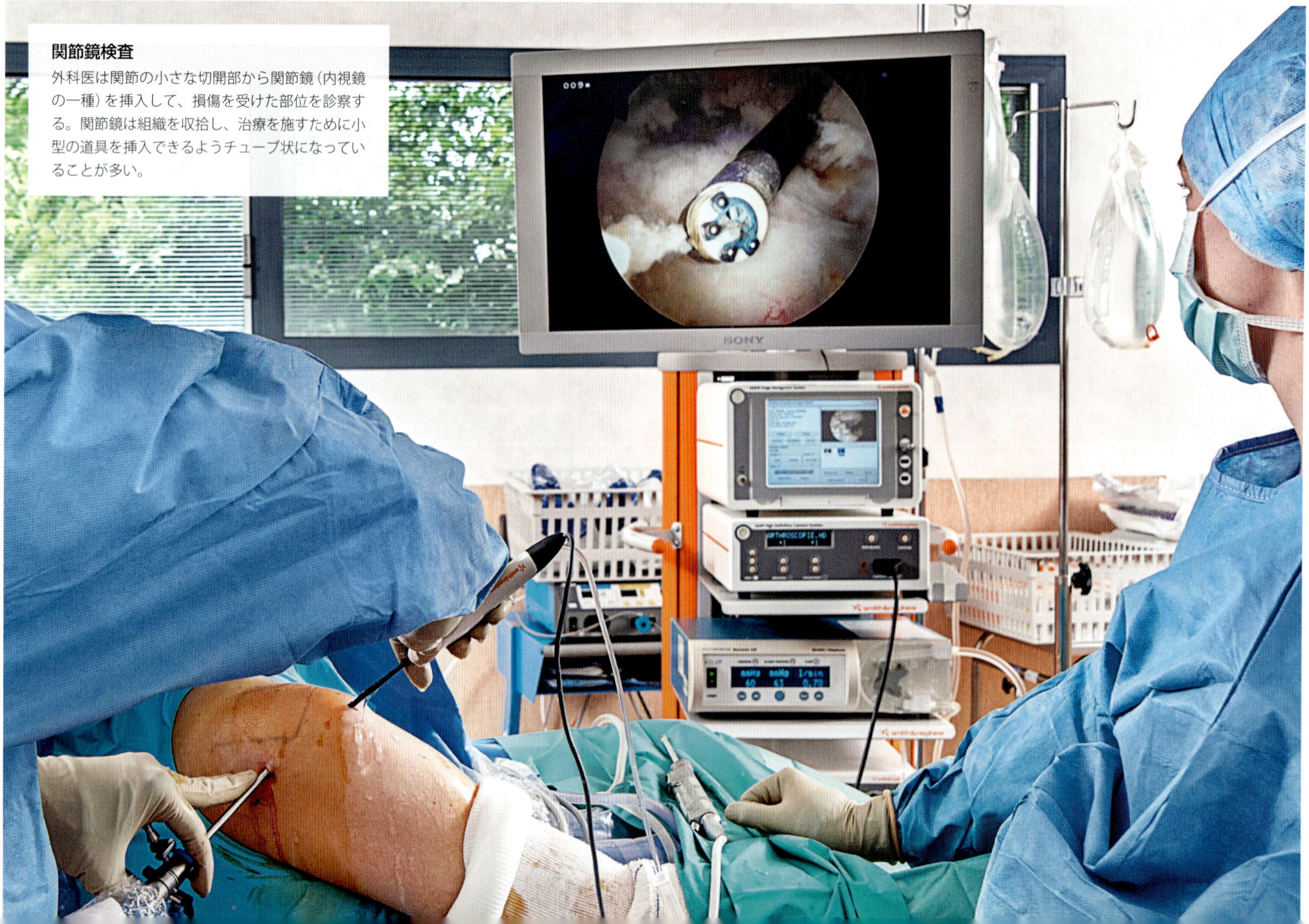

関節鏡検査
外科医は関節の小さな切開部から関節鏡(内視鏡の一種)を挿入して、損傷を受けた部位を診察する。関節鏡は組織を収拾し、治療を施すために小型の道具を挿入できるようチューブ状になっていることが多い。

宮の腫瘍の摘出、ヘルニアや心臓疾患の修復を含め、多岐にわたる領域で従来型の手術に取って代わった。

体内を診る

低侵襲手術が実現したのはひとえに内視鏡の発明と改良のおかげである。内視鏡は、強力な照明とミニチュアの撮影装置が装備された、曲げやすい長くて細いチューブで、口や肛門から切開なしで、あるいは皮膚の小さな切開部から挿入される。医者やスタッフが体内の状況を正確に把握できるよう、画像がカメラからリアルタイムで診療室または手術室のスクリーンに送信される。

内視鏡技術を使うという考え方自体は目新しいものではなく、紀元前4世紀のヒポクラテスの文書には（⇨p.36〜37）、古代ギリシア人が体内を検査するために道具を使ったと記されている。しかし、急躍進が起きたのは19世紀になってからだった。内視鏡検査における大きな関門の1つは、体内の暗い部位に光を当てるための光源を装備することだった。1806年、ドイツの軍医フィリップ・ボッチーニが「リヒトライター」（⇨p.188、写真）を発明した。しかし、この装置は扱いにくく、非常に熱しやすかったため、ボッチーニ存命の間に使われることはなかった。フランスの外科医アントワーヌ・デゾルモーは1853年までにリヒトライターの改良版を複数つくり（その過程で「エンドスコープ（内視鏡）」と改名）、患者に初めて使用した。しかし、ボッチーニの装置同様、患者が火傷を負うリスクがあり、長時間使用するには適さないとされた。

1878年、膀胱内を見るために、ドイツの泌尿器科医マクシミリアン・カール＝フリードリヒ・ニッツェが電灯と拡大鏡を内蔵した長いチューブ状の膀胱鏡を初めて現場で活用した。1870年代や1880年代に白熱電球が発明されると、膀胱鏡はさらに改良された。

手術の進展

1901年、ドイツの外科医ゲオルグ・ケリングは、最初の腹部鍵穴手術を行うためにニッツェが開発した膀胱鏡を活用した。この手術法はのちにラパロスコピー（腹腔鏡手術）と呼ばれるようになる。初回の手術はイヌの腹部で行われ、その後ケリングは同じ手術法を2人の患者にも適用した。

ケリングのこの画期的な手術を引き金に、低侵襲手術向けに新たな装置や技法が次々と開発された。1938年にハンガリーの研修医ジャノス・ヴェレスが手術対象部位から体液を抜き、胸部から空気と体液を吸引するためのバネ入りの針を開発した。1970年にはアメリカの医師ハリス・ハッソンが腹腔鏡手術でさらに小さな切開部を可能にする技術を開発した。それから10年後、1980年代になると高画質のミニカメラやその他の撮影装置を使ったビデオ腹腔鏡の時代が幕を開けた。

近年の低侵襲手術における最大の進展は、ロボットの活用である（⇨p.254〜255）。外科医は高解像度のモニターを見ながらコンピューターのコンソールで手術を指示し、ロボットがその指示を実行する。患者にとって手術はいまだかつてないほど安全なものとなっており、技術の目覚ましい進展は続いている。

ドイツの外科医（1866〜1945年）

ゲオルグ・ケリング *Georg Kelling*

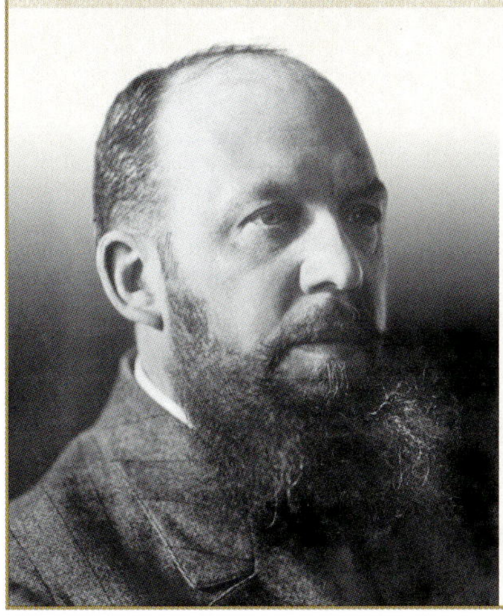

ゲオルグ・ケリングはドイツ東部のドレスデンで生まれ、幼少期を過ごした。1885年にライプツィヒ大学で医学を学びはじめ、のちに兵役の関係でベルリン大学に進学する。

著名な科学者たちの指導のもと、ケリングは1890年に医学博士号を取得し、ドレスデン病院で胃腸専門の外科医になった。治療している症状に対する理解を深める目的だったが、世界で初めて腹腔鏡手術を実施したことで知られている。

ケリングは生きているイヌの腹部に手術を施した。イヌの腹腔に空気を送り込んで腹部を膨張させ、拡大レンズと光源が内蔵された管状の膀胱鏡を腹壁に挿入した。ケリングが生みだしたこの技術は、現代の低侵襲手術の基盤となった。ケリングはまた、食道を検査する内視鏡である食道鏡の生みの親とも言われている。第2次世界大戦中の1945年、連合軍によるドレスデン爆撃により、ケリングは妻とともに命を落とした。

1910年 スウェーデンの外科医ハンス・クリスチャン・ヤコビウスが初めてヒトを対象に腹腔鏡手術を行った年。

「腹腔鏡手術には、開腹手術とは異なる**知識や技能が必要**となる。」

M.ジェンク・チャブシオール、アメリカ合衆国オハイオ州ケース・ウェスタン・リザーブ大学医療ロボットおよびコンピューター総合外科研究室ディレクター、2006年

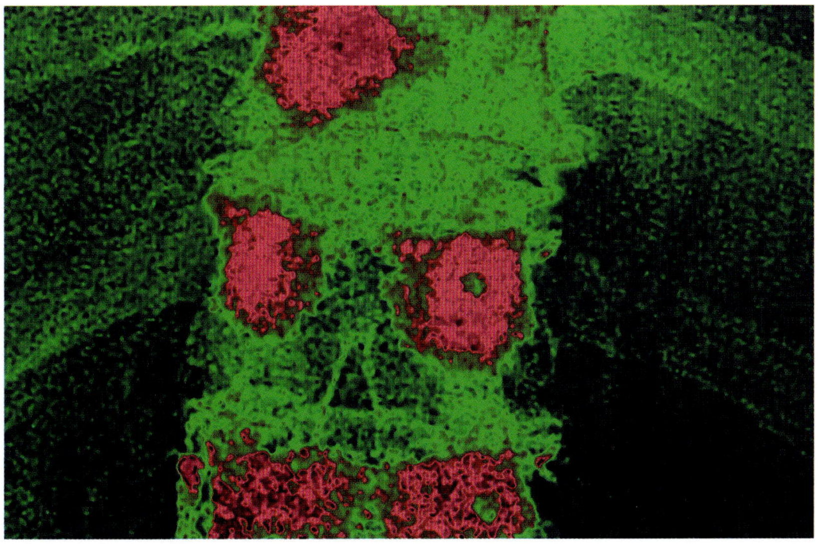

◁ **椎体形成術**

脊椎骨折や脊椎圧迫骨折を治療するために行われる経皮的椎体形成術では、皮膚に小さな穴を開け、損傷を受けた骨に骨用セメント（写真では赤で示されている）を注入する。

糖尿病とインスリン

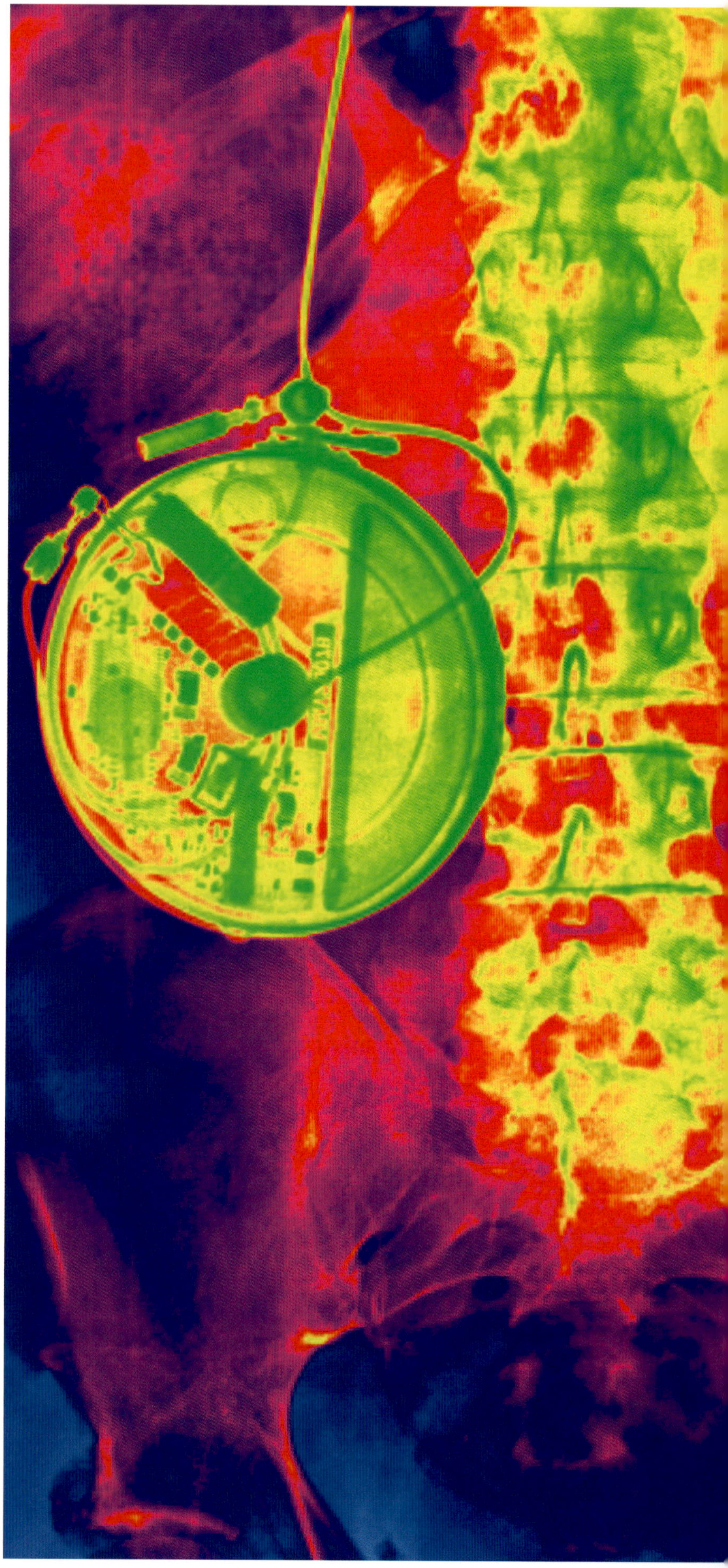

糖尿病は膵臓の内分泌腺の疾患である。過去数千年にわたり、医者たちはこの病気を認識していた。しかし、実際に患者を治療できるようになったのは、ホルモン・インスリンが発見された1921年からのことだった。

糖尿病に関する最も古い記録は紀元前1500年頃、「過剰な排尿」の病気としてエジプトのパピルスに記されたものである。古代ギリシアの医者であったカッパドキアのアレタイオスも、多尿症と呼ばれる過剰な排尿の症状を観察しており、異常なのどの渇きを伴う病気だと記録している。6世紀にはインドの医者スシュルタが、糖尿病患者の尿は甘くハチミツのような独特の味がすることを突き止めた。しかし、症状は把握されていたものの治療法が見つからず、糖尿病患者はたいてい若くして亡くなっていた。

17世紀になるとイギリスの医者トーマス・ウィリスが糖尿病患者の尿の甘いことを改めて確認し、「ハチミツ」という意味のラテン語にちなんで、病名をダイアビーティス・メリタス（糖尿病）とした。しかし、医者たちが糖尿病の症状が高血糖と関係していることに気づいたのは1776年、リヴァプールを拠点に活動するイギリスの医者マシュー・ドブソンが糖尿病患者の蒸発した尿に、砂糖のような残留物を発見してからのことだった。1815年には残留物がブドウ糖であることが判明した。

膵臓との関連性

それでも糖尿病の病因は未解明のままだった。1673年、スイスの学者ヨハン・ブルンナーは、脾臓と膵臓を切除されたイヌが多尿症を抱えていることを発見した（膵臓は腹部左上にある臓器で、食物中の栄養素の分解を補助する酵素を分泌することによって消化を助けている）。1889年にドイツの生理学者ヨーゼフ・フォン・メーリングとリトアニアの病理学者オスカー・ミンコフスキーがこの現象を再現し、膵臓を切除されたイヌが糖尿病を患うことを確認した。一方で、臓器の一部を戻すとイヌの病状が治まることも判明した。

1884年にドイツの生化学者であるフリードリヒ・フォン・フレリックスが糖尿病患者の5人に1人は膵臓に何らかの損傷があり、病気の進展において膵臓が重要な役割を持つことを改めて確認した。その後1893年にフランスの病理学者ギュスターヴ＝エドゥアール・ラゲッセが、膵臓内の腺組織である膵島（ランゲルハンス島）が分泌するホルモンと、血糖調節を行う内分泌細胞の間に関係があるという重大な発見をした。しかし、

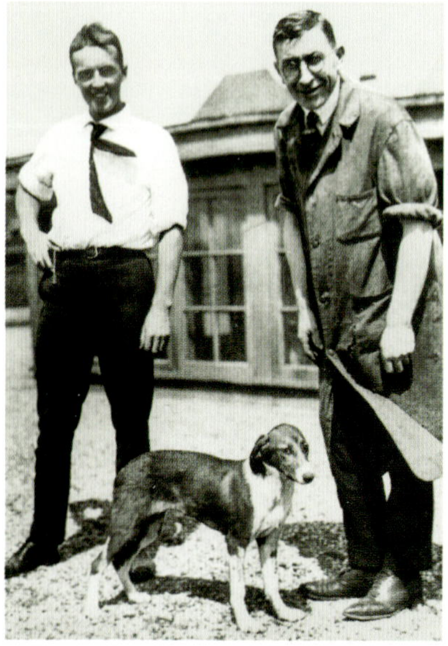

◁イヌへのインスリン注射
アメリカ合衆国生まれの科学者チャールズ・ベスト（左）とカナダの医者フレデリック・バンティングはイヌから膵臓を切除して糖尿病を作制し、インスリンを注入することで延命させた。1923年にバンティングはノーベル賞を受賞した。

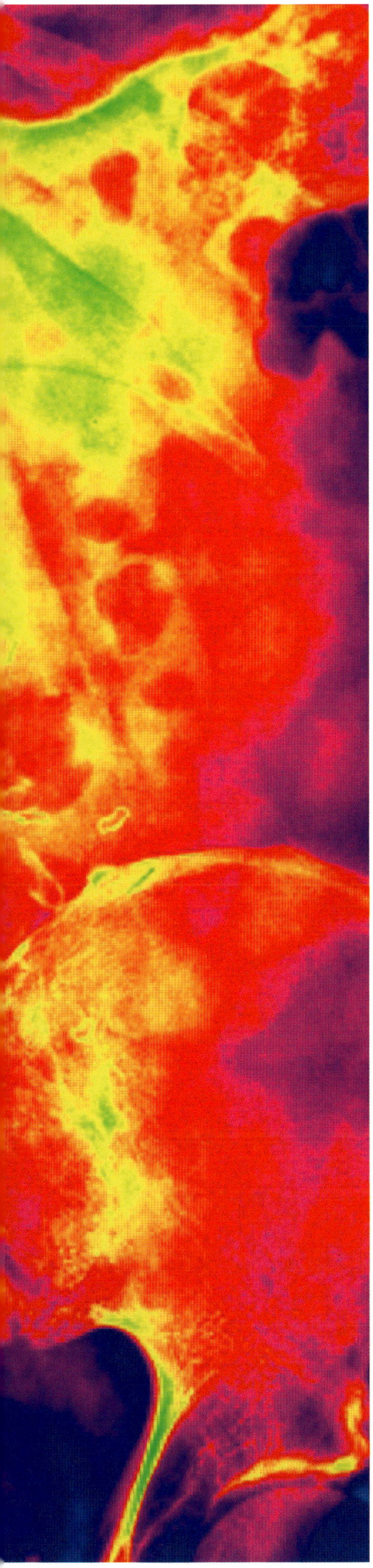

ホルモン自体は特定できないままであり、糖尿病の治療は患者の血糖値をコントロールすることに重点が置かれた。1841年、ドイツの科学者ヘルマン・フォン・フェーリングが血糖検査を発明すると、血糖値はコントロールしやすくなった。

1861年、イギリスの医者フレデリック・パヴィが低炭水化物の食事をとることで血糖値を下げられると発見したのを受けて、医者たちは糖尿病の作用を緩和させるために患者の食事制限などを試みた。しかし、はっきりとした成果は得られず、患者は神経や目の疾患、循環器の疾患を患い、ときには体の一部を切断する必要があり、最悪のケースでは昏睡状態に陥った。

インスリンの抽出

1921年、カナダの整形外科医フレデリック・バンティングと助手のチャールズ・ベストは、膵臓を切除したイヌに抽出したインスリンを与え効果を認めた。このインスリンをウサギに注入したところ、血糖値が下がった。1922年1月にトロント総合病院で糖尿病を患った14歳の男児にヒトを対象とした初めてのインスリン療法が適用された。インスリンをさらに精製すると男児の症状は緩和された。インスリンが過剰な血糖値を抑制することが明らかとなり、数日も経たないうちにインスリンは幅広く使われるようになった。

1936年、イギリスの科学者ハロルド・ヒムスワースが糖尿病の1型と2型の違いを解説したことで、糖尿病のメカニズムの理解は一段と進んだ（⇨下の囲み）。

新たな課題

数十年かけてインスリンの生産方法に改良が施された。1936年には24時間という長時間作用のインスリンが提供されるようになった。初期のインスリンは動物のタンパク質から合成されたが、1981年からはヒトインスリンが合成されるようになる。

現在最も必要とされているのは、糖尿病に関わる合併症を回避するために患者を教育し、長期間にわたって治療を続けることである。2014年時点で糖尿病患者は世界に4億人いると推定され、年間200万人が亡くなっていると言われている。そのうち90%の患者は2型糖尿病を抱えている。これらの数値は1980年から4倍に増加している。豊かなライフスタイルに後押しされて2型糖尿病患者の増加が想定される一方で、完治法がいまだに見つかっていないことから、糖尿病は世界が直面する最重要の医療課題の1つとなっている。

> 「手足や皮膚が**溶けて**尿になる……
> 患者は**水分をつくることを決して**
> **やめない**……」
>
> **カッパドキアのアレタイオス、古代ギリシアの医者、2世紀**

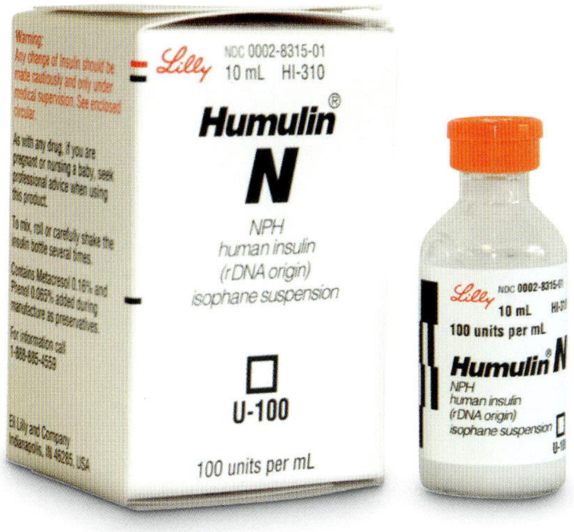

◁ヒトインスリン
初めてのヒトインスリンは1981年に遺伝子組み換え大腸菌を使ってつくられた。1990年代までには速効型と持効型のインスリンが提供され、より効果的な治療が可能となった。

◁人工膵臓
糖尿病患者の膵臓移植は1966年に始まったが、成果は限界があった。これをきっかけに、1978年に「人工膵臓」と呼ばれるインスリン皮下注射ポンプが開発された。2000年までには世界で20万人の患者が人工膵臓を利用していた。

基本の概念

糖尿病（1型と2型）

1型糖尿病では体が血糖を降下させるだけのインスリンを生成できない。原因は膵臓内でインスリンを分泌する内分泌腺へのダメージであり、ウィルス感染などから発生すると考えられる。過剰な糖分によって神経障害を引き起こす可能性がある。2型糖尿病では、肥満などの生活習慣要因が過剰な糖分をもたらし、時間が経つと体がインスリンに対して抵抗性を持つようになり、その結果永続的にブドウ糖をうまく処理できなくなる。

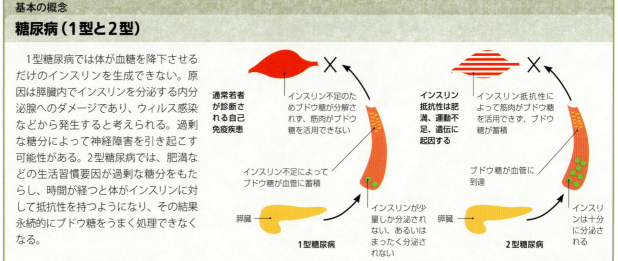

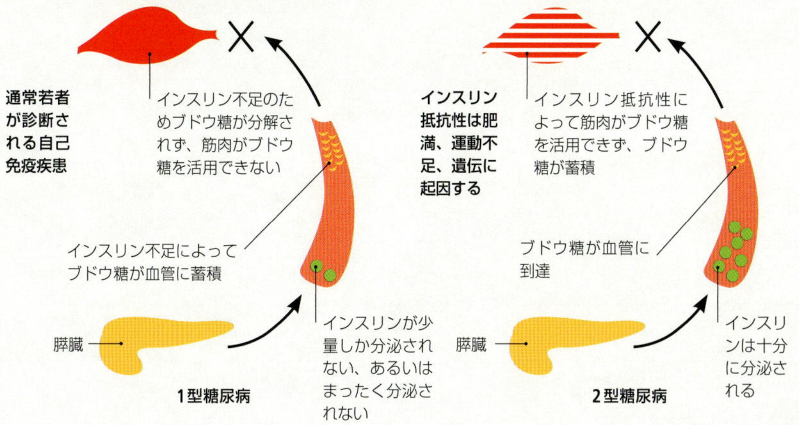

戦争と医療

第１次世界大戦中（1914～1918年）、医療はいくつかの領域で発展を遂げた。しかし同時に、新たな兵器や武器がもたらす被害、とりわけおぞましく見境なく繰り広げられる毒ガス兵器戦、化学兵器戦、細菌戦による甚大な犠牲者への対応に苦戦を強いられることになる。

この頃には細菌論（⇨p.146～147）が確立され、感染症の原因が明確に把握できていたことから、第1次世界大戦は、兵士など軍事関係の戦死者数が、伝染病や飢餓など非暴力の理由で亡くなる人の数よりも多い初の大戦となった。大戦中には2000万人近くの死者と同程度の負傷者というおびただしい数の死傷者が出たが、その3分の2は戦闘中の被害によるものだった。

戦争中に破傷風や腸チフスなどの感染を抑制する取り組みが展開された。また、新しい技術も極めて重要な変革をもたらした。たとえば、モーター式の移動手段が開発されたおかげで負傷者を最新の移動式医療施設に迅速に搬送できるようになり、緊急医療の新時代を導いた（⇨p.256～257）。X線も普及しはじめ（p.172～173）、医療スタッフが患者の体内の銃弾や金属片を特定でき、迅速に取り除くことができるようになった。さらに、大戦前の10年間で開発された血液保存と輸血技術も急速に進展を遂げた。

戦争に参加する男性があまりにも多かったため、労働市場における女性の役割は一気に大きくなった。女性は戦線では救急車の運転手やメッセンジャーとして、また野戦病院では雑役係や看護婦として、さらに国に戻れば介護人やリハビリのスペシャリストとして戦争に貢献した。

1918年の終戦と同時に、今度は世界中にインフルエンザがまん延した（⇨p.196～197）。戦時中の人びとの密集状態や栄養不良、ウィルスが突然変異する機会の増加によって流行が促進された可能性は大いにある。1920年までにインフルエンザで命を失った人の数は、第1次世界大戦の犠牲者のおよそ2倍になった。

「戦争は、医術の進展を加速させた。」

エミル・ガイスト、アメリカの医者、『*JAMA* 米国医師会雑誌』より、1919年

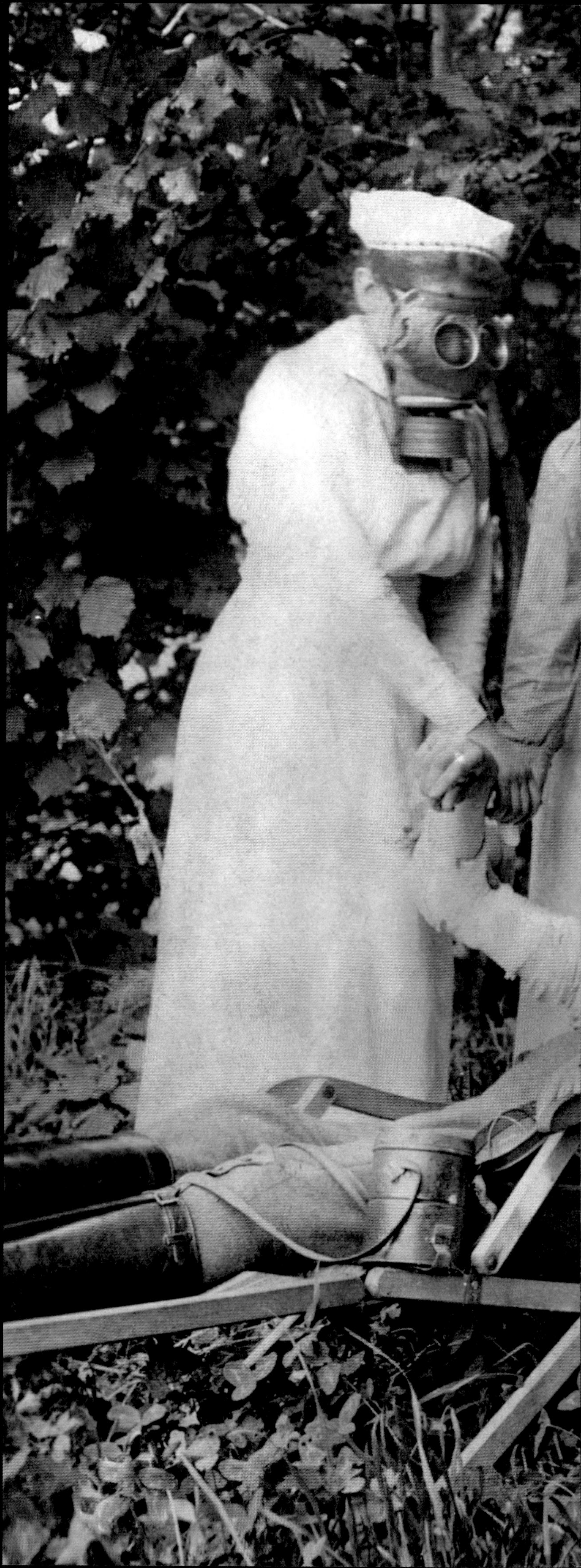

▷ **ガス攻撃**
第１次世界大戦中の毒ガスの使用は、兵士だけでなく一般市民にとっても健康上の脅威となり、これをきっかけに呼吸器の薬や化学熱傷治療の研究が進んだ。写真は、西部戦線での連合軍によるガス攻撃の被害者を治療するドイツの看護婦。

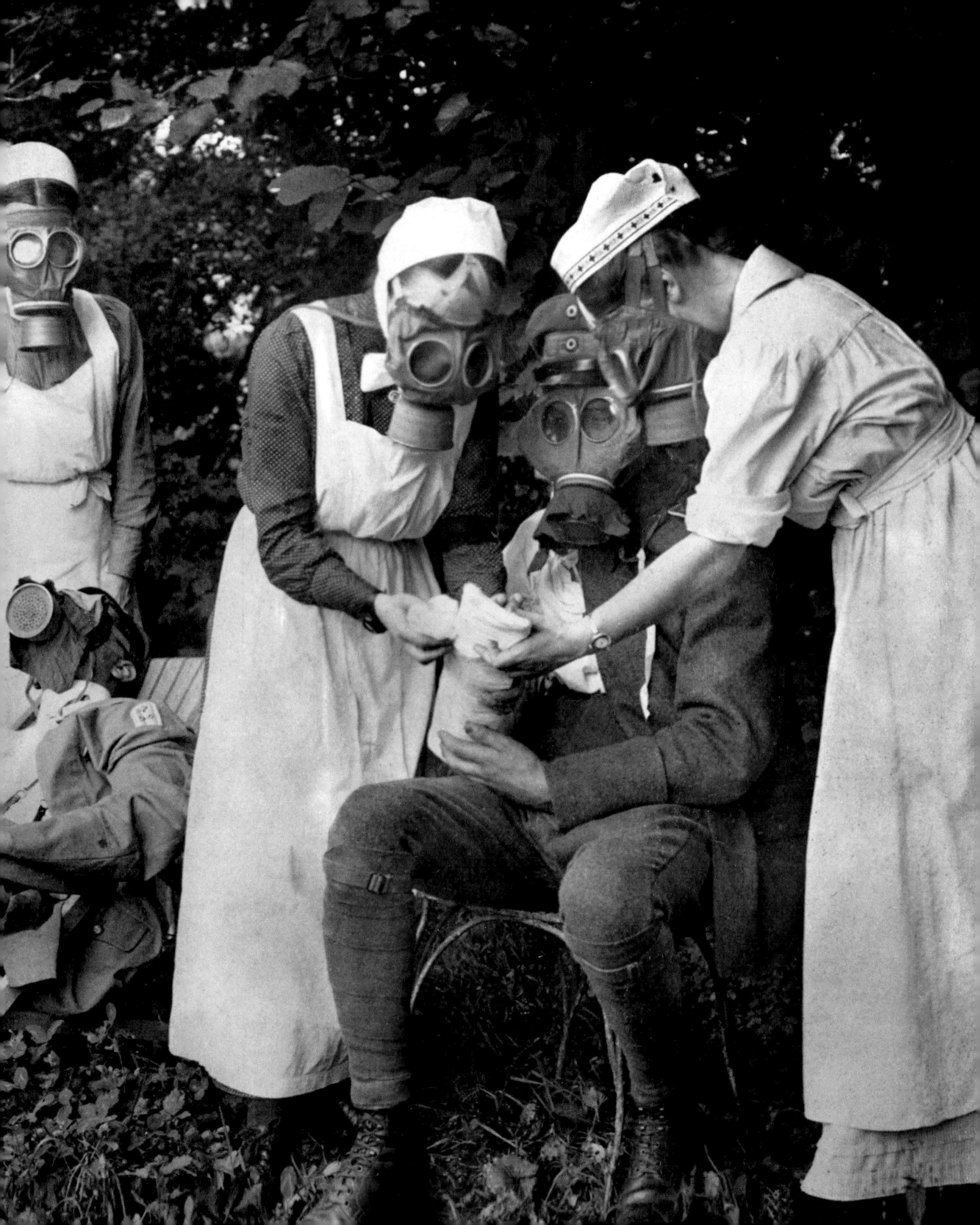

第2次世界大戦中の戦場医療

第2次世界大戦中、医療は急成長した。感染予防、薬物治療、ショック治療、素早い外傷外科手術、非常に高度なシステムによる負傷者の迅速な搬送などの領域で発展が見られた。

戦争中は戦闘行為よりも病気による死者の方が多いとよく言われる。第2次世界大戦中（1939～1945年）にはマラリア（⇨p.174～175）などの感染症によって数百万もの人が命を落とした。抗マラリア剤のキニーネは、供給不足や敵陣営による道路や海路の封鎖によって十分に行き渡らず、連合軍（アメリカ合衆国、イギリス、フランスほか）の間でマラリアは一層まん延した。1930年代にドイツで人工合成のキニーネが開発されて、連合軍には人工合成キニーネの錠剤が支給されるようになった。錠剤は非常に苦く、ときには頭痛や吐き気の副作用をもたらしたが、効能は高かったため連合軍兵士は服用を命じられた。シラミが媒介する発疹チフスも、おもにヨーロッパと北アフリカで感染するリスクが大きかった。1942年に発疹チフスの予防と治療を研究する目的でアメリカ・チフス・コミッションが形成された。同委員会は300万回分のワクチンを提供したほか、兵士や彼らの医療キット、野営地を対象にDDT（ジクロロ・ジフェニル・トリクロロエタン）などの殺虫剤を散布し、不衛生やごみの腐敗など発疹チフスのまん延を促す環境要因についての情報を広めた。

終戦を迎える頃には、ペニシリンが効果的な抗生物質として使われるようになっていた（⇨p.198～199）。サルファ剤と呼ばれる初期の抗生物質も使われた（⇨p.200～201）。兵士の多くは、傷口の手当てをするために抗菌効果のあるサルファ粉や、傷口を保護するための包帯が入った救急箱を支給された。最前線の応急処置者や衛生兵はサルファ粉末以外にもサルファ錠剤を携帯した。

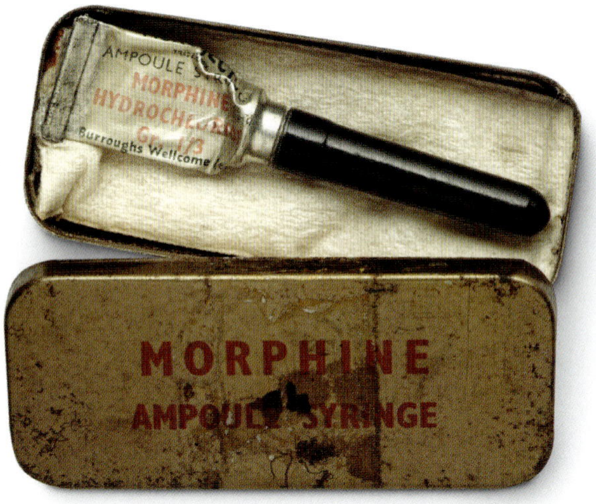

◁ **幅広く使われた鎮痛薬**
ケシを加工してつくられるモルヒネは、第2次世界大戦中に鎮痛薬として幅広く使われた。過剰投与による中毒を回避するため、シレット（1回分の注射液が入った小さなチューブで、前線でも使える注射器）でモルヒネを投与した。投与された分量がわかるように、注射後にはシレットを負傷者の襟に取り付けた。

救命用の血液

第1次世界大戦中に初めて実現した保存血液による輸血（p.176～177）でも大きな進展が見られた。血液を、血漿と呼ばれる液体成分や赤血球など構成要素別に分離する技術が開発された。血漿はより長期間保管できて輸送しやすく、多くの場合は全血として機能する。次なる大きな進展として、蒸留水で戻せる乾燥血漿が開発された。戦争が進行するに伴い、アメリカの研究者エドウィン・コーンが血液の主たるタンパク質であり、健康的な血液量、血圧、組織供給にとって不可欠な血清アルブミンを精製する手順を開発した。これらの血液製剤（血液分画製剤とも呼ばれる）の輸血は、手当てなしでは致命的となる大量失血性ショックから数千人もの命を救った。

献血や血液輸送の新たなシステムも救命に役立った。1940年の「ブラッド・フォー・ブリテン」キャンペーンは市民に献血を呼びかけるものであり、アメリカ赤十字社はニューヨーク市で献血者

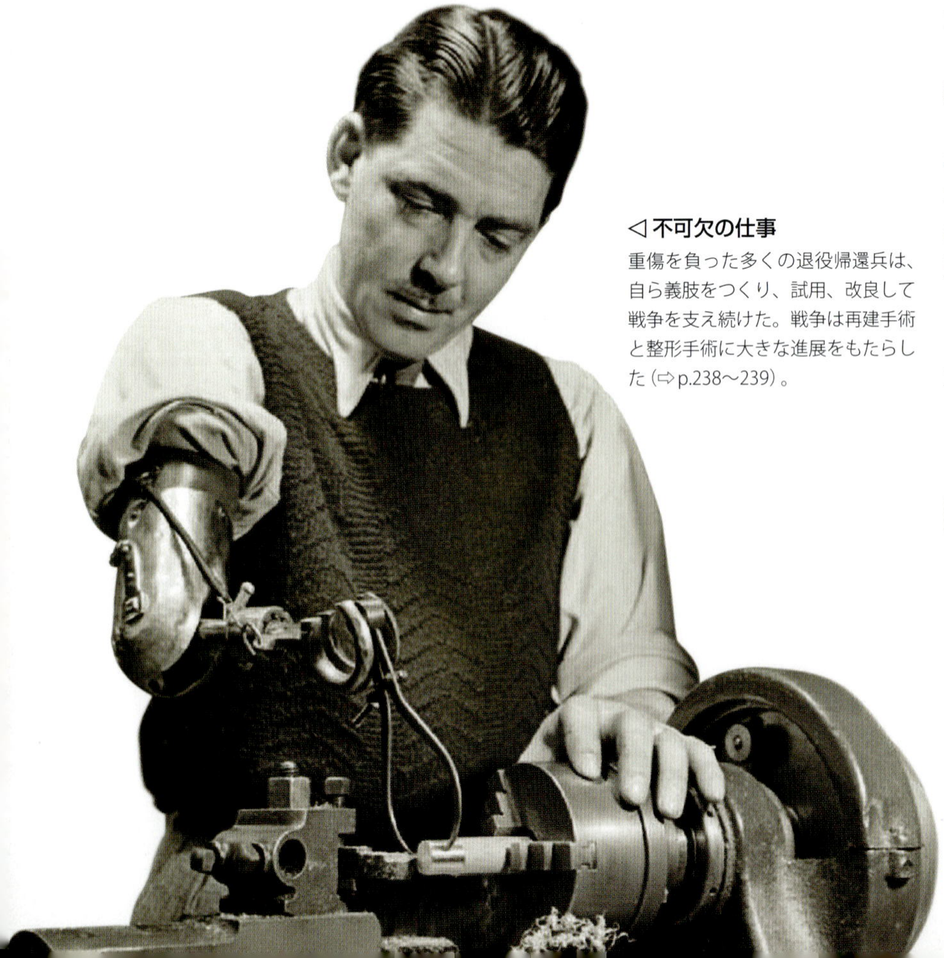

◁ **不可欠の仕事**
重傷を負った多くの退役帰還兵は、自ら義肢をつくり、試用、改良して戦争を支え続けた。戦争は再建手術と整形手術に大きな進展をもたらした（⇨p.238～239）。

> 「もしアメリカ合衆国の全国民に声を掛けられるのであれば、**血漿と血液**を提供してくれたことに感謝を述べたい。」
>
> **ドワイト・D・アイゼンハワー、第2次世界大戦中のヨーロッパにおける連合国軍最高司令官、のちのアメリカ合衆国大統領**

から血液を集め、血漿を抽出してイギリスに輸出した。1941年にはアメリカ・ブラッド・ドナー・サービスとアメリカ赤十字社ブラッド・バンクも設立された。

戦地での医療支援体制

終戦までに、連合軍は戦地から母国の病院へとつなぐ壮大な軍事医療ケア・システムを確立させていた。前線のすぐそばでは軍医が応急処置を行う。連合軍領地内には移動式応急処置所が設置され、負傷者がストレッチャーで運び込まれる。領地のさらに後方の施設では、医療スタッフが患者の手当ての状態を再確認し、疼痛(とうつう)緩和や輸血を施すなど応急処置を行う。トリアージによる患者選別(⇨p.256〜257)を適用することで、追加の治療を必要とする患者が優先的に移動式野戦病院に搬送された。

1945年8月、アメリカ合衆国は陸軍の移動外科病院(マッシュ MASH)を設立した。朝鮮戦争(1950〜1953年)やヴェトナム戦争(1955〜1975年)中、救急ヘリコプター(⇨p.256〜257)で負傷者の搬送が劇的に改善されると、MASHは大きな役割を果たすようになってきた。MASH型設備は多くの国で採用され、現在も活用される戦闘支援病院(CSH)の礎となった。

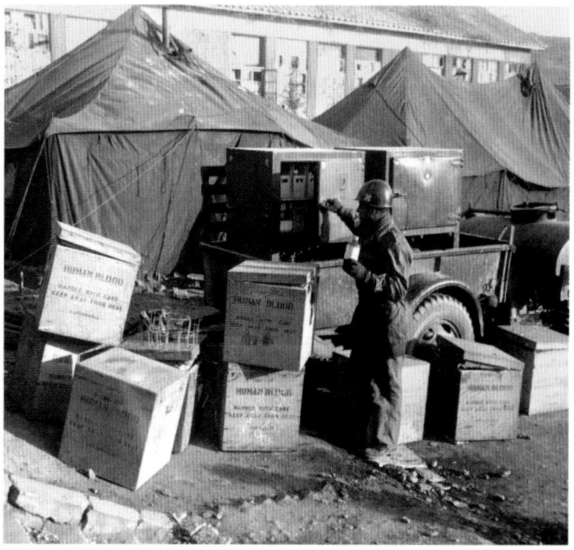

▷ 朝鮮戦争中のMASH
朝鮮戦争中にMASH設備から負傷兵に輸血するための血液を選定する軍曹。重傷を負った兵士は、戦闘中にMASHで治療を受けることで97%が死を免れた。

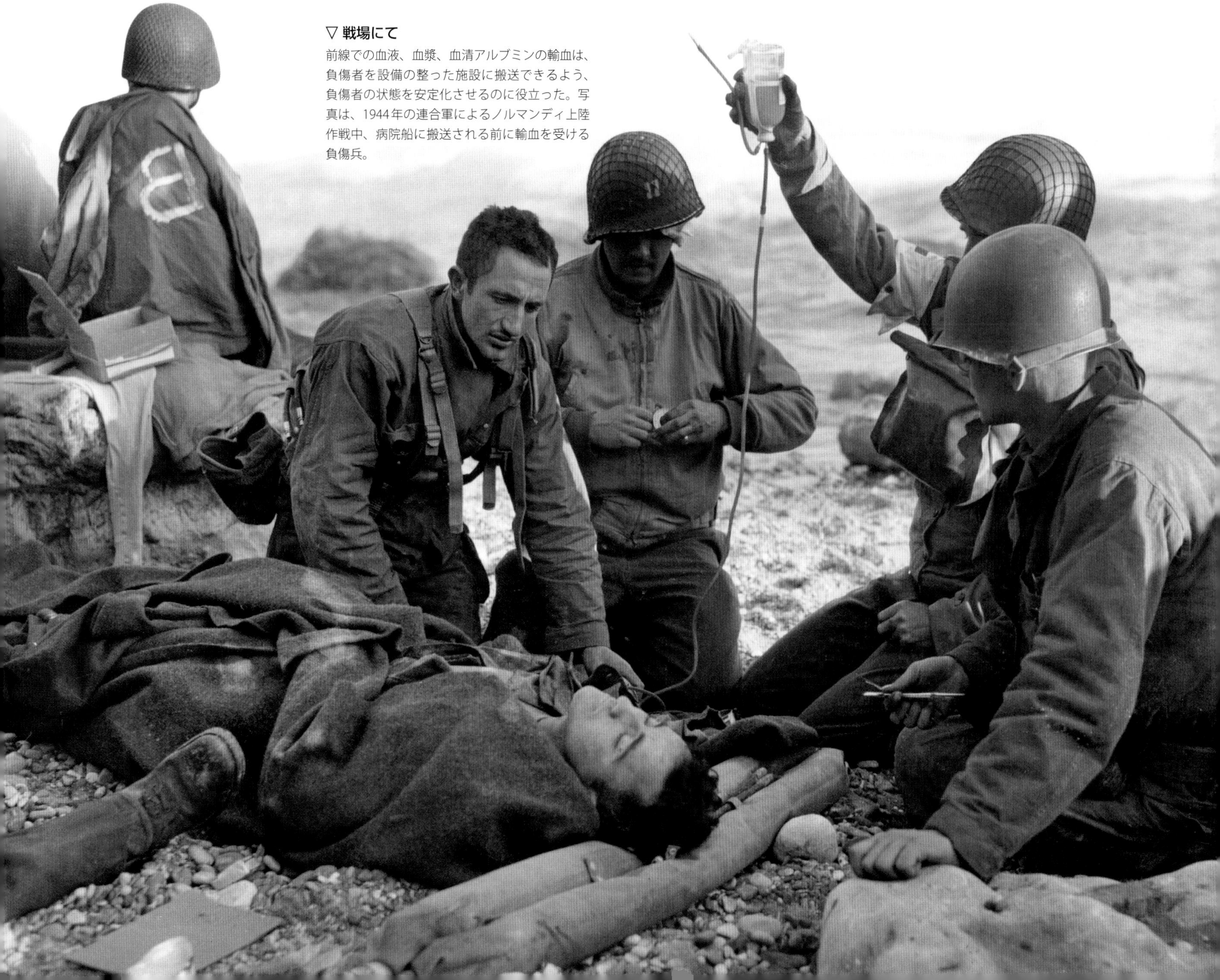

▽ 戦場にて
前線での血液、血漿、血清アルブミンの輸血は、負傷者を設備の整った施設に搬送できるよう、負傷者の状態を安定化させるのに役立った。写真は、1944年の連合軍によるノルマンディ上陸作戦中、病院船に搬送される前に輸血を受ける負傷兵。

インフルエンザ・パンデミック

1918～1919年のインフルエンザ・パンデミックは国境を超え、20世紀最大級の流行病となった。およそ10億人が感染し、1年間で5000万人が亡くなったと推定され、世界の人口の6％を死に追いやった。

カンザス州フォートライリー内のアメリカ陸軍基地で、兵卒のアルバート・ギッチェルが衛生兵に体調不良を訴えた。1918年3月11日のことである。ひどいかぜをひき、体中が痛くて熱っぽく、喉が焼けるように痛くて咳が止まらないと話した。ギッチェルは感染症を患う兵士用のテントに隔離された。しかし、昼頃までに107人の兵士が体調不良に陥り同じ症状を訴えた。病気は一気に広がり、週の終わりには522人が感染していた。兵士たちは普通のかぜではなく、インフルエンザまたは「フルー」と呼ばれるウィルスに苦しめられていたのだ。

インフルエンザは新しい現象ではなかったものの、H1N1型のウィルス株はとくに感染力が強く致命的だった。通常のインフルエンザでは滅多に見られない鼻、耳、胃、腸などの粘膜からの出血という深刻な症状をもたらした。また、患者は細菌感染にかかりやすくなり、多くが肺炎で亡くなった。

エピデミック（地域流行）からパンデミック（世界的流行）へ

第1次世界大戦中、兵士がフランスの戦地に赴き、やがて自国に帰還することで、ウィルスは世界中に素早く広まった。広い地域にわたってまん延する感染病、つまりパンデミックである。スペインの報道機関が初めにこの現象を大々的に取り上げたため、「スペインかぜ」と呼ばれるようになった。

医者はウィルスを退治しようとあらゆる治療法を試みたが、完治法は見つからなかった。感染初期段階であれば、感染者を外界から完全に隔離することで一定の効果はあった。大人数の集まりを避けるよう通達があったものの、人混みを完全に避けるのは難しかった。1918年9月28日、戦争の資金集めを目的とする第4回リバティ・ローン・ドライヴのために、アメリカ合衆国のフィラデルフィアでは200万人がパレードに参加した。その後の1カ月間で、同市では1万2000人が「スペインかぜ」で死ぬことになった。1918年11月11日、休戦協定締結を祝うためにイギリス・ロンドンのトラファルガー広場には数千人が集まったが、またもやインフルエンザによる死者が続出した。1918年の「スペインかぜ」パンデミック（世界流行）は、始まった時と同じくらい唐突に1919年に終息した。通常であれば体調不良が数日間続くだけのウィルスが、5000万もの命を奪ってしまった。わずか1年で、中世の100年間に腺ペストで亡くなった人よりも多くの命が失われた。

完治法の探求

1920年代から30年代を通じて研究者はパンデミックの原因を探ったが、答えは出なかった。ところが1997年、ついにアメリカの科学者らが1918年にアメリカの軍医が保存した肺組織の中からウィルスの遺伝物質を取得した。彼らは

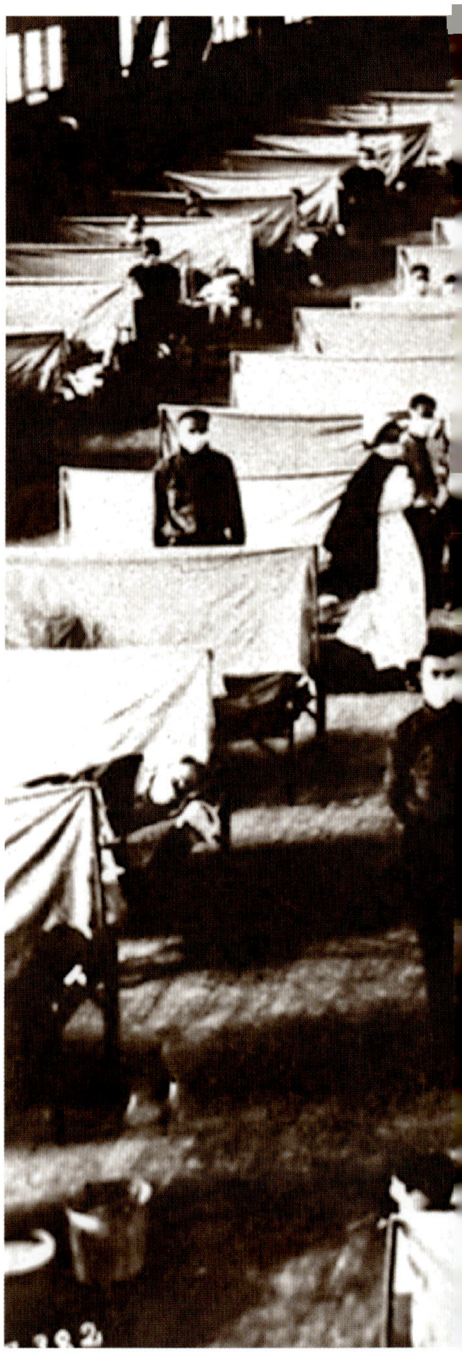

▷ 仮設病院
1918年のスペインかぜパンデミック中、一時的に病院と化したアメリカ合衆国内の学校の体育館。ガーゼマスクの装着が義務づけられた。患者のベッドがカーテンやシーツで仕切られている。

基本の概念

インフルエンザウィルスはどのように変異するのか

インフルエンザウィルスは、おもにヘマグルチニン（HA）とノイラミニダーゼ（NA）の2つのタンパク質を使って体内の細胞に侵入し、細胞を複製させ、感染させる。ウィルスは2通りの方法で変異する。

抗原連続変異は、HAやNAに発生し得るわずかな突然変異であり、ヒトはこれに対して部分的に免疫を持つ。この変異は、ウィルスがヒトからヒトに伝播する際に起こる。

抗原不連続変異は、HAかNA、あるいは両方が完全に突然変異して動物やヒトに感染するため、抗原連続変異よりも危険である。現在、ウィルスはヒトの免疫系がさらされたことのない新しいHAやNAの糖タンパク質を保有しているため、新たにパンデミックが起こることが想定される。

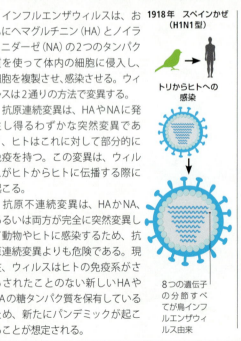

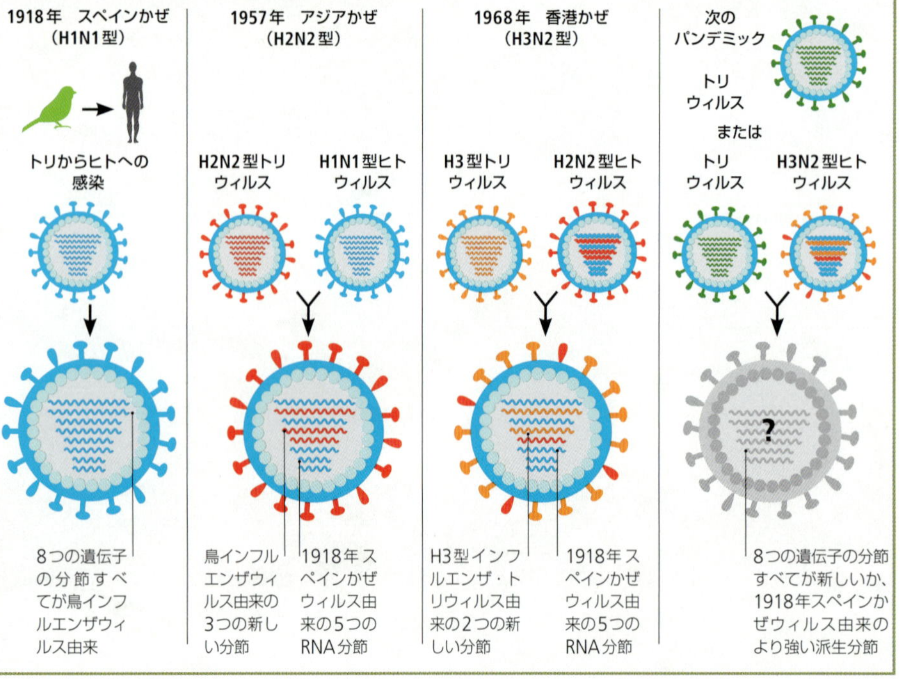

「彼ほどに……**インフルエンザの専門的知見**で私の脳を刺激してくれる人はいない。」

サー・フランク・マクファーレン・バーネット、オーストラリアの医者、若きジョナス・ソークに会ったときの感想より、1943年

▷ インフルエンザからH1N1へ
写真のウィルス粒子は、1918年のスペインかぜパンデミックの原因となったウィルス株から再生された。科学者は現在、ウィルスが致命的となった要因の特定と新しいワクチンの開発に挑んでいる。

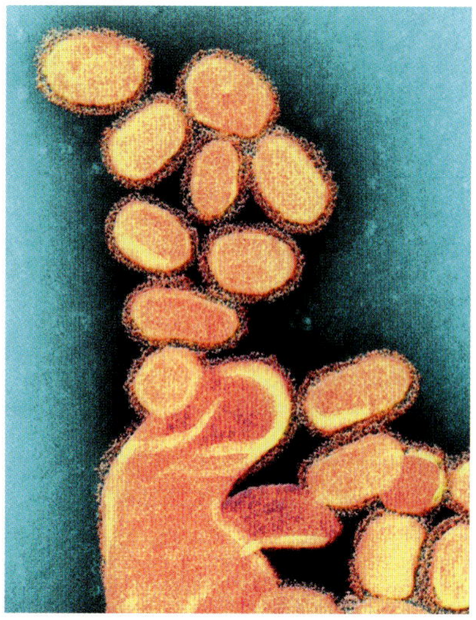

ウィルスが鳥から豚に感染し、さらに異種間の壁を飛び越えてヒトに感染したのだと結論づけた。また、インフルエンザのウィルス株は、患者の肺に液体を素早く蓄積させ、肺を水浸しにするため致命的なのだと考えた。

1938年、アメリカの医者ジョナス・ソークとトーマス・フランシスが初のインフルエンザ・ワクチンを開発した。このワクチンは第2次世界大戦中にアメリカ軍のインフルエンザ予防のために使われた。

インフルエンザ・ワクチンは効果がどんどん高まってきたものの、ウィルスが常に変異するため(⇨p.196、写真)、生涯にわたって効くような予防接種用ワクチンは作成できない。科学者は別のインフルエンザ・パンデミックが確実にやってくると予測している。

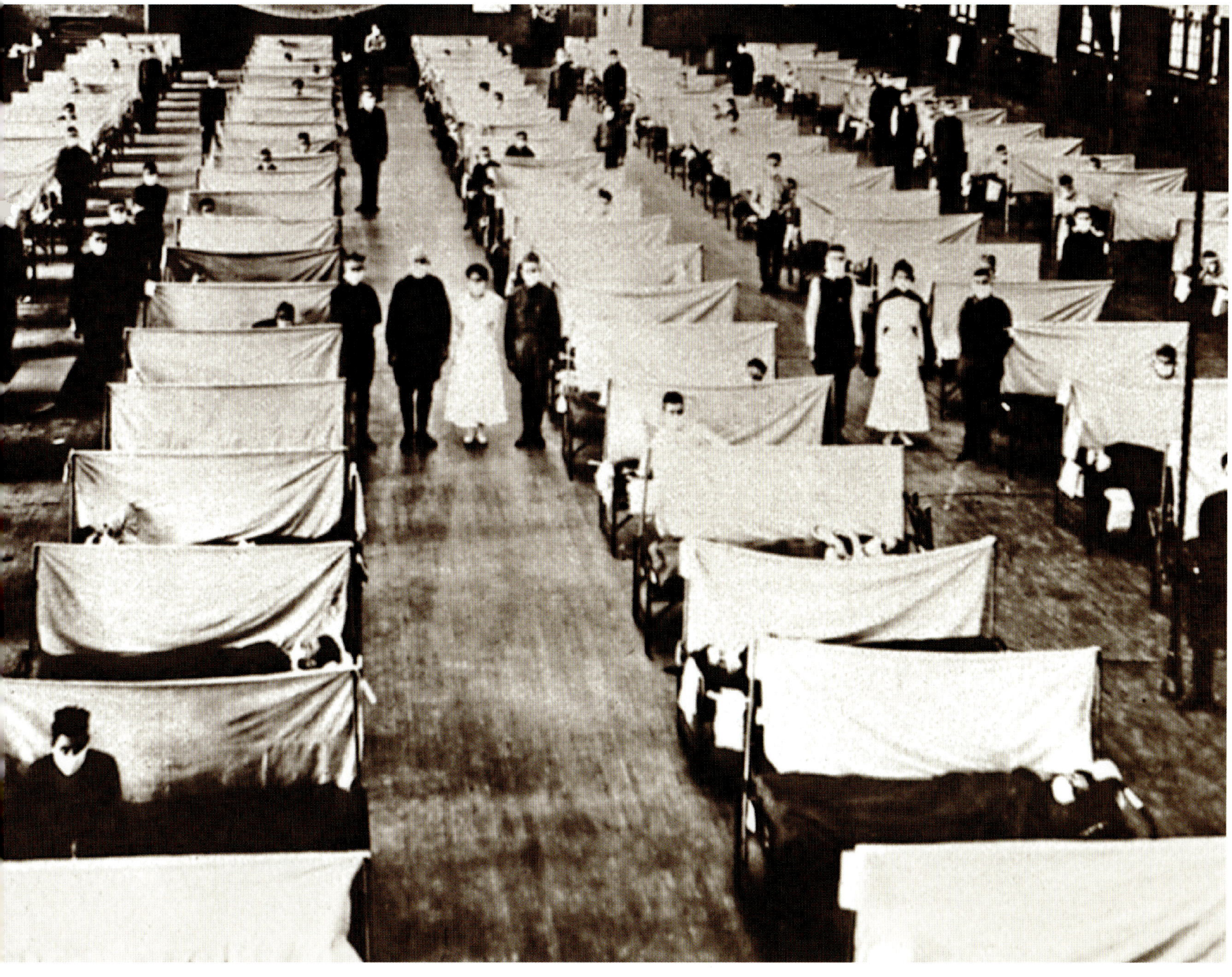

ペニシリンの発見

1928年、アレクサンダー・フレミングがカビの一種であるペニシリンで病原菌の生育を阻止できると発見したことで、抗生物質（ペニシリンや似た物質に由来する薬剤）で感染症をついに完治させられる新たな時代が幕を開けた。

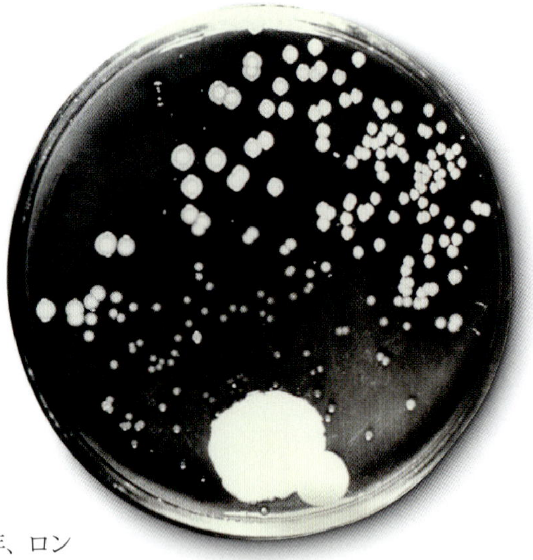

△ アレクサンダー・フレミングが研究した培養皿
1928年にフレミングが研究に使った培養皿の上半分はブドウ球菌で覆われている。下半分はアオカビが成長してブドウ球菌の発育を遅らせているため、ブドウ球菌コロニーの数が少ない。

昔から、細菌感染した傷口を手当てするために腐ったパンのカビが使われていた。1640年時点ですでにイギリス人の薬剤師ジョン・パーキングトンがカビの活用を推奨していたが、当時の医者はカビの働きを理解していなかったため、作用をうまくコントロールして感染症の治療に応用させる手立てを持たなかった。

1800年代半ばにフランスの微生物学者ルイ・パストゥール（⇨p.148～149）が細菌論を確立させると、これをきっかけに科学者は細菌によって病気が広まる仕組みをようやく理解し、細菌の撃退方法を開発しはじめた。1871年、イギリスの生理学者ジョン・サンダーソンは、微少な菌類であるアオカビの胞子が細菌の生育を抑止する様子を捉えている。さらに1877年にパストゥールは、ドイツの微生物学者ロベルト・コッホとともに浮遊胞子が炭疽（たんそ）菌の生育を妨げることを発見した。この現象は、1889年にフランスの微生物学者ジャン＝ポール・ヴュイユマンによって「アンチバイオシス（抗生作用）」と命名された。科学者はこの特性を治療に利用するための研究に取り組みはじめた。

1870年代にイギリスの外科医ジョゼフ・リスターが、外科感染症治療にカビを活用するという原始的な抗生物質治療法を試みた。その後1895年にはイタリアの研究者ヴィンチェンツィオ・ティベリオが腸チフスに感染させたネズミにアオカビのエキスを注射し、腸チフスが多少抑制されることを発見した。1897年にフランス人研究者のアーネスト・デュシェーヌが『カビ菌と細菌の拮抗作用』と題した論文を刊行し、アオカビは細菌の生育を抑制するという考えを紹介した。しかし、この尚早の研究は深堀りされることがなく、抗生作用を持つ化学物質は特定されないままだった。

> **10** 人分　1942年に治療に使えたペニシリンの量。
>
> **6000** 億回分　1945年にアメリカ合衆国の製薬会社が生産したペニシリンの量。

転機

突破口が開かれたのは、1928年、ロンドンのパディントン地区にあるセント・メアリーズ病院で、薬理学者アレクサンダー・フレミングが細菌の細胞壁を攻撃するリゾチームという酵素の影響を研究するために、ブドウ球菌を培養していた時のことだった。フレミングが1カ月の休暇から戻ると、培養用の皿は流しに積んであった。培養皿の大半はブドウ球菌で覆われていたが、1皿だけカビのような物質が付着していて、周辺の細菌の発育を抑制しているようだった。フレミングは興味をそそられ、このカビを培養液で培養し、その抗菌性が再現できることを確認した。

ペニシリンの抽出

フレミングは翌年に自身の発見を公表した。カビは「ペニシリウム・ノタトゥム」だと特定され、分泌される物質はペニシリンと呼ばれた。しかし、「ペニシリン」の単離は非常に難しかった。ロンドン・スクール・オブ・ハイジーン・アンド・トロピカル・メディスン（ロンドン大学）の生物化学教授だったハロルド・レイストリックが、1930年から1932年にかけてペニシリンの単離に一歩近づいたものの、単離されたペニシリンは抽出過程で大半が破壊されてしまい、化学的に不安定だった。

1930年代後半に、オーストラリア生まれの病理学者ハワード・フローリーと、彼の同僚でドイツ生まれのエルンスト・チェーン率いるオックスフォード大学のチームが、培養液を凍結乾燥することでペニシリンを良好な状態のまま単離させて、この問題を解決した。1940年にチェーンとフローリーは、炭素系溶剤を使ってペニシリンを単離かつ精製することで生

スコットランドの薬理学者（1881～1955年）

アレクサンダー・フレミング *Alexander Fleming*

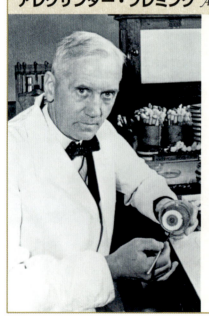

スコットランドの農家に生まれたアレクサンダー・フレミングは、ワクチン療法のパイオニアであるイギリスの細菌学者アルムロス・ライトのもと、ロンドンで医学を学んだ。第1次世界大戦に従軍した後に医学研究を再開し、当時治療にほとんど活用されていなかった酵素であるリゾチームの研究で功績をあげた。1928年、ロンドン大学で細菌学の教授に就任する。

偶然ペニシリンの抗菌作用を発見したフレミングは、その後ペニシリンの生産を実現したハワード・フローリーとエルンスト・チェーンとともに1945年にノーベル生理学・医学賞を受賞した。

> 「ペニシリン（の発見）は**偶発的な**観察から始まった。私の手柄は、**そのまま観察を続けたこと**だけである。」
>
> アレクサンダー・フレミング、ノーベル賞受賞講演より、1945年

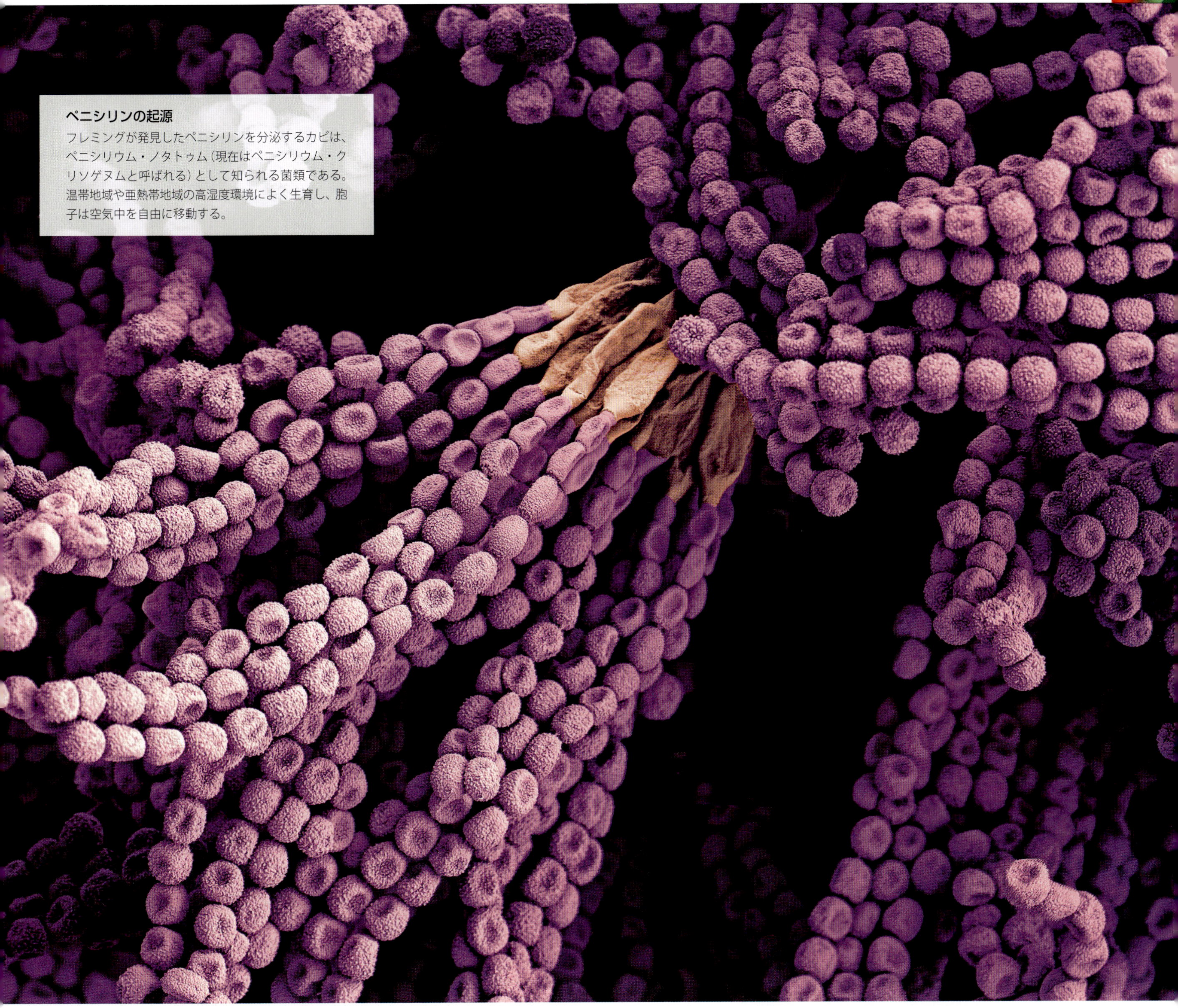

ペニシリンの起源
フレミングが発見したペニシリンを分泌するカビは、ペニシリウム・ノタトゥム(現在はペニシリウム・クリソゲヌムと呼ばれる)として知られる菌類である。温帯地域や亜熱帯地域の高湿度環境によく生育し、胞子は空気中を自由に移動する。

産プロセスを改善した。これにより、人に対して試用できるだけの分量のペニシリンを生産できた。最初の患者は敗血症を発症した警察官だった。投与直後は目覚ましい結果が得られ、感染は後退しはじめた。しかしペニシリンの効果は短時間しか持たず、3時間ごとに注射が必要となり、ペニシリンが足りなくなると患者は亡くなった。

製薬会社からの関心

それでもこの試験結果は、製薬業界がペニシリンに関心を寄せるには十分なものだった。戦争で荒廃したイギリスは研究のための資金が不足していたが、アメリカ合衆国の製薬会社はこれを開発し、すぐに大量のペニシリンの生産を実現した。ペニシリンは1943年に北アフリカの戦闘で負傷した兵士に試用され、1944年のノルマンディ上陸作戦の頃には負傷兵に日常的に投与されるようになっていた。戦後には大々的に出回り、多くの命を救った。それまで細菌性疾患や感染病に対抗する手立てがほとんどなかった医者は、強力な新兵器を手に入れたのである。

▷ 第2次世界大戦中のペニシリンの利用
1943年5月に初めて負傷兵がペニシリン注射を受けた。1945年6月までにアメリカ合衆国では、25万の負傷兵を治療できるだけの抗生物質が生産されていた。ペニシリンが導入されて以降、胸部に傷を負った兵士の死亡率は約3分の2減少した。

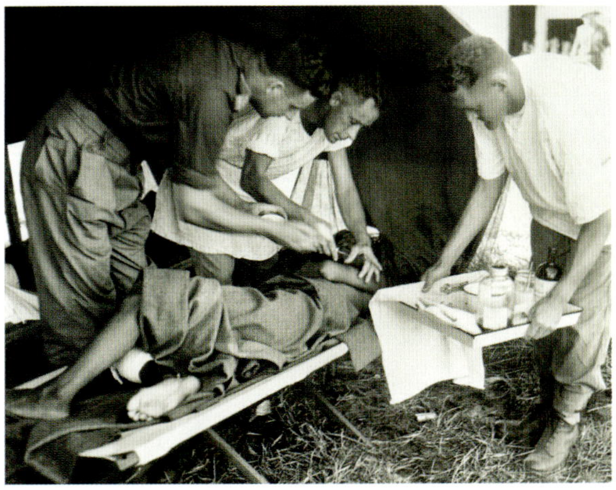

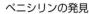

ペニシリンが普及する1940年代以前、抗生物質はサルファ剤またはスルホンアミドという形で使われていた。サルファ剤は、細菌による葉酸生成を防ぐことで細菌が遺伝子物質をつくらないようにし、細菌の成長や繁殖を抑制するものである。もともとサルファ剤は、蒸留されたコールタールからできる合成塗料が抗菌作用を持つかもしれないと考えたことで、1930年代にドイツで開発された。1932年、ドイツの病理学者ゲルハルト・ドーマクはスルホンアミドという化合物でネズミの細菌感染を撃退できることを発見した。感染症を患っていた自分の娘を含め、ヒトに対してスルホンアミドを試用した。スルホンアミドは1935年、プロントジルという商標名で市場に提供され、初の市販抗生物質となった。ドーマクは功績をたたえられ、1939年にノーベル生理学・医学賞を受賞した。

攻撃方法

薬剤の効能を理解し、また新たな薬剤を発見する上でも、各薬剤の分子の整列方法を知ることは重要である。ペニシリンは、β-ラクタムと呼ばれる抗生物質の分類に属する。β-ラクタムはβ-ラクタム環（窒素原子1つと炭素原子3つを持つ四角い分子構造。炭素原子の1つは酸素原子と結合している）を保有する。また、β-ラクタムは細菌が外膜である細胞壁をつくるのを妨げることで効果を発揮する。ペニシリンは、敗血症や局所的な外傷、皮膚感染といった症状に対して効く。同じくβ-ラクタムに属するアンピシリンは1961年から市場に出回り、β-ラクタムの適用範囲を肺炎や細菌性髄膜炎を起こす細菌種にも広げた。β-ラクタムの中でも使用頻度の高いアモキシシ

抗生物質の開発と作用

1928年のペニシリンの発見（⇨p.198〜199）とその後の実用化は、他の抗生物質を探す世界的な取り組みの火付け役となった。現在、抗生物質はその構造や細菌への攻撃方法、攻撃対象とする細菌の種類に応じて20以上のグループまたはクラスに分類される。

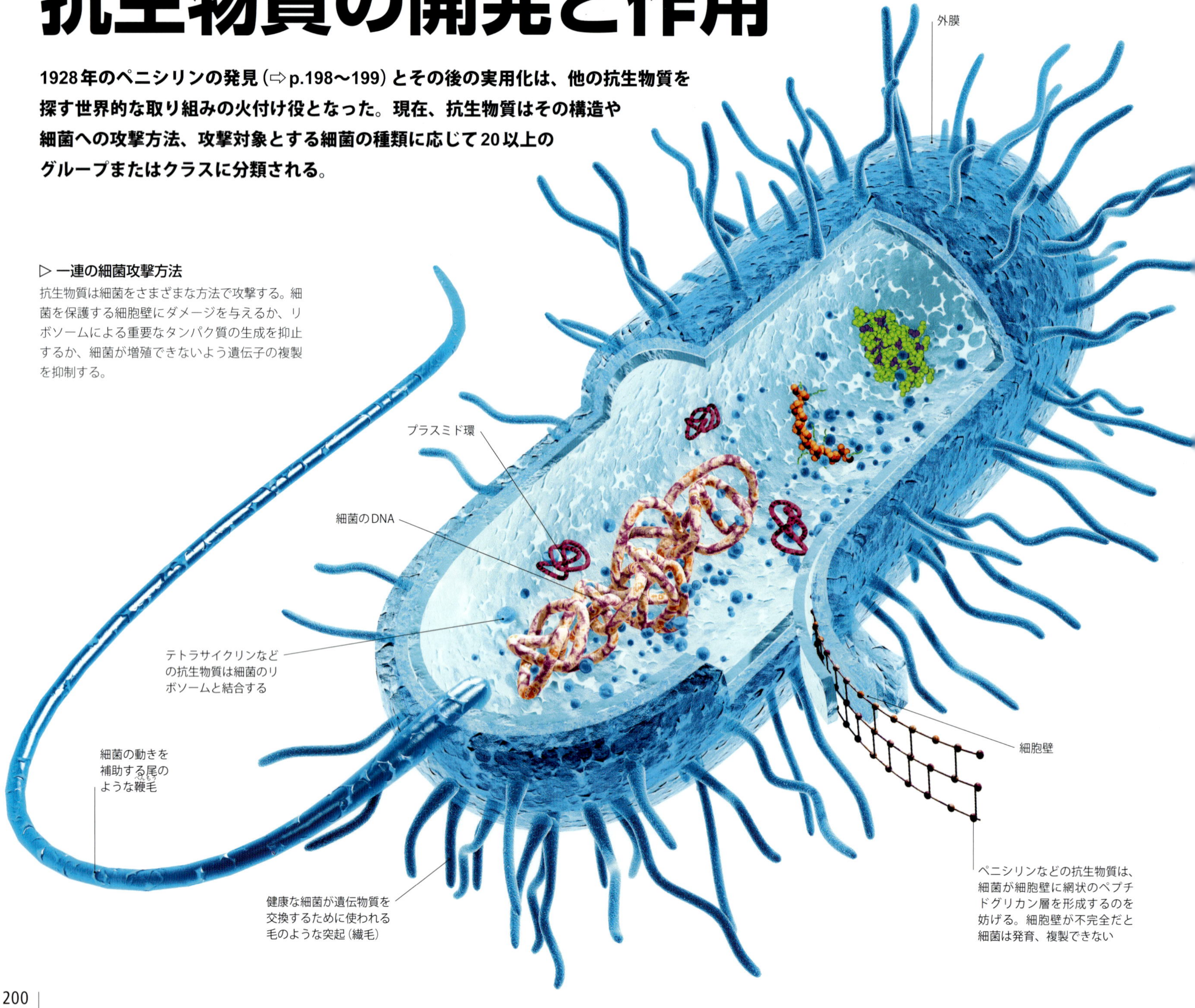
外膜
プラスミド環
細菌のDNA
テトラサイクリンなどの抗生物質は細菌のリボソームと結合する
細菌の動きを補助する尾のような鞭毛
健康な細菌が遺伝物質を交換するために使われる毛のような突起（繊毛）
細胞壁
ペニシリンなどの抗生物質は、細菌が細胞壁に網状のペプチドグリカン層を形成するのを妨げる。細胞壁が不完全だと細菌は発育、複製できない

▷ 一連の細菌攻撃方法
抗生物質は細菌をさまざまな方法で攻撃する。細菌を保護する細胞壁にダメージを与えるか、リボソームによる重要なタンパク質の生成を抑止するか、細菌が増殖できないよう遺伝子の複製を抑制する。

リンは1960年代にイギリスで開発され、1970年代に市場に出回った。

細胞壁を破壊するβ-ラクタムの下位グループとしてセファロスポリンがある。セファロスポリンは、地中海サルデーニャ島の下水排水口近くの海水で繁殖していたアクレモニウム属セファロスポリン(現在はアクレモニウムと呼ばれる)というカビから抽出された。このカビは、1945年にイタリア人のジュゼッペ・ブロツが、都市部の方が腸チフスの症例が少ない理由を研究している際に発見した。ブロツは、カビが腸チフスの病原菌であるチフス菌に対して効果を持つことに気づいた。セファロスポリンは長期に及ぶ複雑な試験の対象となり、多くのヴァージョンが開発され、1960年代になってようやく医療現場で用いられるようになった。いまや5世代以上のセファロスポリンに数十種類の個体が存在する。

150 **1935年にプロントジルが開発されて以降、市場に出回った抗生物質の数。**

さらなる種別

アミノグリコシド系抗生物質は、リボソーム(細胞構造に使われるタンパク質と、細胞の反応を制御する酵素を生成する分子合成「工場」)の活動を妨害することで効果を発揮する抗生物質の一種である。アミノグリコシド系抗生物質のうち最初に発見された(かつ現在でも幅広く使われている)ストレプトマイシンは、ストレプトマイセス・グリセウスという別の細菌から作成された。ストレプトマイシンは、1943年に結核に対抗できる抗生物質を探していたアメリカ人研究生で微生物学者のアルバート・シャッツが土壌サンプルから発見したものである。当時シャッツは、アメリカ合衆国を拠点に活動をしていた著名な科学者セルマン・ワクスマンと一緒に研究をしていたのだが、ワクスマンは前年に「アンチバイオティクス(抗生物質)」という用語を考案しており、彼のチームは他の抗生物質もいくつか発見していた。ワクスマンは1952年にノーベル生理学・医学賞を受賞した。アミノグリコシド系抗生物質には、他にも1949年に発見されたネオマイシンや1963年に発見されたゲンタマイシンがある。

リボソームから生成されたタンパク質は、テトラサイクリンから影響を受ける。テトラサイクリンも土壌サンプルから発見され、ストレプトマイセス・オーレオファシエンスという別種の細菌から生成される。テトラサイクリンを1948年に発見したのは、すでに植物生態学と植物生理学の分野で多くの重要な功績を残していた76歳のアメリカの植物生物学者ベンジャミン・ダガーだった。テトラサイクリンは試用期間中、虫垂に裂傷や炎症を負った5歳の男児トービー・ホケットの救命に役立った。4つの環を持つ構造からテトラサイクリンと呼ばれたが、のちに開発された数々の抗生物質と区別するため、クロルテトラサイクリンと呼ばれるようになった。

ほかにもさまざまな方法で細菌を攻撃する多種多様な抗生物質が存在する。代表的なものとしては、1947年に見つかったクロラムフェニコールを含むアンフェニコール系、1949年に見つかったエリスロマイシンに代表されるマクロライド系、1952年にボルネオ島の土壌サンプルから単離されたバンコマイシンを含むグリコペプチド系、1957年に単離されたリファンピシン系、そしてキノロン系、ストレプトグラミン系、ニトロイミダゾール系、1987年に見つかったリポペプチド系、2000年から使われているオキサゾリジノン系などがあげられる。抗生物質の各クラスの各メンバーは、それぞれ活用法と副作用が異なる。多種の抗生物質が必要となるのは、細菌は既存薬剤に対して耐性を生じることがあるためだ。抗生物質への耐性を持つ細菌の進化に遅れを取らないよう、治療法も常に進化を遂げている(⇨p.258～259)。

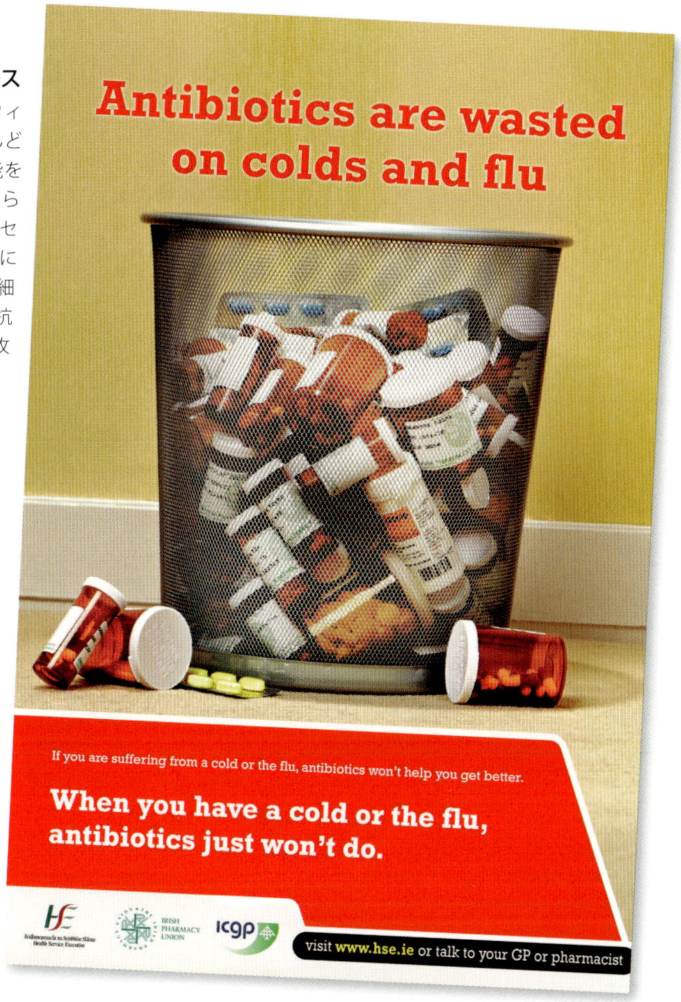

▷ **抗生物質とウィルス**
抗生物質の大半は、ウィルス病に対してほとんどあるいはまったく効能を持たない。ウィルスは自らの細胞機構と細胞プロセスを保有せず、代わりに宿主細胞の細胞機構と細胞プロセスを使うが、抗生物質は宿主細胞を攻撃できない。

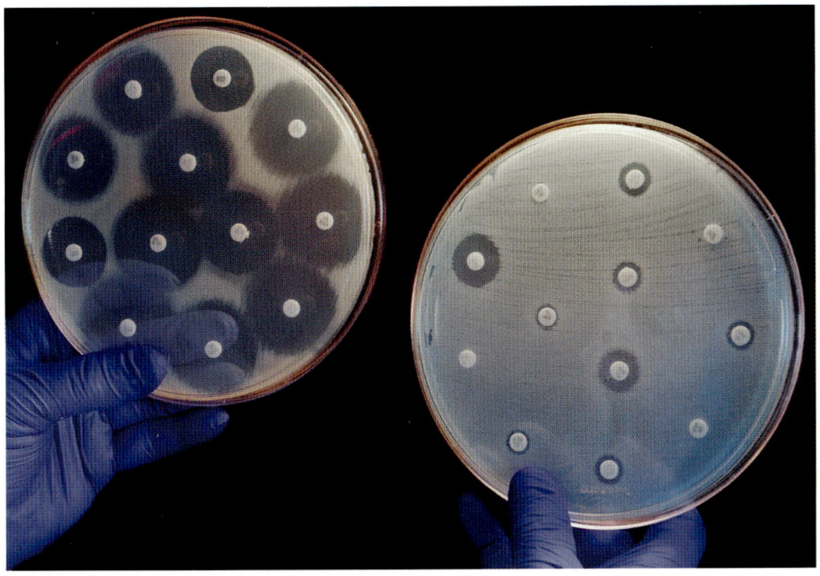

▽ **抗生物質の試験**
特定の細菌がゲル上で培養され、それに抗生物質のディスクが追加される。左の皿では抗生物質がディスク周辺の細菌を殺し、細菌が抑制された透明の領域が見える。一方、右の皿では抗生物質が効果を発揮していない。

「人間は生まれた瞬間から、**多数の病原菌にさらされている。**」
セルマン・ワクスマン、ノーベル賞受賞コメントより、1952年

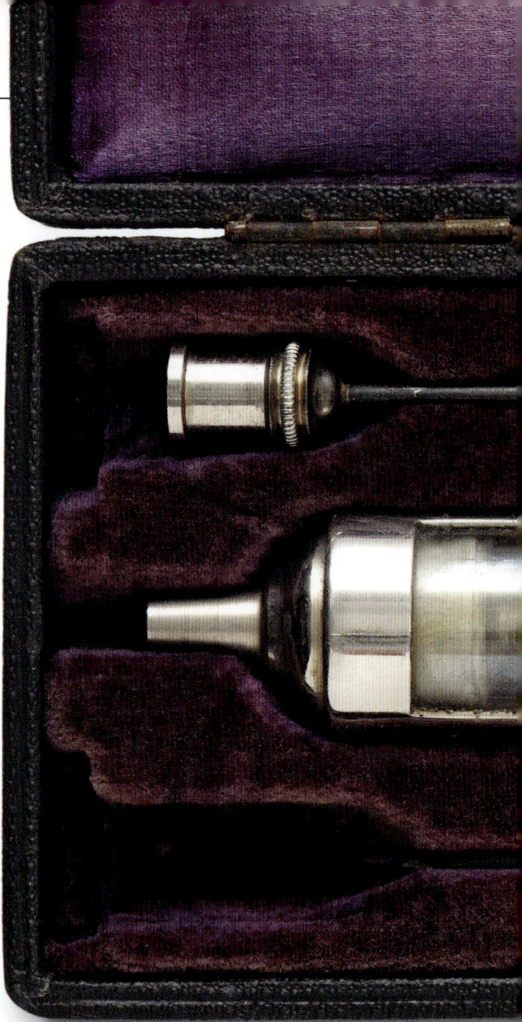

注射器の進化

注射器は吸引具が付いた筒であり、吸引具を引っ張ると液体が吸引され、押すと液体が出る仕組みになっている。1855年に皮下注射器が発明されると注射針が追加され、薬剤を皮下に注射できるようになった。

1 吸引具付きの銀製の筒　アラブ人の医者アブルカシスが膀胱結石を抽出するために用いた。**2 ピューター製注射器とノズル**　患者への浣腸用にこのような器具が使われた。**3 機械式注射器**　患者から体液を抽出するために、機械的に操作できる注射器が使われた。**4 使い捨て注射器**　ニュージーランドの薬剤師コリン・マードックが発明。注射器の再利用による交差感染問題の解消に寄与。**5 ツベルクリン注射器**　結核検査のために、複数箇所を同時に刺す「ステーニードル・ガン」と呼ばれる注射器が使われた。**6 ケース入りガラス製注射器**　1940年代に発明され、精密に仕上げられた滅菌作用を持つガラス製注射器。中身の薬剤を目視でき、吸引具を正確な位置に配置できるようになった。**7 自己注射器**　自分で注射ができるように設計された「エピペン」とも呼ばれる自己注射器には、1回分の薬剤が入っている。とくにアナフィラキシー・ショックを起こすアレルギー患者にとって有用である。**8 インスリン・ペンとカートリッジ**　糖尿病患者がインスリンを持ち運び、薬剤の量を正確に測定できるよう設計されている。**9 皮下注射針のパック**　ドイツ製の皮下注射針は、第1次世界大戦中にドイツ軍が使ったと考えられる。**10 バタフライ・カニューレ**　針に近い位置で握られるため、静脈への注射や血液採取がしやすい。**11 ブリキ缶に入った被覆針**　第2次世界大戦中にイギリスの医者が使った持ち運びできる缶には、良好な状態で保存するためパラフィンワックスで覆われた針が入っていた。**12 トロカール(套管針)**　腫れに詰まった体液を吸引できるよう、管の中に穿刺器具が入っている。

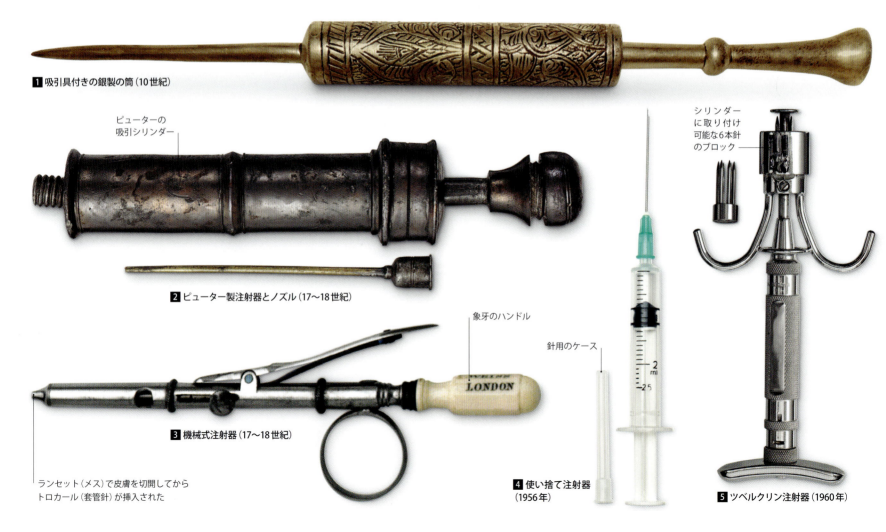

1 吸引具付きの銀製の筒（10世紀）

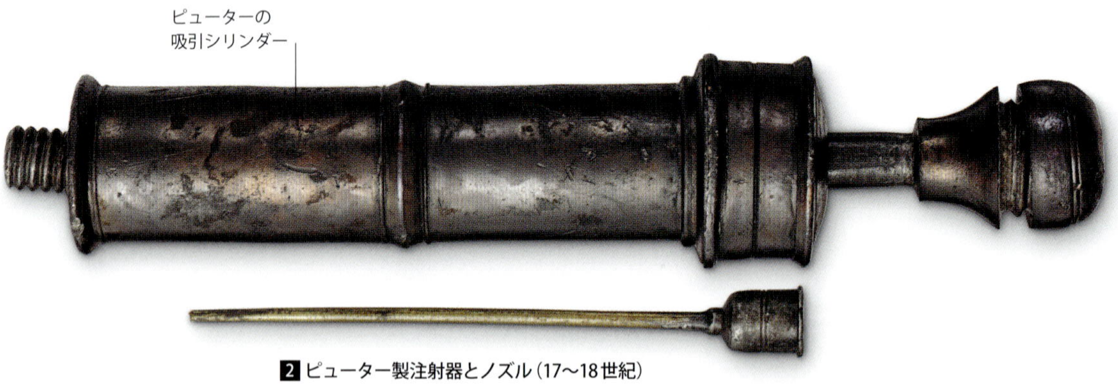

2 ピューター製注射器とノズル（17〜18世紀）

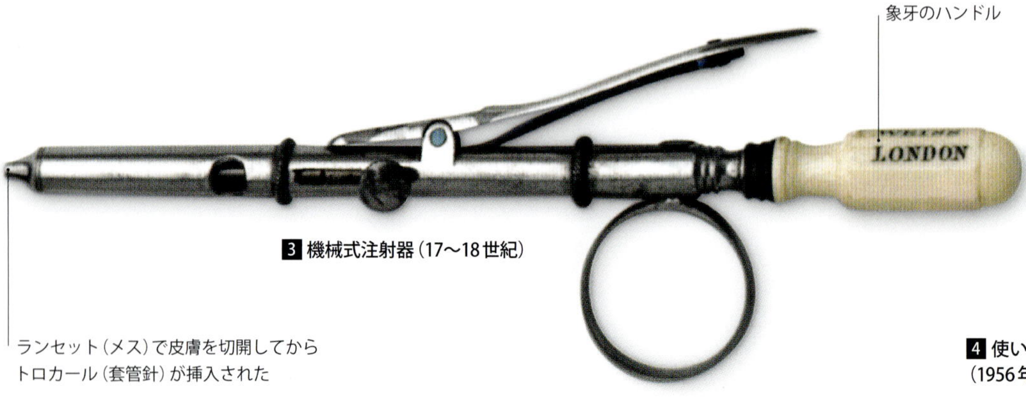

3 機械式注射器（17〜18世紀）

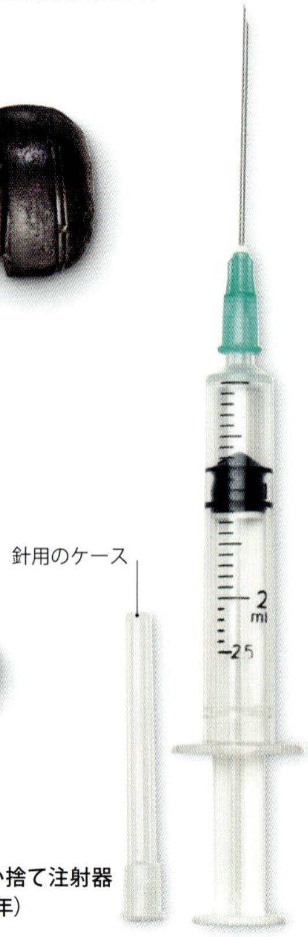

4 使い捨て注射器
（1956年）

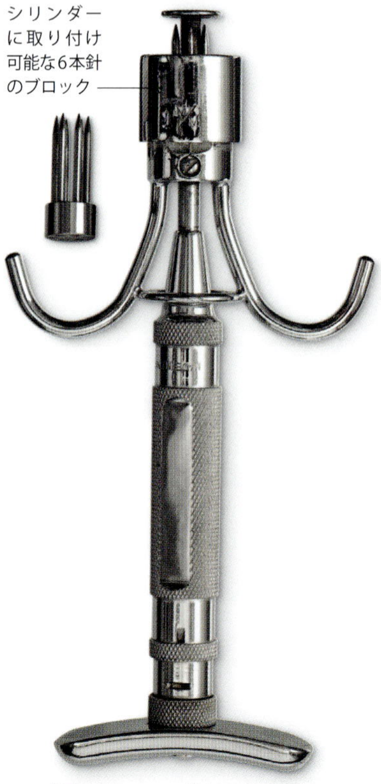

5 ツベルクリン注射器（1960年）

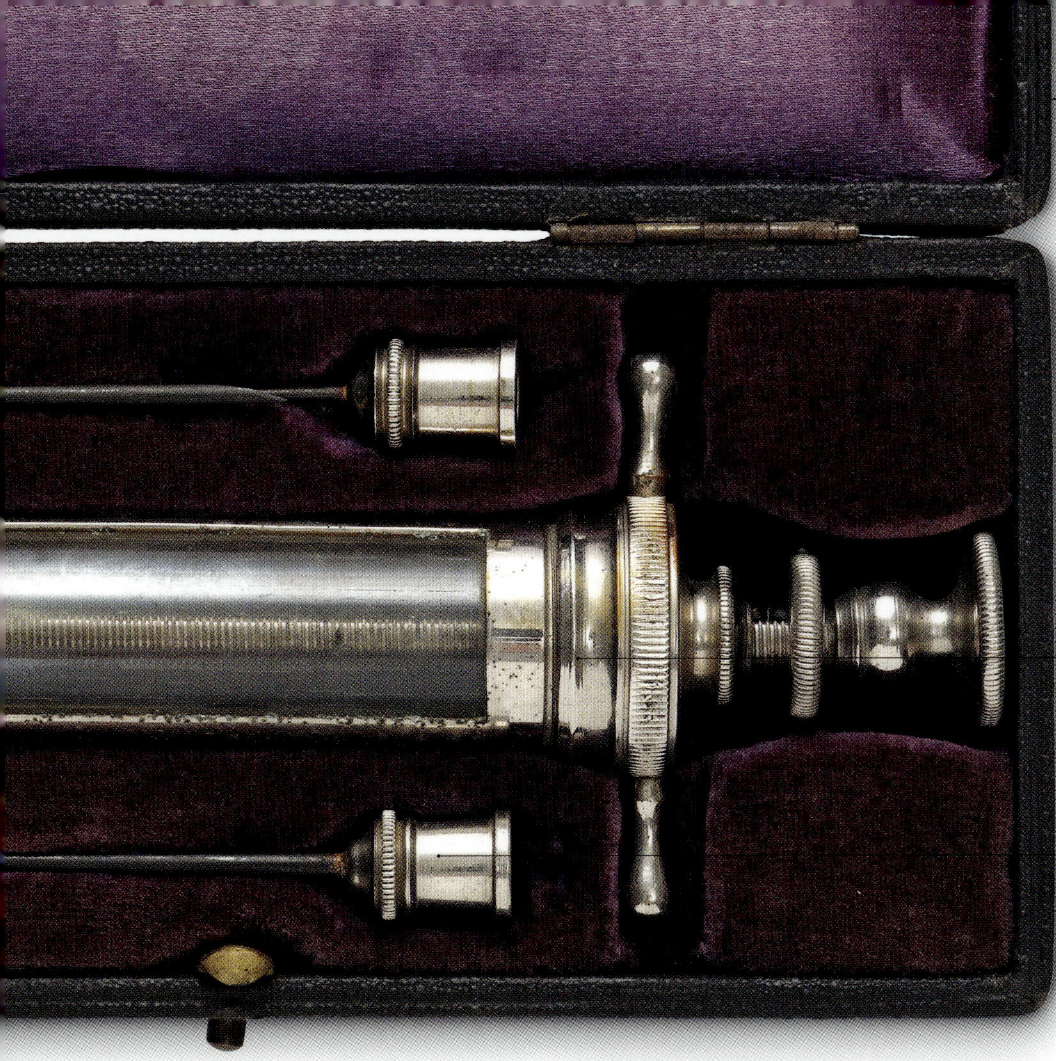
金属とガラス
製の吸引具
針を吸引具に
取り付けるた
めの金属製シ
リンダー

6 ケース入りガラス製注射器（1940年代）

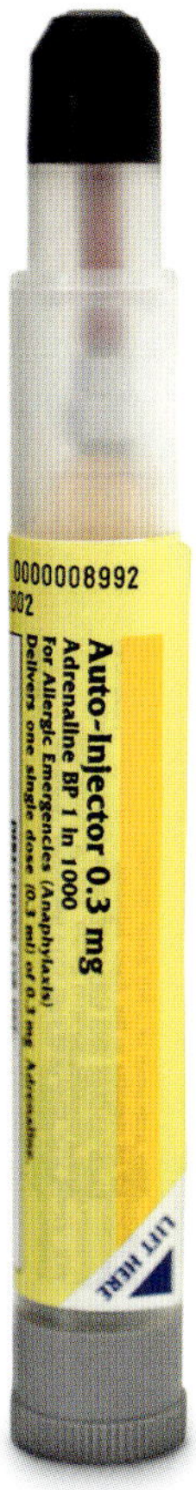

7 自己注射器
（20世紀後半）

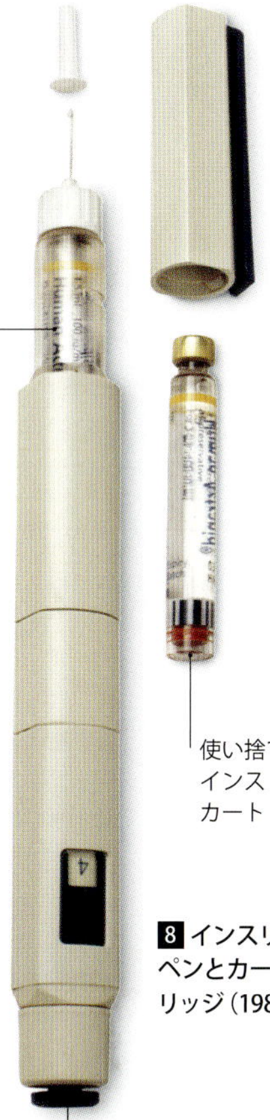

8 インスリン・
ペンとカート
リッジ（1985年）

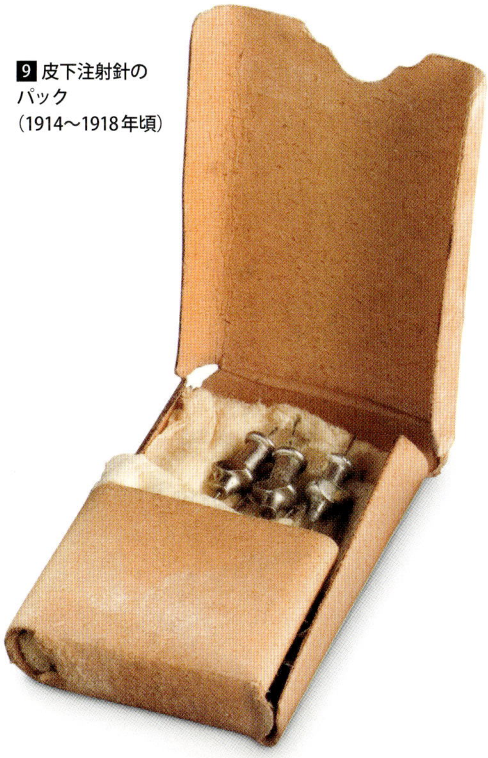

9 皮下注射針の
パック
（1914〜1918年頃）

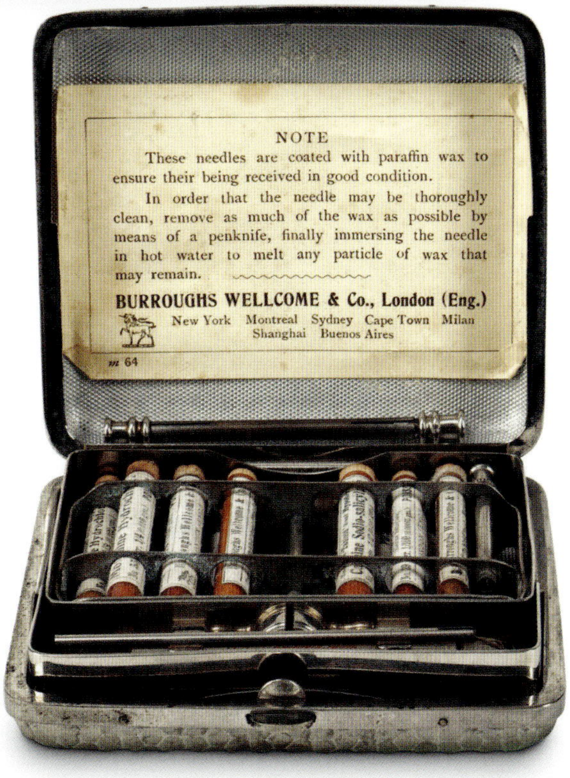

11 ブリキ缶に入った被覆針（1939〜1945年頃）

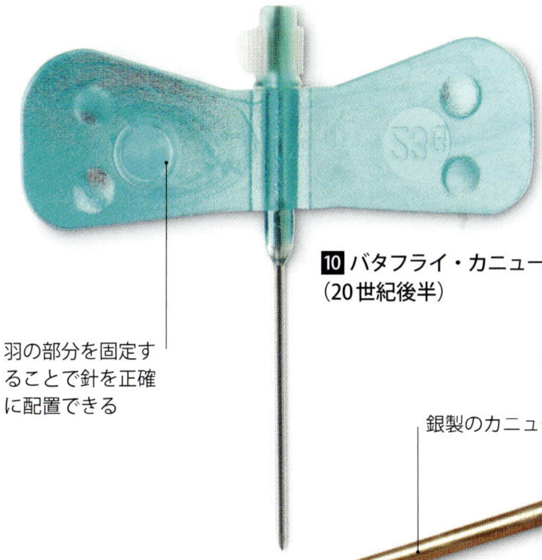

10 バタフライ・カニューレ
（20世紀後半）

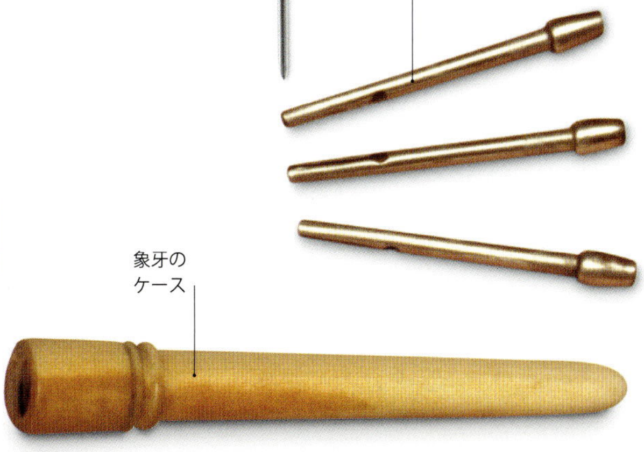

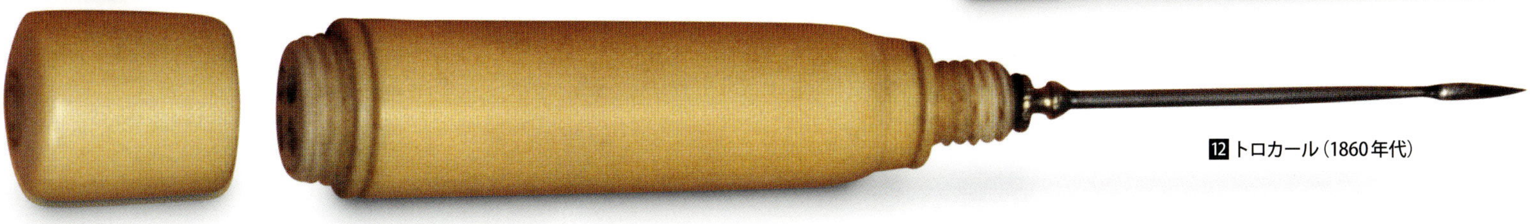

12 トロカール（1860年代）

女性の医療

20世紀には女性の医療に関わる分野で大きな進展が見られた。エストロゲン（卵胞ホルモン）やプロゲステロン（黄体ホルモン）が発見されたほか、かつては一般的な死因だった子宮頸がんを検出する手段が開発されたことで、女性のクオリティ・オブ・ライフ（生活の質）と平均寿命は劇的に改善された。

20世紀初頭、男性が圧倒的多数を占める医療専門家にとって、女性はまだ不可解な生き物だった。精神分析学の創始者であるジークムント・フロイト（⇨p.182〜183）でさえ、女性を理解するのは難しいと認めた。女性特有のヒステリーは古代から認識されていたが、19世紀から20世紀前半にかけて、ようやく診療対象として扱われるようになった。当時、女性の神経障害は女性生殖器に直接関連すると見なされ、最終治療手段として卵巣摘出術（卵巣の切除）や子宮摘出術（子宮の切除）などが採用されはじめた。

ギリシア系アメリカ人医師（1883〜1962年）

ゲオルギオス・パパニコロウ *Georgios Papanicolaou*

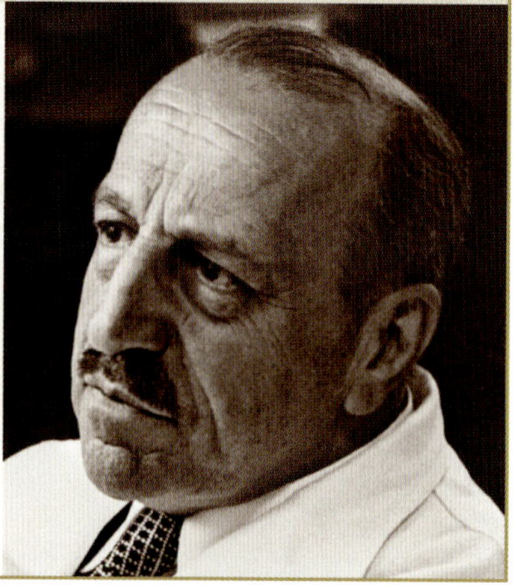

ギリシア生まれのアメリカ人である医者のパパニコロウは、1913年から1962年までニューヨークのコーネル大学メディカル・カレッジに勤務した。モルモットの性周期研究で膣スメアを検査している際に子宮頸部にがん細胞を発見。1943年に著書『膣スメアによる子宮がん診断 *Diagnosis of Uterine Cancer by the Vaginal Smear*』を出版する。のちにパパニコロウの検診方法はパップテストとして知られるようになる。パパニコロウの研究により、細胞学に基づく子宮頸がん診断という概念が受け入れられるようになった。

初期の検査

検鏡は古代ローマからすでに婦人科検診に用いられていたが、19世紀になって現在使われる器具に似た形に改良された。19世紀当時、検鏡の利用について医学界で激しい議論が巻き起こった。医者たちは、そこまで立ち入った検査は不適切で女性をおとしめるものだと考えた。とはいえ、検鏡は子宮頸部の診察や生検を行うことを可能にするものだった。

1930年代に婦人科生理学者のウォルター・シラーがウィーン大学で子宮頸がんの研究を行った。シラーは、がん細胞が存在すると思われる子宮頸部（子宮口）の病変の進行を追った。そして、子宮頸がんは通常ゆっくり進行し、早期に発見されればほかの体内組織に転移する前に治療できると結論づけた。シラーは、子宮頸部に希釈されたヨウ素を塗る簡単な検診を開発し、子宮頸がんによる死亡率を減らすために定期検査を行うことを推進した。また、子宮頸がんを治療するために、まずは根治的な子宮全摘出術を施し、それから放射線治療を行うことを推奨した。

シラーのおかげで子宮頸がん治療は飛躍的に前進したものの、子宮頸がんの治癒率はわずか30％程度であり、シラーが開発したヨウ素を使った検診方法では子宮頸がん以外の症状も検出されてしまうことが判明した。同時期に、より効果的な検診方法として、頸管スメア（子宮頸部から採取された試料）を用いた検査である剥離細胞診が開発された。

パップテストの誕生

子宮口の剥離細胞診は、開発者のゲオルギオス・パパニコロウの名にちなみパップスメアやパップテストと呼ばれるようになる。1925年、パパニコロウはニューヨーク市ウーマンズ病院とコーネル大学メディカル・カレッジの解剖学科との共同研究を開始した。生殖サイクル（月経周期）中の各種組織の変化を観察するなかで、がん細胞を特定した。パップテストが初めて導入された1940年代当時、子宮頸がんは女性の主要な死因だった。しかし、パップテストのおかげでがんの早期発見が可能になり、世界中

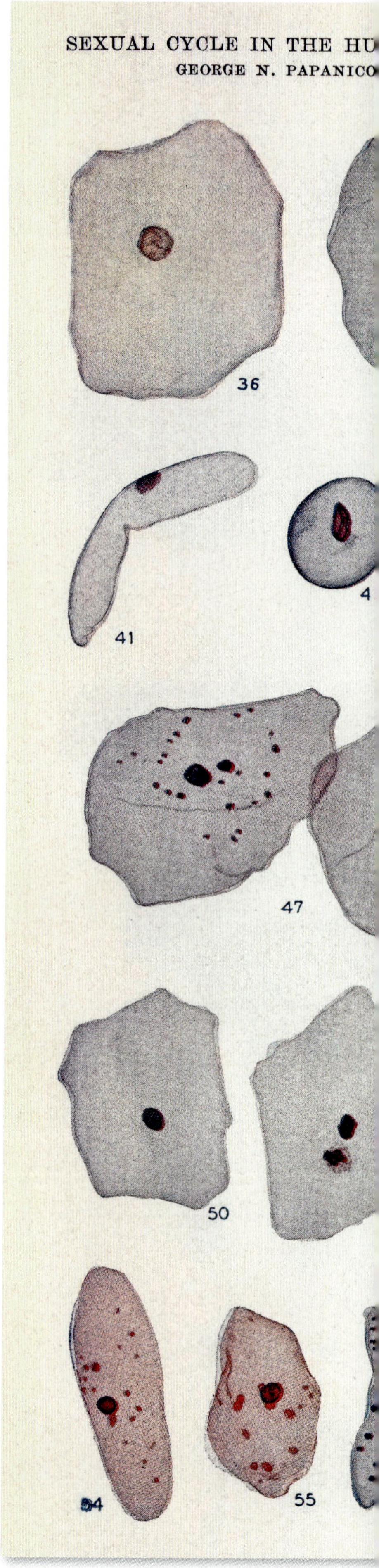

▷ **正常な頸管スメアの細胞**
パップテストのおかげで数百万人もの女性の命が救われた。病院がパップテストを使うようになると、正確な診断を下すために特定の細胞や細胞変化を識別するトレーニングが不可欠となった。右はパパニコロウが描いた各種の正常な頸管スメアの細胞である。

> 「子宮頸部のがん細胞を発見したとき……私の研究キャリアにおいて**最大の感動**を味わった。」
>
> ゲオルギオス・パパニコロウ、子宮頸部スメアの検査に関する発言より

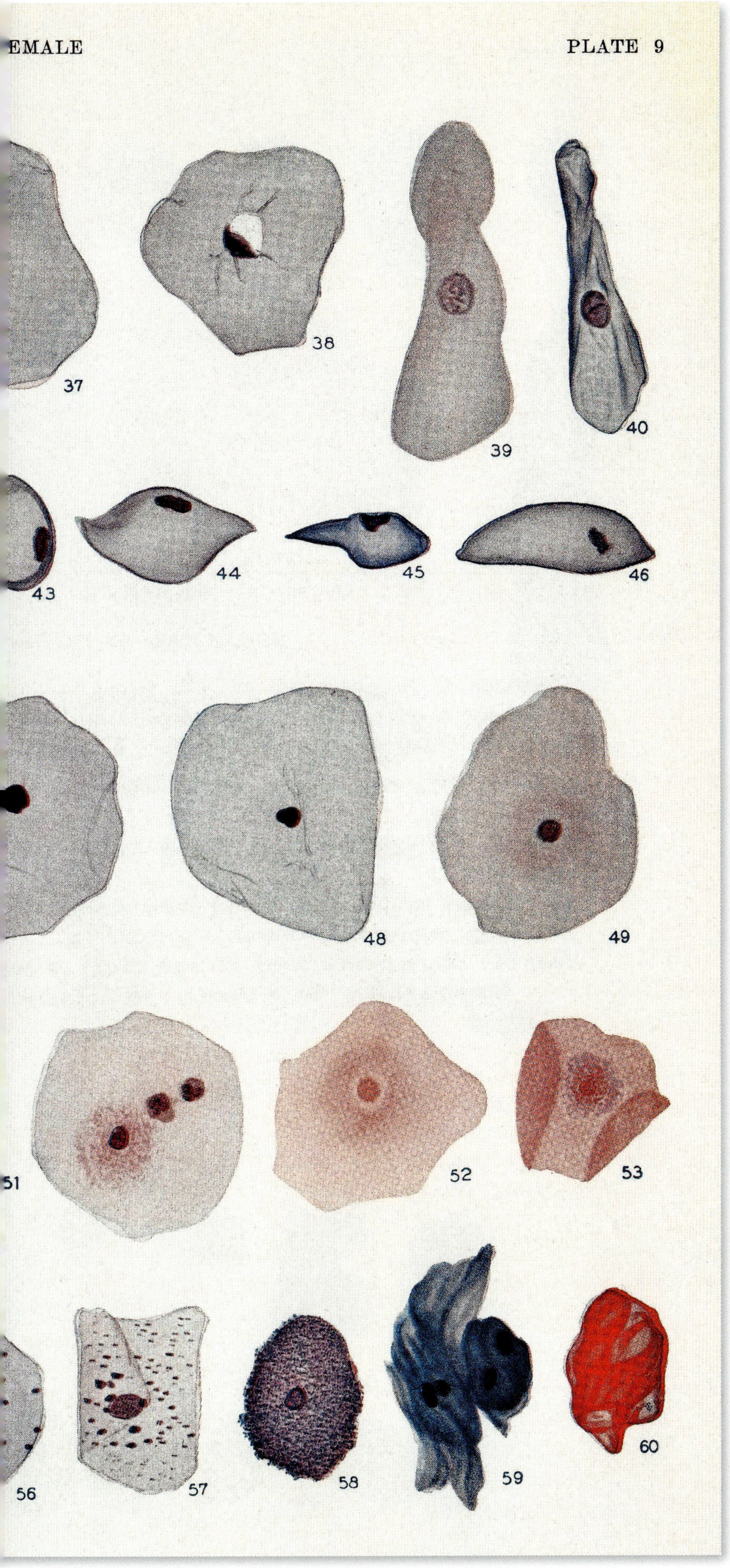

で患者の死亡率は劇的に減った。以後、パップテストの技法は月経周期、無月経（月経が来ない症状）、不妊、ホルモン治療の研究でも活用されるようになる。

60% パップテストが臨床診療に日常的に導入されはじめた1940年代から1992年に至るまでに、アメリカ合衆国で子宮頸部がんの発症件数が減少した割合。

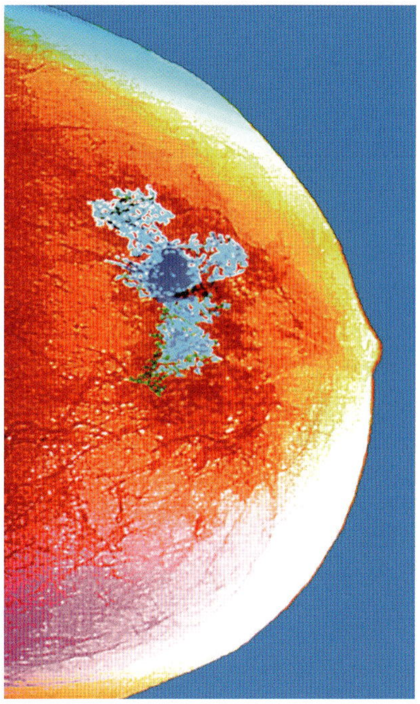

△ 乳がん検診
写真の着色された女性の乳房のマンモグラムには、がん性腫瘍が青く写っている。定期的な自己検診やマンモグラフィー検診でより確実に乳がんを早期発見できるようになり、転移が起こる前に効果的な治療が受けられる。

ホルモンの発見

女性ホルモンであるエストロゲンとプロゲステロンの発見と単離も、女性の医療に革命をもたらした。1905年にイギリスの生理学者アーネスト・スターリングが、特定の腺分泌物を「ホルモン」と呼び、それを引き金にホルモン研究、あるいは内分泌学が急速に進展した。1929年にアメリカの科学者エドガー・アレンとエドワード・ドイジーが初めてエストロゲンの単離に成功。1930年代半ばまでには製薬会社が更年期の症状緩和のためにエストロゲン製品を生産していた。1934年にプロゲステロンが発見されると、流産の予防や不妊の治療に使われるようになり、ホルモン避妊法の構想も現実となった（⇨p.224〜225）。さらに、失われたプロゲステロン、またはエストロゲンとプロゲステロン両方を補充するためにプレマリンという薬剤を用いると、火照り（ホットフラッシュ）などの更年期症状が緩和されることが判明し、1942年からはホルモン補充療法（HRT）が提供されるようになった。

さらなる進展

20世紀になると女性の医療に関する科学的進歩は急速に拡大した。おもなものはマンモグラム（乳房X線撮影図）を使った乳がんの早期発見（1960年代に導入）、家族計画（避妊）の改善、体外受精（IVF、⇨p.240〜241）、より安全な出産に加え、陣痛や分娩における疼痛緩和法の改善があげられる。女性の医療に関する理解が深まったことも一因となり、たとえばアメリカ合衆国では、1900年時点で48歳だった女性の平均寿命が1980年には78歳まで上昇した。

医療における実践

プロゲステロン

女性の性ホルモンであるプロゲステロンが治療に用いられるようになったのは、発見から20年近く経ってからのことだった。プロゲステロンの単離は1934年にアメリカの解剖学教授ジョージ・コーナーと婦人科医ウィラード・アラン、ドイツ人生化学者アドルフ・ブーテナントによって行われたが、天然物から抽出するのは非常に難しく、高額の資金を必要とした。プロゲステロンの合成物は、1951年にブルガリア系アメリカ人化学者のカール・ジェラッシがシンテックス社向けに、また1952年にアメリカの化学者フランク・コルトンがサール社向けに開発した。

心臓病

世界の一大死因である心臓病は、心臓弁や心筋など一連の機能不全や変性を指す。近代になって心臓の仕組みに関する理解が進み、心臓病は部分的に治療できるようになったものの、完治法はいまだに見つかっていない。

古代の医者は心臓が健康にとって不可欠の臓器であると認識し、ギリシアの哲学者アリストテレスに至っては脳よりも重要だと見なした。しかし、心臓へのダメージによる血液循環の変化が死をもたらすことがあると医者が理解するようになったのは、1628年にイギリスの医者ウィリアム・ハーヴィーが血液の循環（⇨p.84〜85）を発見してからのことだった。

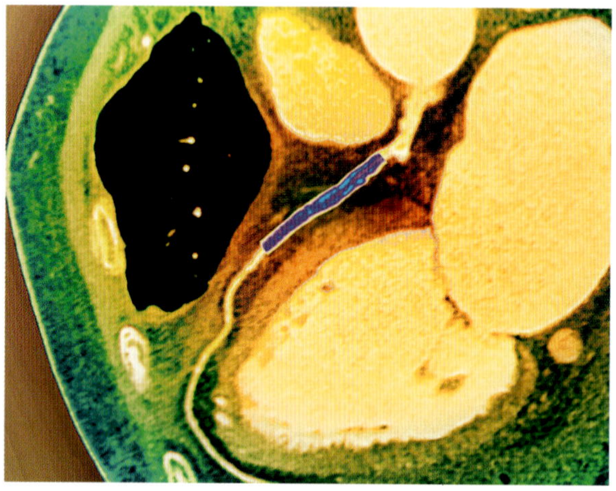

▷ 動脈の閉塞の除去
冠動脈血管形成術は、閉塞された動脈を押し広げて血液の流れを良くするために実施される。閉塞した動脈にチューブ状のステント（写真では青で表示）が挿入される。冠動脈血管形成術は1977年に初めて実施されたが、当時はステントではなくバルーンが使われた。

知識の深化

心臓病への早期理解は、イタリアの医者ジョヴァンニ・M・ランチージなどが行った解剖によって得られた。1707年にランチージが発表した論文『突然死について*De Subitaneis Mortibus*』は、心拡大（心内腔の拡大や心筋の伸張）が心臓弁にもたらす影響を記したものである。1720年代にドイツの生理学教授フリードリヒ・ホフマンは、一部の患者に見られる動脈の狭窄は病気や死をもたらす可能性があると理論づけた。この理論は200年近く経った1912年、アメリカの心臓専門医ジェイムズ・B・ヘリックにより実証されることになる。

18世紀後半、心臓学の焦点となったのは、1768年にイギリスの医者ウィリアム・ヘバーデンが発見した狭心症（動脈の閉塞を原因とする胸部の激しい痛み）だった。1793年、深刻な狭心症発作で亡くなったスコットランドの外科医ジョン・ハンターに解剖が施されると、冠動脈の硬化が見つかり、狭心症の病因に関する推測はいっそう裏づけられた。

冠動脈疾患（アテローム性動脈硬化と呼ばれる動脈の閉塞を原因とする）による心不全に関して、医者たちはさらに詳細な報告を発表した。代表的なものとして、イギリス人の医者ジェームズ・ホープが1831年に発表した『心臓と大血管の疾患に関する論文*A Treatise on the Diseases of the Heart and Great Vessels*』がある。しかし、医者たちは心臓病をほとんど治療できなかった。

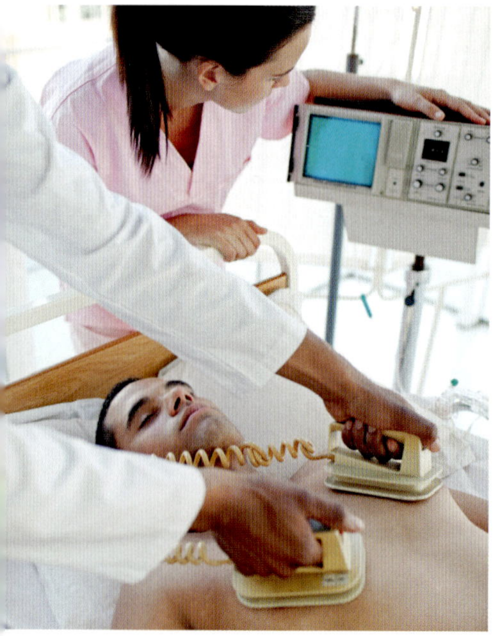

◁ 心肺蘇生
心不全で停止または乱れた心臓は、電気信号を送って心収縮を再始動させる除細動器で蘇生できる。除細動器は1930年、アメリカ人電気エンジニアのウィリアム・B・コーエンホーヴェンが発明した。

その後、心臓病の兆候を検知する技術は進化する。1816年にフランスの医者ルネ・ラエンネック（⇨p.114〜115）が聴診器を発明すると、1855年にはドイツの医者カール・フィーロルトが拍動をグラフ状に記録する脈波計を開発した。脈波計は徐々に改良され、1890年にはスコットランドの心臓専門医ジェイムズ・マッケンジーが静脈と動脈の脈拍を区別する方法を発明。これによって、心臓の異常をもっと精緻にモニターできるようになった。

生活習慣要因

1912年のヘリックによる発見を受けて、医者たちは心臓病発症におけるアテローム性動脈硬化の役割を理解するようになった。一方で、患者の生活習慣が果たす役割が明らかになるまでには時間がかかった。心臓病の発症リスクを高める生活習慣を特定するために、1948年にアメリカ国立心臓研究所がフラミンガム心臓研究と呼ばれるプロジェクトを開始した。ハイリスク要因として喫煙、アルコールの大量摂取、運動不足、肥満、糖尿病が浮上した。社会が豊かになるに伴いこれらの生活習慣はより一般的なものとなり、今や冠動脈疾患の90％は初期段階の生活習慣改善で予防できると考えられている。

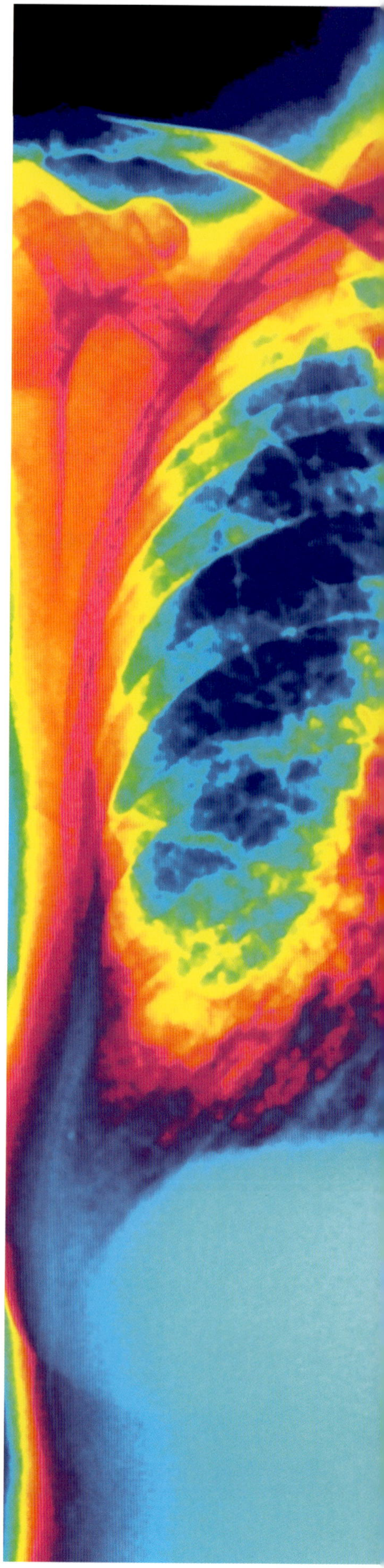

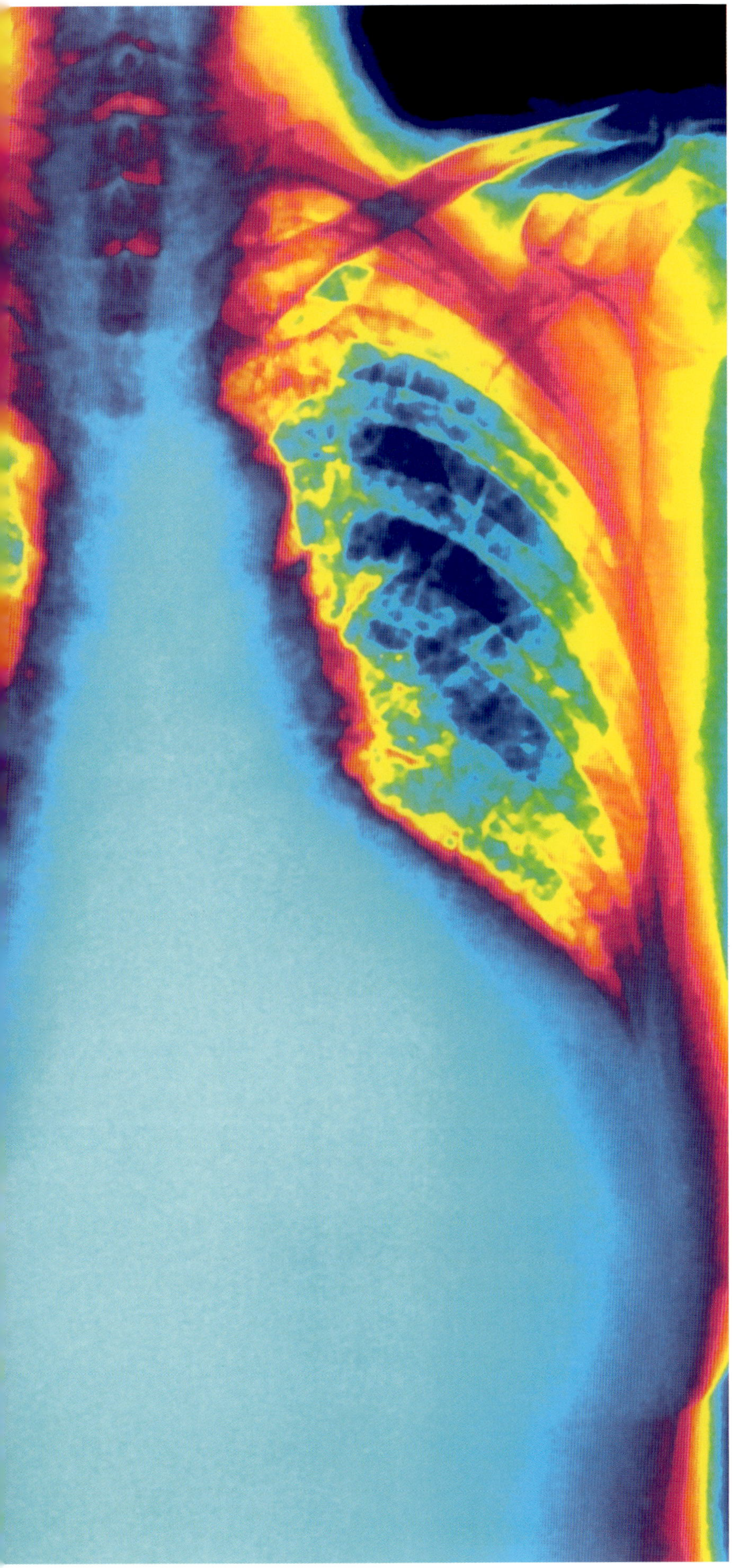

医療における実践

心臓バイパス手術

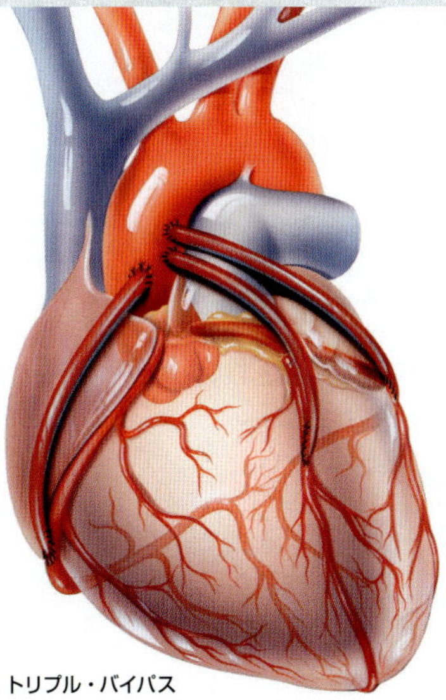

トリプル・バイパス

バイパス手術では、アテローム性動脈硬化症で閉塞している動脈を、患者の脚や腕、胸部などの静脈または動脈を使って迂回する。血管は、大動脈（動脈網の主たる動脈）や冠動脈（心臓に血液を供給する動脈）の狭窄が発生している部分の先に移植される。これによって血流が閉塞された箇所を迂回（バイパス）して心筋に到達できる。初めての臨床冠動脈バイパス手術は、1960年にドイツ生まれの外科医ローベルト・ゲッツが実施した。現在、複数の動脈を迂回するために3本（イメージ図）または4本、場合によっては5本のバイパスをつくることが一般的となっている。

手術による治療

冠動脈疾患や鬱血性心不全（心臓弁の衰弱または損傷を原因とする疾患）、心筋梗塞（心臓発作）による心臓へのダメージは修復不能である。しかし、心臓手術が可能になると患者はいくらかの希望が持てるようになった。心臓弁に対する初の手術は、心臓の左心房と左心室をつなぐ僧帽弁の異常な狭窄を修復するものであり、1925年にロンドンでイギリスの外科医ヘンリー・スーターが行った。赤ん坊の先天性心奇形を修復する初の手術は、1944年にアメリカ合衆国ボルティモアのジョンズ・ホプキンス病院で実施された。1952年には、手術処置のために心臓を取り出し、その間だけ人工ポンプで血流を維持する開心術が行われるようになり、さまざまな外科的措置を試すことが可能になった。そこから急展開が見られ、1967年からは患者の損傷した心臓を臓器提供者の心臓で置き換える心臓移植が可能となった（⇨p.234〜235）。

紀元前1000年頃の古代エジプトのミイラにも見られる冠動脈性心疾患は、3000年経った今でも医者にとって大きな難題である。2013年には冠動脈性心疾患が原因で1700万人以上の患者が亡くなり、大半の先進工業国では主たる死因となっている。予防措置として、食生活や生活習慣の改善、スタチンなどの薬物治療が適用される。

◁肥大した心臓
動脈の狭窄が起こると、心臓は血液を押し通すために心拍を強くすることが多い。この余分な動きによって、心臓の拡大（写真では左肋骨の下に見える広範囲の青い部分）や心不全が発生する。

「**病気を予防する**ことは時として可能だが、**完治させる**ことは不可能だと思う。」

ジャン=ニコラ・コルヴィサール、フランスの心臓専門医、『心臓と大血管の病気や器質的病変に関するエッセイ *ESSAY ON THE DISEASES AND ORGANIC LESIONS OF THE HEART AND GREAT VESSELS*』より、1806年

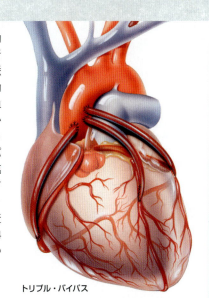

アレルギーと抗ヒスタミン薬

20世紀にアレルギーに対する理解が進んだことで、医者はアレルギーの予防法、治療法、完治法を模索しはじめた。しかし、喘息（⇨p.214〜215）などのアレルギー症状は急速に増加しており、アレルギーは「21世紀の流行病」になりつつある。

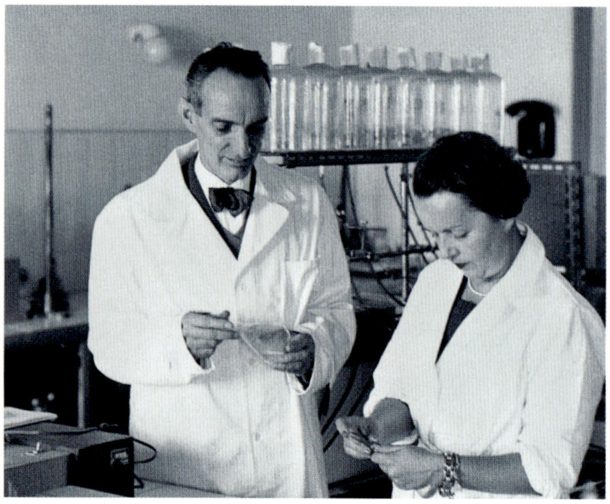

△ ボヴェットの画期的な発見
ダニエル・ボヴェットは初の抗ヒスタミン薬を開発した先駆的な研究をたたえられ、ノーベル生理学・医学賞を受賞。1947年にローマ高等健康研究所に治療化学研究所を設立し、妻である科学者フィロメナ・ニッティと研究を続けた。

アレルギーは今に始まったものではなく、アレルギー反応に関する記録は数千年前にさかのぼる。中国の神農（しんのう）大帝（紀元前2700年頃）は、現在ではアレルギー性喘息と呼ばれる呼吸困難を、マツやモミと同種の低木であるマオウで初めて治療した。しかし、1800年代前半にイギリスの医者ジョン・ボストックが花粉症として知られる季節性アレルギー性鼻炎が、上気道に影響を与える病気だと解釈するまでは、アレルギーに関する理解は限られていた。現在は、アレルギー反応が無害の物質であるアレルゲンに対する不要な免疫反応の結果として発生すること、またそれが多くの人が発症する季節性のもの（世界で最も広範にわたるアレルギーである花粉症など）から、深刻で場合によっては生死に関わるもの（例として薬物、スズメバチなどのハチ刺され、あるいはピーナツ、甲殻類、乳製品などの食品に対する反応）に及ぶことがわかっている。

アレルギーとアナフィラキシー

世界最大級の伝染力を持つ病気に対してワクチンが開発されると、一部のワクチンは説明のつかない副作用をもたらすことがしだいにわかってきた。初回の注射では何も問題が見られなかった患者が、2回目の注射に激しい反応を示すケースがあった。1902年にフランス人の生理学者で医者のポール・ポルティエとシャルル・リシェは、特定の薬剤に対する生死にかかわる反応を発見し、これを「アナフィラキシー」と呼んだ。アナフィラキシー・ショックは、患者がアレルゲンにさらされてから数分以内に発生し、（眼、のど、手などの）腫れ、呼吸障害や嚥下（えんげ）障害、血圧の急低下、場合によっては意識消失をもたらす。

1906年にウィーン在住の小児科医クレメンス・フォン・ピルケが、体が特定の物質にさらされると抗体を生成することに気づいた。ピルケはこの反応を、ギリシア語のアロス（他の）とエルギア（反応する能力）を組み合わせて「アレルギー」と呼んだ。アレルギーの症状は、体が病原体に対抗しようとすることで発生するとした。これを花粉症に適用すると、実際には無害の花粉である「侵入者」の攻撃に対して、鼻孔を保護するために液体が生成される現象だと解釈できる。

1910年にイギリスの生理学者ヘンリー・デールとウィルス学者のパトリック・プレイフェア・レイドローによって、初めてヒスタミンがアレルギー反応の原因として認識され、示された。ヒスタミンは、体が外界の物質によって刺激された際に細胞から分泌される。そして体は侵入者と見なす物質を追い出そうとしてアレルギー反応の症状を引き起こす（⇨左の囲み）。1932年までにヒスタミンはアレルギー反応の原因物質であることが実証された。

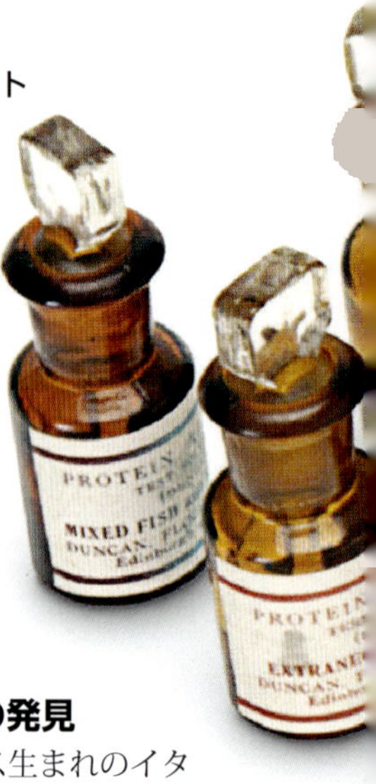

▷ 皮膚テスト・キット
写真はアレルゲン候補が複数入った20世紀前半の皮膚テスト・キット。アレルギーの原因として知られる物質を皮膚にたらすか注射し、赤みや炎症などの反応の有無を確認する。

抗ヒスタミン薬の発見

1930年代、スイス生まれのイタリア人薬理学者ダニエル・ボヴェットはアレルギー症状を緩和する化合物を探しはじめた。ボヴェットは1937年、抗ヒスタミン物質の第1号を発見した。この物質は、ヒスタミンの影響に反発することでアレルギー反応に対して効果を発揮するものだった。ボヴェットの発見を受けて、1942年に初の抗ヒスタミン

基本の概念

抗ヒスタミン薬の仕組み

アレルギー反応は、体が花粉やイヌの毛など無害なものを危険な侵入者だと見なすことで発生する。アレルゲンが検知されると、組織内の炎症反応に伴いマスト細胞がヒスタミンを分泌する。ヒスタミンはヒスタミン受容体と結合して腫れ、かゆみ、涙目などの反応を起こす。ヒスタミン受容体はH1からH4まで4種ある。おもにH1受容体を通じてヒスタミンが花粉症の症状を起こす。抗ヒスタミン薬はヒスタミンを妨害し、ヒスタミン受容体と結合するのを阻止する。その結果、アレルギー反応をもたらす受容体の活性化や後続の一連の事象が起こらなくなる。

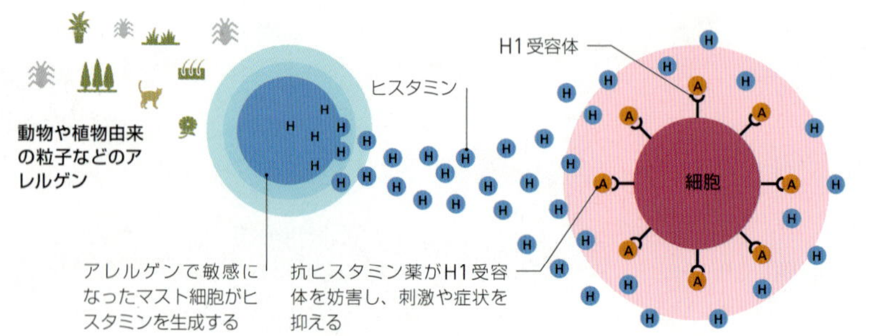

「ある人にとっては食べ物であるものが、他の人にとっては猛毒となる可能性がある。」

ルクレティウス、ローマ時代の哲学者、著書『物の本質について *DE RERUM NATURA*』より、紀元前56年

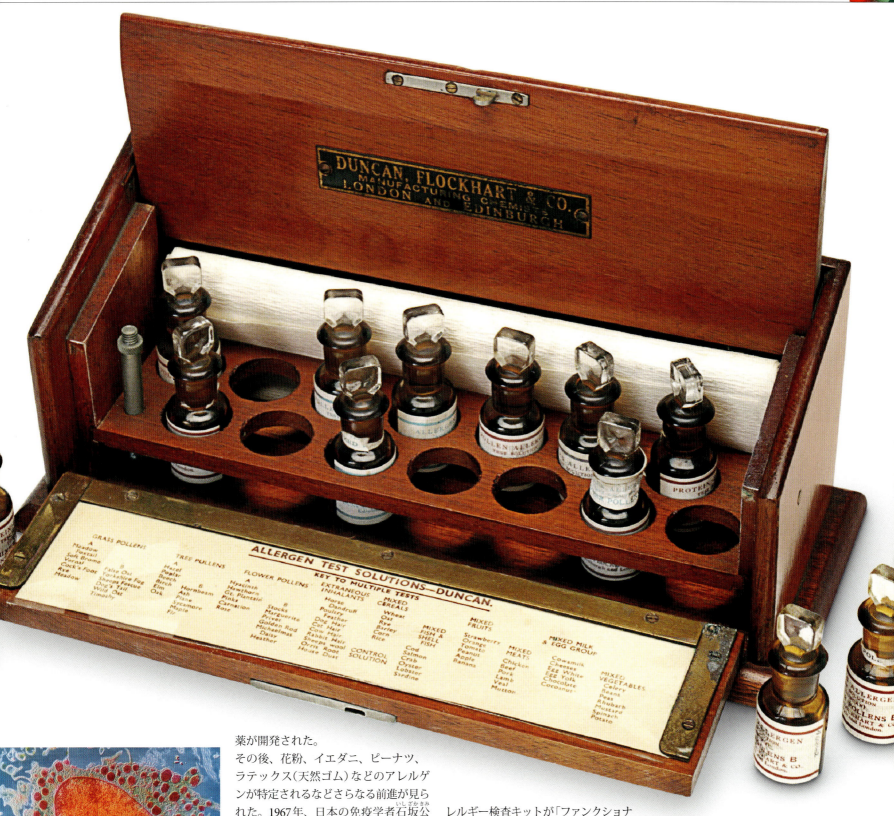

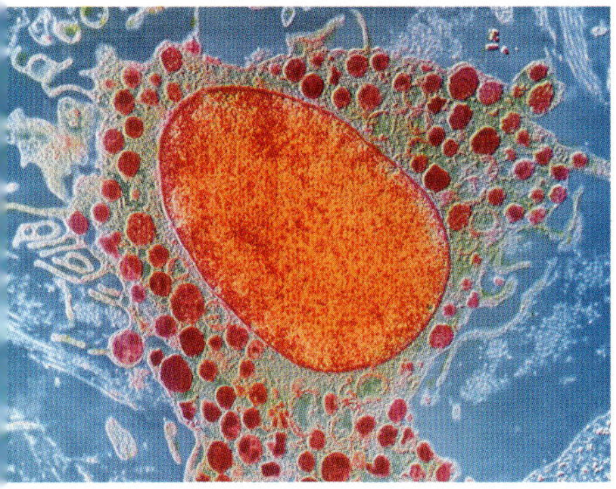

△ マスト細胞

マスト細胞には感染に抵抗する重要な物質であるヒスタミンが含まれる。アレルギー反応が起こると、マスト細胞は体内に大量のヒスタミンを解き放つ。

薬が開発された。

その後、花粉、イエダニ、ピーナツ、ラテックス（天然ゴム）などのアレルゲンが特定されるなどさらなる前進が見られた。1967年、日本の免疫学者石坂公成と石坂照子がIgE（免疫グロブリンE）種の抗体がアレルギー反応において果たす役割を特定した。アレルゲンに繰り返しさらされることに反応して、アレルギーを持つ個体はIgE抗体を生成し、それによってマスト細胞（白血球の一種）が血液にヒスタミンなどの化学物質を分泌するとした。薬はこのプロセスに介入することでアレルギー治療の役に立つ。

一部のアレルギー反応の原因は診断が難しい場合がある。1894年に初のアレルギー検査キットが「ファンクショナル・スキン・テスト」という名称で開発された。現在は、特定の食物や昆虫毒、薬物に対するアレルギーの有無を判定するために皮膚プリックテストが広く使われている。皮膚プリックテストでは、皮膚に液体状のアレルゲンを一滴垂らし、液体を経由して針で皮膚を刺す。患者が物質に対してアレルギーを持つ場合には、15分以内に皮膚が赤く腫れる。自宅用の検査キットもあるが、信頼性が低いと一部では言われている。

近年、アレルギー患者は増えている。食物アレルギーを抱える人は、10年ごとに倍増し、ピーナツアレルギー患者だけでも1997年から2008年の間で3倍に増えた。同じように皮膚炎や喘息の患者も増加した。発症例は発展途上国よりも欧米先進国の方が多いようである。アレルギー患者が増加している原因に関してはまだ研究が続いているが、これまでに都市化、環境要因、大気汚染物質、食生活との関連性が示唆されてきた。

ポリオ：世界的な闘い

過去数千年間に及び、非常に感染力の強いウィルス性疾患である急性灰白髄炎（ポリオ）は、麻痺や奇形、最悪の場合には死をもたらしてきた。最も深刻なエピデミック（比較的広い一定地域での流行）は20世紀前半に発生したが、1950年代半ばからはワクチンの効果でポリオは衰退しはじめた。ポリオは、世界から根絶される次なる病気となるかもしれない。

消化管を襲うウィルスの1属であるエントロウィルスのポリオ株は、粘液などの鼻分泌物や口内分泌物を介して、また菌で汚染された水や食物を介して人から人へと感染する。98％の場合は症状がないか、あらわれたとしても発熱、嘔吐、下痢などの軽い症状にとどまる。しかし、ウィルス株や、患者の年齢と健康状態（大人よりも子どもの方が影響を受けやすい）によって、1〜2％の割合でポリオは悪性化する。ウィルスは消化器系から神経、とくに脊椎に移動することがあり、それによって下半身を中心に奇形、筋力低下、麻痺が発生する可能性がある。ポリオはのどや胸部の筋肉を侵し、嚥下障害や呼吸障害を引き起こす場合もある。

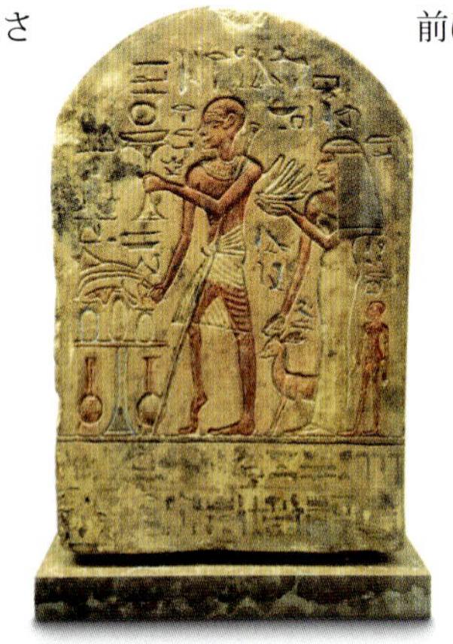

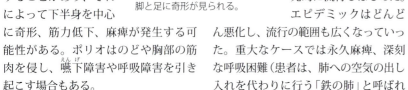

△ 古代の被害者
1400年前の古代エジプト人が描いた「ポリオ・ステラ（石碑）」が、ポリオの最も古いイメージだと言われている。祭司と思われる男性の脚と足に奇形が見られる。

ポリオの歴史

ポリオの歴史は古代ギリシア・ローマにさかのぼるものの、19世紀以前はポリオに関する記録があまり残っていない。これはポリオの症状があいまいで、たいていは軽度であったため、識別が困難だったからだと考えられる。1840年に初めてドイツの医者ヤコブ・ハイネが単体の病気として認識し、1874年には別の著名なドイツの医者アドルフ・クスマウルが現在の病名を付けた。1900年代前半からヨーロッパや北アメリカでポリオが突発的に流行しはじめた。エピデミックはどんどん悪化し、流行の範囲も広くなっていった。重大なケースでは永久麻痺、深刻な呼吸困難（患者は、肺への空気の出し入れを代わりに行う「鉄の肺」と呼ばれる金属製タンクの中に横たわることで治療を施された）、そして最悪の場合には死に至った。1916年にアメリカ合衆国で2万8000件近くのポリオの症例と、6000人以上の死亡が報告された。ポリオが突発的に急増した理由はいまだに未解明だが、衛生仮説によれば、生活環境が改善されるに伴い、ヒトの自然免疫は低下したとされる。

アメリカ合衆国はポリオ研究を牽引した。1935年にニューヨーク大学とフィラデルフィア州テンプル大学で2つの異なる初期のワクチンで広範にわたる試験を行った。両方の試験とも弱毒ウィルスを用いたが、多くのボランティア被験者が深刻な体調不良に陥り、なかには致死的な病気を患った者もいて、大失敗に終わった。それから3年後、自らも1921年からポリオを患っていたフランクリン・D・

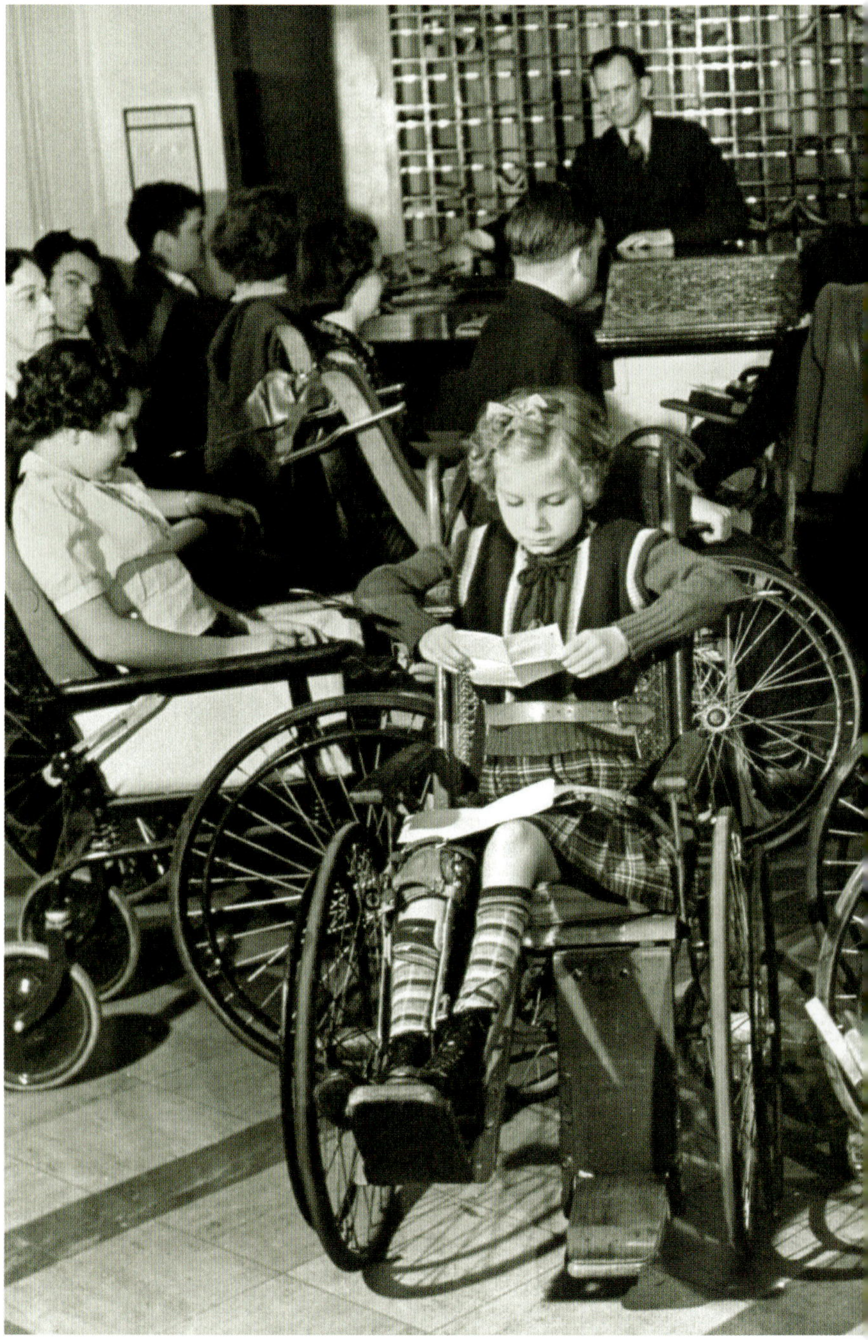

▷ リハビリ
1927年にフランクリン・D・ルーズヴェルト大統領がポリオ患者の治療とリハビリのためにジョージア・ウォーム・スプリングス・ファウンデーション（現ルーズヴェルト・ウォーム・スプリングス）を設立した。写真は1950年代のものであり、患者が家族から送られてきた手紙を読んでいる。

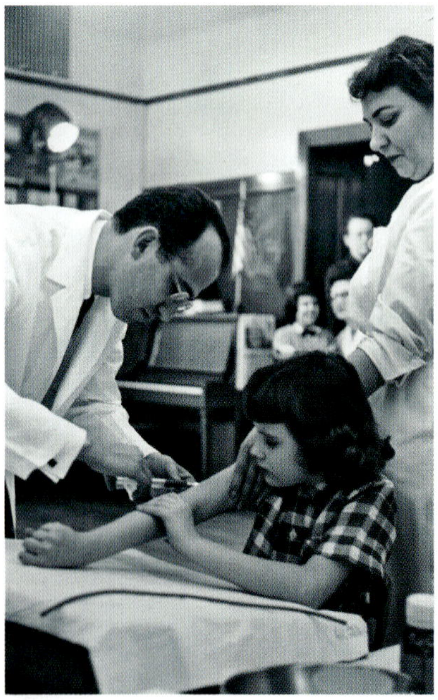

◁ ワクチンを注射するソーク
1953年にジョナス・ソークは自身と家族に最新のワクチンを注射し、「ワクチンは安全だ。安全以上の安全は得られない」と発言し、ポリオとの闘いで注目を集めた。

「ポリオ・ワクチンの所有者は人びとである。特許は存在しない。太陽に特許が存在しないのと同じだ。」

ジョナス・ソーク、アメリカの医師および医学研究者、1955年

ルーズヴェルト大統領が中心となって大規模な募金キャンペーン「マーチ・オブ・ダイム」を推進した。同キャンペーンでは、ポリオとの闘いを支援するために1人10セントの寄付が呼びかけられた。

1941年にアメリカ合衆国で研究をしていた研究者アルバート・サビンが同僚とともに消化管内にポリオ・ウィルスを発見したことから、ウィルスは経口で体内に侵入することが示唆された。1949年にワクチン開発用にウィルスを培養する安価な方法が考案され、1950年までにさらなる試験が行われ、その一部が成功を収めた。

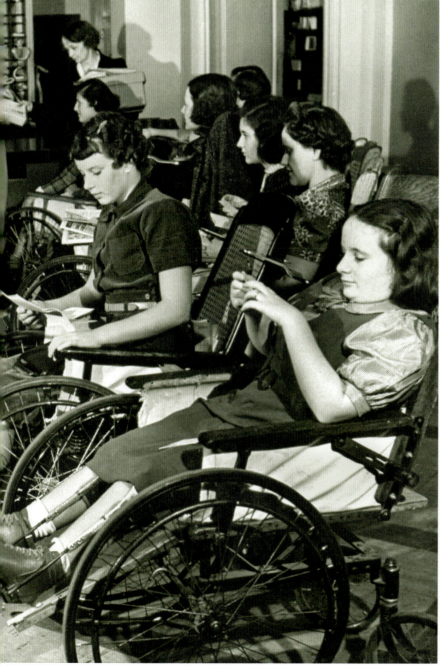

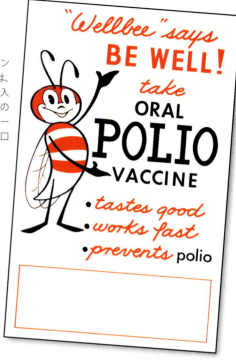

▷ ポリオ・ワクチンのポスター
今から50年以上前に、アメリカ合衆国感染症センター（現アメリカ疾病予防管理センター：CDC）は、公衆衛生の全国キャラクター「ウェルビー」を導入した。健康（ウェルビーイング）を擬人化したこのキャラクターに与えられた最初の任務は、ジョージア州アトランタに始まり、全米にサビンの経口ポリオ・ワクチンの認知を広めることだった。

ポスター：ウェルビーが言ってるよ。
元気になろう！
経口ポリオワクチンを飲もうね。
・おいしいよ
・すぐ効くよ
・ポリオにかからないよ

ポリオ・ワクチン

1952年にアメリカ合衆国は史上最悪のポリオのまん延に直面した。5万7600件以上の症例が報告され、そのうち2万1000件は麻痺を伴うものだった。アメリカのウィルス学者ジョナス・ソークのチームは、死んだウィルスを投与することで患者に免疫をつける新たなポリオ・ワクチンの試験を開始した。しかし免疫はできるものの、効果は長く続かなかった。1954年に大規模な試験が始動した。100万人以上の子どもがソーク・ワクチンの注射をし、麻痺性ポリオに対しては90％の割合で有効であることが実証された。

同じ頃、アルバート・サビンは弱毒化した生きたウィルスを用いた経口ポリオ・ワクチンを開発していた。再び大規模な試験が行われた後、このワクチンも有効性が認められた。ソーク・ワクチンよりも投与しやすく、体内への自然的なウィルス侵入に近いことから、1960年代前半からは世界中で大規模な経口ワクチン投与が展開された。

ポリオ・ワクチンのさらなる改良に加え、ワクチン投与を推進する世界的キャンペーンが奏功し、1990年代になるとポリオが突発的に流行することは滅多になくなった。しかし、インド（2011年になってようやくポリオの撲滅を宣言）、アフガニスタン、パキスタン、シリアなど一部の地域には残った。1988年に世界保健機関（WHO）は世界各地の政府と協力して、世界ポリオ撲滅推進計画を立ち上げた。2013年に推進計画は刷新され、注射ワクチンの活用により2018年までにポリオ感染を根絶することを目的に掲げている。

▽ ワクチンの投与
大勢の医療ボランティアがポリオ撲滅推進計画に関わってきた。写真では、アフガニスタンのガズニーで幼児が液滴でワクチンを投与されている。

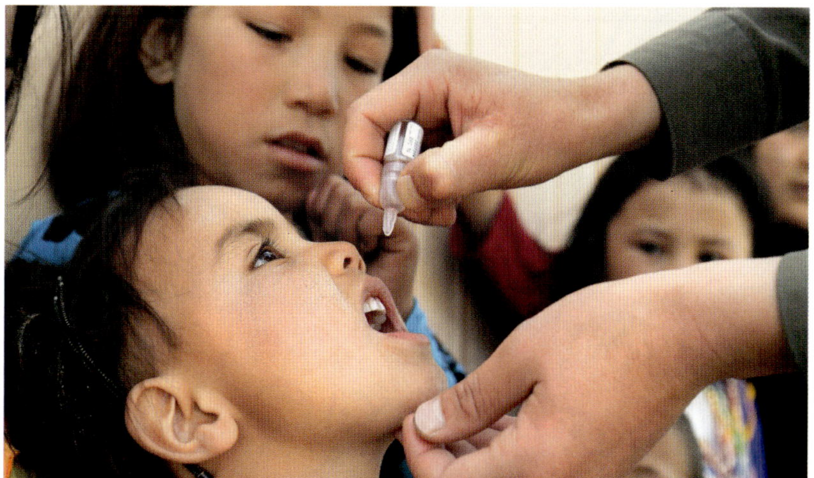

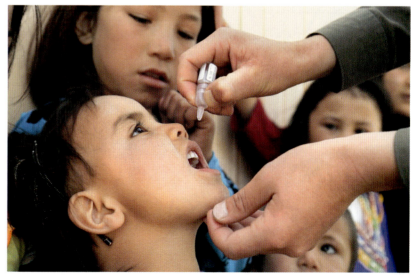

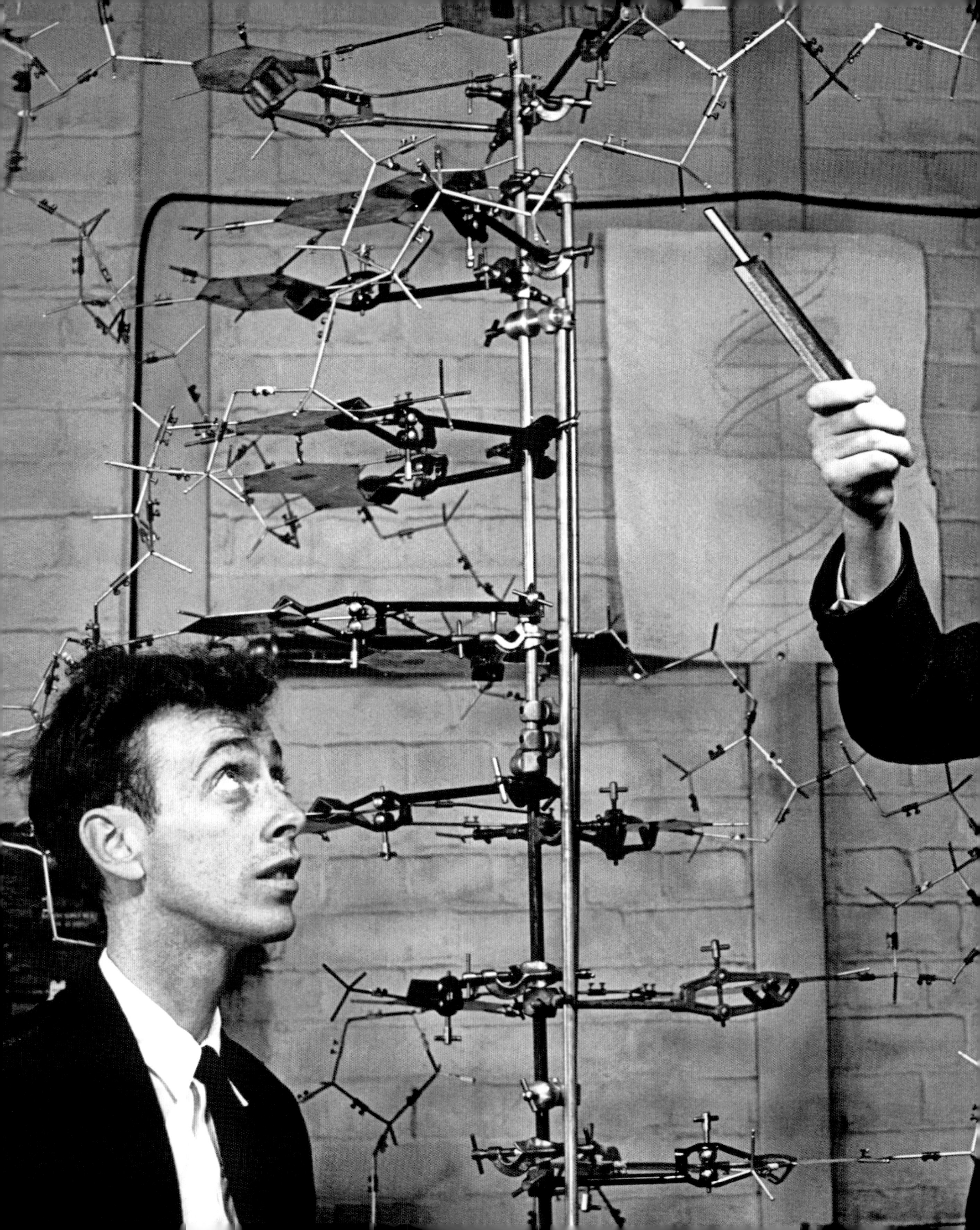

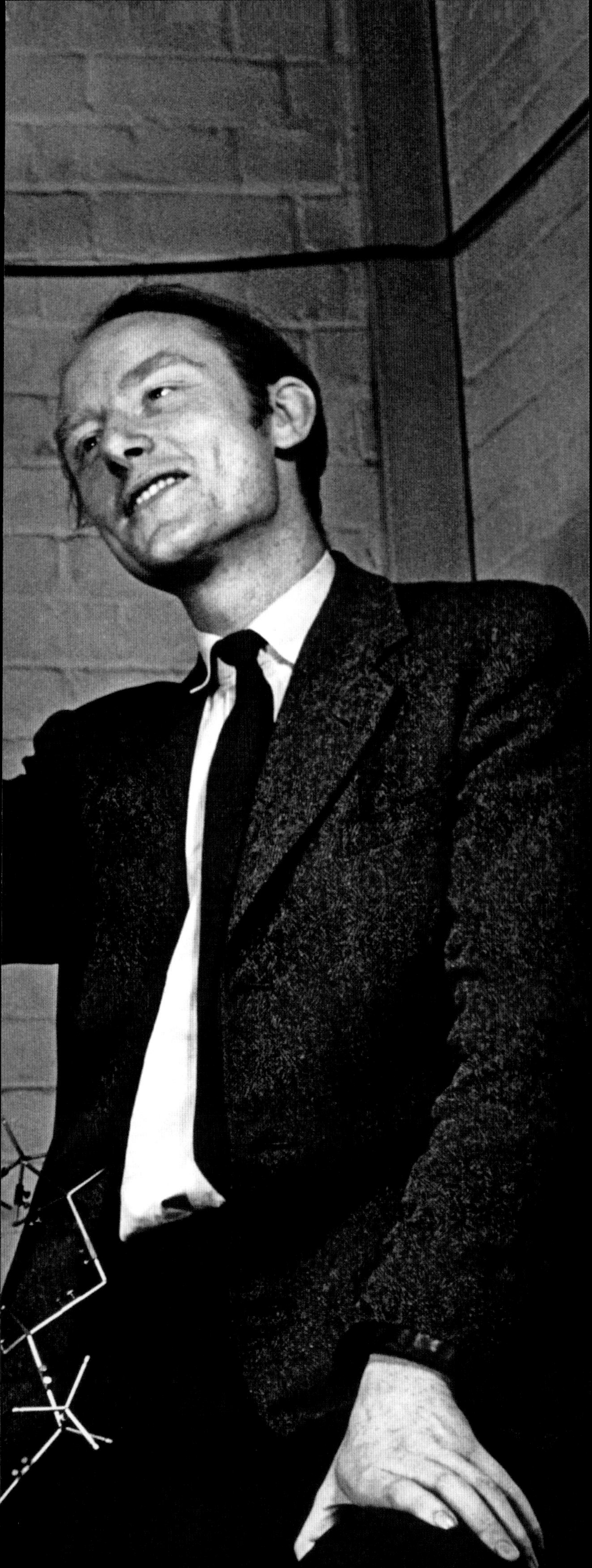

DNAの構造

1953年、イギリスのケンブリッジにて科学史上最大級の発見があった。フランシス・クリックとジェームズ・ワトソンが遺伝物質DNAの構造は「二重らせん」だと提唱したのである。彼らの発見により、生物学研究に数々の新分野が誕生し、多くの病状の原因や治療法を特定する可能性も出てきた。

イギリスの科学者フランシス・クリックとアメリカの生物学者ジェームズ・ワトソンによる画期的な発見は、DNA（デオキシリボ核酸）を対象とする大規模かつ活発な研究の一貫として出てきた。1944年にはDNAが遺伝情報を持つことがすでに実証されていた。クリックとワトソンはDNAが細胞から細胞へ、また個体からその子孫へ伝播するためには何らかの形で自らを複製する必要があると考えていた。彼らの最大の功績は、DNAがらせん状の梯子のような構造を持ち、その「横木」が塩基という物質で構成されると特定したことである。また、塩基はそれぞれ対を成しているとした。塩基の配列順序が遺伝情報のコードとなる。塩基対は解かれることがあり、梯子の両側でそれぞれ新たな対の片割れとなることで1つのDNAから2つのDNAを生成する。後続の研究で遺伝コードが解明され、遺伝子の仕組み（⇨p.246）や遺伝のパターンを知る手掛かりとなり、遺伝性疾患から感染症やがんに至る無数の病状に対する治療法が考案できるようになった。

ワトソンとクリックは、イギリスの生物物理学者ロザリンド・フランクリンが撮影したX線画像に大いに助けられた。クリックとワトソンの発見は驚異的なスケールで応用できる可能性を秘めていたことから、2人は同僚のモーリス・ウィルキンスとともに1962年にノーベル生理学・医学賞を受賞した。一方のフランクリンは1958年に卵巣がんで亡くなり、ノーベル賞の規則として死後の推薦は認められていないため、受賞メンバーには含まれなかった。

「我々は、全生命の**分子基盤を解明することで**〈神のごとく振る舞う〉ことができる。」

ジェームズ・ワトソン、アメリカの生物学者、『*DNA THE SECRET OF LIFE*』より、2003年

◁ワトソンとクリックのDNAモデル
ワトソン（左）とクリックは、写真のようにDNAなどの分子の中にある原子の角度や配列を模型にするために、紙と金属の切れ端や、ボール、棒、糸、化学実験用ガラス製品を用いた。

吸入器と噴霧器

喘息をはじめとする呼吸器の病気は、数千年前から肺に薬を吸入することで治療されてきた。18世紀末までにはいくつかの吸入装置が発明され、現在では正確な分量の薬剤を体内に送り込む精緻な吸入器に進化している。

特定の薬草を燃やした煙や煎じた薬草の蒸気を吸引することの効能は、4000年以上前に発見された。初めは燃やした薬草の煙や調理用鍋からの蒸気を吸い込むだけだったが、より高度な吸入治療法が多くの古代文明で発達した。たとえば、エジプトでは熱した岩に置いた薬草から上がる蒸気を吸引し、インドのアーユルヴェーダ医療（伝統医学）では、チョウセンアサガオの根に由来する薬草の調合剤を入れたパイプを吸った。なお、現在チョウセンアサガオは、狭窄した気道を拡張させる気管支拡張作用を持つことがわかっている。中南米でもさまざまな薬草を吸う目的で、似たような医用パイプが使用された。

初期の吸入器

最古の吸入装置は古代ギリシアで設計されたと考えられ、発明者はヒポクラテスだとされている（⇨p.36〜37）。当時の吸入装置は、ストローを挿入する穴のある蓋を載せた料理用鍋という単純なものだった。鍋に薬草、スパイス、またはほかの薬などを入れて熱し、その蒸気をストローから吸引した。この古代ギリシアの発明はシンプルではあったが、18世紀後半に開発された最初の近代的な吸入器のモデルとなった。

18世紀後半、イギリスでは産業革命がかなり進んでおり、あらゆるイノヴェーションが飛び交っていたが、同時に産業用石炭の燃焼がもたらす大気汚

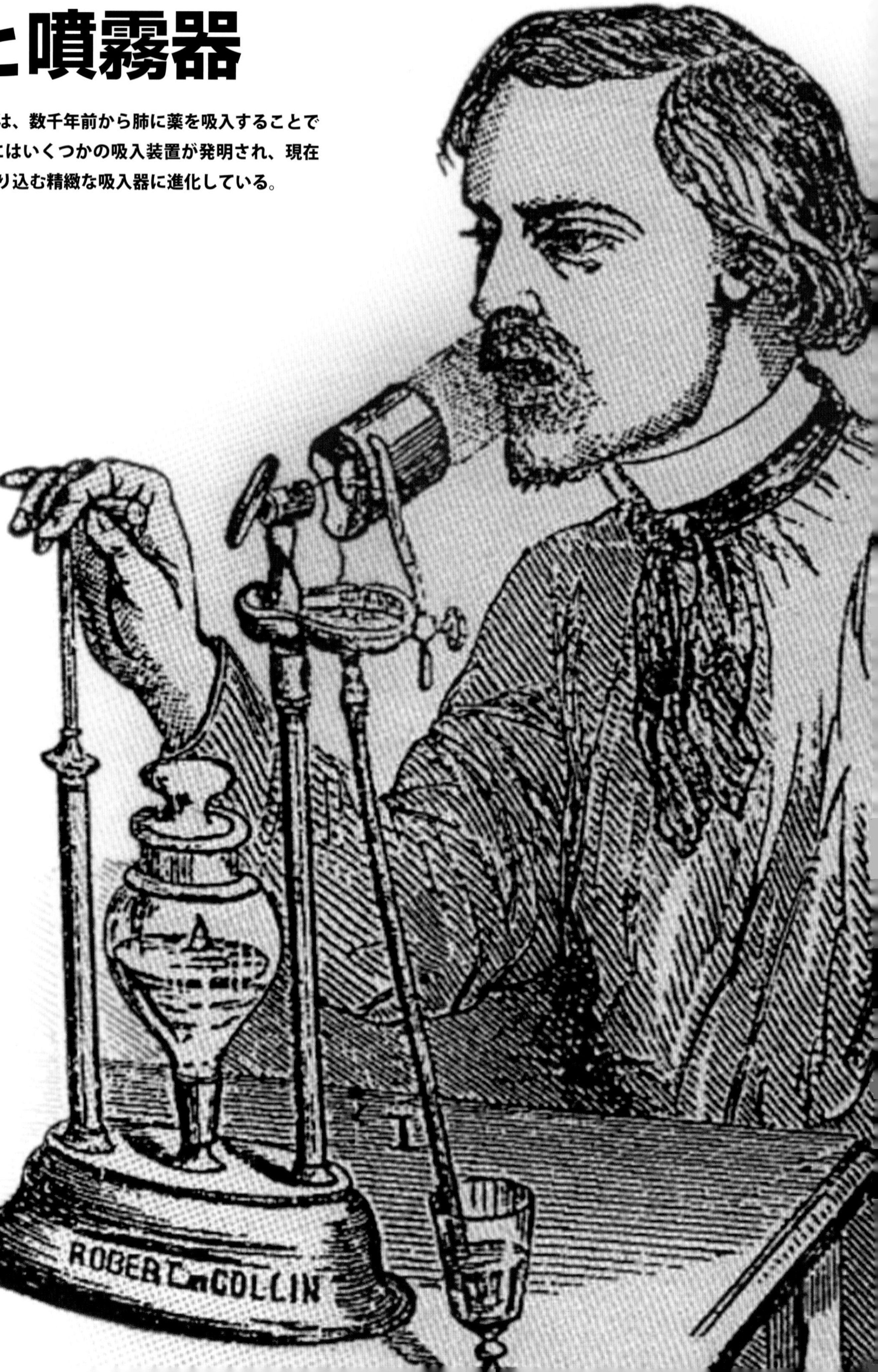

▷ 最初の加圧式吸入器
ジャン・サル＝ジロンが発明した噴霧器は、1858年にパリ王立科学アカデミーから銀賞を受賞した。ハンドルを押すと容器から液体が汲み上げられ、ノズルを通してスプレー状に噴射される。

「この装置を使うと、**液剤が**空気中を飛散するくらい**かなり微細な粒子に分解される。**」

手動バルブ付き噴霧器 *ASTHMANEFRIN* の説明書より、1940年

染物質も大量に飛び交っていた。したがって、1778年に吸入器のアイデアを復活させたのがジョン・マッジというイギリスの医者だったのも不思議ではない。マッジは古代ギリシアの吸入装置の延長線上で、ピューター（スズ合金）製のビール・ジョッキを改良、ジョッキのハンドル部に穴を空けることで空気がジョッキ内の液体を経由して、蓋に取り付けられたマウスピースから吸引されるようにした。マッジの発明はすぐに定着し、19世紀にはセラミック製の吸入装置が普及した。マッジはこの装置でアヘンを吸引することを推奨したが、1800年代前半にインドから気管支拡張作用を持つチョウセンアサガオが輸入されるようになると、19世紀半ばにはチョウセンアサガオが吸入療法に用いられる標準薬となった。とはいえ、セラミック製吸入器の利用者の多くは、単純に温水の蒸気を吸い込んでいた。

3億 3400万人 **「2012年版世界の疾病負担研究」による世界の喘息罹患者数。**

噴霧装置の発明

19世紀中頃に吸入器の進化に急展開が見られた。フランスの医者、ウゼ＝レ・バンのオーフォンが噴霧装置（アトマイザー）を発明したのだ。医療分野の新技術であると同時に、フランス香水業界の商品でもあったこの装置は、気圧を使って液体からつくりだしたミストを吸引できるものだった。この技術を利用して医療用噴霧器（ネブライザー）が開発された。医療用噴霧器は液体薬をミストやスプレー状に「霧化」して、それを鼻か口、あるいは両方から吸う装置である。ジャン・サル＝ジロンは手動ポンプで操作される携帯用吸入器を発明し、ドイツの医者エミール・ジーグルは蒸気駆動吸入器を開発した。これら噴霧装置は、もともとは温泉からミネラルウォーターのミストを噴射することを目的としていたが、のちには薬効成分が含まれるようになった。ところが20世紀の変わり目に、副腎抽出物が気管支拡張作用を持つことが発見されると、喘息治療用にアドレナリンが噴霧器に適用された。この効果が高かったことから噴霧器は幅広く使われるようになった。その後噴霧器はさらに携帯しやすくなり、ポンプを握って圧縮空気を生成することで一層使いやすくなった。1930年代におけるもう1つの重要な改善は、薬剤の分量を調節しやすくする電動コンプレッサーだった。

さらなる進展

それでも投薬量を正確に測ることは難しかった。1948年、アメリカ合衆国にあるライカー研究所の研究者たちは、空気を吸入する際に決まった量のイソプレナリンまたはイソエタリン粉末を散布する「エアロヘイラー」を開発した。転換期となったのは、1950年代に1回分の霧状液体を送る加圧容器にバルブを取り付けた加圧噴霧式定量吸入器（pMDI）が開発された時のことだった。

あいにくpMDI装置は加圧容器内にクロロフルオロカーボン（CFC）高圧ガスを使っており、この高圧ガスはオゾン層保護のため1987年に使用が禁止されて、CFCはハイドロフルオロカーボン（HFC）類などに代わった。現在では1970年代に開発された粉末吸入器のドライパウダー定量噴霧器（DPI）も使われている。

基本の概念

気管支喘息

喘息発作に伴う呼吸障害は、炎症による気道の狭窄と閉塞が原因となる。気管支が腫れるだけでなく、気道周りの筋肉が収縮して粘液が過剰に分泌され、さらに呼吸が抑制される。気道を拡張するために薬物を吸入すると急性症状は緩和される。喘息の原因は遺伝子要因と環境要因などが絡み複雑である。喘息発作は公害、花粉、動物の毛（⇨p.208〜209）、気温の変化などによって起こる可能性がある。また運動、ストレス、不安感も発作の原因となる場合がある。

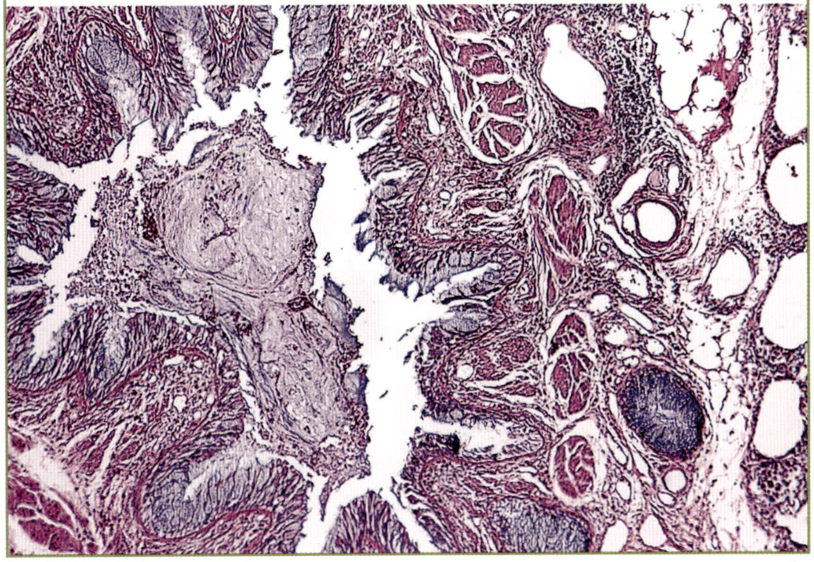

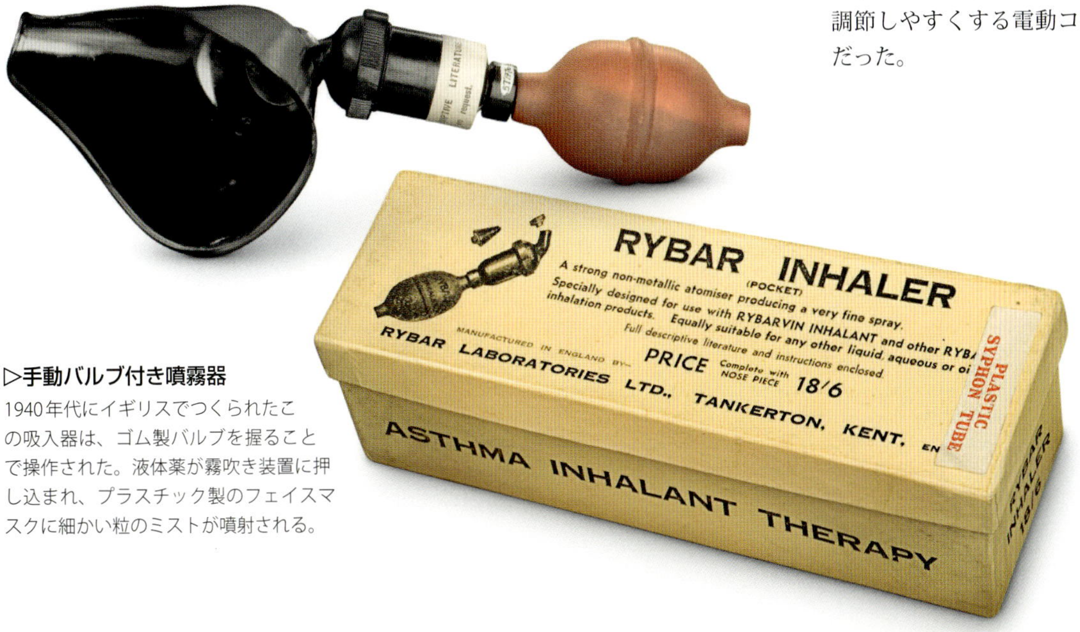

▷手動バルブ付き噴霧器

1940年代にイギリスでつくられたこの吸入器は、ゴム製バルブを握ることで操作された。液体薬が霧吹き装置に押し込まれ、プラスチック製のフェイスマスクに細かい粒のミストが噴射される。

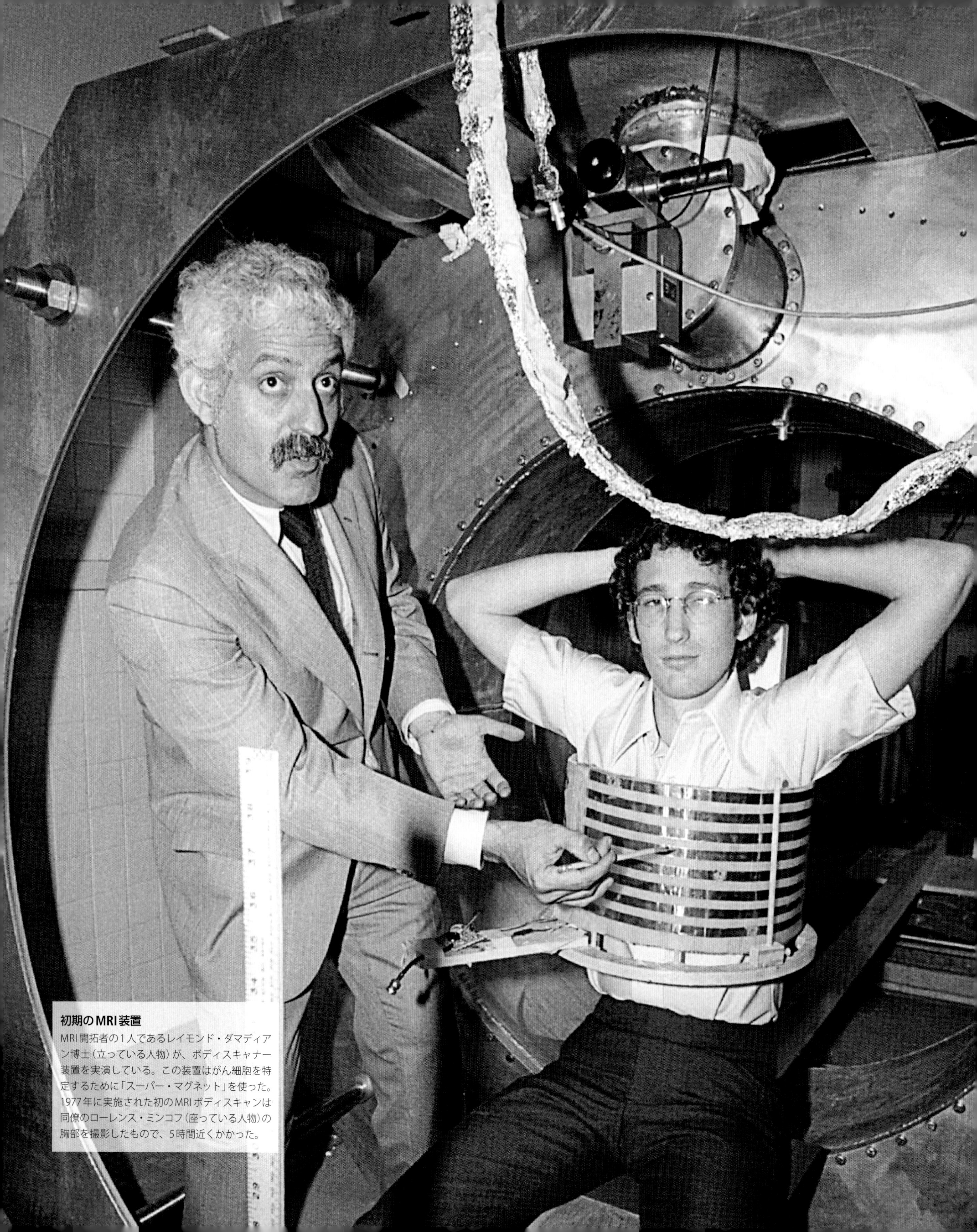

初期のMRI装置

MRI開拓者の1人であるレイモンド・ダマディアン博士（立っている人物）が、ボディスキャナー装置を実演している。この装置はがん細胞を特定するために「スーパー・マグネット」を使った。1977年に実施された初のMRIボディスキャンは同僚のローレンス・ミンコフ（座っている人物）の胸部を撮影したもので、5時間近くかかった。

スキャン装置

1895年にX線が発見されると、手術を施すことなく患者の体内が見られるようになった。20世紀後半には、さらに詳細な3次元画像を提供するさまざまなスキャン方法が開発され、医用画像にさらなる進展が見られた。

20世紀初頭、X線画像（⇨p.172〜173）が提供する情報の質を高める取り組みが進んだことをきっかけに、初のスキャン技術が発明された。この技術は、ギリシア語で断面または部分を意味する「トモス」にちなんでトモグラフィー（断層撮影法）と呼ばれた。当初、トモグラフィーでは患者の体の上でX線源と探知機を同時に動かすことで、1断面を対象にぼやけたイメージが作成された。20世紀半ばには、複数の角度から捉えられた対象物または体の「スライス（断面）」を合体して合成画像が作成されるようになった。

コンピューター断層撮影法CT、CAT

最初のコンピューター断層撮影法（CT）またはコンピューターX線体軸断層撮影法（CAT）と呼ばれるスキャン装置は、1970年代前半に出現したが、スピードが遅くて扱いにくいものだった。しかし、現在のCTスキャナーは数秒で数千枚ものX線画像を撮影し、瞬時にそれらを解釈して1枚の合成画像を作成できる。患者が円筒状の装置を通過する間、スキャナーはその周りを回転し、体内にX線の光線を投げかけたり、検知したりする。取得されたデータはデジタル処理されて3次元画像をつくりだす。

CTスキャンは導入されてすぐに医用画像の主流となった。しかし、断層撮影の原理はX線画像にのみ適用されたわけではなかった。初期のCTスキャナーが登場した頃にはすでに、X線の代わりに電波や磁場を用いる研究が進行していた。

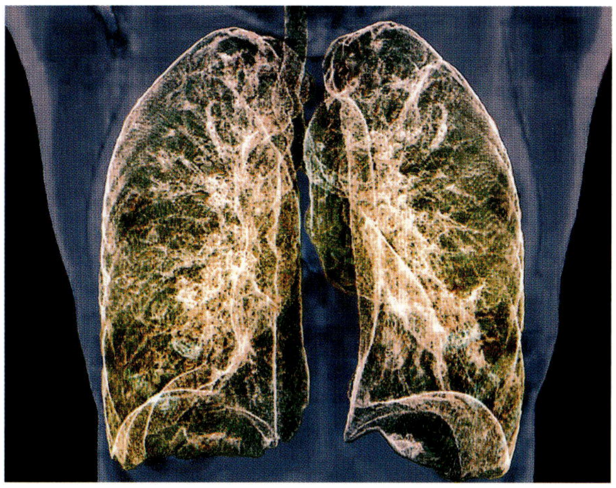

▷ **健康な肺のCTスキャン**
CTスキャンの3次元画像撮影機能は、X線撮影でははっきり見えない肺の内部構造を診察するときにとくに有効である。

磁気共鳴画像法MRI

体が非常に強力な磁場に置かれると、陽子と呼ばれる粒子が整列する。そして元の位置に戻る際に、検知可能な電波信号を発信する。異なる組織の陽子は異なる信号を発信するため、骨や、腫瘍を含む軟組織がはっきり画像として捉えられる。

磁気共鳴画像法（MRI⇨p.232〜233）は1970年代に開拓され、現在幅広く使われている。X線スキャンやCTスキャンとは違って、MRIでは患者は放射線にさらされない。ただし、患者はMRIスキャン中、中空の円筒型磁場装置を通過する間はテーブル上にじっと横たわっている必要がある。

その他の画像技術

1950年代に開発された超音波スキャンは、体内に高周波音波を発信し、潜水艦が使うソナー（超音波探知機）の原理同様に、その反響を検知する。現在、超音波スキャン装置はリアルタイムの動画を作成でき、手で持てる装置も提供されるなど、他のスキャン装置よりも運びやすい。また最近は核医学の発見に基づき、新世代の画像装置が開発されている。SPECT（スペクト）（単一光子放射断層撮影法）やPET（ペット）（陽電子放射断層撮影法）などの分子画像技術ではガンマ線が使われ、体の非常に詳細な画像をスキャンするためにCTまたはMRTと併用されることがある。

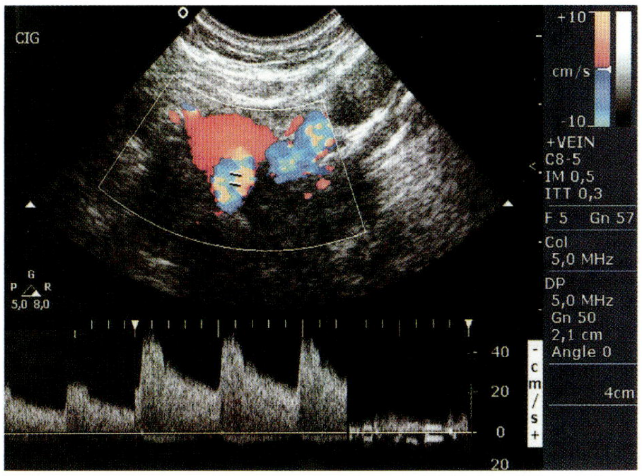

◁ **パルス・ドップラー**
現代の超音波スキャナーは、高周波音波のパルスを発信および受信し、ドップラー効果（運動方向に合わせて起きる周波数の変化）を用いることで、静脈や動脈の血流を診断した。

イギリス人電気技師（1919〜2004年） *Sir Godfrey Hounsfield*

サー・ゴッドフリー・ハウンズフィールド

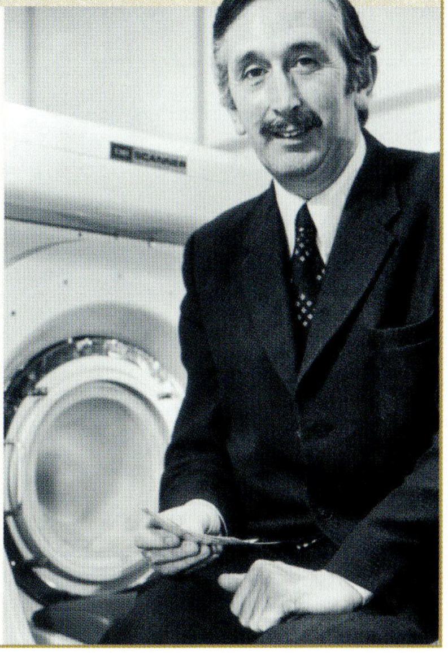

ゴッドフリー・ハウンズフィールドは1960年代から1970年代にかけてコンピューター断層撮影の先駆者となった。幼少期から電子機器に魅了されていたハウンズフィールドは、第2次世界大戦中にイギリス空軍で電子技術とレーダーを専門とし、その後ロンドンのファラデー・ハウスで電気工学を学んだ。1949年にエレクトリカル・アンド・ミュージカル・インダストリーズ（EMI）に入社し、さまざまな角度から撮影した複数のX線画像から、1枚の断面画像を作成する構想を練った。1979年に物理学者アラン・マクリオド・コーマックとともにノーベル生理学・医学賞を受賞した。

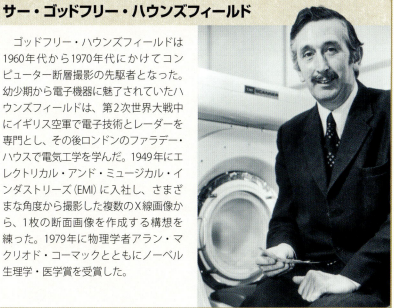

製薬業界

製薬業界の起源は、小さな薬屋で伝統的薬剤が提供された中世にさかのぼる。今日では、製薬業界は多くの新薬を開発する数十億ドル規模の一大ビジネスであり、人びとの健康に革命を起こした世界的現象となっている。

過去200年間で医薬品の開発は目覚ましい発展を遂げた。19世紀中の化学の進展により、アヘンからのモルヒネ抽出や、キナの樹皮からのキニーネ抽出など、有効成分の単離が進んだ。同じく19世紀にはドイツのメルク社、スイスのエフ・ホフマン・ラ・ロシュ社、イギリスのバローズ・ウェルカム社、アメリカ合衆国のスミスクライン社などの小規模の会社がこれらの医薬品の製造販売を始めた。現在有名な製薬会社の中には、繊維業界向け染料などを製造する有機化学品メーカーとして始まった会社もある。ドイツのバイエル社やアメリカ合衆国のファイザー社などがそうである。バイエル社は、史上最も成功した医薬品の1つであるアスピリン（⇨p.170～171）を開発し、1899年に販売を開始して製薬業界に足を踏み入れた。

19世紀末には、ジフテリアや破傷風（p.158～159）などのワクチンにも進展があり、駆け出しの製薬会社にさらなる商機が与えられた。1909年、ドイツの科学者パウル・エールリヒとその助手の秦佐八郎はサルヴァルサン化合物が梅毒の原因のスピロヘータを殺すことを発見した。サルヴァルサンの需要があまりにも高かったため、エールリヒは追加の試験を行わずして販売を開始せざるを得なかった（⇨p.186～187）。

第1次世界大戦前には、拡大する製薬業界ではドイツとスイスが最も優勢だったが、1917年にドイツ系のバイエル社がアスピリンの特許とアメリカ合衆国の資産を没収され、ドイツ系のメルク社からアメリカ合衆国拠点の子会社も独立した。製薬業界におけるドイツ優位が崩れ、アメリカ企業を中心に他社がこれを逆手に取った。糖尿病治療用のインスリンの単離（p.190～191）や、1928年のペニシリンの発見（⇨p.198～199）などの画期的な展開によって、製薬業界の驚異的なグローバル成長が幕を開けようとしていた。

1兆ドル　2014年における世界の製薬業界の総売上高。

サリドマイド・スキャンダル

しかし、すべての新薬が有効だったわけではない。徹底的な試験が実施されることは少なく、一部の薬剤の有毒性の発見が遅れた。その一例が、1950年代から1960年代にかけて普及したサリドマイドだった。旧西ドイツの製薬会社グリューネンタールが開発したサリドマイドは睡眠薬として市場に出回り、やがてつわりを緩和するために妊婦に処方された。ヨーロッパ市場で出回りはじめた直後から、産科医たちは手足に奇形を持って生まれる赤ん坊がいることに気づいた。研究からサリドマイドが原因だとただちに特定され、1961年には販売禁止となった。この一件から薬物の試験不足に対して市民が抗議し、その結果大きな規制改革が展開された。

ブロックバスター（超大型新薬）

戦後、世界を変えるような薬が数多く開発された。1960年に導入された経口避妊薬（⇨p.224～225）は社会および女性の人生を大きく変えた。また、おもに不安障害、発作やアルコール離脱症候群を治療するために用いられる「ヴァリウム」（ジアゼパム、日本での商品名「セルシン」）は、1963年にロシュ社が市場販売を開始し、続いて抗うつ剤のモノアミ

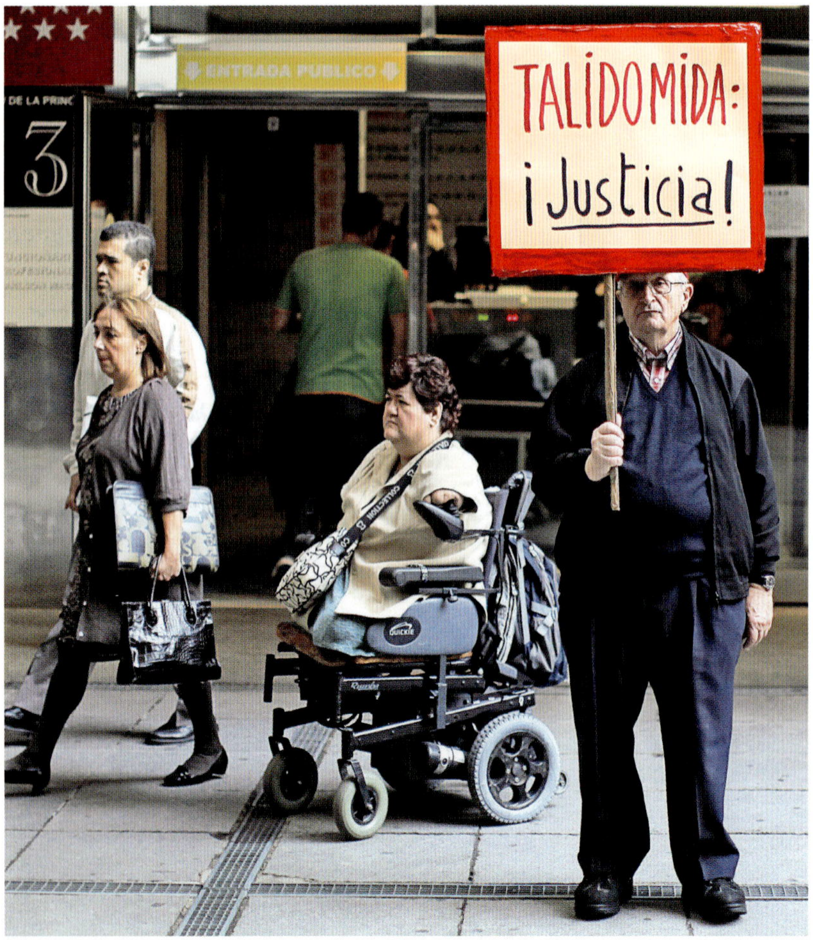

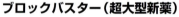

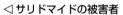

◁サリドマイドの被害者
スペインのマドリッドでサリドマイドの製薬会社との裁判中、被害者が車椅子で法廷を出る。横には「サリドマイドに裁きを」という看板を持って抗議者が立っている。これは、グリューネンタール製薬会社の裁判に続く一連の裁判の1つだった。

> 「**サリドマイドの悲劇**は50年前、今とは**まったく違う世界**で起きた。」
>
> グリューネンタール社最高経営責任者ハラルト・シュトックの公式謝罪より、2012年

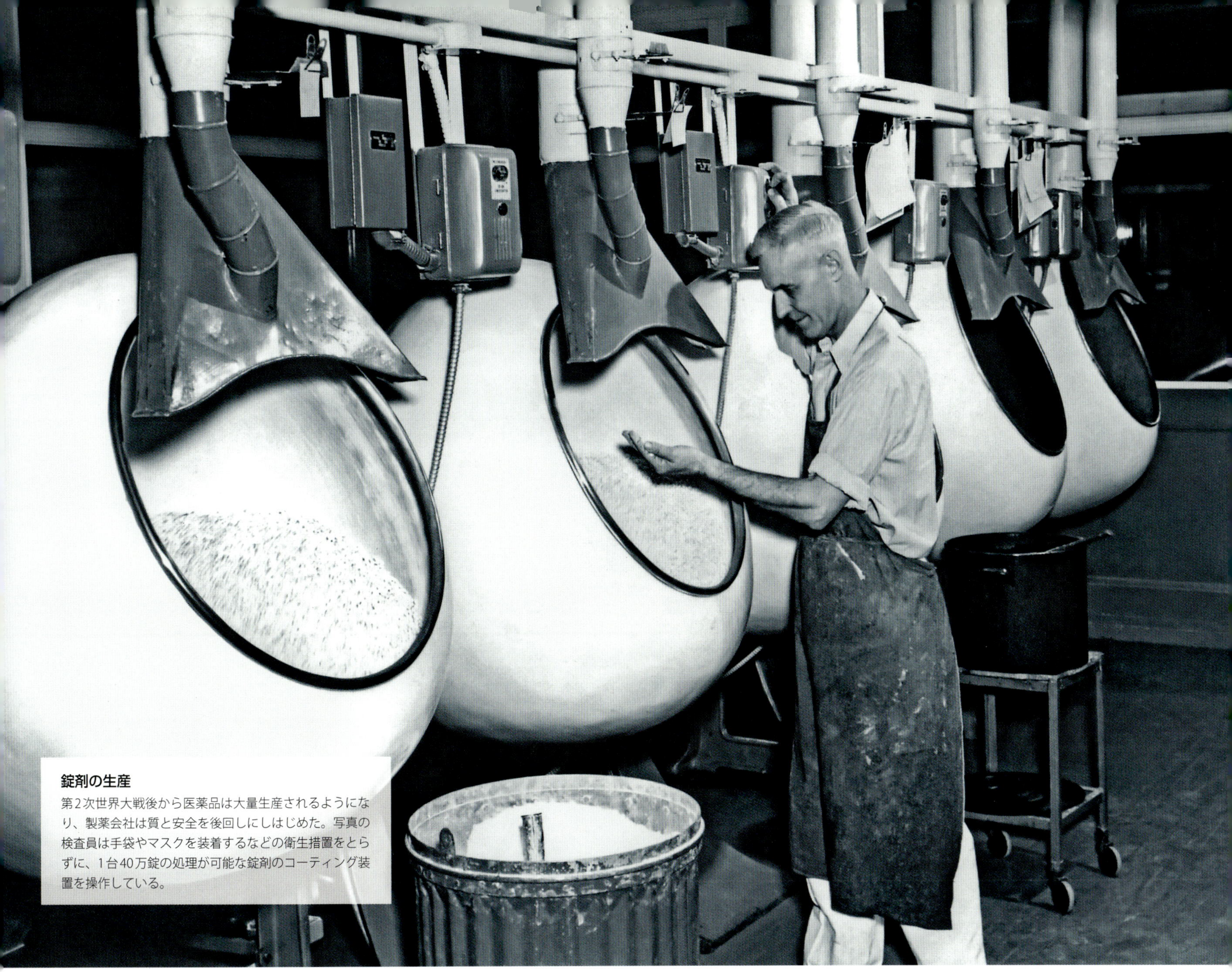

錠剤の生産
第2次世界大戦後から医薬品は大量生産されるようになり、製薬会社は質と安全を後回しにしはじめた。写真の検査員は手袋やマスクを装着するなどの衛生措置をとらずに、1台40万錠の処理が可能な錠剤のコーティング装置を操作している。

ン酸化酵素阻害薬（MAOI）種が提供されるようになった。今も幅広く使われる薬物であるパラセタモールとイブプロフェンは、それぞれ1956年と1969年に開発された。1970年代にはがんの治療や薬剤の領域で大きな発展が見られた。1975年にアンギオテンシン変換酵素（ACE）阻害薬が出現し、心臓病が改善される一方で、1977年には胃潰瘍治療薬であるタガメット（シメチジン）が史上初の「ブロックバスター（超大型新薬）」となり、開発者はノーベル賞を受賞し、製薬会社の売上は年間10億ドルを超えた。これにより、製薬会社は巨額の利益を生むために次なる「大型新薬」の開発に向けて競うという新たなトレンドに火が付いた。製薬業界は世界最大級の業界に成長してきたが、その過程で何度も名声は地に落ちた。治療の全コースに10万ドルかかる薬品もあり、製造コストはそのわずかにしか及ばないことから、製薬会社は不当な利益を得ていると非難されてきたが、製薬業界は巨額の研究開発（R&D）を理由にこれに異議を唱えてきた。また低所得者向けの薬品の市場は年間3000億ドル以上に相当するにもかかわらず、製薬会社はこの領域の研究を敢えて避けていると批判されてきた。現在、製薬業界は巨大な規模と影響力を誇るものの、マラリアやがんなどの治療・完治法の探求を含め、多くの課題が残る。

▽ 医薬品の設計
写真では、研究者がコンピューターを使って抗がん剤（化学療法薬）と酵素の結合をモデリングしている。計算生物学を使うことで薬物を開発してその効能も理解できる。

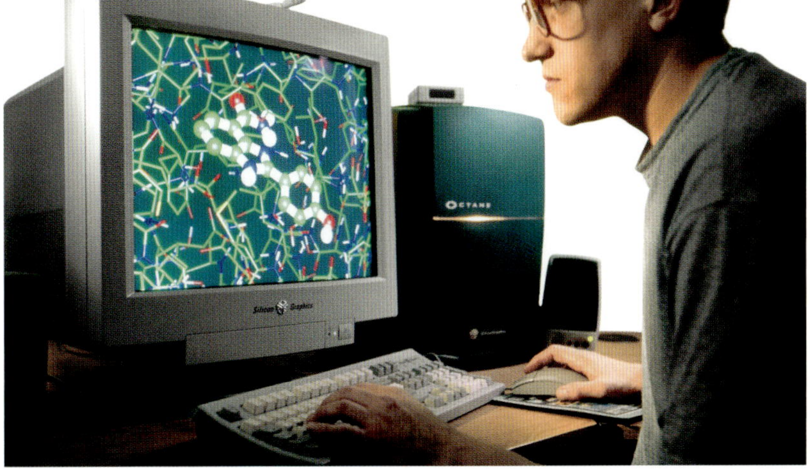

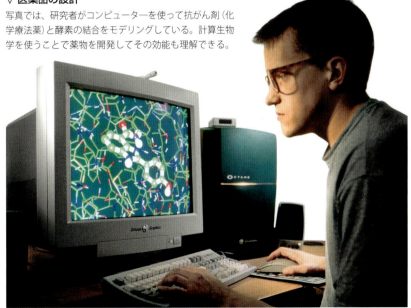

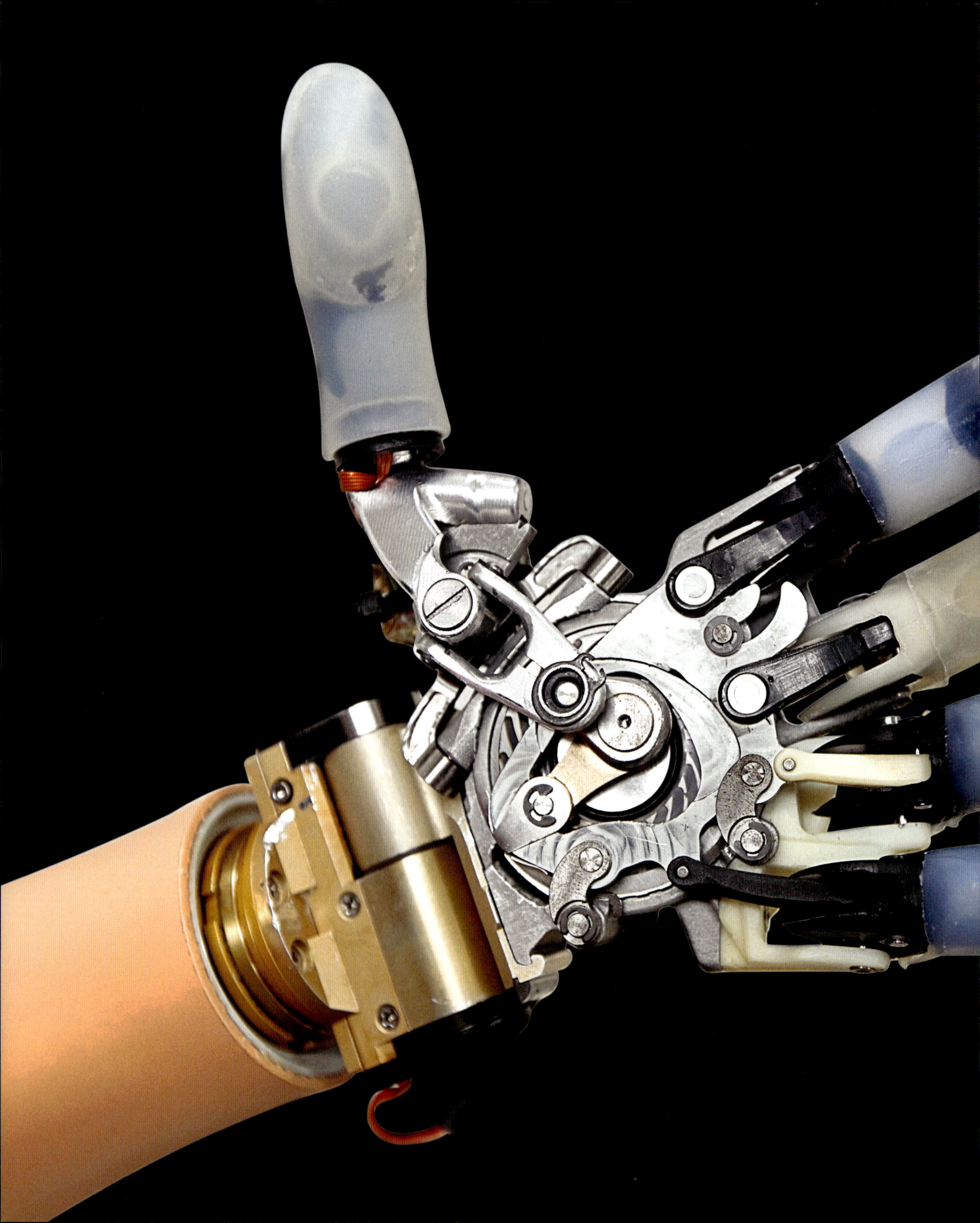

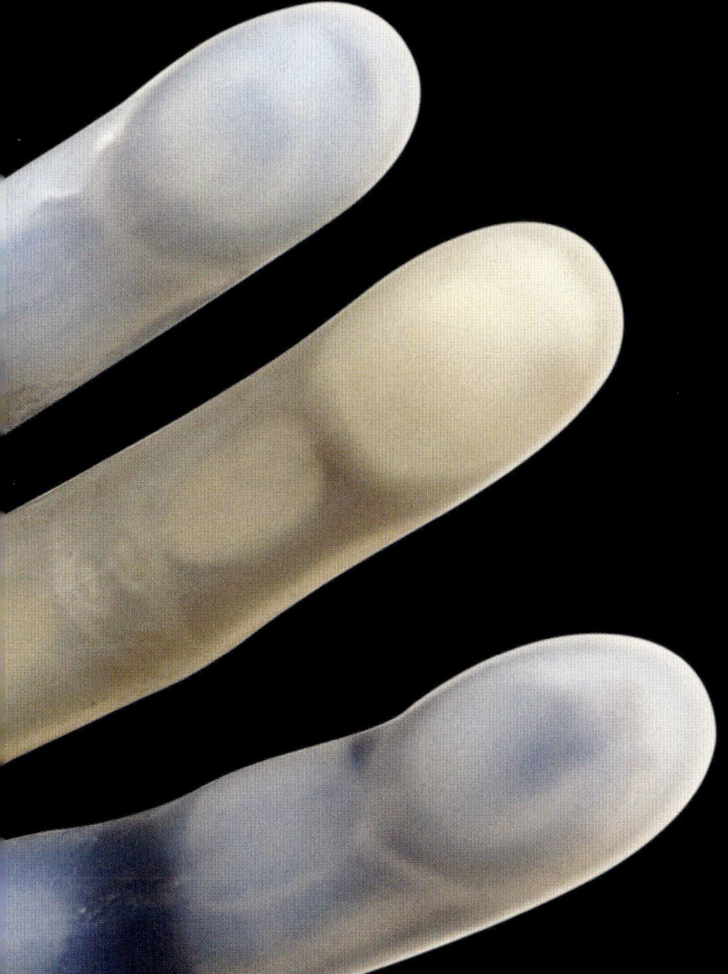

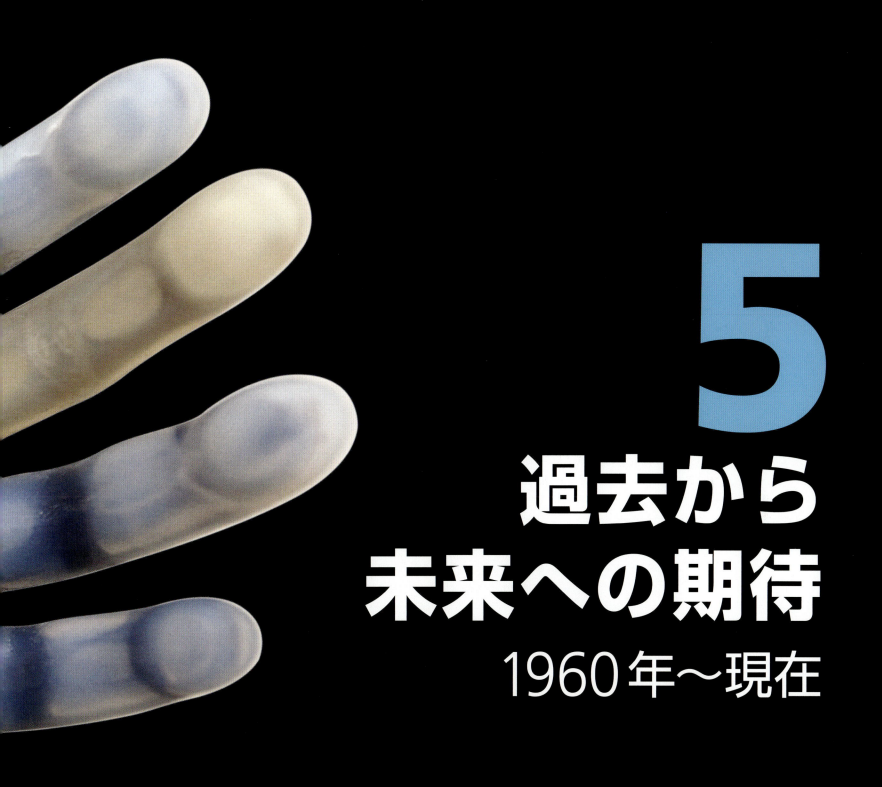

5
過去から未来への期待
1960年～現在

《 バイオニック・アームのプロトタイプ第1号

過去から未来への期待

1960年〜現在

1960年

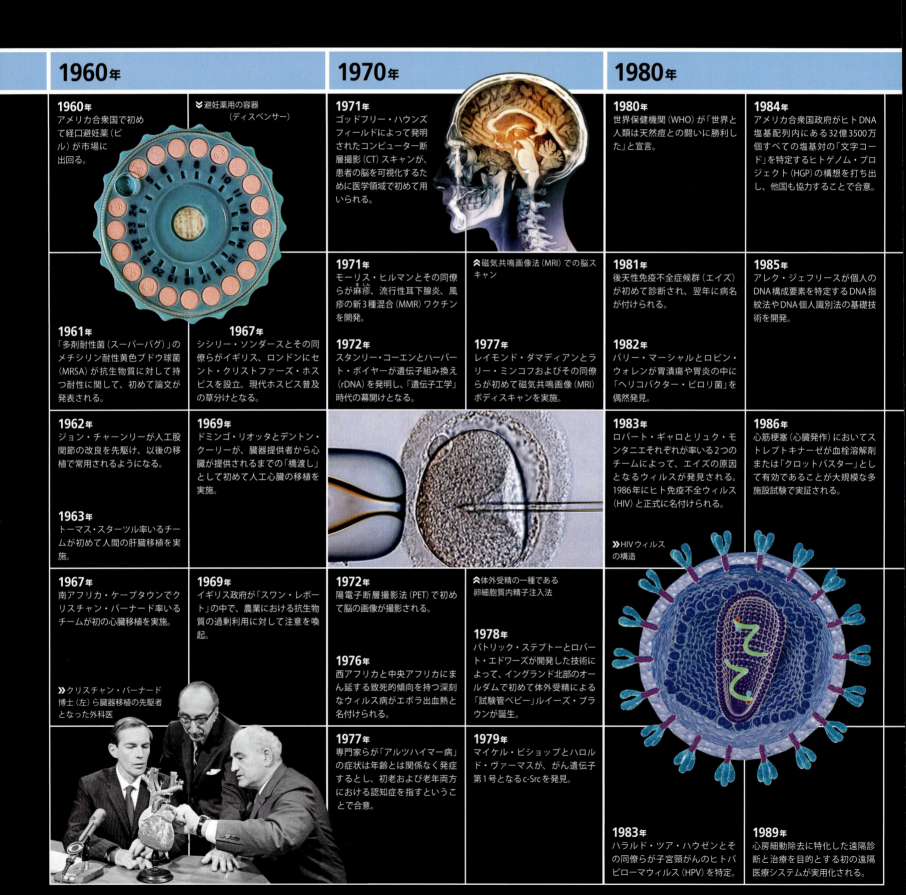

1960年
アメリカ合衆国で初めて経口避妊薬（ピル）が市場に出回る。

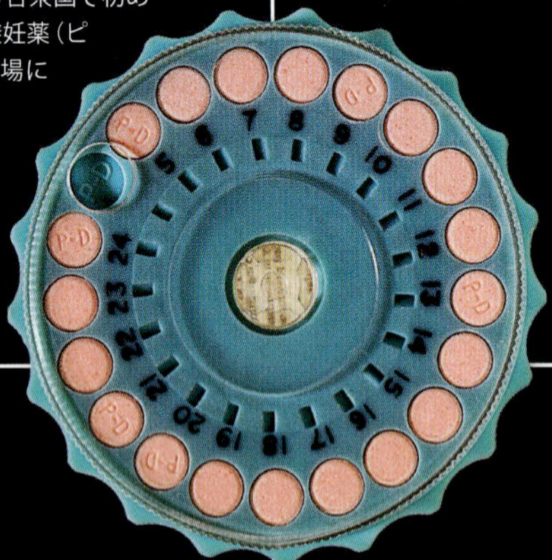

避妊薬用の容器（ディスペンサー）

1961年
「多剤耐性菌（スーパーバグ）」のメチシリン耐性黄色ブドウ球菌（MRSA）が抗生物質に対して持つ耐性に関して、初めて論文が発表される。

1967年
シシリー・ソンダースとその同僚らがイギリス、ロンドンにセント・クリストファーズ・ホスピスを設立。現代ホスピス普及の草分けとなる。

1962年
ジョン・チャーンリーが人工股関節の改良を先駆け、以後の移植で常用されるようになる。

1969年
ドミンゴ・リオッタとデントン・クーリーが、臓器提供者から心臓が提供されるまでの「橋渡し」として初めて人工心臓の移植を実施。

1963年
トーマス・スターツル率いるチームが初めて人間の肝臓移植を実施。

1967年
南アフリカ・ケープタウンでクリスチャン・バーナード率いるチームが初の心臓移植を実施。

1969年
イギリス政府が「スワン・レポート」の中で、農業における抗生物質の過剰利用に対して注意を喚起。

クリスチャン・バーナード博士（左）ら臓器移植の先駆者となった外科医

1970年

1971年
ゴッドフリー・ハウンズフィールドによって発明されたコンピューター断層撮影（CT）スキャンが、患者の脳を可視化するために医学領域で初めて用いられる。

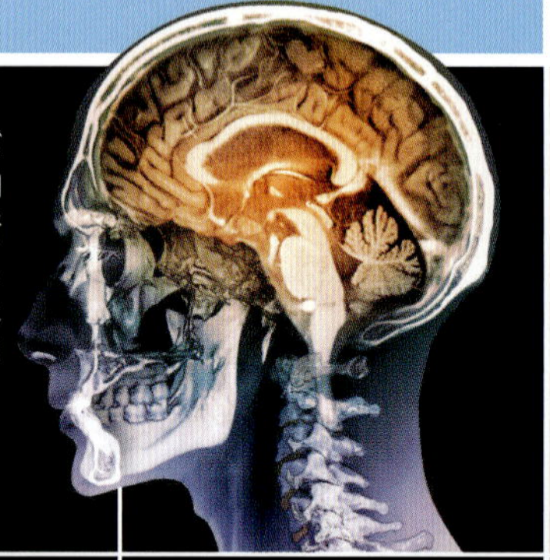

磁気共鳴画像法（MRI）での脳スキャン

1971年
モーリス・ヒルマンとその同僚らが麻疹、流行性耳下腺炎、風疹の新3種混合（MMR）ワクチンを開発。

1972年
スタンリー・コーエンとハーバート・ボイヤーが遺伝子組み換え（rDNA）を発明し、「遺伝子工学」時代の幕開けとなる。

1977年
レイモンド・ダマディアンとラリー・ミンコフおよびその同僚らが初めて磁気共鳴画像（MRI）ボディスキャンを実施。

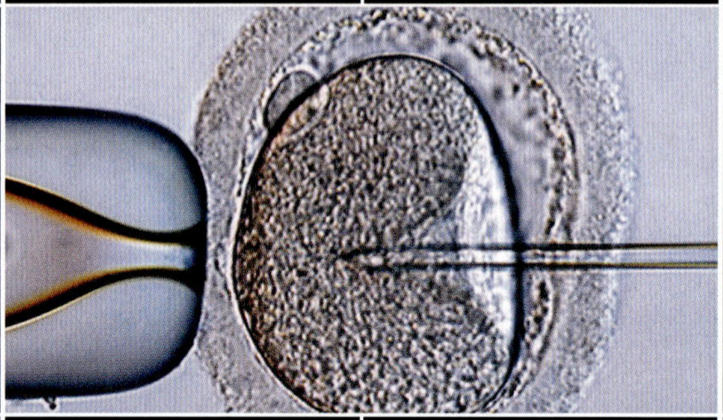

体外受精の一種である卵細胞質内精子注入法

1972年
陽電子断層撮影法（PET）で初めて脳の画像が撮影される。

1978年
パトリック・ステプトーとロバート・エドワーズが開発した技術によって、イングランド北部のオールダムで初めて体外受精による「試験管ベビー」ルイーズ・ブラウンが誕生。

1976年
西アフリカと中央アフリカにまん延する致死的傾向を持つ深刻なウィルス病がエボラ出血熱と名付けられる。

1977年
専門家らが「アルツハイマー病」の症状は年齢とは関係なく発症するとし、初老および老年両方における認知症を指すということで合意。

1979年
マイケル・ビショップとハロルド・ヴァーマスが、がん遺伝子第1号となるc-Srcを発見。

1980年

1980年
世界保健機関（WHO）が「世界と人類は天然痘との闘いに勝利した」と宣言。

1984年
アメリカ合衆国政府がヒトDNA塩基配列内にある32億3500万個すべての塩基対の「文字コード」を特定するヒトゲノム・プロジェクト（HGP）の構想を打ち出し、他国も協力することで合意。

1981年
後天性免疫不全症候群（エイズ）が初めて診断され、翌年に病名が付けられる。

1985年
アレク・ジェフリースが個人のDNA構成要素を特定するDNA指紋法やDNA個人識別法の基礎技術を開発。

1982年
バリー・マーシャルとロビン・ウォレンが胃潰瘍や胃炎の中に「ヘリコバクター・ピロリ菌」を偶然発見。

1983年
ロバート・ギャロとリュック・モンタニエそれぞれが率いる2つのチームによって、エイズの原因となるウィルスが発見される。1986年にヒト免疫不全ウィルス（HIV）と正式に名付けられる。

1986年
心筋梗塞（心臓発作）においてストレプトキナーゼが血栓溶解剤または「クロットバスター」として有効であることが大規模な多施設試験で実証される。

HIVウィルスの構造

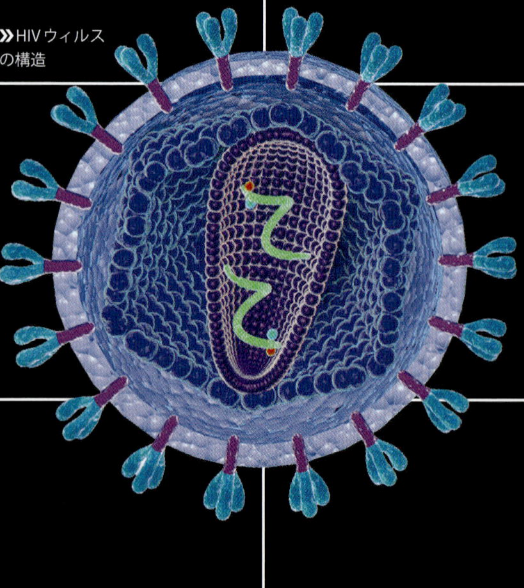

1983年
ハラルド・ツア・ハウゼンとその同僚らが子宮頸がんのヒトパピローマウィルス（HPV）を特定。

1989年
心房細動除去に特化した遠隔診断と治療を目的とする初の遠隔医療システムが実用化される。

20世紀後半には遺伝子治療や幹細胞治療の発見が各種治療法に変革をもたらすことが期待されたが、21世紀初頭になると一部の治療法は結実したものの、なかなか進展しない治療法もあり、楽観的な見方はやや後退した。天然痘は撲滅されたが、他の感染症は依然としてなくならない。一方で予防医学、ワクチン、がんとの闘いなどの分野は大きく前進を遂げてきた。また非侵襲的イメージング（画像診断）技術やバイオニック・インプラントなどの技術も治療の発展に寄与している。医学の進歩のおかげで、1900年には31歳だった世界の平均寿命は今や70歳を超え、健康寿命も延びつつある。

1990年

1990年
単発の遺伝子治療（核遺伝子の置き換え）試験が初めて行われたが、万全の結果には至らない。

1990年
アデノシン・デアミナーゼ（ADA）欠損症という珍しい酵素障害を持つ4歳の女児に対して遺伝子治療が用いられ、遺伝子治療が技術として成熟。

1990年
アメリカ合衆国のエネルギー省と国立衛生研究所の後援でヒトゲノム・プロジェクトが本格的に始動。期限は2005年までとなる。

1992年
初のA型肝炎向けワクチンを開発。

1998年
ジェームズ・トムソンとジョン・ギアハートがヒト胚性幹（ES）細胞を分離して培養。

1998年
初期のモノクローナル抗体治療法の1つであるトラスツズマブが乳がんに対して用いられる。

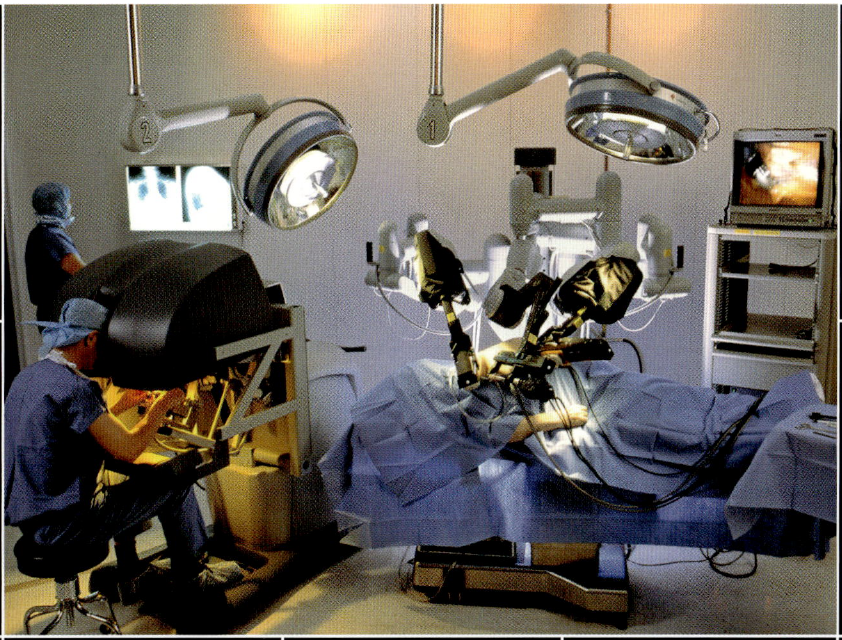

遠隔操作のロボット手術

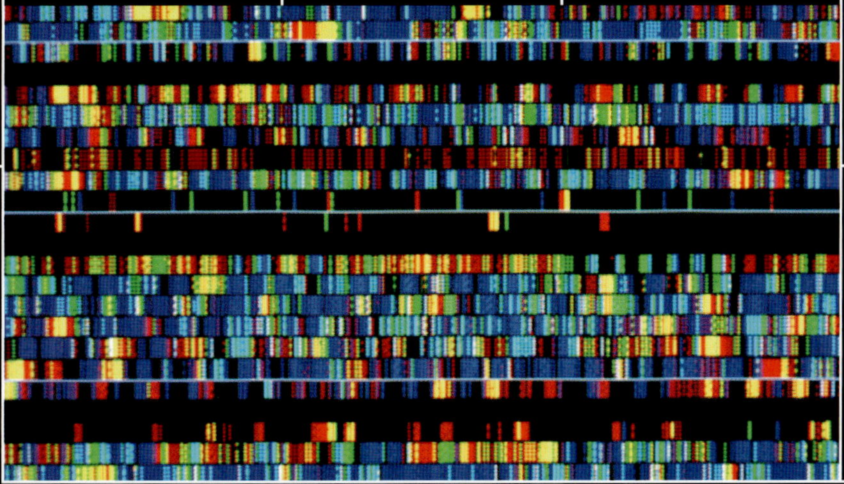

DNAシークエンシング

2000年

2000年
アメリカ合衆国当局が特定治療に関して、手術支援ロボットであるダ・ヴィンチ・サージカル・システムの使用を承認。

2001年
リンドバーグ手術で、アメリカ・ニューヨークにいる外科医が、フランスのストラスブールにいる患者にロボットを操作して手術を施す。大西洋を越えた遠隔手術が可能であることを証明。

2003年
パーキンソン病に対して初の遺伝子治療試験が始動。

2003年
ヒトゲノム・プロジェクトの追跡調査であるDNA構成要素の百科事典「ENCODE」プロジェクトが始動。ヒトゲノム配列のすべての機能要素を解明することを目的とする。

2003年
イアン・ウィルムット率いるチームにより、成体の体細胞から初めてつくられたクローンの哺乳類、羊のドリーが死亡。

2007年
デイヴィッド・グローとその同僚らが発明したi-LIMBが、初めて商用化された義手となる。

2010年

2010年
脊髄を損傷した患者のために胚性幹細胞由来の治療が初めて実施されたが、ほとんど改善されていない。

2010年
スペインとフランスで初めて顔面全体の移植を実施。

2010年
20種を超えるマラリア・ワクチンの開発が進行中。

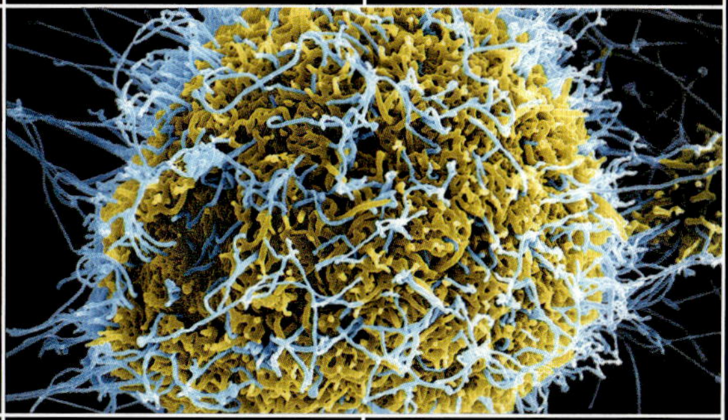

電子顕微鏡で撮影されたエボラウィルス

2013年
西アフリカのギニアでエボラ出血熱が大流行。2015年までに1万人の死者が出る。

2013年
幹細胞からヒトの肝組織を培養させることに成功し、患者自身の細胞から「移植用臓器」をつくることへの期待が高まる。

2014年
再建手術を中心に医療領域での3Dプリントの適用が拡大。

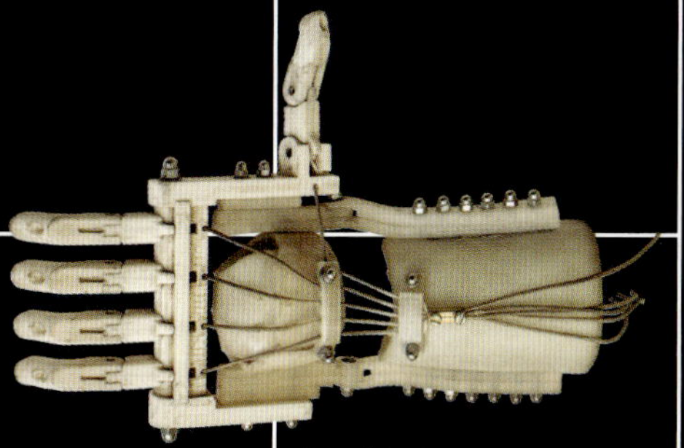

3Dプリントで作成された義手

2016年
マラリアの原虫に対する初のワクチンであるRTS,S（モスキリックス）を用いたアフリカでの全面的なパイロット試験の実施をWHOが承認。

避妊薬

アメリカ合衆国では1960年に妊娠を防ぐ経口避妊薬が初めて登場した。この避妊薬のおかげで、女性が妊娠時期をコントロールできるようになり、社会、公衆衛生、経済に急激な大変化がもたらされた。

歴史的に女性はさまざまな避妊法を用いてきた。古代エジプト女性はナツメヤシ果汁、ハチミツ、アカシアの混合液に浸した綿でできたペッサリーなどを使用していたが、一部の避妊法には効果があったのかもしれない。もっと怪しげな避妊法のなかには奇妙なハーブリース、乾燥させたネコの肝臓またはイタチの睾丸を身に着けるという中世に伝授された方法もあった。

コンドームを発明したのはイタリア人医師ガブリエレ・ファロッピオで、1564年に行われた梅毒研究において梅毒予防手段としてコンドームを考案したが、17世紀には避妊具としてよく使用されていた。19世紀後半までに最もよく使用されていた避妊法がペッサリーで、中空の半球状ゴムが子宮の入り口をふさいで精子の進入を防ぐものだった。のちにダイアフラムやサービカルキャップなどのデザインが考案されたが、いずれも面倒で高価、あるいはあまり役に立たなかった。

17.1 %、避妊のためにピルを使用する15～44歳のアメリカ人女性の割合（2010年）。

ピル（経口避妊薬）の開発

1920年代には、女性の生殖サイクル（⇨p.205）に作用するホルモンに関する研究が行われ、化学的な避妊手段が発見されるかもしれないという希望を与えた。1921年にオーストリア人生理学者のルートヴィヒ・ハーベルラントが妊娠したラットの卵巣を妊娠していないラットに移植すると、後者のラットの排卵が止まった。これがきっかけで、1934年に妊娠に関係するおもなホルモンの1つであるプロゲステロンが発見された。

1942年にはアメリカ人化学者のラッセル・マーカーがメキシカンヤム（ヤムイモ）からプロゲステロンを抽出する方法を発見し、1951年にはオーストラリア生まれのアメリカ人化学者カール・ジェラッシが、体内でのプロゲステロンの自然産生に似た現象を引き起こす強力な合成物を開発した。最終的な前進は、アメリカにおいて化学者のグレゴリー・ピンカスと婦人科医のジョン・ロックによって成し遂げられた。彼らの研究でウサギの体内でプロゲステロンが排卵を阻止したことが発見された。彼らは、ジェラッシが開発した合成プロゲステロンと、製薬会社のサール社でフランク・コルトンが開発した類似化合物とを使い試験を開始した。

避妊の影響

1956年にプエルトリコで200人以上の女性を対象に混合型経口避妊薬（プロゲステロンとエストロゲン）の本格的臨床試験が始まった。この試験では100%の避妊成功率が達成された。1960年にアメリカ食品医薬品局（FDA、アメリカ医薬品規制機関）が避妊目的でのピルの使用を認め、1961年までにはイギリスとドイツがそれにならった。1965年時点ですでに650万人のアメリカ女性がピルを使用していた。女性はやっと妊娠のタイミングをコントロールできるようになり、危険で、しかも多くの場合違法な中絶処置を受けずにすむようになった。その結果、女性の労働参加が進み、アメリカでは女性の労働人口が1965年の2620万人から2014年には7300万人に増加した。しかし、ピルがもたらした「性革命」（性交が妊娠につながる可能性が低くなった）は公衆道徳を腐敗させる恐れがあると不安視する声もあった。1968年に当時の法王パウロ6世がカトリック教徒によるピルの使用を禁止した。

当初のピル開発熱の中でないがしろにされていた副作用が問題を引き起こすことも判明した。プエルトリコ人被験者の中には吐き気や目まいを覚える人もいた。その後、経口避妊薬の使用は血栓症（血の塊）や冠動脈塞栓症（心臓の血管閉塞）の発症と関連があるとされた。1970年に開かれたアメリカ合衆国上院聴聞会でこの問題について議論がなさ

「……生殖面の健康とは**避妊**と**家族計画**、そして合法的で安全な中絶への道が開かれていることを含んでいる。」

ヒラリー・クリントン、アメリカ合衆国国務長官、G8外相会合にて、2010年

基本の概念

ピルはどのように作用するか

避妊ピルには女性ホルモンのエストロゲンとプロゲステロンが含まれる。エストロゲンは、脳下垂体が通常排卵を誘発する別のホルモンを分泌するのを防ぐ。プロゲステロンも子宮内膜を薄くして卵子が着床しにくいようにする一方で、子宮頸部周辺の粘液の粘度を高めて精子が通過しにくい状況をつくる。

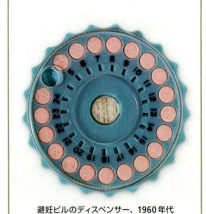

避妊ピルのディスペンサー、1960年代

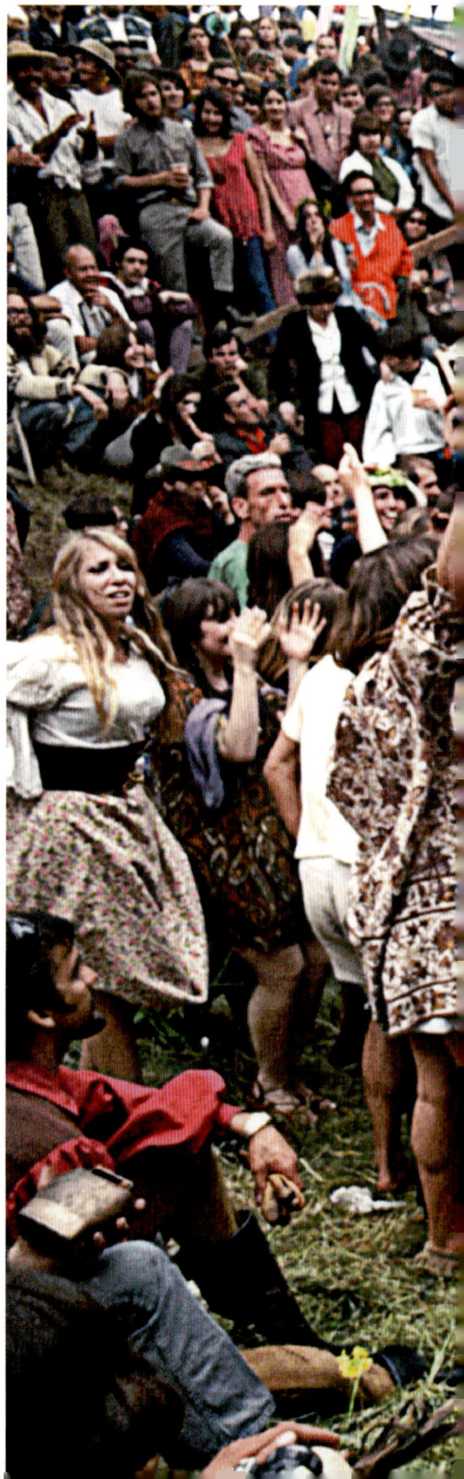

れ、ピルを禁止することはないが、その包装に健康への害を示す警告文を付記することを義務づける決定が下された。

1982年にプロゲステロン用量を減らして副作用を抑えたピルが市販された。1990年代に高用量のプロゲステロンを含む緊急避妊薬(「モーニングアフターピル」ともいう)が登場したが、この避妊薬は性交後に数日かけて服用することで妊娠を回避できた。テストステロンを用いて精子形成を抑制する男性用避妊薬に重点を置いた研究もなされており、21世紀は生殖選択肢がますます広がる時代になると確実視されている。

▷ **女性解放運動**

効果的な避妊法の登場が権利の平等を求めて活動する女性解放運動を勢いづかせた。1975年に、イギリスは性差別禁止法を可決し、男女不平等待遇を禁じた。しかし、アメリカ合衆国では1972年に提起された男女平等憲法修正案が立法化されることはなかった。

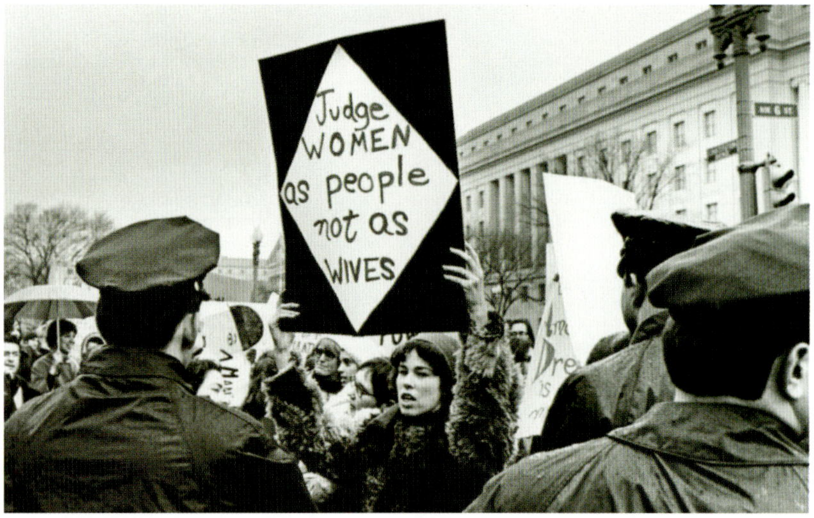

▽ **サマー・オブ・ラブ**

性の解放につながる効果のあったピルは、1967年の「サマー・オブ・ラブ」のような反体制文化運動の実現においても役割を果たした。「サマー・オブ・ラブ」のときは、アメリカのサンフランシスコに数万人ものヒッピーが押し寄せた。

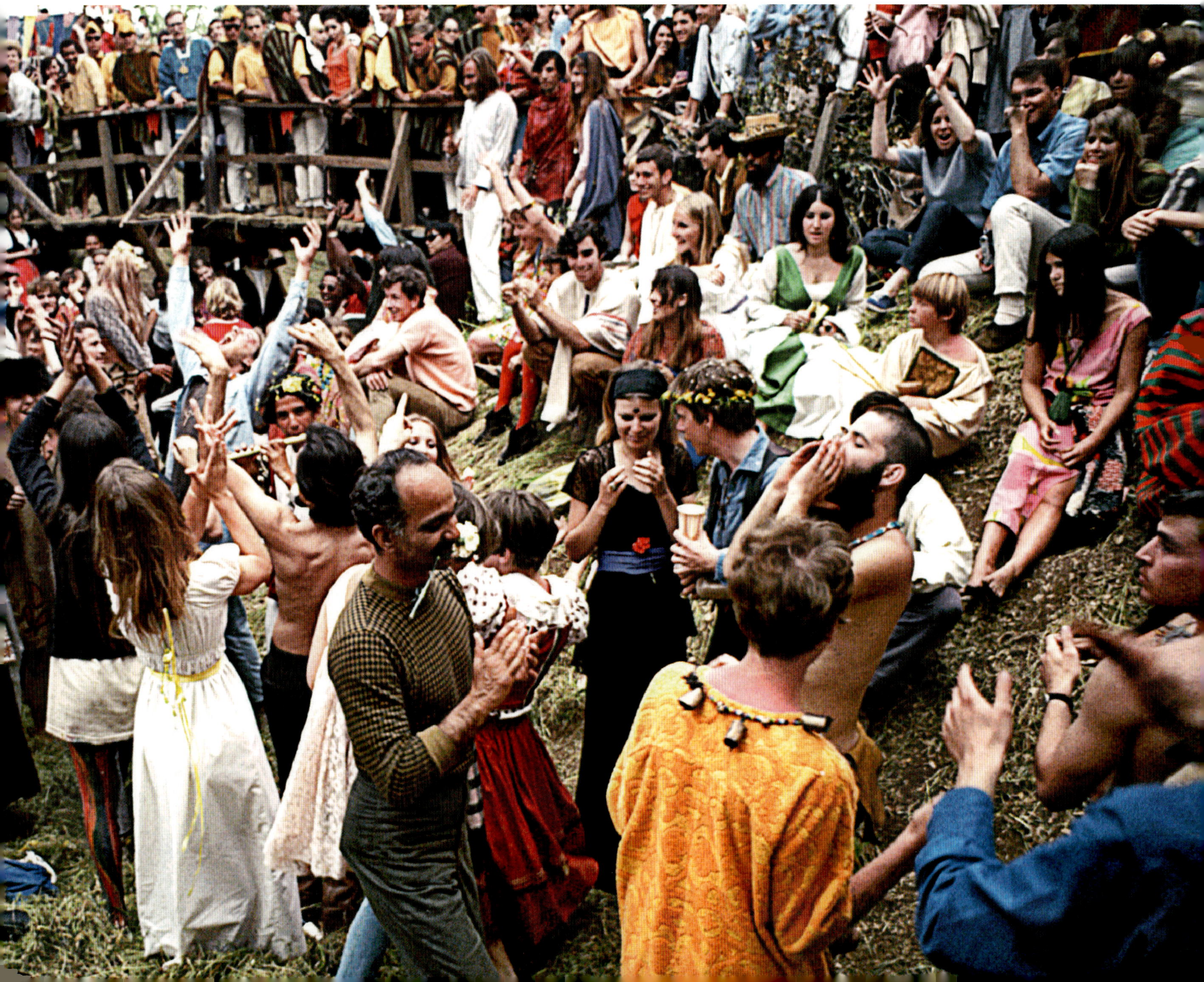

アメリカの看護婦、活動家（1879～1966年）

マーガレット・サンガー

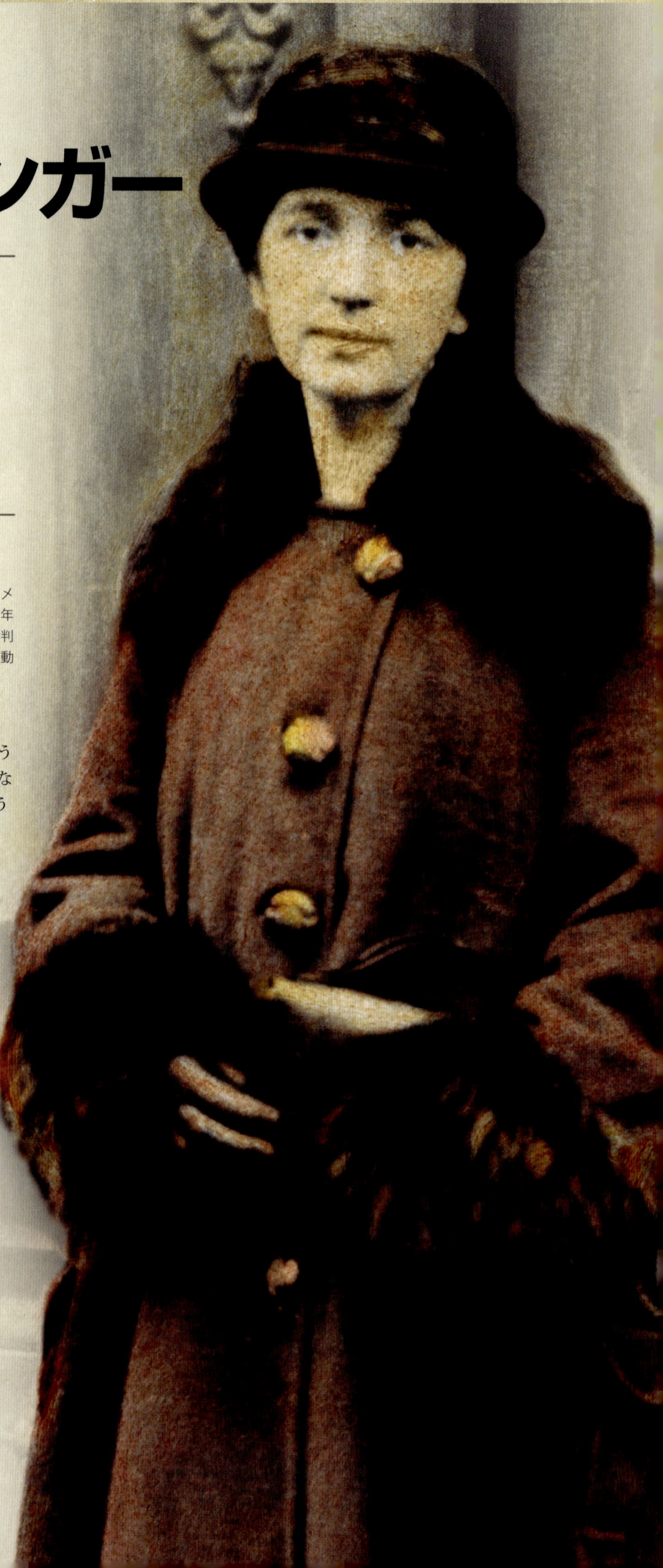

「女性は、**母親になるか否かを選択**できるようになるまでは**自由の身**とは言えない。」

マーガレット・サンガー、『女性と新しい種族 *WOMAN AND THE NEW RACE*』より、1922年

自由主義者だったマーガレット・サンガーは、近代的な「バース・コントロール（産児制限）」（この言葉は彼女がつくりだした）の方法を選択し、使用する権利を女性に与えたと言われている。精力的な活動家、医療従事者、運動家でもあったサンガーは、避妊具や避妊に関する情報の入手を制限したアメリカ合衆国の法律、コムストック法に反対した。

▷裁判にかけられた活動家
サンガーのこの写真は、ニューヨーク市にアメリカ初の産児制限診療所を開設した後、1916年の裁判のときに撮影されたものである。有罪判決を受けて診療所も閉鎖されたが、彼女の運動は大躍進を遂げた。

幼年期

マーガレット・サンガーの母親は23年間に18回妊娠して11人の子を生んだ。サンガーは無事生まれた11人のうちの1人だが、その生い立ちに大きな影響を受けている。母親が49歳という若さで他界したことがきっかけとなり看護職の道を目指すが、学業を中断して結婚し、3人の子をもうける。彼女に芽生えつつあった社会や政治への急進的な考えには、夫のウィリアム・サンガーも理解を示していた。ニューヨーク市に転居すると、左翼グループへの加入や社会主義者の集会への出席、さらには市内の貧困地区での看護活動を始めた。そこで出会った労働者家庭出身の女性たちには避妊の知識も手段もなく、「闇の」堕胎医や不法堕胎医の手にかかり、深刻で長期的な危害を被ることが多かった。

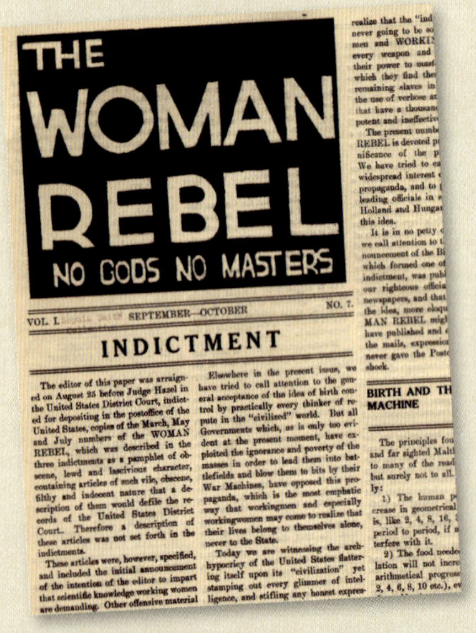

THE WOMAN REBEL

NO GODS NO MASTERS

VOL. I. SEPTEMBER—OCTOBER NO. 7.

INDICTMENT

The editor of this paper was arraigned on August 25 before Judge Hazel in the United States District Court, indicted for depositing in the postoffice of the United States, copies of the March, May and July numbers of the WOMAN REBEL, which was described in the three indictments as a pamphlet of obscene, lewd and lascivious character, containing articles of such vile, obscene, filthy and indecent nature that a description of them would defile the records of the United States District Court. Therefore a description of these articles was not set forth in the indictments.

These articles were, however, specified, and included the initial announcement of the intention of the editor to impart that scientific knowledge working women are demanding. Other offensive material

Elsewhere in the present issue, we have tried to call attention to the general acceptance of the idea of birth control by practically every thinker of repute in the "civilized" world. But all Governments which, as is only too evident at the present moment, have exploited the ignorance and poverty of the masses in order to lead them into battlefields and blow them to bits by their War Machines, have opposed this propaganda, which is the most emphatic way that workingmen and especially workingwomen may come to realize that their lives belong to themselves alone, never to the State.

Today we are witnessing the archhypocricy of the United States flattering itself upon its "civilization" yet stamping out every glimmer of intelligence, and stifling any honest expres-

△急進的な女性誌
1914年、マーガレット・サンガーは雑誌『女性反逆者 *The Woman Rebel*』を発刊、すべての女性が「自身の体の絶対的支配者」になるべきであるという考えを示した。

サンガーは女性自身が自分の体、健康、妊娠せずにセックスを楽しむ能力を管理すべきだと感じた。しかし、1900年代初期にコムストック法（もともとは1873年に可決されたわいせつ物取締法）が避妊をわいせつや売春とひとくくりにしてしまったため、郵便で、あるいは州境を越えて産児制限情報や避妊

▷産児制限裁判
1929年、産児制限診療所の強制捜査に関する審理を傍聴しようと、ニューヨーク市の法廷の外に大勢の人が集まっている。避妊情報を配布する診療所は、コムストック法の下に常時嫌がらせを受けていた。

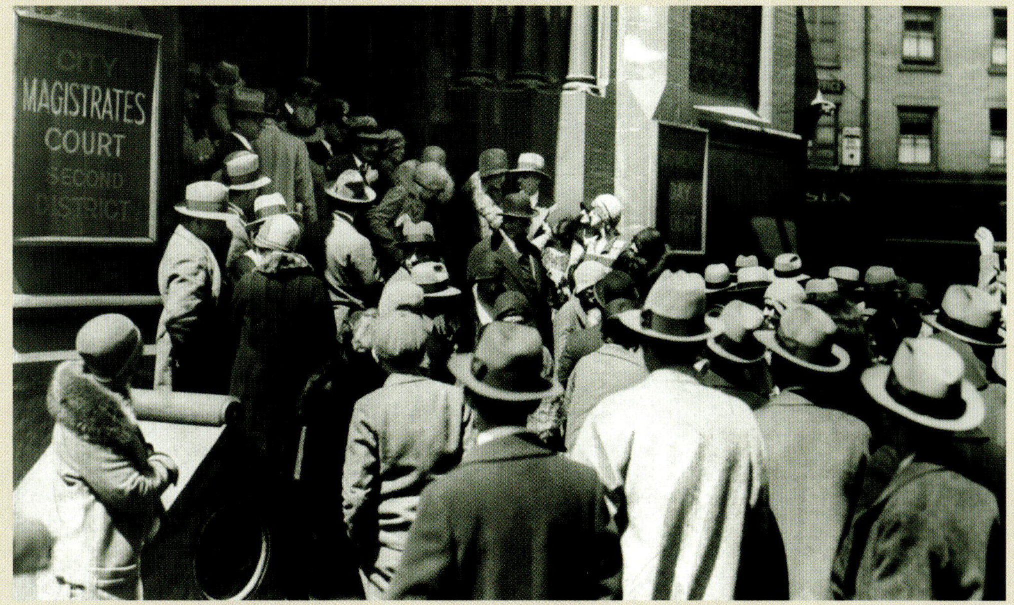

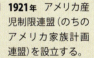

「**避妊具**は、**中絶**や**幼児殺害**という悲惨な出来事に**終止符を打つ**ことができる。」

マーガレット・サンガー、『女性と新しい種族』より、1922年

具を広めることは連邦法違反となった。アメリカの各州はこの法律を強化し、コネチカット州では夫婦がこっそりと産児制限するのさえ処罰に値する罪とされた。

当時の避妊方法は今日よりも種類が少なく、それほどの効果もなかった。コンドームは雑につくられていたし、男性パートナーの意のままに使用されていた。女性用としてはスポンジ、クリーム、ビデ、座薬などの衛生用品があったが、使用するのは恥ずかしいものだったし、多くの場合、信頼性に欠け、ときには有害でもあった。

避妊の非犯罪化

1911年頃、サンガーはアメリカ合衆国社会党に同調する日刊紙「ニューヨーク・コール」で執筆活動を開始し、多くの記事を書いた。作成されたパンフレットには性行為とそれに関連する事柄が率直に記載されていた。彼女は、産児制限情報と避妊具の提供に専念した。

1915年、郵便で避妊用のペッサリーを送付したとして起訴された。翌年、ブルックリンのブラウンズヴィルにアメリカ初の産児制限診療所を開設、すぐに逮捕され拘置所に送られた。同診療所は閉鎖されたが、この事件は大きな注目を集め、支援の輪が広がった。

1918年に新たな判決が下され、医者は医療目的であれば避妊情報を提供できることになった。コムストック法が緩和されたのはこれが初めてだった。1921年、サンガーとその仲間たちはアメリカ産児制限連盟を設立した。各地を回り、講演や執筆活動も行い、活動を広めた。1923年、サンガーとその仲間たちは女性たちに「治療目的」の避妊を提供するため、臨床研究所を設立した。1936年、避妊具を通信販売で購入して再度起訴されたが、この事件がきっかけとなってコムストック法はさらに緩和された。翌年、アメリカ医師会が画期的な決断を下し、産児制限を医者が提供する標準サービスにすることに同意した。

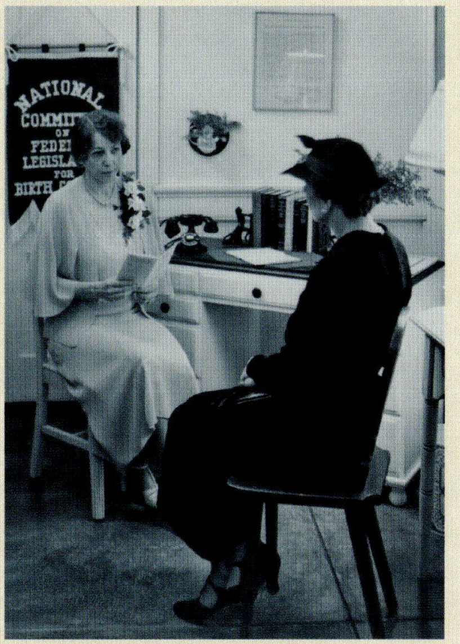

◁産児制限を訴える活動
産児制限のための連邦法制定全米委員会のオフィスで2人の女性が椅子に座っている。避妊をわいせつで不道徳と見なした法律に反対する働きかけを行うために、サンガーと彼女の同僚たちが1929年にこの委員会を設立した。

最終到達点

1940年代、サンガーは家族計画国際委員会の創設メンバーとなり、自身の活動をより広く世界に広めた。彼女が思い描いていたのは安価で、効果的で、使用しやすく、女性が意のままに使用できる避妊薬で、1950年代にそのような避妊薬（経口避妊薬、⇨p.224〜225）が開発される際に大きな役割を果たした。亡くなる前年、グリスウォルド対コネチカット州事件で避妊具の私的使用はすべてのアメリカ市民の法的権利であるとの判決が下され、サンガーはコムストック法の最後の規制が撤廃されるのを見届けた。

年譜 Margaret Sanger

- **1879年** ニューヨーク、コーニングのアイルランド系アメリカ人家庭にマーガレット・ルイーズ・ヒギンズが生まれる。
- **1899年** 母親が結核に関連する病気で死亡し、大きな影響を受ける。
- **1900年** 看護婦見習生としてホワイト・プレインズ病院に通う。
- **1902年** 建築家で室内装飾家のウィリアム・サンガーと結婚する。3人の子どもをもうけるがのちに離婚。
- **1911年** 家族とニューヨーク市に転居、イーストサイドの貧困地区で働きはじめる。
- **1914年** 「バース・コントロール」という言葉をつくりだす。裁判に召喚されるのを回避するためイギリスで過ごす。
- **1916年** 当局から数回警告を受けた後、アメリカ初の産児制限診療所を開設したとして逮捕される。彼女が作成した「すべての母親が知っておくべきこと」、「すべての若い女性が知っておくべきこと」というパンフレットが本として出版される。
- **1921年** アメリカ産児制限連盟（のちのアメリカ家族計画連盟）を設立する。
- **1922年** 最初の夫と離婚した翌年に石油王のノア・スリーと結婚する。1943年にスリーと離婚。
- **1946年** 家族計画国際委員会（のちの国際家族計画連盟）の設立に関与する。
- **1951年** アメリカ人生物学者のグレゴリー・ピンカスと夫の遺産を相続した大富豪未亡人キャサリン・マコーミックに会い、経口避妊薬の開発を勧める。
- **1960年** 医療当局が史上初の混合型経口避妊薬としてEnovid（エノヴィッド）の使用を承認する。
- **1965年** アメリカ合衆国最高裁判所が避妊具の私的使用が合法であり、憲法で保障された権利であるとの判決を下す。
- **1966年** アリゾナ州トゥーソンにおいて鬱血（うっけつ）性心不全で死亡する。

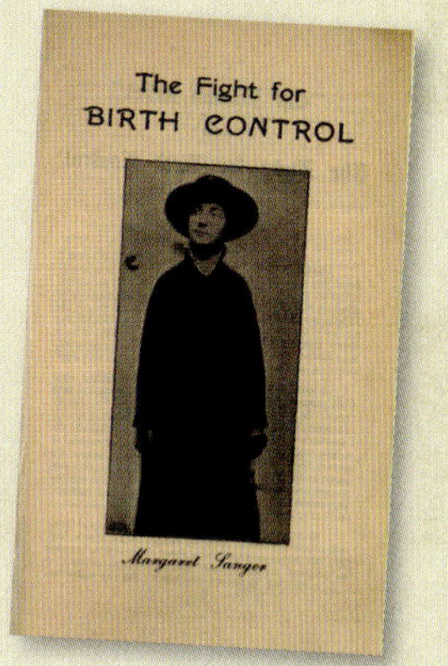

マーガレット・サンガーの自伝、1931年

がん

世界の5大主要死因の1つであるがんは常に謎と考えられてきたし、その原因に関しても多くの説が存在する。しかし、過去半世紀においてがんに関する理解と治療法は大きく進展した。

古代から知られているように、さまざまながんがそれぞれ体の異なる部位を侵し、その原因も多岐にわたっている。特定の年齢、性、職業の人がかかりやすいがんもある。18世紀までがんが単一の疾患として分類されなかった理由は、おそらくそこにある。多様ながんが存在するがそれらすべての根本原因は同じで、制御不能な細胞である。通常の成長経路をたどらず、本来の役割も果たさず、しかも体内の自然な細胞回転の一環として死なない変異細胞は、正常に機能せずに異常な速さで増殖し、蓄積して腫瘍化し、別の部位に転移することがある。独立した良性腫瘍は非がん性腫瘍である。悪性（がん性）腫瘍では細胞が分離して体の他の部位に分散し、二次的腫瘍を形成する。このプロセスを転移と呼ぶ。がんの中には、物理的腫瘍を形成しないものもあるが、血液を侵す特定の白血病に見られるように、細胞が制御不能なほどに増殖してしまうことがある。

がんの歴史

がん性腫瘍の証拠は、3000年以上前の古代エジプトにまでさかのぼる。出土したミイラの異常な骨の形状は、腫瘍があったことをうかがわせる。また、エドウィン・スミス・パピルスとゲオルグ・エーベルス・パピルス（⇨P.20～21）には、とくに乳がんと推定される症状についての記載がある。それよりも古いシュメール文明の記録にも「転移性潰瘍」が報告されているが、インドでもスシュルタ・サムヒター（⇨p.30～31）に直腸と尿路の皮膚にできた腫瘍の記述がある。

850万人　世界における1年当たりのがんによる死亡者の推定人数である。イギリスでは死者5人中2人の死因ががんで、アメリカ合衆国では、がんは2番目に多い死因である。

古代ギリシアの医者ヒポクラテス（⇨p.36～37）は、腫瘍の内部や周辺の新生血管の形成がカニ（ギリシア語でカルキノス）の脚に似ていると指摘している。ガレノス（⇨p.40～41）は、非転移性の腫脹・腫瘤・腫瘍にオンコス（瘤）という言葉を使用した。がんを専門とする分野であるオンコロジー（腫瘍学）は、この言葉を語源とする。

アル=ラーズィーやイブン・スィーナーなどイスラームの偉大な医者たち（⇨p.48～51）は、眼、鼻、舌、胃、肝臓、腎臓、膀胱、睾丸、乳房にできたさまざまな腫瘍についての記述を残している。

原因論

古代ギリシアでは、四体液（⇨p.34～35）のアンバランスががんの原因と考えられた。17世紀にはある種の伝染病という説が支持されたが、のちに寄生虫ががんの原因であると考えられるようになった。1761年にイタリア人解剖学者のジョバンニ・モルガーニが患者の疾患の特徴を、死亡後の解剖での異常所見と関連づけはじめたことで、より科学的ながんの原因が明らかになった。

1838年、ドイツの生理学者であり顕微鏡検査技師のヨハネス・ミュラーがブラステーマ（芽体）説を提唱した。この説によると、がんは正常組織間にばらまかれたブラステーマが原因とのことだった。ミュラーの教え子のドイツの病理学者ルドルフ・フィルヒョウ（⇨p.152～153）がある種の組織の炎症だという説を打ち出したが、その一方で外傷または物理的損傷が原因だという説も出され、後者の説が1910年代まで幅を利かせた。

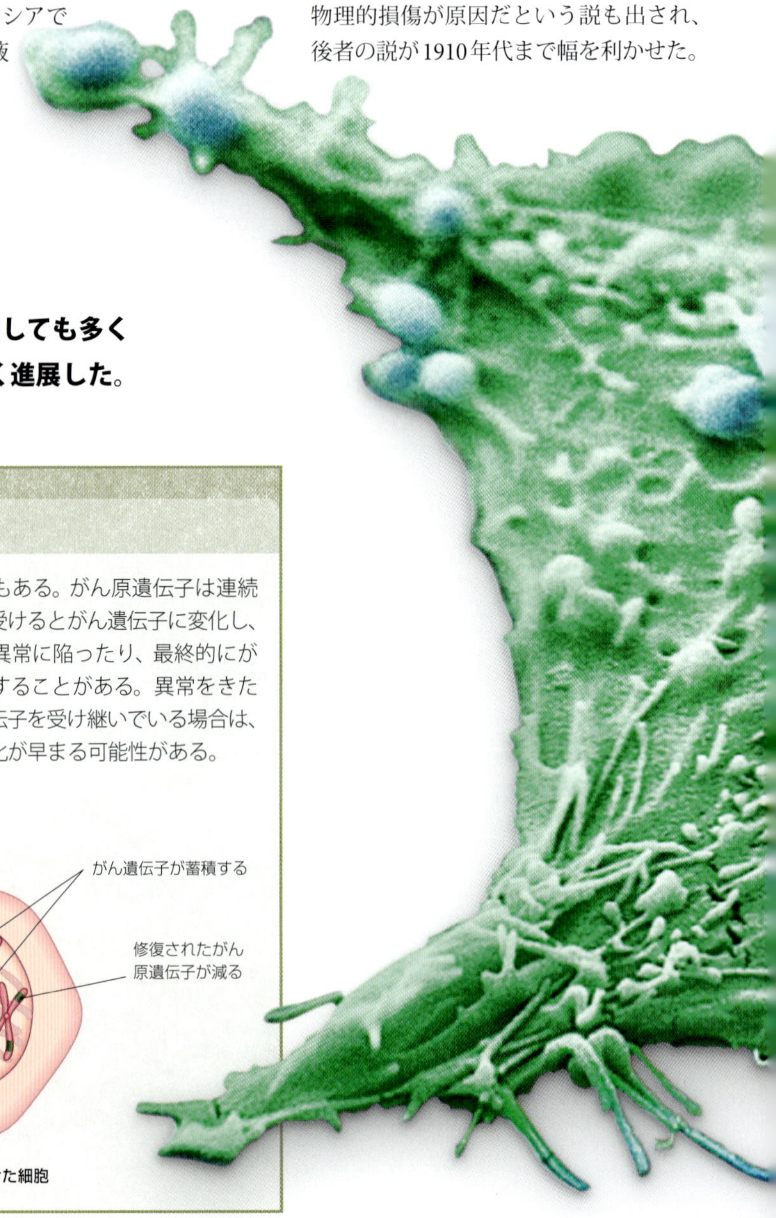

基本の概念

細胞はどのようにがん化するのか

遺伝子は細胞がどのように増殖し、機能し、分裂し、死に至るかを定めた指示書である。遺伝子は、細胞内の糸状の染色体に乗って運ばれる。がん原遺伝子は細胞内に存在し、細胞分裂、損傷した遺伝子の修復、欠陥のある遺伝子を持つ細胞の自己破壊といった正常なプロセスの調節を担う特異遺伝子である。紫外線、特定の化学物質、ウィルスなどの発がん因子にさらされると、がん原遺伝子が変化または突然変異することがあるが、通常は自然に修復される。しかし、ときには修復に失敗することもある。がん原遺伝子は連続して損傷を受けるとがん遺伝子に変化し、細胞が機能異常に陥ったり、最終的にがん化したりすることがある。異常をきたしたがん遺伝子を受け継いでいる場合は、細胞のがん化が早まる可能性がある。

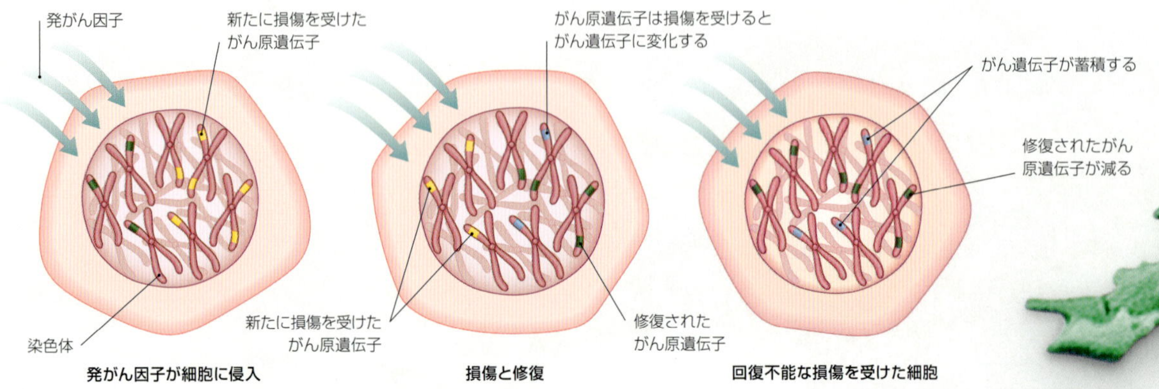

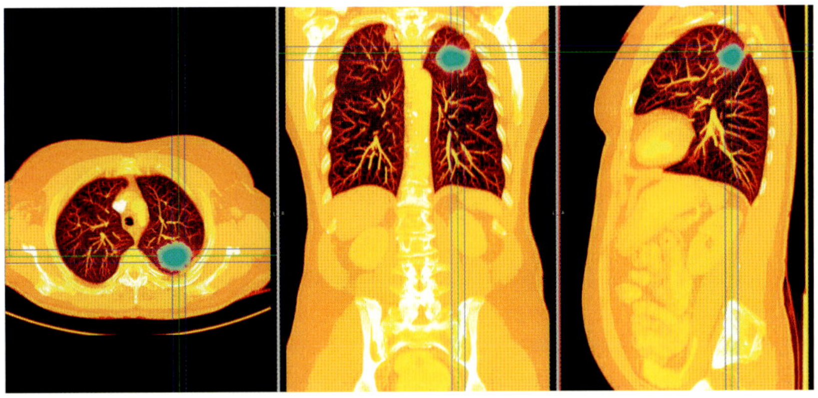

▷ 肺がんを映しだしたCTスキャン画像
多くのがん同様、肺がんも初期は無症状か軽度の症状がわずかに見られるにすぎない。スキャンで腫瘍（画像中の青い部分）として発見できるようになるまでに、すでに体の他の部位に分散しているか転移している可能性がある。

20世紀半ばには、研究により喫煙と肺がん発生との間に関連性があることがわかった。化学物質ががんを引き起こすことは、パーシヴァル・ポット（⇨p.230、囲み）によって1775年にはすでに証明されていたが、1940年代および1950年代には、タバコの煙に含まれる化学物質が発がん物質（発がん性がある）であることを示す不利な証拠が大量に存在していた。タバコ業界は、積み上がる医学的証拠と長年にわたり激しい闘いを繰り広げたが、1960年代にはすでに、喫煙はがんの主要な原因として定着していた。

発がん性のある化学物質と同様に放射線や紫外線、ウィルス、遺伝的傾向といった因子も健康な遺伝子を細胞の成長や増殖を妨げるがん遺伝子に突然変異または変化させ、がんを引き起こす可能性がある（⇨p.228、囲み）。アメリカの研究者ジョン・マイケル・ビショップとハロルド・ヴァーマスは、がん遺伝子の役割を解明し、1989年度のノーベル生理学・医学賞を受賞した。彼らの研究により、がん遺伝子が従来考えられていたようにウィルス起源ではなく、ウィルスが原因で突然変異し、ウィルスによって運ばれる人間の遺伝子だということが証明された。通常、がん抑制遺伝子という遺伝子族は、細胞分裂の鈍化、欠陥のある遺伝物質の修復、細胞死のプログラミングを行うが、がん細胞の場合、それらを行わない。

現在では、がん化を誘発するウィルスが多数存在することがわかっている。その中には、肝臓がんと関連のあるB型肝炎ウィルスやC型肝炎ウィルス、カポジ肉腫やある種のリンパ腫などのがんと関連するHIVがある。

病期分類とスクリーニング

1977年、アメリカがん合同委員会（AJCC）がTNM分類に関する初めてのガイドラインを発行した。これはがんがどの程度進行し広がっているかを評価する方法で、Tは原発腫瘍の大きさを、Nは近くのリンパ節またはリンパ腺に転移しているかをあらわす。これはがんがリンパ系を通じて転移することが多いためである。Mは遠隔転移（他の部位への広がり）をあらわす。

がんスクリーニングには2種類の »

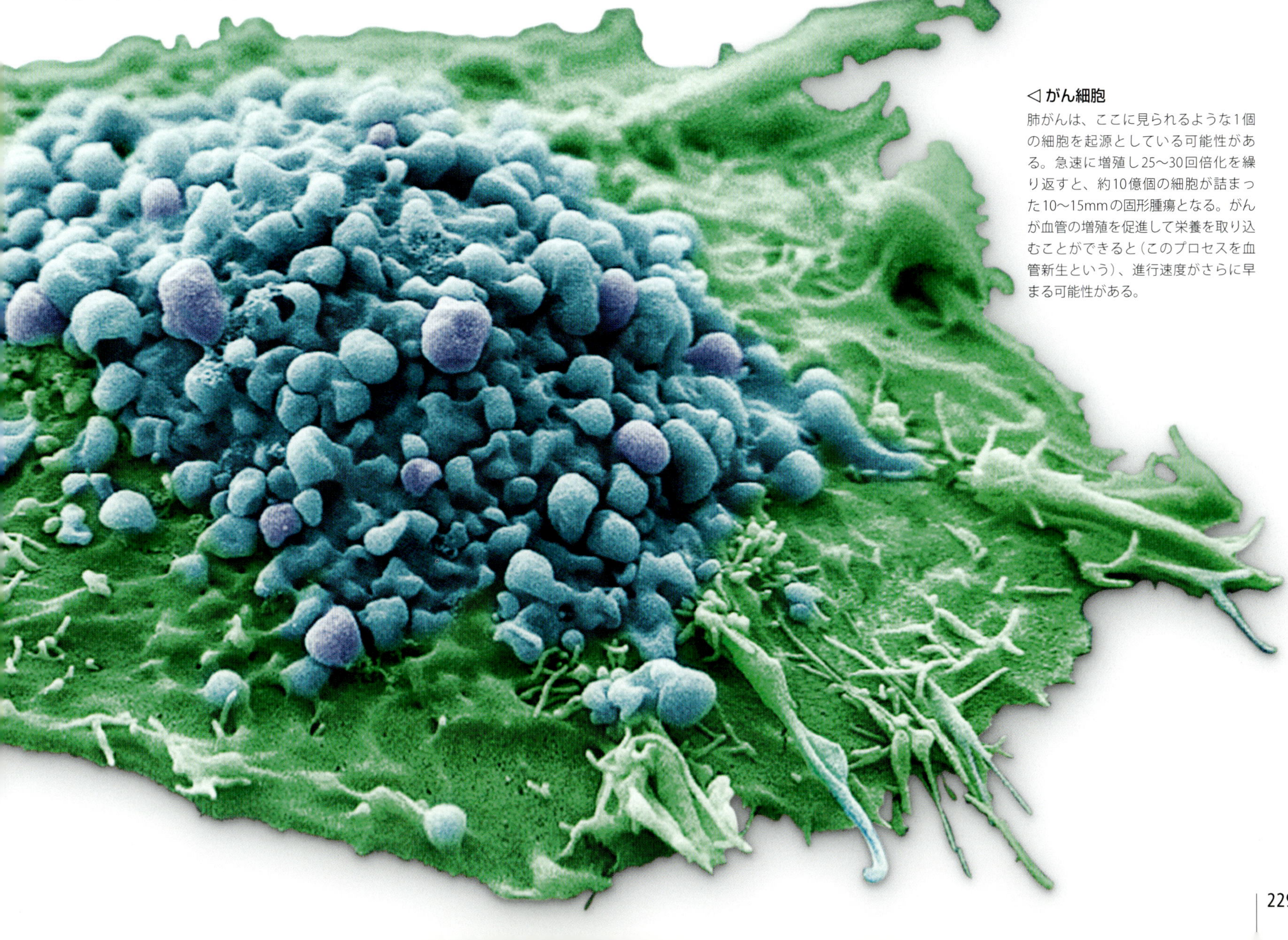

◁ がん細胞
肺がんは、ここに見られるような1個の細胞を起源としている可能性がある。急速に増殖し25〜30回倍化を繰り返すと、約10億個の細胞が詰まった10〜15mmの固形腫瘍となる。がんが血管の増殖を促進して栄養を取り込むことができると（このプロセスを血管新生という）、進行速度がさらに早まる可能性がある。

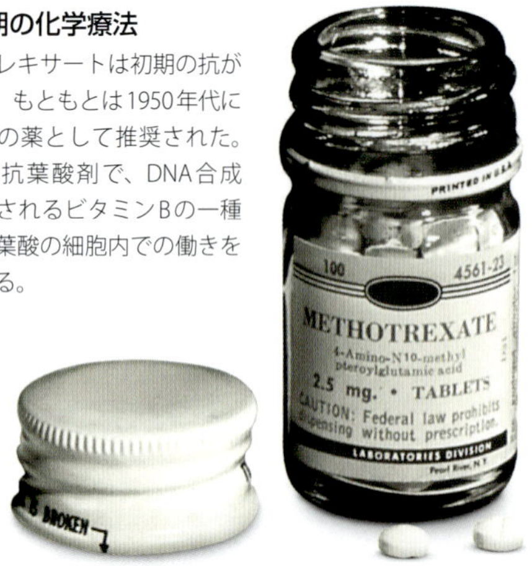

▷ **初期の化学療法**
メトトレキサートは初期の抗がん剤で、もともとは1950年代に白血病の薬として推奨された。これは抗葉酸剤で、DNA合成に使用されるビタミンBの一種である葉酸の細胞内での働きを阻害する。

» 方法が使用されている。1つは、がん発生のリスクを高める遺伝子を受け継いでいないかを調べる。そうした遺伝子には、たとえば乳がん遺伝子BRCA1とBRCA2（乳がんタイプ1と2）があるが、これらはいずれも1990年代初期に発見された。

もう1つのスクリーニングは、一見健康な人を対象にがんの検査を行うもので、がんが検出されれば改善された結果を得るのを目的とする。この種のスクリーニング法で最初に登場したのが子宮頸がんを調べるパップ（またはスメア）テスト（⇨p.204～205）で、これは1920年代にギリシア系アメリカ人の医者、ゲオルギオス・パパニコロウによって開発された。これが一般的に使用されるようになったのは1960年代である。次に1970年代にはマンモグラフィー（X線で乳房のしこりを見つける検査）が登場した。イギリスでは3つ目のスクリーニングとして、2006年に大腸がんの定期スクリーニングが始まった。

手術と病理検査

18世紀、スコットランドの医者ジョン・ハンターは、安全に切除できる腫瘍と切除できない腫瘍を初めて区別した1人だった。アメリカの外科医ウィリアム・ハルステッドは、生存率を上げるため、1882年、乳がん手術に根治的乳房切除術を取り入れた。外科手術が著しく進歩したことに伴い、麻酔薬や消毒法なども進歩した（⇨p.128～129）。

顕微鏡を使用することにより、異常な細胞や組織の病理学的研究が可能になり、手術で腫瘍が完全に切除されたか確認しやすくなった。腫瘍の発見にさらなる進歩をもたらしたのがX線（⇨p.172～173）、スキャン、内視鏡検査であった。治療法も進歩し、がん細胞に正確に狙いを定めて液体窒素を注入し、がん細胞を凍結する方法やがん細胞をレーザーで焼き切る方法も登場した。

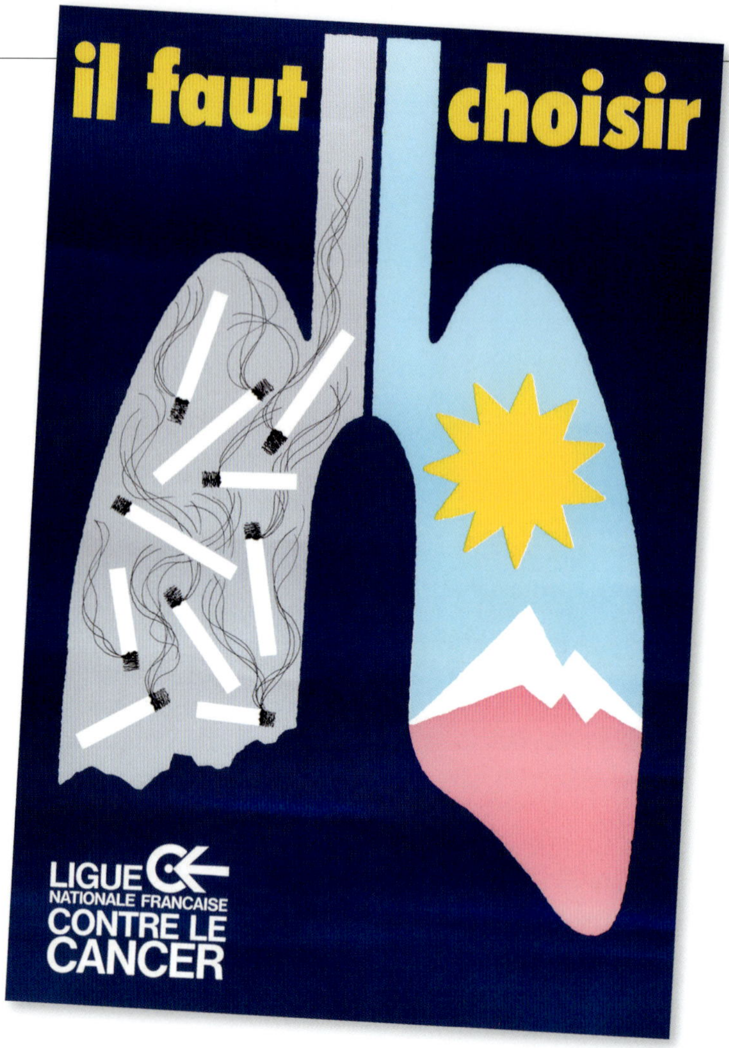

△ **強力な発がん物質**
タバコの煙にはがん（肺がんや気道がんだけでなく、食道、胃、大腸、すい臓、肝臓、腎臓、血液、卵巣、乳がんも含まれる）に関係する70種類以上の化学物質が含まれる。喫煙が世界の健康に及ぼすコストは莫大で、年間5000億ドルと推定される。

放射線療法と化学療法

1895年にX線が発見されると、研究者たちはすぐに急速な細胞分裂を阻止するのにX線が有効かもしれないと気づき、がんの放射線療法が始まった。1920年代にフランスの医師クローディウス・ルゴーが小線量のX線を連続照射すると大線量を1回照射した場合と同等の効果が得られるだけでなく、有害な副作用も少ないことを発見した。技術の進歩により、放射線の出力と照射方向もより正確に制御できるようになった。1900年代に開発された内部照射治療法は、腫瘍のすぐそばに放射性物質のペレットを埋め込むというものだった。

ドイツの免疫学者パウル・エールリヒは、1910年に化学療法（治療に合成化学物質を使用）の道を開いた。最初に登場した化学療法用抗がん剤の1つが1940年代に使用されていたメクロレタミン（ムスチン）である。第1次世界大戦時に、マスタードガスが急速に分裂する健康な細胞（血液細胞をつくる骨髄中の細胞など）に毒作用を及ぼすことが発見された。のちに行われたマスタードガスに関係する化学物質の研究において、それらの化学物質が腫瘍の増殖を抑制できることが証明された。その後、ほかにも何百種類もの化学療法剤が発見され、ときにはそれらを組み合わせた「カクテル」療法が用いられた。

15% 世界中の女性がん患者のうち乳がんで死亡する割合。

25% 世界中の男性がん患者のうち肺がんで死亡する割合。

がん免疫療法は自己免疫系を利用して、たとえばモノクローナル抗体またはMCAと呼ばれる特製の抗体を使いがん細胞を探して破壊する。最初に登場したMCAの1つがトラスツズマブで、これは1998年に乳がんに対して初めて使用された。

化学療法はほとんどの種類の急速に分裂する細胞を攻撃し、副作用を起こす傾向があるが、標的療法（ターゲット療法）はより正確にがん細胞に狙いを定めて二次被害を減らすことができる。標的療法の1つが血管新生阻害というもの

イギリスの外科医（1714～1788年）

パーシヴァル・ポット *Percivall Pott*

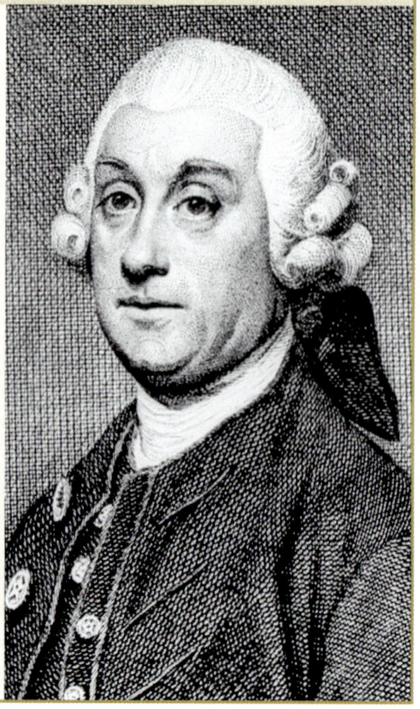

ロンドンの聖バーソロミュー病院に40年以上勤務したポットは、当時最も著名な外科医だった。1736年に理髪外科医組合への加入を許され、1745年に外科助手、1749年に正式な外科医になった。さまざまな疾患や外傷に関する著書も残した。そのいくつかは今でも彼の名を冠している。

1775年に煙突掃除人に陰嚢がんが多い理由、とくに長年煙突掃除人として働いた少年が思春期にがんを発症する理由を発表した。ポットは初めて発がん物質（すす）、職業（煙突掃除人）とがんの医学的関連性を指摘した1人である。彼の研究がきっかけとなり、煙突掃除人の労働環境を改善する法律が制定された。

で、これは腫瘍が存続するために必要とする新生血管の増殖を防ぐ。

ホルモン療法の起源は1896年にさかのぼり、同年、イギリスの外科医トーマス・ビートソンが乳がん患者の卵巣切除を試みて一定の成功を収めた。この療法はタモキシフェンなどの薬剤の開発にもつながった。タモキシフェンは、女性ホルモンのエストロゲンががん細胞に増殖するよう指示するのを阻止する。1966年には、アメリカ合衆国を拠点とする研究者チャールズ・ハギンズが前立腺がんのホルモン療法に関する研究で、ノーベル生理学・医学賞を受賞した。がん研究に関連するノーベル賞受賞者には、ほかにも主要な細胞周期制御因子に関する研究で受賞したリーランド・ハートウェル、ティモシー・ハント、ポール・ナースや、子宮頸がん（⇨p.244～245）の原因となるヒトパピローマウィルスを発見したドイツ人ウィルス学者ハラルド・ツア・ハウゼンがいる。

「がんは表面がでこぼこした**腫脹で、ざらざらして見苦しく、黒ずみ、痛みを伴う**……もし手術をすると悪化し、**びらんを起こして広がる**……」

パウルス・アエギネタ（アエギナのパウルス、625～690年）、
『医学要綱－7巻』より

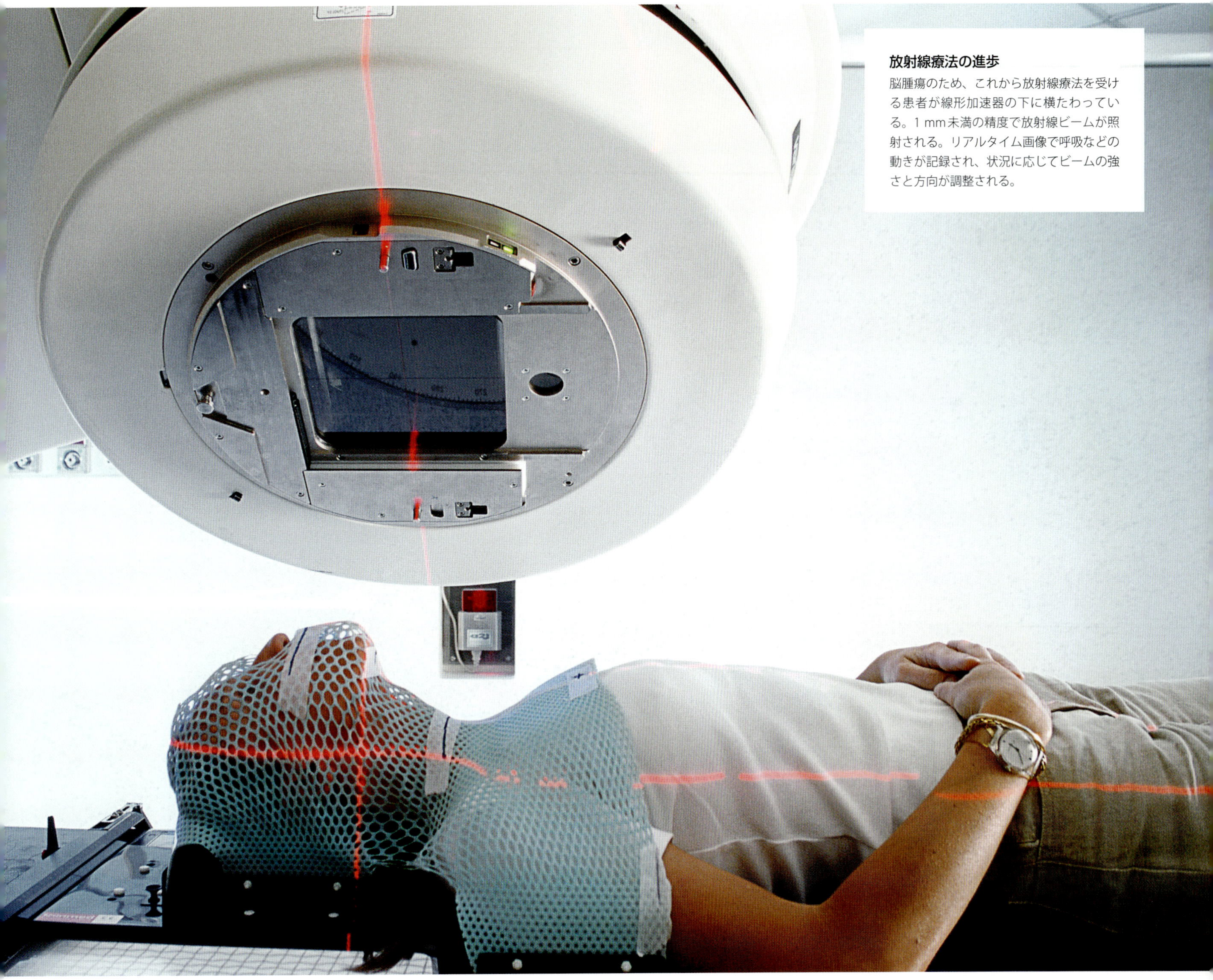

放射線療法の進歩
脳腫瘍のため、これから放射線療法を受ける患者が線形加速器の下に横たわっている。1 mm未満の精度で放射線ビームが照射される。リアルタイム画像で呼吸などの動きが記録され、状況に応じてビームの強さと方向が調整される。

先進的画像診断

1895年にX線（⇨p.172～173）を使用することで初めて非侵襲的方法、つまり、体を切り開くことなく人体内部を見ることができるようになった。翌世紀には医用画像技術が著しく進歩し、その先頭を行く磁気共鳴画像法（MRI）は1980年に臨床導入された。

医用画像は多くの場合、生物学、物理学、エレクトロニクス、コンピューター学などのほかの研究分野と並行して発達してきた。そして、おそらくそれらの分野に依存してきた。MRIという概念の基礎となる原理は核磁場共鳴（NMR）で、これは磁場の影響を受けて原子核が電磁放射線を吸収・放出する現象である（⇨p.217）。MRIはとくに水素（体内に多く存在する物質）の原子核に作用するこの挙動を利用する。MRIスキャン中、体内の原子核は強磁場にさらされ同じ方向に整列する。その後、電波エネルギーの強いパルスを受けて原子核は元の方向に整列し直す。次に、原子核自体がマイクロパルスを発するので、複雑なコンピューター解析を用いてそれを画像化し、人体の断面を映しだす。さらには3D画像を作成することもできる。

ほかの種類の医用画像と比べるとMRIには、潜在的に有害な放射線を使用しない、解像度に優れ細部まで写る、さまざまな種類の軟組織と硬組織を区別できる、などの利点がある。とくに神経内科で脳や神経を可視化するのに使用されている。機能的磁気共鳴画像法（fMRI）はMRIから派生したもので、脳の各部位が使用するエネルギーをリアルタイムに映しだし、どの領域が最も深く「思考」しているかを示す。MRIがきっかけとなり、現在さらに綿密に体を観察するための新しい画像診断技術が生みだされている。

「がんを発見するスキャナーを開発できるかもしれない……と期待した。」
レイモンド・ダマディアン、MRI装置の発明者、2011年

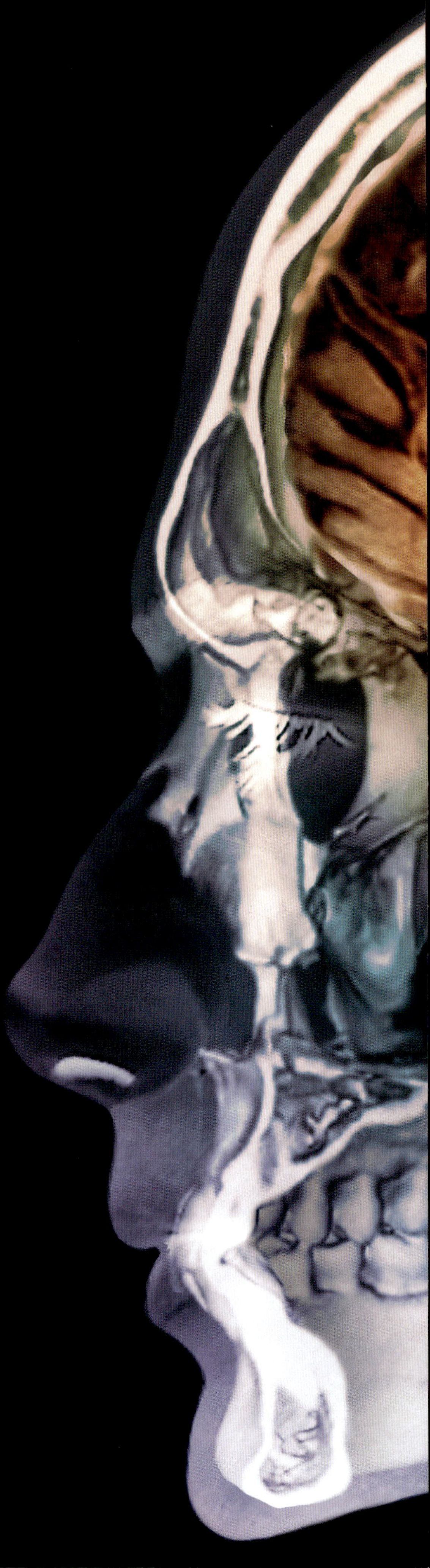

▷ 脳スキャン
35歳の患者のこの頭部MRIスキャン画像は、神経線維、血管、結合組織、しわの寄った大脳皮質の下にある液体で満たされた空洞など細部まで映しだしている。顔面骨と頸骨は、コンピューター断層撮影法（CT）により撮像。

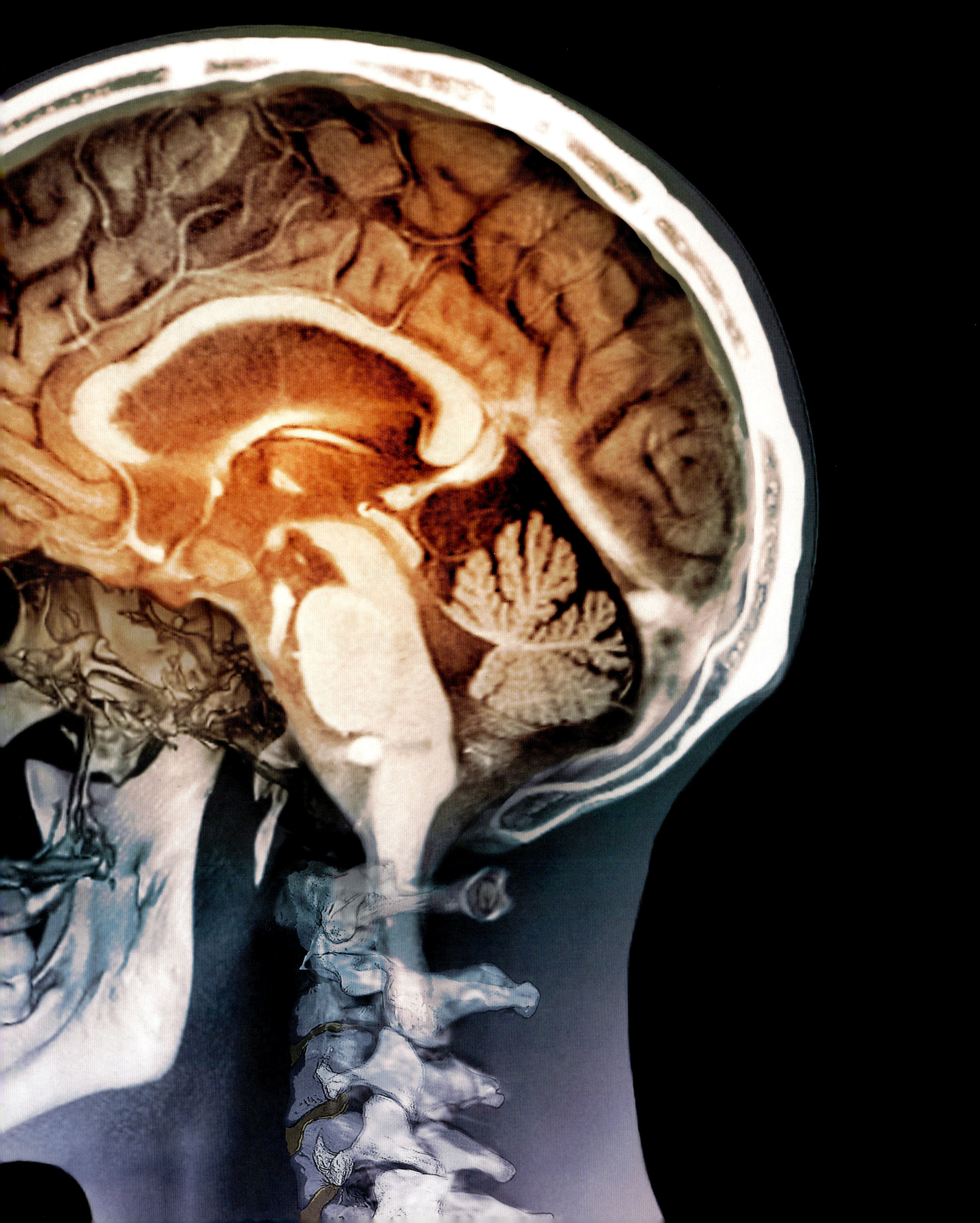

史上初の心臓移植

1960年代以前は、重度の冠状動脈疾患や鬱血性心不全は、患者にとって死刑宣告を意味した。その後1967年に、南アフリカの外科医クリスチャン・バーナードが人間のドナーから提供された心臓を重症患者に移植し、移植手術の新時代を切り開いた。

移植の成功を目指す第一歩は、1890年代に始まったが、その歩みは遅かった。当時、患者自身の組織を使った皮膚移植が行われ成功を収めていたが、たとえばドナーの皮膚、たとえば死体から採取された皮膚を使用した皮膚移植は、ほとんど成功しなかった。1894年にはドナーから提供された膵臓を移植する試みが行われたが、これも失敗に終った。当時、ドナーの臓器を被移植者の体が受け入れる際に免疫系が果たす役割を、医者はまだ理解していなかった。

罹患臓器を切除し、ドナーから提供された健康な臓器と交換するのに必要な複雑な手術を行う場合、血管縫合できること、つまり破れた血管や切断された血管を元通りに縫合できることも必須条件となる。この血管縫合術は、1901～1910年にフランスの外科医アレクシー・カレルによって確立された。

史上初の移植

史上初の移植の試みはイヌを対象に行われ、その第一歩として腎臓移植が行われた。イヌの心臓移植の最古の成功例は、1959年にアメリカ合衆国のスタンフォード大学でノーマン・シャムウェイとリチャード・ロウアーが行った移植である。彼らは局所心筋冷却という手法を用いた。この手法ではドナーの心臓を体外で冷却し、手術を行う数時間の間、その機能を温存する。1954年に人間の腎臓移植（一卵性双生児の間で行われた）が初めて成功し、移植学が大きく前進した。拒絶反応（被移植者の免疫系がドナーから提供された臓器を異組織と認識して攻撃する現象）は危険だが、このケースではドナーと被移植者の遺伝子が似ていたため、拒絶反応が少なかった。この腎臓を移植された患者は9年間

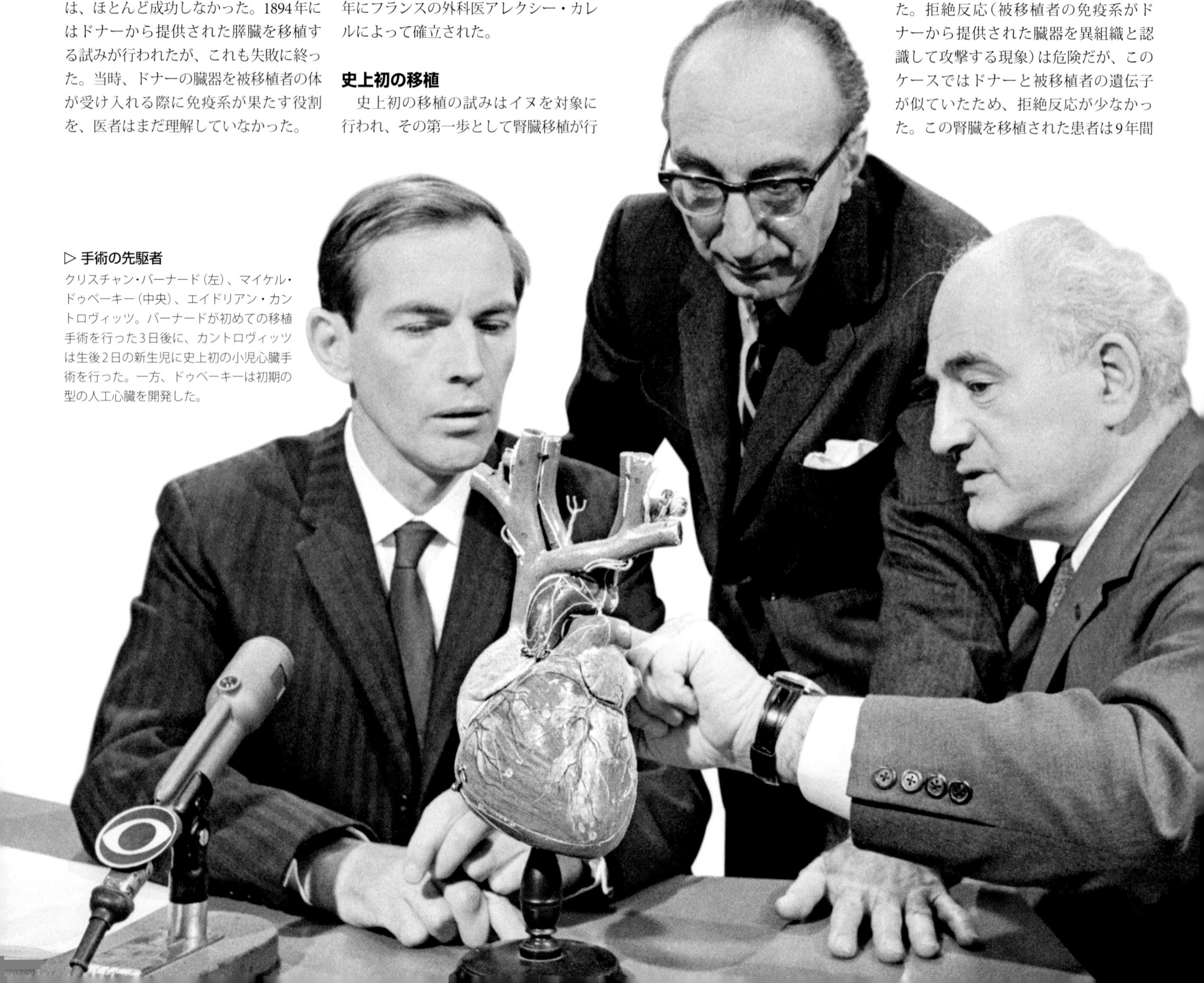

▷ **手術の先駆者**
クリスチャン・バーナード（左）、マイケル・ドゥベーキー（中央）、エイドリアン・カントロヴィッツ。バーナードが初めての移植手術を行った3日後に、カントロヴィッツは生後2日の新生児に史上初の小児心臓手術を行った。一方、ドゥベーキーは初期の型の人工心臓を開発した。

生存した。しかし多くの場合で拒絶反応が起こったため、生存率がはるかに低くなってしまった。拒絶反応を防ぐには、大線量のX線を照射して被移植者の免疫系を抑制するしかなかった。1959年に世界初の免疫抑制剤（体の免疫系を抑制する働きがある）がイギリスの外科医ロイ・カーンによって開発され、すぐに生存率が改善された。これらの薬剤のほか、手術中に心臓や肺に代わってその機能を果たすことのできる人工心肺装置の高性能化も心臓移植を実現可能にした。しかし倫理的な問題のため、外科医による手術が実現したのは数年経ってからのことだった。

33年 心臓移植患者の最長生存期間。この患者ジョン・マッカファーティは、2016年2月9日に死亡した。

医療における実践

心臓移植

現在、移植手術はじつにさまざまな方法で行うことができ、患者自身の心臓やドナーの心臓の状態に配慮することもできる。

異所性移植では、患者の心臓をそのまま残し回復するチャンス、あるいはもし移植した心臓が機能しない場合は、それに取って代わるチャンスを与える。一方、同所性心臓移植手術ではまず開胸し、血管（大動脈や肺動脈など）を切断した後に心臓を摘出する。次に、新しい心臓（手術中は低体温法で生きた状態に保たれる）を心臓があった場所に縫合する。

2006年には「心拍動下」手術が導入された。この手術では、ドナーの心臓を冷却せずに機械につないで血液を送り出せるようにし、心臓を生きた状態に保てる時間を延長する。

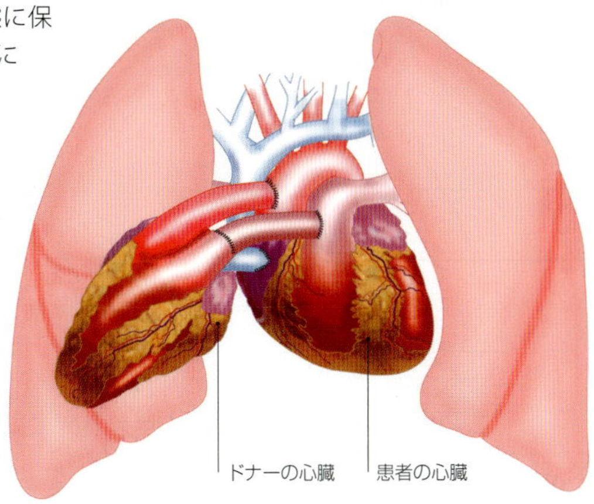

異所性心臓移植

飛躍的進歩

1967年12月3日、ケープタウンにあるグルート・スキュール病院の南アフリカ人外科医クリスチャン・バーナードがドナー（交通事故で死亡した24歳の女性）から提供された心臓を末期の心臓病患者、54歳のルイス・ワシュカンスキーの体内に移植することに成功した。この手術は5時間近くかかった。外科医たちは、まずワシュカンスキーの疾患のある心臓を摘出し、次に同氏の胸部の血管をドナーから提供された心臓に細心の注意を払いながら縫合した。移植された心臓は、最初は鼓動しなかったが、除細動器でショックを与えると蘇生した。手術は成功したが、ワシュカンスキーは臓器の拒絶反応を阻止するために免疫系を抑制していたため、19日後に肺炎をこじらせて死亡した。

1968年1月、バーナードは2人目の患者フィリップ・ブレイバーグに手術を施し、この患者は594日生存した。他の国の外科医たちも心臓移植を開始し、1971年までに180件の手術が行われた。しかし、生存率は相変わらず失望的な水準だった。拒絶反応の発生率が高い上、免疫抑制剤にも重篤な副作用があった。1976年、ベルギーの免疫学者J. F. ボレルがシクロスポリンに免疫を抑制する性質があることを発見した。シクロスポリンはそれ以前の拒絶反応抑制剤よりも中毒性副作用がはるかに少なく、1983年に移植手術での使用が認可された。心臓手術でこの薬が試されたところ患者の生存率が上昇し、移植手術の件数も急増した。21世紀初頭には、すでに年間約3500件に達していた。

心臓移植患者の中には現時点で30年以上生存している人もおり、10年生存率は65〜70%に達している。しかし、移植後の冠状動脈病変（血管の縫合箇所で起こる動脈の過度な狭窄）が今も問題として残っている。心臓移植後の最多死亡原因であるこの問題を解決することが、今日、心臓外科医が直面する最も重大な課題である。

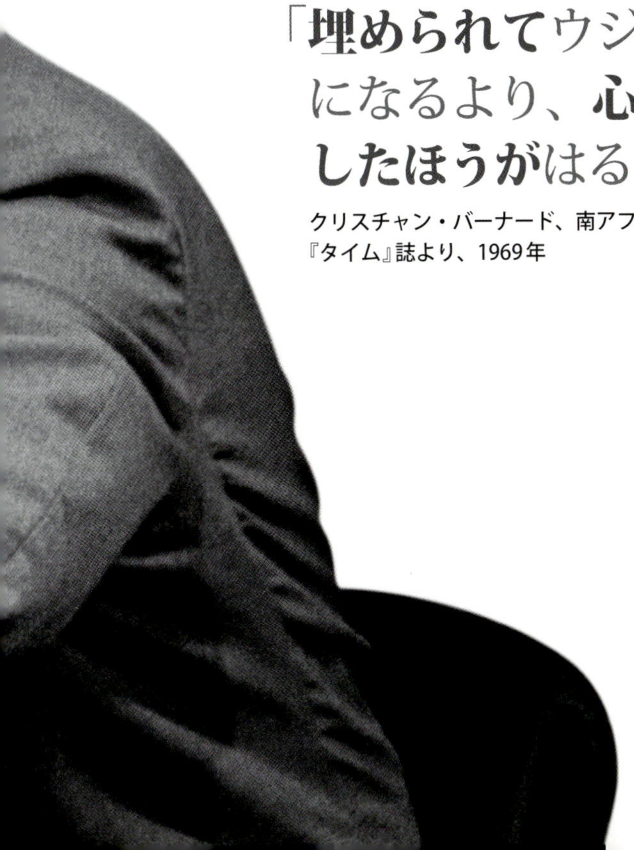

「**埋められて**ウジ虫の餌食になるより、**心臓移植をしたほうが**はるかに**良い。**」

クリスチャン・バーナード、南アフリカの外科医
『タイム』誌より、1969年

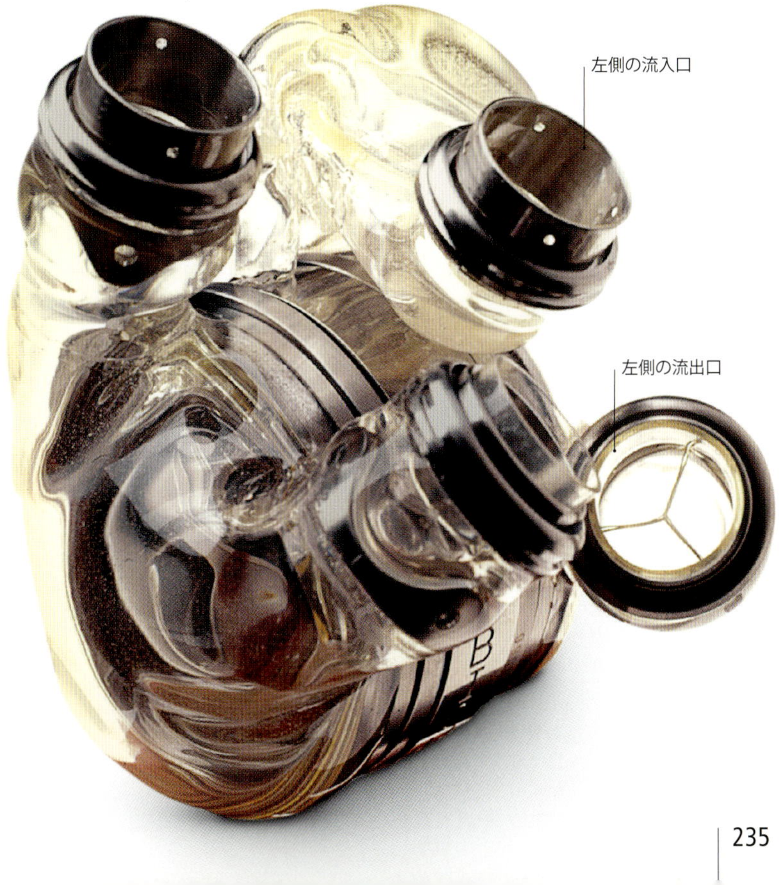

▷ 人工心臓
1982年、史上初の人工心臓（ドナーの心臓を待つ間、患者の生命を維持できるよう設計されたもの）が移植された。この写真の人工心臓は2001年に初めて移植されたAbioCor（アビオコア）という人工心臓で、内蔵バッテリーが組み込まれており、バッテリーの持続時間は4時間、人工心臓の寿命は18カ月だった。

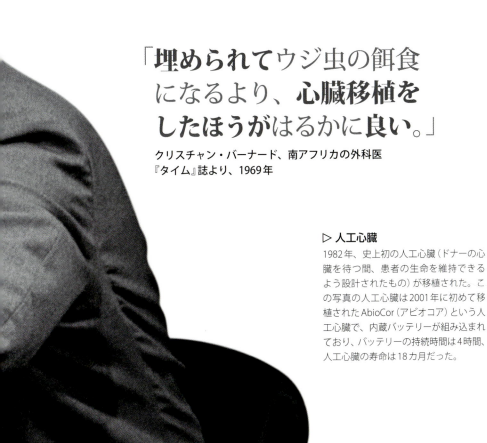

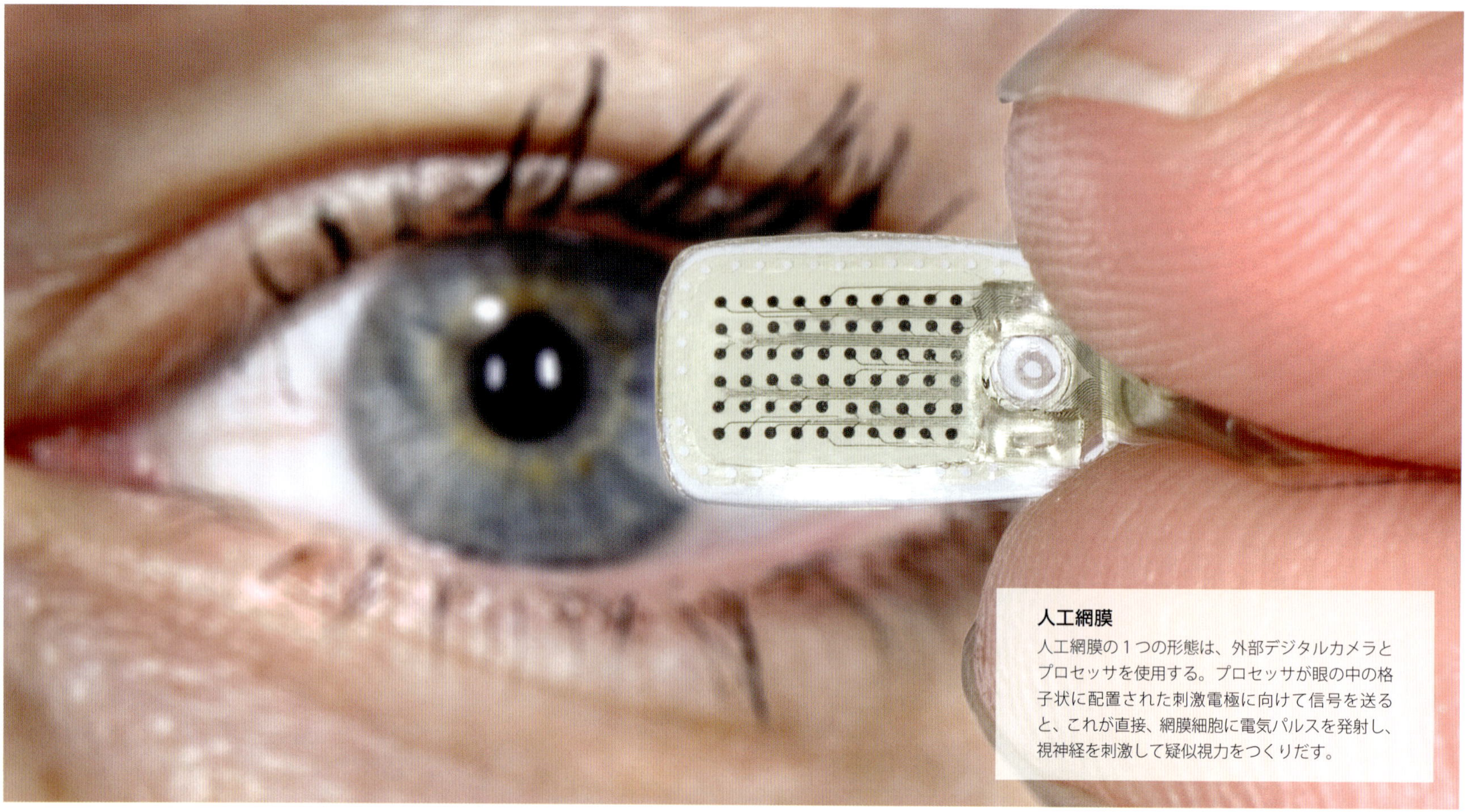

人工網膜
人工網膜の１つの形態は、外部デジタルカメラとプロセッサを使用する。プロセッサが眼の中の格子状に配置された刺激電極に向けて信号を送ると、これが直接、網膜細胞に電気パルスを発射し、視神経を刺激して疑似視力をつくりだす。

インプラントと人工装具

古代より医者たちは損傷を受けた四肢、眼、歯、臓器の代わりとして人工の身体部位を使用してきた。解剖学的理解度の向上と新素材の開発に伴って、人工装具の機能性も向上した。現在、研究者たちは人工装具を神経信号で制御できるようにするインプラントの研究を進めている。

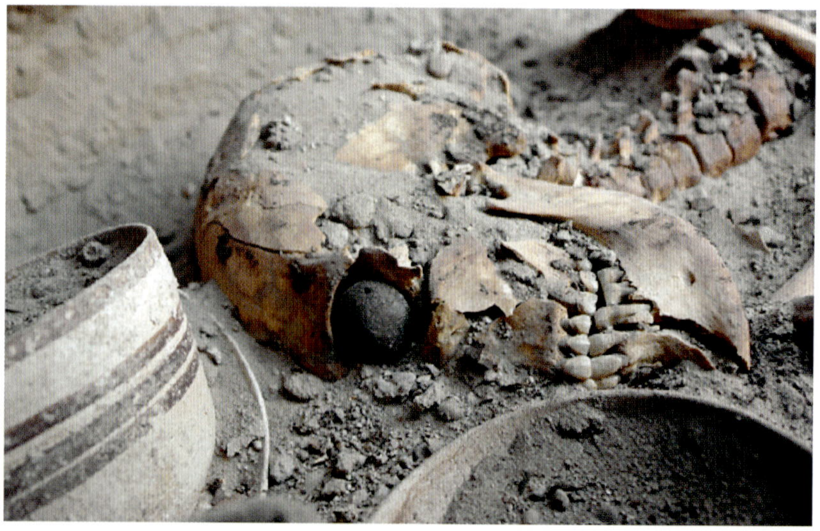

▷ 古代の義眼
4800年前のこの義眼はイランで発見されたもので、知られているうちで最古のものである。ヤニと獣脂でできており、眼の毛細血管が本物らしく見えるようにするため、中に金のワイヤが挿入されている。

最初に導入された人工装具の1つが義肢で、おもに戦争や事故で切断された脚や腕の代わりに用いられた。紀元前2000年のヒンドゥー教の聖典『リグ・ヴェーダ』にも人工装具に関する記述がある。今も残る最古の義足は、イタリアのカプアで発見された木の芯をもつ青銅と鉄製のもので、紀元前300年にさかのぼる。初期の義足は、「ペグレグ（木製義足）」で、膝から下の切断部分に使用されていた。突き出た棒を脚の断端に縛り付けて装着するもので、不恰好ではあったがある程度動くことができた。この種の義足は中世期を通して最もよく使用された。

1575年、アンブロワーズ・パレ（⇨p.78～79）が義足に関する初の著書『作品 *Les Œuvres*』を執筆した。フランス軍医としてのキャリアに基づき、パレは調整可能な革製ハーネスと膝固定のメカニズムを取り入れた一段と洗練された義足を考案した。数年かけて快適さと機能性が徐々に改善されたが、膝から下を切断した使用者の間では脚を曲げることができないという問題がいつまでも残った。やがて1805年、イギリスの義肢装具士ジェームズ・ポッツが膝、足首、足指の関節で連結した義足（のちにワーテルローの戦いで片脚を失ったアングルシー侯爵にちなんで「アングルシー・レッグ」と呼ばれるようになった）を開発した。パイロットのマルセル・デソーターは飛行機事故で脚を失くした後、1913年に弟とともに比較的軽いアルミニウム製の義足を発明した。

350,000 1939年時点でのイギリスにおけるガラス製義眼着用者の数。

大勢の切断障害者を生んだ2つの世界大戦の後、緊急に義肢が必要とされていたにもかかわらず、1980年代にアメリカ人義肢装具士ジョン・サボリッチがサボリッチ・ソケットを発明するまで、義足に大きな進展はなかった。この新型インターフェース（接合部分）は、着用者の体重を残った脚や筋肉により均等に分散して快適さを高めた。

1990年代には筋肉の動きを電気信号に変えて、ほとんど自然な歩行を可能にするマイクロプロセッサ制御式の義足が導入された。炭素繊維などの先進的素材が開発されたことで、はるかに軽量で耐久性にも優れた義肢を製造できるようになった。

義手

義手に関する記述は、紀元前3世紀の第2次ポエニ戦争（紀元前218～201年）の時代までさかのぼり、当時のローマ将軍マルクス・セルギウスは、鉄製の義手を着用していた。義手はほとんどが剛性金属でつくられていたが、16世紀にはすでにドイツの騎士ゲッツ・フォン・ベルリヒンゲンが、関節を動かすことができて物をつかむことのできる義手を右手に着用していたことが知られていた。1812年、ベルリンの歯科医ペーター・バリフが肘から下を切断した障害者用の義手を開発していたが、これは肩の筋肉を使って指の曲げ伸ばしを可能にするものだった。さらなる進化については、義手も義足と同様の経路をたどった。

義眼

史上初の義眼は古代エジプトでつくられ、一般に眼窩の外側に装着されていた。義眼を眼窩内に装着することが実践されるようになったのは、1561年頃にヴェネツィアのガラス吹き工がガラス製義眼を開発してからである。ガラス製義眼は、本質的に当時と変わらぬまま1930年代まで使用されていたが、1930年代にドイツ（当時、主要な生産国となっていた）からのガラス製義眼の輸出が制限されたのをきっかけに、プラスチック製やアクリル製の義眼が開発されるようになった。しかしいずれの場合も、義眼はあくまで着用者の見掛けを良くする美容器具であって、視力をよみがえらせるものではなかった。やがて21世紀初頭に損傷を受けた網膜の代わりとなる「バイオニック・アイ」、すなわち人工網膜を開発するプロジェクトが数多く実施された。2007年以降、カリフォルニアで開発された人工網膜による機能再建がアメリカ合衆国とヨーロッパで試みられ、盲目の患者が部分的に視力を取り戻し、像や動きを感知できるようになった。

医療における実践

人工装具の未来

負傷した退役軍人のためにより良い人工装具を提供することを目的として、アメリカ合衆国国防総省の資金援助を受け、DEKAアームが開発された。開発者はアメリカ人発明家のディーン・ケーメンで、この義手は2014年に使用が認可された。

このバッテリー駆動式義手は筋電義手と呼ばれるもので、患者の残存する神経インパルスの指示に従い、人間の機能を忠実に再現する。足の動き、あるいは肩や腕の残存神経に取り付けられた電極によってコントロールできる。マイクロプロセッサがこれらの神経インパルスを解読し、義手の動きを指示する。

この義手には複数の可動関節があるので指をコントロールしやすく、6種類の把持動作（グリップ）を使い分けることができる。ブドウをつまむ、ファスナーを開け閉めする、ドリルを扱うなど多様なグリップが可能だ。この写真は、戦闘で負傷し腕を切断した元兵士のフレッド・ダウンズがDEKAアームのデモンストレーションを行っているところである。

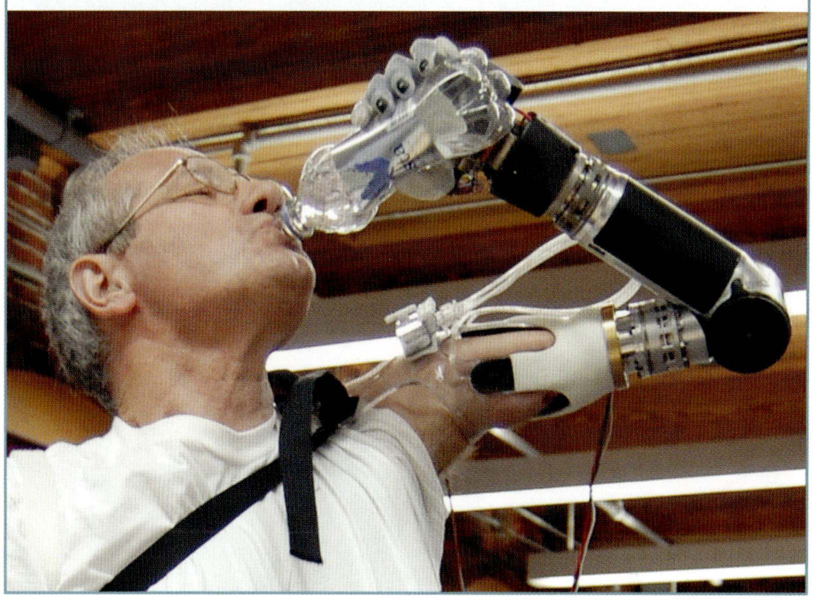

技術の進歩

今日、先進的技術を使用することにより人工装具のさらなる高性能化、耐久性向上、価格低下が可能となっている。それにより、とくに子どもたちが義肢を使用経験する定義が見直されている。義肢はプラスチック製で比較的安価なので、成長して合わなくなることを心配する必要がなくなった。3Dプリンターでつくられた世界初の義手が2012年に製造されたが、これは神経インパルスを利用して手の動きをコントロールする。脳・神経系でロボット義手を直接コントロールできるようにする実験も進められている。ここ数十年でより幅広いインプラントや人工装具が開発されてきたが、そのなかには皮膚を通して充電できるバッテリーが組み込まれた人工心臓（2005年開発）、人工気管（2011年開発）、人工脊椎（2016年に初めて発表）などが含まれる。将来的に人工肝臓、人工肺、人工卵巣の誕生につながる研究も現在進められている。

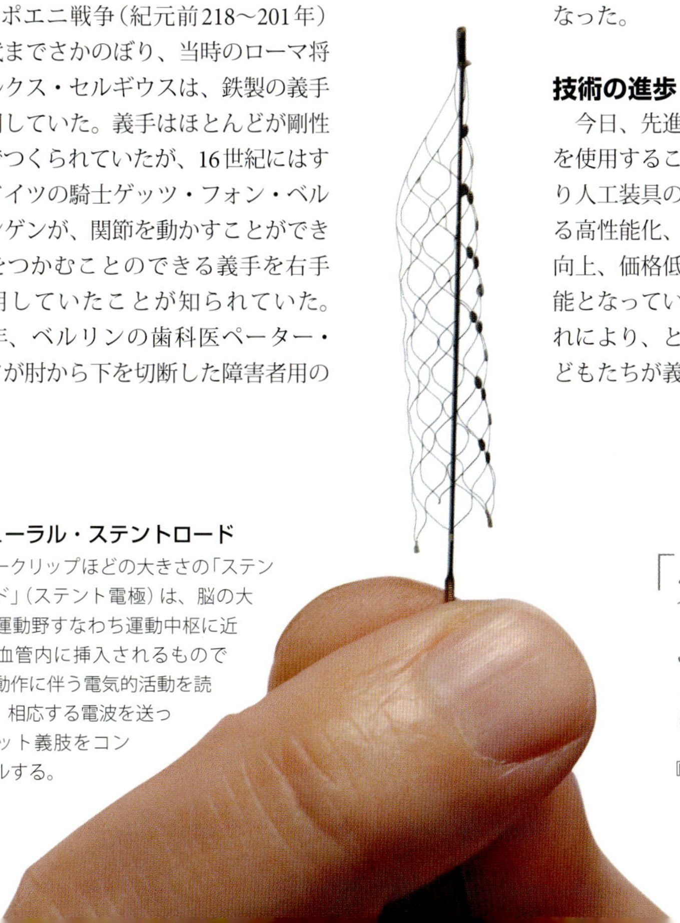

▷ **ニューラル・ステントロード**
ペーパークリップほどの大きさの「ステントロード」（ステント電極）は、脳の大脳皮質運動野すなわち運動中枢に近接する血管内に挿入されるものである。動作に伴う電気的活動を読み取り、相応する電波を送ってロボット義肢をコントロールする。

「火星人は、我々の手足も地球も吹き飛ばすエネルギーとそれを元通りにするやさしさに度肝をぬかれるだろう。」

『ランセット』誌より、1944年5月

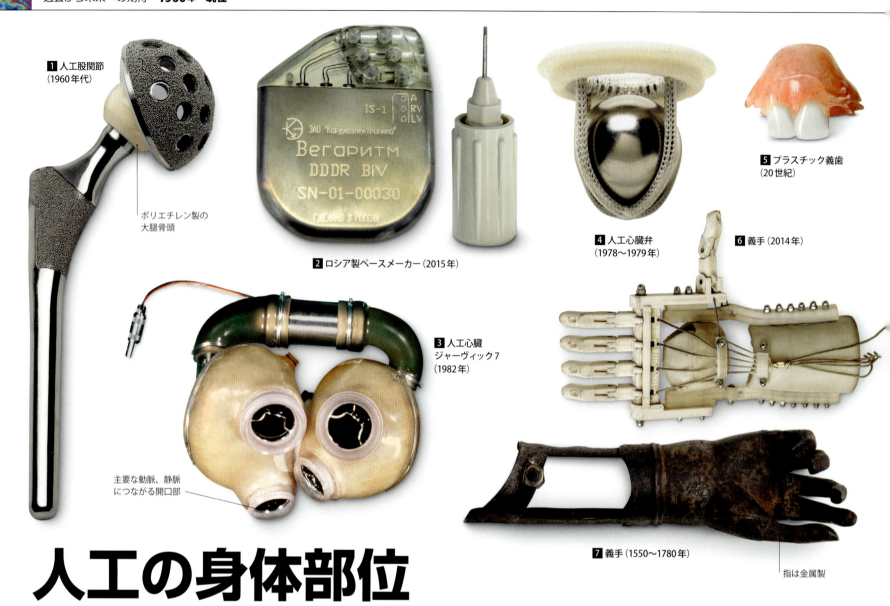

1 人工股関節
(1960年代)

ポリエチレン製の
大腿骨頭

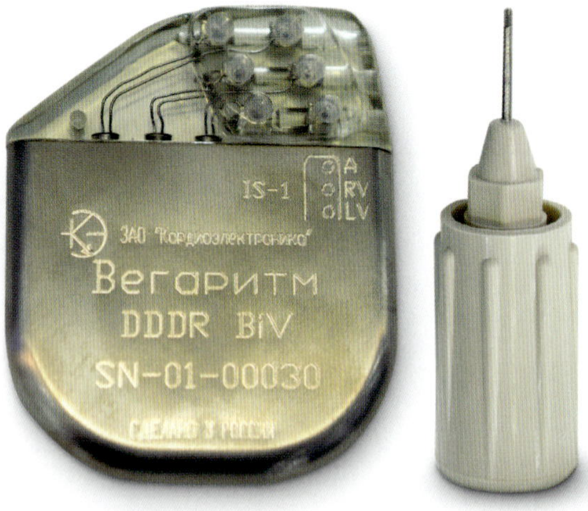

2 ロシア製ペースメーカー（2015年）

4 人工心臓弁
(1978～1979年)

5 プラスチック義歯
(20世紀)

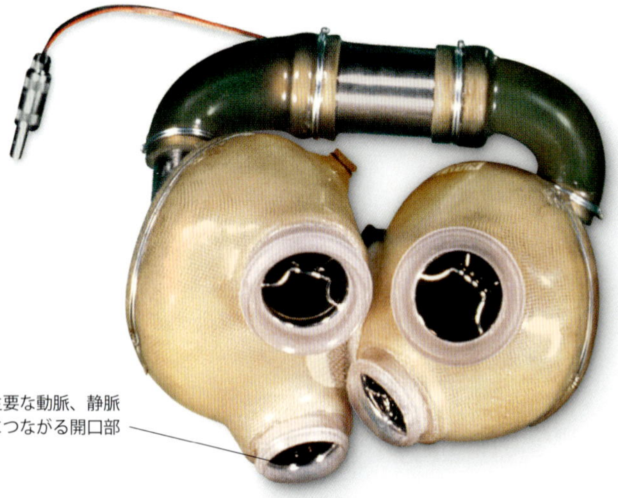

3 人工心臓
ジャーヴィック7
(1982年)

主要な動脈、静脈
につながる開口部

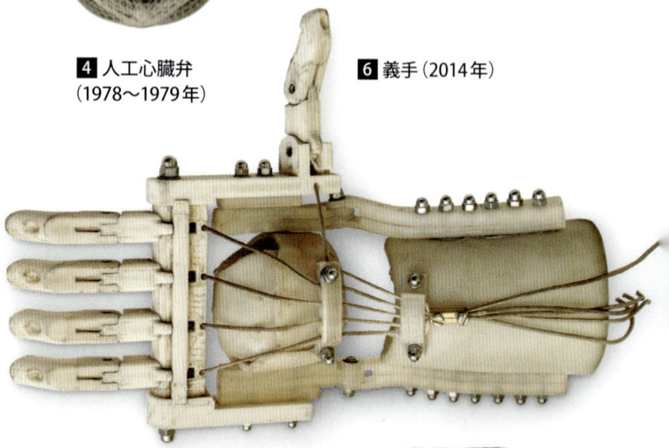

6 義手（2014年）

7 義手（1550～1780年）

指は金属製

人工の身体部位

知られている中で最古の人工装具の1つである古代エジプトの木と革でできた足指は、紀元前1000年頃にさかのぼる。今日のバイオニック身体部位は、先端複合材料でつくられており、筋肉からの信号や脳から直接送られる信号に反応する動力付き人工関節を持つ。

1 人工股関節　この低摩擦モデルは摩耗を減らすために骨頭側にポリエチレンを使用しており、ガラスと金属でできた最初の人工股関節置換から改善されている。**2 ロシア製ペースメーカー**　このモデルは、「3チェンバー」ペースメーカーで、右心室と左心室の拍動を調和させるためのリード線が1本余計に付いている。心臓の鼓動を調整する電気ペースメーカーは、1958年に初めて移植された。**3 人工心臓ジャーヴィック7**　人体移植用の最初の人工心臓で、機能するのに180 kgの電源ユニットを要した。現代のモデルは、携帯型外部バッテリーが付いている。**4 人工心臓弁**　このスター・エドワーズ弁は、1960年に開発された手術法である僧帽弁置換術に使用された。**5 プラスチック義歯**　象牙や磁器のほか、ときには戦死した兵士の歯でつくられていた義歯に代わり、20世紀にプラスチック義歯が登場した。**6 義手**　とくに再建手術の分野において、このような3D印刷の医療応用が盛んになっている。**7 義手**　この鉄製の手には前腕が付いており、肘から下を切断した人用に設計されたものである。実際に手を自在に操ることはできなかった。**8 義眼**　第2次世界大戦時に、ガラス製義眼に代わりアクリル製義眼が登場した。**9 筋電義手（バイオニック・アーム）**　この動力義手は3D印刷を用いてつくられた。3D印刷の登場で、まもなく従来の数分の1のコストでこのような義手が大量生産されるだろう。**10 近代的義足**　軽量素材でできたこの義足は、体重を分散するようカスタマイズされた関節と、速度に合わせた歩行を可能にするマイクロプロセッサによる制御機能を持つ。**11 義足**　膝と足首の関節はロックすることができる。革製コルセットには穴が開いているのでムレにくい。**12 義手**　アルミ製のこの義手は、これ以前の木製義手よりも柔軟に動く関節を持つ。**13 人工膝関節置換術用の人工膝関節**　このプラスチック製の非蝶番型人工膝関節（脛骨部のみで、中央にステムを持つ）は1970年代に発明されたもので、本物の膝関節に近い動きを再現した。**14 電動の義足足部**　これは着用者の神経インパルスを利用して動く史上初の義足足部。

アルミの外皮

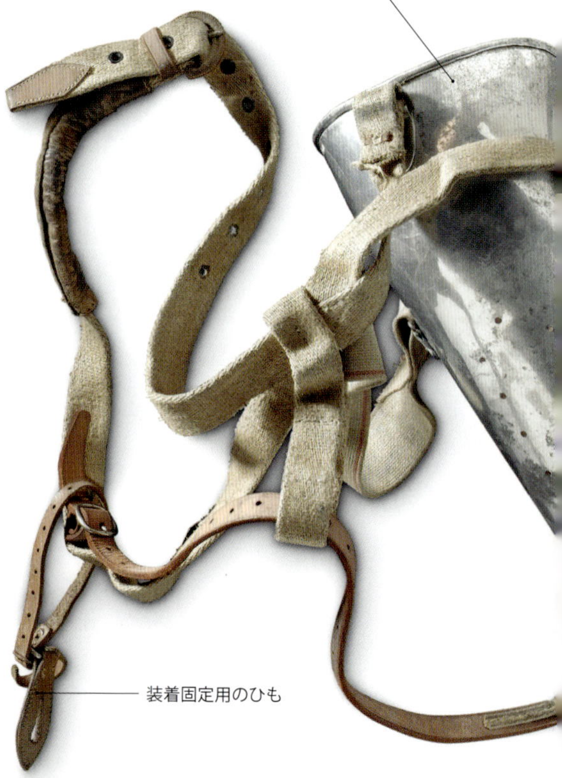

装着固定用のひも

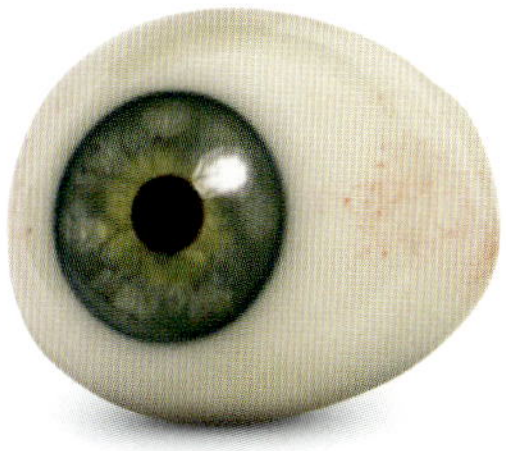

8 義眼（20世紀）

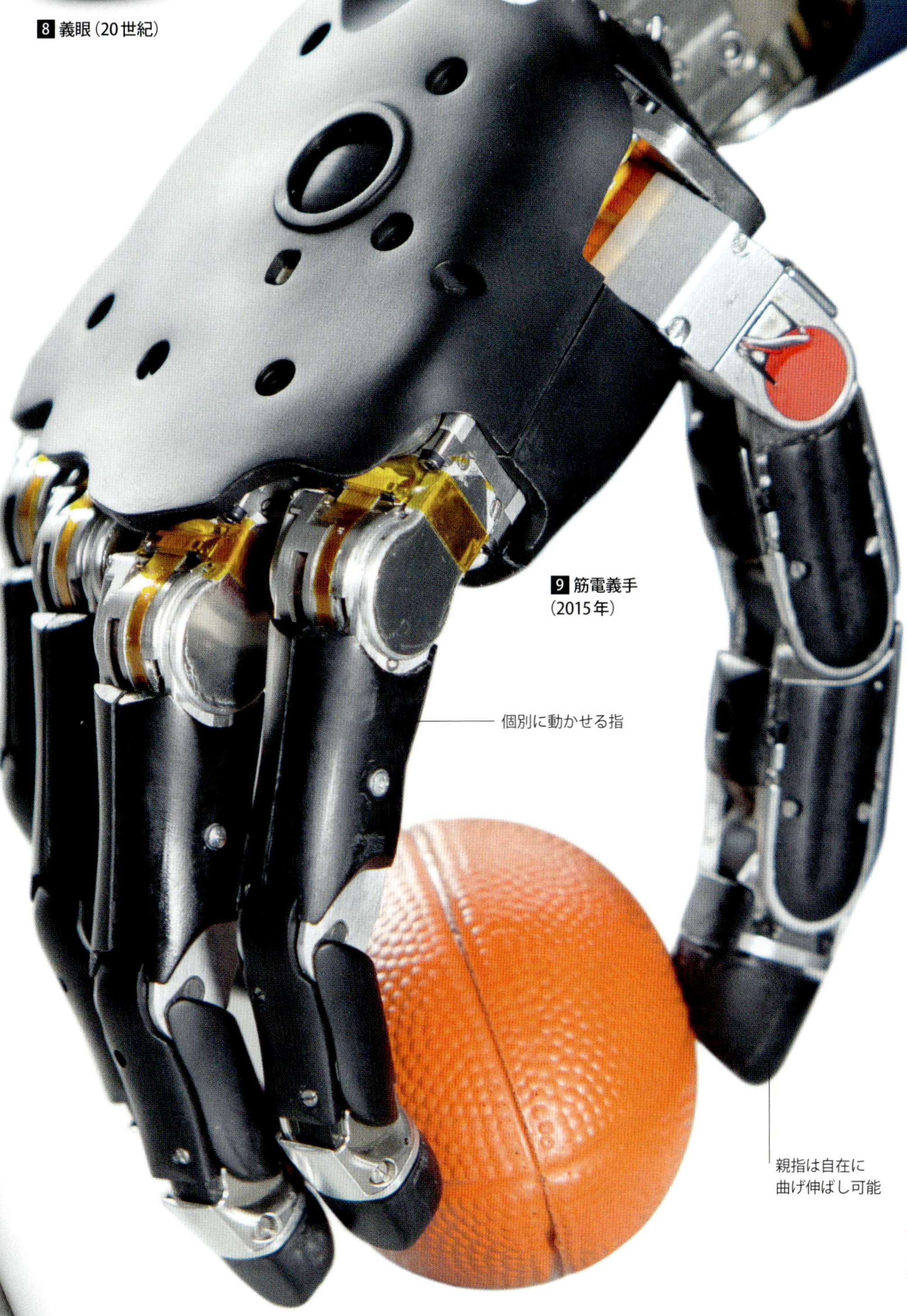

9 筋電義手
（2015年）

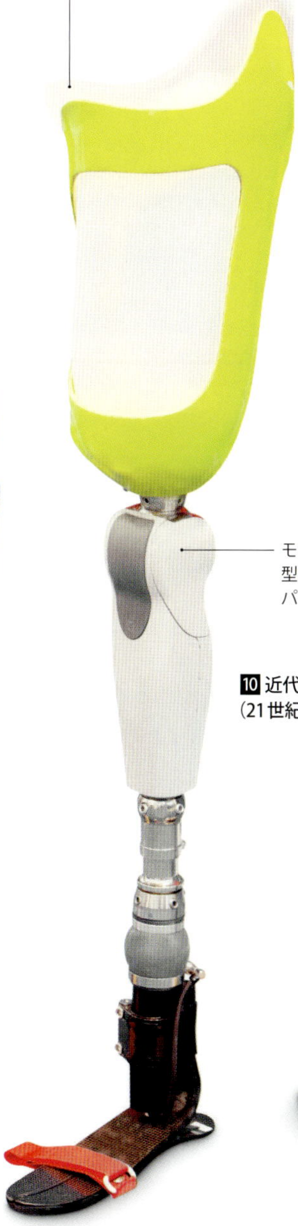

10 近代的義足
（21世紀）

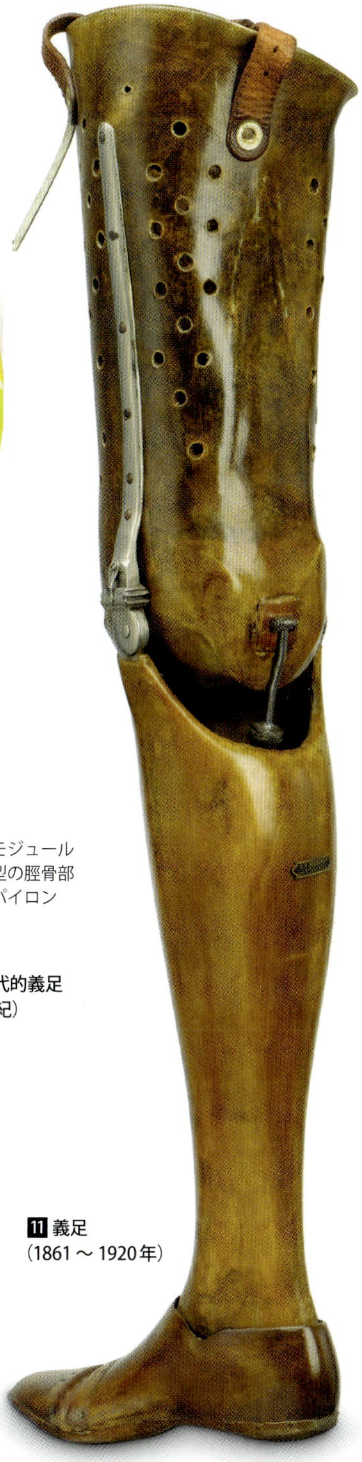

11 義足
（1861～1920年）

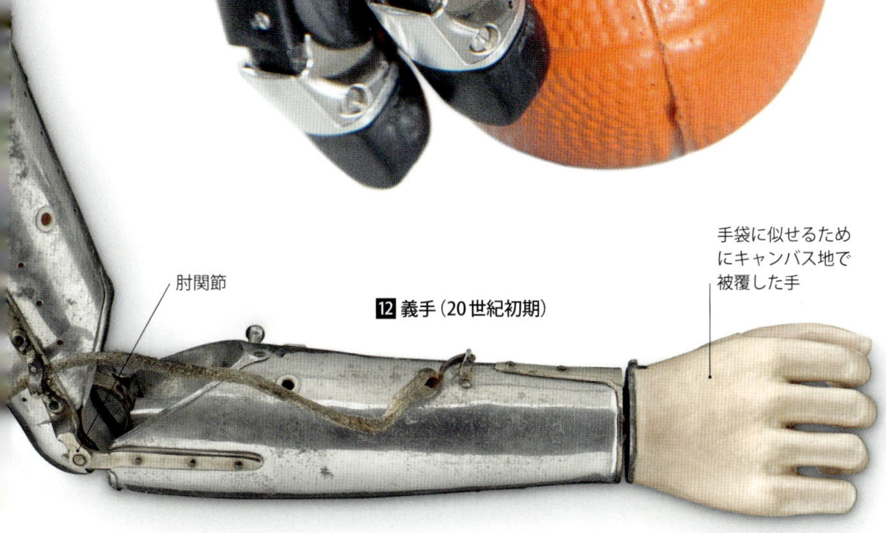
肘関節
手袋に似せるため
にキャンバス地で
被覆した手

12 義手（20世紀初期）

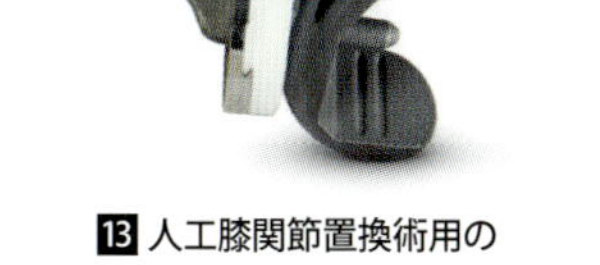
脛骨部

13 人工膝関節置換術用の
人工膝関節（2006年）

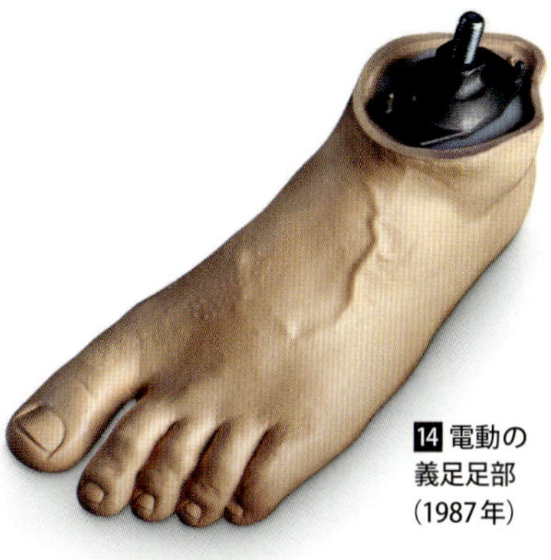

14 電動の
義足足部
（1987年）

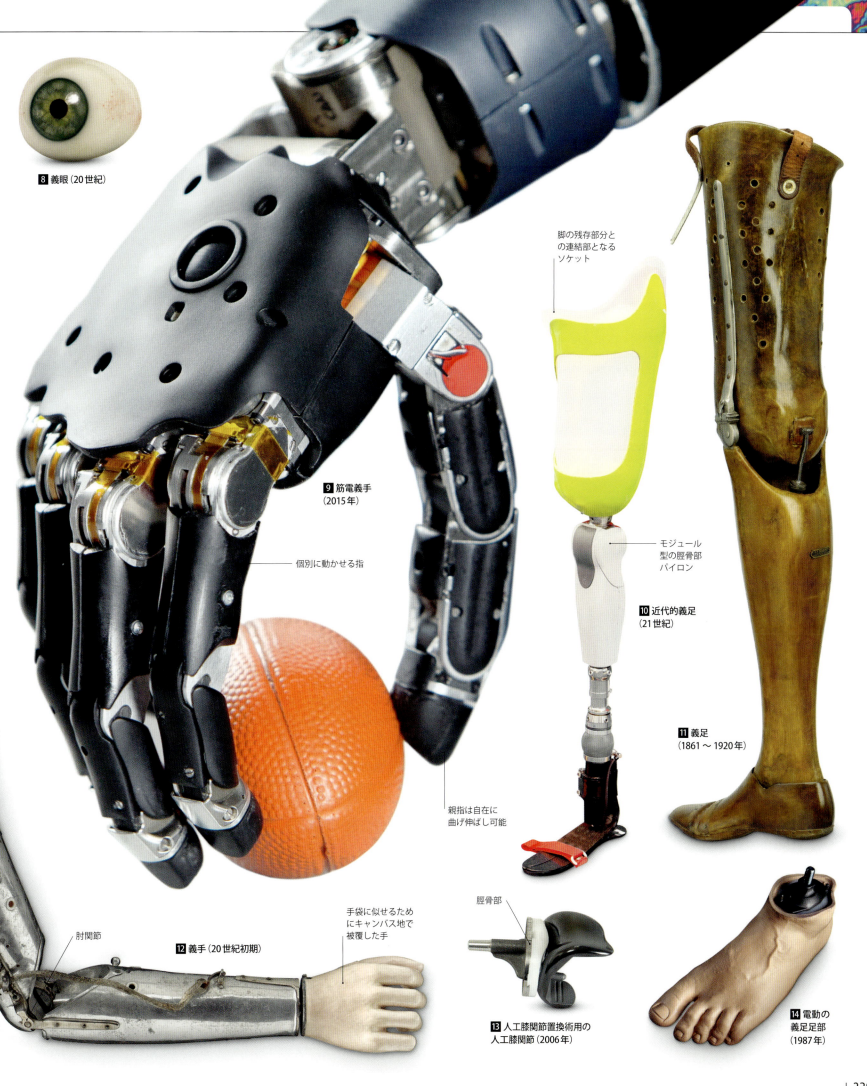

体外受精

1978年、世界初の試験管ベビー（母親の卵子を体外で受精させた）ルイーズ・ブラウンがイングランド北部のオールダムで生まれた。画期的だが物議を醸したこの出来事は、地域社会だけでなく、宗教指導者や政治指導者の間でも意見が分かれた。その後、300万人以上の体外受精（IVF）児が誕生している。

イギリス、ケンブリッジのクリニックでイギリスの生理学者ロバート・エドワーズと産科医パトリック・ステプトーが他に先駆けて手掛けた世界初のIVFによる出産は、彼ら以前の科学者や医者の研究なくしては実現することはなかったであろう。1884年にアメリカ合衆国で記録された、ドナーによる人工授精を行った世界初のケースでは、アメリカ人医師ウィリアム・パンコーストが不妊夫婦を助けるため、大胆で非倫理的な行動を取った。妻が麻酔をかけられた状態にあるときに、彼女に気づかれないように医学生から採取した精子を注入したのである。その妻は男の子を生んだが、医学界がパンコーストによるその行動を知ったのは、彼の死後だった。

体外受精が現実味を帯びはじめたのは、1934年になってからだった。ハーバード大学で学んだ科学者グレゴリー・ピンカスがウサギを対象にIVF実験を行い、人間にも同様の処置が有効かもしれないとの説を唱えた。科学界の大半が彼の研究を非難したが、アメリカの不妊専門医ジョン・ロックは彼の研究に触発されて、人間を対象にIVFを試みた。同僚であり実験助手でもあるミリアム・メンキンと共に、彼は試験管内で卵子を授精させた。そのプロセスは、他の研究者によっても再現された。その1人がロバート・エドワーズで、彼はステプトーと共に世界で初めて女性の体内に受精卵を移植した。10年に及ぶ彼らの研究と実験は、ジョン＆レスリー・ブラウン夫妻の間に世界初の試験管ベビーを誕生させたほか、エドワーズのノーベル賞受賞にもつながった。

「…この生命を授ける治療が初めて検討されたとき、**大きな物議を醸した。**」
ロバート・ウィンストン、イギリスの科学者、不妊専門医

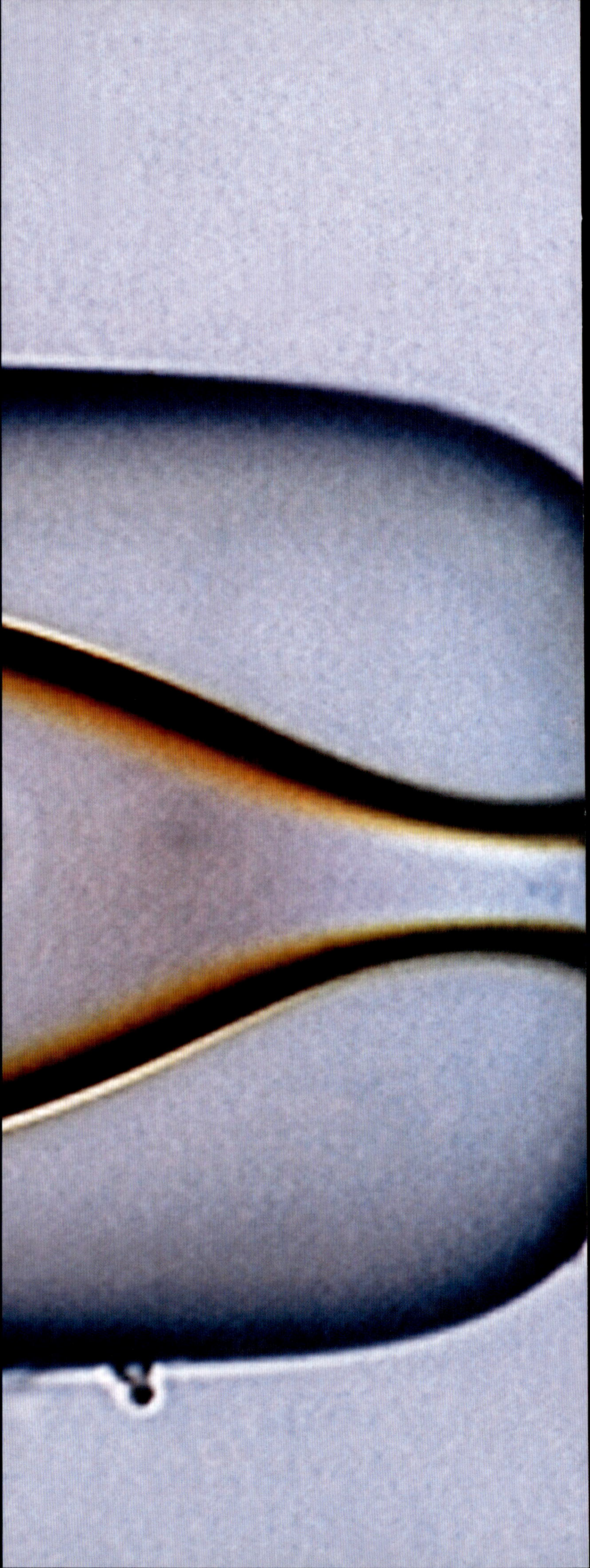

▷ **不妊**
卵細胞質内精子注入法（ICSI）は、すべてのIVF同様に卵子を体外で受精させる。しかし、卵子を多数の精子と一緒に1つの容器に入れるのではなく、ICSIでは精子1個を卵子に直接注入する。

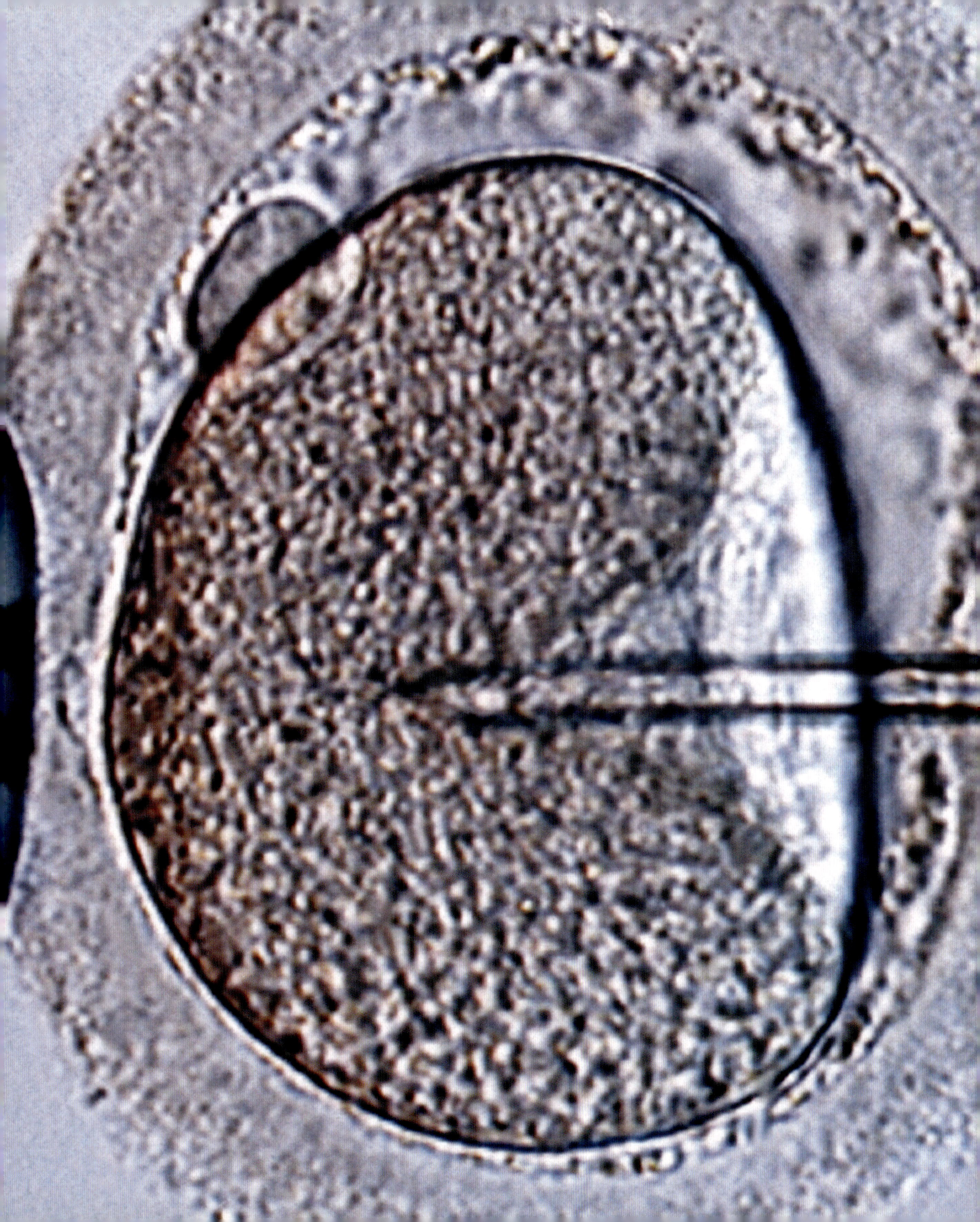

HIVとエイズ

1982年にアメリカ合衆国の医者たちが、患者の免疫系を弱らせ日和見感染を発症しやすくする病気であるエイズを発見した。世界各地ですでに4000万人以上がエイズ関連の病気で亡くなっている。治療の方法もワクチンも依然として模索状態である。

アメリカ合衆国カリフォルニア州の医者たちが、1970年代後半、がんの珍しい一種であるカポジ肉腫と、かつては（化学療法などによって）免疫系が弱くなった患者にのみ見られた肺炎の一種であるカリニ肺炎（現在、ヒト寄生性のものはニューモシスティス・イロヴェチと呼ばれる）の患者が増えていることに気づいた。1981年にはアメリカの疾病対策センター（CDC）がその患者たちの症状を新たな病気として認定し、のちにその病気は後天性免疫不全症候群（エイズAIDS）と名付けられた。

感染のパターン

当初は男性の同性愛コミュニティや静脈注射薬物常用者、そして血友病患者や輸血を受けた患者など血液製剤利用者の間で集団感染が見つかった。したがって血液または他の体液による感染が原因と考えられた。1983〜1984年に2つの研究チームが、病因と考えられるウィルスをそれぞれ特定した。リュク・モンタニエ率いるフランスのチームはこれをリンパ節症関連ウィルス（LAV）と名付け、ロバート・ギャロ率いるアメリカのチームはヒトTリンパ好性ウィルス（HTLV-III）と名付けた。結局同一のウィルスであることが判明し、1986年にはヒト免疫不全ウィルス（HIV）と名付けられた。

特殊な症例として始まったエイズは一気に流行したため、治療法の探求は喫緊課題となった。1989年までにアメリカ国内で10万件、他国でさらに14万2000件のエイズの症例が報告された。1993年には世界で3000万件にまで膨れあがった。初期の症例はおもに同性愛コミュニティ内に集中していたが、アメリカとヨーロッパで静脈注射薬物常用者が増えると、この前提は覆された。サハラ砂漠以南のアフリカでも数百万件の症例が報告された。この地域ではおもに異性間性交渉による感染と、出生時または授乳による母子感染が病気の拡大要因と見られた。

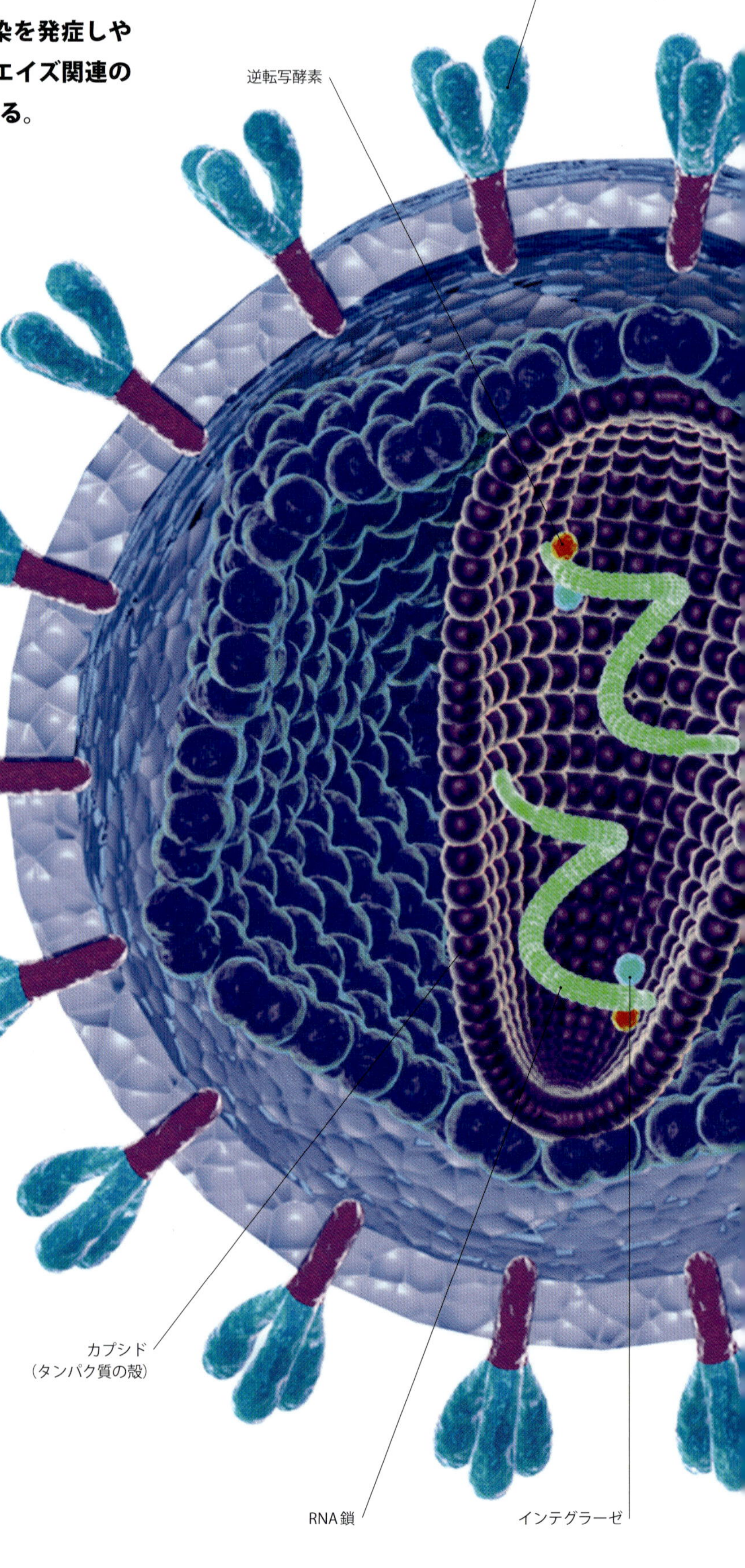

▽ 氷山の一角

エイズの深刻さを伝えるために、1987年より公衆衛生活動の一環としてテレビで下のような宣伝が流れた。〝死に至るウィルスがあります。〟すでに多くの命が失われ、何らかの手を打たなければさらに多くの命が失われることになる。

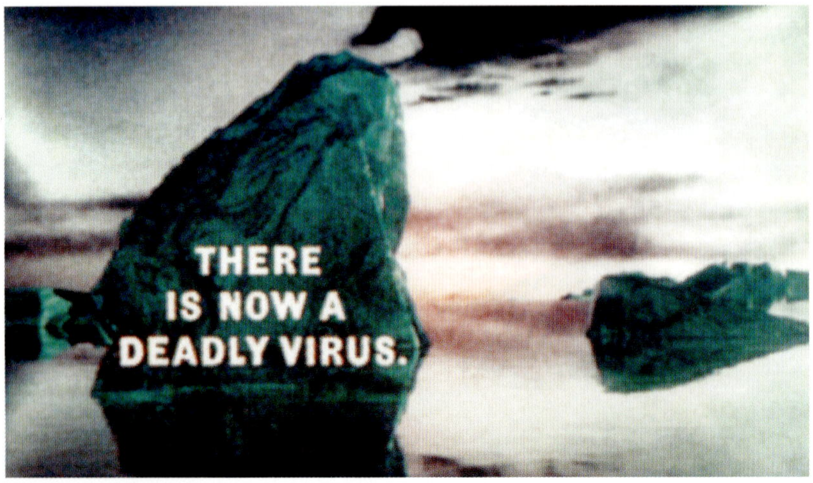

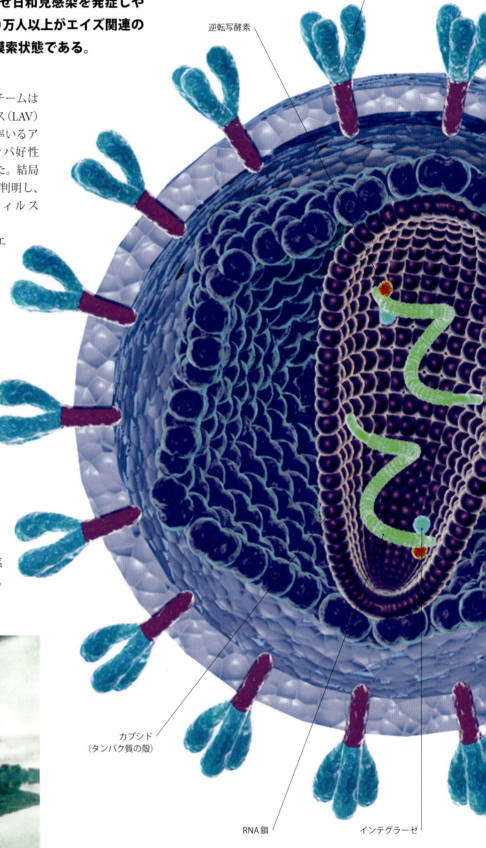

「HIVとエイズは我々が過去数百年で直面してきたなかでも**最大の危機**である。」

ネルソン・マンデラ、エイズ予防啓蒙活動戦略を立ち上げた南アフリカの政治家、2002年

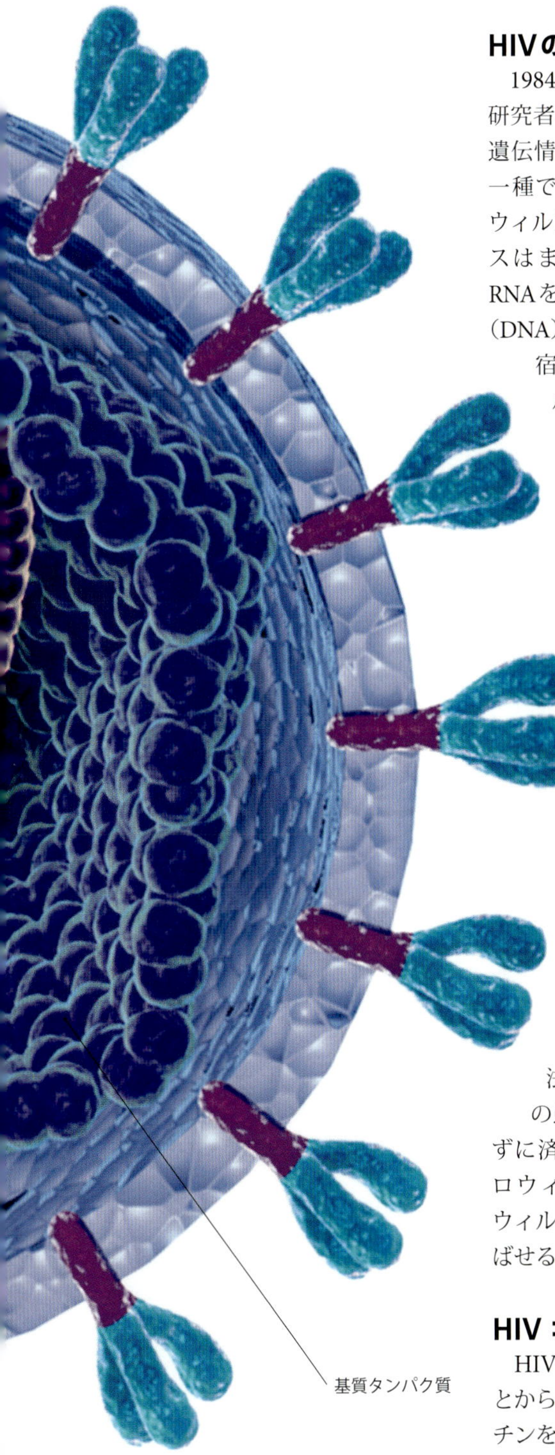

△ HIVの構造と複製方法
HIVは逆転写酵素を用いて遺伝情報であるRNAを宿主細胞のDNAに結合させて、そのDNAを「プロウィルスDNA」に転換させる。感染した細胞はタンパク質を生成し、HIVの酵素プロテアーゼがそのタンパク質を切断し、ウィルスが複製される。

HIVの仕組み

1984年にHIV抗体検査が開発された。研究者は、HIVがリボ核酸（RNA）鎖に遺伝情報をコード化されたウィルスの一種であるレトロウィルス科に属するウィルスであることを発見した。ウィルスはまず宿主細胞に侵入し、自らのRNAを宿主細胞のデオキシリボ核酸（DNA）に組み込ませることで、自身を宿主細胞の免疫系から守る。ウィルスは、体の免疫反応を全般的に支える細胞種であるCD4ヘルパーT細胞を狙う。ウィルスは複製され、宿主のCD4ヘルパーT細胞を破壊しはじめる。この段階で患者はHIV陽性と判定される。CD4ヘルパーT細胞が一定水準よりも減少し、患者が免疫不全に陥るとエイズと診断される。治療を受けなければ初感染より2年から3年で死に至る。1986年までには、ウィルスのRNAが宿主細胞のDNAに組み込まれるのを防ぐアジドチミジン（AZT）による薬物治療法が解明された。1995年には、さらに効能の高い高活性抗レトロウィルス療法（HAART）が出現し、HIV陽性の患者は最長7年間エイズを発症せずに済むようになった。現在は抗レトロウィルス薬（⇨上の囲み）によってウィルスを抑制し、平均余命を大幅に延ばせるようになった。

HIV：過去と未来

HIVウィルスに細かい分類があることからも、HIVとエイズの完治法やワクチンを見つけるのは非常に難しい。HIVとエイズの起源に着目した研究も行われてきた。1989年には西アフリカでチンパンジーからサル免疫不全ウィルス（SIV）というHIVに似たウィルスが見つかった。このウィルスが、おそらくヒトがチンパンジーを狩って食肉としていた頃にヒトに感染したことが明らかになった。その後、西アフリカでの都市のスプロール現象に伴う売春の普及により、さらには投資不足や内戦でダメージを受けた医療制度のもとで感染した針が再利用されたことによって、HIVはどんどん広まったのである。1970年代、ウガンダの医者たちは患者のやせ衰えを特徴とする「スリム」という病気の存在を認識していた。その病状はエイズ末期の症状と一致する。なお、2015年時点でHIV陽性患者の約70％はサハラ砂漠以南のアフリカ出身だった。のちに国名がザイールに変わったベルギー植民地のコンゴ（現在のコンゴ民主共和国）で1959年と1960年に採取された組織サンプルを分析したところ、すでにHIVとエイズが存在していたことから、ウィルスがヒトに感染したのは1920年頃だった可能性があることが示唆される。

今でもアフリカ諸国では多くの成人がエイズによって経済的に自立できない状況に陥っており、エイズは深刻な健康上かつ経済的課題となっている。調査によれば、2020年までに4000万人もの子どもがエイズのせいで孤児になると推定される。

3690 万人　**2014年時点での世界のHIV患者数。**

59 %　**治療を受けていないHIV患者の割合。**

医療における実践

抗レトロウィルス薬

HIV感染ライフサイクルの複数ステージに用いられる、抗レトロウィルス作用を利用した治療法である。融合阻害剤によって、健康な細胞へのウィルスの侵入や融合を防ぐ。またエファビレンツなどの逆転写酵素阻害剤はHIVの複製を阻止する。インテグラーゼ阻害剤はHIVがウィルスRNAを宿主DNAに組み込むのを防ぐ。プロテアーゼ阻害剤は、ウィルスの増殖に必要なタンパク質の生成を阻む。これらの阻害剤を用いることで、完治には至らないもののHIVの複製を遅らせ、患者の生命を数年間延ばすことができる。

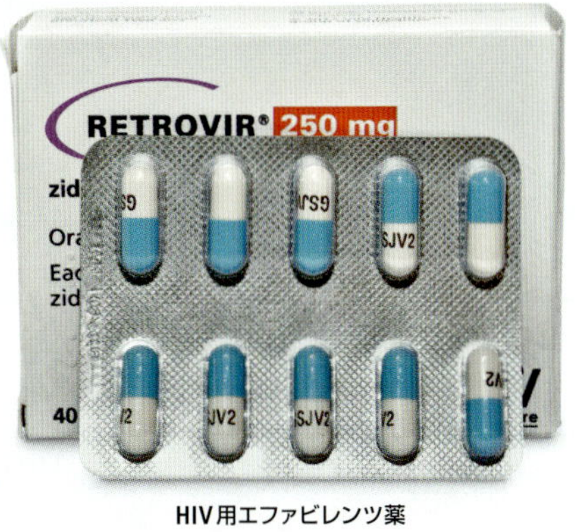

HIV用エファビレンツ薬

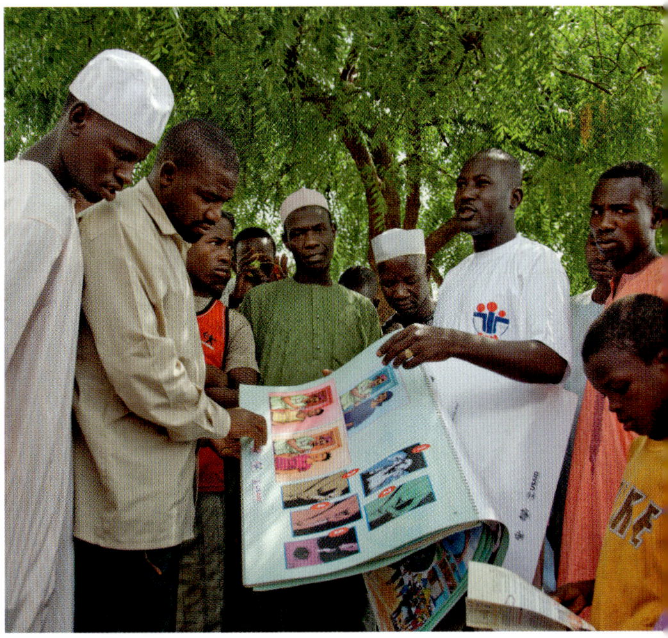

▷ 認識を広める
HIVとエイズの拡大を抑えるためには大衆の間で認知度を高める活動が必須である。この写真ではナイジェリアの医療関係者が性交渉の相手を減らすことで感染の確率を下げられると、ポスターを使って解説している。

既存の病気に関する新たな発見

20世紀後半には胃潰瘍、皮膚がん、子宮頸がん、膀胱がんなど慢性疾患の病因が微生物であることが判明した。この発見から、ワクチン接種による病気の制圧と治療への可能性が広がった。

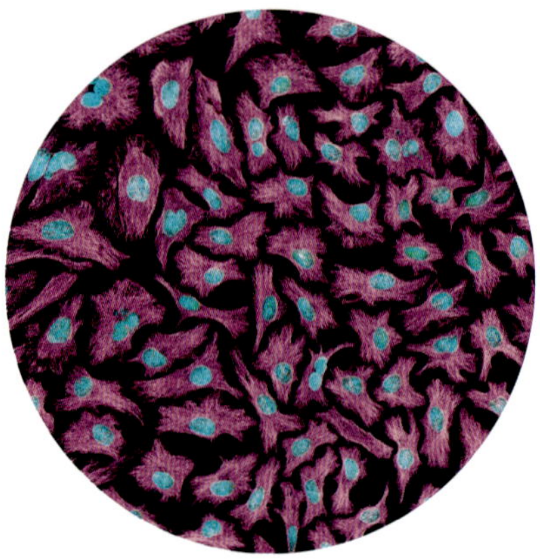

△ **研究用のヒーラ細胞**
写真のヒーラ細胞は、1950年に初めて子宮頸がん患者の腫瘍から抽出された細胞株の一部である。のちにこの細胞株はHPV-18に感染していることが判明し、HPVワクチンの特定に大きく貢献した。

科学者は炎症やがん性腫瘍に関連する一連の疾患に長らく頭を悩ませてきた。病気の進行過程への理解は進んでいたものの、病因が不明確だったのである。胃潰瘍やいくつかのがんなどは公害や生活習慣、遺伝、老化が原因とされてきた。

細菌とがんを関連づける

胃や十二指腸（小腸の入口部分）の内膜に発症する潰瘍や摩耗傷は、長らく胃酸の分泌過剰と関連があると見なされ、患者は薄味の食事をとり、ストレスの少ない生活を心掛けるよう忠告されることが多かった。1979年、オーストラリアの病理学者ロビン・ウォレンが上部消化管の軽度な疾患である消化不良を患っている患者の胃に、らせん状の細菌「ヘリコバクター・ピロリ菌」を見つけ、これが新たな病因候補として浮上した。ウォレンは同僚のバリー・マーシャルとさらに研究を進め、ヘリコバクター・ピロリ菌が十二指腸潰瘍に関連性があることを発見した。彼らは1982年に研究結果を発表したが医学界はなかなかその内容を受け入れず、潰瘍に対する抗生物質治療の承認は1996年まで下りなかった。現在はヘリコバクター・ピロリ菌が胃潰瘍の80％の病因とされ、胃がんの発症にも関与していることがわかっている。

オーストラリアの病理学者たち *Barry Marshall, Robin Warren*

バリー・マーシャル（1951年～）とロビン・ウォレン（1937年～）

マーシャル（左）とウォレン（右）は胃潰瘍と十二指腸潰瘍の原因となる細菌を探す研究の一環として、100人の患者の生検を行った。1984年に研究の一環として、マーシャルは培養された「ヘリコバクター・ピロリ菌」を飲用して自らを感染させ、その結果急性胃炎を患った（消化管への軽度の炎症）。このオーストラリア人科学者たちの理論が受け入れられるまで10年近く、胃腸科専門医たちからは冷笑されたが、2005年にノーベル生理学・医学賞を受賞した。

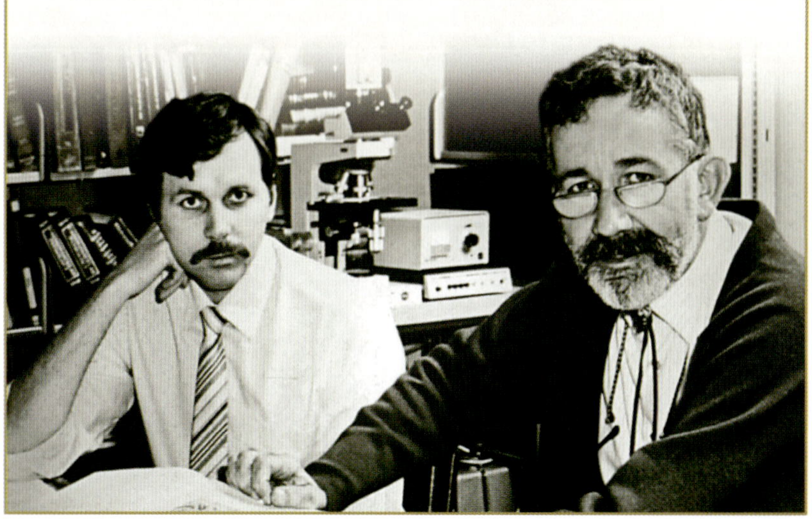

ウィルスとワクチン

子宮頸がんは女性が発症するがんのうち4番目に多く、毎年世界各地で25万人が亡くなっている。子宮頸がん検査プログラムを負担しきれない発展途上国に至っては、女性が最も多く発症するがんである。1974年にドイツ人のウィルス学者ハラルド・ツア・ハウゼンが初めて子宮頸がんとヒトパピローマウィルス（HPV、ヒト乳頭腫ウィルス）に関連性があるかもしれないと提唱した。HPVは陰部疣贅などの性感染症の原因となるウィルス群の一種である。1986年にツア・ハウゼンは大半の子宮頸がんの病因としてHPV-16とHPV-18という2つのHPVの種類を特定した。この発見によって子宮頸がんワクチンが開発され、今後多くの人の命が助かることが期待される。

炎症性疾患

最近の研究により、ほかにも数多くの炎症性疾患やがんが感染病原体に関連している可能性があることが示唆されている。たとえば、中東や東アフリカの一部で発生する風土性の水系感染症である住血吸虫症は膀胱、腎臓、肝臓にダメージを与えるが、その原因となる小さい扁形動物が1970年代から膀胱がんと関連があるとされてきた。また、1986年に呼吸器疾患の原因として特定された「クラミジア・ニューモニエ」は、動物を使った臨床試験でアテローム性動脈硬化症の一因であることが証明された。

さらに最近の研究では、進行性の神経系疾患であるパーキンソン病が、インフルエンザや日本脳炎などの感染症を原因とする脳の炎症に関連している可能性があることが示唆されている。さらなる研究によって、感染病原体が病因だと判明する病気の数は増えると想定される。

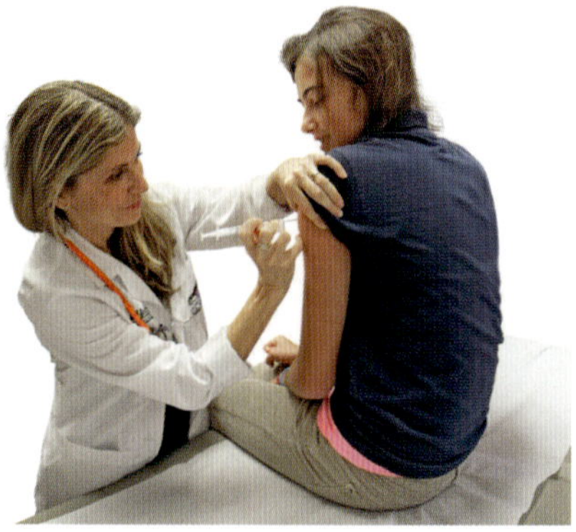

△ **HPVの予防**
2006年に初めて承認されたHPVワクチンは現在60カ国近くで定期予防接種の対象となっている。しかし、HPVが子宮頸がんの発症に至るまで何年もかかるため、ワクチンの有効性は現時点では不明である。

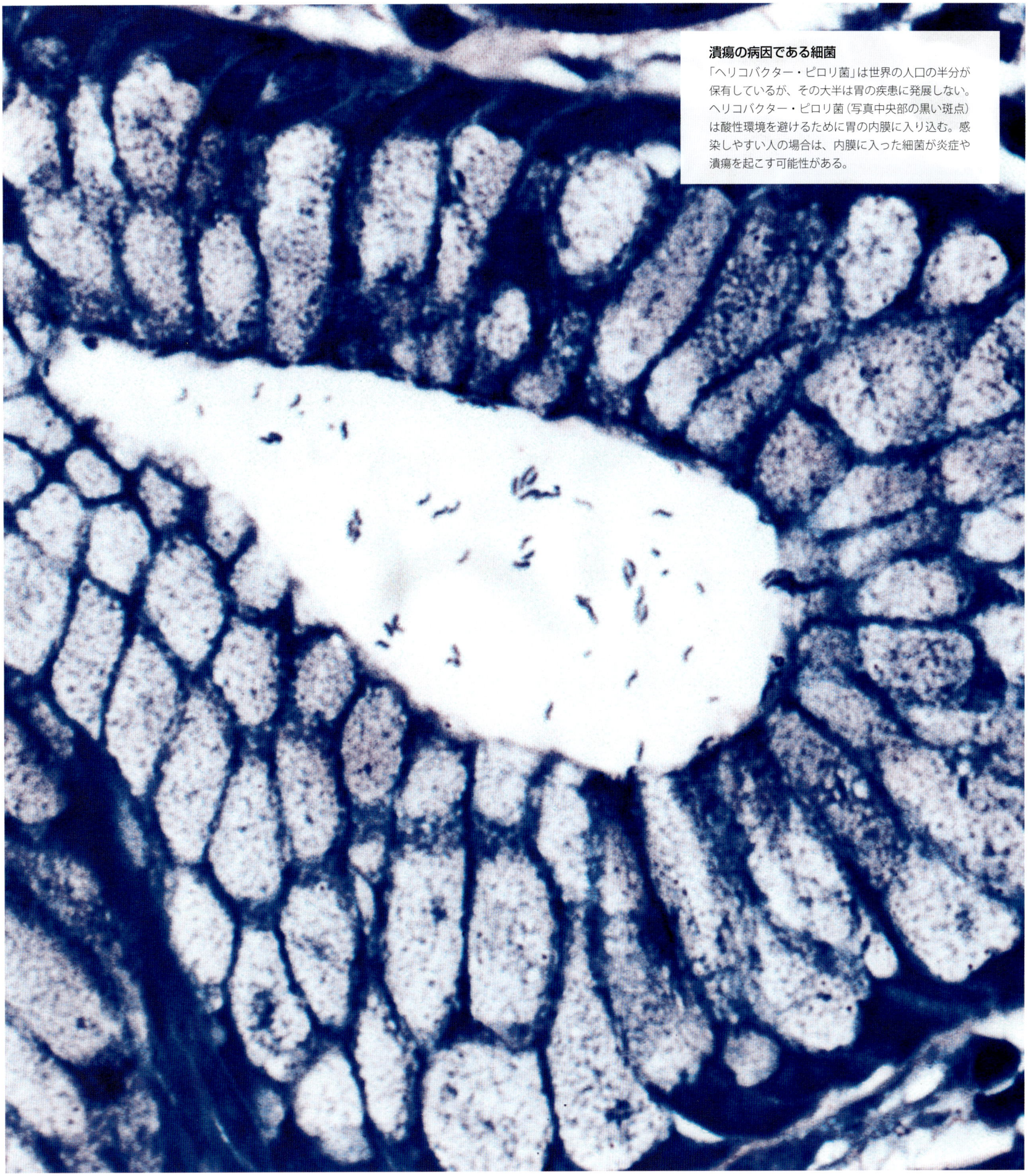

潰瘍の病因である細菌
「ヘリコバクター・ピロリ菌」は世界の人口の半分が保有しているが、その大半は胃の疾患に発展しない。ヘリコバクター・ピロリ菌（写真中央部の黒い斑点）は酸性環境を避けるために胃の内膜に入り込む。感染しやすい人の場合は、内膜に入った細菌が炎症や潰瘍を起こす可能性がある。

遺伝学の革命

ヒトのあらゆる遺伝子（ゲノムと総称される）の構造を解明し理解を深めることを目的に、1990年にヒトゲノム・プロジェクトが始動した。2003年、同プロジェクトはヒトDNA（p.212〜213）の30億個の塩基、言い換えれば「文字コード」を解析したと発表した。同年にすべての遺伝子とDNAの指示機能を解明するために、DNA構成要素の百科事典「ENCODE（エンコード）」プロジェクトが立ち上がった。

1953年のDNA構造の発見、1960年代の遺伝コードの発見、1970年代の遺伝子作用の原則の発見を受けて、研究者はすべてのヒトゲノムを解明し、遺伝子の作用を理解することに焦点を移した。研究を通じて、タンパク質の作成方法を指示するタンパク質コードDNAと呼ばれるゲノムの数は2%未満であり、ほかはただの「ジャンクDNA」であることがわかった。1990年代には遺伝子の数は10万個以上だと推定されていたが、2010年以降にはこの数値が不正確であり、ヒトゲノムには2万個の遺伝子が含まれるとされた（初めてゲノムのシークエンシングが行われた動物である1ミリの線虫類と同程度）。また、「ジャンクDNA」と呼ばれたDNAの多くは、実際には遺伝子の制御に関与する数千もの非コードのリボ核酸（ncRNA）に向けた指示を保有していることが判明した。

ゲノムへの理解が深まることは、医学にとって大きな意味を持つ。より迅速で安価なDNA個人識別が実施できるようになると、個人のDNAを一部シークエンシングすることで、オーダーメイドの薬をつくることが可能となる。また、将来的には遺伝子発現制御系に対する薬も開発される可能性がある。

「ヒトゲノムのあらゆる機能要素を解明すること。」

アメリカ合衆国国立ヒトゲノム研究所が立ち上げた「ENCODE」プロジェクトの目的、2003年

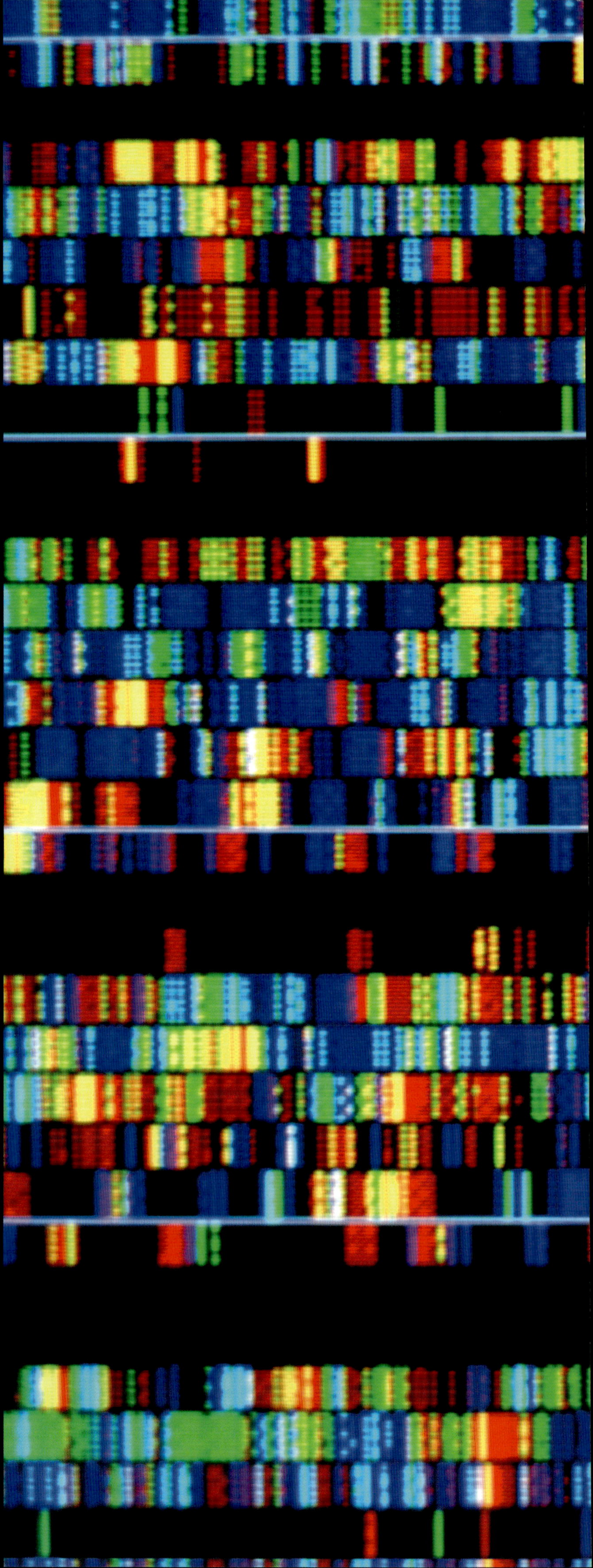

▷ **DNAシークエンシング**
コンピューターでDNAの配列を色コードまたはA、T、G、Cの「文字」コードで視覚化する。32億個の塩基対の細かいヴァリエーションは個体間で平均0.1%異なり、健康と病気の遺伝的根拠を見つけるために比較される。

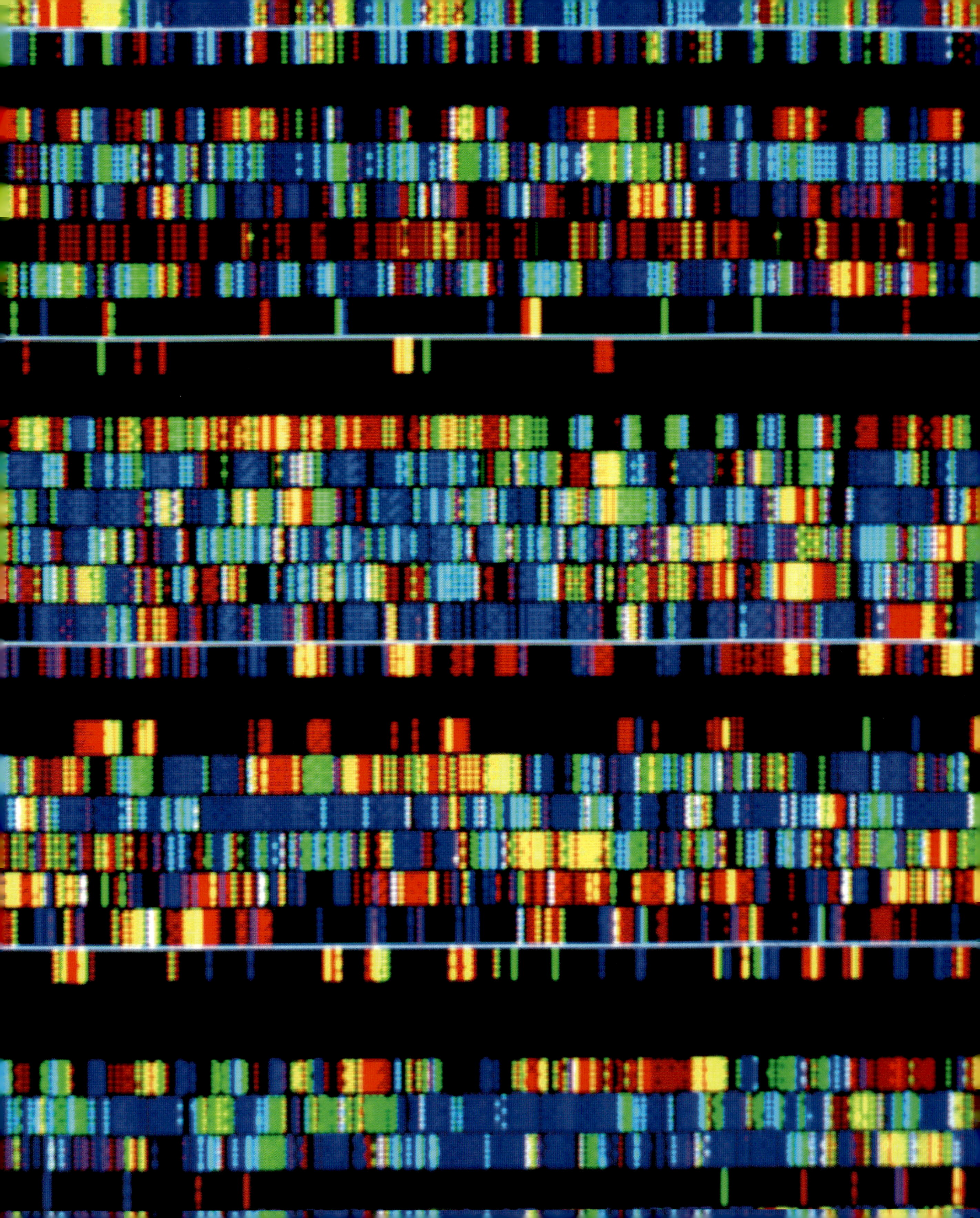

遺伝子検査

1980年代に行われたデオキシリボ核酸（DNA）の分子構造に関する研究のおかげで、遺伝性疾患への理解が進んだ。その結果、遺伝医学という新たな分野が出現し、予測医療やオーダーメイド医療が実現する可能性が出てきた。

遺伝医学という新たな分野の出現に大きく寄与したのは、個人には染色体内の遺伝子配列の違いで特定される「DNA指紋」があるという発見だった。遺伝子の個人識別法は法医学検査や、子どもの親を特定する際に非常に有効であることが実証されてきたが、おそらく最も重要なのは遺伝子検査によってさまざまな医療分野に革命が起こった点である。とりわけ、変異や損傷の対象となった遺伝子のほか、多数の遺伝性疾患と関連する特定の遺伝子を検出できるようになった。1990～2003年に実施された世界規模のヒトゲノム・プロジェクトをはじめとする研究によって、ヒトDNA内にある、タンパク質を生成する約2万個の遺伝子を解明する一連の技術が開発された。

「遺伝子治療は**人の苦痛を軽減する**という善行の基本的道義に裏打ちされているため、**倫理にかなっている。**」

ウィリアム・フレンチ・アンダーソン、アメリカの科学者、『遺伝学と人間の順応性 *GENETICS AND HUMAN MALLEABILITY*』より、1990年

DNA分析技術

患者のDNAサンプルを取得する手順は簡単で痛みを伴わない。遺伝子検査は血液、皮膚、髪の毛を含め、ほぼすべての体組織で実施可能だが、最も一般的なのは綿棒を使うか生理食塩水でうがいをして患者の口の内側から細胞を採取する方法である。

胎児についても、胎児を囲う羊水のサンプルを採取して遺伝子を検査できる。細胞のサンプルは研究所に送られ、DNAが抽出されて遺伝子構造が分析される。DNAシークエンサーと、結果を記録するコンピューター・プログラムを組み合わせた機械を用いた高度な生化学分析が一般的となっており、遺伝性疾患を検査する便利かつ精度の高い手法である。遺伝性疾患について認知が広まるに伴い、遺伝子検査の需要は高まっている。現在多くの企業が遺伝子分析用にDNAサンプルを自宅で採取し、送付できる検査キットを提供している。

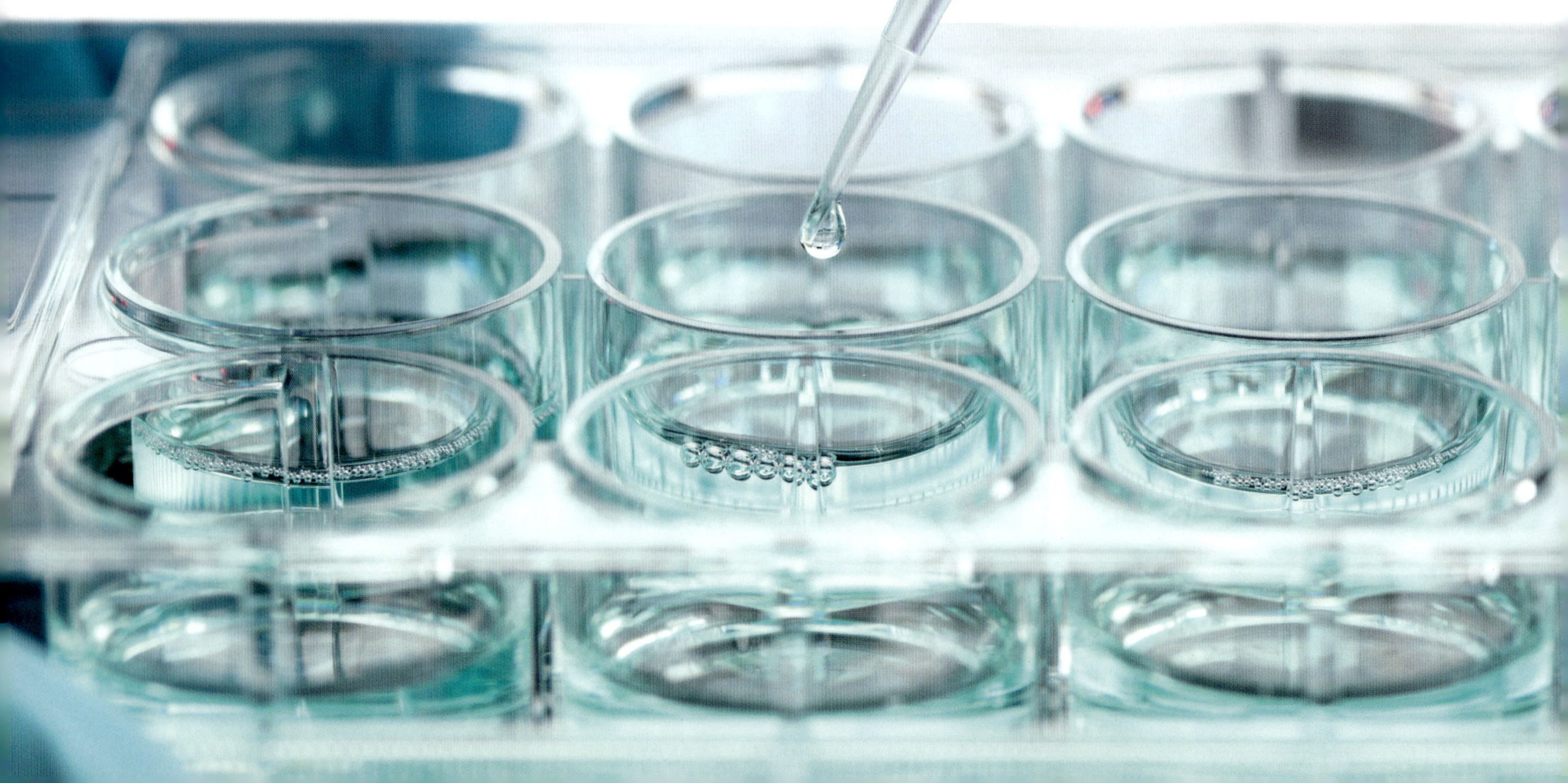

◁ 生化学分析
分析前に個人のDNAを含むサンプルをピペットでマルチウェルプレートに移す。化学分析によって個々の遺伝子を解明でき、遺伝的疾患の発症リスクを示す可能性のある遺伝子欠陥が特定できる。

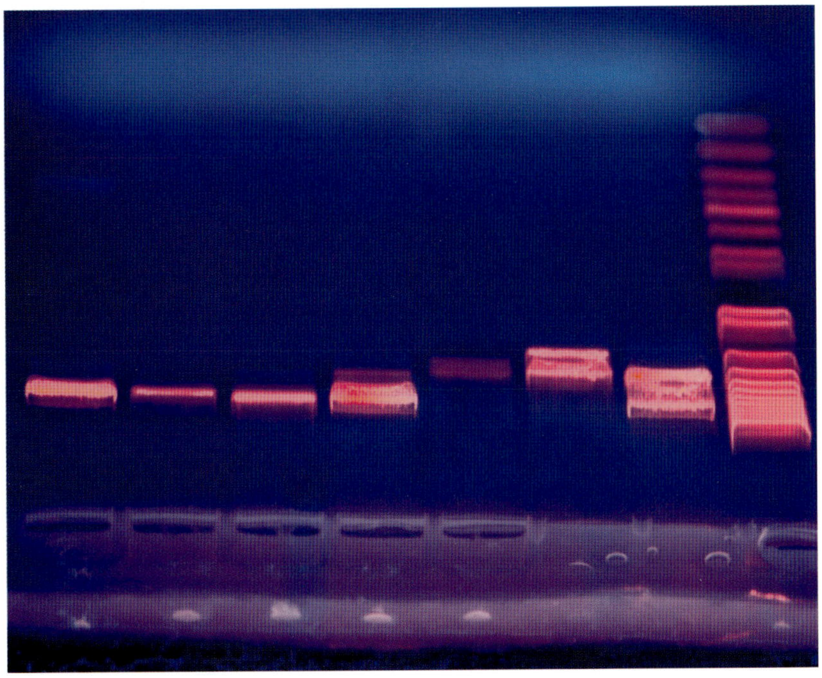

◁ **紫外線に照らされたDNA電気泳動**
ゲル電気泳動法は、DNAサンプルの分子構成を分析するために使われる技法である。DNAサンプルは、DNA分子をサイズと電荷に応じて分類するための電流が流れるゲルの中に置かれる。

病気や疾患

嚢胞性線維症や鎌状赤血球症、血友病を含む多くの病気は出生時にすでに存在し、片方または両方の親から受け継がれた遺伝子欠陥に起因する。一方でがんなどの病気は遺伝子の変異や損傷によって発症する。DNAは複製される度にエラーを起こす可能性があり、そのエラーが変異につながる。また、DNAの損傷は年齢を重ねるほど発生する可能性が高まるほか、放射線、太陽光、タバコの煙といった環境要因や、ダイエット、アルコール、場合によってはストレスなどが引き金となる。

診断と治療

当初、遺伝子検査は先天性の遺伝的疾患に付随する遺伝子欠陥に加え、遺伝子の変異や損傷を特定することに重点を置いていた。最近になって、特定のがんや心臓病などの発症リスクに加え、各種薬物が患者に対してどれだけの効能を持つかを示す可能性のある固有の遺伝特性が見つかった。現在はさまざまな方法で用いられる数千にも及ぶ遺伝子検査が存在する。例として、遺伝子検査は患者が遺伝性疾患らしき症状を抱えているときの診断法としても活用されている。遺伝子検査を通じて遺伝子レベルで特定の変異や損傷の有無を確認し、遺伝性疾患の有無を診断するのである。このような検査は、先天性の遺伝性疾患を持つ可能性があり、早期発見で治療できるかもしれない子どもにはとくに有効である。そのため、遺伝子検査を受ける子どもの数は増えている。ダウン症などの遺伝性疾患を持って生まれるリスクの有無は、一般的に出生前の羊水穿刺(せんし)によって羊水を採取する遺伝子検査で診断できる。

32億個 **ヒトゲノム内に存在する塩基対の概数。**

なお、遺伝子検査はすでに発症した病気を診断するためだけに用いられるわけではない。遺伝医学で拡大しつつある分野として、予測診断と発症前診断がある。通常、特定の病気の家族歴を持つ患者や、鎌状赤血球症の発症率が高いアフリカ地域出身者の子孫のように、特定の遺伝性疾患が多発する民族の患者を中心に用いられる。また、将来性のある薬理遺伝学検査という専門領域も現れた。この検査では、遺伝子を研究してさまざまな薬物の効用に対する患者の遺伝的耐性を判定する。検査結果は、患者にとって最も安全かつ効果的な治療をカスタマイズする、いわゆる「オーダーメイド医療」の開発に用いることができる。

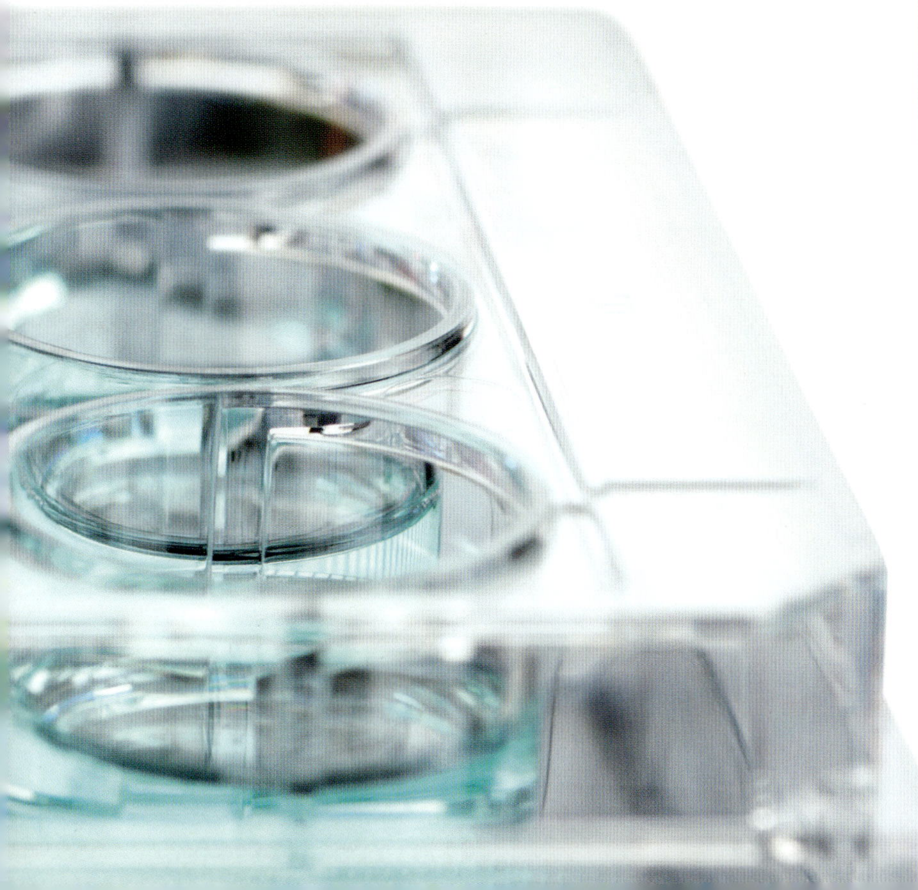

医療における実践

遺伝子治療

遺伝医学の進化によって科学者は遺伝性疾患の原因となる遺伝子を特定するだけでなく、その治療法も開発できるようになった。患者の細胞に核酸高分子（大きい生体分子）を挿入させることで、損傷を受けたり変異を起こしたりした遺伝子（染色体の特定の位置にある遺伝子）を健康的な遺伝子と置き換えてDNAを改良できる。1990年から遺伝子治療の臨床試験が行われるようになり、21世紀に入ってからは臨床利用の承認が下りる薬物の数も増えている。

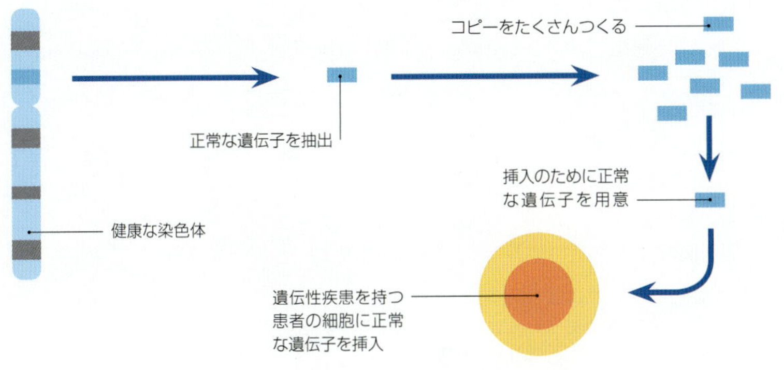

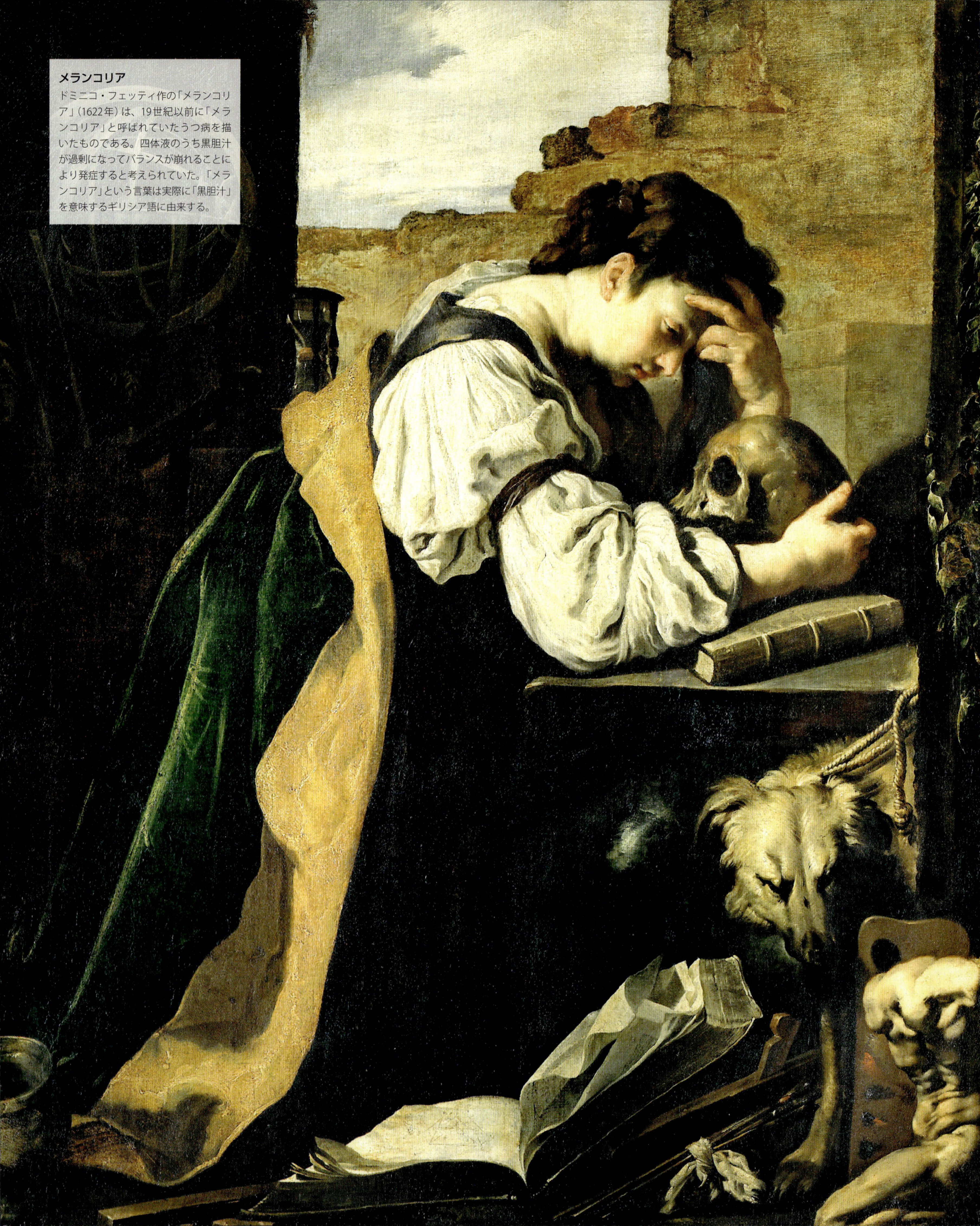

メランコリア

ドミニコ・フェッティ作の「メランコリア」(1622年) は、19世紀以前に「メランコリア」と呼ばれていたうつ病を描いたものである。四体液のうち黒胆汁が過剰になってバランスが崩れることにより発症すると考えられていた。「メランコリア」という言葉は実際に「黒胆汁」を意味するギリシア語に由来する。

メンタルヘルスとトークセラピー

19世紀を通じて精神疾患の身体的・精神的要因が明らかになるに伴い、精神疾患に対する態度は変わった。神経学や精神医学が医療科学の分野として確立され、精神療法も現れた。

歴史的に、精神疾患は治療不能とされてきた。「狂気」や「躁病（マニア）」は一般的に先天性異常と見なされ、「うつ病（メランコリア）」は四体液のアンバランスが原因（⇨p.34〜35）の人格障害だとされた。精神病の患者は治療を受けることなく、社会から隔離されてしまうことが多かった（⇨p.164〜165）。

新たな見解

19世紀には、脳とその機能への理解が進んだことで、メンタルヘルス（精神面の健康）に関してより合理的なアプローチが登場した。精神疾患には身体的または解剖学的要因があり、治療し完治できるという見方を支持する神経学を含んだ新たな医学分野が発展してきた。19世紀末までには、精神疾患は精神的要因によるものであるかもしれず、ゆえに精神療法が必要だという考えが提唱された。この考え方の変化は、フランスのジャン＝マルタン・シャルコー（⇨p.160〜161）をはじめとするヨーロッパ出身の神経学者数名の研究に触発されたものである。シャルコーは脳の物理的特性を解明し、催眠療法による影響を研究した。シャルコーの研究は、オーストリアの医者ヨーゼフ・ブロイアーとその同僚である神経学者ジークムント・フロイト（⇨p.182〜183）に影響を及ぼした。フロイトは、現在では「情動障害」と総称されるうつ病、双極性障害、躁病などの症状や、恐怖症、パニック障害、強迫性障害（OCD）などの不安障害を治療するために、患者に催眠療法を用いた。また、心を「意識」と「無意識」に分ける精神力動論を考案し、精神疾患の多くはこの2つの領域が対立することで発症すると考えた。加えて、催眠療法によって患者の無意識が解放され、対立が解消されると主張。フロイトはさらに、ブロイアーが患者のアンナ・Oを完治させた治療法に基づき、「トークセラピー」という精神分析療法を開発した。これは20世紀に用いられた多くの精神療法のモデルになった。

フロイトの先駆的な研究に多くの人が魅了され、追随した。その中にはスイスの精神医学者カール・ユングやオーストリアの医者であり心理学者であるアルフレッド・アドラーもいた。心理学のさまざまな分野を融合させた「トークセラピー」には多くのヴァージョンが誕生したが、第2次世界大戦後までは精神分析がおもな精神療法の形だった。

4人に1人 **世界中で、生涯に精神的または神経的疾患を1回以上患う人の割合。**

治療の進化

1950年代には一部の心理学者がフロイトの精神力動論、さらには精神分析による治療そのものの効果に疑問を呈した。精神疾患は薬物や手術ではなく、精神的手段で治療すべきだという考えは確立されていたものの、認知心理学と行動心理学の発展に伴い、複数の異なる治療アプローチが存在するようになった。新しい治療アプローチでは、患者の無意識を掘り下げるのではなく、患者のメンタルヘルスに影響を与える行動や考え方を変えて、患者が問題に対処できるようにするという、より実用的な方法が考案された。

20世紀後半にはいくつかの認知療法や行動療法が開発され、それらはすべてアメリカの精神分析学者アーロン・ベックが先駆けた認知行動療法（CBT）に統合された。療法士の導きのもとで患者はマイナスの思考パターンを学んで理解し、対応方法を変えるための戦略を探求する療法である。最近では、精神疾患ではなくメンタルヘルスを重要視する「ポジティブ心理学」の動きが見られる。

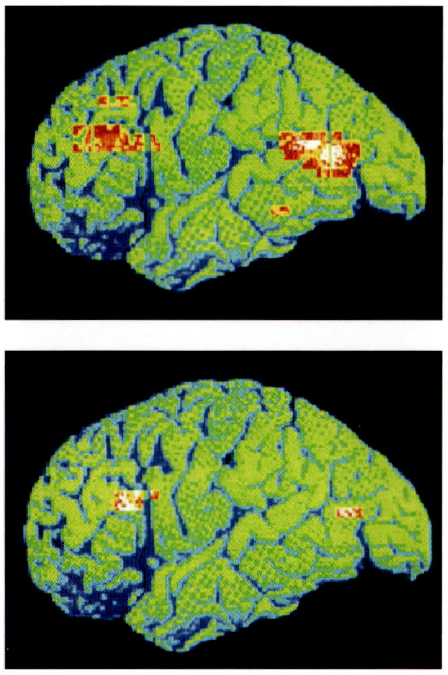

△ **科学的解析**
現在、神経科学者は最新の撮影技術を用いて、うつ状態（上）と健康な状態（下）の脳における神経作用の違いを判別することができる。

ソーシャルワーカー（1859〜1936年）

ベルタ・パッペンハイム（アンナ・O） *Bertha Pappenheim (Anna O)*

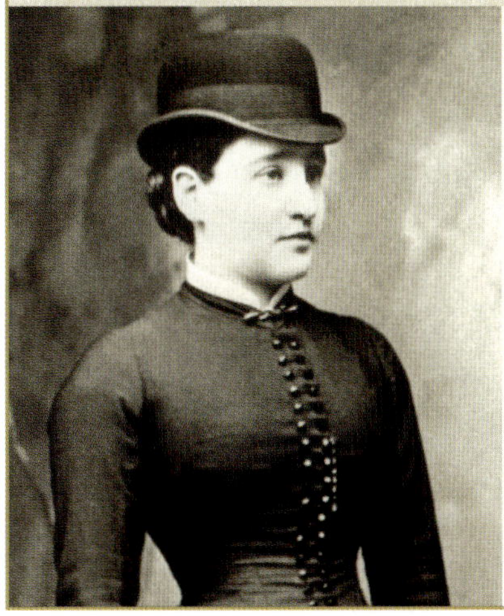

ドイツ人のソーシャルワーカーであり、アンナ・Oという仮名で知られるベルタ・パッペンハイムは、父親を看病している時期に頭痛や幻覚を含むヒステリーの症状を経験しはじめた。

診療を担当したヨーゼフ・ブロイアーは、自由に話して自分の思いや気持ちを語るよう彼女に勧めた。パッペンハイムはこれを「談話療法（トーキング・キュア）」と呼んだ。

パッペンハイムの事例研究は、1895年にブロイアーがフロイトと執筆した『ヒステリー研究』で発表された。

「**幸せ**という言葉は、**悲しみ**によってバランスが保たれなければ、その意味を失う。」

カール・ユング、スイスの精神医学者

医療ロボットと遠隔医療

20世紀末の技術進歩により、外科医は手術の基本的な処置にロボットを活用できるようになった。また、遠隔医療によって医者も恩恵を受けている。遠隔医療では医者が患者と同じ部屋、さらに同じ国にいなくても電話やテレビ会議、インターネットを通じて幅広い医療相談や診察ができる。

心肺バイパス装置などの高度な機械的補助装置は1950年代から手術に用いられてきたものの、手術自体は人間が行ってきた。ところが20世紀末には、さまざまな機能が実行できるようプログラミングされ、対象物を操作できる電気機械式の高性能ロボットが開発されて著しい変革をもたらした。

初期のロボットは、正確さを必要とする単純作業に最も適していた。初めて手術に使われたロボットはArthrobot（アースロボット）で、1983年にカナダのバンクーバーで股関節置換術に使われた。その後急速な発展が見られ、1985年にはPUMA（プーマ）560ロボットが脳の生検中に針を挿入するために用いられ、1988年にはインペリアル・カレッジ・ロンドンでロボットが前立腺手術を行い、1992年にはRobodoc（ロボドック）が人工股関節置換手術で大腿骨の表面を滑らかにするために骨組織を切削した。さらに1999年には、アメリカ合衆国オハイオ州立大学で行われた心臓バイパス手術に、手術を十分支援できるほど高度に進化したロボットが登場した。

手術にロボットを活用することにはたくさんのメリットがある。まず、ロボットのほうが人間よりも精度、柔軟性、コントロールに優れている。また手術の現場に外科医がいないときに、遠隔手術が可能になる（⇨p.253、リンドバーグ手術）。さらに長時間の手術中にスタッフが座ることができるため、身体的ストレスが軽減される。

低侵襲手術

手術支援ロボットが開発されたおもな理由の1つは、腹腔鏡検査（⇨p.188～189）などのために「キーホール（鍵穴）」手術とも呼ばれる低侵襲手術を補助するためだった。20世紀に開発された低侵襲手術は、外科医が対象の部位を検査できるよう患者の体に小さな穴を開け、そこから小型の撮影装置や光源を挿入し、さらに小型生検鉗子（せいけんかんし）などの手術器具を挿入するものである。1980年代半ばにコンピューター技術が開発されると、画像をモニターに拡大して投影できるようになり、外科医は体内を明確に目視しながら正確な位置に器具を誘導できるようになった。

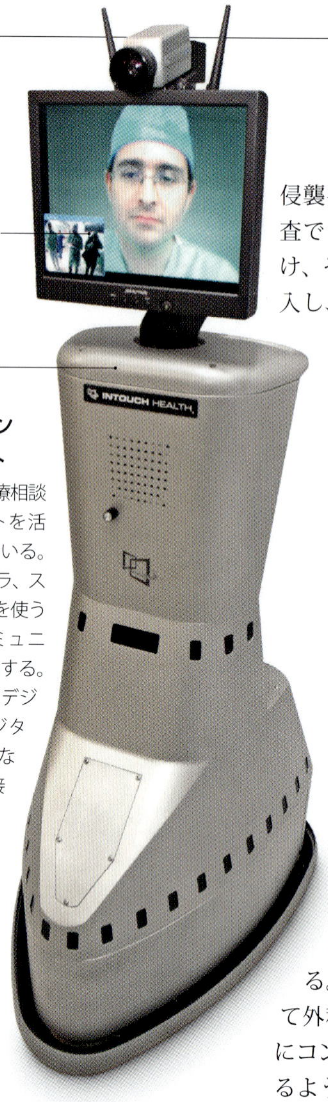
医者は患者とやり取りする
モバイルロボットが患者を診察する
INTOUCH HEALTH

▷ InTouch（インタッチ）ロボット
遠隔医療では、医療相談のためにロボットを活用する例が増えている。スクリーンやカメラ、スピーカー、マイクを使うことで双方向コミュニケーションを実現する。さらにロボットにデジタル聴診器やデジタル超音波診断装置などの最新器具を接続して患者の診察をすることができる。

2000年にはダ・ヴィンチ・サージカル・システムが開発された。同システムでは、外科医が器具を手動操作するのでなく、コンピューターのコンソールから手術を指示し、その指示がロボットに送信され、ロボットが操作を実行する。ロボットを操作するもう1つの方法は、外科医がグローブを装着し、手の動作をロボットに送信する遠隔操作である。さらに、最近の技術革新によって外科医は手術のすべての手順を事前にコンピューターにプログラミングできるようになった。この手法は2006年にイタリアで初めて用いられた。

40万件　2012年にアメリカ合衆国で実施されたロボット手術の件数。

ロボットによる腹腔鏡手術では、従来の開腹手術よりも切開が小さく、出血量も少なく、感染リスクも低いことから患者の身体的ダメージが軽減され、回復期間も短くなる。その結果、ロボット支援手術の対象範囲は膀胱再建術（2007年）と腎臓移植（2009年）にも広がった。

遠隔医療

技術の進化によって遠隔医療も可能となった。遠隔医療とは通信技術を用いて遠隔地にいる患者を診断し治療する手法である。遠隔医療の草分けとなったのは、オーストラリアのロイヤル・フライング・ドクター・サービスで、僻地のコミュニティ向けにラジオで遠隔医療相談を提供することを目的に1928年に設立された。電話、ビデオ、そしてイン

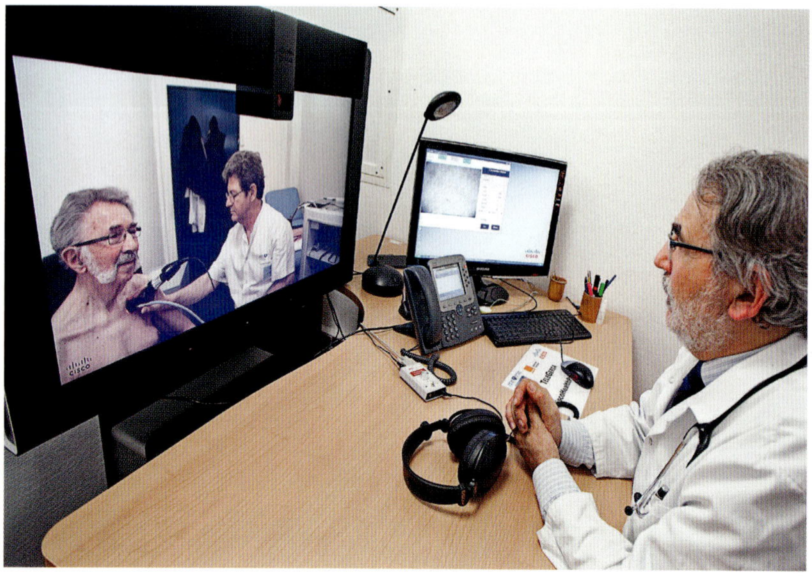

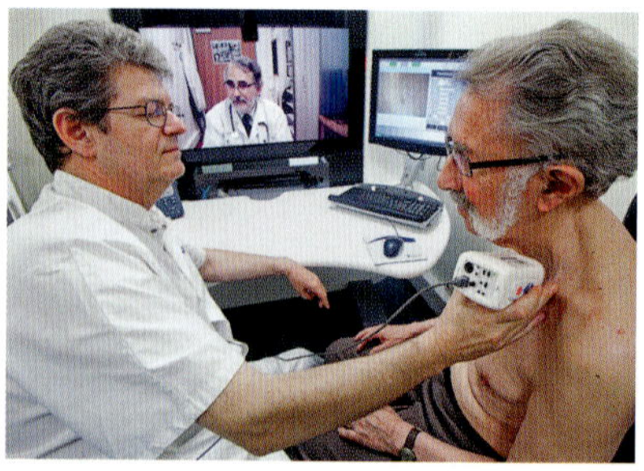

◁ 遠隔医療相談
別の病院にいる医者が医療相談に乗っている。モニター経由で2人目の医者に直接情報を送信し、さらなる医学的知見を得る。

「私の見解では、**世界はもはやロボット手術から後戻りできない。**」

ピエール・クリストフォロ・ジュリアノッティ、イリノイ大学シカゴ校の低侵襲・一般・ロボット手術主任、2013年

ターネットへと通信技術が高度化するに伴い、この形態は普及していった。遠隔地からでも患者が医者に相談をし、診断を受けられるようになった。レントゲンやスキャンなどの画像を電子ファイルで送受信できる遠隔放射線診断は、患者の治療を効率化するために情報や記録を共有する技術を活用した格好の例である。遠隔医療を導入することで、とくに医者や専門医が少ない発展途上国などでは、高価な医療インフラを整えることなく遠隔地の患者を診ることが可能となった。遠隔医療分野では遠隔手術も進行中のイノヴェーションである。

今後の進展

ロボット手術と遠隔医療は技術の進化とともに大躍進を続けている。インターネット通信のコストが低下しているおかげで、新しい分野でも遠隔医療を適用できるようになってきた。たとえば理学療法士が患者をモニターできる遠隔リハビリがあげられる。同時にロボット工学では、動脈の詰まりを除去するなどの機能を持つ1ミリ未満の小型特殊ロボット、ナノボット(⇨p.264〜265)が開発され、多くの可能性を秘めている。

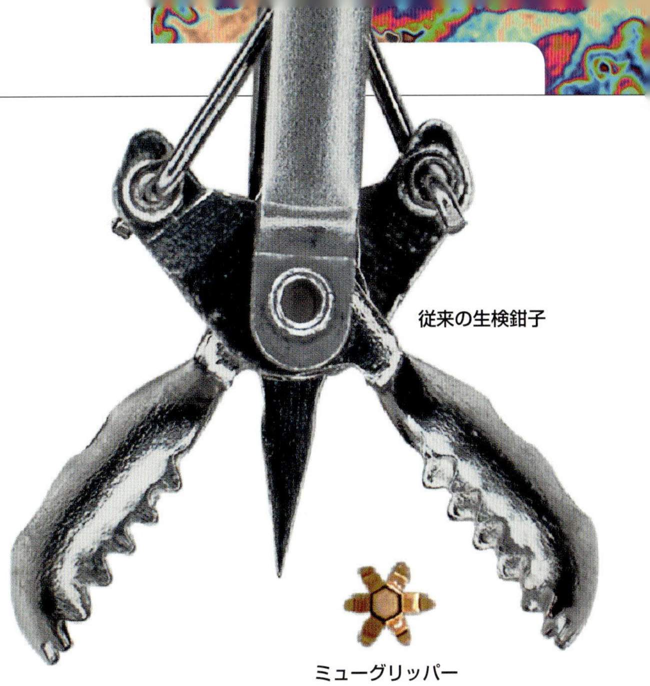

△ 生検器具
従来の生検器具よりもはるかに小さい幅1mm未満のマイクログリッパーまたはミューグリッパーと呼ばれる器具が患者の体内に放たれる。マイクログリッパーは星形のグリップで組織サンプルを集め、磁気器具を使って体内から回収される。

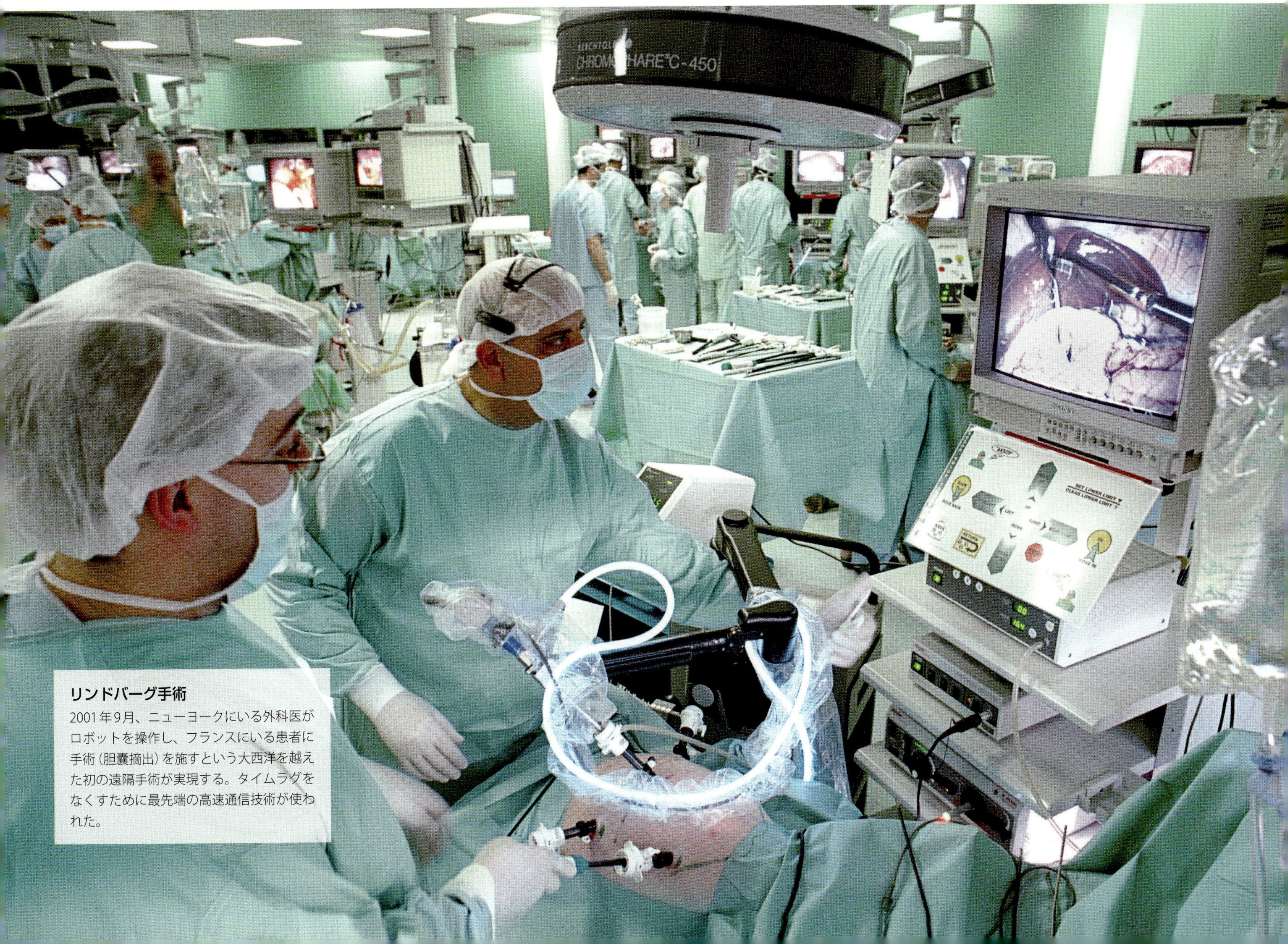

リンドバーグ手術
2001年9月、ニューヨークにいる外科医がロボットを操作し、フランスにいる患者に手術(胆嚢摘出)を施すという大西洋を越えた初の遠隔手術が実現する。タイムラグをなくすために最先端の高速通信技術が使われた。

ロボット手術

1990年代まで、ロボットは外科医のスキルに匹敵するほどには性能が高くないと見なされていた。しかし、それ以降のロボット技術の進化によって、高性能の手術ロボットが発明された。現在、ロボット支援手術は一般的となってきているが、ロボットは外科医の代わりではなく、補助として活用されている。

ロボット手術システムは、おもに1990年代に普及しつつあった低侵襲手術（⇨p.188〜189）を支援する目的で同時期に開発された。早い段階で成功したロボット手術システムは、AESOP（イソップ）とZEUS（ゼウス）だった。両システムは2000年、アメリカ合衆国政府機関であるアメリカ食品医薬品局（FDA）の承認を受けたダ・ヴィンチ・サージカル・システムに取って代わられた。

ロボット手術システムは、通常2つのパーツから構成される。ロボット本体と、それを制御する外科医が扱う独立したコンソールである。移動式の台に載せられたロボットには複数の腕があり、そのうちの1本には内視鏡用カメラが内蔵されている。他の腕はメスやはさみ、焼灼器などの器具が持てる構造になっている。各腕はさまざまな動きが可能で、外科医によってかなり高い精度でコントロールされる。ロボットは外科医の手や足の動きに反応しつつ、手の震えを検知して除去したり、動きを軽減したりすることで、極めて精緻なミクロの動きを実現することができる。

> 「（小さな）穴を通る蛇のように柔軟な腕が… **手術を根本的に変える。**」
>
> マイケル・パレース、ニューヨーク市マウントサイナイ病院の低侵襲泌尿器科ディレクター、2012年

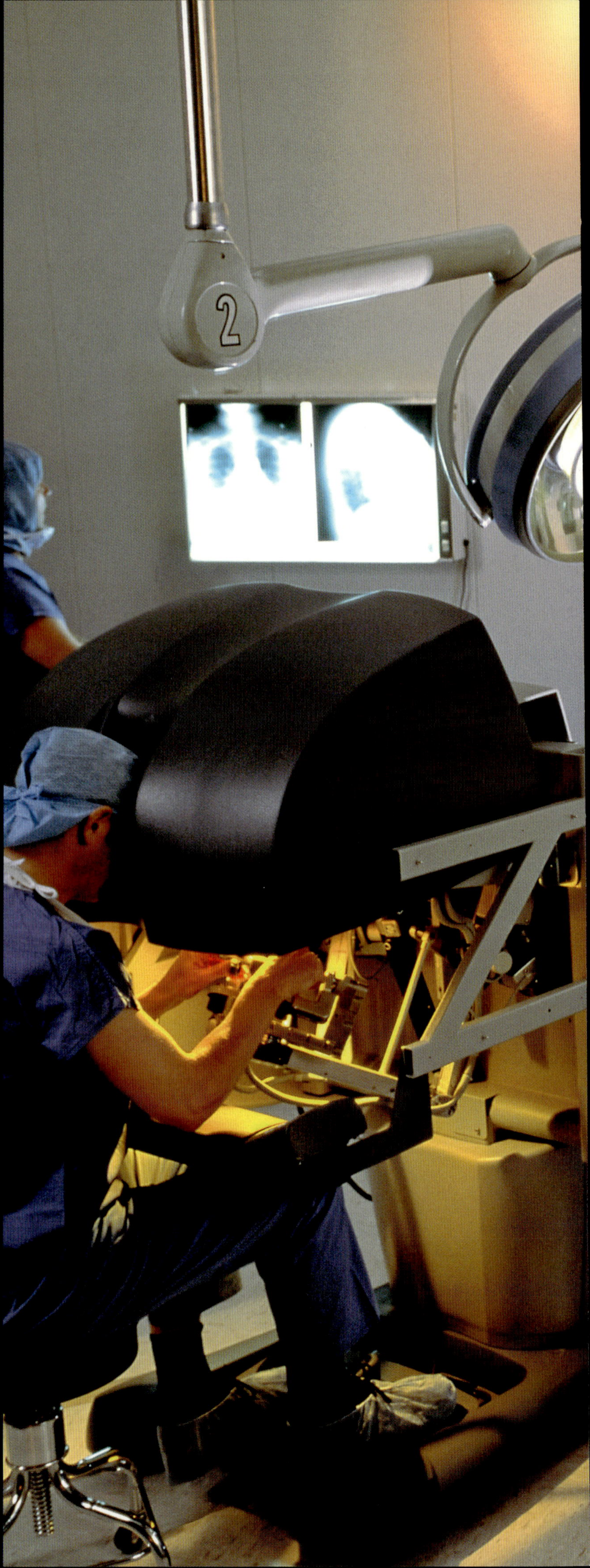

▷ 遠隔操作
外科医がコンソールの前に座り、遠隔操作の手術ロボットを使って低侵襲手術を行っている。ロボットの3本の腕には手術器具が装備され、外科医はコンソール経由でそれらを操作している。外科医に手術の3D画像を提供するため、4本目の腕にはカメラが装備されている。

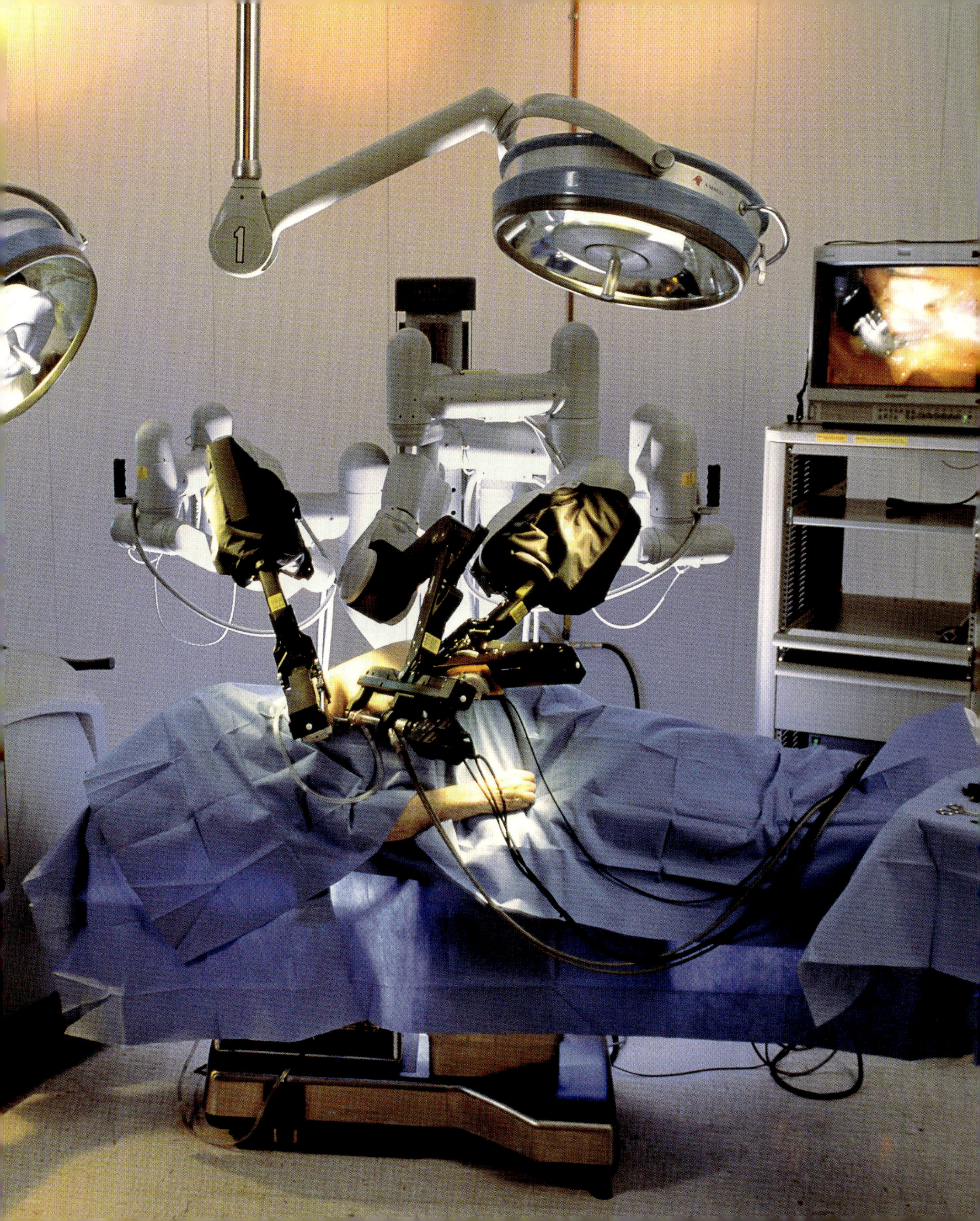
1

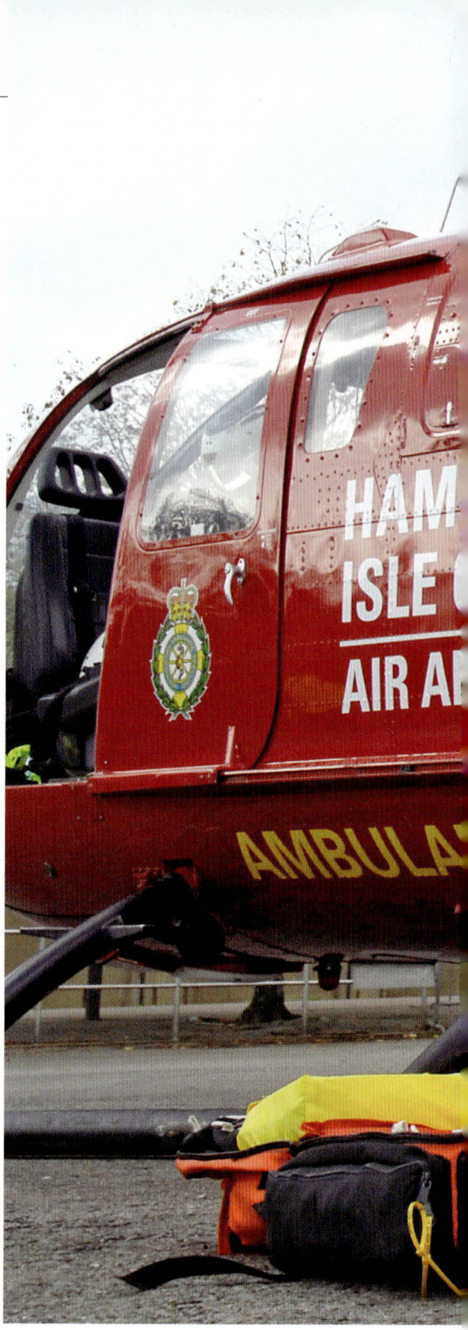

救急医療

一生のうちには思わぬ病気にかかったりけがをしたりすることがある。救急医療は数千年も前から存在するが、戦場での窮余の措置から最先端の医療専門分野であるハイテク診断・治療に至るまで進化を遂げてきた。

医学の他の分野同様、救急医療も戦時中に大きな進歩を遂げた(⇨p.192〜195)。失血を防ぐための止血帯など傷病者への応急治療は、古代ローマや東南アジア、中国の戦場でも行われていた。11世紀の第1回十字軍の時代には、エルサレム聖ヨハネ騎士団(ホスピタル騎士団とも呼ばれる)などが戦傷者や巡礼者の応急処置を専門とする施設となった。

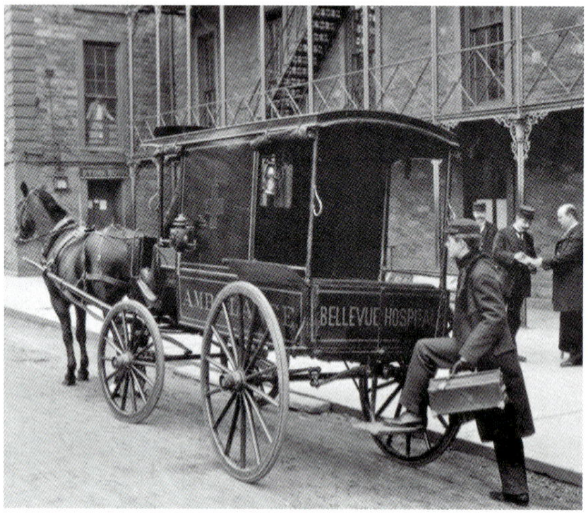

▷ **救急搬送の先駆者**
ニューヨーク市ベルヴュー病院で使われた1869年製の救急車。1869年、同病院はアメリカ合衆国で2番目となる救急搬送サービスを始めた。国内初は1865年のシンシナティ市コマーシャル病院である。

移動式医療

18世紀後半から19世紀前半のナポレオン戦争中、フランス軍医長ドミニク=ジャン・ラレーが救急医療に多くの改革をもたらした。ラレーは戦場で迅速に動くよう訓練され「空飛ぶ砲兵」の異名持つ騎馬砲兵を参考にして、高速馬車という形で世界初の救急車を生みだした。ラレー率いるチームは移動式の野戦病院を設置し、訓練を受けた医療スタッフを配置した。それまでのように戦闘が終わるまで負傷兵を放置して多くの命が失われることがないよう、戦闘中でも戦場から負傷兵を運ばせた。

またラレーは患者を重症度に応じて選別するトリアージ(識別救急)という、現在も用いられている概念をつくりあげた。医療スタッフや設備が足りない場合、まず負傷者を3つのグループに分類する。治療しなくても回復が見込める患者、治療してもおそらく亡くなってしまう患者、治療をすれば回復するかもしれない患者である。最後のグループの治療が優先される。

フランスの外科医(1766〜1842年)

ドミニク=ジャン・ラレー *Dominique Jean Larrey*

フランスのトゥールーズで外科医見習いをしていたドミニク=ジャン・ラレーはパリ市の病院オテル・デューに転勤し、1792年から軍医としての長いキャリアを歩みはじめる。フランスの軍事活動には優秀な外科医が必要とされ、ラレーは手術を迅速に施す技術と患者への思いやりある対応が高く評価された。1797年にナポレオンの軍医長に任命され、エジプトからロシアまで広範囲にわたり従軍した。ワーテルローで捕虜となったが解放される。ナポレオンの死後、再び軍医長となる。

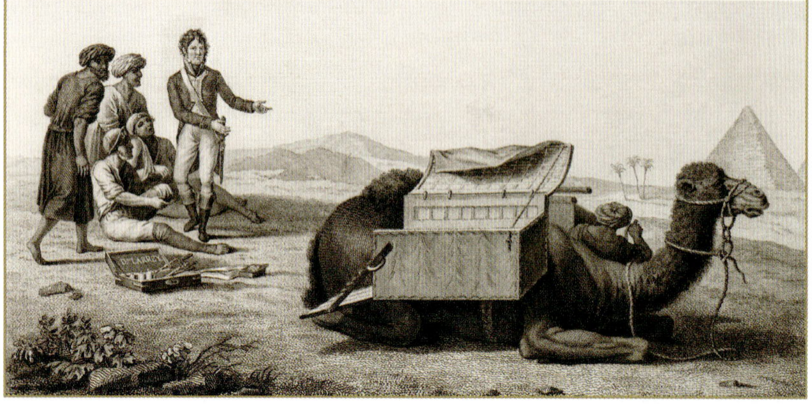

近年の進展

ラレーはさらに、現場で患者に限定的な救急治療を施すか、設備がもっと整った救急医療施設に搬送するかという重大な決断についても論じた。現場での救急治療による成果は、近年の医療機器の進歩やスタッフの訓練で著しく改善しているものの、この決断は依然として救急医療の中核にある。アメリカ南北戦争(1861〜1865年)中には、ほぼすべての連隊が救急車を備えていた。緊急時には汽車や汽船も使われた。1899年にはアメリカ合衆国のシカゴで初めて救急搬送用の電気自動車が導入された。1905年にガソリン自動車がこれに続き、おもに第1次世界大戦中に馬車に代わる存在となった。1950年代前半にはニューヨーク市リッチモンドヒルの列車事故、ニュージャージー州エリザベスの3件の飛行機

10分　**アメリカ合衆国ニューヨーク市で救急車が到着するまでの時間。**

180　**ロンドン救急車サービスが受ける1時間の平均電話件数。**

「**生と死の間**にあるのが**ゴールデンアワー**だ。」

R.アダムス・カウリー、アメリカ合衆国救急医療・外傷スペシャリスト、1957年

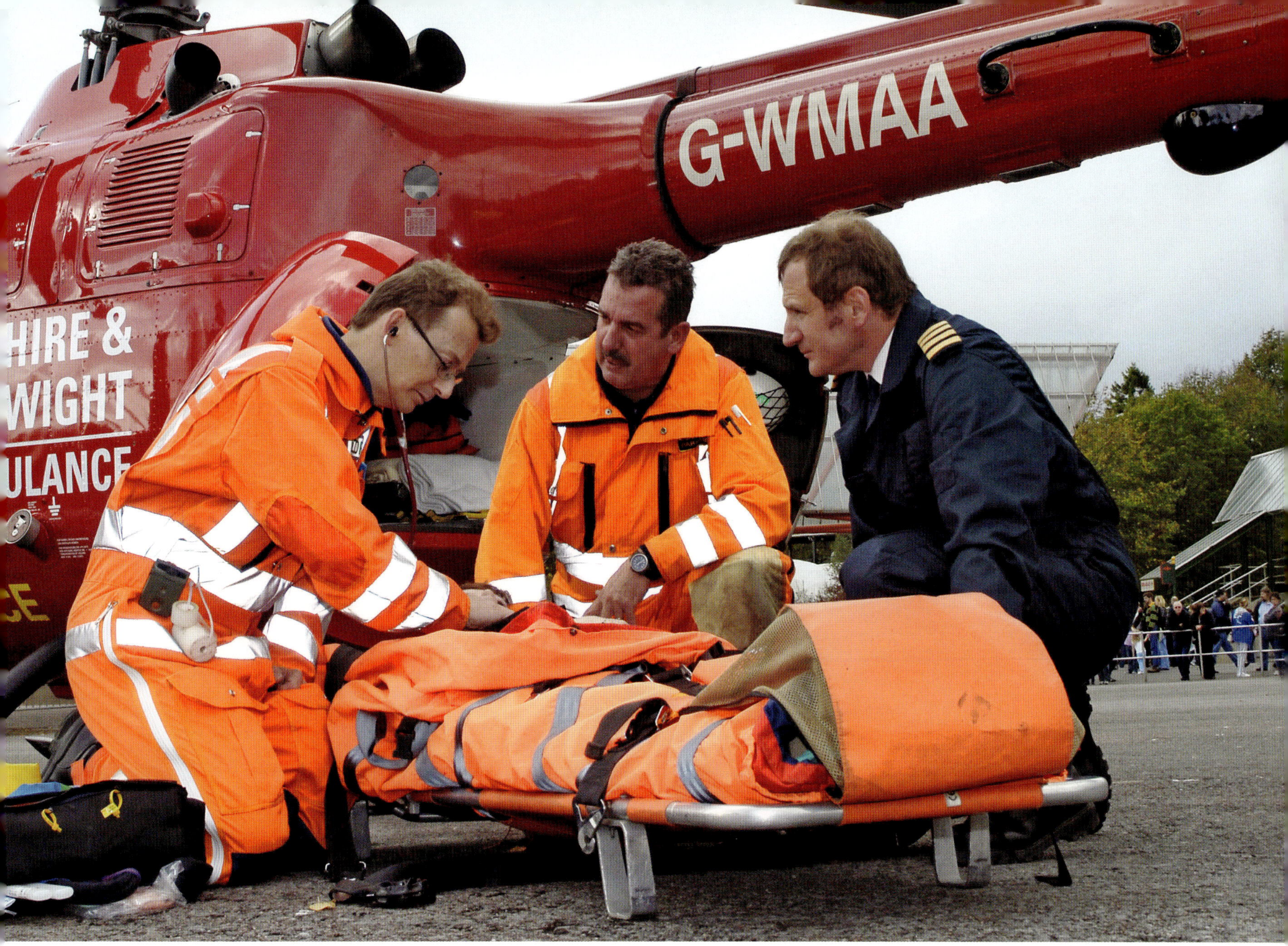

△ **救急ヘリコプター隊員**
第1次世界大戦中に初めて負傷兵が救急医療専用の飛行機で搬送された。第2次世界大戦からはヘリコプターが使われるようになり、現在多くの国が最速の緊急時対応策として航空救急を実施している。

事故、ロンドン市ハーロウ・アンド・ウィルドストーンの列車事故といった事件が相次ぎ、数百人もの死傷者が出た。一連の事故で救急車の役割は迅速な搬送手段から「ミニ病院」へと変貌し、新たに発明されたトランジスタを使った小型心電図や心拍モニターが開発され救急車に装備された。同じく1950年代に病院内の救急医療も確立された。

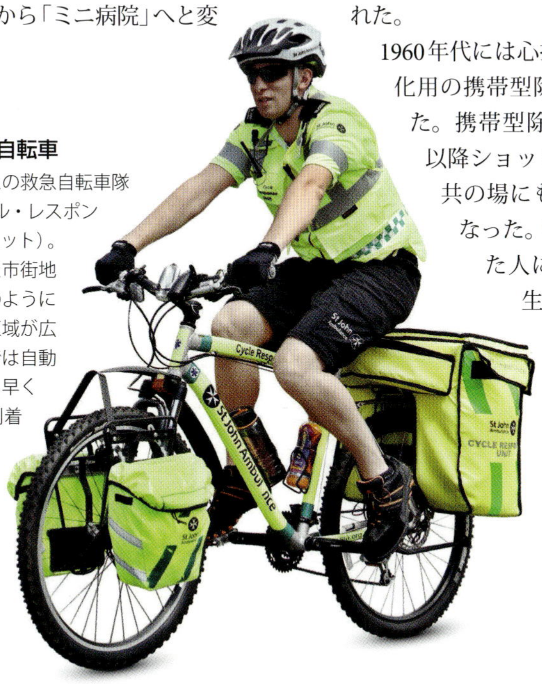

▷ **救急自転車**
イギリスの救急自転車隊（サイクル・レスポンス・ユニット）。混雑した市街地や空港のように歩行者区域が広い場所では自動車よりも早く現場に到着できる。

1960年代には心拍再開や心拍数正常化用の携帯型除細動器が導入された。携帯型除細動器は1990年代以降ショッピングモールなど公共の場にも常備されるようになった。呼吸や心臓が止まった人に対して行う心肺蘇生法（CPR）などの救命手順は、赤十字やアメリカ心臓協会、イギリス蘇生協議会などの機関により定期的に見直され、ガイドラインも更新されている。1950年代にアメリカ人の医者ピーター・サファールとジェームズ・エラムがCPR用にA-B-Cプロトコル（手順）を策定した。まずは気道（Airway）を確保し、次に呼吸（Breathing）を助け、それから循環（Circulation）を助けるというものである。その後、救命の確率を一番高めるのは胸部圧迫であることが判明したため、2010年にA-B-CはC-A-Bに差し替えられた。

また、体内の血栓（血液凝固）を消散させる「クロットバスター」と呼ばれる血栓溶解薬などの新しい薬も救急車や病院の救急部門に大いに貢献している。血栓溶解薬は症状が出た直後に投与するのが最も効果が高く、心筋梗塞（心臓発作）や深部静脈血栓症（静脈に血栓が形成される症状）、虚血性脳血管障害（脳の一部への血液供給が不足するか完全に滞る症状）などの緊急事態に用いられる。

1950年代にR.アダムス・カウリーが、緊急事態発生後1時間以内に治療を施すと生存かつ回復できる確率が大幅に高まるという事実を広く知ってもらうために、「ゴールデンアワー」という考え方を提唱した。1990年代にスマートフォンやインターネットが開発され、訓練を受けた救急救命士やファースト・レスポンダーと呼ばれる救急対応のスキルを持った人の数も増えて迅速な診断・治療・搬送が可能になると、ゴールデンアワーは「10分のプラチナタイム」となっていった。

抗生物質耐性とスーパーバグ

抗生物質の奇跡の発見から数十年も経たないうちに、一部の細菌が抗生物質に対して耐性を持ちはじめた。20世紀後半には複数の抗生物質への耐性を持つ細菌「スーパーバグ」がはびこり、感染症が治療不能だった時代に逆行するのではないかと危惧された。

スコットランドの細菌学者アレクサンダー・フレミングが1928年にペニシリンを発見すると(⇨p.198～199)、その後数十年の間にメチシリンやテトラサイクリン、エリスロマイシンなど新しい抗生物質が次々と発見された(⇨p.200～201)。1940年にペニシリンに耐性を持つ菌が見つかったが、感染症は別種の抗生物質で治療すればよいと考えられていたため、当時はあまり問題視されなかった。しかし、新しい抗生物質の発見数は徐々に減っていき、過信は禁物であることが明らかになってきた。

耐性菌

結核菌のように、治療に使われる1つ以上の抗生物質に耐性を持つ菌が出現しはじめた。そして耐性菌が生まれる主要原因が抗生物質の過剰使用にあることがしだいに明らかになった。これは抗生物質で治療された患者が治療過程を完了させなかったために菌が生き残り、耐性を持つ菌に変化してしまうことで起きている。そのほかにも自己治療や開発途上国での安価な抗生物質の過剰使用、家畜成長促進剤としての抗生物質の利用も要因であることがわかった。

抗生物質の過剰処方問題に対処するには、医療現場での慣例を廃する必要があった。アメリカ合衆国では治療用の抗生物質処方率が2003年から2010年にかけて大人向けは横ばいに推移した一方で、子ども向けには25％減少した。

農業での抗生物質の過剰利用に関しては、イギリス政府が1969年に刊行した「スワン・レポート」の中で警告している。しかし、スウェーデンが世界で初めて家畜成長促進剤としての抗生物質利用を禁止したのは1985年になってからのことだった。2006年にはヨーロッパ連合(EU)全体で禁止令が発動されている。

> 「……無知な人間はたやすく薬の**服用を不十分**にしてしまうことがあり、……それによって細菌が耐性を持つことになる。」
>
> **アレクサンダー・フレミング、スコットランドの細菌学者、ノーベル賞受賞記念講演より、1945年**

水平伝播

抗生物質耐性メカニズムは、日本人科学者らが遺伝子の水平伝播を発見した1959年には理解されていた。突然変異を起こして抗生物質への耐性を獲得した細菌が、分裂の際にその耐性を継承できることは当時からわかっていた。遺伝子の垂直伝播と呼ばれるプロセスである。しかし、耐性菌が他の生物や他の菌種に遺伝子を伝播できることは知られていなかった。このメカニズムはのちに遺伝子の水平伝播と呼ばれるようになった。抗生物質への耐性が急速に広がる理由である。

細菌の突然変異によって、酵素が変異して細菌が抗生物質へ反応しなかったり、細胞内の抗生物質が排出されたり破壊されたりする。細菌は特定の抗生物質に対してだけでなく、医者たちが数ある候補の中から次々と薬物を試すことで、複数の抗生物質に対して免疫を持つようになる。

スーパーバグ

初めて特定された「スーパーバグ」は黄色ブドウ球菌であり、世界の人口の30％が保有する咽頭の感染症に関わる細菌だった。黄色ブドウ球菌はまずペニシリンに耐性を持つようになり、その後1959年にメチシリンが導入されるとわずか3年でメチシリンにも耐性を持つようになった。耐性菌のMRSA(メチシリン耐性黄色ブドウ球菌)は、2005年だけでもアメリカ合衆国で1万8650人の患者に死をもたらした。

それ以降も薬剤耐性菌は出現し続けた。2011年には多剤耐性結核(MDR-TB)の発症例が世界で推定50万件報告された。抗生物質の使用によって腸内常在菌の免疫力が低下したときに繁殖するVRE(バンコマイシン耐性腸球菌)、ESBL(基質特異性拡張型βラクタマーゼ産生菌)、

基本の概念

抗生物質に対する耐性

細菌が抗生物質にさらされると、そのごく一部が突然変異を起こし、抗生物質に対して耐性を持つことがある。これは抗生物質の投与を中途半端に終わらせてしまったときに発生する傾向がある。薬剤耐性を持った生き残りの細菌は分裂し、垂直伝播と呼ばれるプロセスで耐性遺伝子を「子孫」に継承する。また病院のような環境では、細菌は他の宿主にも伝播されやすい。さらに細菌は特定の抗生物質への免疫を獲得すると、水平伝播を通じてその遺伝子をまったく違う菌種に伝播する可能性がある。

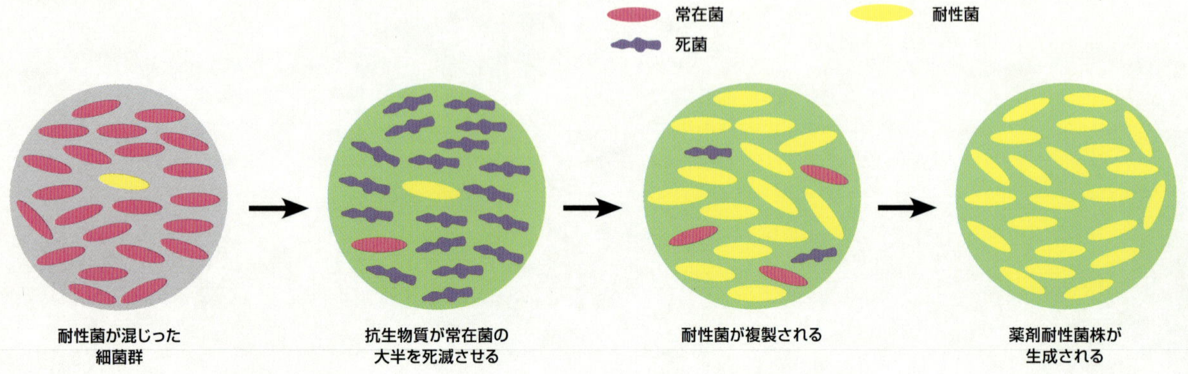
常在菌
耐性菌
死菌
耐性菌が混じった細菌群
抗生物質が常在菌の大半を死滅させる
耐性菌が複製される
薬剤耐性菌株が生成される

クロストリジウム・ディフィシレは毎年多くの命を奪っている。

2001年に初めてオキサゾリジノンという新種の抗生物質がMRSAの治療に使われ、効果を出した。さらに2015年に科学者数名が土壌サンプルから、細菌による細胞壁の構築を防ぐ固有のメカニズムを持つテイクソバクチンという抗生物質を新たに発見した。抗生物質に対する耐性との闘いは決して無為に終わったわけではなく、今後も続いていくのである。

▷ 家畜飼料向け抗生物質
アメリカ合衆国で販売されている抗生物質の80%は現在も家畜の成長促進剤に使われている。中国では2012年に約3850万kgの抗生物質が家畜飼料に混入された。

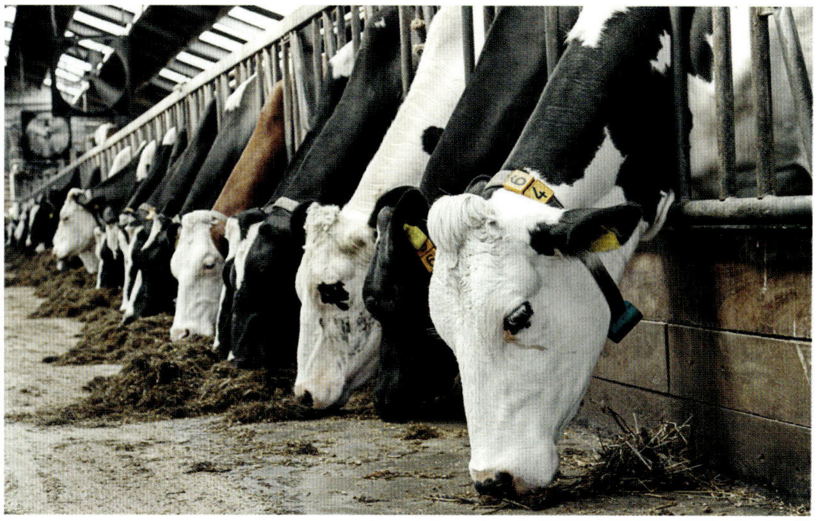

▽ MRSAスーパーバグ
メチシリン耐性黄色ブドウ球菌（MRSA）は、院内感染の約半分の原因となっており、アメリカ合衆国では毎年1万8000人もの死者を出している。他の感染症や慢性疾患、手術によってとくに体が弱っている患者に感染することが多い。

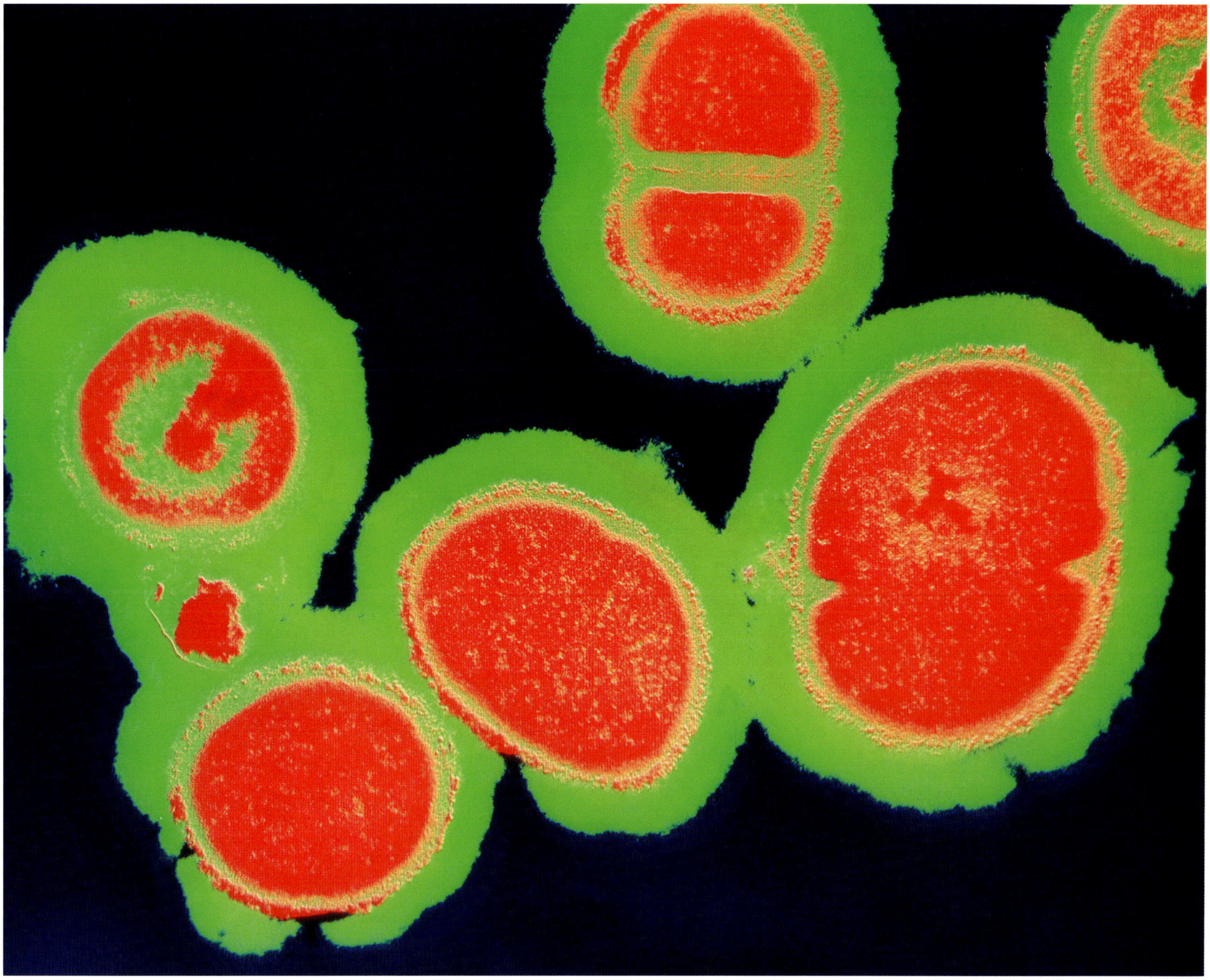

アルツハイマー病と認知症

20世紀に平均寿命が著しく延びると、精神の変性疾患に代表される加齢に伴う病気も急増した。最も多いのが認知症であり、なかでも回復不能なダメージを与えるアルツハイマー病が多く見られる。

古代から医学関係者は加齢によって知的能力が衰えることを認識していた。紀元前6世紀にギリシアの数学者ピタゴラスは、知能が幼児の水準まで退行する63歳からの期間を「老年期（セニウム）」と定義した。紀元前1世紀にはローマ人の医者ケルススが精神疾患を慢性的に抱えた状態を「認知症（ディメンシア）」と名付けた。

19世紀までに認知症は多くの高齢者に見られる深刻な記憶喪失の症状をあらわす病名となっていたが、医学者は認知症の病因を特定していなかった。臨床的根拠を持つ病気ではなく、加齢に伴う自然の摂理として捉えられることが多かった。

100年かけて世界で産業化が進むと、平均寿命も著しく延びた。たとえばイギリス人女性の平均寿命はヴィクトリア朝の1800年には35歳だったが1世紀後には48歳になった。それに応じて高齢患者も増え、彼らに対する治療への関心が一気に高まった。

1849年にスコットランドにあるセント・アンドリューズ大学の医学部教授ジョージ・デイは『高齢者の自宅看護と主要な病気に関する実践論 *A Practical Treatise on the Domestic Management and Most Important Diseases of Advanced Life*』を刊行し、その中で認知症の症状に関する詳細を初めて紹介した。

認知症の特徴的症状である記憶喪失に医者たちは悩まされ、精神的退化の身体的要因を探しはじめた。

1894年にジャン・ヌッツリはチューリヒで認知症患者70名の死後解剖を実施し、ほぼすべての患者に脳の萎縮（退化）による退行性変化と体重減少を確認した。半分弱が特定の領域に病変があった。

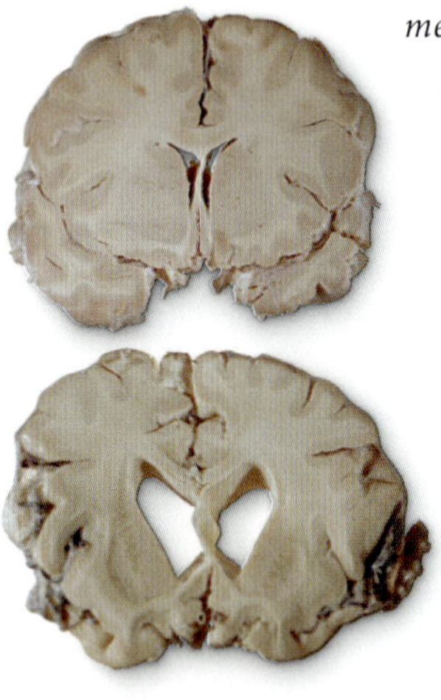

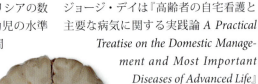

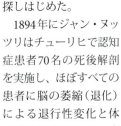

△ アルツハイマー病患者の脳
健康な人（上）とアルツハイマー患者（下）の脳組織の断面を比較すると、後者では組織が驚くほど萎縮し、病変や傷が多いことがわかる。

認知症の身体的症状と脳内で起こる変化の両方を解明する重要な役割を果たしたのは、ドイツ人神経病理学者のアロイス・アルツハイマーだった。1901年にアルツハイマーはフランクフルトにある精神病院で、深刻な短期記憶障害を患う女性患者アウグステ・データーを診療した。1906年にデーターが亡くなるとアルツハイマーは彼女の脳を解剖し、異常な構造をたくさん発見した。アミロイドβ（ベータ）と呼ばれるタンパク質の不溶性沈着がニューロン（神経細胞）の間にアミロイド斑（老人斑）を形成し、思考や記憶を調整するほか、無数の機能を担うニューロン間の電気的シグナルと化学的シグナルを妨害していたのだ。アルツハイマーはさらに、ニューロンの周りに「神経原線維変化」と呼ばれる、もつれたタンパク質の線維が蓄積しているのを発見した（⇨p.261、囲み）。

アルツハイマーの指導者であり、大半の精神疾患には生物学的根拠があるという考えを持つドイツ人精神科医のエミール・クレペリンは、アルツハイマーが患者の身体的、精神的症状を詳細に解説したこともあり、1910年版の『精神医学のハンドブック』の中で、アルツハイマーにちなんでこの疾患をアルツハイマー病と名付けた。

3500万人。世界でアルツハイマー病を患う患者数。2030年までには倍加すると想定されている。

「要するに、我々は**特異な病気**の進行過程と向き合わなければいけない……」
アロイス・アルツハイマーの講義より、1907年

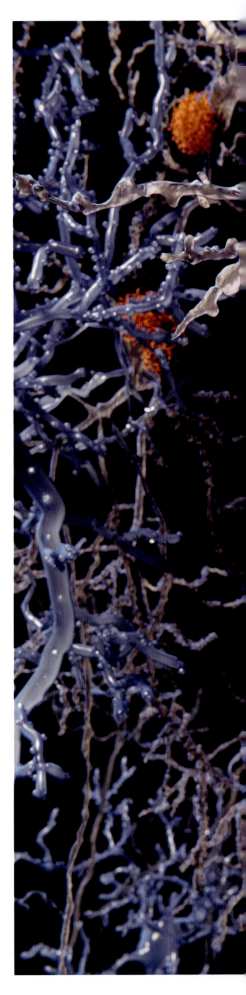

▷ 病気の脳細胞
アルツハイマー病患者では、脳の神経細胞によって形成された樹木のような構造が、もつれて凝集したタンパク質によって妨害される。それはシナプス（ニューロン同士の接合部）をふさぎ、ニューロン間の電気的信号の通信を妨げる。

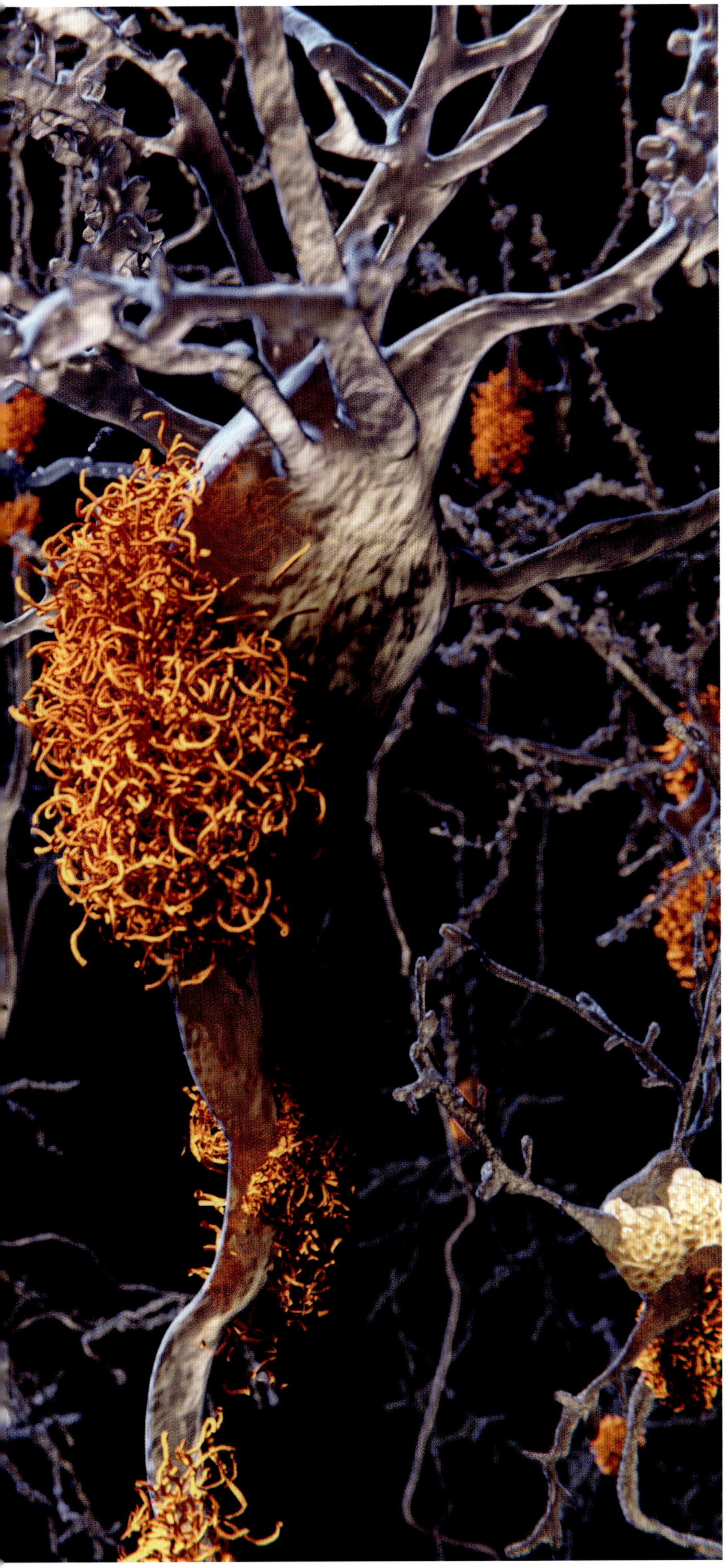

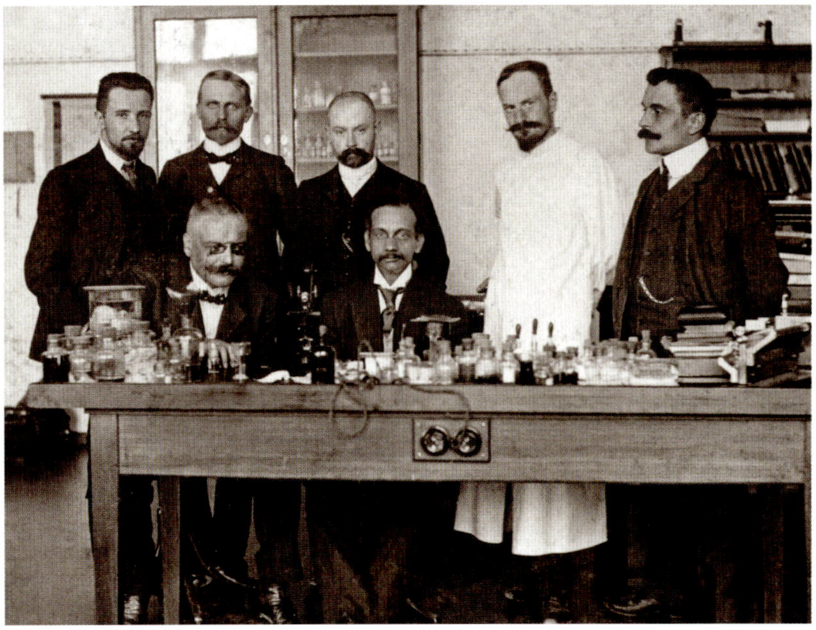

△ **先駆的な医者たち**
1905年、ミュンヘン大学で著名な医者たちと並ぶアロイス・アルツハイマー（前列左）。翌年、患者であったアウグステ・データーの死後の脳解剖によって、最も一般的な認知症の種類を解明した。

認知症の種別と治療

神経学者は徐々に認知症の種別を判別できるようになった。アルツハイマー病が最も症例が多く認知症患者の3分の2を占め、進行性の記憶障害や言語能力と問題解決能力の低下、気分の変動、うつなどの症状を伴う。時とともに患者は日常生活に支障をきたすようになり、最終ステージでは介護人などに完全に依存した生活を送ることになる。

脳血管性認知症は認知症の約25%を占め、複数回に及ぶ脳梗塞や、血管の大きな損傷、そしてアルツハイマー病よりもはるかに速いペースでの精神的退化により引き起こされる。

レヴィー小体認知症は脳内に球状物体（レヴィー小体）が見られる病気であり、幻覚や震えの症状が出る。

前頭側頭型認知症の患者は、極端な人格変化と言語障害を伴うが記憶障害は発生しない。

変質したタンパク質が脳に変化を及ぼす過程について理解は進んでいるものの、科学者は80歳人口で認知症を患っているのがわずか20%程度である理由をいまだに解明していない。また、完治法も依然見つからないままである。酵素であるアセチルコリンエステラーゼを阻害し、ニューロンへのダメージの進行を遅らせることができる薬剤の開発は進んでいるものの、ニューロンのダメージを回復させせることはできない。世界的に高齢者人口が増えるにつれ、アルツハイマー病などの病気を患う患者数は必ずや上昇するはずであり、完治法の探求はますます喫緊の課題となる。

基本の概念

もつれ合う線維としみ

アルツハイマー病では、アミロイドβと呼ばれるタンパク質がニューロンの細胞膜に進入する。それが徐々にしみのような老人斑を形成し、ニューロン間の通信を妨害する。加えてタウと呼ばれるタンパク質がニューロン内でもつれ合って神経原線維変化を形成し、それがさらにニューロンの活動を妨害、その結果ニューロンは萎縮して死滅する。

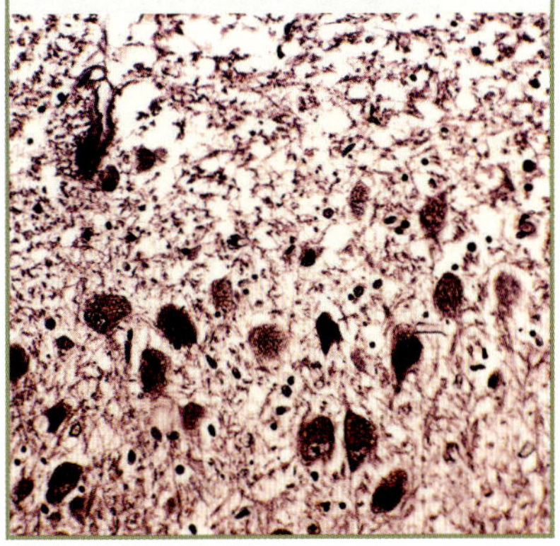

ターミナルケア

ターミナルケアとは病院やホスピス、在宅で死期を迎えている患者の世話をすることである。そこで行われる緩和ケアは精神面と身体面のケアを組み合わせたものであり、その歴史は中世前期にまでさかのぼる。

何世紀にもわたって人びとは自宅で友人や家族に看取られながら亡くなった。しかしヨーロッパでは中世期に状況が変わり、人生最期の数カ月や数日間を必ずしも家で過ごせなくなった。11世紀末、ローマ教皇ウルバヌス2世は西ヨーロッパのキリスト教徒に向けて、中東に赴き聖地エルサレムを奪回するよう呼び掛けた。そのために数千にも及ぶ人びとが遠征に旅立ち、決死の闘いに挑んだ。これに伴い、ホスピタル騎士団（ローマ・カトリック教徒の騎士修道会）が、巡礼者を保護するために休憩施設と病院を兼ねた施設を設立した。休憩施設はさらにもう1つの重要な機能を果たした。それは不治の病やけがを負って自宅に帰れなくなった患者に、最後の日々を過ごすための場所を提供したことである。

初期のホスピス

ホスピタル騎士団の先駆的な取り組みは、17世紀になってフランス人のカトリック司祭聖ヴァンサン・ド・ポール（ラテン語：聖ヴィンセンシオ・ア・パウロ）が、病人や終末期患者の世話をするシスターズ・オブ・チャリティ（慈善修道女会）をパリに設立するという形で復活した。ヨーロッパのほかの地域の宗教団体も、彼の取り組みに触発されて同じような活動を展開した。なかでも1815年に創業されたアイルランドのシスターズ・オブ・チャリティは積極的な活動を展開し、1879年にはダブリンにハロルド・クロス・ホスピスを設立、1902年にはロンドン南部にセント・ジョセフ・ホスピスを設立した。それから50年後、シシリー・ソンダースという若い看護婦がセント・ジョセフ・ホスピスで働きはじめた。そこでの彼女の経験がターミナルケアの将来を形成することになる。

3200 アメリカ合衆国に存在するホスピス・プログラムの推定数。

近代ホスピスの普及

ソンダースは、病院が終末期患者に提供するケアは不十分であると気づき、終末期患者専用の施設を提供することに焦点を当てた新たな緩和ケアの取り組みを開始した。1967年にソンダースはロンドン南部に終末期患者が最期の日々を平穏に過ごせる施設として、セント・クリストファーズ・ホスピスを設立した。おもな目的は、現代の医学の進歩を愛や献身といった人道的な道義と組み合わせることだった。同ホスピスでは患者に疼痛管理用薬剤だけでなく、感情面、精神面でのサポートを提供した。ソンダースはコンサルタントや研究者から薬理学者や看護師に至るまで、幅広い医学領域で高いスキルを持ったチームを揃えた。ホスピスには各患者の症状や、それに伴う痛みを抑える方法をより深く理解するために、死体解剖室もあった。

ソンダースのコンセプトの中核を成したのは、患者が死を迎えるまで人間としての尊厳と自立心を維持できるよう、ホスピスは実用性だけでなく居心地の良さも重視すべきだという点だった。そこで、セント・クリストファーズ・ホスピスには、一般的に見られる縦長の広い病棟に約30床のベッドを並べたような病棟ではなく、個室を含め、患者のプライバシーを確保できる部屋が設計された（これによって感染のリスクも軽減される）。また、自然光で室内が明るくなるよう大きな窓が設置され、スタッフが効率的に作業できるよう近代的なすっきりとした間取りにした。照明にも配慮が行き届き、ほかの病棟よりも鮮やかで温かく、ソフトな光が用いられた。何よりもセント・クリストファーズ・ホスピスは病院でも家でもなく、まったく新し

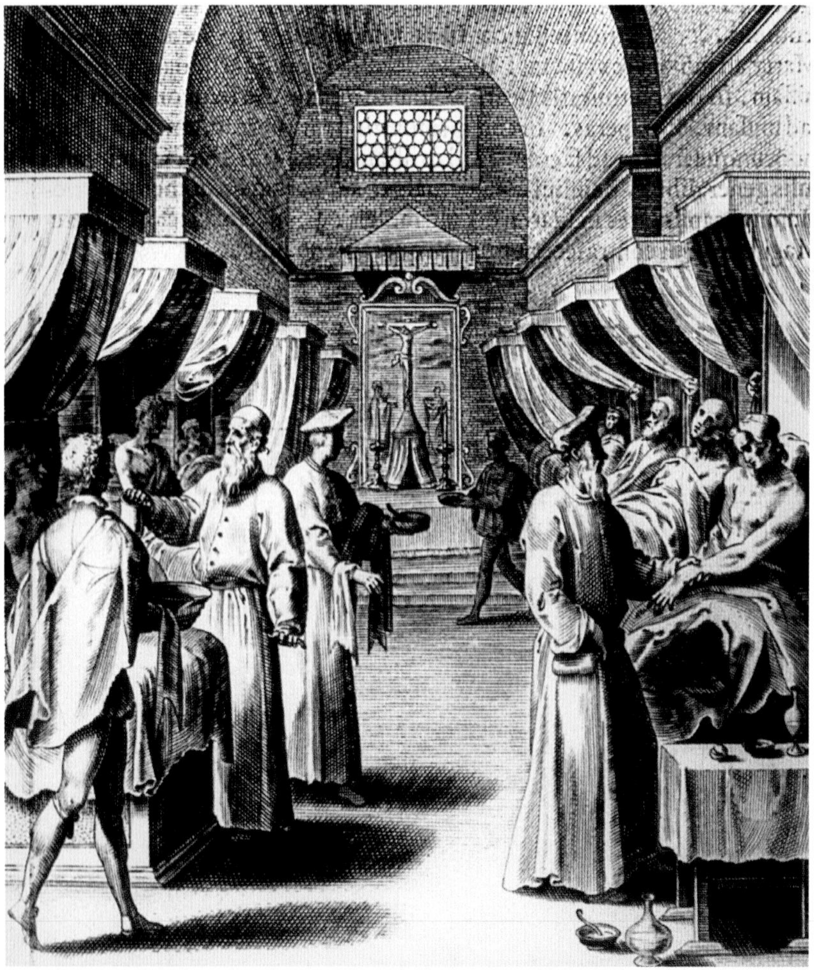

◁ **ホスピタル騎士団**
緩和ケアの歴史は、病気や瀕死の巡礼者にケアを提供するために11世紀にエルサレムで立ち上げられたホスピタル騎士団までさかのぼる。騎士団は奉仕活動に従事するだけでなく、十字軍に参戦してキリスト教巡礼者を護衛する軍事的組織でもあった。

「**一人ひとりが個人として大事**なのであり、**人生の最期まで**それは変わらない。私たちは各人が**平穏に死を迎えられる**ためだけでなく、**死期まで生き生きと暮らせるよう**にあらゆる手段を尽くします。」

シシリー・ソンダース、近代ホスピスの先駆者

いタイプの施設として居心地の良い空間を提供し、以降何十年にもわたって緩和ケアのモデルとなった。同ホスピスの設計図は、その後に建てられた多くのホスピスの原型となった。

さらなる進展

ソンダースの次なる挑戦は、患者が自宅で最期を迎えたいと望む場合に、在宅でもホスピスと同水準の疼痛管理と支援を提供できるようにすることだった。

1969年にソンダースは初の在宅緩和ケア・プログラムの立ち上げを支援し、セント・クリストファーズ・ホスピスで提供されるケアをコミュニティ向けに展開した。

緩和ケアの領域でのソンダースの取り組みは、終末期の患者向け医療とサービスに大きな影響をもたらし、患者の日常的な身体面のケアから疼痛緩和、心の支えに至るまで、患者のケアに関するすべてのニーズに対応すべきであるという認識が広まった。1980年代後半までにイギリスでは緩和ケアが専門的な医学分野として認定され、1990年代には世界中に広がった。一方、アメリカ合衆国やイギリスを除くヨーロッパ各地で公式に認定されたのは2000年代になってからのことである。

イギリスの看護師、医者、作家　(1918〜2005年)

シシリー・ソンダース *Cicely Saunders*

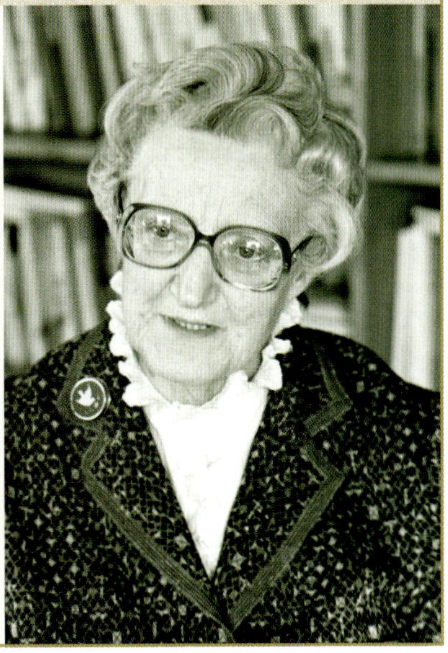

ロンドンのセント・クリストファーズ・ホスピスの設立者であるシシリー・ソンダースは、近代緩和ケアの先駆者とされている。看護師と医療ソーシャルワーカーとして実績を積んだ後、末期がんを患った若いポーランド人男性のデヴィッド・タスマとの深い友情によって、また神の思し召しで末期症状の患者のケアに人生を捧げなければと感じたことから人生の方向性が大きく変わった。ソンダースはとくにがんなどの末期疾患に伴う疼痛や苦しみを緩和することを重視し、疼痛緩和剤の研究にも携わった。

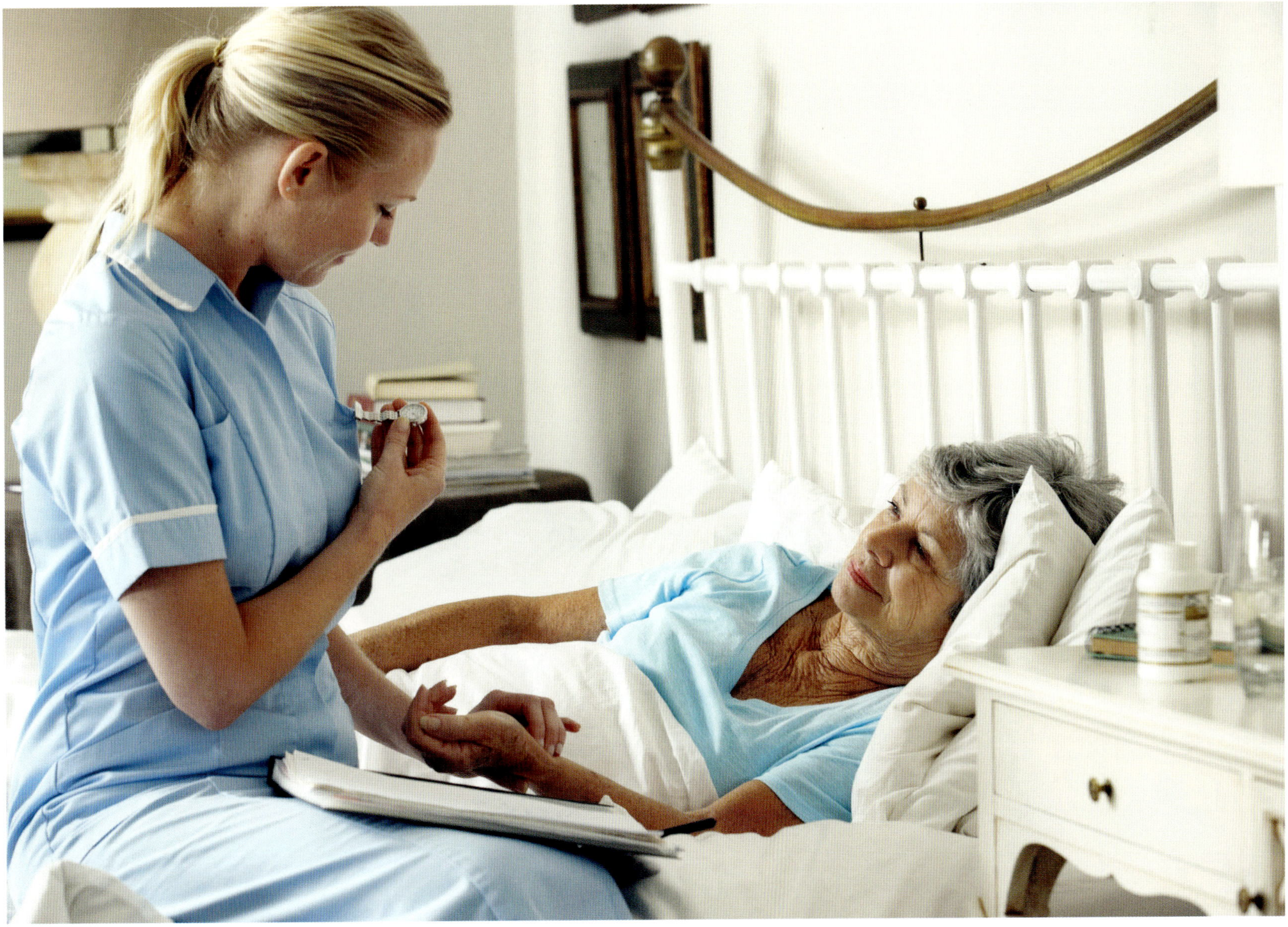

▽ **緩和ケアの看護師**
ターミナルケアは過去50年間で見違えるほど改善された。ターミナルケア専門の看護師は疼痛管理や症状管理の訓練を受け、患者に心理的、精神的サポートを提供する。病院やホスピスに勤務する看護師もいれば、コミュニティ内で患者の自宅を訪問する看護師もいる。

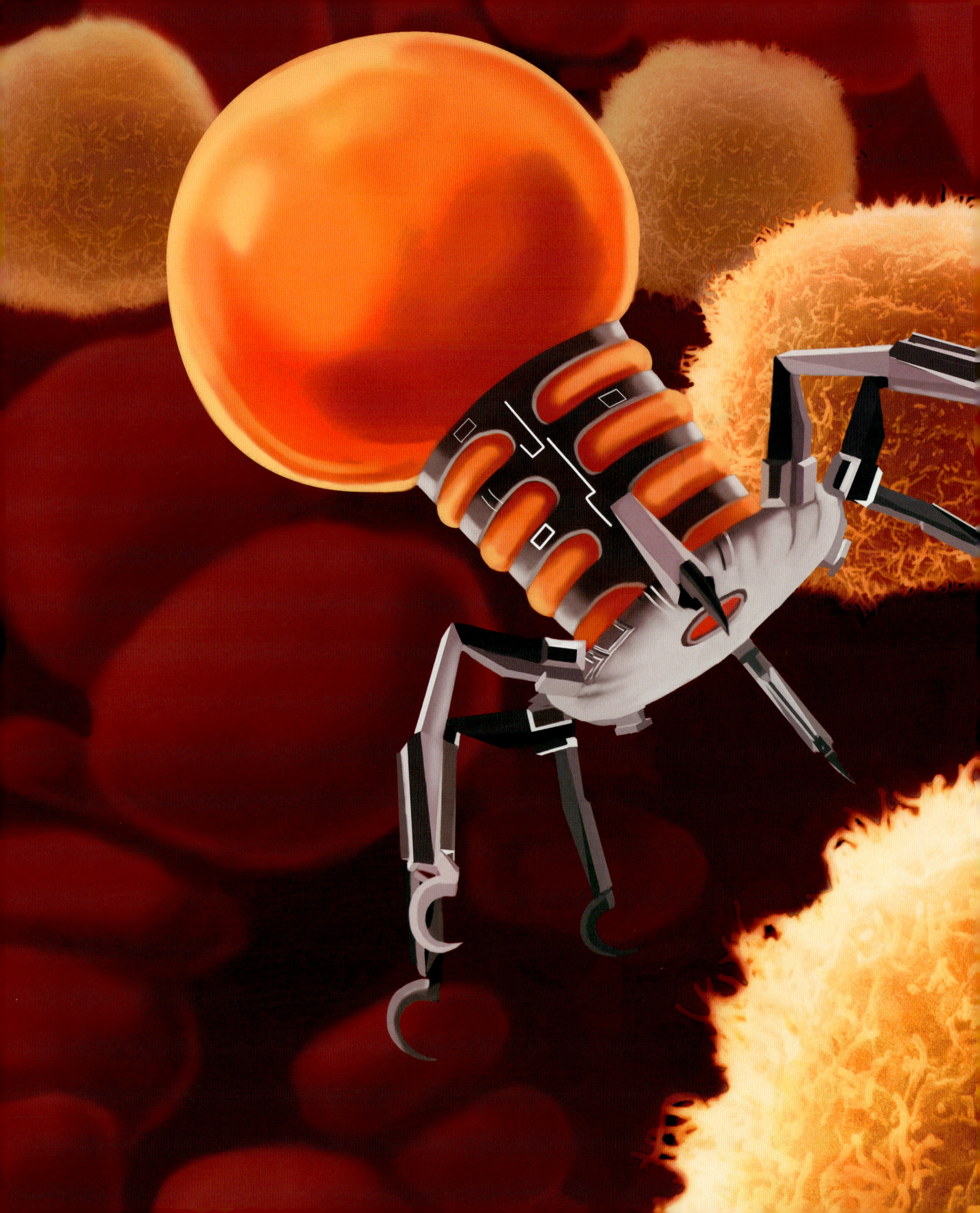

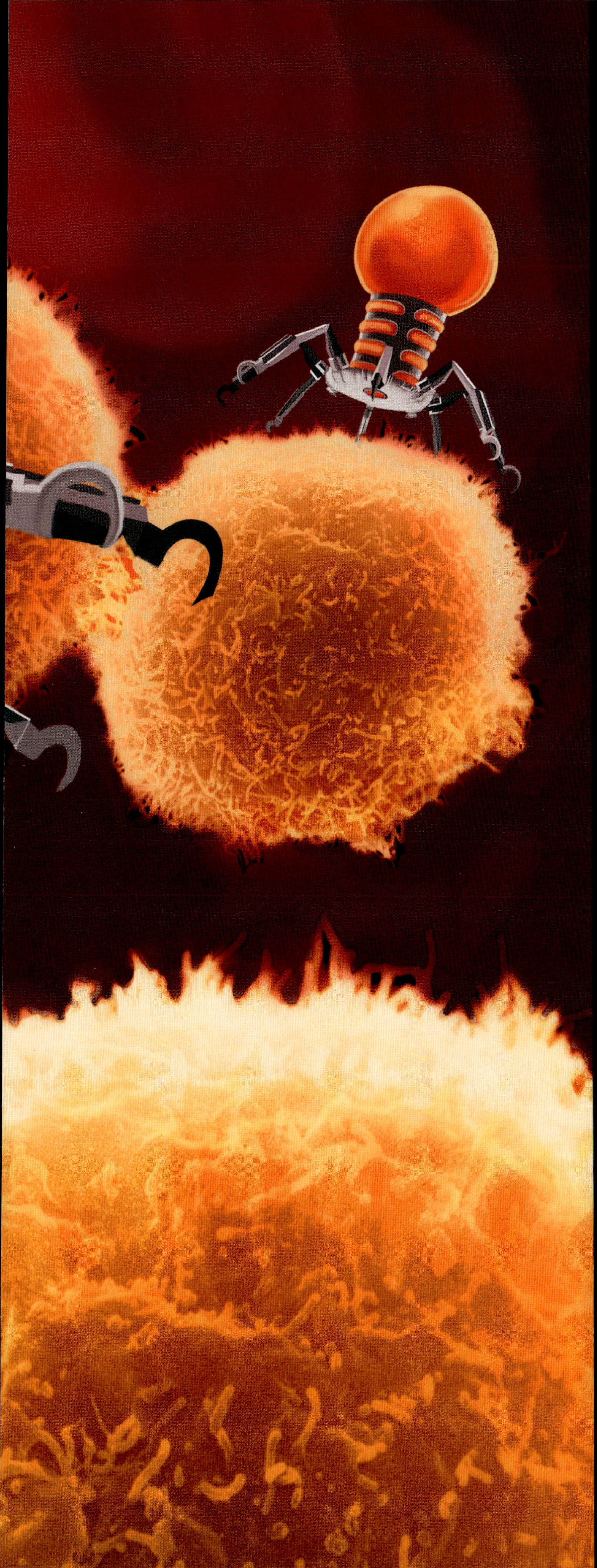

過去から未来への期待　1960年〜現在

ナノ医療

ナノ医療と総称される分子レベルの診断、治療、手術は1990年代になってようやく実用化された。同じく1990年代には標的指向型ドラッグ・デリヴァリー・システムも初めて現場で活用された。現在も長さ1mm未満の小型ロボット手術装置の実験が進行中であり、今後、非侵襲性（生体を傷つけない）手術実現への期待が高まる。

ナノ医療の概念は、1959年にアメリカ人物理学者のリチャード・ファインマンが、いずれ手術は小型装置を使って体内で実施できるようになると予測したことが起源となっている。1981年にはアメリカ人工学者のエリック・ドレクスラーが分子レベルでの操作が可能な細胞修復装置を構想した。

初めて実践に用いられたナノ医療は、目的部位に薬剤を運ぶものだった。薬剤はがん細胞の酸性状態に反応してがん細胞を攻撃したり、遺伝子治療の目的で小さなRNA断片やDNA断片を輸送したりするよう「プログラミング」されていた。2006年にはデンドリマーという、木の枝のような腕に小さな薬剤を抱え目的の細胞に到達するとその薬剤を放つ高分子が開発された。また、従来の照明装置よりも数百倍の輝度を持つ内視鏡検査用の量子ドットといった半導体装置も開発された。2013年には組織サンプルを収集する小型生検器具ミュー・グリッパーが動物実験で使用された。直近では、磁場を使って体内の動脈閉塞部位まで送り込まれて動脈プラークを除去するコルクスクリュー・ナノボットが開発され、2019年には臨床で用いられる予定である。

「外科医を飲み込めるようになれば、手術領域にとって面白い進展となるだろう。」

リチャード・ファインマン、アメリカの物理学者、講義「THERE'S PLENTY OF ROOM AT THE BOTTOM（底には十分場所がある）」より、1959年

◁ナノボット

2013年頃から極小スケール（ナノスケール）で体内手術を実施できるロボットが開発されてきた。将来的にはDNAの修復や損傷を受けた血管系の位置の特定ができるようになり、レントゲンが不要となる可能性がある。

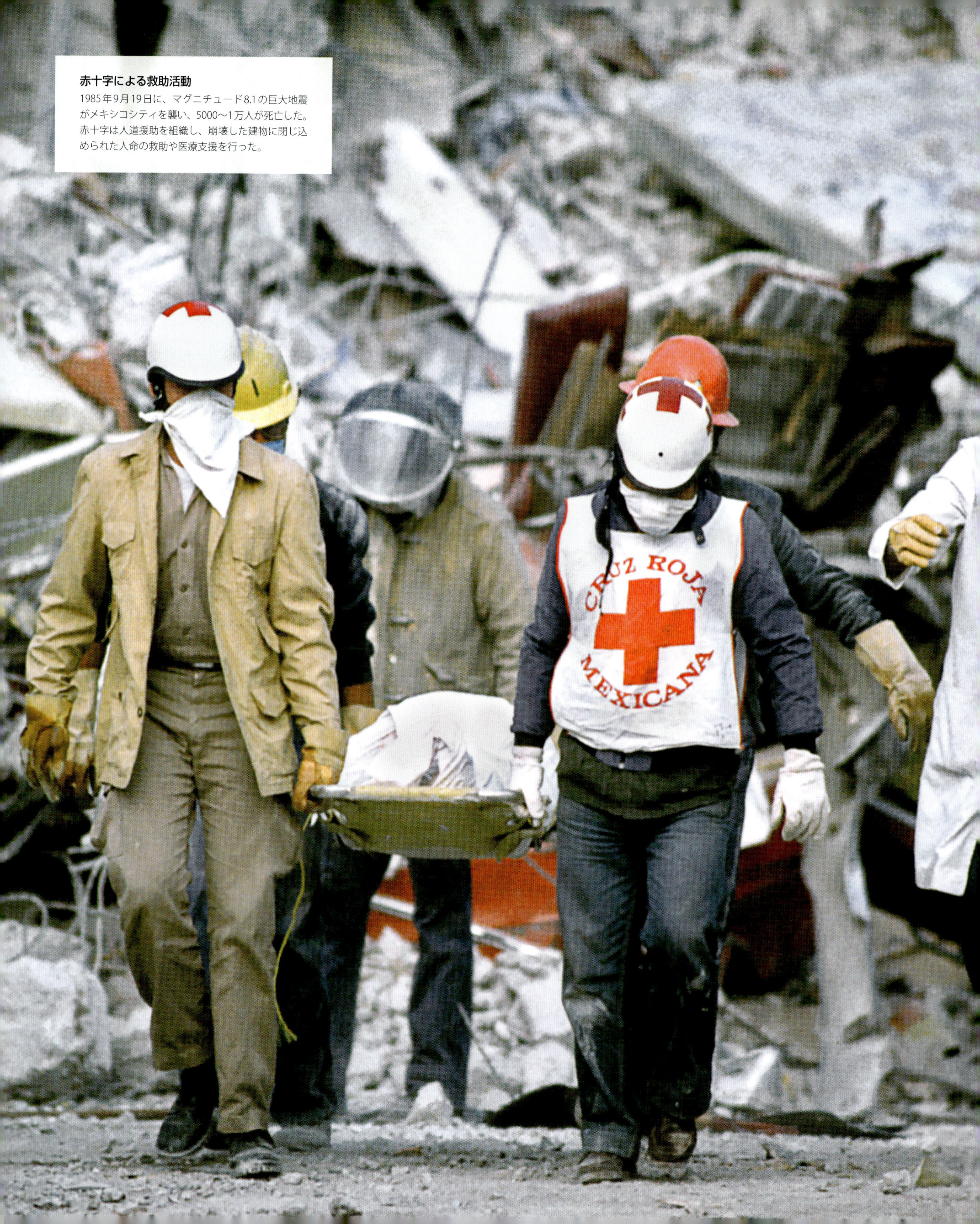

赤十字による救助活動
1985年9月19日に、マグニチュード8.1の巨大地震がメキシコシティを襲い、5000〜1万人が死亡した。赤十字は人道援助を組織し、崩壊した建物に閉じ込められた人命の救助や医療支援を行った。

国際医療機関

国際レベルの医療危機に対応する取り組みは19世紀中期に始まった。20世紀末には国際医療機関が続々と誕生し、その一部は個々の疾患に重点的に取り組み、他は福祉や災害救助の改善に専念した。

医療における国際協力が始まったのは1851年で、同年に第1回国際衛生会議がパリで開かれた。ヨーロッパにおける検疫規制が話し合われたが、この時点では合意に至らなかった。その後1892年の会議において、船内でコレラ患者が発生した船舶の検疫に関する議定書が締結された。

国際政府機関

20世紀初頭には、国境や国策で感染症を封じ込めることが不可能なことがますます明白になっていた。中南米で発生した黄熱病がアメリカ合衆国に拡散したのをきっかけに、1902年に最初の国際衛生機関である汎米衛生事務局（PASB）が設置された。その直後の1907年には黄熱病、コレラ、ペストのまん延を防ぐため、国際公衆衛生事務局がヨーロッパ23カ国によって設立された。1919年に国際連盟が設立されたときに、PASBの活動と国際公衆衛生事務局の活動を網羅する衛生委員会も設置された。しかし資金不足のため、同委員会の効果は限られていた。

世界の健康管理が大きく前進するきっかけとなったのは、1948年の世界保健機関（WHO）の設立であった。世界保健機関は国連の保健機関として大きな影響力を持っていた。従来の伝染病監視活動を拡大するとともに、撲滅キャンペーンにも乗りだしたが、今日までに最大の成果を収めたのは、天然痘（⇨p.100〜101）とポリオ（⇨p.210〜211）に対するものだった。近年、WHOは病気発生を受けての迅速な対応調整で自身が果たす役割を強化してきた。たとえば2003年の重症急性呼吸器症候群（SARS）や2009年の新型インフルエンザなどは、いずれも世界的大流行になる恐れがあった。発展途上世界全域での衛生教育や保健プログラムの主催においてWHOは、ますます重要な役割を果たしている。

非政府組織

国際政府機関と並行して、非政府組織（NGO）もいくつか出現した。最初に誕生したのが赤十字国際委員会（ICRC）の前身、国際負傷軍人救護委員会（五人委員会）である。当初、傷病兵の救護を目的として1863年に設立されたが、1864年に傷病者の状態改善に関する第1回のジュネーヴ条約を締結すると、その後数回の改訂・追加が行われ、支援の対象を戦争捕虜や紛争地帯の一般市民にまで広げるとともに、武力紛争における非戦闘員の保護も含まれるようになった。今日、ICRC（イスラーム諸国で創設された赤新月運動を含む）は世界190カ国の赤十字社・赤新月社から構成され、ほとんどの武力紛争地域で中立かつ独立した存在である。

災害への医療対応を調整するためや、長期的な医療の課題に対する各国のアプローチを管理するため、他にも同様のNGOが設立された。その中には、世界精神衛生連盟（1948年）、国際家族計画連盟（1952年）、世界医師会（1947年）が含まれる。新しいタイプのNGOを代表するのが国境なき医師団（MSF）で、この組織は、ナイジェリアで起きたビアフラ戦争などの人道危機に対応して、1971年にフランス人医師団によって結成された。万人への医療提供に取り組むMSFは、世界で最も困窮する国のいくつかでプロジェクトを展開する一方で、シリアやイエメン（これらの国々にスタッフを派遣する国際医療機関はほとんどない）の一部などの地域で活動を行っている。

赤十字社の創設者（1828〜1910年）

ジャン=アンリ・デュナン

Jean-Henri Dunant

1859年にイタリアのソルフェリーノで繰り広げられた血なまぐさい戦闘を目撃し、スイス人の人道主義者で実業家のデュナンは、戦場で負傷者を介護するボランティアを訓練すべきだと訴えた。この考えが1863年の赤十字国際委員会の設立につながった。1872年には、仲裁裁判所が国際紛争を解決することを求めてロビー活動を行ったが、その考えは時期尚早だった。破産し、人生後半の35年を世捨て人のように生きたデュナンだったが、1901年に史上初のノーベル平和賞を受賞した。

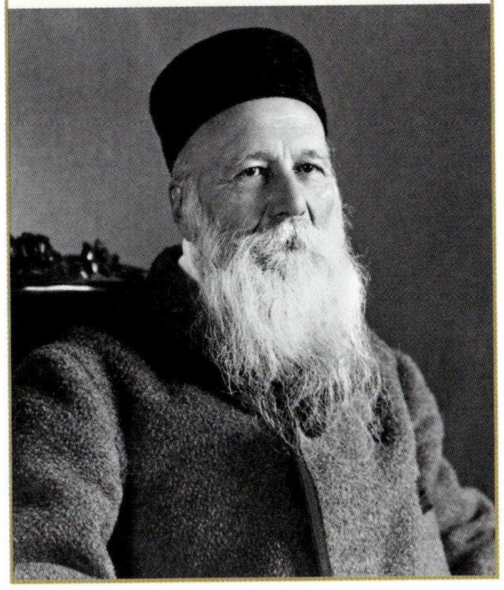

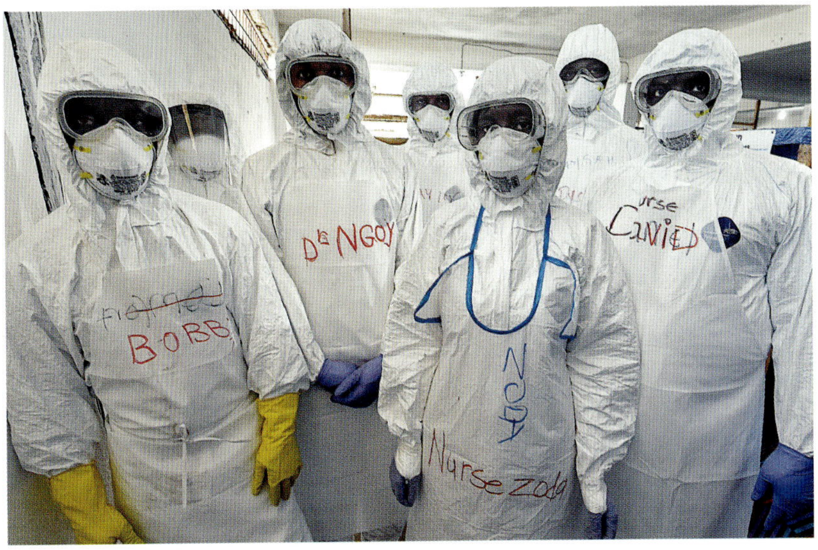

△ エボラとの闘い
2013年、西アフリカでエボラ出血熱が発生した（⇨p.268〜269）。献身的な医療従事者の努力のおかげでまん延を抑えられたが、WHOは対応の遅れに対して非難を受けた。

▽ 注意の喚起
2015年以降、ネッタイシマカが媒介するジカウィルスによる感染症が、ブラジル国内だけでなく国境を越えて急速に広がりはじめた。2016年初頭、WHOがこれを「国際的に懸念される公衆衛生上の緊急事態（PHEIC）」と宣言し、多国間の対策を調整した。

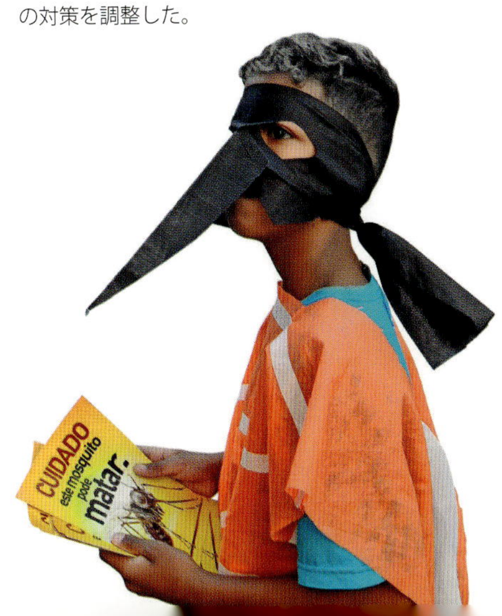

エボラ出血熱

1976年にアフリカで初めて発見されたエボラ出血熱（エボラウィルス病とも呼ばれる）は、過去50年間で最も致死率の高い疾患の1つであることが明らかになってきた。現在のコンゴ民主共和国を流れるエボラ川付近で最初の患者が発生して以来、2万8000人以上がこのウィルスに感染し、1万1000人以上が死亡している。

エボラ出血熱が猛威をふるっているにもかかわらず、その治療法はまだ確立されていない。なぜ一部の感染者のみが生存できるのか、年齢、場所、そのほかの要因の違いによっては死亡率が70%にも上ることもあるが、その理由もまだわかっていない。野生動物から人間に感染したエボラは、感染者との密接な接触から体液が付着するなどして人間から人間へ感染していく。このウィルスの潜伏期間は2〜21日で、初期症状としては急な発熱、筋肉痛や筋力低下、頭痛、咽喉炎に続き、嘔吐、下痢、発疹、腎障害や肝障害、内出血を含む出血などの症状が現れる。

2014年には最悪のエボラ大流行が発生し、2015年までに1万人以上が死亡した。最初はギニアで発生してシエラ・レオネとリベリアへ広がり、さらに空路を通じてナイジェリアやアメリカ合衆国、陸路を通じてセネガルやマリにまで広がった。ワクチンも承認された薬物療法もない状況で、世界保健機関（WHO）はこの危機に対応するために緊急会議を招集し、実験段階にあって効果がまだ証明されていない治療薬の使用を認めるという前代未聞の決断を下した。その治療薬の1つがZMapp（ジーマップ）で、これを使用することで多少の効果が得られた。この薬を投与された最初の患者は、アフリカのリベリアで活動していたアメリカ人宣教師のケント・ブラッドリーだった。ブラッドリーは命を取り留めた。ほかにもZMappで助かった人は多くいたが、この薬の救命効果は決して高くはなかった。投与された患者の約20〜30%は死亡したが、3種類の抗体からなるこの薬を投与したほうが投与しないよりも助かる可能性は高かった。効果的な治療法とワクチンの両方の開発を目的とした研究が急ピッチで進められている。

「これは、**全人類を脅かすウィルス**である。」

ゲイル・スミス、アメリカ合衆国国家安全保障会議上級部長、2014年

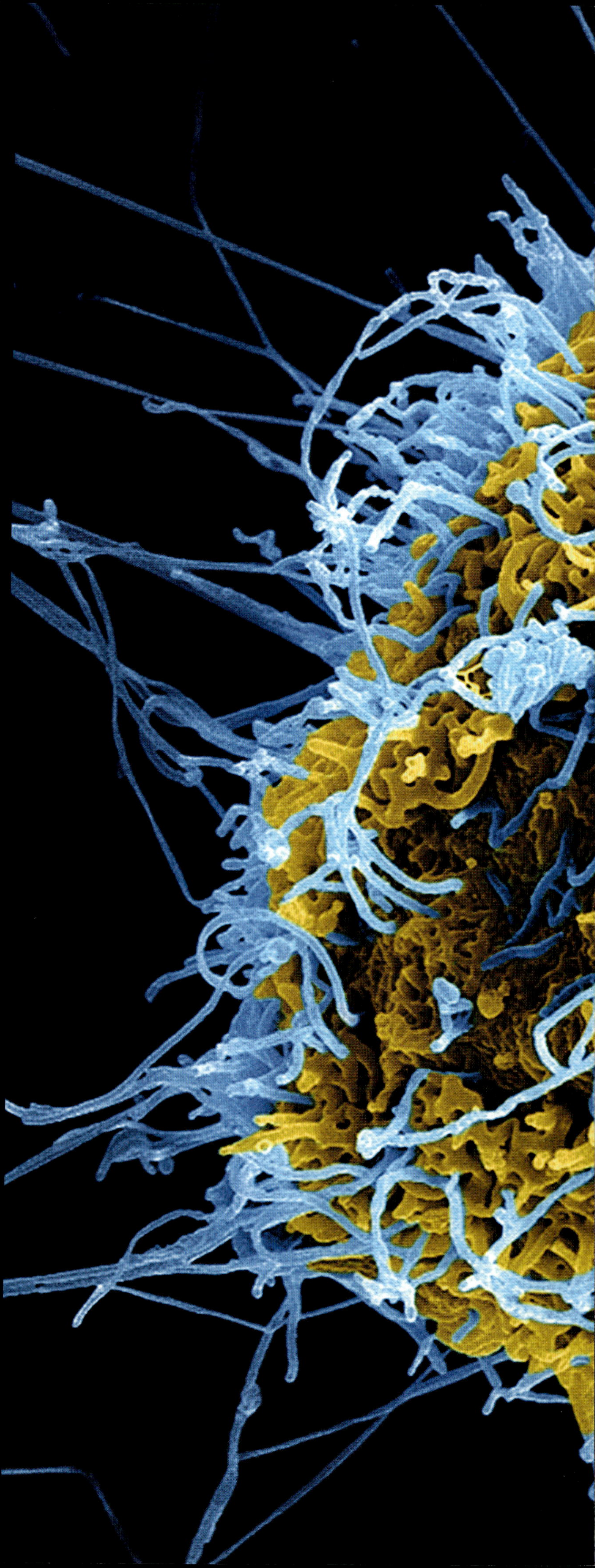

▷ **感染細胞内のエボラウィルス**
感染細胞から出芽するエボラウィルス粒子（青）を捉えた電子顕微鏡写真。このウィルスは、一旦細胞膜に侵入すると、細胞に定着して増殖する。

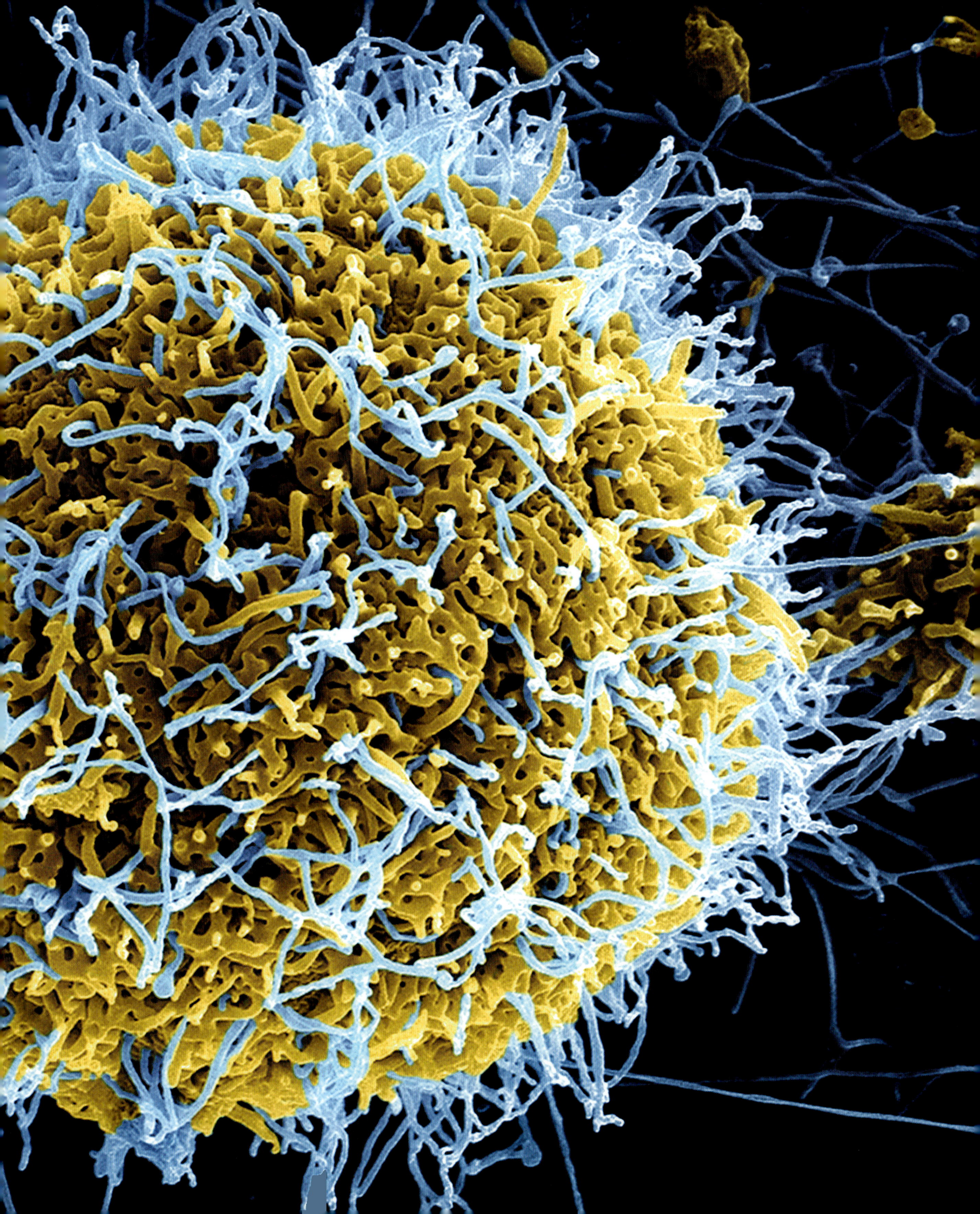

幹細胞治療

幹細胞は未分化細胞であり、分裂して自己を複製するか、筋細胞や神経細胞、骨の細胞、血液の細胞など特殊機能を持つ別の種類の細胞に分化できる。再生機能を持つため、多くの病気の治療や予防に非常に役立つことが期待される。

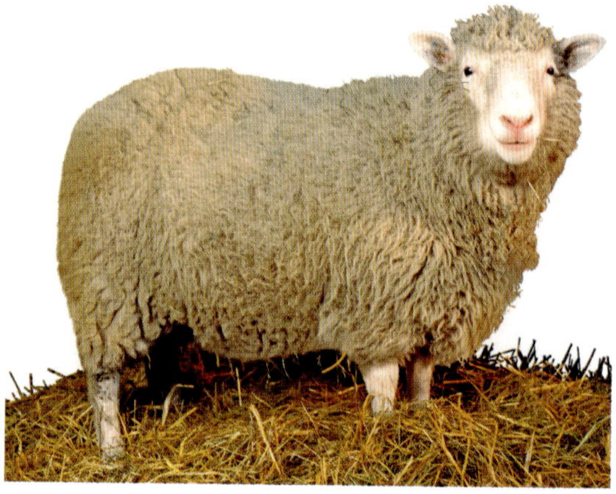

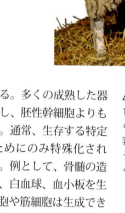

△ **クローン羊のドリー**
1996年に誕生したドリーは初めて成体幹細胞から複製（クローン）された哺乳類だった。当時は乳腺細胞が使われた。2013年に科学者は同じようなクローン技術を使ってヒト胚性幹細胞をつくりだした。

幹細胞が分裂すると新しい細胞はそれぞれ幹細胞としてとどまるか（幹細胞数を維持するため）、あるいは200種類以上ある特殊化した細胞になる。特殊化した細胞は複製され、体内細胞の自然な代謝回転や体内組織維持の過程で死滅した細胞を置き換える。たとえば骨髄系幹細胞は血液を維持するために毎秒200万以上もの赤血球と白血球を生成する。毎秒寿命が尽きる血球と同程度の数である。各種体内組織は異なるペースで置き換わる。たとえば血液、皮膚、消化管粘膜内の細胞が迅速に再生される一方で、神経組織は非常にゆっくり再生され、場合によってはまったく再生されない。

3000億　幹細胞が1日につくりだす新しい細胞の推定数。

幹細胞の種別

幹細胞には多くの種類が存在するが、大まかに言えば胚性幹細胞と成体幹細胞の2つに分類される。

胚性幹細胞はヒトの発生初期段階にしか存在しないことから、ほぼ全種類の特殊化された細胞になり得る多能性の細胞である。胚性幹細胞は研究や治療で活用できる再生可能な材料となるため、医療科学において非常に貴重な存在である。研究や治療用の細胞はヒト胚性幹細胞から取得される。通常は、体外受精（IVF）をしたが不要となったヒト胚性幹細胞が使われる。

成体幹細胞（体性幹細胞とも呼ばれる）は胎児発達期に発達し、ヒトの生涯を通じて体内に残る。多くの成熟した器官や組織内に存在し、胚性幹細胞よりも特殊化されている。通常、生存する特定の組織や器官のためにのみ特殊化された細胞を生成する。例として、骨髄の造血幹細胞は赤血球、白血球、血小板を生成できるが、肝細胞や筋細胞は生成できない。複数の特殊化された細胞を生成する能力は多能性と呼ばれるが、1種類の細胞にしか分化しない単能性幹細胞もある。成体幹細胞は体内で見つけにくく、胚性幹細胞よりも実験環境で培養しにくい。しかし、それでも科学的調査や治療において非常に有効である。

2006年に日本人研究者の山中伸弥が、特殊化された成体皮膚幹細胞を多能性幹細胞になるよう再プログラミングし、幹細胞研究に大躍進をもたらした。新しい細胞は人工多能性幹（iPS）細胞と名付けられた。1962年に特殊化された成体幹細胞を元の状態に戻せると発見したイギリス人研究者のジョン・ガードンとともに、山中は画期的な発見の功績をたたえられて2012年にノーベル生理学・医学賞を受賞した。

確立された治療

造血幹細胞移植（HSCT）とも呼ばれる骨髄移植は、複数の血液疾患向けの確立された治療法である。1956年にアメリカ合衆国ニューヨークで初めて実施された。対象は一卵性双生児であり、双子の片方が白血病を患っていた。一卵性双生児だったため、拒絶反応は起こらなかった。免疫系が細胞を拒絶するのを防ぐ免疫抑制の進歩によって、1968年には初めて一卵性双生児ではない兄弟間で骨髄移植が行われ、さらに1973年に

基本の概念

幹細胞の仕組み

体内のすべての細胞は、DNA（デオキシリボ核酸）としてヒト・ゲノム一式を丸ごと含む。ただし、異なる種類の細胞内では異なる遺伝子が活動する。たとえば皮膚細胞内では一部の遺伝子は活性化するが、他の遺伝子は不活性のままである。同様に各幹細胞でも異なる遺伝子一式が活性化される。遺伝子は数を増やすよう指示を出し、幹細胞は自らを複製して自らのコピーをつくるか、複数のステージを経て1段階ごとに特殊化される「分化」と呼ばれる過程を通して、特殊化された分化細胞になる。これらの指示は、成長因子やサイトカインなどのシグナル伝達物質を含めさまざまな引き金を持つ。幹細胞研究ではその引き金の条件を再現することで、疾患のある組織を置き換えるために新しい組織を培養するなど、目的に応じて細胞の変化を促そうとする。

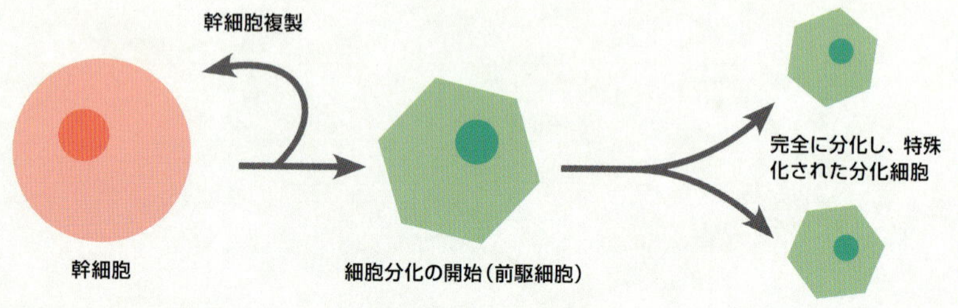

「**幹細胞研究は、**パーキンソン病や運動ニューロン疾患のような**神経変性疾患の治療に重要な役割を果たす。**」

スティーヴン・ホーキング、イギリス人物理学者・宇宙学者（さらに筋萎縮性側索硬化症患者）、プレスリリースより、2006年

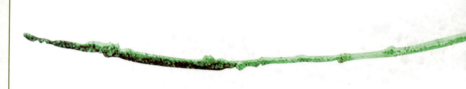

血縁ではないが組織が適合した提供者からの骨髄移植が実施された。現在HSCT患者は、自身の体内から予め抽出され保管された造血幹細胞を用いることができる。また、疾患がある細胞を根絶する化学療法や放射線治療コースも提供される。組織適合性問題が存在するような症例では、代替として臍帯血が用いられる。

現在進行中の研究

幹細胞治療は多大な可能性を秘めている。現在、iPS細胞と成体幹細胞に関連する研究が特定のがんや糖尿病、網膜症、関節リウマチ、脊髄などの組織の修復から薄毛など、幅広い症状を治療するために実施されている。研究のおもな目的の1つは、提供された複数の細胞を新しい組織や心臓、肝臓、眼などの器官に成長させることである。他人から提供されたものよりも、iPS細胞を使った組織や器官の移植は安全なはずである。細胞は患者から抽出して戻されるため、患者の免疫系が新しい組織や器官に拒絶反応を示す可能性が低くなると考えられるためである。幹細胞研究はまだ始まったばかりだが、すでに医療革命を起こしつつある。

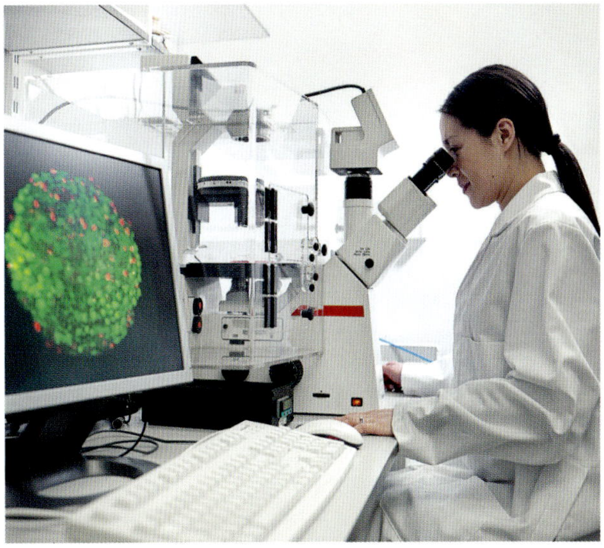

◁ **研究と開発**
幹細胞治療の研究は近年、医療において最も目まぐるしく進展している領域の1つである。ただし、ヒトの胚を用いた研究の倫理面についてはいくらか意見の対立がある。

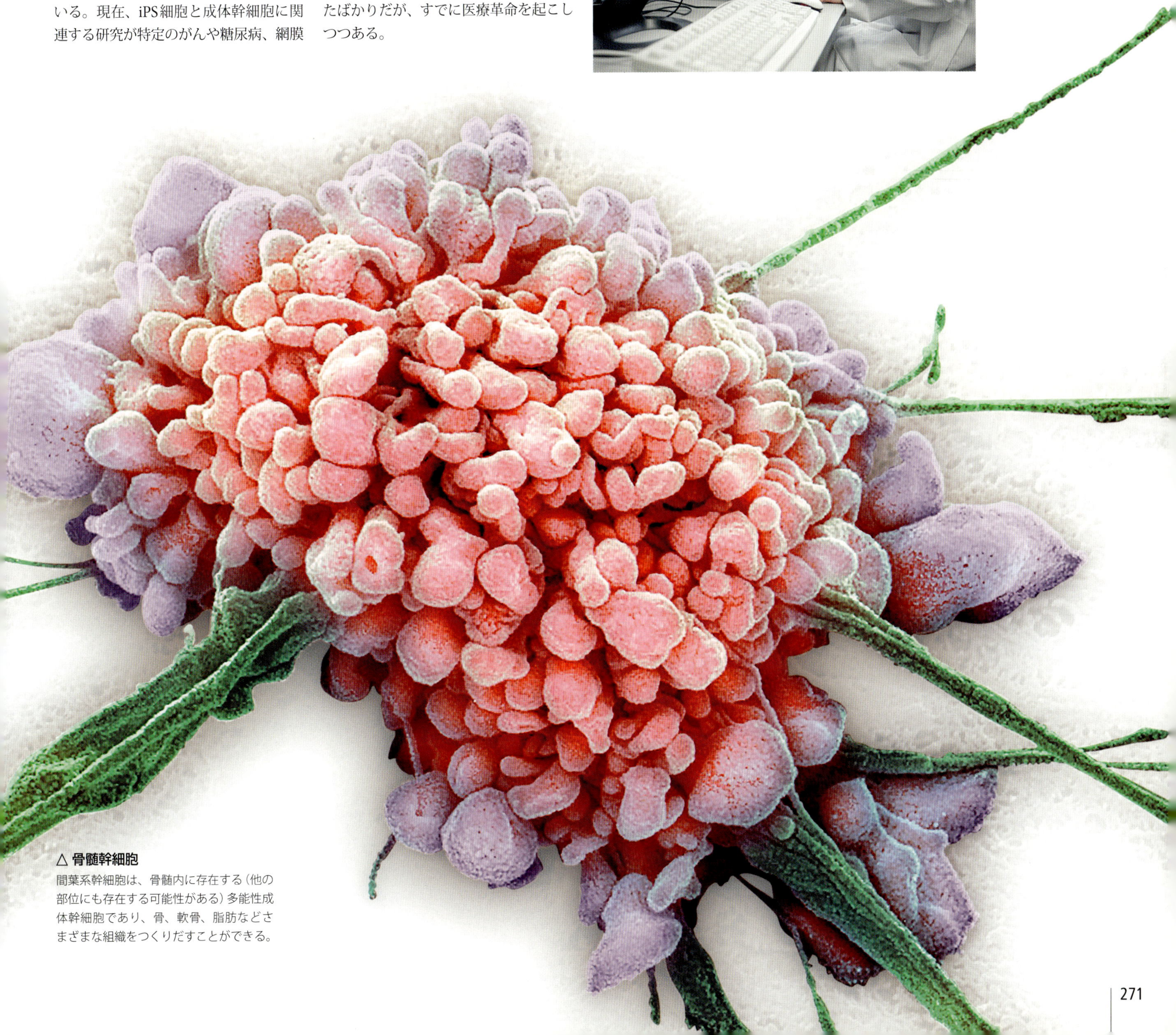

△ **骨髄幹細胞**
間葉系幹細胞は、骨髄内に存在する（他の部位にも存在する可能性がある）多能性成体幹細胞であり、骨、軟骨、脂肪などさまざまな組織をつくりだすことができる。

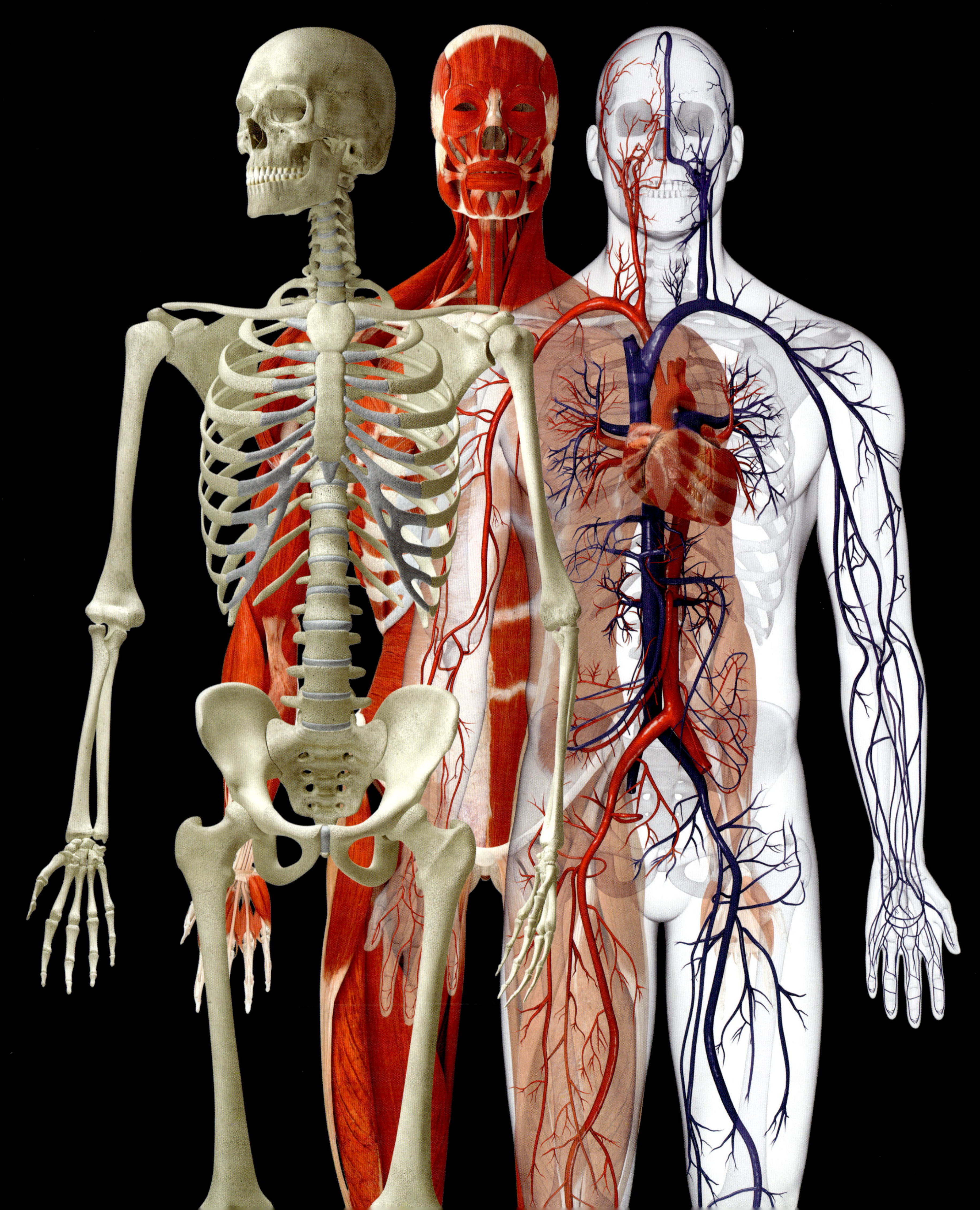

用語解説

A – Z

CTスキャン/CATスキャン
CT scan/CAT scanning
コンピューター断層撮影（CT）、あるいはコンピューターX線体軸断層撮影法（CAT）をいう。弱いX線を用いて体の断面画像を複数撮り、その後それらを合わせて立体画像をつくる。

DNA（デオキシリボ核酸）
Deoxyribonucleic acid (DNA)
二重らせん状の細長い分子で、ほぼすべての細胞内に存在する染色体を構成する。生命体のコードされた遺伝情報を含有する。

DNA鑑定　Genetic fingerprinting
DNA試料を分析して個人を特定するもの。

HIV（ヒト免疫不全ウィルス）
Human immunodeficiency virus(HIV)
エイズの原因となるレトロウィルス。HIVは血液の接触、感染した注射針、性交を通じて体内に侵入する。

MRI（磁気共鳴画像法）
Magnetic resonance imaging (MRI)
体の2次元の断面を視覚化するために強力な磁場と電波パルスを使用し、それを合体して3次元の画像を作成するコンピューター・スキャン手法。

PET（陽電子放射断層撮影法）
Positron emission tomography (PET)
非常に活動的（代謝が活発）な細胞や組織を特定するために、体内に送り込まれた物質が放つ光線を利用するコンピューター・スキャン手法。

RNA（リボ核酸）
Ribonucleic acid (RNA)
大半の生命体においては、タンパク質を生成しその過程をコントロールするためのDNAの指示を解読する分子を指す。

SI（国際単位系）
Systèm International d'unités (SI)
国際的な単位のシステム。メートル、キログラム、秒、アンペア、ケルビン、カンデラ、モルを基本単位とする。

WHO（世界保健機関）
World Health Organization (WHO)
国連内の専門機関で、世界の公衆衛生を扱う。WHOは1948年に設立され、本部をスイスのジュネーヴに置く。

X線　X-ray
1.紫外線よりも波長が短い電磁放射の一種。2.身体の部位などの内部構造をX線で捉えた写真またはデジタル画像。

あ行

アテローム性動脈硬化
Atherosclerosis
動脈の疾病で、動脈内膜に粥状（アテローム性）の脂肪質などが溜まるもの。

アミノ酸　Amino acid
アミノ基とカルボキシル基をそれぞれ1つかそれ以上持つ単純な有機化合物。アミノ酸はタンパク質をつくる化学物質。

移植　Transplant
本人の体の部位から別の部位へ、あるいは提供者から受給者へ体内組織や臓器を移し植えること。

遺伝　Inheritance
親や祖先から子や子孫へと継承される生まれながらの特性や潜在能力。

遺伝コード　Genetic code
DNAのヌクレオチド塩基のシークエンスであり、特定の遺伝子をコード化したもの。

遺伝子　Gene
生命体の遺伝の基本単位であり、通常は特定のタンパク質用にコード化された指示を提供するDNAまたはRNAの一部である。

遺伝子工学　Genetic engineering
遺伝物質を操作することで、生物の特性を人為的に改変するプロセス。

遺伝子地図　Gene map
DNAのらせん構造に沿って遺伝子の配列を表示したもの。

インスリン　Insulin
膵臓に存在するランゲルハンス島で生成されるホルモンで、血液内のブドウ糖（血糖）の量をコントロールする。インスリンが不足すると1型糖尿病を発症し、体がインスリンをうまく利用できないと2型糖尿病を発症する原因となる。

インプラント　Implant
体内に手術で取り付けられた器官。生体（骨髄細胞など）、機械（人工股関節）、電子的なもの（心臓ペースメーカ）、または3つすべてを組み合わせたものがある。

ウィルス　Virus
保護膜で覆われた遺伝物質を含有する最小単位の有害な微生物。他の生物の細胞に侵入して初めて複製される。

鬱血性心不全
Congestive heart failure
心臓が正常に鼓動しない症状。冠動脈疾患や慢性的な高血圧などによってもたらされる。

運動神経　Motor nerves
インパルス（電気信号）を筋肉や腺に運ぶ神経線維。

エイズ　AIDS
後天性免疫不全症候群の略で、HIV感染によって発症する可能性がある免疫不全を起こす疾患。

栄養摂取　Nutrition
生命体が食物を取り入れ、それを成長と生命維持に使う過程。

栄養素　Nutrients
食物の中の物質で、生命体が成長し、生命を維持し、生殖するために用いられる。

疫学　Epidemiology
疾病の広がりの状況やその原因と症状、どのように抑制するかを研究する学問。

エピデミック　Epidemic
伝染病の流行が予測よりはるかに高い率で広まること。ただし特定の地域内に限られる場合をいう。

塩基対　Base pair
DNA分子の二重らせんの2本の線をつなぐ、相互補完関係にあるヌクレオチド塩基のペア。塩基対の順番によってDNAコードが定められる。

エンドルフィン　Endorphins
脳および脳下垂体中に含まれるペプチドで、神経系のモルヒネ受容体を活性化させることで苦痛をやわらげる。

黄熱病　Yellow fever
深刻なウィルス感染症で、蚊により伝染、肝臓と腎臓に影響して発熱と黄疸を起こす。

か行

回折　Diffraction
光波が物体に当たるか隙間を通る際に分岐したり曲がったりする現象。

解剖学者　Anatomist
生物の構造を研究する学者のこと。人体解剖学は人体を研究する学問。

化学療法　Chemotherapy
がん細胞を攻撃するか殺す薬物（細胞毒性薬）を用いた治療法。

鍵穴手術　Keyhole surgery
キーホール手術、低侵襲性手術とも呼ぶ。特別な器具と内視鏡を用い、極小の切開を通じて施される手術。

核　Nucleus
遺伝情報が保管される細胞の部位。

下垂体　Pituitary gland
マスター腺とも呼ばれ、内分泌系のなかで最重要の腺である。他の大半の内分泌腺の活動と、数多くの生体プロセスを規制しコントロールする。

ガルヴァノメーター　Galvanometer
小さな電流を検出し、その強度を判定す

る検流計。

がん　Cancer
悪性の腫瘍のことで、体内の器官や組織の細胞がとめどなく異常に増殖する病気。

眼科　Ophthalmology
目の不調や疾病を研究・治療する医学の分野。これを専門とする医師を眼科医と呼ぶ。

感覚器官　Sense organs
視覚と臭覚、触覚、味覚、聴覚の五感をもたらす器官。目と鼻、皮膚、舌と耳である。体の外からの情報を知覚し、それを脳に伝える。

感覚神経　Sensory nerve
組織から知覚情報を脊椎や脳に運ぶ神経。

関節　Joint
体内で骨と骨とがつながる場所。通常、靭帯と呼ばれる繊維の束で保持されている。

感染　Infection
細菌、ウィルス、原生生物などの微生物が体内に侵入することで病気を発症する。

肝臓専門医　Hepatologist
肝臓にかかわる疾患を専門とする医師。

冠動脈疾患　Coronary artery disease
心筋に血液を供給する冠動脈の中に脂肪性物質（プラーク）が蓄積し、冠動脈が狭まり血流が制限される症状。

気　qi
中国文化において、気、すなわち「息、空気」とは、生き物の活動的な、あるいはエネルギーに由来する要素のことをいう。

気管　Trachea
喉（咽頭）と肺をつなぐ気道。

寄生虫　Parasite
別の生物の体内または体表面に寄生する生命体。

拮抗薬　Antagonist drug
体内で自然物質の作用をブロックする薬。

キニーネ　Quinine
キナノキの樹皮に含まれる苦い結晶化合物で、マラリアの治療に処方される。苦みを利用したトニックウォーターもつくられている。

急性灰白髄炎　Poliomyelitis
一般的にポリオと呼ばれ、重症の場合には脳や脊髄も侵す感染性のウィルス病。

急性疾患　Acute condition
突然始まって短期間で終わるような、慢性疾患と対照的な症状を示す。

狂犬病　Rabies
恐水病とも呼ばれた神経系の急性ウィルス感染症。おもに動物がかかる病気だが、人も咬まれたり傷口をなめられたりすると感染することがある。

狭心症　Angina (angina pectoris)
心筋への血液供給が不足する際に発症する胸部の痛み。通常、心臓に血液を供給する動脈の硬化や狭窄による。安静にすることで痛みは緩和される。

筋原線維　Myofibril
筋肉細胞に見られる伸縮性のある糸状のもの。

筋骨格系　Musculoskeletal system
体の骨、関節、筋肉からなる系。

薬屋（薬種屋）　Apothecary
中世の用語で、治療薬を調剤する場所と、調剤する人の両方をさす。

グリコーゲン　Glycogen
グルコース分子が連なった形態で、動物の細胞に蓄えられる。おもに肝臓と筋肉で合成され、余剰グルコース（エネルギー）の貯蔵庫となる。

グルカゴン　Glucagon
血糖値が下がったときに肝臓を刺激して、蓄えたグリコーゲンをグルコースに変えて血中に放出させるホルモン。インスリンとは逆の働きをする。

クルックス管　Crookes tube
19世紀にイギリスの物理学者ウィリアム・クルックスが発明した実験用真空放電管、真空度はそれほど高くない。

くる病　Rickets
おもにビタミンD不足を原因とする症状であり、骨の発達に影響を与える。骨が軟化して脆弱になり、治療を受けないとO脚などの奇形が生じる可能性がある。

蛍光灯　Fluorescent light
低圧の水銀ガスを含んだ、内側に蛍光塗料を塗った管。電流がガスを「振動」させると、波長の短い紫外線が発生、それが蛍光塗料を発光させる。

蛍光板　Fluorescent screen
ガラス板の片面に塩が塗られ、これがX線や陰極線の活動下で光を発するもの。

啓蒙主義　Enlightenment
18世紀の思想的運動で、人間の理性の力を信じ、政治、宗教、教育に革新をもたらした。

経絡　Meridian
中国医学において経絡とは、生命エネルギー、すなわち気が循環する網目状の通路のこと。

血圧　Blood pressure
血液が体内をめぐるために心臓から押しだされる力。動脈が皮膚の表面近くを通っている場所で検知できる。

血液学　Haematology
血液の疾患の診断と治療に関する医学の一分野。血液学医はこの分野を専門とする医師。

血液型　Blood type/group
個人の血液が属する、A、B、AB、Oなどの型で、赤血球表面の抗原によって分類される。

血液循環　Blood circulation
心臓と血管を通し、血液が連続して全身をめぐること。

結核　Tuberculosis (TB)
組織内の小結節（結核菌）の増殖に特徴づけられる細菌感染症。とくに肺が侵されることが多い。

血管　Vessel
体内に血液などの体液を運ぶ管。

結紮糸　Ligature
結索あるいは締めつけるためのひも状のもの。たとえば、手術中に出血する動脈を縛るのに用いられる細い繊維や糸。

結晶　Crystal
構成する原子やイオン、あるいは分子が規則的な繰り返しパターンをもつ個体。結晶格子は、この原子やイオンなどが形成する繰り返しパターンのこと。

血漿　Plasma
血液の液体部分。

結晶X線回折写真　Crystallogram
X線ビームが結晶の中を通ることにより感光板の上に形成されるパターン。

結晶学　Crystallography
原子構造と分子構造の研究。

血小板　Platelets
血液中の、血液凝固に不可欠な細胞。

結膜　Conjunctiva
眼球の前面とまぶたの裏面を覆う粘膜。

ケラチン　Keratin
皮膚や髪、爪などを構成する主要なタンパク質の1つ。

腱　Tendons
筋肉を骨に結びつけている繊維の束。

減数分裂　Meiosis
細胞分裂のうち、分裂後に娘細胞が母細胞の半数の染色体を持つことになるもの。卵と精子は減数分裂によってできる。

原生生物　Protists
単細胞の真核微生物（細胞に核をもつ）。寄生生物として病気の元になるものもある。

顕微鏡　Microscope
微小な対象の拡大した像をつくりだす装置。

顕微鏡検査　Microscopy
主として診断をくだすために、顕微鏡で検査するプロセス。

高圧消毒窯　Autoclave
医療機器を高温高圧で消毒するための蒸気加熱容器。

抗菌剤　Antimicrobial
感染症を起こす微生物を殺す、あるいは増殖を止めることのできる物質。

抗原　Antigen
体に抗体をつくらせ、免疫反応を起こすよう働きかける物質。

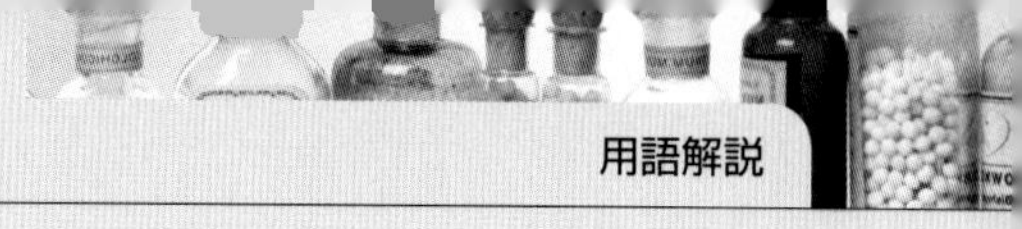

虹彩　Iris
眼の中の瞳孔を囲んでその大きさをコントロールし、網膜に入る光の量を調節する色のついた部分のこと。

抗生物質　Antibiotic
感染の病原菌などを殺すか増殖を抑制するために用いられる薬物。

酵素　Enzymes
体内の器官から分泌される物質であり、例えば食べ物を消化する際などに化学変化を加速または減速させる。

抗体　Antibodies
白血球が体内で生成するタンパク質。外界から侵入した粒子や抗原を検出し、免疫反応を活性化させる。

喉頭　Larynx
首の中、気管の一番上にある声帯を含む器官。

抗毒素　Antitoxin
毒素や毒物を中和する抗体。

鉱物　Mineral
自然に存在する、通常は無機物の個体。

抗レトロウィルス薬
Antiretroviral drugs
おもにHIVなどのレトロウィルス感染を治療するために使われる薬剤。

黒死病　Black Death
感染力の強い腺ペストのこと。中央アジアで1330年代に起こり、1347年ヨーロッパに達した。5年間の流行で、ヨーロッパの人口のほぼ60％が犠牲になった。ヨーロッパでの流行は18世紀に入っても続いた。

骨格　Skeleton
体を支え内臓を保護する、骨と軟骨の枠組み。

骨相学　Phrenology
頭蓋骨の形や大きさがその人の性格や知能をあらわしていると考え、詳細を研究した18世紀の学問。

ゴルジ染色　Golgi staining
神経組織を顕微鏡で見やすくするために、硝酸銀で染める方法。

コレラ　Cholera
激しい水様性の下痢や嘔吐を起こす急性感染性腸炎。コレラ菌に汚染された水や食物を摂取することで罹患する。

コンタギオン　Contagion
人の間に伝播して疾病を引き起こす生命体、通常微生物。感染症は伝染性生物との接触によって発病するという、16世紀に提唱されたコンタギオン説（接触伝染説）は、紀元前からあったミアズマ説（瘴気説）と長い間論争を繰り広げた。

さ行

細菌　Germ
ウィルスやバクテリア、真菌胞子、原生生物など。有害なものを総称して黴菌とも言う。

細動脈　Arteriole
動脈から出て毛細血管とつながる細めの血管。

細胞　Cell
生物の最小単位で、それのみで存在することもできる。体の構成要素。ヒトは250種類もの異なるタイプの細胞を持つ。

細胞質　Cytoplasm
細胞膜で囲まれた細胞の中身のこと。細胞小器官を除いた部分で、液状である。

細胞小器官　Organelles
細胞内の分化した膜結合型の構造。

殺菌　Disinfect
何かを清潔にして感染症を防ぐこと、とくに殺菌作用のある化学物質を用いること。

作動薬　Agonist drug
アゴニスト。天然物質に似たふるまいをして、体内で同様の効果を及ぼす薬。

産科　Obstetrics
妊娠と出産に関連する医学領域。この領域を専門とする医者は産科医と呼ばれる。

三尖弁　Tricuspid valve
心臓の右側、右心房と右心室の間にある弁。

子宮内膜　Endometrium
子宮の内側を覆う粘膜。

止血帯　Tourniquet
動脈または静脈の血流を止めるのに用いられる道具で、包帯、ひも、ベルトなどを使ってきつく巻きつける。

自然哲学　Natural philosophy
医学を含む自然科学の研究を指す用語で、古代から19世紀に至るまで用いられた。

室　Ventricle
通常液体を満たした室、あるいは区切り。たとえば心臓の2つの大きな空洞（心室）、また脳の4つの脳室。

ジフテリア　Diphtheria
発熱、ひどい咳、また喉や扁桃腺などの感染部分を覆う灰色の膜に特徴づけられる非常に感染力の強い病気。

写真乾板　Photographic plate
感光性の化学物質で覆われた平らな板。

出血　Haemorrhage
通常けがをした後などに、血管から血液が流出すること。損傷した血管からの出血が滞留し、体組織内にとどまってかたまりになったものは血腫という（挫傷など）。

腫瘍　Tumour
異常な細胞が増殖したもの、あるいは塊。悪性（がん性）で体中に広がるものと、良性（非がん性）でそれ以上大きくならないものがある。

腫瘍学　Oncology
がんや類似する病気に関連する医学領域。腫瘍専門医は腫瘍学を専門とする医者である。

昇華　Sublimation
固体が液体状態を経ずに気体になる化学反応。

消化　Digestion
体が利用できるよう食物を分解して、より単純な分子にすること。

消化器系　Digestive system
消化管（口腔、食道、胃、小腸、大腸）および関連する臓器（肝臓、膵臓、胆嚢）を指す。

消化器病学　Gastroenterology
消化器系にかかわる疾病を研究する。胃腸科医はこの分野を専門とする医師。

猩紅熱　Scarlet fever
連鎖球菌によって起こる伝染病。高熱と喉の強い痛み、嘔吐、小さな赤い発疹などが出る。

焼灼　Cautery
たとえば止血、あるいは成長した好ましくない部分の除去などの目的で、患部を取り除いたり塞いだりするために体の一部を焼く処置のこと。

小静脈　Venule
毛細血管を静脈とつなぎ、血液を心臓に戻す細い血管。

消毒法　Antisepsis
微生物の成長あるいは増殖を抑制、阻止することで感染を防ぐこと。

消毒剤　Antiseptic
生きた組織の皮膚に塗って、そこに存在する微生物を殺すことで、感染のリスクを減らす抗菌剤。

小児科医　Paediatrician
子どもが抱える疾患の診断・治療を専門とする医者。

小脳　Cerebellum
脳の後方、大脳の下の部分。主要な役割は体の動きとバランスをコントロールすること。

蒸発　Evaporation
水などの液体が気体になるプロセスのこと。

静脈　Veins
体中の部位から血液を心臓へと戻す血管。

蒸留　Distillation
2つ以上の液体が混じり合った状態から、純粋な液体を分離するプロセス。

除細動器　Defibrillator
特定量の電気ショックを与えることで心臓の鼓動を回復させる器具。

心拡大　Cardiac dilatation
心室または心房が拡大し、心臓の外側の筋肉（心筋）が薄くなる症状。

心筋　Myocardium
心臓にのみ存在する特殊な筋肉。線維が形成するネットワークが不随意に収縮する。

心筋梗塞　Myocardial infarction
一般的に心臓発作と呼ばれ、心筋に血液を供給する動脈（冠状動脈）が1本以上塞がれ、閉塞した先に血液が運ばれないことで発症する。

真菌類　Fungus
有機物を養分とする、単細胞または多細胞生物、あるいは胞子を産生する合胞体性の多細胞生物または有機体にわたる生物の総称。カビ菌、イースト菌、キノコ、毒キノコも真菌類に属する。

真空管　Vacuum tube
実質的に気体を含まない密閉したガラス管、電子（電流）がより自由に通れる。

神経　Nerve
神経細胞（ニューロン）の、糸状の突起あるいは線維の層をなした束で、脳と脊髄、生体組織間に電気的インパルスを伝える。

神経学　Neurology
神経系の研究。神経科医はこの医学領域を専門とする医者である。

神経系　Nervous system
脳と脊髄、神経からなる器官系。

人工装具　Prosthesis
義肢など、身体の一部を代替するか置き換えるために使われる人工物。

腎臓　Kidney
対になった臓器で、血液から老廃物と余分な水分を濾過する。

心臓学（循環器学）　Cardiology
心臓と循環系の研究。心臓学を専門とする医者は心臓専門医（または循環器専門医）と呼ばれる。

腎臓学　Nephrology
腎臓にかかわる疾病の研究。腎臓専門医はこの分野を専門とする医師。

心臓拡張期　Diastole/diastolic
心臓の全心房がゆるみ、心臓に血液が流れ込む時期。拡張期血圧は、血圧値をたとえば120/80、上が120下が80などというときの2番目の数値。

心臓血管系　Cardiovascular system
心臓と血管（動脈、毛細血管、静脈）と血液で構成される系。

心臓収縮期　Systole/systolic
心筋が収縮して心房から肺や体の他の部分へと血液を送りだす段階。収縮期血圧は、血圧値を120/80、あるいは上120下80などというときの最初の数値。

心臓弁　Heart valves
血液が一方向にしか流れないようにする心臓内の機能。心臓弁は4つある。上下の部屋をつなぐ2つの心室弁（僧帽弁と三尖弁）と、他の体の部位と肺にそれぞれ血液を流す2つの半月弁（大動脈弁と肺動脈弁）である。

靭帯　Ligament
骨同士や軟骨を関節で連結する、弾力性ある短い繊維の束。

診断　Diagnosis
疾病をその症状（患者があらわす状態）と徴候（観察によりうかがわれる患者の具合）から特定すること。

新陳代謝　Metabolism
食物の消化から筋肉の活動のためのエネルギー消費まで、体内で発生するすべての物理的、化学的な変化の過程をいう。

心電図
Electrocardiogram (ECG)
心臓の電気活動を測定・記録する非侵襲性の検査。

人痘接種　Variolation
軽症の天然痘患者から天然痘膿疱を採取し、別の患者に感染させることで免疫を付与した初期の予防接種法。

真皮　Dermis
皮膚の内部の層で結合組織からなり、毛包や汗腺、皮脂腺、血管とリンパ腺、圧力や温度、痛みを感知する感覚器官などが存在する。

心房　Atria
静脈から血液を受け入れる心臓上部の2つの部屋。

心理学　Psychology
人間の意識とその作用、とくにある状況下での行動に影響するものを科学的に研究する学問。

心理療法　Psychotherapy
医療的手法ではなく心理的手法で精神疾患を治療すること。

水晶体　Lens
眼の前方にある、像の焦点を合わせる器官。

水痘　Chickenpox
水痘・帯状疱疹ウィルスによって起こる一般的な感染症、発疹と発熱に特徴がある。

整形外科　Orthopaedics
骨と関節を対象とする研究。

生検　Biopsy
分析目的で組織や体液のサンプルを採取すること。

精子　Sperm
男性の生殖細胞の1つで、射精時に精液と共に放出される。受精にいたるには、精子は卵子内に入らなければならない。

生殖器系　Reproductive system
生殖にかかわる臓器。体の中で、雌雄で最も異なる部分。

正中線　Median
体の中央を通り、右半身と左半身とを分ける「線」。

生理学　Physiology
生物とその器官の正常な機能を研究する学問。

脊髄　Spinal cord
脳から脊柱を通る神経の束。

脊髄神経　Spinal nerves
脊髄から体組織まで運動と感覚信号を運ぶ、31対の神経。

赤痢　Dysentery
下痢と激しい腹痛を起こす腸の感染症。赤痢菌か、寄生生物である赤痢アメーバに感染することで起こる。

赤血球　Red blood cells
ヘモグロビンを含有する両凹の円盤状の細胞。血液1立方mm当たり400万～500万の赤血球が存在する。

接種　Inoculation
予防接種において、疾病を引き起こす微生物を、弱めた、あるいは害のない形で体内に導入し、抗体の製造をうながして、将来その疾病に抵抗力をつけること。

腺　Gland
特殊化した細胞、あるいは細胞群で、特定の物質、たとえばホルモンや消化酵素を産生、分泌する。

染色体　Chromosome
細胞の中にある、DNAとたんぱく質からなる構造体。染色体は生体の遺伝情報を（遺伝子の形で）そなえる。人間には23対の染色体がある。

染色分体　Chromatid
細胞分裂に際して染色体が分裂した糸状の対のうちの1本、それぞれがDNAの二重らせんを含む。

先天性　Congenital
出生時から存在する身体的異常や状態で、環境や遺伝的要因で起こることがある。

腺ペスト　Bubonic plague
高熱と痛みを伴い、リンパ腺の腫れを引き起こす、非常に感染力の強い疾患。英語で「Bubonicのペスト」と呼ぶことがあるが、bubo（鼠蹊部の腫れ）からきている。その他の症状として皮膚に斑点ができ、それが黒く変色することから、黒死病としても知られる。今日では主としてげっ歯類がかかるものだが、ノミを通して人から人へとうつる可能性もある。

繊毛　Cilium（複：cilia）
微細な「毛」が細胞の通常組織や微生物の表面から生えているもの。繊毛の列は体内の、たとえば気道などの表面に見られる。

造影剤　Contrast medium
X線が透過できない物質。

臓器　Organ
個別の機能をもつ主要な人体の器官あるいは構造物。たとえば、心臓、脳、肝臓、脾臓など。

双極性障害　Bipolar disorder
うつ状態と躁状態の病相が交互に見られる長期にわたる精神状態。以前は躁鬱病と呼ばれた。

造鼻術　Rhinoplasty
鼻の形成、あるいは美容整形外科手術。

象皮病　Elephantiasis
熱帯地方に見られる病気で、手足や陰部が著しく肥大し、それとともに皮膚が厚くなり黒ずむといった症状を呈する。ほとんどの場合、フィラリア類の寄生による慢性的なリンパ系の障害によって引き起こされる。

僧帽弁　Mitral valve
心臓左側にある2部屋の間の弁。

組織　Tissue
似たような細胞が集まって同じ機能を果たすもの、たとえば収縮する筋肉組織など。

組織学　Histology
組織や細胞の微細構造を研究する学問。

組織適合検査　Tissue typing
臓器移植などの治療の前に、ドナーと移植患者の組織内の抗原を特定すること。これにより、抗原性の相違による拒絶反応の可能性を最小限におさえることができる。

た行

体液　Humors
体液あるいは体質（血液・多血質、黄胆汁・黄胆汁質、黒胆汁・憂鬱質、粘液・粘液質）。昔の医者は、人の健康はこれら4つの体液のバランスに左右されるという四体液説を信じていた。

体外受精（IVF）
In vitro fertilization (IVF)
子宮外、つまり体外（ガラス容器内）で卵細胞を精子で受精させる人工的な妊娠手法。

胎児　Foetus
妊娠8週目過ぎから出産までの生まれていない子。

大脳　Cerebrum
ヒトの脳では最大の部分、ほとんどの意識的な思考と行動をつかさどる。ヒトでは左右の2つの大脳半球に分かれ、脳の残りの大部分を覆っている。

対立遺伝子　Allele
ある遺伝子の型、たとえば眼の色の遺伝子には複数の型がある。

胆汁　Bile
小腸内で脂肪の消化を助ける暗緑色または黄色がかった液体。肝臓で生成され、胆嚢に蓄えられ放出される。またヨーロッパの医学では、紀元前500年頃から19世紀にかけて主要な考え方となっていた体液病理説において、黄胆汁、黒胆汁という概念が基本要素となっていた。

胆石　Gall stones
主としてコレステロールや胆汁色素の固まりが、胆嚢や胆管内にできた結石。

炭疽病　Anthrax
重篤な、死の危険のある細菌感染症。家畜がかかるものだが、感染した動物との接触や、動物の体毛が混じった空気を吸うことによって、人間にもうつる可能性がある。

タンパク質　Proteins
鎖状のアミノ酸が連結してできた高分子化合物。体をつくる基本要素である。

談話療法　Talking cure
精神的疾患や情緒的障害を治療する方法の1つで、セラピスト、あるいはカウンセラーと話すこと。1対1の場合もあれば、グループで行う場合もある。トークセラピー、お話療法などともいう。

チャクラ　Chakra
インドのアーユルヴェーダ医学において、チャクラとは人体の中心軸に沿って存在するエネルギーの渦巻く中枢であり、あわせて7つのチャクラが存在する。

中心体　Centrosome
動物または植物細胞の中の核近くにある細胞小器官で、細胞分裂のときに紡錘糸を出す中心小体を持つ。

中枢神経系　Central nervous system
脳と脊髄中の神経のまとまり、体をコントロールする。

腸　Intestine
消化管の中で一番長い、胃の直後から肛門までの部分。ほとんどの食物を分解して吸収する小腸（十二指腸と空腸、回腸）と、より短い大腸（盲腸、結腸、直腸）とからなる。

超音波　Ultrasound
人の耳で知覚できる周波数を超えた音波。

超音波スキャン　Ultrasound scan
体内に高周波音を発信してその反響をコンピューターで分析し、臓器や体内構造の画像を作成する診断技術。

聴診器　Stethoscope
おもに心臓、肺、消化器官から発せられる振動を聴くために使われる器具。

腸チフス　Typhoid fever
チフス菌で汚染された食べ物や水を摂取することでかかる感染症。

鎮痛　Analgesia
痛みを和らげること。

哲学　Philosophy
知識と現実、存在の基本的な性質について、論理的な思考により研究するもの。初期の医者や科学者は自然哲学者と呼ばれた。

転移　Metastasis
がん細胞が身体の一部から他の部位へと広がること。

てんかん　Epilepsy
反復性の発作（てんかん発作）を起こす疾患。多くの場合原因は不明で、遺伝的なもの、負傷や病気の後遺症と思われるもの、あるいは代謝異常と考えられる場合などがある。

転座　Translocation
染色体の一部が別の場所に移動すること、同じ染色体内の場合と、別の染色体に移る場合がある。

電子　Electron
負電荷を帯びた亜原子粒子。

電子顕微鏡　Electron microscope
電子線を用いて観察対象の拡大イメージを得る顕微鏡。透過型電子顕微鏡（TEM）では電子は薄い標本の中を通り、走査型電子顕微鏡（SEM）では電子は表面に当たって反射し、立体イメージをつくる。

転写　Transcription
DNAの塩基配列をRNAにコピーすること。

天然痘　Smallpox
伝染力の強いウィルス感染症。発熱と赤い湿疹、水疱、重症では出血を起こすことから、「赤いペスト」と呼ばれた。全世界的なワクチン接種プログラムの結果、今日では根絶されている。

痘　Pox
皮膚の発疹で、くぼんだあばたの痕を残すもの。にきびから梅毒まで、幅広い疾病に用いられる用語。

瞳孔　Pupil
虹彩の開口部、ここから光を眼内に入れる。虹彩の調節で開き（散瞳）、また閉じる（縮瞳）。

統合失調症　Schizophrenia
幻覚、錯覚、錯乱、極端な態度の変化など幅広い症状をもたらす長期にわたる精神状態。

糖尿病　Diabetes
膵臓によるインスリン生産が不足または不十分であることから発症する病気。1型糖尿病はインスリン不足が病因である。一方で2型糖尿病ではインスリンは産生されるが、体がそれを適切に利用できない。

動脈　Artery
心臓から体内に血液を運ぶ血管。

毒素　Toxin
有害物質、とくに特定のバクテリアや動物、植物がつくりだすもの。

毒物学　Toxicology
毒物あるいは毒性物質を研究する学問。

ドーシャ　Dosha
アーユルヴェーダ医学において、ドーシャとは人体を循環すると考えられる一種のエネルギーのこと。ドーシャにはヴァータ（風）、ピッタ（胆汁）、カパ（粘液）の3種類があり、これらのドーシャがそろってバランスが取れることで健康と幸福が実現できる。

な行

内科医　Physician
医業を営む人で、とくに手術ではなく、診察と治療を専門にする医師。

内視鏡　Endoscope
体内を観察する器具で、自然にある開口部か、手術による切開部から挿入される。内視鏡には柔軟なもの、柔軟性がないものがあり、光源とレンズのセット、あるいは小型カメラを装備する。手術用の器具を内視鏡の中を通して手術をしたり、サンプルを取ることもある。

内分泌学　Endocrinology
ホルモンと内分泌腺に関する医学領域。内分泌専門医は、内分泌系に影響を与える症状を専門とする。

内分泌系　Endocrine system
この系の腺と細胞が体内の化学伝達物質、すなわちホルモンの産生をコントロールする。おもな構造は、視床下部、下垂体、甲状腺、胸腺、副腎、膵臓、卵巣（女性）、精巣（男性）。心臓と胃、腸でもホルモンはつくられる。

軟骨　Cartilage
丈夫で柔軟性のある組織で、さまざまな形で体内に見られる。たとえば喉頭や気道、外耳、骨や関節の合わさる表面など。

二重らせん　Double helix
DNA分子構造などにおいて、1つの軸を挟んで絡み合うらせん状の2本の線。

尿　Urine
腎臓で生成され、膀胱にためられ、尿道から排出される黄色っぽい廃液。

ヌクレオチド　Nucleotides
デオキシリボ核酸（DNA）とリボ核酸（RNA）の化学的サブユニットあるいは塩基で、遺伝情報のコード文字として機能する。

ネフロン　Nephron
腎臓の構成単位で腎小体と尿細管でできている。その数は片方の腎臓だけで100万個以上ある。各ネフロンでろ過、栄養の再吸収、排泄、濃縮が行われ、原尿がつくられる。

粘液　Mucus
粘膜から分泌される濃い粘性の液体。体の腔や管内に水分を与え、潤滑化し、保護する役目を持つ。

粘膜　Mucous membrane
柔らかいピンク色の、皮膚に似た層で、体内で多くの腔や管の内側を覆う。粘膜には数百万もの杯細胞があり、粘液と呼ぶ液体を分泌する。

脳幹　Brain stem
脳の最下部を形成し、脊柱につながる神経組織の柄。

脳神経　Cranial nerves
脳から直接出ている12対の末梢神経で、脊髄を通さず、頭蓋骨の開口部から出る。たとえば視神経や聴神経。

脳電図（EEG）
Electroencephalogram (EEG)
脳の電気活動を測定・記録する非侵襲性の検査。

嚢胞性線維症　Cystic fibrosis
粘液の過剰生産が起きて気道が塞がる外分泌腺の遺伝性疾患。

は行

胚　Embryo
受精した生命体の発生初期段階。ヒトの場合は妊娠8週目までを指す。

肺炎　Pneumonia
感染症や刺激物の吸引によって、肺の気嚢と気管支に炎症が起こること。

媒介生物　Vector
疾病をうつす媒介となる生物。

配偶子　Gamete
生殖細胞―オスの場合は精子、メスの場合は卵子。

排泄　Excretion
生命体が老廃物を排出すること。

培地　Culture medium
培養基とも呼ばれる、養分を含んだ物質。微生物を実験室などで培養するために用いられる。

梅毒　Syphilis
慢性細菌感染症、主として性行為により伝染するが、母体から胎児にうつる場合がある。

胚盤胞　Blastocyst
胚の発生の初期段階、中空の細胞の塊。

肺胞　Alveolus（複：alveoli）
肺の中の小さな空気嚢。

排卵　Ovulation
女性の月経周期の中頃に卵巣から卵子・卵細胞が排出されること。

博学者　Polymath
多くの広範囲の問題について深い知識を持つ人。

バクテリア　Bacterium（複：bacteria）
真正細菌。単細胞の微生物で、膜に囲まれた核その他の細胞小器官を持たず、目に見えない。

バクテリオファージ　Bacteriophage
細菌を宿主として増殖する細菌ウィルスをいう。単にファージとも呼ばれる。

破傷風　Tetanus
随意筋の硬直や痙攣を伴う中枢神経系の疾患。破傷風菌の胞子が傷口に感染することで発症する。

波長　Wavelength
波動の山と次の山の間の長さ、とくに音波や電磁波の場合。

白血球　White blood cells / Leucocyte
体の防御をする免疫系に貢献する、色のない血球の総称。

パンデミック　Pandemic
大陸全体など広域の人口に影響を及ぼす、非常に大規模な伝染病の流行。

皮下　Subcutaneous
皮膚のすぐ下、皮下組織の部分。

微生物　Microbe
肉眼で見えないほど小さい生物の総称。

ビタミン　Vitamin
食物の中の有機化合物で、健康に不可欠のもの。ビタミンには13種類ある。A、C、D、E、K、B12と、ビタミンB群に含まれる7つである。

ヒト・ゲノム　Human genome
あるヒトの遺伝子すべて。約2万個の遺伝子が含まれる。

泌尿器系　Urinary system
尿をつくり体から排出する臓器、すなわち腎臓、尿管、膀胱、尿道を含む系。

百日咳　Pertussis
非常に伝染力の強い、生命の危険もある伝染病で、激しい咳の発作を起こす。英語の別名「whooping cough」は発作のぜいぜいという声を模した名称。

病原体　Pathogen
疾病などの害をなす微生物。

表在静脈　Superficial veins
皮膚の表面に非常に近い場所を通る血管。

表皮　Epidermis
皮膚の外側の層で、ケラチンと死んだ細胞からなる。細胞の死骸がはがれ落ちると、表皮の基底層から新たに補給される。

病変　Lesion
体組織や臓器にできる潰瘍などの異常。

病理学　Pathology
病気の原因、メカニズム、身体への影響に関する研究。病理学者は死因を判定したり病気や治療の影響を解明したりするために剖検（検死解剖）を行う。

ヒル療法　Leeching
血流をうながすため、または体の局部の血液を減らすために、生きたヒルを皮膚にのせて血を吸わせる方法。

腹腔鏡　Laparoscope
内視鏡の1つで、腹部を切開して直接挿入される。

婦人科学　Gynaecology
女性の生殖系の機能および疾患を対象とする医学の一部門。

物質　Matter
空間を占め、質量のあるものすべてのことで、液体、個体、気体の場合がある。

ブドウ糖　Glucose
大半の生細胞の主要なエネルギーとなる、炭水化物源の単糖。

プラシーボ　Placebo
医薬品の代わりに与えられる、化学的に不活性な物質。多くの新薬は治療効果を見るために、プラシーボ剤の投与で比較対照試験が行われる。

分子　Molecule
元素や化合物の最小単位、少なくとも2つの原子が結合している。たとえば水(H_2O)は水素を2つ、酸素を1つ、合計3つの原子を持つ。

分子構造　Molecular structure
分子内の原子間結合の配列、種別、配置、方向。

ペニシリン　Penicillin
特定のアオカビから自然に生成される抗生物質または抗生物質群。現在は合成されることが多い。1928年に発見されたペニシリンは、初期の抗生物質製剤の1つであり、現在も幅広く活用されている。

ヘモグロビン　Haemoglobin
赤血球の中のタンパク質で、肺からの酸素と結合し、酸素を体内に運ぶ。

辺縁系　Limbic system
脳中央部の構造の集まりで、体の自動的な(自律)機能や情動、臭覚をコントロールするのに重要な役割を果たす。

放射　Radiation
空間や物質媒体を通し、エネルギーが波動や粒子の形で放射、あるいは伝達されること。

放射線治療　Radiotherapy
局所的なX線放射またはそれに似た形態の放射を用いた、がんなどの病気の治療。

発疹チフス　Typhus
発疹チフスリケッチア細菌の感染により発症する。昆虫その他の動物によって感染する病気で、命にかかわる場合もあり、症状は頭痛や腰痛、四肢の痛み、続いて高熱と発疹、精神錯乱にみまわれる。

ホームドクター　General practitioner
地域社会で働く家庭医、かかりつけ医などとも呼ばれる。軽症の患者を治療し、症状が重い場合には専門医に紹介する。イギリスではGP (general practitioner)と呼ばれ、制度化されている。

ホルモン　Hormone
内分泌腺で産生される物質で、体内の特定の細胞(標的細胞)に作用して活動をコントロールする。

ま行

麻酔　Anaesthesia
医学的に痛みを軽減する、あるいは完全に感覚を失わせること。体の一部の場合(局所麻酔)と、全身の場合(全身麻酔)がある。

マラリア　Malaria
寄生原虫であるマラリア原虫によって起こり、メスのハマダラカに刺されることで伝染する疾病。症状はかぜに似ていて、高熱や悪寒、戦慄、頭痛、筋肉痛、疲労などが見られる。吐き気と嘔吐、下痢も起こる場合がある。重篤なケースでは腎不全や精神錯乱、発作や昏睡を起こし、死に至る場合もある。

慢性疾患　Chronic condition
持続する症状で、通常6カ月以上続き、体内に長期的な変化を起こす場合がある。

ミエリン　Myelin
髄鞘とも呼ばれる。とくに神経線維の周囲に見られる脂肪質。

ミトコンドリア　Mitochondria
細胞内にあるソーセージ状の小器官で、遺伝物質を含有し、細胞が生存し機能するためのエネルギーを生成する。

脈拍　Pulse
動脈のリズミカルな伸縮で、これにより血液が内部を移動する。

脈波計　Sphygmograph
19世紀に常用された血圧測定用の機械装置。測定結果は紙に転記された。のちに現在も使われる血圧計のカフとメーターに取って代わられた。

無菌法　Aseptic technique
完全に無菌な(あらゆる生きた微生物がいない)状態で行われる医療処置や実験処置。

滅菌　Sterilization
対象となる人や物に微生物が生存しないようにすること。

メラニン　Melanin
褐色の色素、とくに皮膚や髪、目に存在する。

免疫系　Immune system
感染症その他の疾病に対抗する、体の自然な防御のネットワーク。胸腺や脾臓、白血球、リンパ管とその中を流れるリンパ液を含む。

免疫抑制剤　Immunosuppressant
移植後の臓器への拒絶反応を回避するという目的で、免疫系の機能を抑制する物質。

免疫力　Immunity
有機体あるいは体が特定の感染症や毒素に対して、抗体や白血球の力で抵抗、あるいは戦う能力。

毛細血管　Capillary
微小な血管。薄い壁を通して体内組織と、栄養や老廃物をやりとりする。

網膜　Retina
目の奥の内部を覆っている、感光性の層。網膜は視像を神経信号に変換、それが視神経を通して脳に届けられる。

や行

薬剤師　Pharmacist
薬物を調剤、供給する人。現代では薬剤師には専門の資格が必要。

薬理学　Pharmacology
薬と、それが体内でどのように作用するかを研究するもの。

輸血　Transfusion
供給者から受給者への血液の移植。

ユネスコ　UNESCO
国際連合教育科学文化機関の略称。1945年に設立されたユネスコは国際的な平和と人権尊重を推し進めており、フランスのパリに本部を置いている。「人びとの心の中に平和を築く」が組織のモットーとなっている。

予防接種　Immunization
おもに注射を打つことで、感染症の病原微生物による攻撃に対し患者に免疫を与えること。

ら行

卵子　Ovum (複：ova)
卵細胞。

卵巣　Ovary
卵細胞・卵子を生成する卵管の先にある器官で2つある。

リンパ　Lymph
血液が体内をめぐる途上で組織にたまる余剰の液体のこと。主として白血球からなる。

リンパ球　Lymphocytes
抗体をつくるなどして体を感染から守る白血球。

リンパ系　Lymphatic system
リンパ管や小さい臓器、腺を含む広範なネットワークで、体組織からリンパ液を血流に流す。

ルネサンス　Renaissance
「再生」を意味し、ヨーロッパで14～15世紀に起こった、芸術・文学・科学・学問の復興をあらわす言葉。

レーザー治療　Laser surgery
レーザービームを用いて行われる手術・治療、たとえば視力を改善するために角膜の形状を変えるなど。

錬金術　Alchemy
中世に行われた術で、とくに鉛などのありふれた金属を金に変えたり、不老不死の薬をつくることなどを目指した。

わ行

ワクチン　Vaccine
細菌や毒素を弱体化または中和させた調合液で、投与すると体が細菌への免疫を持つ。

ワクチン接種(予防接種)　Vaccination
疾病の原因となるものを弱めて投与し、その疾病に対しての免疫を与えること。

索引

ページ数を示す数字が、**太字**のものはその項目がとくに詳しく説明されているページを、*イタリック*のものは項目が写真や図版の説明文中にあることを示している。『』は著作や論文。人名には欧文を併記した。

ア

イ

ウ

エ

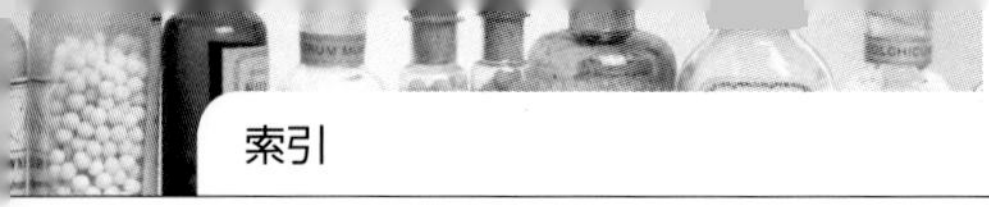

フ

ヘ・ホ

マ

図版出典

Dorling Kindersley would like to thank the following people for their assistance in the preparation of this book:

Alexandra Beeden for proofreading; Michele Clarke-Moody for compiling the index; Simar Dhamija, Konica Juneja, Rashika Kachroo, Divya PR, and Anusri Saha for design assistance; Suefa Lee and Ira Pundeer for editorial assistance; and Myriam Megharbi for picture research assistance.

The author would like to thank the following for advice in various medical specialties: Michael McManus, cardiopulmonary; Professor Chris Thompson FRCPsych FRCP MRCGP, psychiatry; Andrew Parker DGDP BDS, dentistry; James Halliday, pharmacology; Gerald Prior and Michael Stevenson, otolaryngology.

図版出典
The publisher would like to thank the following for their kind permission to reproduce their photographs:

(**省略記号**：a-上；b-下／下段；c-中央；f-背後；l-左；r-右；t-上段)

2 Corbis: Christie's Images. **4 Alamy Stock Photo:** The Art Archive / Gianni Dagli Orti (br). **Science Photo Library:** Sheila Terry (tr). **Wellcome Images http://creativecommons.org/licenses/by/4.0/:** Wellcome Library, London (c). **5 akg-images:** (tr). **Corbis:** (br). **Dorling Kindersley:** Army Medical Services Museum (cr). **Getty Images:** DEA PICTURE LIBRARY (bl). **Wellcome Images http://creativecommons.org/licenses/by/4.0/:** Wellcome Library, London (tl); Science Museum, London (cl). **6 123RF.com:** photka (c). **Alamy Stock Photo:** akg-images (br); The Art Archive / Gianni Dagli Orti (bl). **Corbis:** (tl); Centers for Disease Control - digital version copyright Science Faction / Science Faction (tr). **7 Alamy Stock Photo:** World History Archive (tl). **PunchStock:** Image Source (cl). **Science Photo Library:** James King-Holmes (br); BSIP, RAGUET (tr); Spencer Sutton (bl). **8-9 Science Photo Library:** Maurizio De Angelis. **10-11 Alamy Stock Photo:** Ivy Close Images. **12 Corbis:** Gianni Dagli Orti (ca); Frederic Soltan (br). **Getty Images:** Rob Lewine (clb). **Wellcome Images http://creativecommons.org/licenses/by/4.0/:** Science Museum, London (cra). **13 Alamy Stock Photo:** The Art Archive / Gianni Dagli Orti (bl). **Getty Images:** Time Life Pictures (cla). **Wellcome Images http://creativecommons.org/licenses/by/4.0/:** Wellcome Library, London (c, bc). **14 akg-images:** Jürgen Sorges (ca). **Bridgeman Images:** South Tyrol Museum of Archaeology, Bolzano, Italy / Wolfgang Neeb (b). **14-45 Wellcome Images http://creativecommons.org/licenses/by/4.0/:** Wellcome Library, London (t/Tab). **15 Science Photo Library:** Mauricio Anton. **16 Getty Images:** Science & Society Picture Library (clb, r). **17 Alamy Stock Photo:** The Art Archive (t). **Science Photo Library:** NLM / Science Source (bl). **18 Getty Images:** Werner Forman / Universal Images Group (cl); Science & Society Picture Library (br). **Glasgow City Council (Museums):** (tc). **SuperStock:** Science and Society (cr). **Wellcome Images:** Mark de Fraeye (tl). **Wellcome Images http://creativecommons.org/licenses/by/4.0/:** Science Museum, London (fcr). **19 Corbis:** Luca Tettoni (cr). **Dorling Kindersley:** Cecil Williamson Collection (tr). **Getty Images:** Werner Forman (tc); Rob Lewine (br). **20 Alamy Stock Photo:** The Print Collector (bl). **A. Nerlich/Inst. Pathology Munich-Bogenhausen:** (cra). **Science Photo Library:** National Library Of Medicine (br). **21 Alamy Stock Photo:** The Art Archive / Gianni Dagli Orti. **22-23 Press Association Images:** John Stillwell. **24 akg-images:** Erich Lessing (tr). **Corbis:** Gianni Dagli Orti (bl). **25 Bridgeman Images:** Zev Radovan. **26 akg-images:** Pictures From History (c). **Wellcome Images http://creativecommons.org/licenses/by/4.0/:** Wellcome Library, London (bc). **27 Alamy Stock Photo:** The Art Archive. **28-29 Alamy Stock Photo:** The Art Archive / Gianni Dagli Orti. **29 Alamy Stock Photo:** The Art Archive / Gianni Dagli Orti (cl). **30 akg-images:** Roland and Sabrina Michaud. **31 Alamy Stock Photo:** Jochen Tack (tr). **Corbis:** Frederic Soltan (br). **32 Corbis:** Gianni Dagli Orti (b). **32-33 Science Photo Library:** Gianni Tortoli (t). **33 Getty Images:** DEA / G. DAGLI ORTI (tc). **Wellcome Images http://creativecommons.org/licenses/by/4.0/:** Wellcome Library, London (br). **34 akg-images:** Erich Lessing (bl). **Wellcome Images http://creativecommons.org/licenses/by/4.0/:** Science Museum, London (br). **35 Science Photo Library:** British Library. **36 Alamy Stock Photo:** Heritage Image Partnership Ltd (clb). **Getty Images:** Time Life Pictures (l). **37 Bridgeman Images:** Greek School, (11th century) / Biblioteca Medicea-Laurenziana, Florence, Italy / Archives Charmet (cr). **iStockphoto.com:** imagestock (tl). **38 Corbis:** Leemage. **39 Alamy Stock Photo:** Everett Collection Inc (tr). **Getty Images:** Science & Society Picture Library (bc). **Wellcome Images http://creativecommons.org/licenses/by/4.0/:** Wellcome Library, London (cla). **40 akg-images:** (l). **41 Alamy Stock Photo:** INTERFOTO (cr). **Science Photo Library:** Sheila Terry (bl). **42 Dorling Kindersley:** The Trustees of the British Museum (tl, tr); Thackeray Medical Museum (tr/Spatha). **Courtesy of Historical Collections & Services, Claude Moore Health Sciences Library, University of Virginia:** (ftl). **Wellcome Images http://creativecommons.org/licenses/by/4.0/:** Wellcome Library, London (tc, r). **43 Dorling Kindersley:** The Trustees of the British Museum (crb); Thackeray Medical Museum (cla, cla/EAR SPECILLUM). **Courtesy of Historical Collections & Services, Claude Moore Health Sciences Library, University of Virginia:** (tl, tc, r, b, cl). **Wellcome Images http://creativecommons.org/licenses/by/4.0/:** Wellcome Library, London (ca, clb); Science Museum, London (cb). **44-45 Science Photo Library. 46 Bridgeman Images:** Historisches Museum, Bingen, Germany / Bildarchiv Steffens (c). **Dorling Kindersley:** The Science Museum, London (br). **Getty Images:** DEA / G. DAGLI ORTI (bc); DEA PICTURE LIBRARY (cla). **47 Getty Images:** Science & Society Picture Library (br). **TopFoto.co.uk:** 2003 Charles Walker (bl). **Wellcome Images http://creativecommons.org/licenses/by/4.0/:** Wellcome Library, London (cl); Science Museum, London (cr). **48 Bridgeman Images:** Pictures from History. **48-109 Wellcome Images http://creativecommons.org/licenses/by/4.0/:** Science Museum, London (t/Tab). **49 Alamy Stock Photo:** Art Directors & TRIP (bc). **Dorling Kindersley:** Natural History Museum, London (tr). **50-51 Getty Images:** DEA / G. DAGLI ORTI. **50 Wellcome Images http://creativecommons.org/licenses/by/4.0/:** Science Museum, London (tr). **52-53 Alamy Stock Photo:** The Art Archive / Gianni Dagli Orti. **54 Bridgeman Images:** National Library, St. Petersburg, Russia (bl). **54-55 Getty Images:** DEA PICTURE LIBRARY. **55 Bridgeman Images:** University of Bologna Collection, Italy (br). **The Art Archive:** Bodleian Libraries, The University of Oxford (tr). **56 Alamy Stock Photo:** The Art Archive / Gianni Dagli Orti (bl). **Getty Images:** Heritage Images / Hulton Archive (cra). **57 Getty Images:** DEA / G. DAGLI ORTI. **58 Alamy Stock Photo:** PBL Collection (tl). **58-59 Bridgeman Images:** Bibliotheque Nationale, Paris, France / Archives Charmet (b). **59 Getty Images:** DEA PICTURE LIBRARY (crb). **60-61 Getty Images:** DEA / M. SEEMULLER / Contributor. **62 123RF.com:** lehui (cb). **Bridgeman Images:** Private Collection / Archives Charmet (br). **Getty Images:** Science & Society Picture Library (bc). **Science Photo Library:** (fbr). **63 Getty Images:** DEA / G. Nimatallah (bl). **64-65 Mary Evans Picture Library:** INTERFOTO / Bildarchiv Hansmann. **66 Corbis. 67 Alamy Stock Photo:** The Art Archive (br). **68 Getty Images:** Hulton Archive (b). **SuperStock:** Science and Society (tr). **69 Corbis:** (tc). **Wellcome Images http://creativecommons.org/licenses/by/4.0/:** Wellcome Library, London (bc). **70 Corbis:** Heritage Images (c). **SuperStock:** Buyenlarge (bl). **70-71 Wellcome Images http://creativecommons.org/licenses/by/4.0/:** Wellcome Library, London (t). **71 Corbis:** The Gallery Collection (tr). **Science Photo Library:** British Library (bl). **72 Bridgeman Images:** Royal Collection Trust © Her Majesty Queen Elizabeth II, 2016. **73 Bridgeman Images:** Musee des Beaux-Arts, Marseille, France (t); University of Padua, Italy (br). **74 Corbis:** (l). **Science Photo Library:** (cr). **75 Corbis:** Christie's Images (tl). **Getty Images:** UniversalImagesGroup (tr). **Science Photo Library:** CCI Archives (br). **76-77 Corbis:** Burstein Collection. **78 akg-images:** (l). **79 Science Photo Library:** Sheila Terry (tl). **Wellcome Images http://creativecommons.org/licenses/by/4.0/:** Wellcome Library, London (cra, bc). **80 Wellcome Images http://creativecommons.org/licenses/by/4.0/:** Wellcome Library, London (bl). **80-81 akg-images. 81 Getty Images:** Science & Society Picture Library (br). **Rex by Shutterstock:** Paul Fievez / Associated Newspapers (cr). **82 Wellcome Images http://creativecommons.org/licenses/by/4.0/:** Wellcome Library, London. **83 Science Photo Library:** (tc). **Wellcome Images http://creativecommons.org/licenses/by/4.0/:** Wellcome Library, London (br). **84-85 akg-images:** Album / Oronoz. **86 Bridgeman Images:** Bibliotheque de la Faculte de Medecine, Paris, France / Archives Charmet (br). **Getty Images:** DEA / G. DAGLI ORTI (ca). **87 Bridgeman Images:** Bibliotheque de l'Institut d'Ophtalmologie, Paris, France / Archives Charmet. **88 Wellcome Images http://creativecommons.org/licenses/by/4.0/:** Science Museum, London (tr). **89 Mary Evans Picture Library. 90 Wellcome Images http://creativecommons.org/licenses/by/4.0/:** Wellcome Library, London (clb, r). **91 SuperStock:** Science and Society (tc). **Wellcome Images http://creativecommons.org/licenses/by/4.0/:** Wellcome Library, London (crb). **92 Alamy Stock Photo:** liszt collection (bc). **Getty Images:** Science & Society Picture Library (ca). **92-93 Wellcome Images http://creativecommons.org/licenses/by/4.0/:** Wellcome Library, London (b). **93 Wellcome Images http://creativecommons.org/licenses/by/4.0/:** Wellcome Library, London (tr). **94 Dorling Kindersley:** The Science Museum, London (tl, tc). **95 Corbis:** Inga Spence / Visuals Unlimited (br). **96 Corbis:** Scientifica (cra). **Photo Scala, Florence:** courtesy of the Ministero Beni e Att. Culturali (clb). **Wellcome Images http://creativecommons.org/licenses/by/4.0/:** Wellcome Library, London (bc). **97 TopFoto.co.uk:** PRISMA / VWPICS. **98-99 Mary Evans Picture Library:** The National Archives, London. England. **100 Alamy Stock Photo:** The Art Archive / Gianni Dagli Orti (bl). **Science Photo Library:** CCI Archives (r). **101 Science Photo Library:** Eye Of Science (bc). **Wellcome Images http://creativecommons.org/licenses/by/4.0/:** Wellcome Library, London (tr). **102 Corbis:** The Gallery Collection (clb). **102-103 Wellcome Images http://creativecommons.org/licenses/by/4.0/:** Wellcome Library, London (t, b). **103 Wellcome Images http://creativecommons.org/licenses/by/4.0/:** Wellcome Library, London (tr). **104-105 Getty Images:** Science & Society Picture Library. **106 Science Photo Library:** Sheila Terry. **107 Getty Images:** De Agostini Picture Library (tr); Science & Society Picture Library (bc). **108 Wellcome Images http://creativecommons.org/licenses/by/4.0/:** Wellcome Library, London (bl); Science Museum, London (r). **109 akg-images:** (tc). **Alamy Stock Photo:** Sputnik (br). **110-111 SuperStock:** Science and Society. **112 Corbis:** (cra). **Image courtesy of Biodiversity Heritage Library. http://www.biodiversitylibrary.org:** Taken from Anatomy, descriptive and surgical / by Henry Gray; the drawings by H V Carter; the dissections jointly by the author and Dr. Carter (bc). **Science Photo Library:** (c). **Wellcome Images http://creativecommons.org/licenses/by/4.0/. 113 akg-images:** (cra). **Dorling Kindersley:** Science Museum, London (cl). **Getty Images:** Science & Society Picture Library (crb). **Wellcome Images http://creativecommons.org/licenses/by/4.0/:** Wellcome Library, London (bl). **114-115 Wellcome Images http://creativecommons.org/licenses/by/4.0/:** Wellcome Library, London. **114-177 Dorling Kindersley:** Army Medical Services Museum (t). **116 Science & Society Picture Library:** Science Museum (cr). **SuperStock:** Science and Society (crb). **117 Dorling Kindersley:** (l); The Science Museum, London (cb). **Science Photo Library:** (fbr). **Science & Society Picture Library:** Science Museum (br). **SuperStock:** Science and Society (ca). **Wellcome Images http://creativecommons.org/licenses/by/4.0/:** Science Museum, London (tc). **118 Wellcome Images http://creativecommons.org/licenses/by/4.0/:** Wellcome Library, London. **119 Alamy Stock Photo:** Stephen Dorey (crb). **Getty Images:** Heritage Images / Hulton Archive (tc). **120-121 Alamy Stock Photo:** Everett Collection Inc. **122 Alamy Stock Photo:** ZUMA Press, Inc. (br). **Wellcome Images http://creativecommons.org/licenses/by/4.0/:** Science Museum, London (cl). **123 Alamy Stock Photo:** World History Archive. **124 TopFoto.co.uk:** The Granger Collection (bl). **Wellcome Images http://creativecommons.org/licenses/by/4.0/:** Science Museum, London (tr). **125 Science Photo Library:** National Library Of Medicine (c). **Wellcome Images http://creativecommons.org/licenses/by/4.0/:** Wellcome Library, London (crb). **126 Mary Evans Picture Library:** (tr). **Science Photo Library:** National Library Of Medicine (bl). **127 Alamy Stock Photo:** Granger, NYC (clb). **Science Photo Library:** British Library (r). **128 Alamy Stock Photo:** North Wind Picture Archives (bl). **Corbis:** Stapleton Collection (cra). **129 Science Photo Library:** National Library Of Medicine (l). **Wellcome Images http://creativecommons.org/licenses/by/4.0/:** Wellcome Library, London (br). **130 Dorling Kindersley:** Thackeray Medical Museum (cra). **Science Photo Library:** (tr, ca); CC Studio (clb). **Wellcome Images http://creativecommons.org/licenses/by/4.0/:** Science Museum, London (br). **131 Dorling Kindersley:** Thackeray Medical Museum (r). **Science Photo Library:** (cla). **Wellcome Images http://creativecommons.org/licenses/by/4.0/:** Science Museum, London (tl, bl, br). **132-133 Alamy Stock Photo:** Historical image collection by Bildagentur-online. **134 Wellcome Images http://creativecommons.org/licenses/by/4.0/:** Wellcome Library, London (clb, tr). **134-135 Wellcome Images http://creativecommons.org/licenses/by/4.0/:** Wellcome Library, London (b). **135 Getty Images:** United News / Popperfoto (tr). **136-137 Bridgeman Images:** Look and Learn / Illustrated Papers Collection. **138-139 Science Photo Library:** Jean-Loup Charmet. **139 Alamy Stock Photo:** Pictorial Press Ltd (cra). **Getty Images:** Imagno (cr). **Science & Society Picture Library:** Science Museum (bc). **140 Bridgeman Images:** Historisches Museum, Bingen, Germany / Bildarchiv Steffens (bl). **140-141 Corbis:** Hulton-Deutsch / Hulton-Deutsch Collection (t). **141 Getty Images:** Time Life Pictures (cr). **Wellcome Images http://creativecommons.org/licenses/by/4.0/:** Wellcome Library, London (bc). **142 Corbis:** (bl). **Library of Congress,**

Washington, D.C.: LC-USZC4-7767 (ca). **143 akg-images:** (b). **Alamy Stock Photo:** OJO Images Ltd (tr). **144-145 Image courtesy of Biodiversity Heritage Library. http://www.biodiversitylibrary.org:** Taken from Anatomy, descriptive and surgical / by Henry Gray; the drawings by H V Carter; the dissections jointly by the author and Dr. Carter. **146 Corbis:** CDC / PHIL (tr). **Science Photo Library:** King's College London (bl). **147 Corbis:** (b). **Science Photo Library:** (tr). **148 Wellcome Images http://creativecommons.org/licenses/by/4.0/:** Wellcome Library, London. **149 Science Photo Library:** (tc). **SuperStock:** Science and Society (cr). **150 Wellcome Images http://creativecommons.org/licenses/by/4.0/:** Wellcome Library, London (bl, br). **151 Science Photo Library:** Eye Of Science (br). **152 Alamy Stock Photo:** World History Archive (cra). **Dreamstime.com:** Alila07 (bl). **Science Photo Library:** Humanities And Social Sciences Library / New York Public Library (bc). **153 Science Photo Library. 154 Alamy Stock Photo:** age fotostock (tr). **Wellcome Images http://creativecommons.org/licenses/by/4.0/:** Wellcome Library, London (cl). **155 Corbis:** (t). **SuperStock:** Buyenlarge (br). **156-157 Getty Images:** George Eastman House. **158 Getty Images:** Science & Society Picture Library (cra). **Wellcome Images http://creativecommons.org/licenses/by/4.0/:** Wellcome Library, London (cl, bc). **159 Wellcome Images http://creativecommons.org/licenses/by/4.0/:** Wellcome Library, London (t). **160 Alamy Stock Photo:** The Art Archive / Gianni Dagli Orti (bl). **Wellcome Images http://creativecommons.org/licenses/by/4.0/:** Wellcome Library, London (tr). **161 Alamy Stock Photo:** Photos 12 (t). **Corbis:** Hulton-Deutsch Collection (br). **162 Alamy Stock Photo:** Granger, NYC (tr). **162-163 Bridgeman Images:** Academie de Medecine, Paris, France / Archives Charmet (b). **163 Getty Images:** Science & Society Picture Library (tc). **164-165 Wellcome Images http://creativecommons.org/licenses/by/4.0/:** Wellcome Library, London. **166 Wellcome Images http://creativecommons.org/licenses/by/4.0/:** Science Museum, London (tr). **167 Science Photo Library:** (tr). **168 akg-images:** ullstein bild / ullstein - Archiv Gerstenberg (bl). **Science Photo Library:** Simon Fraser (tr). **169 Wellcome Images http://creativecommons.org/licenses/by/4.0/:** Wellcome Library, London. **170 Bridgeman Images:** Tallandier (bc). **Science Photo Library:** Geoff Kidd (tr). **171 Getty Images:** Science & Society Picture Library (cl). **Wellcome Images:** Annie Cavanagh (r). **172 Alamy Stock Photo:** Lebrecht Music and Arts Photo Library (bc). **Science Photo Library:** Biophoto Associates (tr). **Wellcome Images http://creativecommons.org/licenses/by/4.0/:** Wellcome Library, London (bl). **173 akg-images. 174 Alamy Stock Photo:** Nigel Cattlin (bl). **174-175 Wellcome Images:** Hilary Hurd. **175 Science & Society Picture Library:** Science Museum (tc). **Wellcome Images http://creativecommons.org/licenses/by/4.0/:** Wellcome Library, London (br). **176 Getty Images:** ullstein bild (cra). **Wellcome Images http://creativecommons.org/licenses/by/4.0/:** Wellcome Library, London (bl). **177 Science & Society Picture Library:** Science Museum (tl, br). **178-179 SuperStock:** Science and Society. **180 Alamy Stock Photo:** Everett Collection Inc (c); World History Archive (bl). **Corbis:** (cr). **Science Photo Library:** James Cavallini (cla). **181 Getty Images:** Margaret Bourke-White (cla). **Press Association Images:** Andres Kudacki / AP (cr). **Science & Society Picture Library:** Science Museum (cra). **SuperStock:** Science and Society (clb). **182-183 Corbis:** adoc-photos (r). **182-219 123RF.com:** photka (t/Tab). **183 Alamy Stock Photo:** Prisma Bildagentur AG (t); World History Archive (cr). **184 Alamy Stock Photo:** World History Archive. **185 Corbis:** BURGER / phanie / Phanie Sarl (br). **TopFoto.co.uk:** The Granger Collection (tr). **186 Corbis:** (bl). **Science Photo Library:** James Cavallini (tr). **187 Alamy Stock Photo:** war posters (b). **Dorling Kindersley:** Thackeray Medical Museum (tc). **188 Getty Images:** BSIP (b). **International Nitze-Leiter Research Society for Endoscopy, Vienna:** (tr). **189 Science Photo Library:** James Cavallini (bl). **Wikipedia: M. Schollmeyer, CC BY-SA 3.0 DE (creativecommons.org / licenses / by-sa / 3.0 / de / deed.en)** (t). **190 Corbis:** (bl). **190-191 Alamy Stock Photo:** Phanie. **191 Alamy Stock Photo:** Eric Carr (tc). **192-193 Alamy Stock Photo:** akg-images. **194 Alamy Stock Photo:** War Archive (bl). **195 Getty Images:** Interim Archives (tr); Mondadori Portfolio (b). **196-197 Alamy Stock Photo:** Everett Collection Inc (b). **197 Science Photo Library:** AMI Images (tr). **198 Corbis:** (bl). **Science Photo Library:** St Mary's Hospital Medical School (tr). **199 Alamy Stock Photo:** Nature's Geometry (t). **Science Photo Library:** Otis Historical Archives, National Museum Of Health And Medicine (br). **201 Alamy Stock Photo:** World History Archive (bl). **HSE:** KICK Advertising and Design (tr). **202 Alamy Stock Photo:** World History Archive (c). **Dorling Kindersley:** Thackeray Medical Museum (cb, br); The Science Museum, London (bl). **203 Alamy Stock Photo:** Dina2001RF (crb). **Science Photo Library:** (br). **Wellcome Images http://creativecommons.org/licenses/by/4.0/:** Science Museum, London (clb). **204 Corbis:** Bettmann (cra). **204-205 Wellcome Images http://creativecommons.org/licenses/by/4.0/:** Wellcome Library, London (c). **205 Science Photo Library:** Zephyr (tr). **206 Alamy Stock Photo:** Wavebreak Media ltd (bl). **Science Photo Library:** Sovereign / ISM (cra). **206-207 Science Photo Library:** (c). **207 Science Photo Library:** John Bavosi (tr). **208 Getty Images:** Mondadori Portfolio (tr). **209 Corbis:** CNRI / Science Photo Library (clb). **SuperStock:** Science and Society. **210 Alamy Stock Photo:** Prisma Archivo (cla). **Corbis:** Bettmann (bl). **210-211 Getty Images:** Margaret Bourke-White (b). **211 Corbis:** CDC / PHIL (tr); Rahmat / Xinhua Press (br). **212-213 Science Photo Library:** A. Barrington Brown, Gonville And Caius College. **214 www.inhalatorium.com. 215 Corbis:** Biodisc / Visuals Unlimited (cra). **Science & Society Picture Library:** Science Museum (b). **216 Corbis:** Bettmann. **217 Getty Images:** BSIP (bl); Central Press / Stringer / Hulton Archive (br). **Science Photo Library:** Zephyr (cra). **218 Press Association Images:** Andres Kudacki / AP. **219 Corbis:** Centers for Disease Control - digital version copyright Science Faction / Science Faction (t). **Science Photo Library:** Colin Cuthbert (br). **220-221 Corbis:** Mark Thiessen / National Geographic Creative. **222 Alamy Stock Photo:** Phanie (c). **Corbis:** Bettmann (bl). **Getty Images:** Science & Society Picture Library (cla). **Science Photo Library:** Zephyr (ca). **223 Corbis:** Timothy Fadek (cr). **Science Photo Library:** National Institutes Of Health (crb); Peter Menzel (ca); James King-Holmes (bl). **224 Getty Images:** Science & Society Picture Library (bl). **224-225 Corbis:** Henry Diltz (b). **224-271 PunchStock:** Image Source (t/Tab). **225 Getty Images:** David Fenton (tr). **226 Sophia Smith Collection, Smith College:** Published by Margaret Sanger (bl). **TopFoto.co.uk:** The Granger Collection (r). **227 Alamy Stock Photo:** Everett Collection Inc (cr). **Getty Images:** New York Daily News Archive (t). **Rex by Shutterstock:** Everett Collection (bc). **228-229 Corbis:** Electron Microscopy Unit, Cancer / Visuals Unlimited (b). **229 Alamy Stock Photo:** Scott Camazine (tc). **230 Bridgeman Images:** Private Collection / Archives Charmet (tr). **Corbis:** National Cancer Institute - digital version copyright Science Faction / Science Faction (tl). **Science Photo Library:** National Library Of Medicine (bc). **231 Science Photo Library:** BSIP, RAGUET. **232-233 Science Photo Library:** Zephyr. **234 Corbis:** Bettmann. **235 Alamy Stock Photo:** Mediscan (tr). **Getty Images:** (br). **236 Kaveh Farrokh:** www.kavehfarrokh.com (crb). **Science Photo Library:** Philippe Psaila (t). **237 Corbis:** DAVID CROSLING / epa (bl). **DEKA: Reproduced with the permission of DEKA Research & Development Corp.:** (cr). **238 Corbis:** Timothy Fadek (cra/3D Printing); Donat Sorokin / ITAR-TASS Photo (tc). **Science Photo Library:** CCI Archives (cra); DANIEL SAMBRAUS (ftr); Hank Morgan (ca). **SuperStock:** Science and Society (tr, cr). **239 Corbis:** Ed Kashi / VII (br); Image Source (tl); Inga Spence, I / Visuals Unlimited (bc). **Dreamstime.com:** Uatp1 (cr). **The Johns Hopkins University Applied Physics Laboratory:** (c). **Wellcome Images http://creativecommons.org/licenses/by/4.0/:** Science Museum, London (bl, r). **240-241 Alamy Stock Photo:** Phanie. **242 The Advertising Archives. 243 Alamy Stock Photo:** Irene Abdou (br). **Science Photo Library:** Dr P. Marazzi (tr). **244 Courtesy Barry Marshall and J Robin Warren:** (bl). **Getty Images:** Joe Raedle (crb). **Science Photo Library:** Thomas Deerinck, NCMIR (tr). **245 Alamy Stock Photo:** Cultura Creative (RF). **246-247 Science Photo Library:** James King-Holmes. **248-249 Science Photo Library:** Tek Image (b). **249 Science Photo Library:** Louise Murray (tl). **250 akg-images:** Erich Lessing. **251 Getty Images:** Imagno / Hulton Archive (bl). **Science Photo Library:** Wellcome Dept. Of Cognitive Neurology (cra). **252 Corbis:** APHP-HEGP-VOISIN / PHANIE / phanie / Phanie Sarl (bl, bc). **Getty Images:** Pool DEMANGE / MARCHI (tr). **253 Corbis:** Dung Vo Trung / Sygma (b). **Johns Hopkins University:** Evin Gultepe, Gracias Lab (tr). **254-255 Science Photo Library:** Peter Menzel. **256 Alamy Stock Photo:** Pictorial Press Ltd (cra). **Getty Images:** Science & Society Picture Library (bl). **256-257 Alamy Stock Photo:** Tom Wood (t). **257 Alamy Stock Photo:** Jack Sullivan (bl). **259 Dreamstime.com:** Ahavelaar (tr). **Science Photo Library:** Dr Kari Lounatmaa (b). **260 Getty Images:** Maggie Steber (c). **260-261 Science Photo Library:** Juan Gaertner (c). **261 Corbis:** Visuals Unlimited (br). **Science Photo Library:** Schomburg Center For Research In Black Culture / New York Public Library (tr). **262 Science Photo Library:** CCI Archives (bl). **263 123RF.com:** Cathy Yeulet (b). **Getty Images:** United News / Popperfoto (tr). **264-265 Science Photo Library:** Spencer Sutton. **266 Getty Images:** Roland Neveu. **267 Alamy Stock Photo:** Agencia Brasil (br). **Getty Images:** Pascal Guyot (cra). **Wellcome Images http://creativecommons.org/licenses/by/4.0/. 268-269 Science Photo Library:** National Institutes Of Health. **270 Corbis:** Najlah Feanny / CORBIS SABA (tr). **271 Getty Images:** Monty Rakusen (tr). **Science Photo Library:** Steve Gschmeissner (b)

All other images © Dorling Kindersley
より詳しい情報は以下を参照：
www.dkimages.com

医学の歴史 大図鑑

2017年10月30日　初版発行

監　　　修　スティーヴ・パーカー
日本語版監修　酒井シヅ
翻　　　訳　株式会社 オフィス宮崎（石井克弥／齋藤公太／佐々木紀子／深澤誉子／松藤留美子／森冨美子）
日本語版編集　株式会社 オフィス宮崎（柳嶋覚子／坂本安子／山﨑伸子）
装　　　幀　岩瀬聡
DTP・デザイン　関川一枝（株式会社 オフィス宮崎）
発　行　者　小野寺優
発　行　所　株式会社 河出書房新社
〒151-0051　東京都渋谷区千駄ヶ谷 2-32-2
電話　03-3404-1201（営業）　03-3404-8611（編集）
http://www.kawade.co.jp/

Printed and bound in China
ISBN978-4-309-25575-0

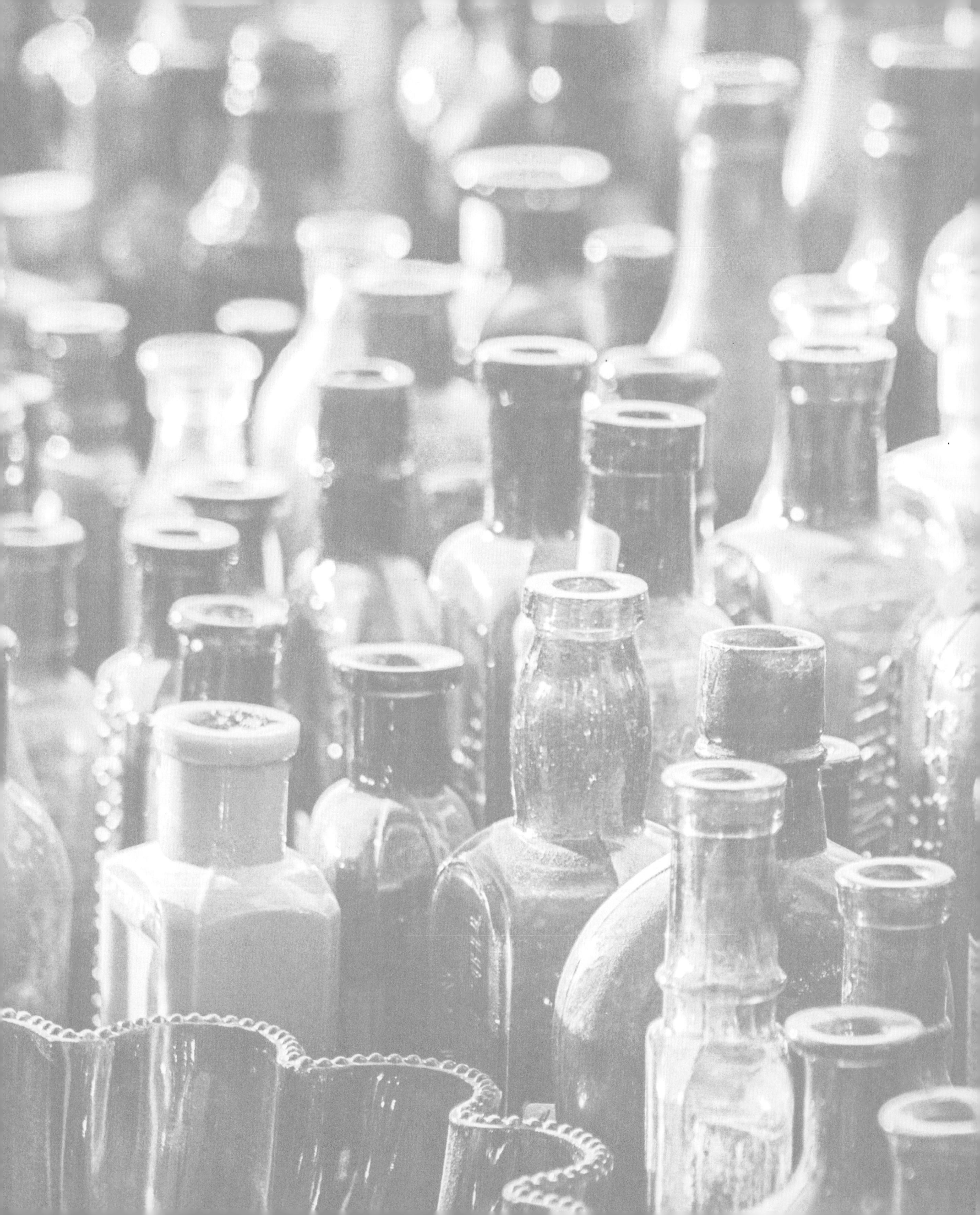